JN412231

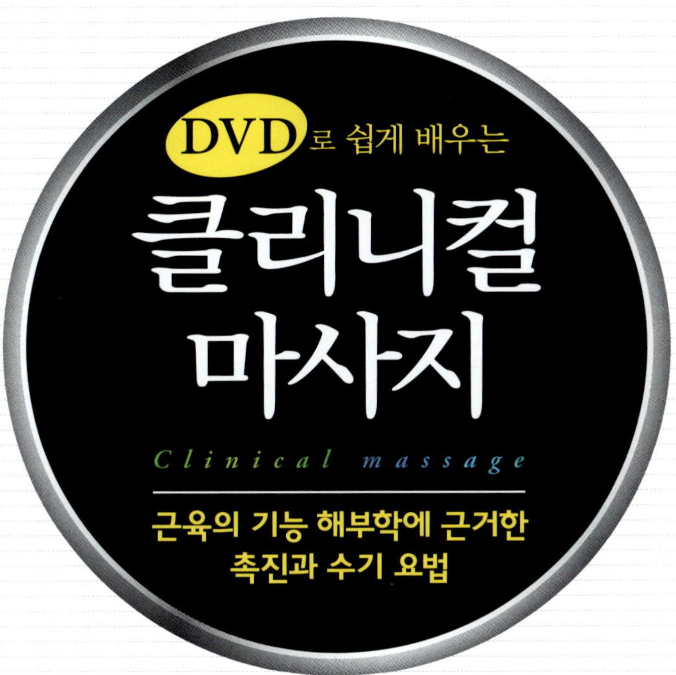

감수・집필협력
Akihiro Ogata

감수
Hideo Naruse

옮긴이
김효철 외

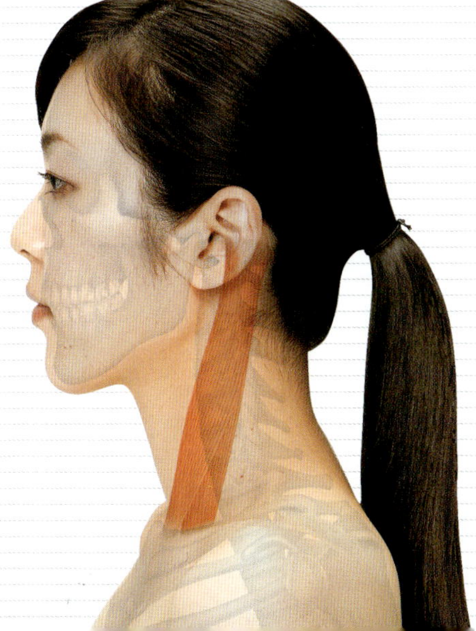

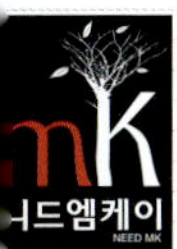

이 책을 펴내며

이 책은 안마마사지와 지압을 지도하는 학교에서 교육하고 있는 시술법을 베이스로, 자주 사용되는 마사지 테크닉을 해설한 것입니다. 여러 가지 수기 안에서도 경찰법, 압박법, 유날법, 고타법을 중심으로 설명한 것과 동시에 머리에서 발끝까지 전신 마사지의 시술도 설명하였습니다. 각 부위의 마사지의 해설에서는 각 부위를 시술할 때와 병태를 파악할 때 필요 불가결한 요소인 근육의 촉진에 관해서도 기재하였습니다.

시술 해설 페이지와 부록 DVD는 기본적으로 시술자의 시선에서 촬영한 것으로 시각적으로 현장감이 돋보이고 보다 이해하기 쉽게 제작했습니다. 이 책에서 설명한 마사지에 관한 정보는 기존에 면허를 취득한 마사지지압사는 물론 상기의 학교에서 수업중의 학생과 의사의 지시 하에 마사지를 허가 받은 의료종사자(간호사, 이학요법사 등)의 참고서로 활용해 주셨으면 좋겠습니다.

Akihiro Ogata

클리니컬 마사지를 할 때 근육해부의 상세한 지식을 토대로 한 입체적인 이해가 필수입니다. 이 책에서는 마사지 대상이 되는 각 근육의 이는곳, 닿는곳 힘살의 위치를 체표에서 동정하기 쉽도록 그림으로 표시하였습니다. 또 근육의 작용에 관해서는 많은 해부학 책에서 볼 수 있는 기본적인 설명뿐만 아니라 일상생활 동작과 스포츠 분야에 있어서 근육의 작용에 관해서도 언급하였습니다. 독자에게는 근육의 이는곳 및 닿는 곳의 위치와 그 작용을 상상하고, 촉진에 의한 근수축을 확인할 수 있는 것을 희망합니다. 신경지배에 관해서는 분포하는 말초신경뿐만 아니라 그 신경 근육의 레벨에 관해서도 기재하고 있으므로, 근력 저하의 원인을 평가할 때 도움이 될 것입니다.

이 책의 근육해부에 관한 기재는 클리니컬 마사지의 기반을 이루는 것에 머무르지 않고, 해부학에서 뼈대근육을 배우는 사람의 교재로서도 충분히 유용하게 사용할 수 있을 것입니다. 근육해부를 정확하게 이해하고 적절한 마사지를 시술하는 것에 조금이라도 도움이 되었으면 합니다.

Hideo Naruse

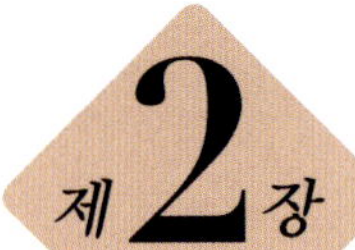

제 2 장 목부위 근육과 마사지 99

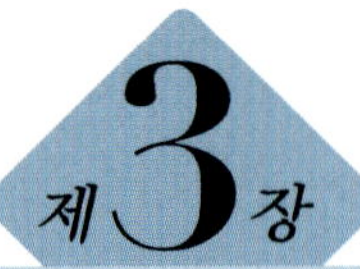

제 3 장 가슴부위 근육과 마사지 121

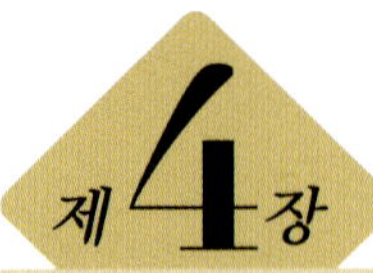

제 4 장 배부위 근육과 마사지 139

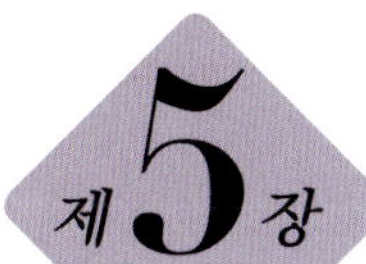

제 5 장
등 · 허리부위 근육과 마사지 151

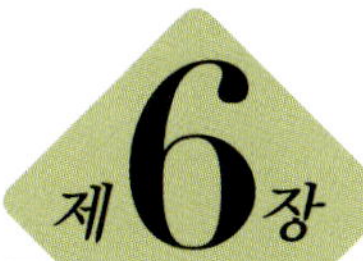

제 6 장
팔부위 근육과 마사지 179

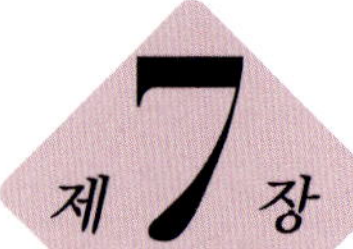

제 7 장

다리부위 근육과 마사지 243

1 근육해부

각 부위별 근육해부를 상세하게 설명

근육해부 페이지에서는 각 부위별로 나누어 근육에 관해서 해부학의 시점으로 설명하였다. 클리니컬 마사지를 배우는 것으로 근육의 이는곳, 닿는곳은 물론 하나하나의 근육이 어떻게 작용하는지를 아는 것은 매우 중요한 일이다. 이 페이지에서는 주된 뼈대근육의 이름, 근육군, 지배신경, 이는곳, 닿는곳 등의 기본적인 정보와 일상적으로 어떤 동작을 할 때 근육이 작용하는지 등을 상세하게 이해할 수 있도록 정리해 놓았다.

1 근육의 위치

전신의 실루엣 위에 그 페이지에서 설명하고 있는 근육이 어느 부위에 있는지를 붉은색으로 표시해 놓았다. 메인이 되는 큰 일러스트와 합쳐서 근육의 위치를 확인할 수 있다.

2 근육 이름

각각의 근육 이름과 영문을 표기해 놓았다.

3 근육군

설명하고 있는 근육이 속한 근육군을 부위와 작용에 의해 분류해 놓았다. 근육군을 아는 것으로 그 근육이 어떤 작용을 하는지 어느 부위에 있는지를 이해할 수 있다.

4 지배신경

하나의 근육에 분포되는 지배신경은 결정되어 있으며, 이것을 그 근육의 지배신경이라고 부른다. 척수는 목뼈에서 순차적으로 알파벳 번호가 붙어 있다.

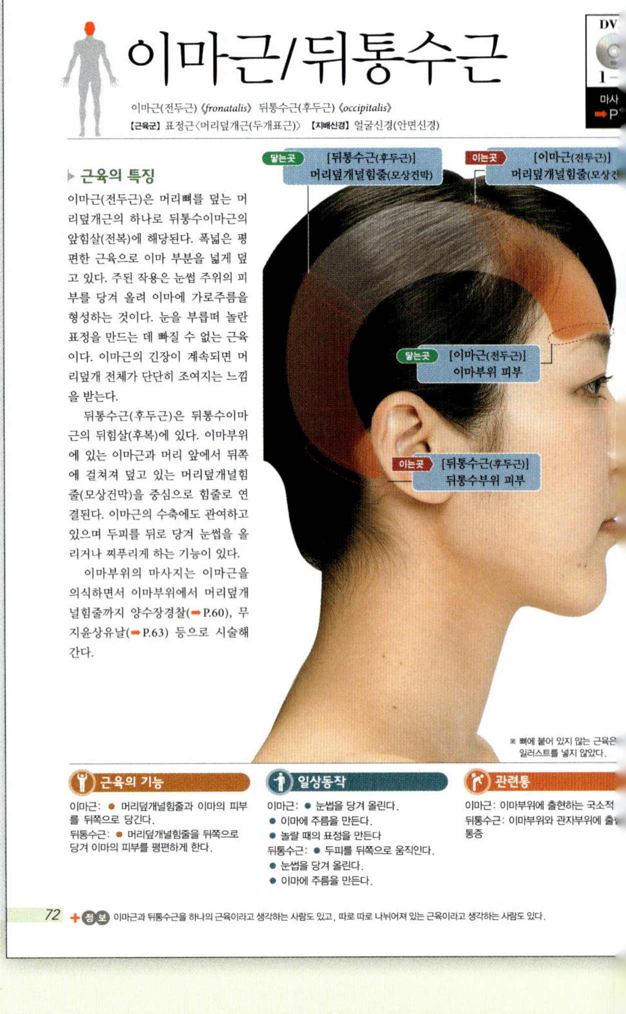

이마근/뒤통수근

이마근(전두근) 《*fronatalis*》 뒤통수근(후두근) 《*occipitalis*》

【근육군】 표정근〈머리덮개근(두개표근)〉 【지배신경】 얼굴신경(안면신경)

▶ 근육의 특징

이마근(전두근)은 머리뼈를 덮는 머리덮개근의 하나로 뒤통수이마근의 앞힘살(전복)에 해당된다. 폭넓은 평편한 근육으로 이마 부분을 넓게 덮고 있다. 주된 작용은 눈썹 주위의 피부를 당겨 올려 이마에 가로주름을 형성하는 것이다. 눈을 부릅떠 놀란 표정을 만드는 데 빠질 수 없는 근육이다. 이마근의 긴장이 계속되면 머리덮개 전체가 단단히 조여지는 느낌을 받는다.

뒤통수근(후두근)은 뒤통수이마근의 뒤힘살(후복)에 있다. 이마부위에 있는 이마근과 머리 앞에서 뒤쪽에 걸쳐져 덮고 있는 머리덮개널힘줄(모상건막)을 중심으로 힘줄로 연결된다. 이마근의 수축에도 관여하고 있으며 두피를 뒤로 당겨 눈썹을 올리거나 찌푸리게 하는 기능이 있다.

이마부위의 마사지는 이마근을 의식하면서 이마부위에서 머리덮개널힘줄까지 양수장경찰(➡P.60), 무지윤상유날(➡P.63) 등으로 시술해 간다.

※ 뼈에 붙어 있지 않는 근육은 일러스트를 넣지 않았다.

근육의 기능

이마근: ● 머리덮개널힘줄과 이마의 피부를 뒤쪽으로 당긴다.
뒤통수근: ● 머리덮개널힘줄을 뒤쪽으로 당겨 이마의 피부를 평편하게 한다.

일상동작

이마근: ● 눈썹을 당겨 올린다.
● 이마에 주름을 만든다.
● 놀랄 때의 표정을 만든다
뒤통수근: ● 두피를 뒤쪽으로 움직인다.
● 눈썹을 당겨 올린다.
● 이마에 주름을 만든다.

관련통

이마근: 이마부위에 출현하는 국소적
뒤통수근: 이마부위와 관자부위에 출
통증

72 정보 이마근과 뒤통수근을 하나의 근육이라고 생각하는 사람도 있고, 따로 따로 나뉘어져 있는 근육이라고 생각하는 사람도 있다.

5 DVD 아이콘

그 페이지에서 설명하고 있는 근육의 마사지 페이지 번호와 부록 DVD 챕터 번호를 기재하였다. 바로 해당 부위를 찾아볼 수 있다.

6 이는곳과 닿는곳

근육에는 이는곳과 닿는곳이 있고, 모두 뼈와 피부 등에 붙어 있다. 이 책에서는 이는곳과 닿는곳의 위치를 정밀한 일러스트로 표시해 놓았다. 이는곳과 닿는곳을 정확하게 이해하는 것으로 마사지를 시작하는 위치와 촉진 위치 등을 보다 정확하게 알 수 있다.

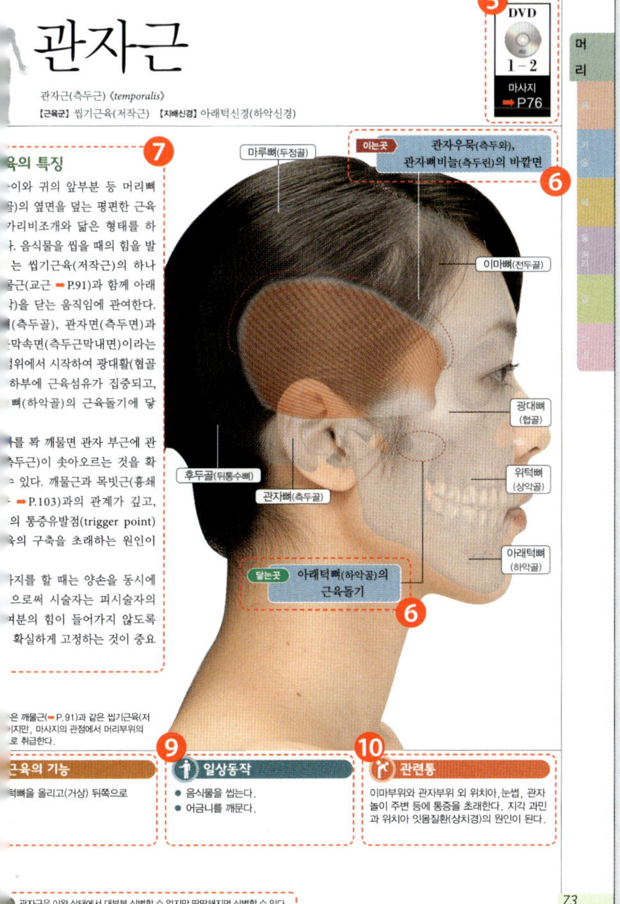

7 근육의 특징

각각의 근육은 비슷한 작용을 가진 것도 있지만, 기본적으로는 하나씩 기능이 다르다. 여기에서는 그 근육이 몸을 움직일 때에 어떤 식으로 작용하는지를 중심으로 설명해 놓았다. 그 외에도 근육이 몸의 어느 위치에서 어디에 작용하는지, 어떨 때 통증을 유발시키는지, 클리니컬 마사지를 할 때에 중요한 정보도 정리해 놓았다. 마사지할 때의 주의점 등도 기재해 놓았으므로, 마사지 페이지와 조합해서 보면 이해가 깊어질 것이다.

8 근육의 기능

각각의 근육이 뇌에서 지령을 받아 수축할 때 몸이 어떻게 작용하는지를 정리해 놓았다. 근육은 몸의 좌우로 대칭이 되어 있는 경우가 많으므로, 한쪽만 수축하는 경우와 양쪽이 동시에 수축하는 경우 등으로 나눠서 설명하였다.

9 일상동작

일상생활과 스포츠에서 어떤 식으로 그 근육이 작용을 하는지를 정리해 놓았다. 가능한 한 구체적인 장면을 정리해 놓았으므로 근육을 이해하는 데 도움이 될 것이다.

10 관련통

관련통은 통증의 원인이 생긴 부위에서 떨어진 부위에 느껴지는 통증을 말한다. 각각의 근육에 통증이 출현한 경우 어느 부위에 통증이 전달되는지를 정리해 놓았다.

11 플러스 정보

각각의 근육과 관련된 근육명의 유래와 그 근육의 기능과 형태 등에 관련된 플러스 정보 등을 넣어 근육에 대한 이해가 깊어지도록 정리하였다.

이 책을 보는 방법

2 마사지

각 부위 당 시술을 친절하게 설명

이 책에 열거된 마사지는 클리니컬 마사지라고 불리고, 마사지 페이지에서는 각 부위의 대상이 되는 중요한 근육의 촉진 방법과 시술에 관해 설명하였다. 사진은 실제로 수기를 시행할 때 도움이 되도록 시술자의 시선에서 촬영한 것으로 시각적으로 이해하기 쉽게 되어 있다.

1 DVD 아이콘

이 책에서는 책과 연동된 DVD가 부록으로 있으므로, DVD 챕터 번호를 각 부분에 기재해 놓았다. 아이콘 아래의 챕터 번호에서 해당 화면을 간단하게 찾을 수 있다.

2 시술 준비

시술을 하기 전에 하는 시술 준비에 관해서 설명해 놓았다. 수기를 시행하는 시술자의 자세와 피술자가 어떤 자세를 취하면 좋은지, 그 외에 주의사항 등도 기재해 놓았다.

3 마사지 시간

마사지 전체를 시행하는 데 소요되는 시간을 표시해 놓았다. 기본적으로 각 수기는 2~3회 반복해서 시행하고, 수기의 시술 시간도 통일한다.

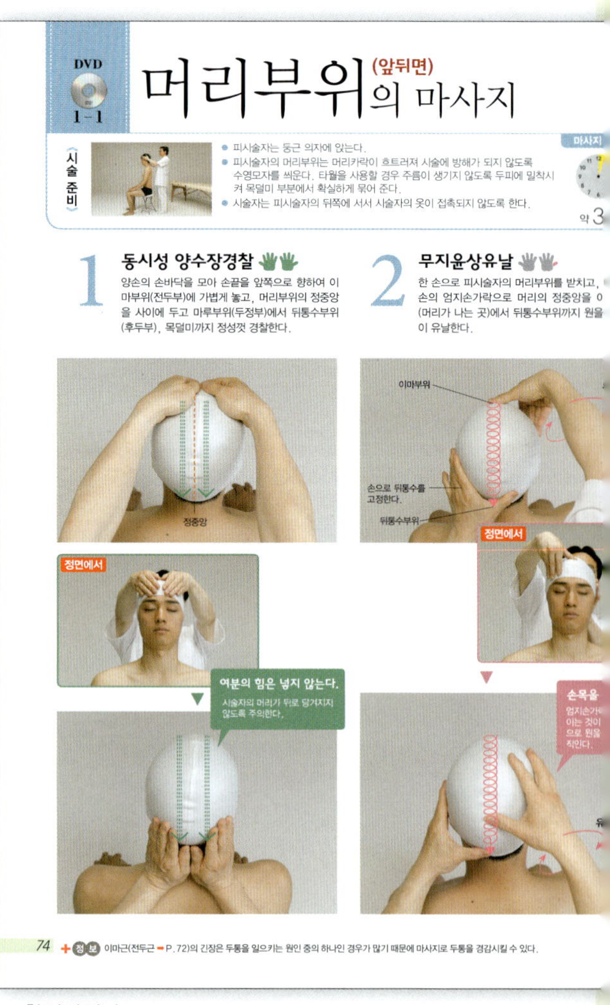

DVD 1-1

머리부위(앞뒤면)의 마사지

〈시술 준비〉

- 피시술자는 둥근 의자에 앉는다.
- 피시술자의 머리부위는 머리카락이 흐트러져 시술에 방해가 되지 않도록 수영모자를 씌운다. 타월을 사용할 경우 주름이 생기지 않도록 두피에 밀착시켜 목덜미 부분에서 확실하게 묶어 준다.
- 시술자는 피시술자의 뒤쪽에 서서 시술자의 옷이 접촉되지 않도록 한다.

마사지 약 3

1 동시성 양수장경찰

양손의 손바닥을 모아 손끝을 앞쪽으로 향하여 이마부위(전두부)에 가볍게 놓고, 머리부위의 정중앙을 사이에 두고 마루부위(두정부)에서 뒤통수부위(후두부), 목덜미까지 정성껏 경찰한다.

정중앙

정면에서

여분의 힘은 넣지 않는다.
시술자의 머리가 뒤로 당겨지지 않도록 주의한다.

2 무지윤상유날

한 손으로 피시술자의 머리부위를 받치고, 손의 엄지손가락으로 머리의 정중앙을 0 (머리가 나는 곳)에서 뒤통수부위까지 원을 이 유날한다.

이마부위

손으로 뒤통수를 고정한다.

뒤통수부위

정면에서

손목을
엄지손가
이는 것이
으로 원을
직인다.

74 + 정보 이마근(전두근 ➡ P. 72)의 긴장은 두통을 일으키는 원인 중의 하나인 경우가 많기 때문에 마사지로 두통을 경감시킬 수 있다.

※ 마사지 사진은 시술부위가 판별하기 쉽도록 일부 커버링을 하지 않고 촬영하였다.

4 개요

마사지를 하는 근육의 정보, 시술을 할 때의 포인트와 주의점 등을 개요에 정리해 놓았다. 근육은 기본적으로 좌우대칭으로 되어 있으므로 한쪽의 시술만을 해설하고 있는 경우에는 연속해서 반대쪽의 근육도 같은 방법으로 시술한다. 클리니컬 마사지에서 시술자가 이완할 수 있도록 수기를 시행하는 리듬이 중요하다. 각 수기를 같은 템포로 시행하도록 한다. 허벅지와 장딴지 등의 다리부위 전체를 마사지하는 경우에도 각 수기를 같은 리듬으로 시행하고, 넙다리 앞면, 넙다리 뒤면 등 부위에 따라 수기 시간도 통일시키는 것을 염두해 두자.

4
5
위의 시술은 이마부위에서 마루부위를 지나 뒤통수부위까
뒤면과 이마부위에서 관자부위를 지나 뒤통수부위까지, 옆면
나눠서 시행한다. 앞뒤면의 시술은 이마근 · 뒤통수근(전 · 후
의식하면서 이마근의 이는곳인 앞이마부위에서 머리덮개
을 지나 뒤통수근이 부착되는 뒤통수뼈까지 정중앙을 사이에
행한다. 양손을 동시에 사용할 때에는 머리부위가 고정되지
불안정하기 때문에 잘 고정하여 피시술자의 목에 여분의 힘
가지 않도록 배려해 준다.
이마근(전두근) P.72
뒤통수근(후두근) P.72
머리
6
수근윤상유날
순서 2와 같은 식으로 머리부위를 고정하고 손목(수근)을 사용하여 마루부위를 원을 그리듯이 유날한다.
피부를 의식한다.
머리부위의 피부를 움직이도록 유날한다.
5
지두고타
7
머리 전체를 양손의 손가락(지두)을 사용하여 리드미컬하게 교대로 고타(두드리기)한다. 통증을 일으키지 않도록 힘을 넣고 빼는 것에 주의한다.
정중앙
손가락을 벌린 채
각 손가락을 가볍게 벌린 상태에서 경쾌하게 시행한다
교대성 양무지압박
머리부위의 정중앙을 이마부위에서 뒤통수부위에 걸쳐서 좌우의 엄지손가락(지복)으로 교대로 압박한다.
8
이마부위
정중앙
뒤통수부위
정면에서
좌우의 엄지손가락으로 정중앙을 사이에 두고 압박해 간다.
리드미컬하게 시행한다.
걷는 듯한 속도로 템포 좋게 시행한다. 압박 방향은 항상 머리부위의 정중앙을 향한다.

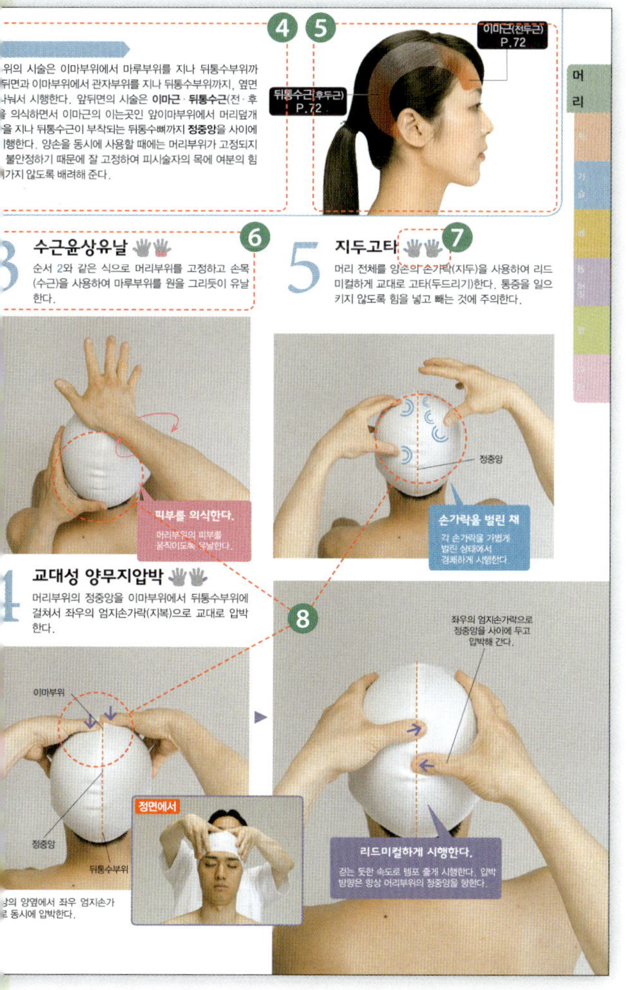

5 근육의 위치

여기에서는 각각의 마사지 페이지에서 수기를 시행하는 근육의 위치를 알 수 있다. 아래의 예시 페이지에서는 앞톱니근(➡P.72)과 뒤통수근(➡P.72)을 중심으로 시술하고 있다.

6 수기명

마사지 수기명을 보면, 어느 부위를 사용하여 시행하고 있는지 어떤 방법으로 수기를 시술하는지 알 수 있다. 각 수기를 상세하게 설명하였다.

7 수기를 시행하는 부분

손의 어느 부분을 수기에서 사용하는지 한눈에 알기 쉽도록 컬러로 표시하였다. 예를 들면 엄지손가락과 집게손가락으로 하는 수기의 경우 엄지손가락과 집게손가락을 컬러로 표시하였다.

8 수기 아이콘

각각의 수기를 사진 위에 아이콘으로 표시하여 사진을 보는 것만으로도 어느 수기를 하는지 알 수 있게 하였다. 경찰법, 유날법, 압박법의 수기는 아래의 아이콘 컬러로 정리해 놓았다. 절타법, 타박법 등의 고타법과 신전법, 운동법(➡P.66~67) 등 그 외의 수기도 컬러로 정리하였다.

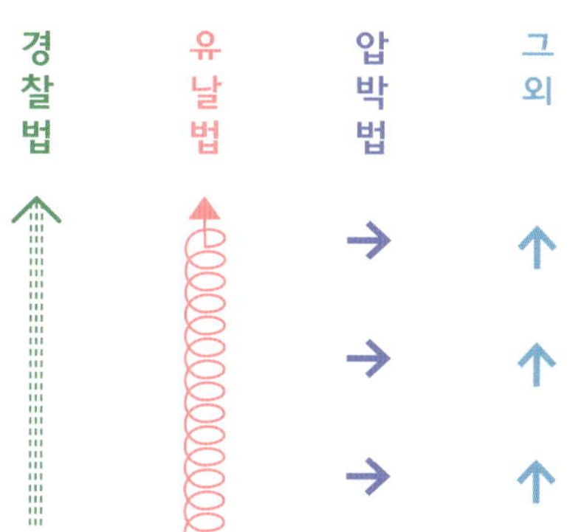

전신의 주요 근육(앞면)

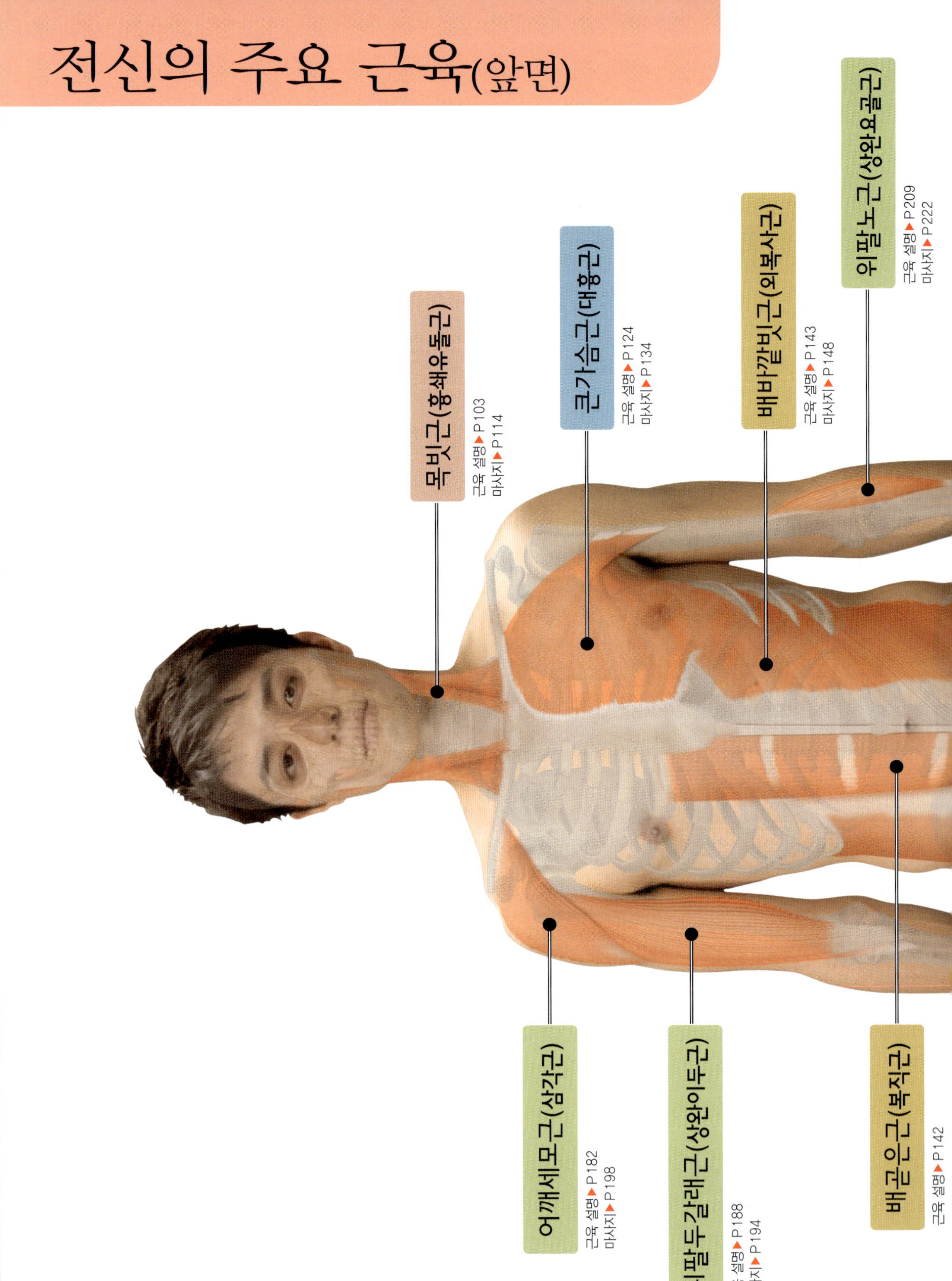

※깊은층에 있는 근육도 잘 보일 수 있도록 얕은층으로 가져오거나 근육 일러스트를 잘라낸 경우도 있다.

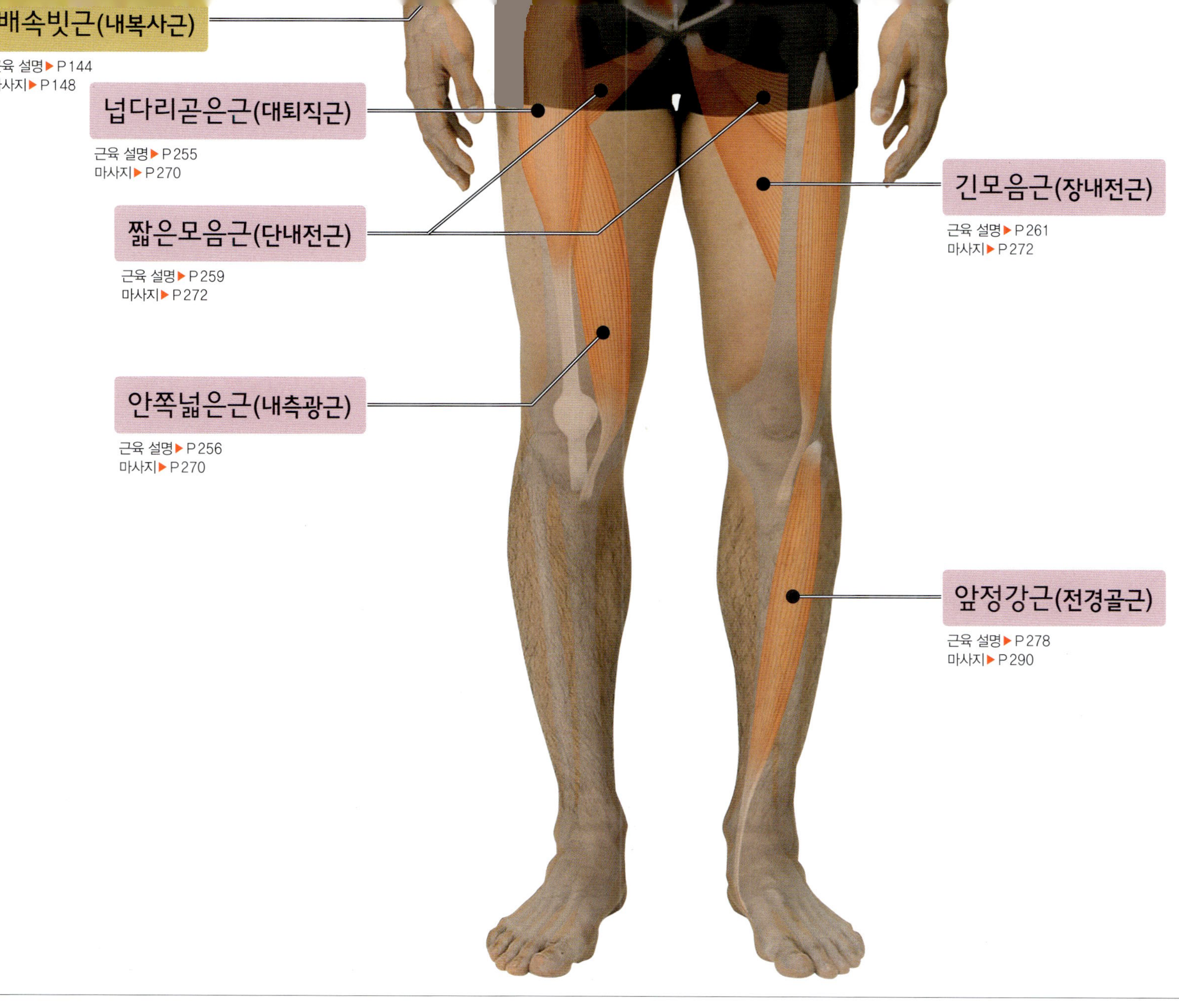
배속빗근(내복사근)
근육 설명▶P144
마사지▶P148
넙다리곧은근(대퇴직근)
근육 설명▶P255
마사지▶P270
짧은모음근(단내전근)
근육 설명▶P259
마사지▶P272
안쪽넓은근(내측광근)
근육 설명▶P256
마사지▶P270
긴모음근(장내전근)
근육 설명▶P261
마사지▶P272
앞정강근(전경골근)
근육 설명▶P278
마사지▶P290

전신의 주요 근육(뒤면)

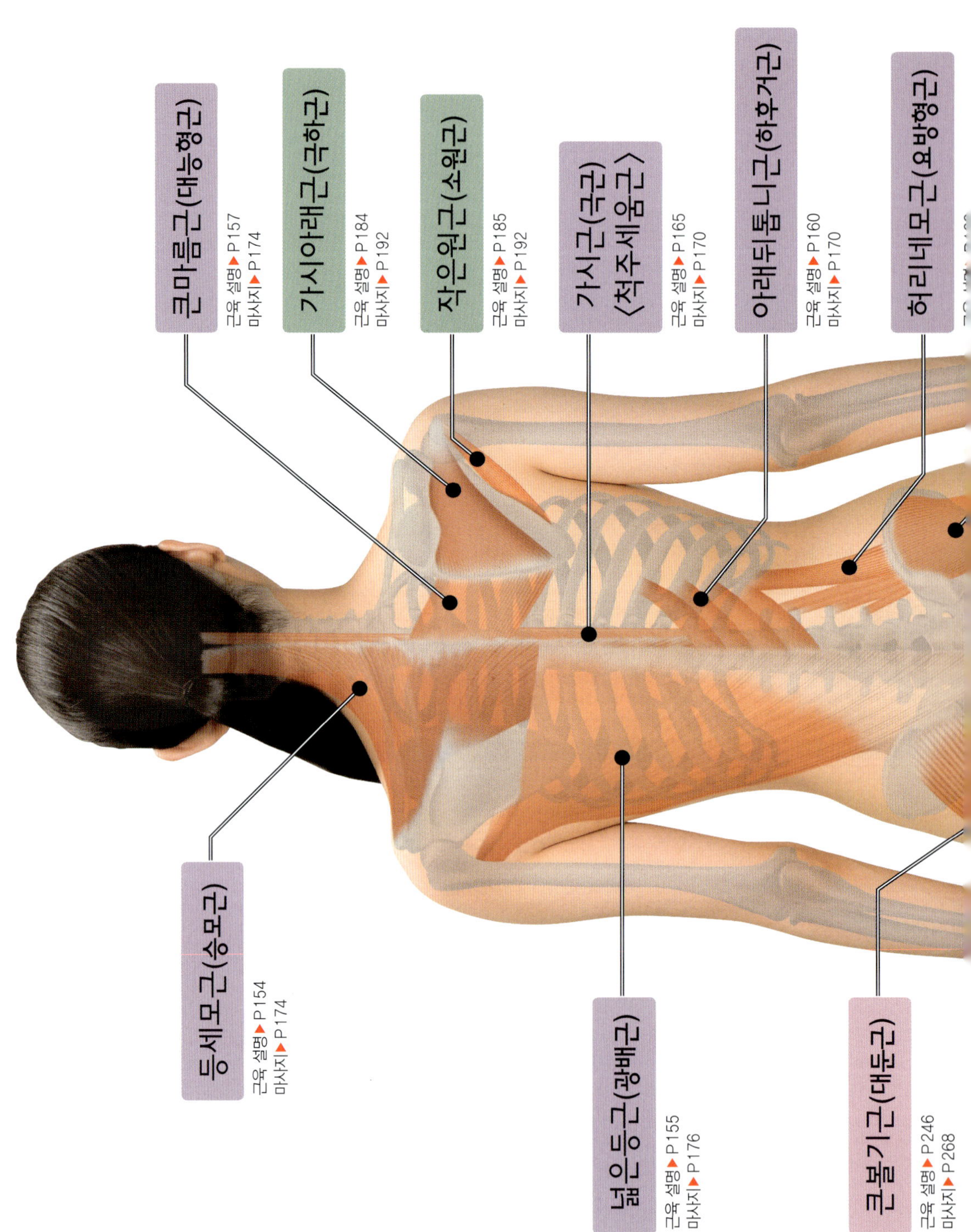

※깊은층에 있는 근육도 잘 보일 수 있도록 얕은층으로 가져오거나 근육 일러스트를 잘라낸 경우도 있다.

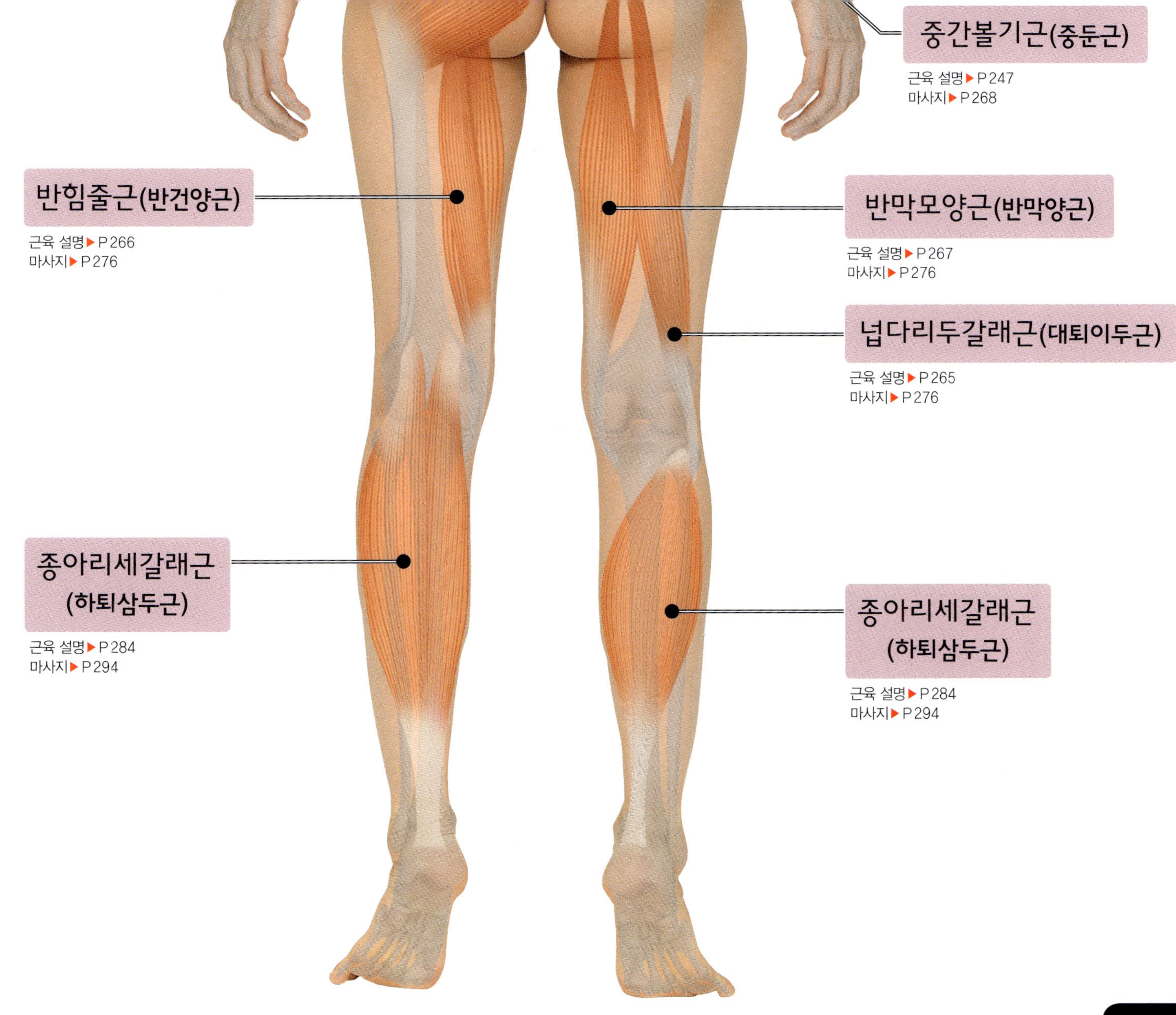
중간볼기근(중둔근)
근육 설명▶P247
마사지▶P268
반힘줄근(반건양근)
근육 설명▶P266
마사지▶P276
반막모양근(반막양근)
근육 설명▶P267
마사지▶P276
넙다리두갈래근(대퇴이두근)
근육 설명▶P265
마사지▶P276
종아리세갈래근
(하퇴삼두근)
근육 설명▶P284
마사지▶P294
종아리세갈래근
(하퇴삼두근)
근육 설명▶P284
마사지▶P294

머리부위 근육(앞면)

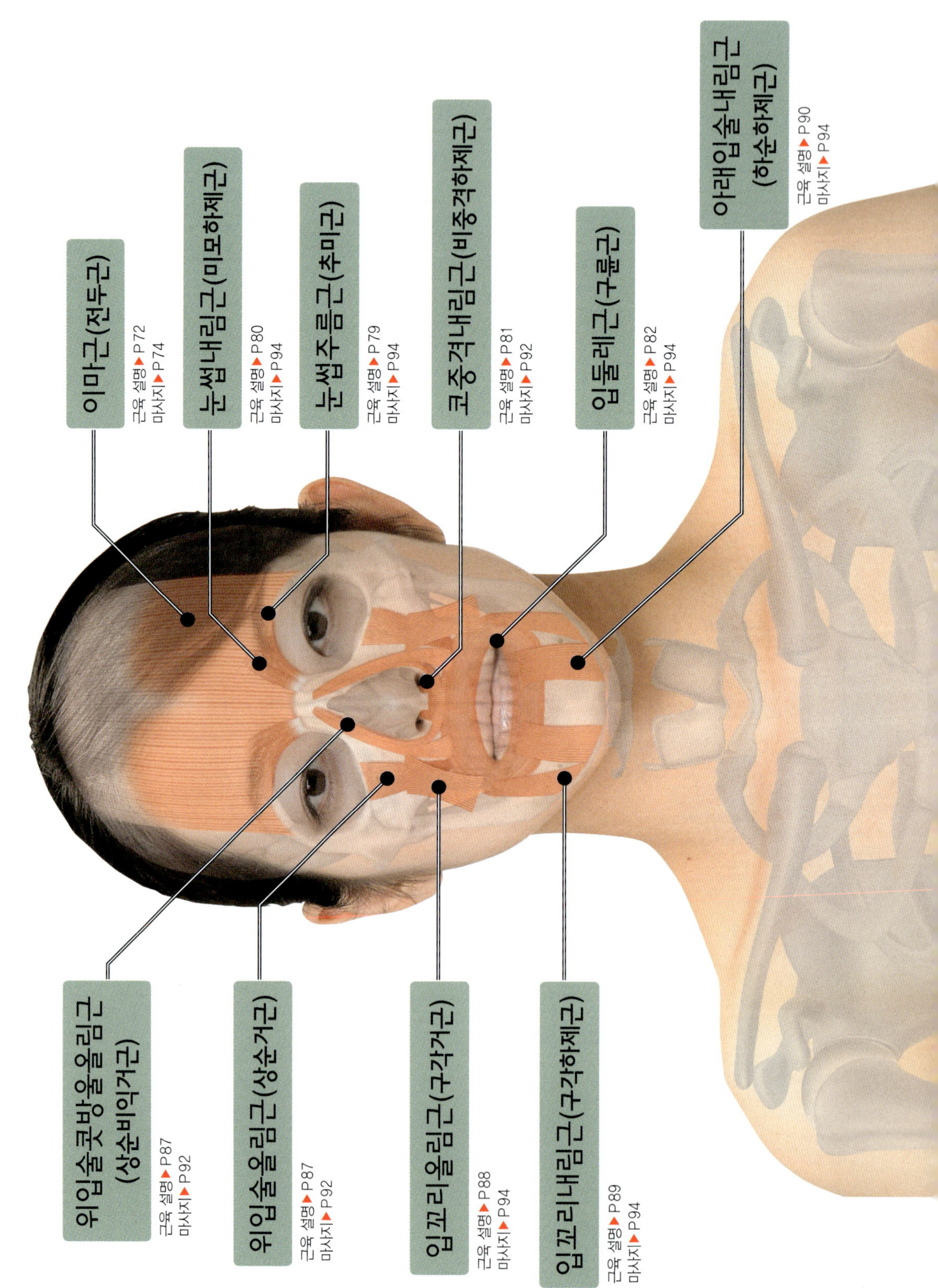

※깊은층에 있는 근육도 잘 보일 수 있도록 얕은층으로 가져오거나 근육 일러스트를 잘라낸 경우도 있다.

목부위 근육(앞면)

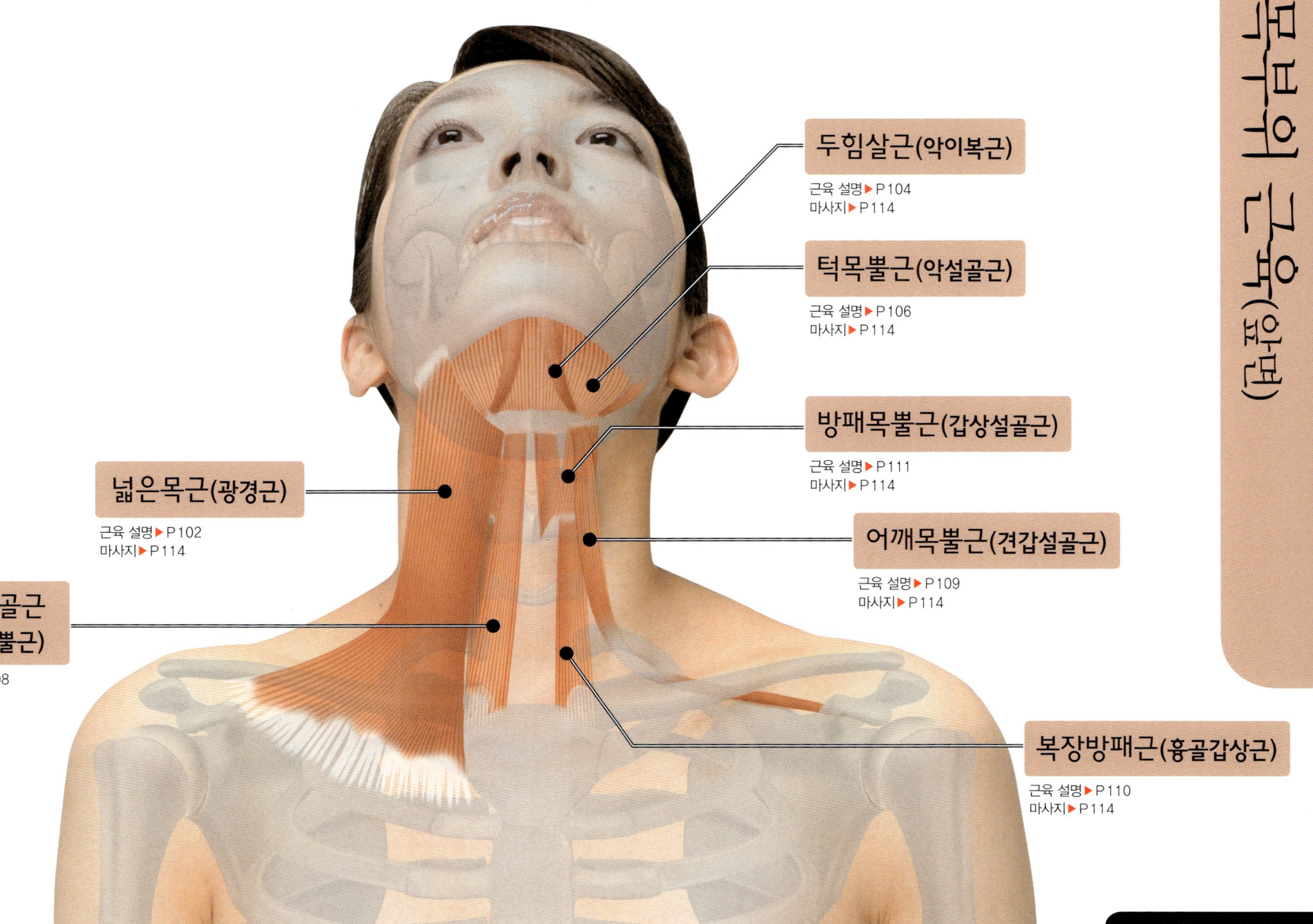
두힘살근(악이복근)
근육 설명▶P104
마사지▶P114
턱목뿔근(악설골근)
근육 설명▶P106
마사지▶P114
방패목뿔근(갑상설골근)
근육 설명▶P111
마사지▶P114
어깨목뿔근(견갑설골근)
근육 설명▶P109
마사지▶P114
복장방패근(흉골갑상근)
근육 설명▶P110
마사지▶P114
넓은목근(광경근)
근육 설명▶P102
마사지▶P114
흉골선골근
(복장목뿔근)
근육 설명▶P108
마사지▶P114

머리부위 근육(가쪽면)
목부위 근육(가쪽면)

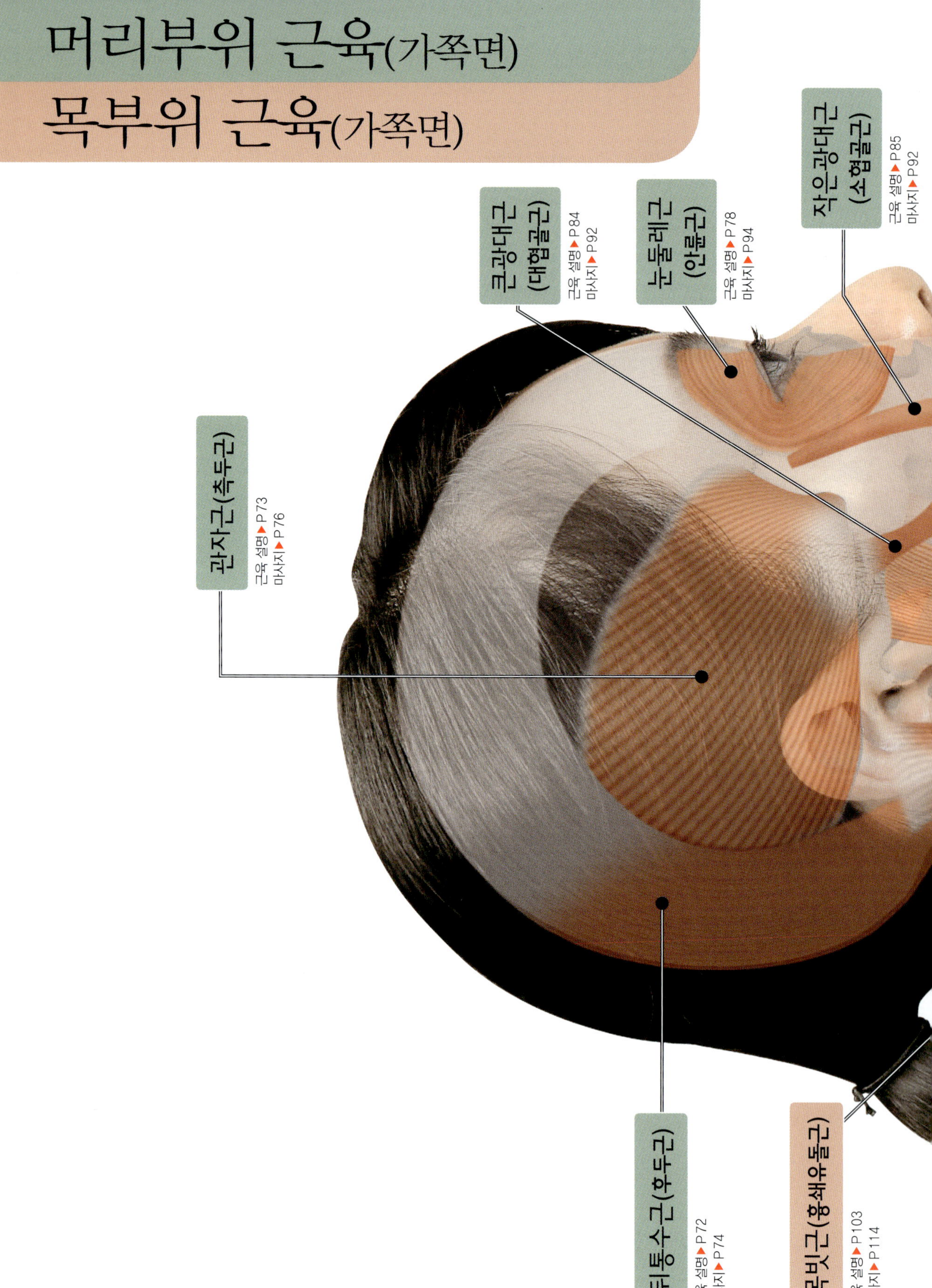

※깊은층에 있는 근육도 잘 보일 수 있도록 얕은층으로 가져오거나 근육 일러스트를 잘라낸 경우도 있다.

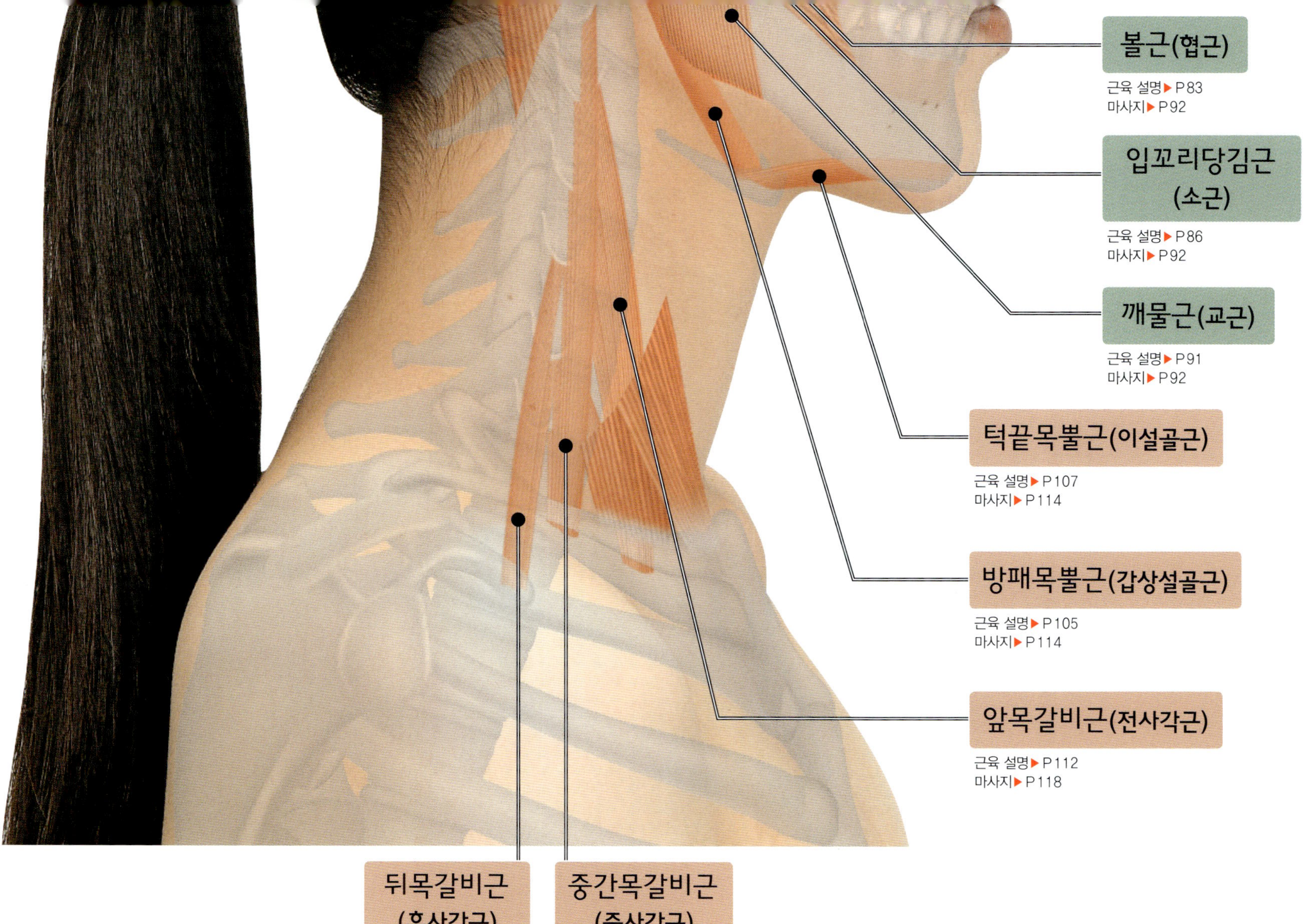
볼근(협근)
근육 설명▶P83
마사지▶P92
입꼬리당김근
(소근)
근육 설명▶P86
마사지▶P92
깨물근(교근)
근육 설명▶P91
마사지▶P92
턱끝목뿔근(이설골근)
근육 설명▶P107
마사지▶P114
방패목뿔근(갑상설골근)
근육 설명▶P105
마사지▶P114
앞목갈비근(전사각근)
근육 설명▶P112
마사지▶P118
뒤목갈비근
(후사각근)
근육 설명▶P113
마사지▶P118
중간목갈비근
(중사각근)
근육 설명▶P113
마사지▶P118

가슴부위 근육(앞면·가쪽면)

배부위 근육(앞면·가쪽면)

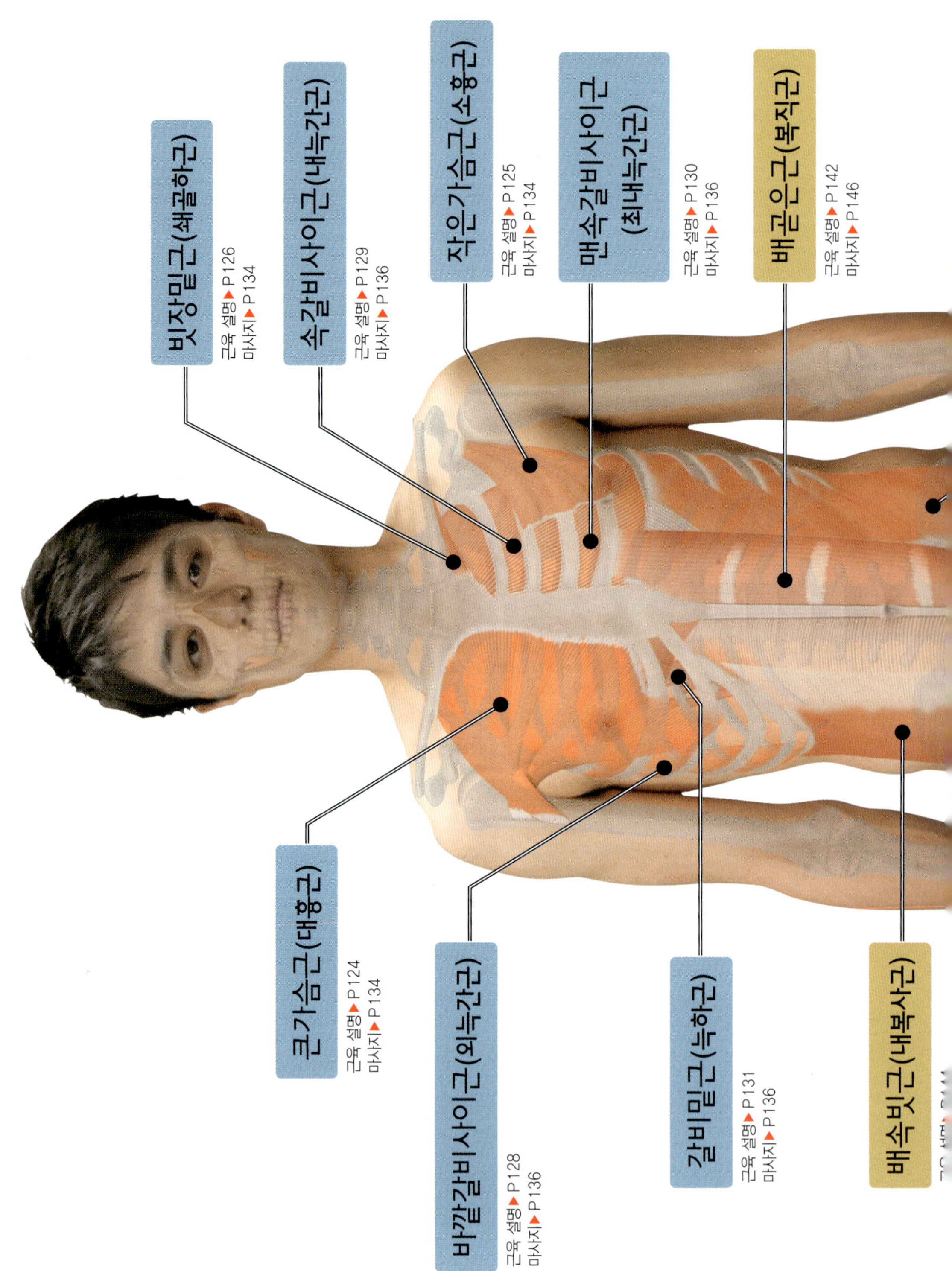

※깊은층에 있는 근육도 잘 보일 수 있도록 얕은층으로 가져오거나 근육 일러스트를 잘라낸 경우도 있다.

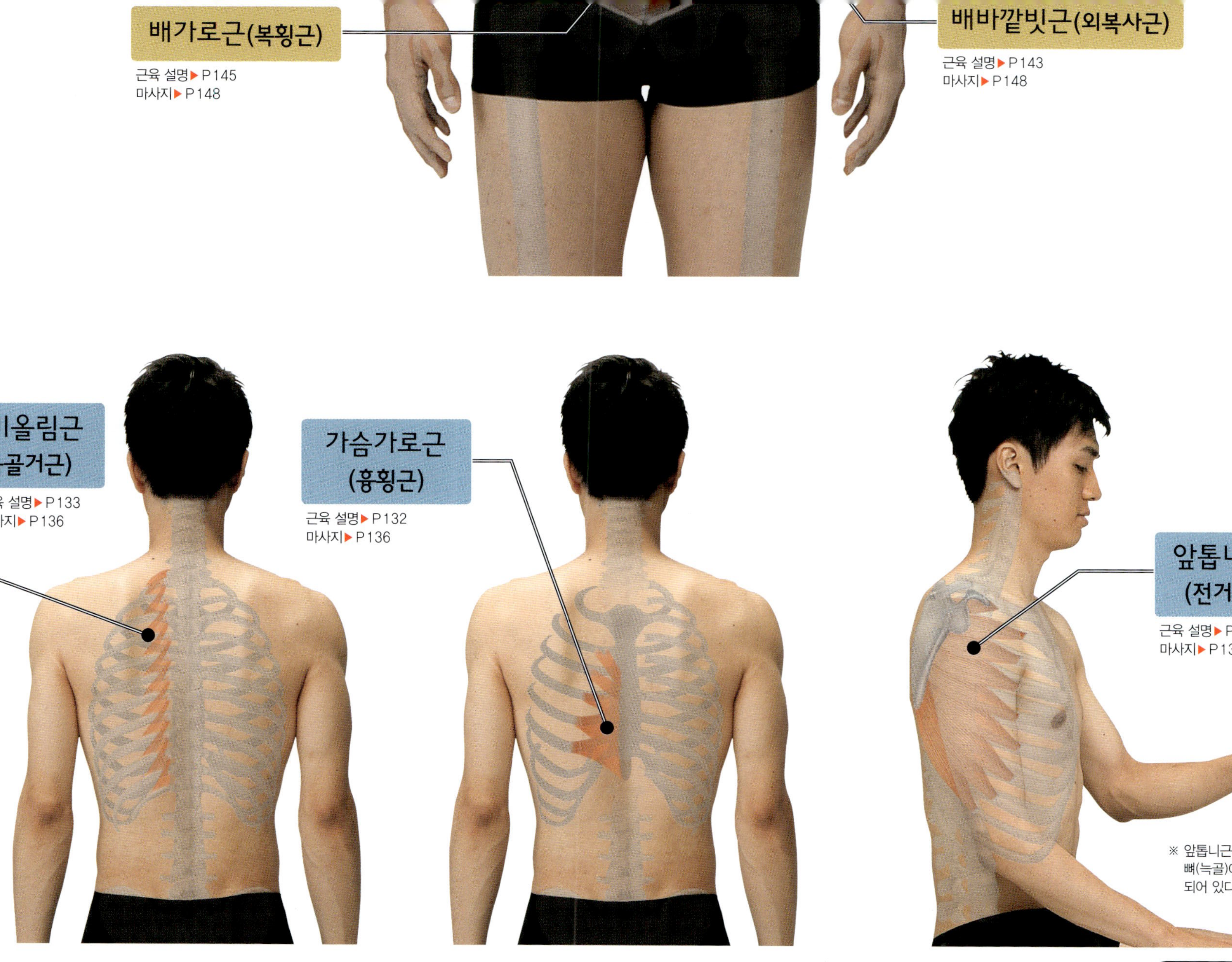
배가로근(복횡근)
근육 설명▶ P145
마사지▶ P148
배바깥빗근(외복사근)
근육 설명▶ P143
마사지▶ P148
갈비올림근
(늑골거근)
근육 설명▶ P133
마사지▶ P136
가슴가로근
(흉횡근)
근육 설명▶ P132
마사지▶ P136
앞톱니근
(전거근)
근육 설명▶ P127
마사지▶ P136
※ 앞톱니근은 갈비뼈(늑골)에 부착되어 있다.

등부위·허리부위 근육(뒤면)

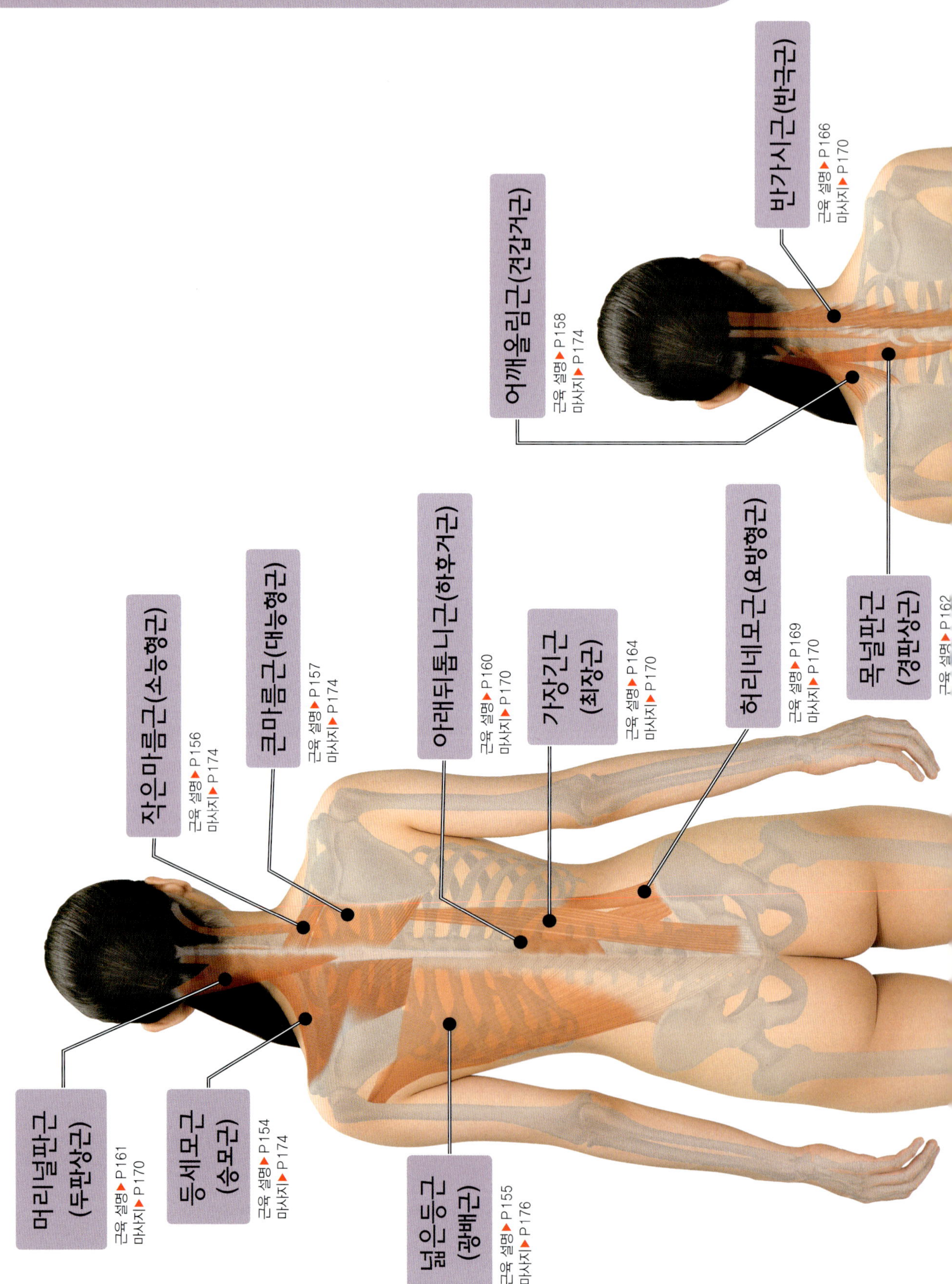

※깊은층에 있는 근육도 잘 보일 수 있도록 얕은층으로 가져오거나 근육 일러스트를 잘라낸 경우도 있다.

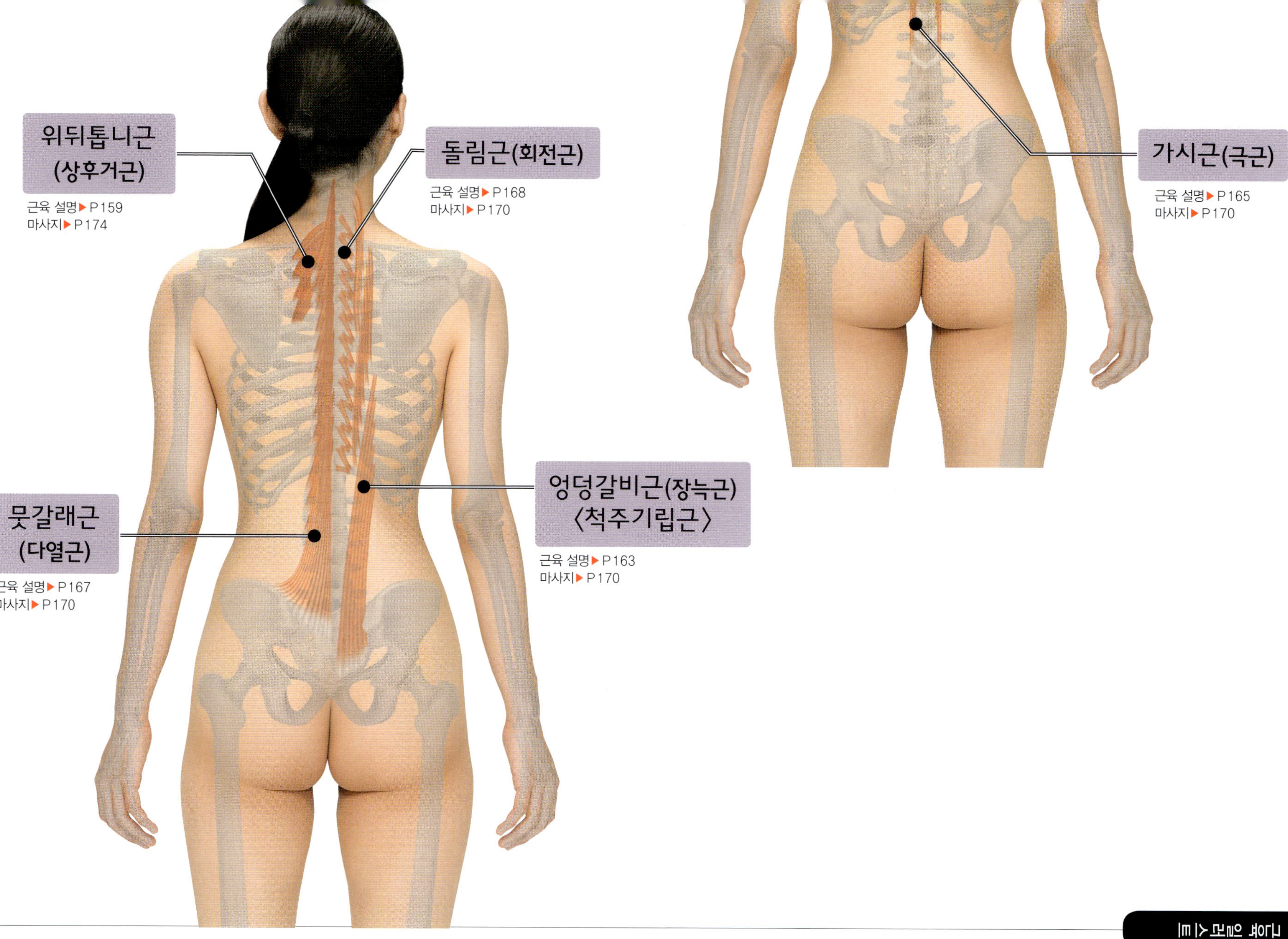
위뒤톱니근
(상후거근)
근육 설명▶P159
마사지▶P174
돌림근(회전근)
근육 설명▶P168
마사지▶P170
가시근(극근)
근육 설명▶P165
마사지▶P170
뭇갈래근
(다열근)
근육 설명▶P167
마사지▶P170
엉덩갈비근(장늑근)
〈척주기립근〉
근육 설명▶P163
마사지▶P170

팔부위 근육(앞면 · 뒤면)

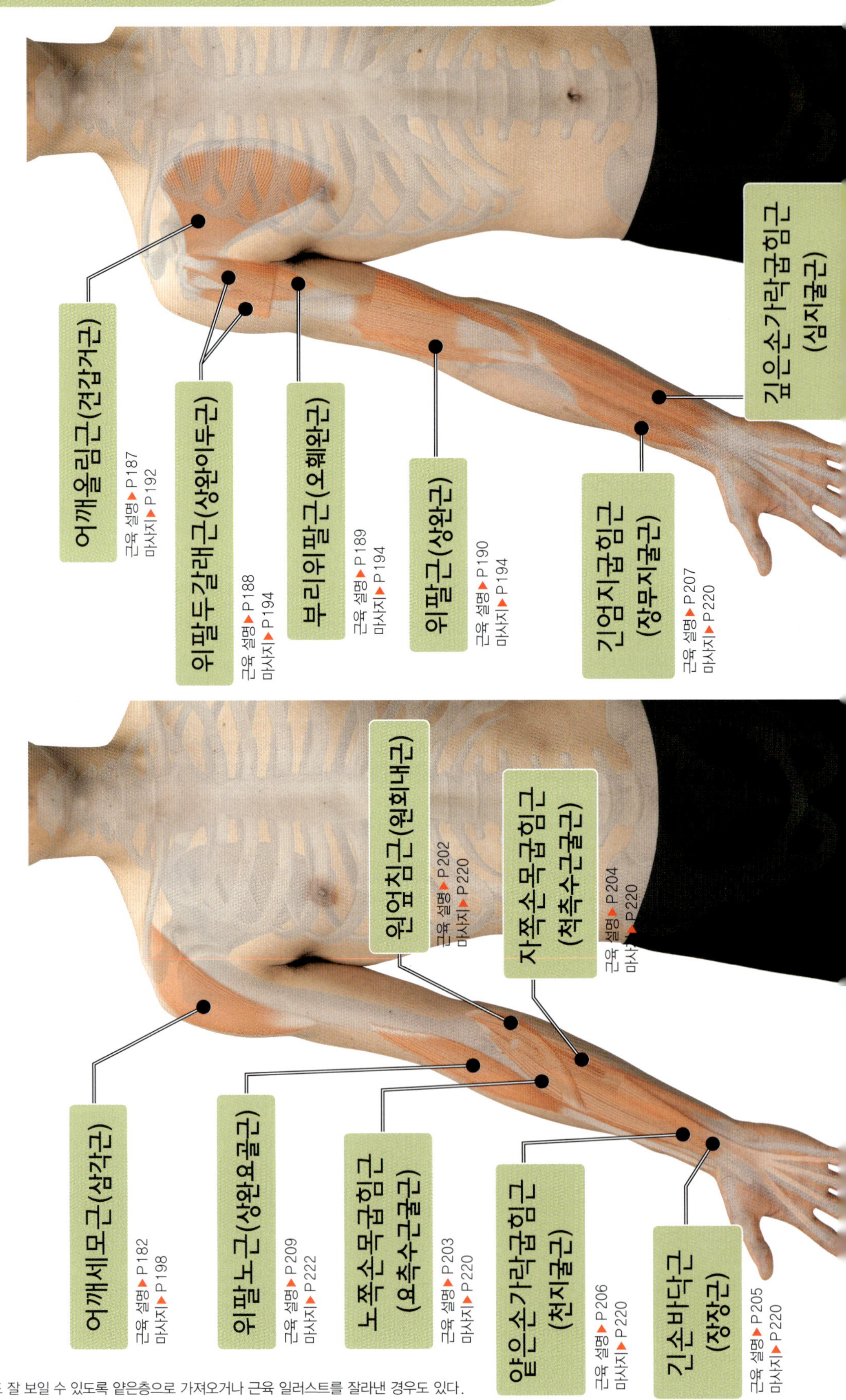

※깊은층에 있는 근육도 잘 보일 수 있도록 얕은층으로 가져오거나 근육 일러스트를 잘라낸 경우도 있다.

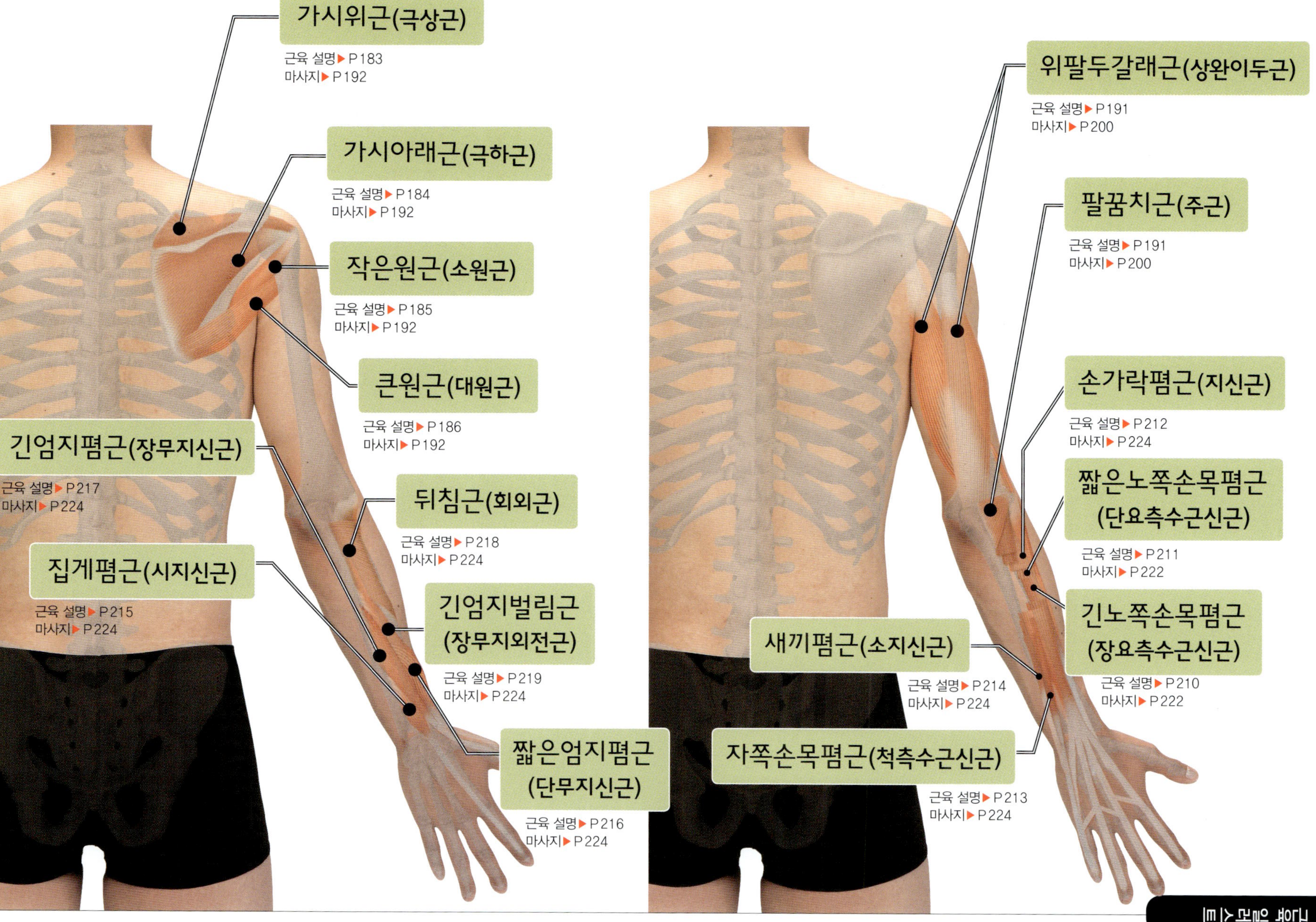
가시위근(극상근)
근육 설명▶P183
마사지▶P192
가시아래근(극하근)
근육 설명▶P184
마사지▶P192
작은원근(소원근)
근육 설명▶P185
마사지▶P192
큰원근(대원근)
근육 설명▶P186
마사지▶P192
긴엄지폄근(장무지신근)
근육 설명▶P217
마사지▶P224
뒤침근(회외근)
근육 설명▶P218
마사지▶P224
집게폄근(시지신근)
근육 설명▶P215
마사지▶P224
긴엄지벌림근
(장무지외전근)
근육 설명▶P219
마사지▶P224
짧은엄지폄근
(단무지신근)
근육 설명▶P216
마사지▶P224
위팔두갈래근(상완이두근)
근육 설명▶P191
마사지▶P200
팔꿈치근(주근)
근육 설명▶P191
마사지▶P200
손가락폄근(지신근)
근육 설명▶P212
마사지▶P224
짧은노쪽손목폄근
(단요측수근신근)
근육 설명▶P211
마사지▶P222
긴노쪽손목폄근
(장요측수근신근)
근육 설명▶P210
마사지▶P222
새끼폄근(소지신근)
근육 설명▶P214
마사지▶P224
자쪽손목폄근(척측수근신근)
근육 설명▶P213
마사지▶P224

손부위 근육(손바닥·손등)

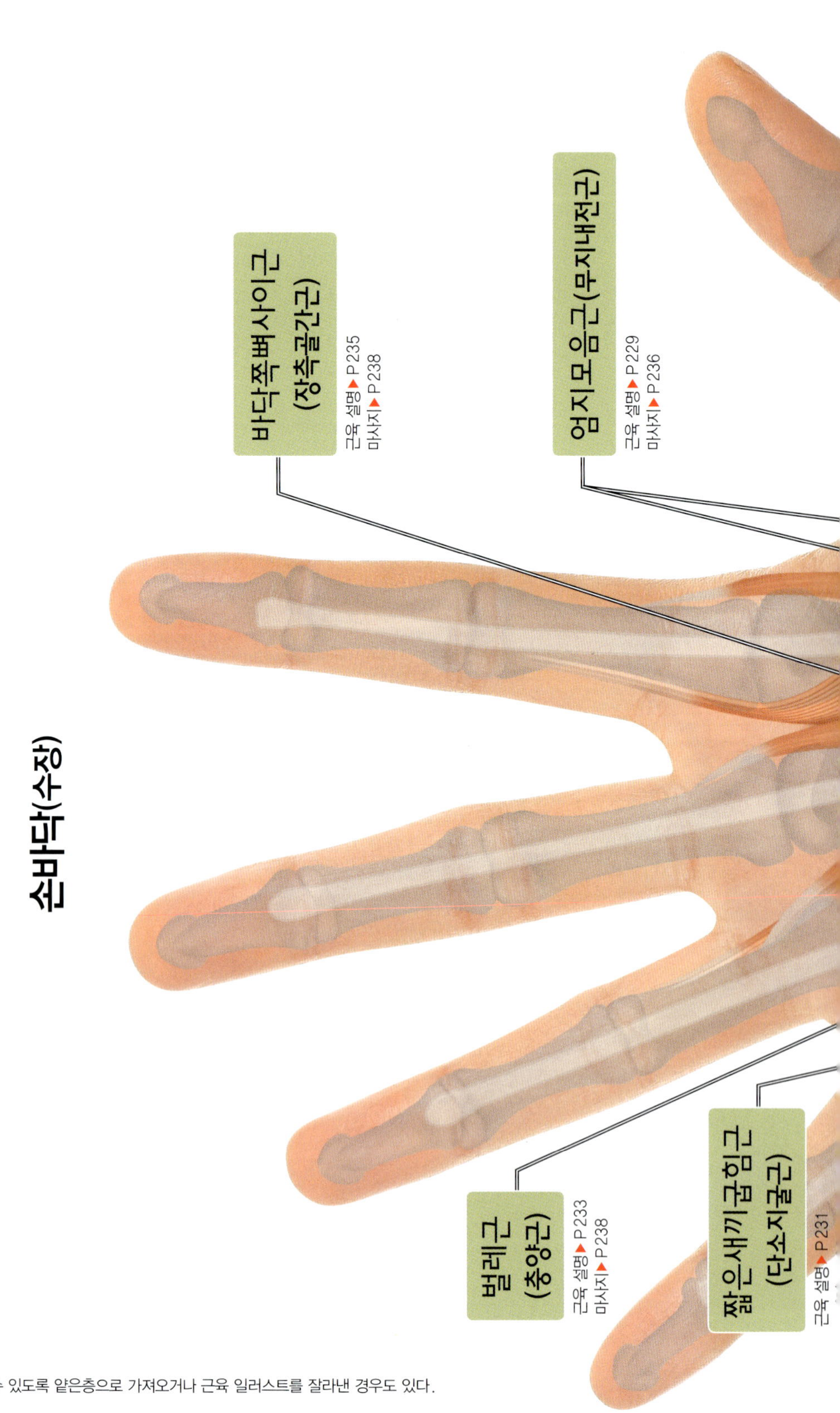

※깊은층에 있는 근육도 잘 보일 수 있도록 얕은층으로 가져오거나 근육 일러스트를 잘라낸 경우도 있다.

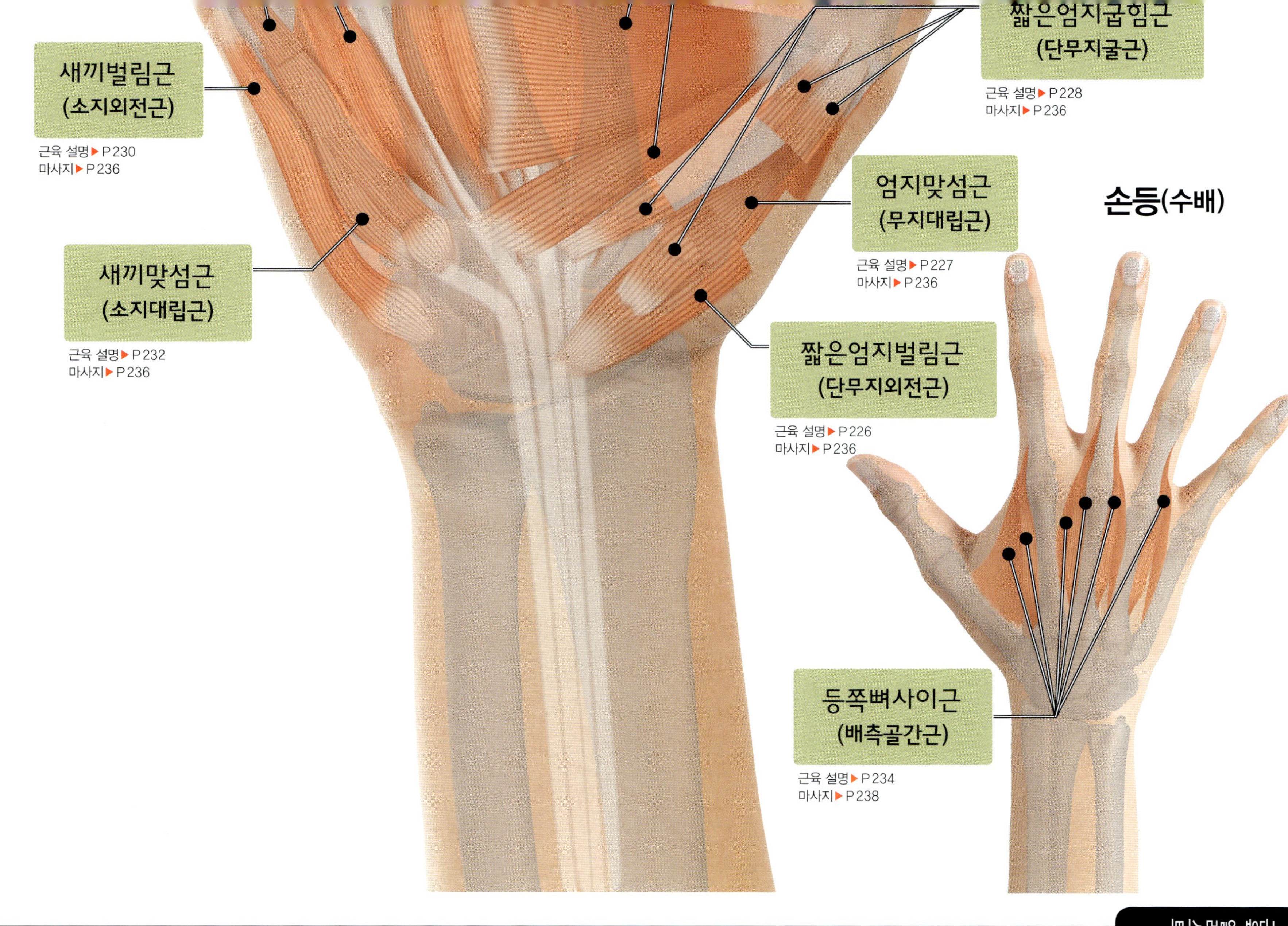
새끼벌림근
(소지외전근)
근육 설명▶P230
마사지▶P236
새끼맞섬근
(소지대립근)
근육 설명▶P232
마사지▶P236
짧은엄지굽힘근
(단무지굴근)
근육 설명▶P228
마사지▶P236
엄지맞섬근
(무지대립근)
근육 설명▶P227
마사지▶P236
짧은엄지벌림근
(단무지외전근)
근육 설명▶P226
마사지▶P236
손등(수배)
등쪽뼈사이근
(배측골간근)
근육 설명▶P234
마사지▶P238

다리부위 근육(앞면)

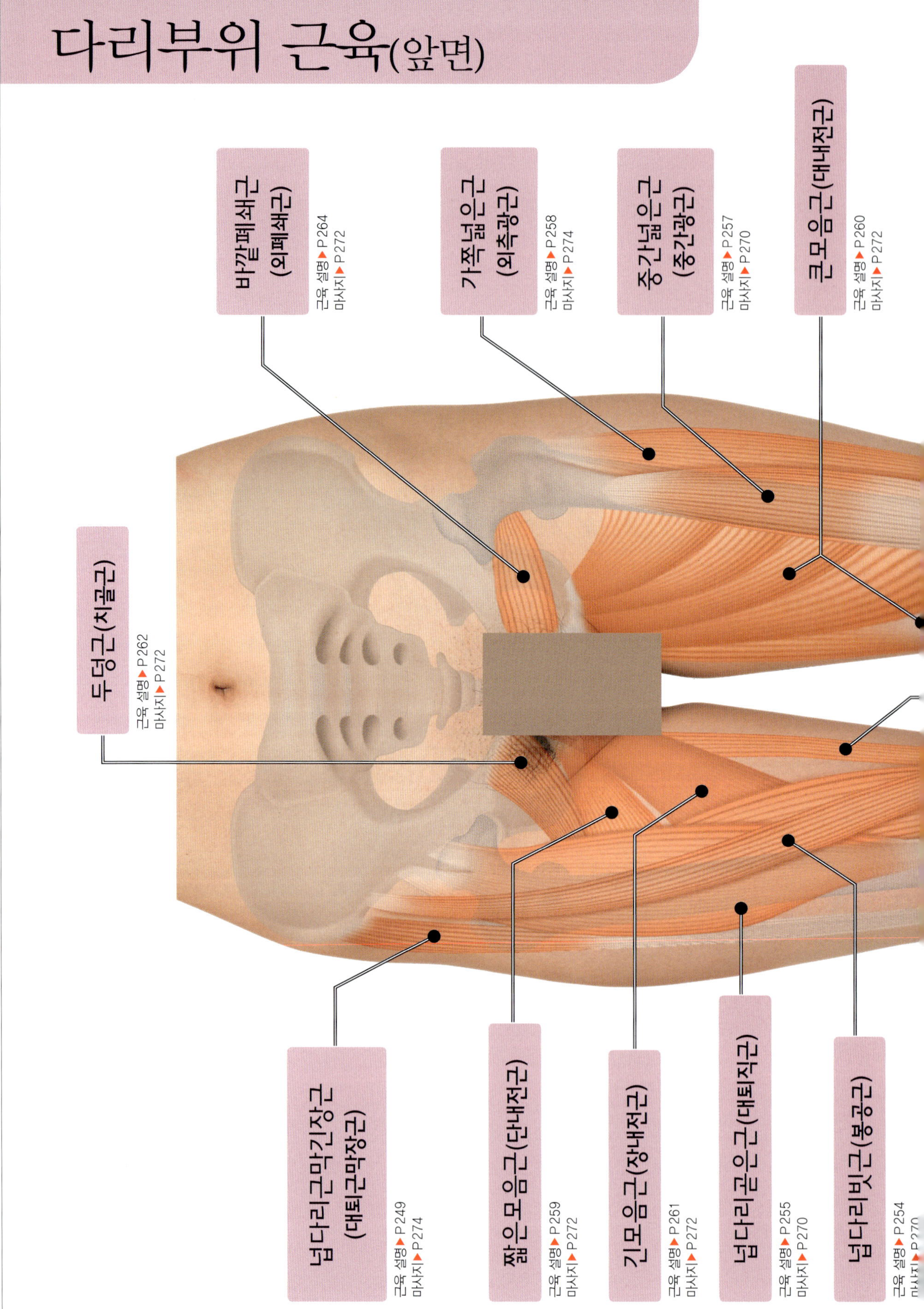

 ※깊은층에 있는 근육도 잘 보일 수 있도록 얕은층으로 가져오거나 근육 일러스트를 잘라낸 경우도 있다.

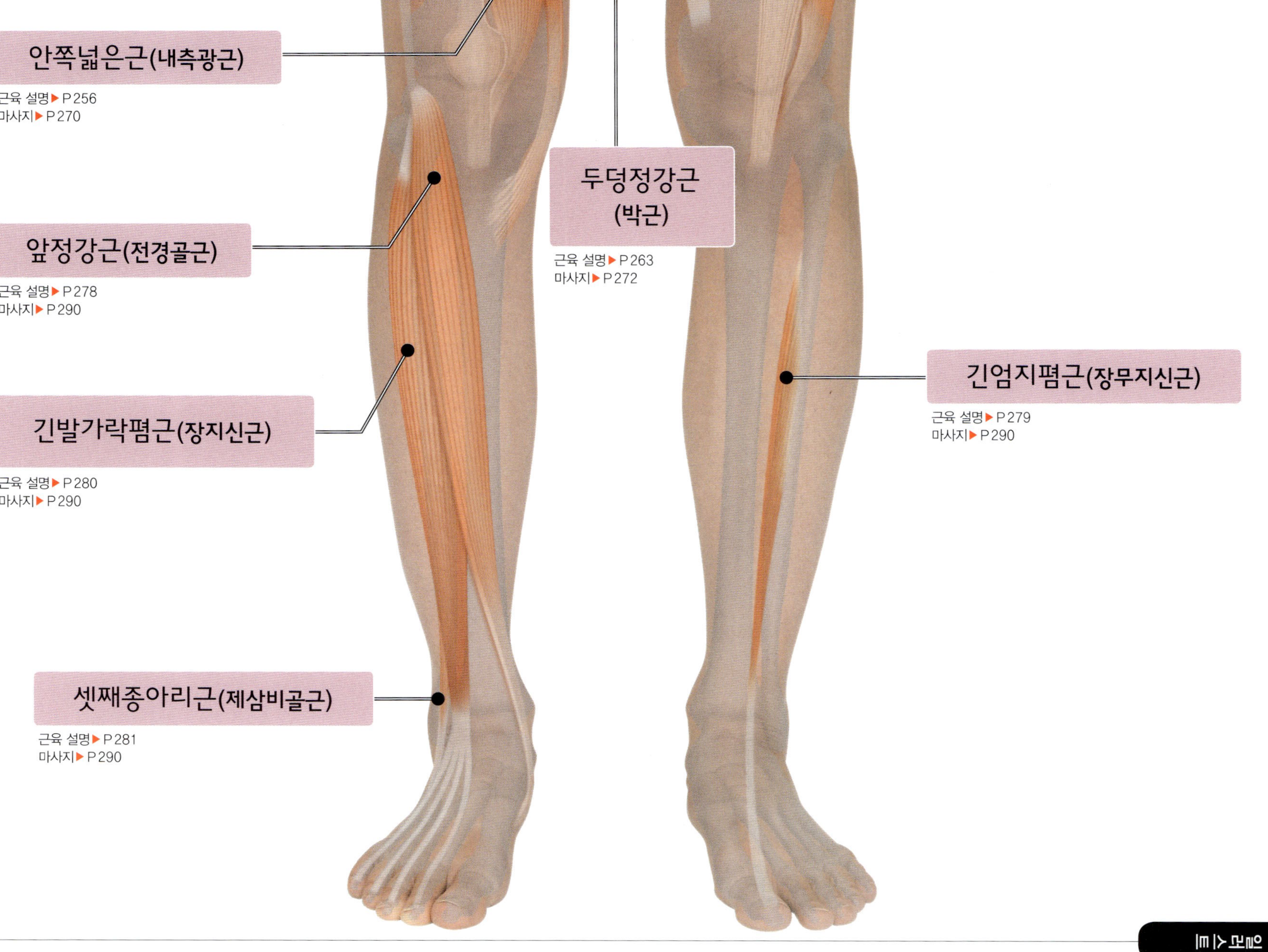

안쪽넓은근(내측광근)
근육 설명▶ P 256
마사지▶ P 270
앞정강근(전경골근)
근육 설명▶ P 278
마사지▶ P 290
긴발가락폄근(장지신근)
근육 설명▶ P 280
마사지▶ P 290
셋째종아리근(제삼비골근)
근육 설명▶ P 281
마사지▶ P 290
두덩정강근
(박근)
근육 설명▶ P 263
마사지▶ P 272
긴엄지폄근(장무지신근)
근육 설명▶ P 279
마사지▶ P 290

다리부위 근육(뒤면·가쪽면)

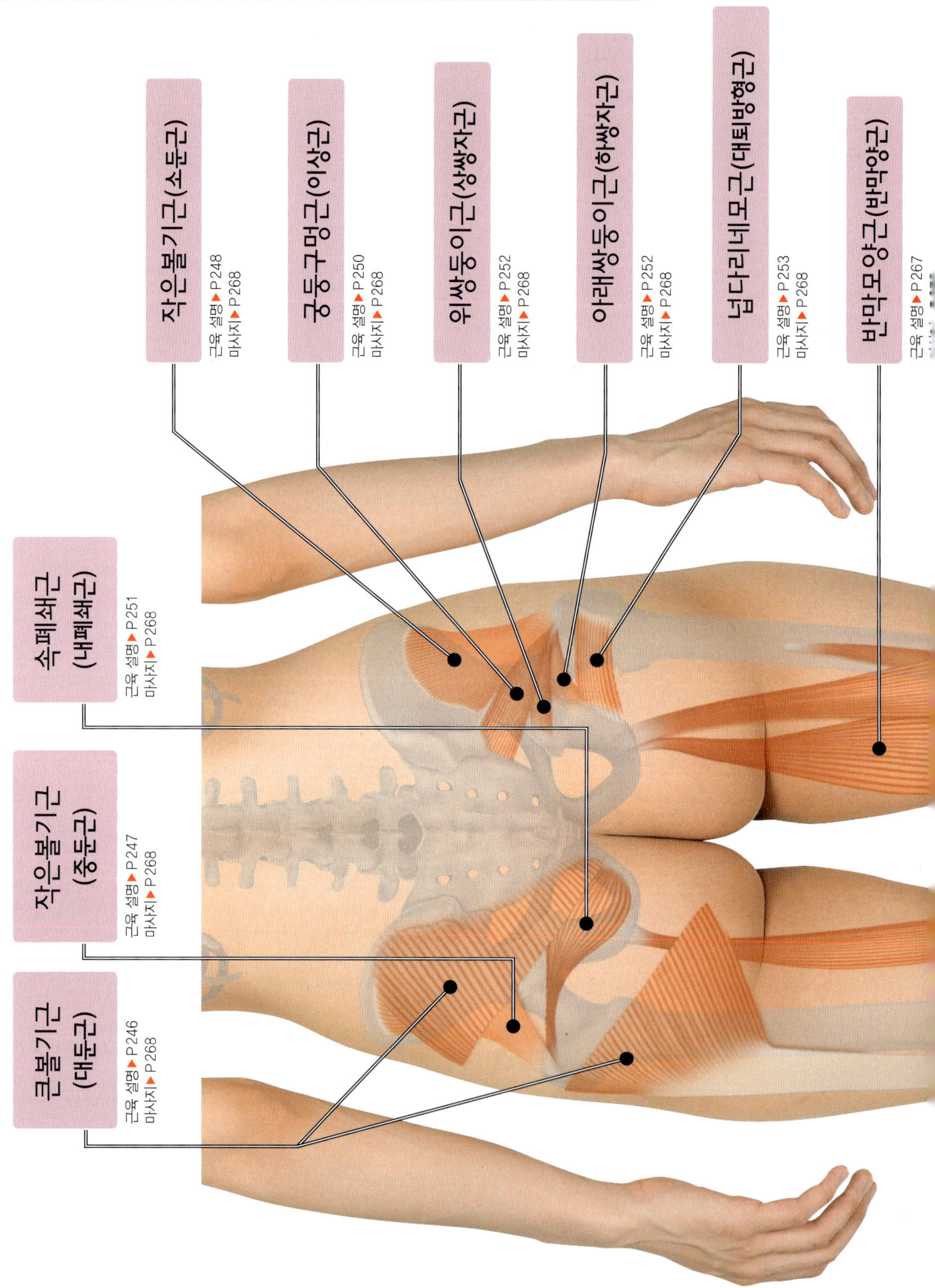

※깊은층에 있는 근육도 잘 보일 수 있도록 얕은층으로 가져오거나 근육 일러스트를 잘라낸 경우도 있다.

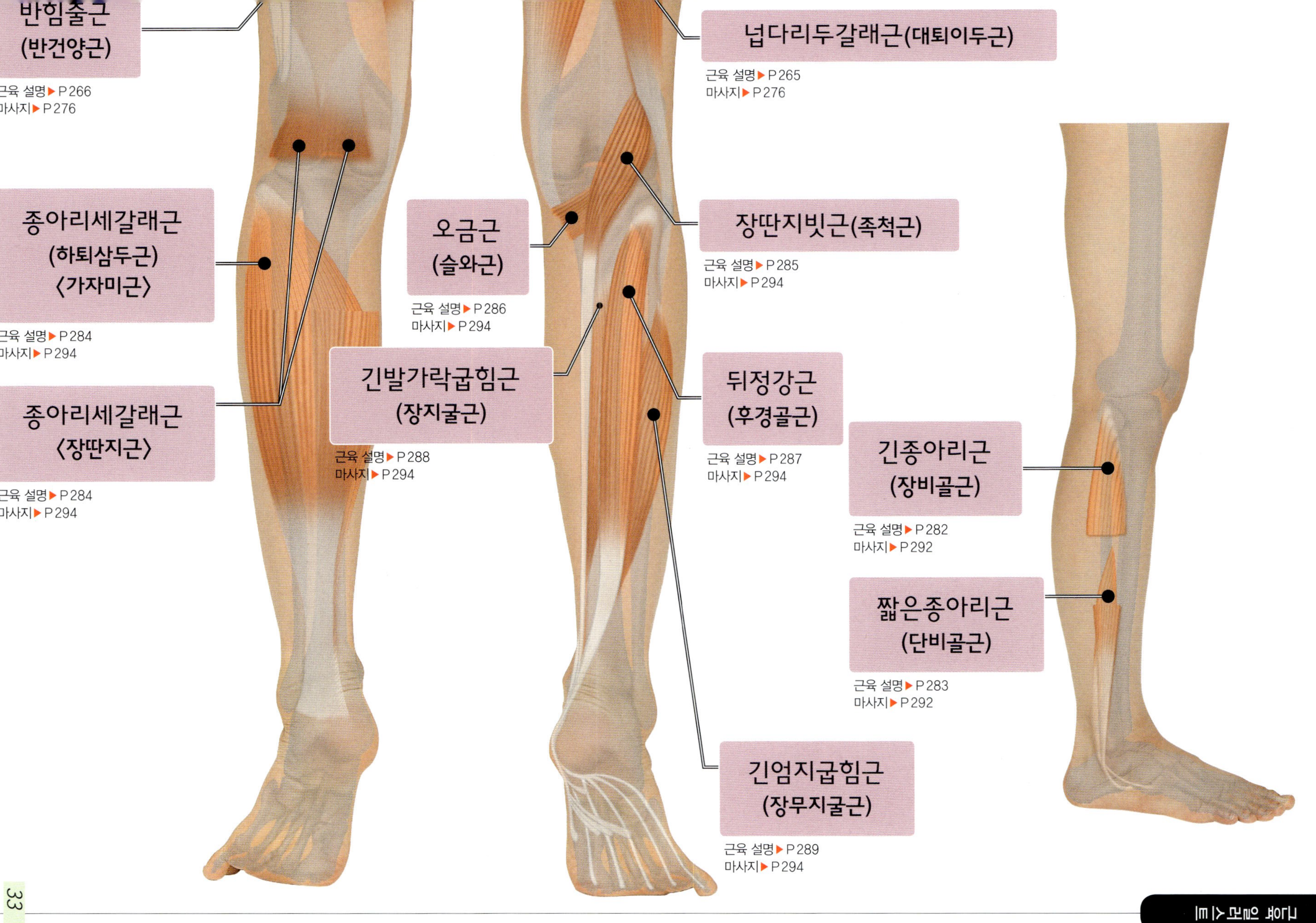
반힘줄근
(반건양근)
근육 설명▶P266
마사지▶P276
종아리세갈래근
(하퇴삼두근)
〈가자미근〉
근육 설명▶P284
마사지▶P294
종아리세갈래근
〈장딴지근〉
근육 설명▶P284
마사지▶P294
오금근
(슬와근)
근육 설명▶P286
마사지▶P294
긴발가락굽힘근
(장지굴근)
근육 설명▶P288
마사지▶P294
넙다리두갈래근(대퇴이두근)
근육 설명▶P265
마사지▶P276
장딴지빗근(족척근)
근육 설명▶P285
마사지▶P294
뒤정강근
(후경골근)
근육 설명▶P287
마사지▶P294
긴엄지굽힘근
(장무지굴근)
근육 설명▶P289
마사지▶P294
긴종아리근
(장비골근)
근육 설명▶P282
마사지▶P292
짧은종아리근
(단비골근)
근육 설명▶P283
마사지▶P292

발부위 근육(발등·발바닥)

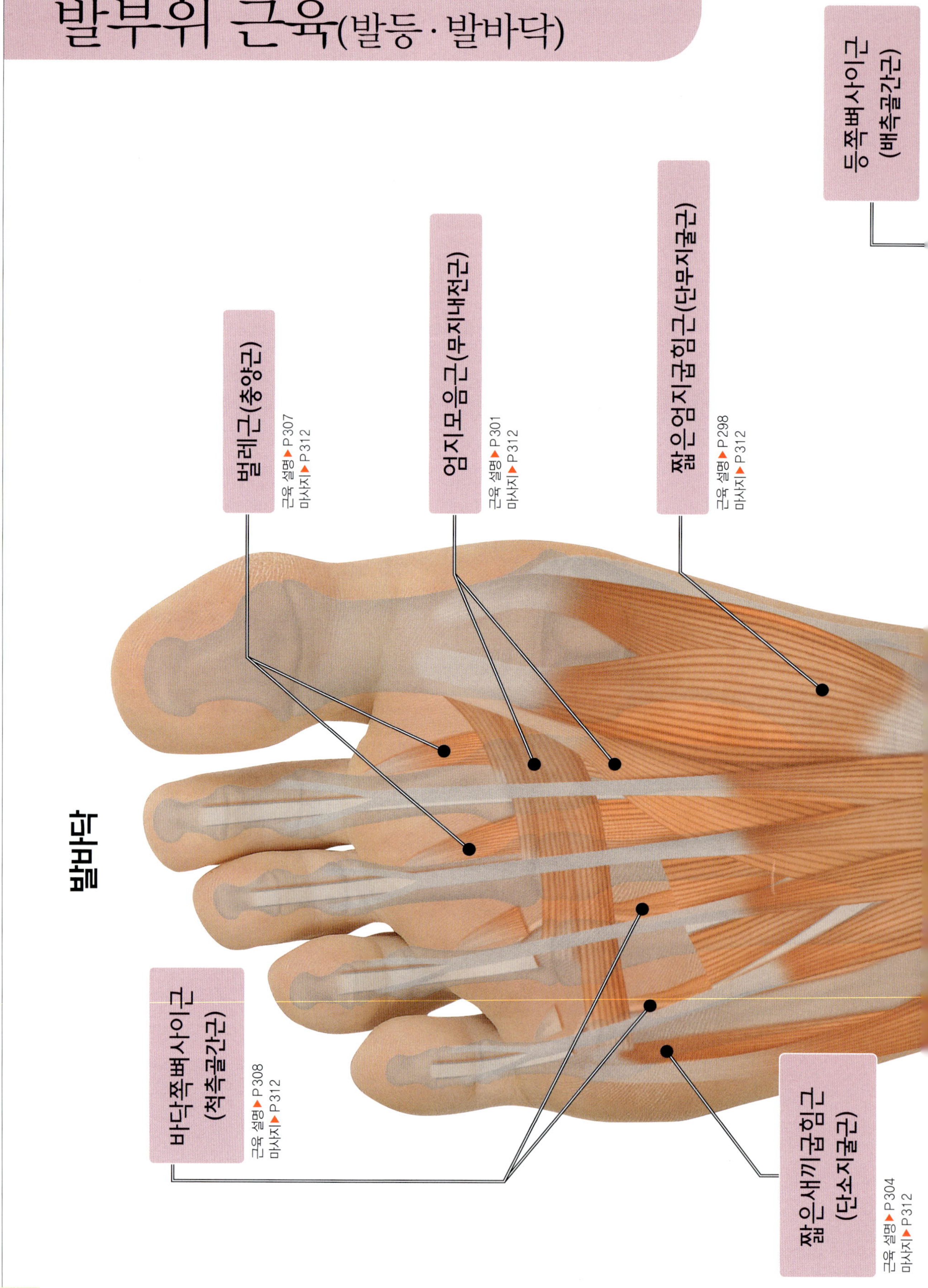

발바닥

등쪽뼈사이근
(배측골간근)

짧은엄지굽힘근(단무지굴근)
근육 설명▶P298
마사지▶P312

엄지모음근(무지내전근)
근육 설명▶P301
마사지▶P312

벌레근(충양근)
근육 설명▶P307
마사지▶P312

바닥쪽뼈사이근
(척측골간근)
근육 설명▶P308
마사지▶P312

짧은새끼굽힘근
(단소지굴근)
근육 설명▶P304
마사지▶P312

※깊은층에 있는 근육도 잘 보일 수 있도록 얕은층으로 가져오거나 근육 일러스트를 잘라낸 경우도 있다.

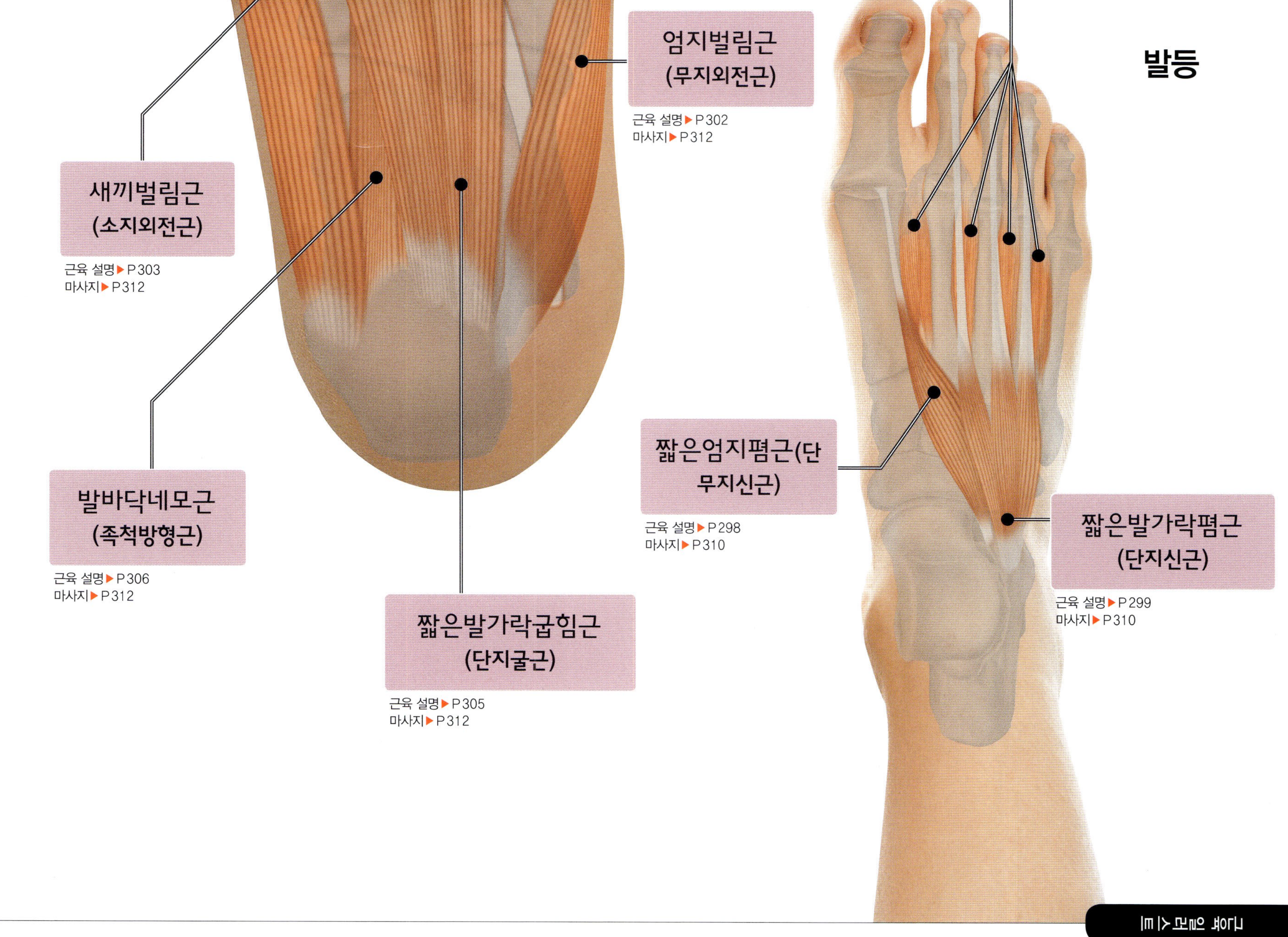
발등
새끼벌림근
(소지외전근)
근육 설명▶P303
마사지▶P312
엄지벌림근
(무지외전근)
근육 설명▶P302
마사지▶P312
발바닥네모근
(족척방형근)
근육 설명▶P306
마사지▶P312
짧은발가락굽힘근
(단지굴근)
근육 설명▶P305
마사지▶P312
짧은엄지폄근(단
무지신근)
근육 설명▶P298
마사지▶P310
짧은발가락폄근
(단지신근)
근육 설명▶P299
마사지▶P310

서 장 클리니컬 마사지란?

마사지에는 클리니컬 마사지, 미용 마사지, 스포츠 마사지 등 여러 가지 종류가 있다. 여기에서는 클리니컬 마사지의 목적, 효과를 중심으로 관련통과 통증유발점에 관하여 설명하겠다.

목적

건강한 사람에게 시행하는 마사지는 스트레스 해소와 심신의 이완등 건강유지와 증진을 목적으로 시행하는 경우 병명이 붙는 질환이 아닌 경우가 많이 있다.

이런 마사지를 이완요법이라 하고, 수기와 방법도 여러 가지가 있다. 이완요법은 큰 치료효과를 기대하는 것이 아니라 심신의 이완이 그 주 목적이다. 이런 마사지를 이완요법이라 하고, 수기 방법도 여러 가지가 있다. 그러나 이완요법은 큰 치료 효과를 기대하는 것이 아니라 심신의 이완이 목적이다.

클리니컬마사지는 넓은 의미로 이런 것들을 포괄하는 것으로 환자의 통증과 신체의 기능 장해 등을 제거, 완화, 유지하는 것을 목적으로 시행하는 도수(수기)요법이다.

물론 클리니컬 마사지에 의한 이차적 효과로서 심신의 이완 효과, 어깨 결림, 요통 등 병원에 가지 않을 정도의 증상(몸이 아프다고 호소함) 개선에 유효한 것은 말할 필요도 없다.

효과

클리니컬 마사지의 효과는 여러 가지가 있다. 전신의 혈액과 림프액 순환의 개선과 촉진, 근육의 피로와 긴장을 완화하여 노폐물(이산화탄소, 젖산, 요소 등)을 제거하여 컨디셔닝과 퍼포먼스를 향상시키는 효과이다. 이는 스포츠 마사지 분야에서도 응용되고 있다.

그 외에도 근육, 관절, 신경 통증에 대한 진통 효과, 시술자의 손으로 만지는 것에 의한 정신신경학적 효과도 기대할 수 있다. 그리고 관절구축 등 관절부위 시술에 따른 관절 가동역과 운동원 활성의 향상, 위장 기능 조절에 의해 변비와 배뇨 기능에도 효과가 있다.

손가락에 작은 상처가 생겨 소독을 하면 대부분은 자연적으로 치료된다. 이와 같이 인체에는 스스로 치료하려고 하는 힘이 있다. 마사지로 자연치유력을 높여 증상 개선에 크게 공헌하는 것은 말할 필요도 없다.

그 외에도 동물의 조직과 기관의 간격을 메꾸는 조직으로 콜라겐과 엘라스틴 등의 섬유단백질과 다당류로 되어 있는 세포외기질로 형성된 결합조직의 신전성의 개선과 피하조직, 자율신경 기능의 개선, 폐의 분비물 제거의 촉진, 성기능과 부종의 개선 등도 마사지의 효과로 들 수 있다.

토막지식 힘줄(건)안에서도 가장 두껍고 큰 것은 발꿈치힘줄(아킬레스건)이다.

관련통과 통증유발점

관련통이라는 것은 원인을 만든 부위에서 떨어진 곳에서 느끼는 통증을 말한다. 예를 들면, 심장병을 앓는 사람이 왼쪽 가슴과 왼쪽의 위팔 안쪽의 피부에 위화감과 통증을 호소하고 있다고 가정해 보자. 이와 같은 내장질환이 있는 경우 내장에 분포하는 침해수용기가 자극을 받아 그 내장과 관련되는 피부와 근육 영역에 지각과민과 통증, 결림이 나타난다. 이 현상을 관련통이라 부른다.

내장으로 받은 통증 정보는 척수에서 피부를 통한 정보를 전달하는 것과 같은 뉴런에 연락하고 그 뉴런으로부터 정보가 양쪽의 정보를 뇌에 함께 전달한다. 척수에 있는 이 뉴런의 신호는 조금밖에 전달되지 않으므로 피부(체벽)로부터 정보와 연결되는 쪽이 뇌에 우위로 학습된다고 생각할 수 있다. 그 때문에 내장질환으로부터 신호가 보내졌어도 피부(체벽)에 통증이 일어난다고 해석이 되고, 이것이 관련통의 구조라고 생각할 수 있다.

눌러서 통증을 느끼는 부위로 그 부위에 부상과 상처 같은 통증의 원인이 없는 경우 그 부위를 압통점이라 부른다.

그리고 압통점과는 다르게 통증유발점이라고 하는 부위가 있는데, 이 통증유발점의 대다수는 단순한 압통 부위가 아니라 근육의 손상과 계속적인 근육 활동 등에 의해 생긴 것이다. 주로 뼈대근육과 그 근막의 국소적인 긴장 부위(피부, 인대, 힘줄도 포함)에 존재한다. 그리고 통증유발점의 지표로는 압통이 있는 부위와 일치하는 팽팽한 띠 모양의 경결이 만져지는 것이 많고, 압박 등에 의해서 관련통을 일으킨다. 시술자는 이 통증유발점을 활용한 마사지 치료를 시술하도록 하자.

등세모근(승모근) 가운데 부위에 있는 관련통 패턴

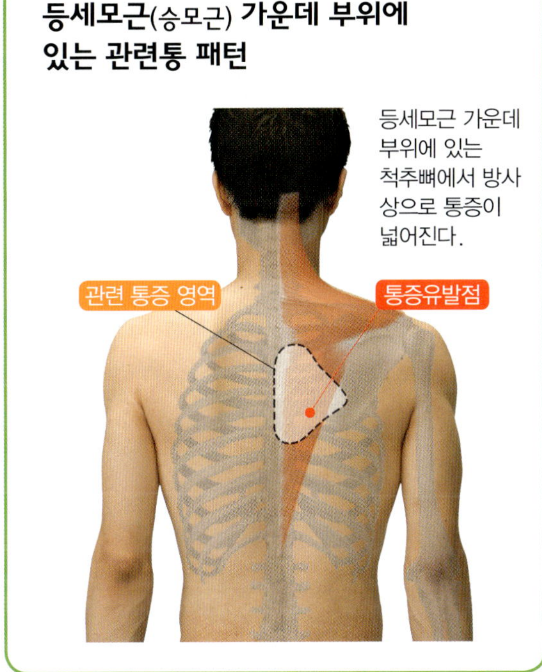

서 장

클리니컬 마사지를 위한 근육의 기본

근육의 기본 1

근육조직

인체의 근육조직은 자신의 의지로 움직이는 것이 가능한 뼈대근육(골격근)과 자동적으로 움직이는 민무늬근육(평활근) 및 심장근육(심근)으로 나뉜다.
여기에서는 근육의 역할과 움직임에 의한 분류로 뼈대근육의 형상에 관해 설명하였다.

근육이란?

근육은 근육섬유라는 근육세포가 모여 구성된 것이다. 근육에는 수축하는 성질이 있고 생명체가 활동하는 동력원이 된다.

관절은 두 개 이상의 뼈와 뼈가 연결되는 부분을 말한다. 관절에는 머리뼈(두개골)처럼 전혀 움직이지 않는 것, 척주와 가슴뼈(늑골)처럼 약간 움직이는 것, 손발처럼 여러 가지 방향으로 자유롭게 움직이는 것이 있다.

인간의 몸이 움직이기 위해서는 근육이 수축하는 것에 의해서 닿는 쪽의 뼈가 관절을 통해서 움직인다. 자주 움직이는 관절로는 절구관절(구상관절)과 경첩관절(접번관절) 등이 있고, 근육의 수축과 관절의 움직임에 의해서 운동을 할 때보다 복잡한 움직임에 대응 할 수 있다. 인간의 몸에는 작은 근육부터 큰 근육들이 전신에 빠짐없이 있으며, 이 근육들이 수축함으로써 움직이는 것이 가능하다.

근육의 역할

근육은 크게 나누어 세 종류가 있고, 뼈대근육(골격근), 민무늬근육(평활근), 심장근육(심근)으로 나뉜다.

뼈대근육이라는 것은 몸을 움직이기 위한 근육으로 문자 그대로 뼈에 붙어 있는 근육이다. 뼈대근육은 현미경 등으로 관찰하면 가로무늬(횡문)가 보이는데 이것을 가로무늬근육(횡문근)이라 불린다. 이 근육이 수축, 이완함으로써 뼈가 움직여 몸이 운동한다. 뼈대근육(골격근)은 육안으로 약간 보이는 정도의 작은 근육부터 엉덩이 형태를 만드는 큰볼기근(대둔근)과 같은 큰 근육까지 전신에 400개 이상의 종류가 있다. 일반적으로 근육이라 말하면 이것을 지칭하는 경우가 많다.

민무늬근육(평활근)은 혈관과 장기 등의 내부 장기를 구성하는 근육으로 내장근이라 불린다. 이 근육도 자신의 의지로 움직일 수 없는 것으로 자율신경과 호르몬에 의해 조절된다.

심장근육(심근)은 심장을 움직이는 근육으로 스스로의 의지로는 움직이는 것이 불가능하기 때문에 쉬지 않고 일정한 간격으로 수축운동을 하고 있다.

맘대로근(수의근)과 제대로근(불수의근)

근육은 의지대로 움직이는 것과 자신의 의지대로 움직일 수 없는 것으로 분류된다. 의지대로 움직이는 근육은 '맘대로근(수의근)'이라 부르고 많은 뼈대근육은 맘대로근으로 움직이는 것이 가능하다. 스스로의 의지로 움직일 수 없는 근육은 '제대로근(불수의근)'이라 부르고, 심장을 움직이는 근육인 심장근육과 내장 등을 구성하고 있다.

뼈대근육(골격근)

뼈대근육이라는 것은 문자 그대로 뼈에 붙어 있는 근육이다. 몸의 자세 유지와 운동에 관련된 근육으로 성인 남성의 몸 안에서 체중의 약 40%를 차지하고 있다.

토막지식 운동을 하기 전 준비운동에서 근육과 힘줄을 스트레칭하면 근육이 느슨해져 관절의 가동역이 넓어진다.

▸ 근육의 종류

근육에는 세 종류가 있으며, 각각 뼈대근육(골격근), 민무늬근육(평활근), 심장근육(심근)이라는 이름이 붙는다. 각각의 근육이 작용함으로써 전신으로 혈액이 보내져 내장이 정상적인 기능을 하고 몸을 움직이는 것이 가능하게 된다.

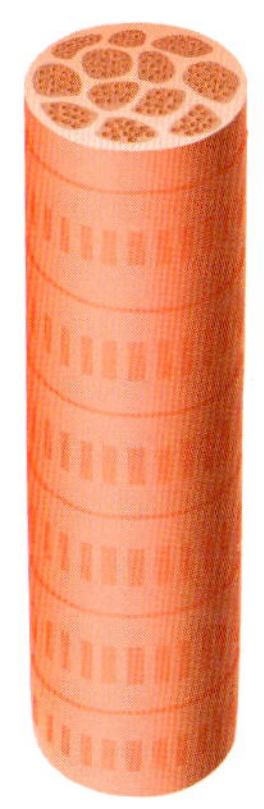

뼈대근육(골격근)

몸을 움직이기 위해서 작용하는 근육이다. 많은 뼈대근육은 스스로의 의지로 움직일 수 있으며, 이것에 의해 자유롭게 운동하는 것이 가능하다. 근육은 힘줄을 경유하여 뼈에 붙어 있고, 부착부위를 이는곳(기시부), 닿는곳(정지부)이라고 부른다.

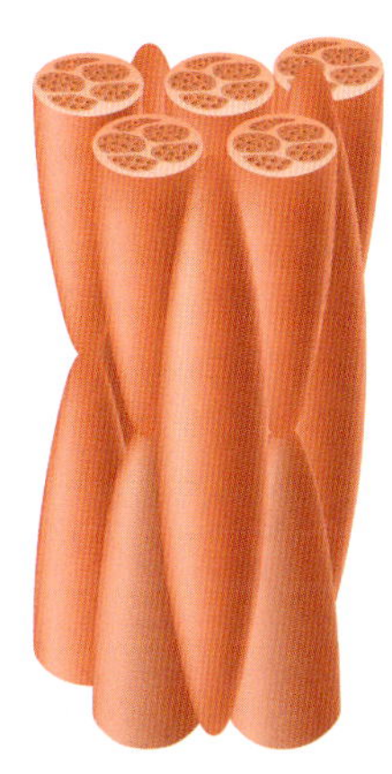

민무늬근육(평활근)

민무늬근육은 내장과 혈관 등의 벽을 구성하고 있다. 뼈대근육과 비교하면 가늘고 짧다. 소화물을 보내는 연동운동이 민무늬근육에 의해 수행된다. 이 근육도 스스로의 의지로 조절할 수 없다.

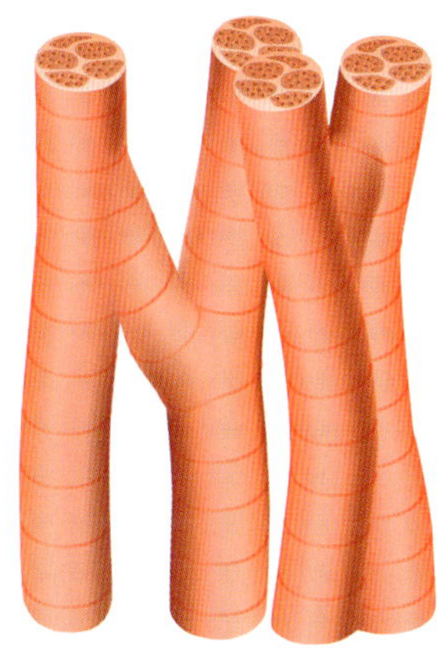

심장근육(심근)

심장근육은 심장을 구성하는 근육으로 스스로의 의지와는 관계없이 심장을 움직이고 있다. 이 근육이 쉬지 않고 움직이고 있는 덕분에, 전신에 빠짐없이 혈액을 보낼 수 있다.

근육(뼈대근육)의 모양

근육(뼈대근육)의 모양 근육은 몸을 움직이는 근육이므로 전신에 빠짐없이 배치되어 있다. 손가락을 움직이는 근육과 발을 움직이는 근육이라는 다양한 용도에 의해 여러 가지 형상을 한 근육이 있고 여러 가지 형태로 이름이 붙는다.

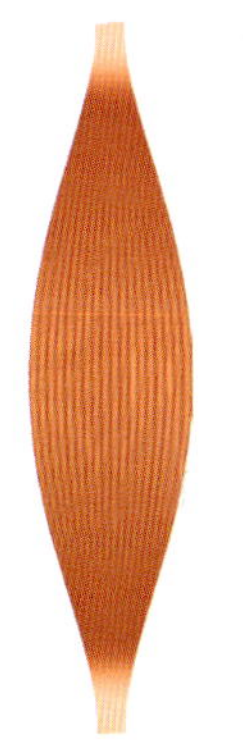

방추근육(방추상근)

가장 기본적인 형상의 근육이다. 중앙부(힘살)가 부풀어 올라와 있고, 양 끝의 근육머리(근두)와 근육꼬리(근미)가 가는 근육으로 되어 있다. 근육머리와 근육꼬리에서 뼈와 힘줄이 연결되어 이는곳, 닿는곳이 된다.

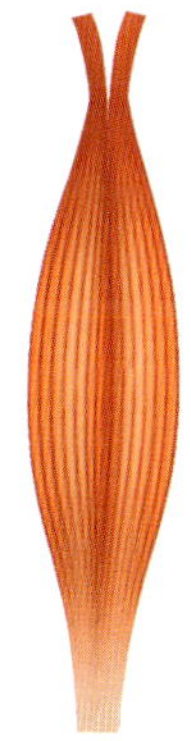

두갈래근(이두근)

위팔두갈래근(상완이두근)처럼 이는곳의 긴근육(장두)과 짧은근육(단두)의 두 개로 나뉘어져 있는 근육이다. 위팔세갈래근(상완삼두근)의 경우는 닿는곳이 세갈래(삼두)로 나뉘어져 있으므로 세갈래근(삼두근)이라 부른다.

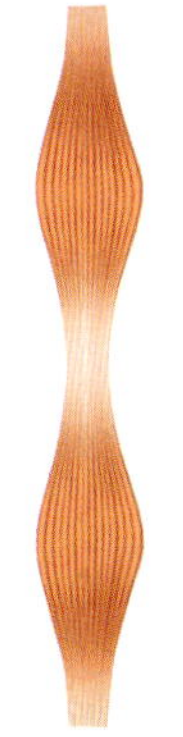

두힘살근(이복근)

근육의 중간에 힘줄이 있고, 힘살이 두 개로 나뉘어져 있는 근육이다. 힘줄이 2개 이상 있고 힘살이 그 이상 있는 경우는 오른쪽에서 소개하고 있는 여러힘살근(다복근)이라고 부른다.

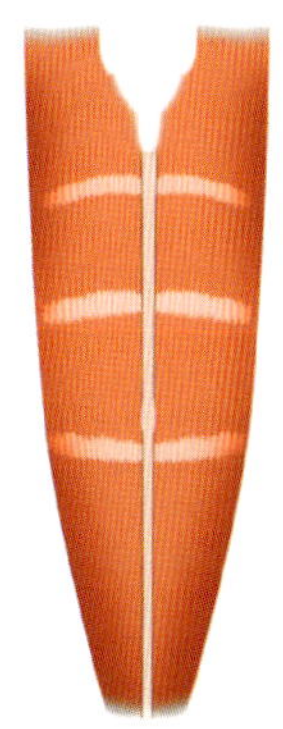

여러힘살근(다복근)

여러힘살근은 힘살이 힘줄에 의해 3개 이상으로 나뉘어져 있는 근육이다. 근육과 근육의 사이를 지나는 부분은 나눔힘줄(건획)과 중간힘줄(중간건)이라 부른다. 근육의 중앙에 있는 배곧은근(복직근)이 대표적인 근육이다.

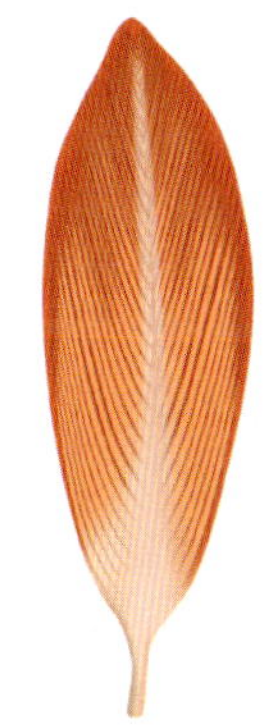

깃근육(우상근)

깃근육은 새의 깃털처럼 짧은 근육섬유가 중앙을 지나는 힘줄에서 비스듬히 주행하고 있는 근육으로 강한 힘을 발휘한다. 여러 겹으로 깃털 모양을 가진 근육을 뭇깃근육(다우상근)이라 부른다.

토막지식 급격한 근육 부하에 의해 근육섬유의 일부와 힘줄이 절단되는 것을 근파열이라고 부른다.

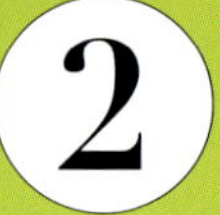

근육(뼈대근육)의 기본 구조

근육은 가는 근육섬유(근세포)가 모여 다발이 된 것이다.
앞 페이지에서는 뼈대근육과 민무늬근육(평활근) 등의 큰 시점에서 근육에 관하여 설명하였는데, 여기에서는 미세한 시점에서 근육의 내부 구조를 살펴보도록 하자.

뼈대근육의 구조도

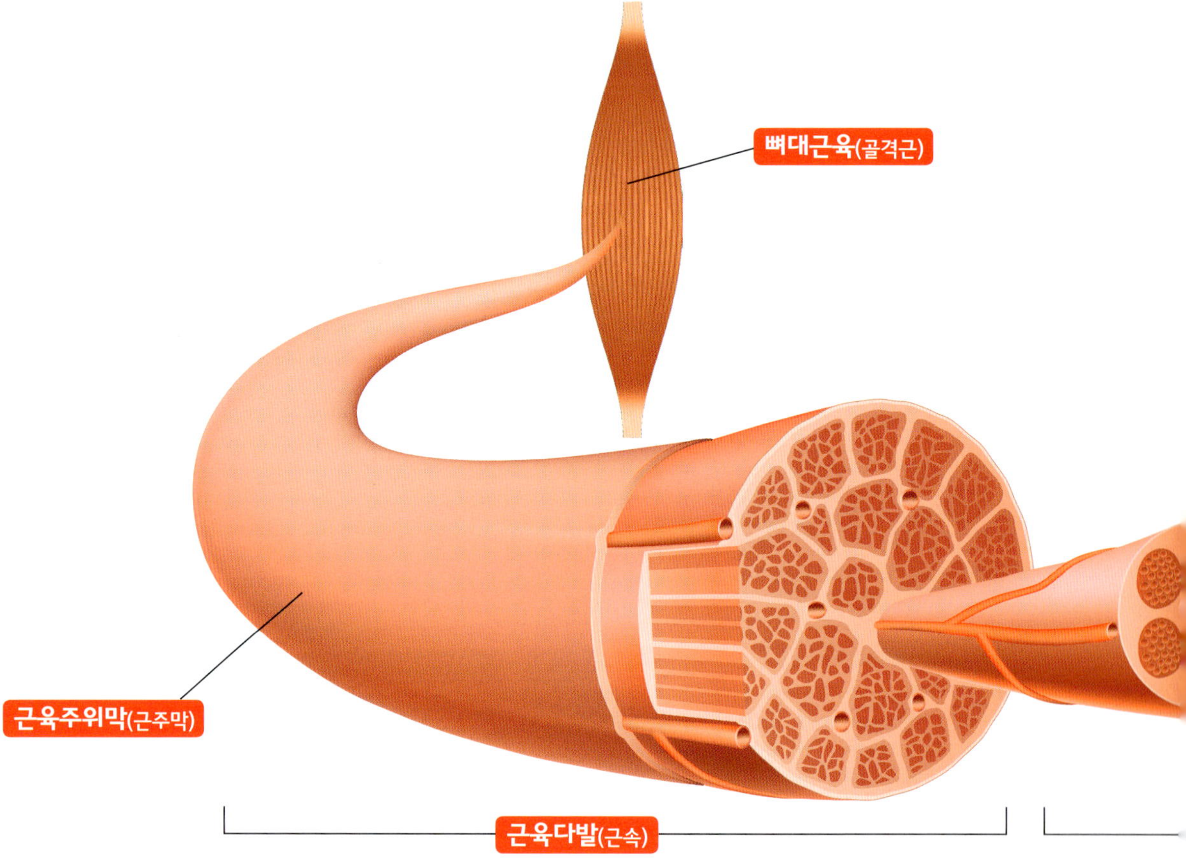

뼈대근육(골격근)

근육주위막(근주막)

근육다발(근속)

근육의 구조

우리의 몸은 뇌의 명령에 의해 근육이 수축함으로써 자유자재로 움직임이 가능하도록 되어 있다.

예를 들면 위팔의 경우 팔꿈치를 굽히기 위해서 위팔두갈래근(상완이두근)이 수축한다. 반대로 위팔세갈래근(상완삼두근)이 수축하면 팔꿈치를 펴는 것이 가능하다. 이런 식으로 뼈대근육의 기능은 근육이 수축, 이완하여 운동을 일으키게 하는 것이다.

또한 외부로부터 충격에서 몸을 보호하고 혈액 순환을 보조한다. 열을 발생시켜 에너지를 소비하는 기능도 있다.

근육은 근육섬유(근세포)가 모여 만들어진 것이다. 하나 하나의 근육섬유의 주위에는 근육속막(근내막)이라는 결합조직이 있다. 근육섬유가 모여서 근육다발(근속)을 만들면 그 주위는 근육주위막(근주막)에 의해 감싸져 근육다발이 되고 다시 근육다발이 모여 하나의 근육이 된다.

근육 전체 주위는 근육바깥막(근상막)이라는 결합조직의 막으로 감싸져 근육다발이 분리되지 않도록 되어 있다. 근육세포 안에는 단백질이 규칙적으로 바르게 나열되어 있다. 이것에 의해 가로무늬(횡문) 모양이 생긴다.

토막지식 소의 등심살은 인체의 몸으로 말하자면 '엉덩허리근(장요근)', '허리네모근(요방형근 ➡ P.169)'이다.

근육(뼈대근육)의 미세구조

근육을 미세한 시점으로 관찰해 보면 근육섬유는 근육원섬유라는 섬유가 다발로 구성되어 있다. 그리고 이 근원섬유에는 근육이 수축하기 위한 구조가 있다.

근원섬유는 단백질로 만들어진 두 종류의 필라멘트(잔섬유)로 되어 있다.

비교적 두꺼운 근육잔섬유(마이오신필라멘트)를 가는 근육잔섬유(액틴필라멘트)가 감싸 이것이 근수축의 최소 단위가 된다.

몸을 움직이려고 생각하면 뇌에서 근육의 수축 지령이 일어나고 지령이 신경을 통해 근육에 이르게 된다. 그리고 제일 먼저 근육원섬유(근원섬유)의 주위에 있는 근소포체라는 주머니 형태의 조직에서 칼슘이온이 방출되어 근육수축 스위치가 된다.

칼슘이온이 방출되면 마이오신필라멘트와 액틴필라멘트의 사이에 전기적인 결합이 일어난다. 그 후 근원섬유가 두껍고 짧게 되는 것으로 근수축이 일어나는 구조가 된다. 신경에서 자극이 없어지게 되면 칼슘이 근소포체에 흡수되어 근육이 이완된다.

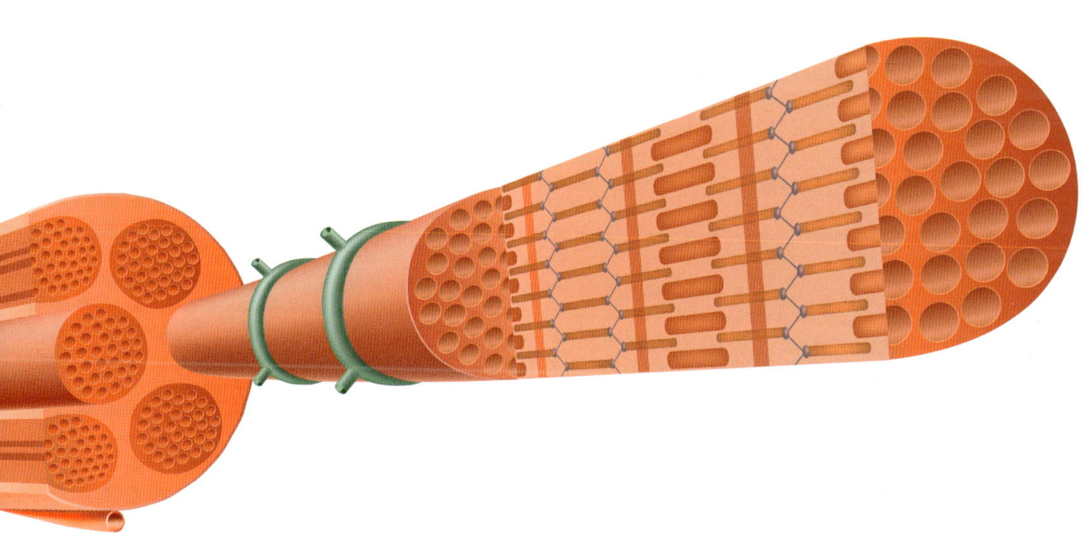

근육원섬유의 모식도

근육이 수축될 때에는 액틴필라멘트가 마이오신필라멘트 사이로 미끄러져 들어간다. 근육이 수축할 때는 액틴필라멘트가 마이오신필라멘트에서 미끄러져 나온다.

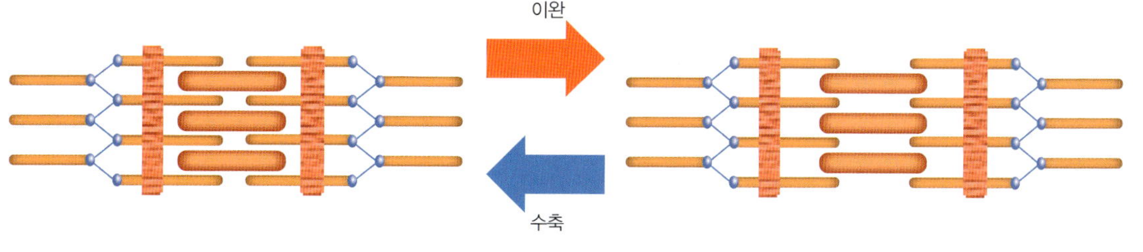

토막지식 장딴지에 쥐가 나는 것은 장딴지에 있는 장딴지근(비복근 ➡ P.284)이 경련을 일으키고 있는 상태를 말한다.

3 근육의 부위와 작용

근육이 수축함으로써 인체는 동작을 시행할 수 있다. 수기로 시술하는 근육의 동작 구조와 부위 명칭 등을 알아 두는 것은 마사지를 하기 위해서 매우 중요하다.

근육의 부위 명칭

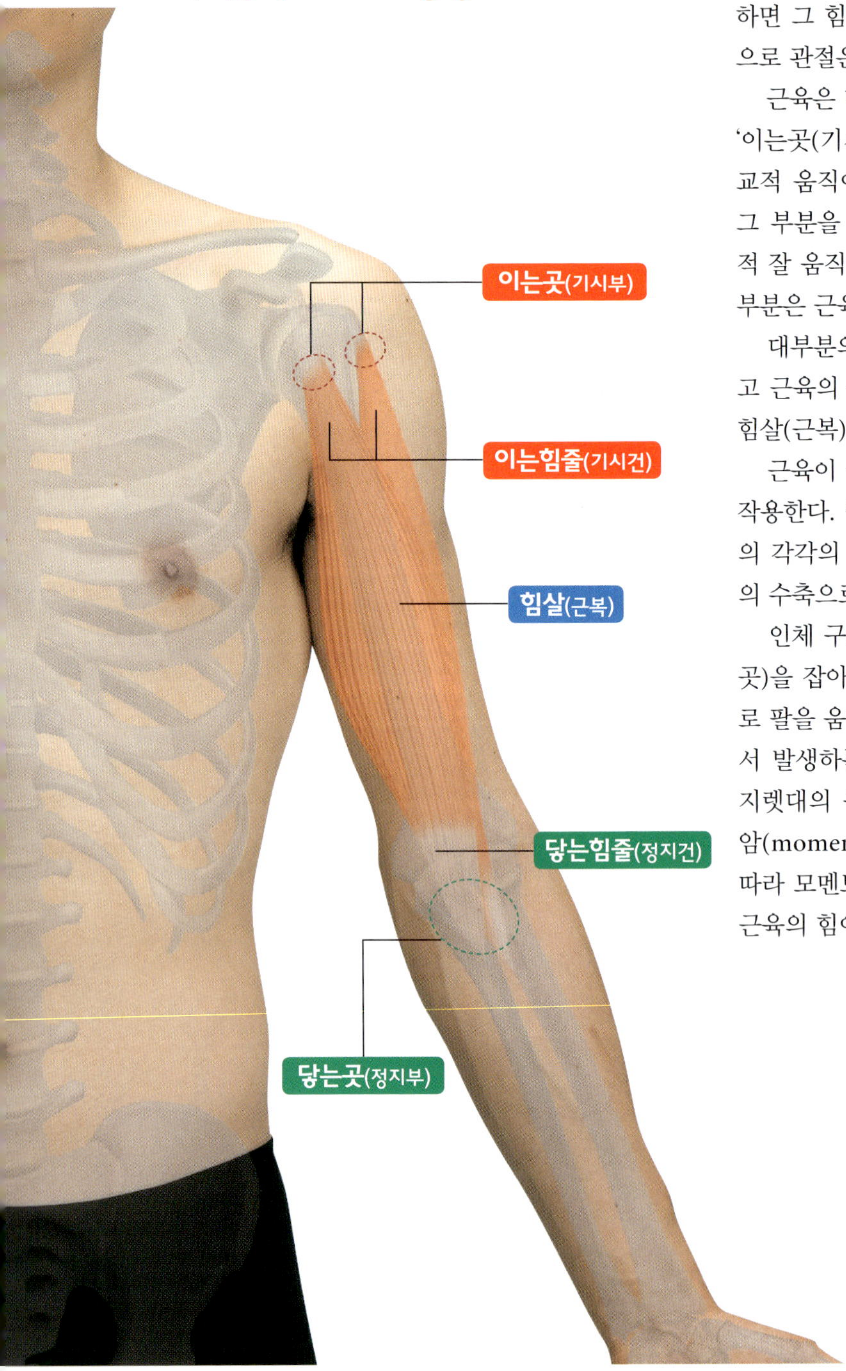

이는곳(기시부)

이는힘줄(기시건)

힘살(근복)

닿는힘줄(정지건)

닿는곳(정지부)

근육은 수축(줄어드는 상태) 방향으로 힘을 발휘하면 그 힘이 힘줄(건)을 통해서 뼈를 잡아당기는 것으로 관절운동이 일어난다.

근육은 뼈에 부착되어 있는데 그 부착 부분을 각각 '이는곳(기시부)', '닿는곳(정지부)'이라고 부른다. 비교적 움직이지 않는 부착부를 이는곳이라고 부르고, 그 부분을 근육머리(근두)라고 한다. 반대쪽의 비교적 잘 움직이는 쪽의 부착부는 닿는곳이라 부르고 그 부분은 근육꼬리(근미)라고 한다.

대부분의 근육은 뼈에 부착 부분이 가늘게 되어 있고 근육의 중앙 부분이 두껍게 되어 있다. 이 부분을 힘살(근복)이라 부른다.

근육이 몸을 움직이기 위해서는 지렛대의 원리가 작용한다. 팔꿉관절(주관절), 무릎관절(슬관절) 등 몸의 각각의 부분에서 지렛대의 구조를 이용하여 근육의 수축으로 발생된 힘을 효율적으로 이용하고 있다.

인체 구조에서는 근육의 장력이 힘점(근육의 닿는곳)을 잡아 당기는 힘에 의해서 받침점(관절)을 축으로 팔을 움직이는 힘이 작용하게 된다. 그리고 관절에서 발생하는 회전시키는 힘을 관절토크라고 부른다. 지렛대의 구조에서 힘점과 받침점의 거리를 모멘트 암(moment arm)이라 부른다. 몸의 각각의 부위에 따라 모멘트 암이 다르고 모멘트 암이 커질수록 같은 근육의 힘이라 해도 관절토크는 크게 된다.

토막지식 장딴지에 쥐가 났을 경우 장딴지근(비복근 ➡ P.284)을 펴는(신전, 다리를 정강이쪽으로 잡아당김) 것이 좋다.

근육의 공동작용

근육은 서로 대항하는 근육이 있는 것이 일반적이다.
굽히는 쪽에 붙어 있는 근육과 펴는 쪽에 붙어 있는 근육은 수축과 이완이라는 반대의 운동을 하고 있고 이 관계를 대항근(길항근)이라 부른다.

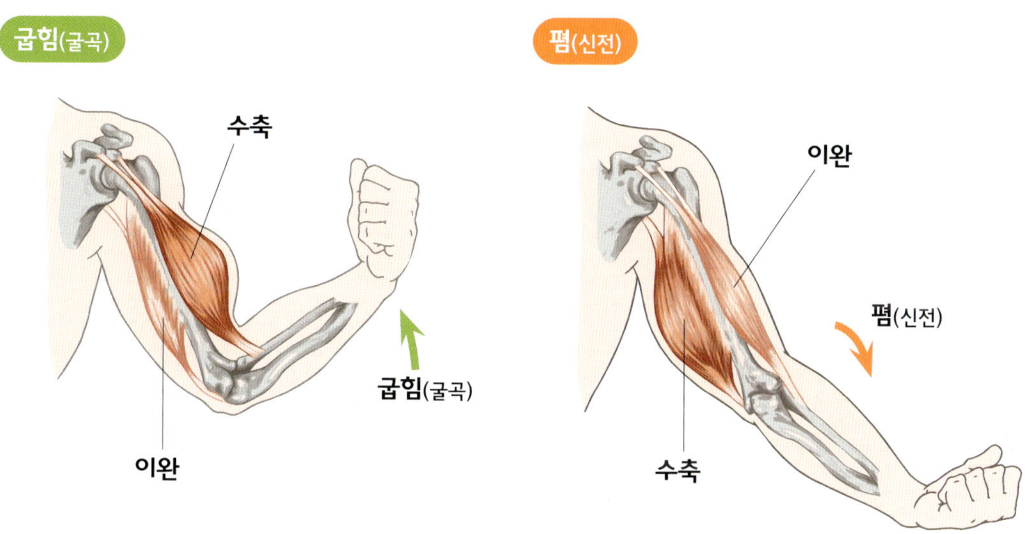

근육이 관절을 걸치고 양쪽 뼈에 붙어 있는 경우 관절이 굽혀지는 쪽에 붙어 있는 근육이 수축되면, 관절은 굽혀지고, 반대쪽의 근육이 수축되면 관절은 펴지게 된다. 근육은 이와 같이 서로 대항되는 근육이 있는 경우가 많고 위팔두갈래근(상완이두근)과 위팔세갈래근(상완삼두근), 넙다리두갈래근(대퇴이두근)과 넙다리네갈래근(대퇴사두근)처럼 쌍으로 되어 있는 근육이 많다. 이런 근육을 대항근(길항근)이라 부른다. 쌍으로 되어 있는 근육은 한쪽만 움직이는 것이 아니라 한쪽이 수축된 경우 다른 쪽은 이완된다

근육수축의 종류

등척성 수축은 근육의 길이는 변하지 않는 수축, 구심성 수축은 바벨을 들어 올릴 때의 위팔두갈래근(상완이두근)처럼 근육이 짧게 되는 수축, 구심성 수축은 바벨을 내릴 때의 위팔두갈래근(상완이두근)처럼 근육이 늘어난 수축이다.

등척성

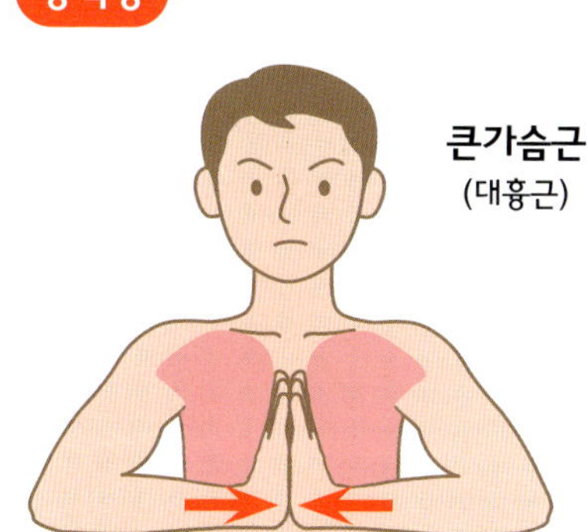

양손으로 가슴 앞에서 합쳐서 양손을 누를 때의 큰가슴근(대흉근) 근육의 길이는 변하지 않지만 수축하고 있다.

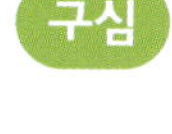

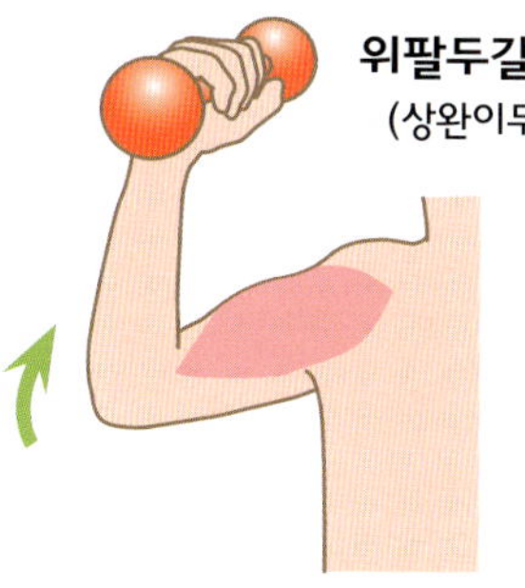

팔꿉관절(주관절)을 굽혀 덤벨을 들어올릴 때의 위팔두갈래근(상완이두근), 근육의 길이가 짧아진다.

원심

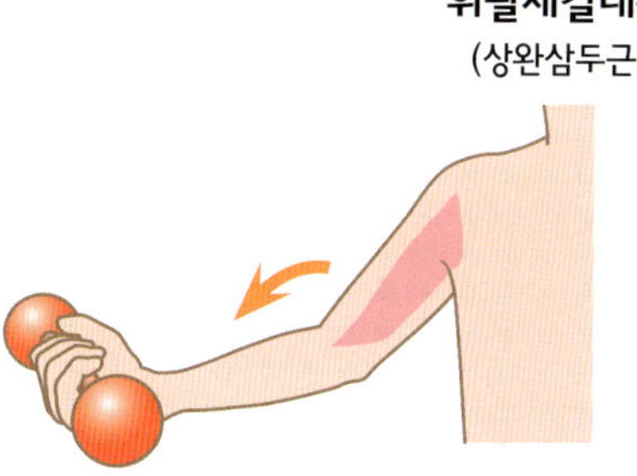

팔꿈치를 굽혀 들어 올린 덤벨을 내릴 때의 위팔두갈래근(상완이두근) 근육이 길게 늘어난다.

토막지식 고릴라는 인간보다도 강력한 넙다리네갈래근(대퇴사두근)과 햄스트링을 가지고 있지만 보행 시에 몸의 균형을 잡는 큰볼기근(대둔근)이 발달되어 있지 않기 때문에 이족보행을 할 수 없다.

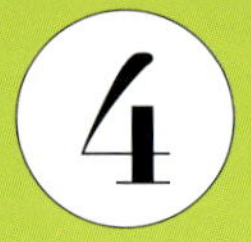

관절의 운동

근육의 수축으로 관절이 움직이는 것에 의해서 인간의 몸은 복잡한 움직임을 할 수 있다.
부위별로 관절의 움직임과 함께 이런 움직임을 할 때에 주로 움직이는 근육(주동작근)을 살펴 보자.

목부위(경부)

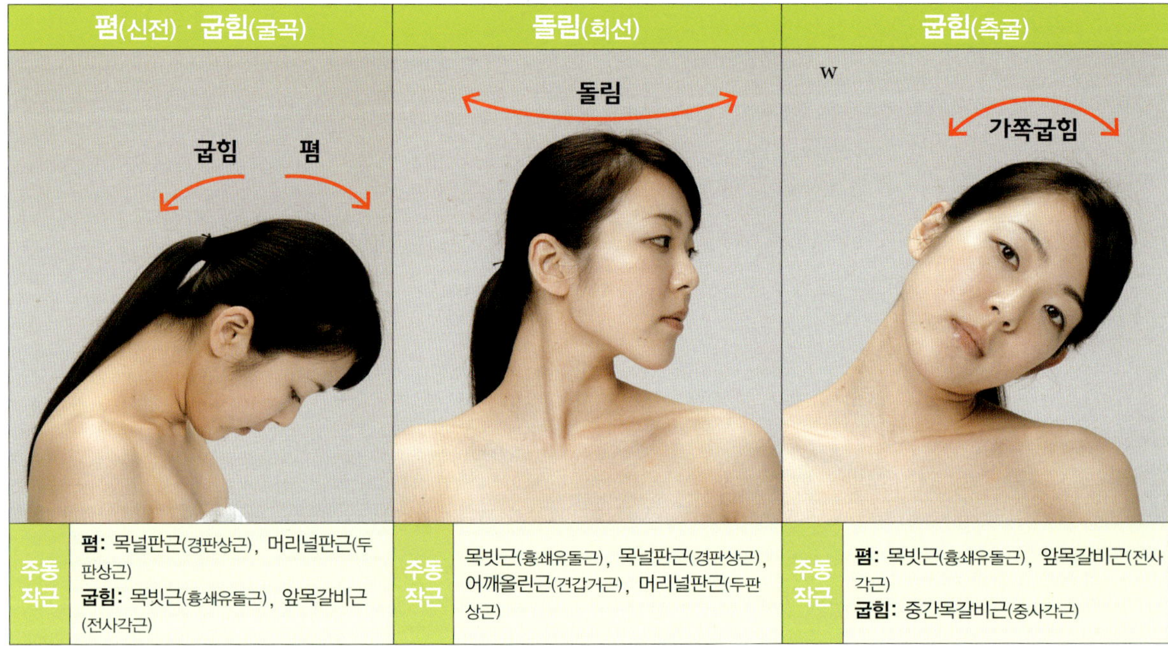

	폄(신전) · 굽힘(굴곡)	돌림(회선)	굽힘(측굴)
주동작근	**폄:** 목널판근(경판상근), 머리널판근(두판상근) **굽힘:** 목빗근(흉쇄유돌근), 앞목갈비근(전사각근)	목빗근(흉쇄유돌근), 목널판근(경판상근), 어깨올린근(견갑거근), 머리널판근(두판상근)	**폄:** 목빗근(흉쇄유돌근), 앞목갈비근(전사각근) **굽힘:** 중간목갈비근(중사각근)

어깨뼈(견갑골)

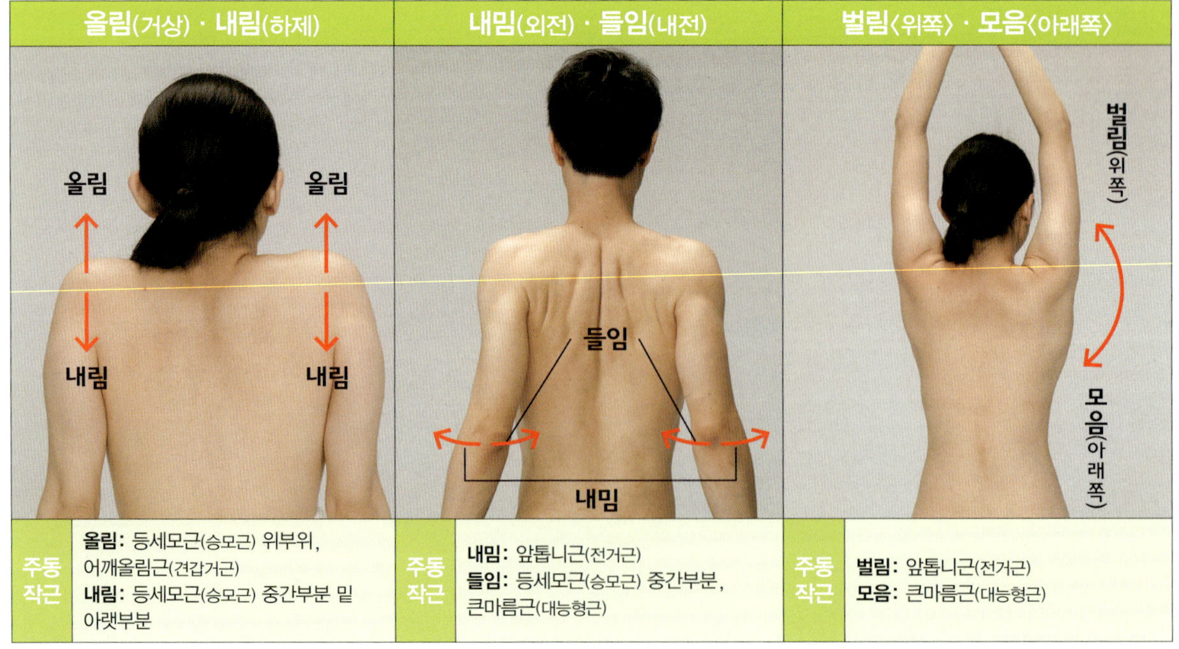

	올림(거상) · 내림(하제)	내밈(외전) · 들임(내전)	벌림〈위쪽〉 · 모음〈아래쪽〉
주동작근	**올림:** 등세모근(승모근) 위부위, 어깨올림근(견갑거근) **내림:** 등세모근(승모근) 중간부분 밑 아랫부분	**내밈:** 앞톱니근(전거근) **들임:** 등세모근(승모근) 중간부분, 큰마름근(대능형근)	**벌림:** 앞톱니근(전거근) **모음:** 큰마름근(대능형근)

토막지식 아래팔의 위팔노근(상완요골근 ➡ P.209)은 엄지손가락이 위를 향해 있을 때 강력하게 작용하는 근육으로 '맥주잔을 들어올리는 근육'이라 불리기도 한다.

어깨관절(견관절)

펌(신전)〈위팔〉 · 굽힘(굴곡)〈위팔〉	올림(거상)〈위팔〉
주동작근 **폄:** 넓은등근(광배근), 어깨세모근(삼각근) 뒤부위 **굽힘:** 어깨세모근(삼각근) 앞부분, 부리위팔근(오훼완근)	주동작근 어깨세모근(삼각근) 가운데부위, 가시위근(극상근)

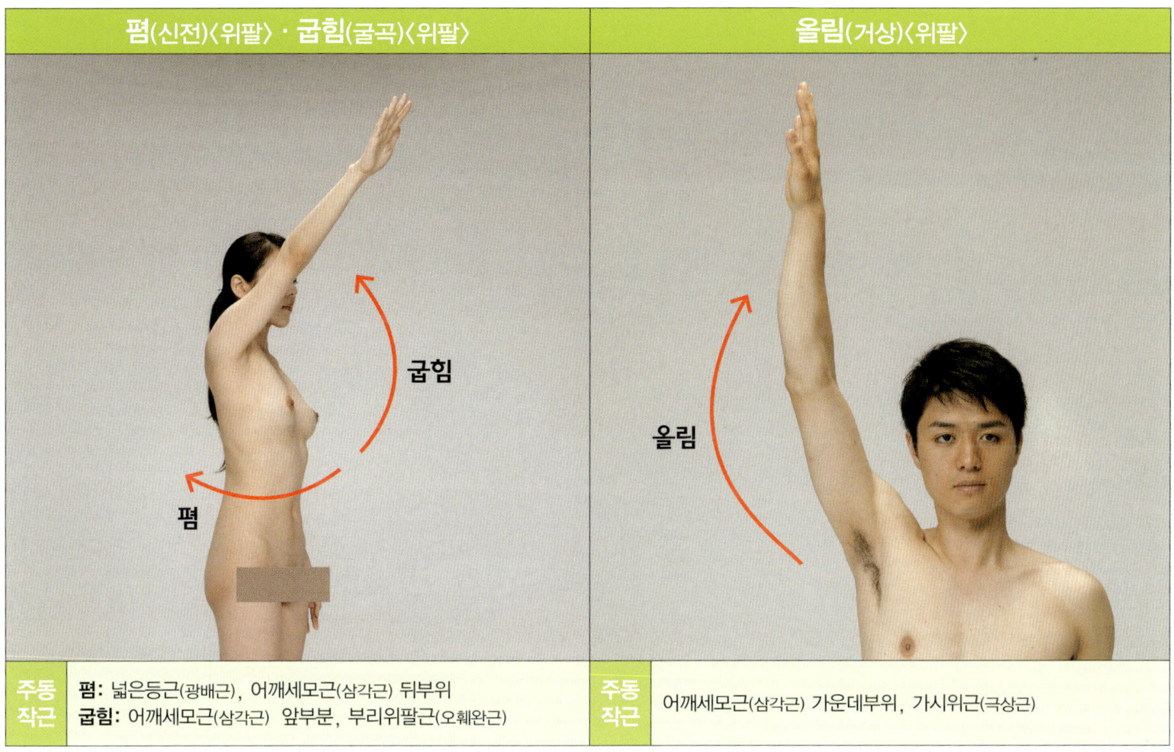

수평벌림(수평외전) · 수평모음(수평내전)	벌림(외전) · 모음(내전)
주동작근 **수평벌림:** 어깨세모근(삼각근) 뒷부위 **수평모음:** 넓은 가슴근(대흉근)	주동작근 **벌림:** 가시아래근(극하근), 작은원근(소원근) **모음:** 어깨밑근(견갑하근), 큰가슴근(대흉근), 넓은등근(광배근)

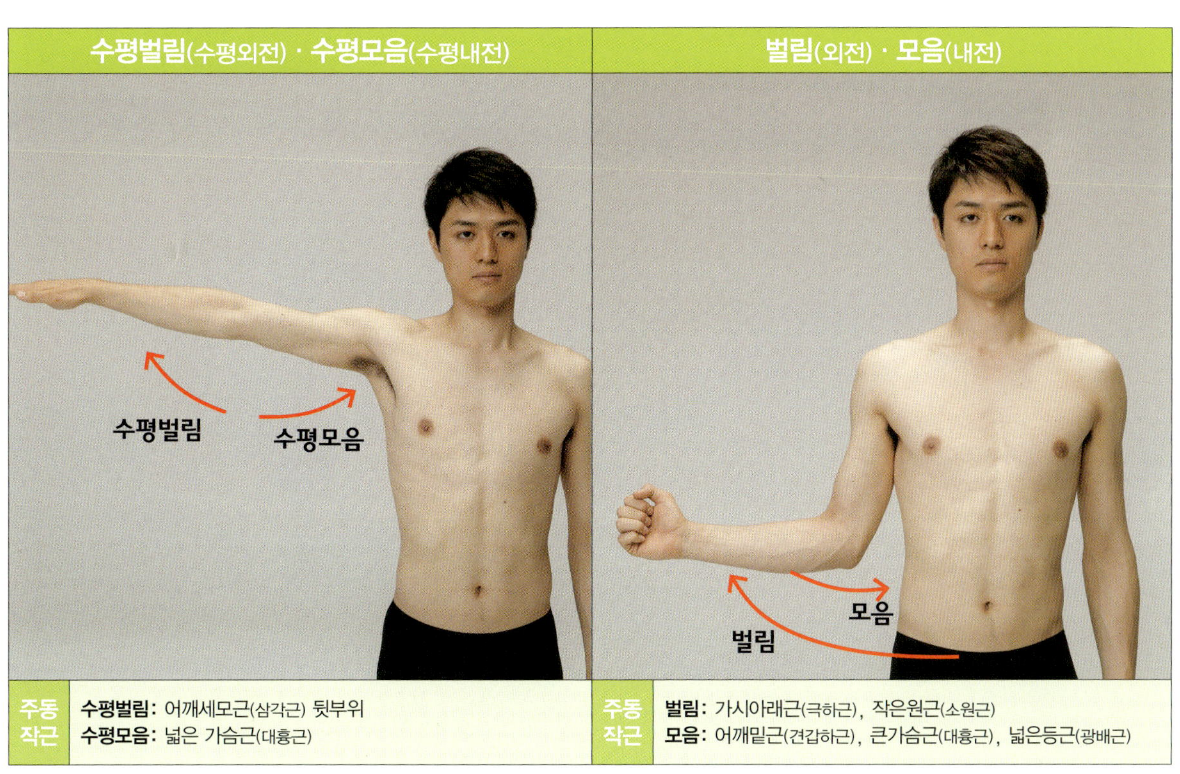

토막지식 축구선수는 발목의 발등굽힘(배굴), 발바닥굽힘(저굴)의 동작을 반복함으로써 정강뼈(경골)의 앞쪽, 뒤쪽, 옆쪽에 '뼈돌기(골극)'이 생기는 경우가 많으며, 이 증상을 '축수선수의 발목(Footballer's ankle)'이라고 부른다.

▶ 몸통(체간)

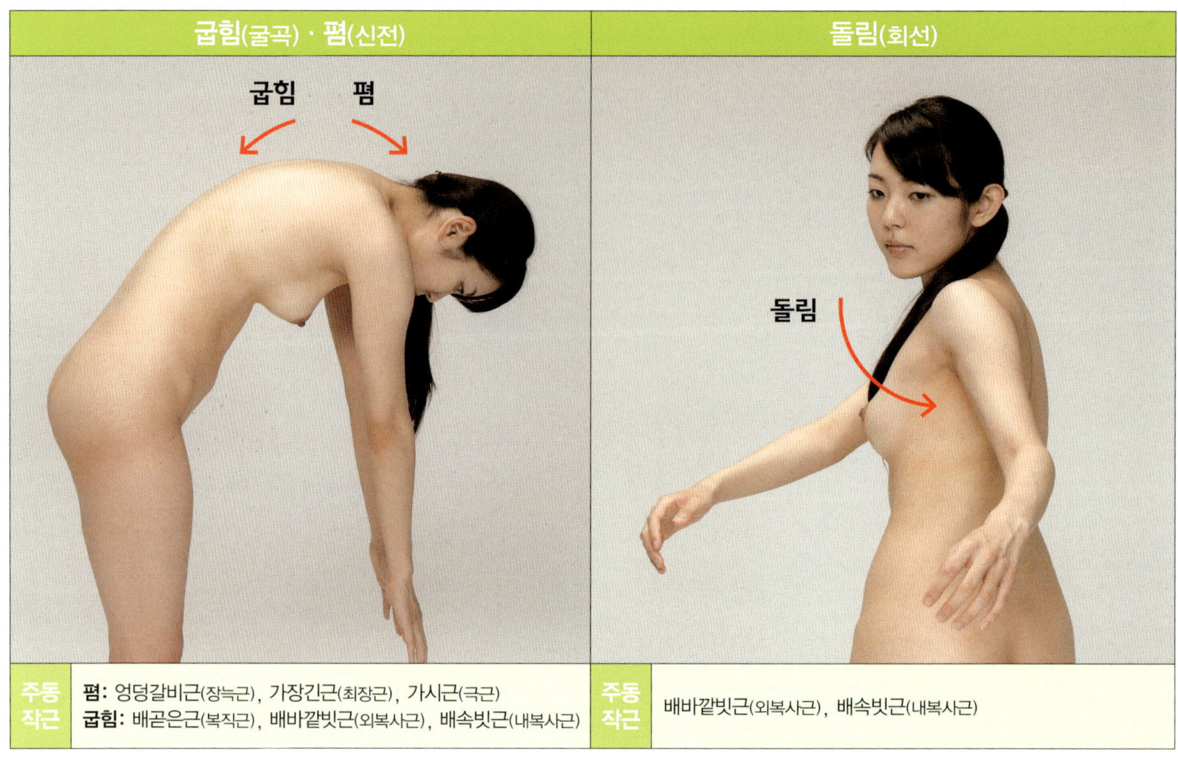

주동작근
폄: 엉덩갈비근(장늑근), 가장긴근(최장근), 가시근(극근)
굽힘: 배곧은근(복직근), 배바깥빗근(외복사근), 배속빗근(내복사근)

주동작근
배바깥빗근(외복사근), 배속빗근(내복사근)

▶ 팔꿈치관절(주관절)

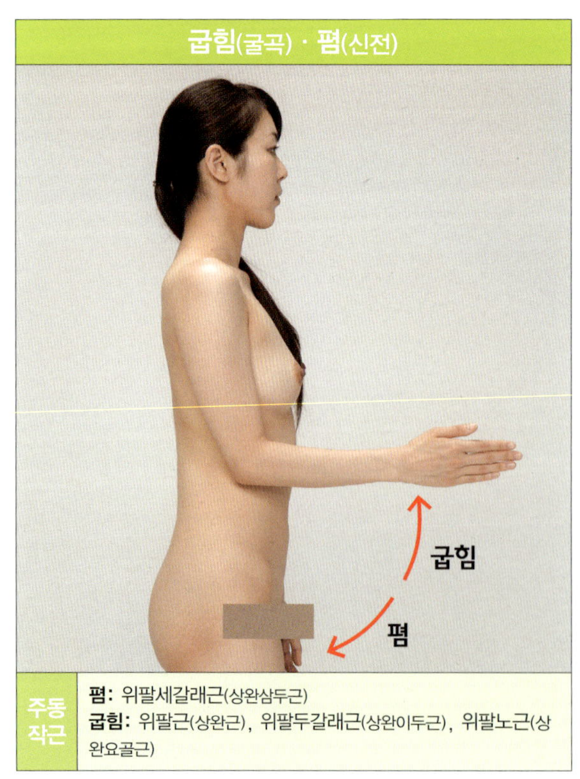

주동작근
폄: 위팔세갈래근(상완삼두근)
굽힘: 위팔근(상완근), 위팔두갈래근(상완이두근), 위팔노근(상완요골근)

▶ 아래팔(전완)

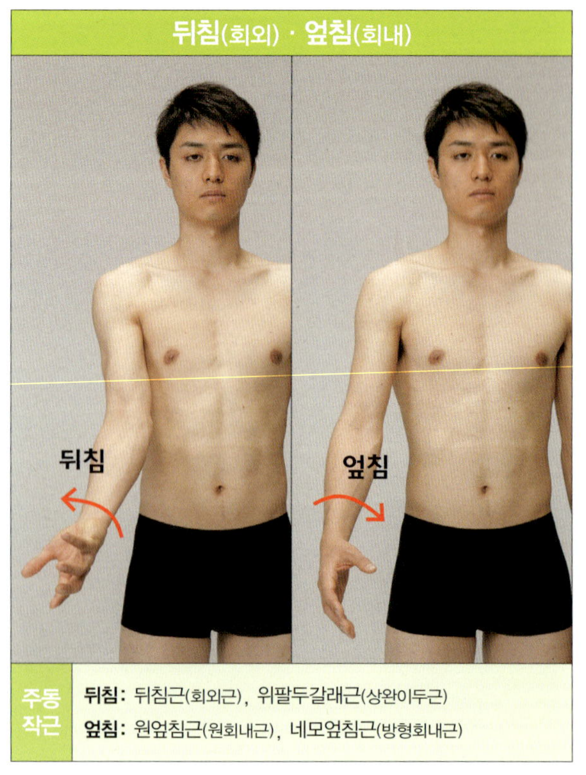

주동작근
뒤침: 뒤침근(회외근), 위팔두갈래근(상완이두근)
엎침: 원엎침근(원회내근), 네모엎침근(방형회내근)

토막지식 머리부위와 목부위의 통증유발점은 치통이나 치아 가까운 곳에 과민을 일으킨다.

손목관절(수관절)

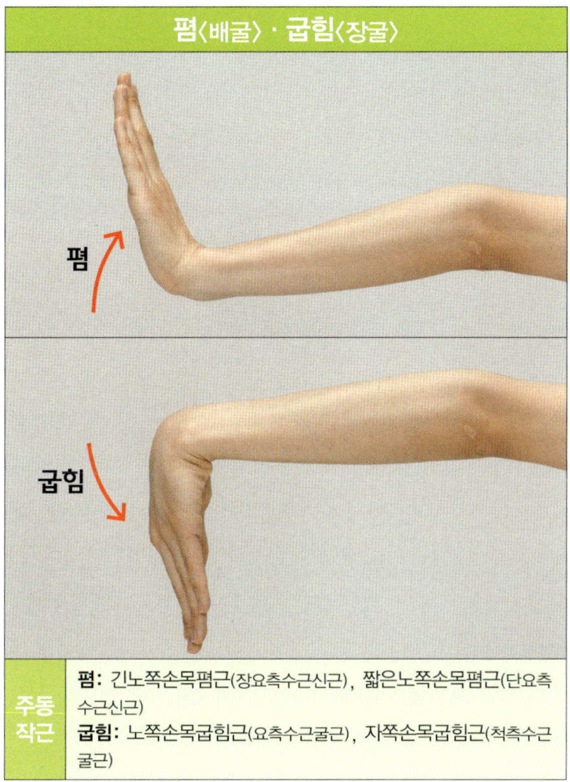

주동작근	폄: 긴노쪽손목폄근(장요측수근신근), 짧은노쪽손목폄근(단요측수근신근) 굽힘: 노쪽손목굽힘근(요측수근굴근), 자쪽손목굽힘근(척측수근굴근)

엄지손가락(무지)

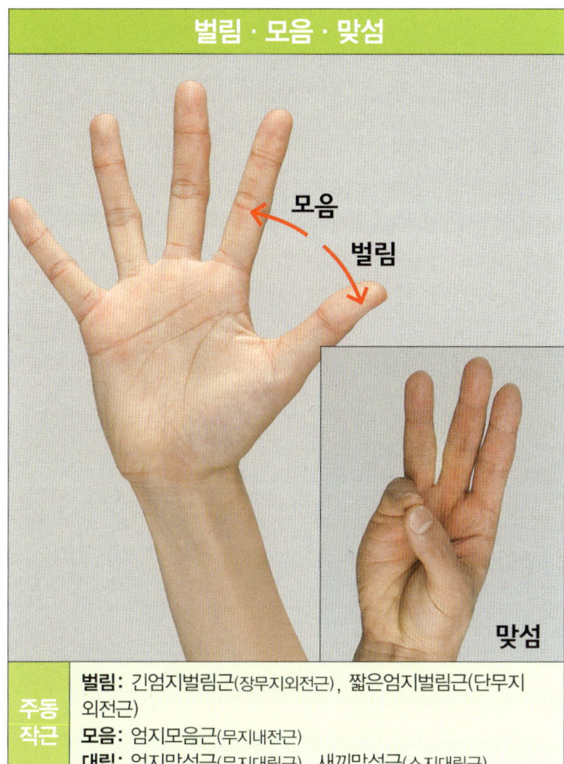

주동작근	벌림: 긴엄지벌림근(장무지외전근), 짧은엄지벌림근(단무지외전근) 모음: 엄지모음근(무지내전근) 대립: 엄지맞섬근(무지대립근), 새끼맞섬근(소지대립근)

손가락〈엄지손가락 외〉

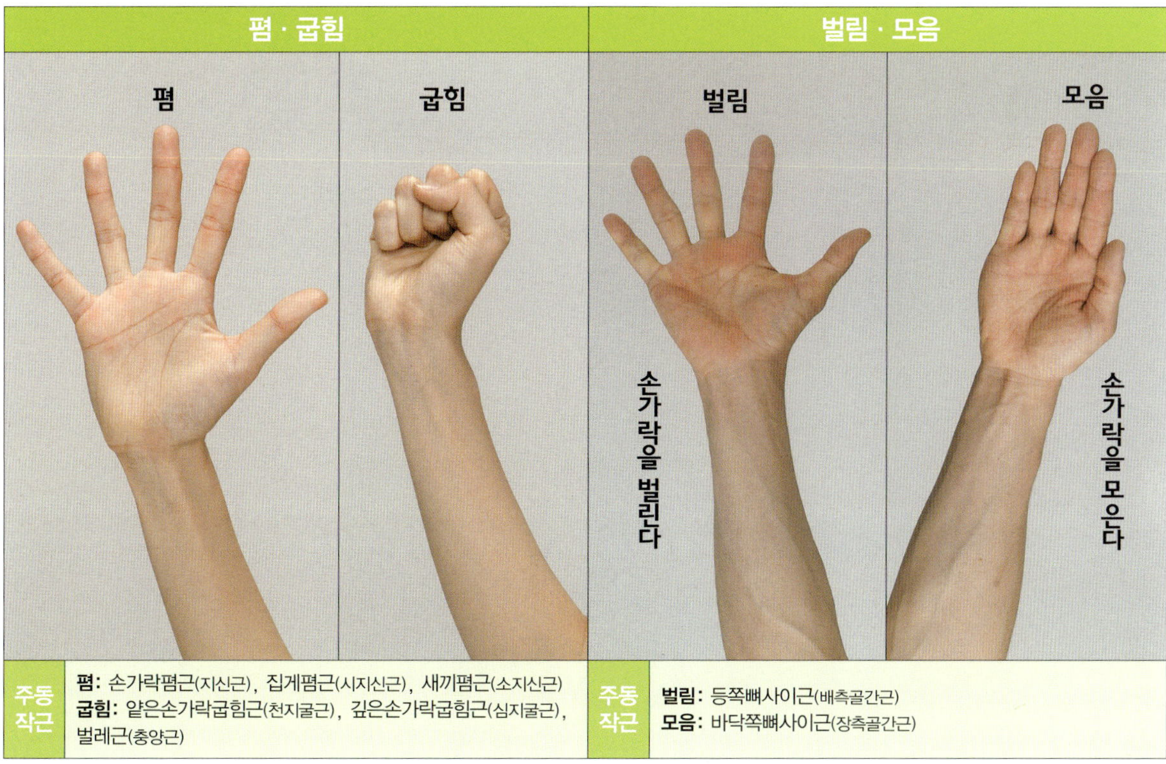

주동작근	폄: 손가락폄근(지신근), 집게폄근(시지신근), 새끼폄근(소지신근) 굽힘: 얕은손가락굽힘근(천지굴근), 깊은손가락굽힘근(심지굴근), 벌레근(충양근)	주동작근	벌림: 등쪽뼈사이근(배측골간근) 모음: 바닥쪽뼈사이근(장측골간근)

토막지식 턱관절(악관절) 근육의 통증유발점은 껌을 과도하게 씹거나 충치, 수면 시 이갈이 등으로 인하여 통증이 야기 될 수 있다.

▸ 엉덩관절(고관절)

	굽힘 · 폄		벌림 · 모음
주동작근	**폄:** 큰볼기근(대둔근), 넙다리두갈래근(대퇴이두근), 반힘줄근(반건상근), 반막모양근(반막양근) **굽힘:** 엉덩허리근(장요근), 넙다리곧은근(대퇴직근), 넙다리빗근(봉공근)	주동작근	**벌림:** 중간볼기근(중둔근), 넙다리근막긴장근(대퇴근막장근) **모음:** 큰모음근(대내전근), 긴모음근(장내전근), 짧은모음근(단내전근), 두덩근(치골근)

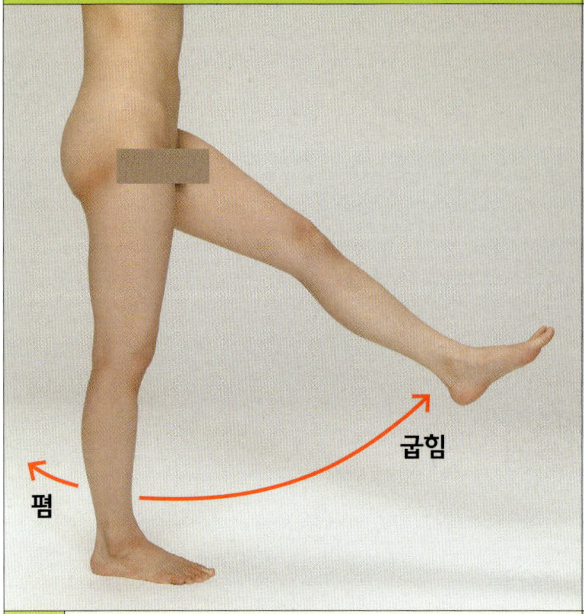

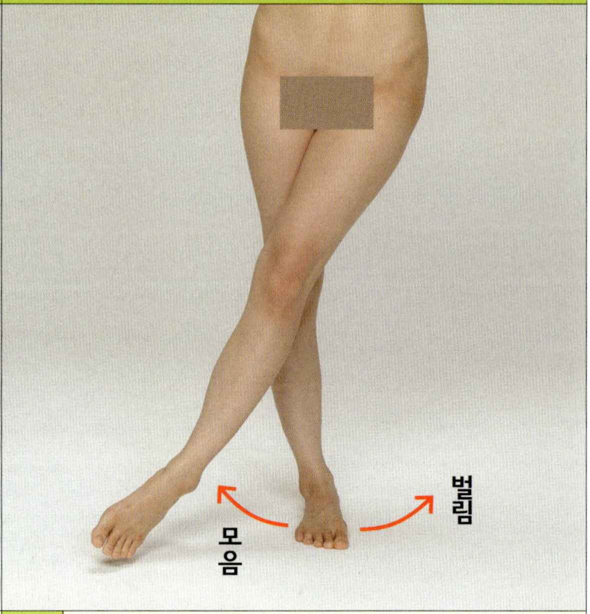

▸ 무릎관절(슬관절)

	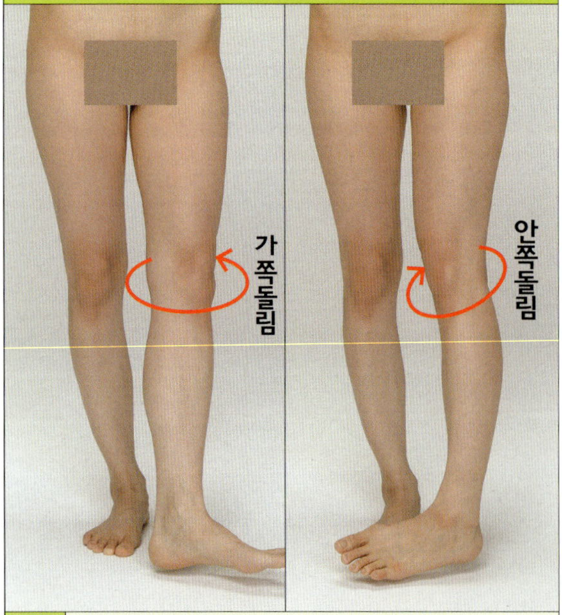 가쪽 돌림 · 안쪽돌림
주동작근	**가쪽돌림:** 큰볼기근(대둔근), 넙다리네모근(대퇴방형근), 속폐쇄근(내폐쇄근) **안쪽돌림:** 중간볼기근(중둔근) 앞부위, 작은볼기근(소둔근) 앞부위, 큰모음근(대내전근)

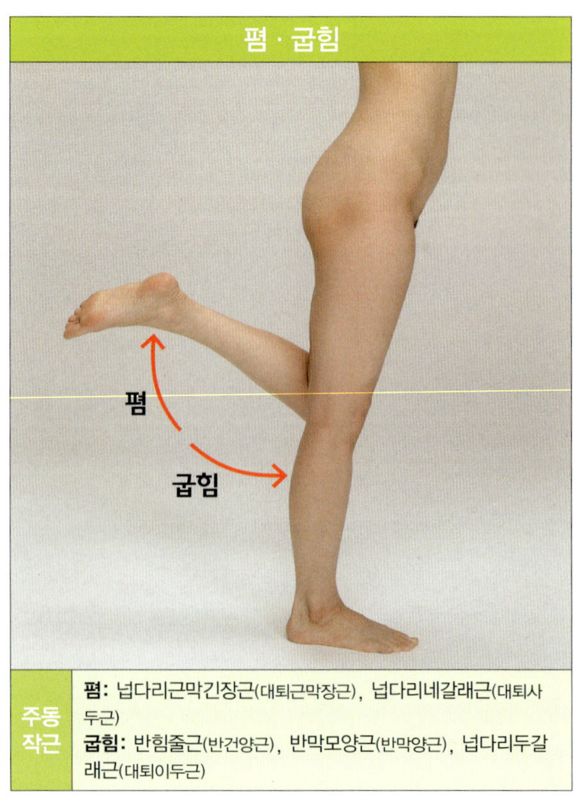

	폄 · 굽힘
주동작근	**폄:** 넙다리근막긴장근(대퇴근막장근), 넙다리네갈래근(대퇴사두근) **굽힘:** 반힘줄근(반건양근), 반막모양근(반막양근), 넙다리두갈래근(대퇴이두근)

토막지식 한쪽 손을 마우스에 놓은 상태를 지속하면 가시아래근(극하근 ➡ P.184)을 지속적으로 수축시키기 때문에 만성 통증을 야기시킨다.

발목관절(족관절)

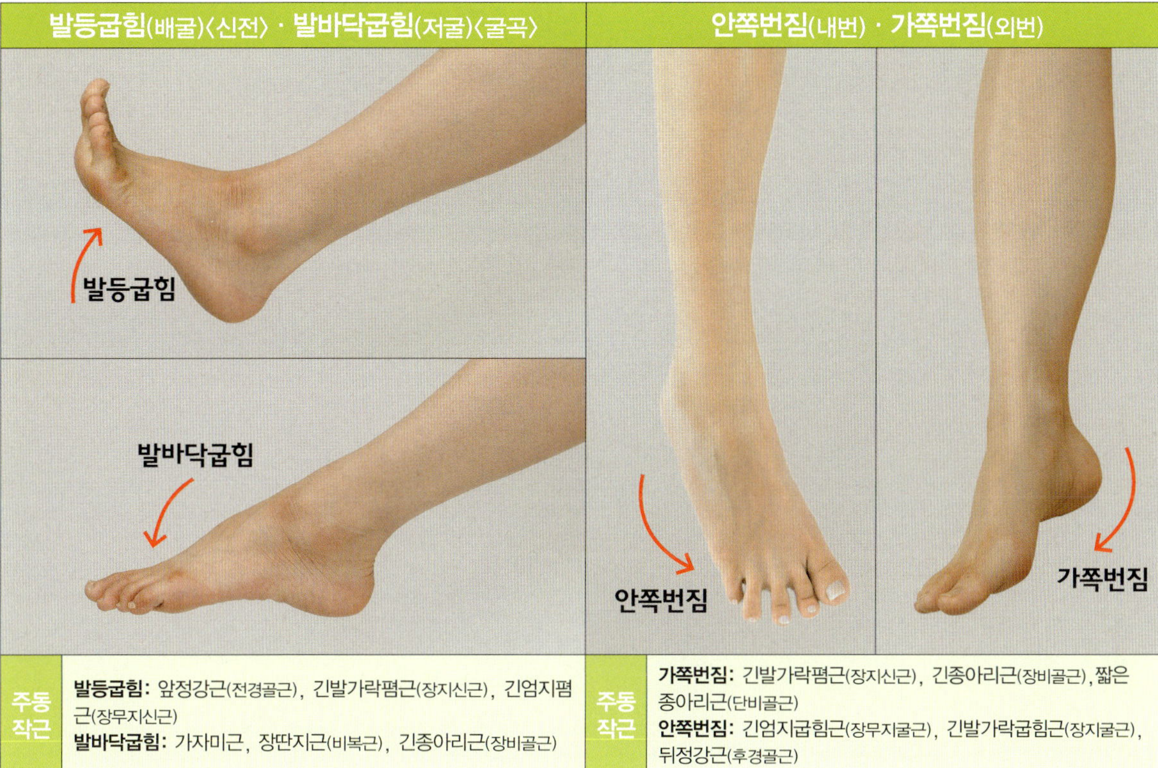

주동작근	
발등굽힘: 앞정강근(전경골근), 긴발가락폄근(장지신근), 긴엄지폄근(장무지신근) **발바닥굽힘:** 가자미근, 장딴지근(비복근), 긴종아리근(장비골근)	**가쪽번짐:** 긴발가락폄근(장지신근), 긴종아리근(장비골근), 짧은종아리근(단비골근) **안쪽번짐:** 긴엄지굽힘근(장무지굴근), 긴발가락굽힘근(장지굴근), 뒤정강근(후경골근)

발가락(족지)

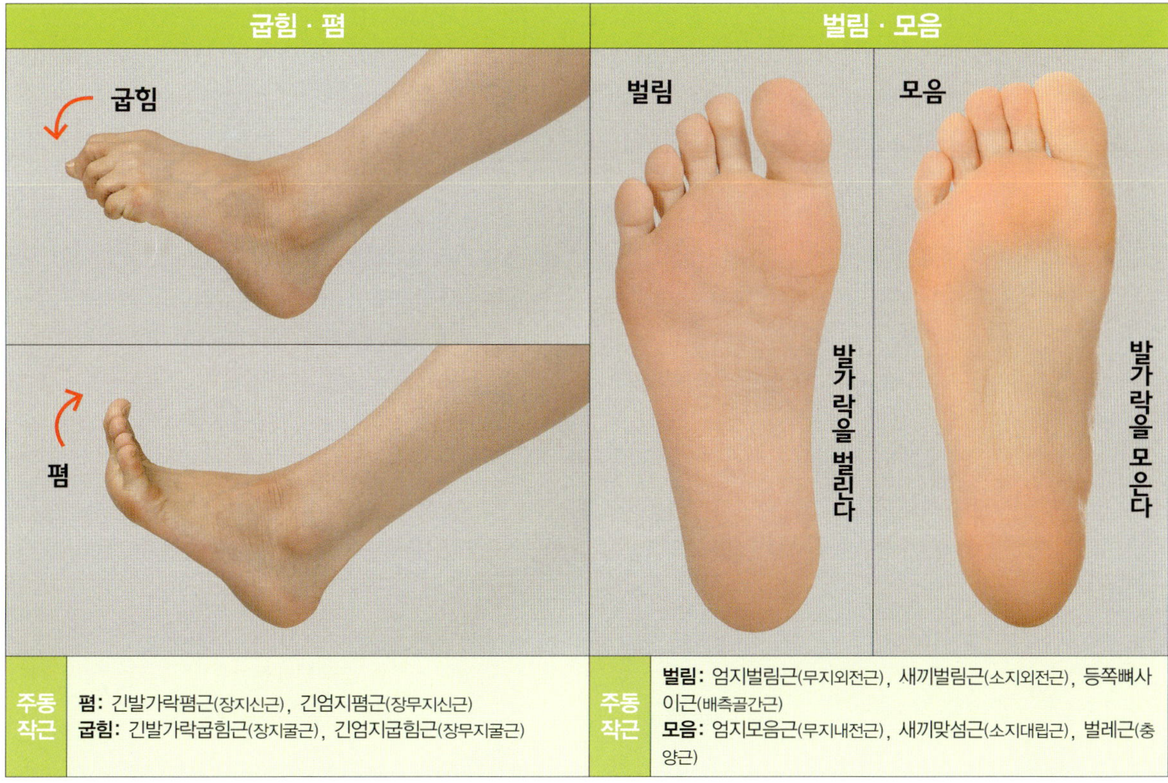

주동작근	
폄: 긴발가락폄근(장지신근), 긴엄지폄근(장무지신근) **굽힘:** 긴발가락굽힘근(장지굴근), 긴엄지굽힘근(장무지굴근)	**벌림:** 엄지벌림근(무지외전근), 새끼벌림근(소지외전근), 등쪽뼈사이근(배측골간근) **모음:** 엄지모음근(무지내전근), 새끼맞섬근(소지대립근), 벌레근(충양근)

토막지식 복식호흡이 아니라 흉식호흡을 계속하면 작은가슴근(소흉근 ➡ P.125)을 혹사시키게 된다.

서 장

클리니컬 마사지를 위한 치료의 기본

진료의 기본 1

진료의 흐름

클리니컬 마사지에 의한 치료를 실시하기 전에 환자의 예진표와 문진에서 통증의 원인과 생활 습관 등을 물어 보고 치료에 활용한다. 예진표의 견본 등을 보면서 치료 전에 해야 할 것을 배워가자.

▶ 진료의 대략적인 흐름

클리니컬 마사지는 환자의 쾌적한 감각과 희망을 최우선으로 하는 이완요법(relaxation) 마사지와는 다르게 환자의 동의를 얻어서 명확한 치료를 제공하는 것에 주안을 둔다. 이 때문에 합병증 등의 위험 요소를 고려하여 사전에 기입하게 한 예진표와 문진 등을 통해서 환자의 질환과 증상의 진찰(이학적 검사 등)을 명확하게 파악한다.

이런 정보로부터 치료해야 할 부위를 특정하고 그 부위에 필요한 마사지의 시간, 강도, 수기의 종류 등을 선택할 필요가 있다. 그리고 시술에서 예상되는 결과를 충분하게 조사하여 치료계획을 바탕으로 마사지를 시술해야 한다.

시술에 대한 효과를 명확한 방법으로 평가하고 그 평가의 결과를 재검토하는 행위를 반복하는 것도 중요하다. 클리니컬 마사지 시술자는 치료 효과를 향상시킬 수 있도록 치료자의 본분을 완수하는 것이 무엇보다도 중요하다.

1 예진표의 작성 · 기입

초진 시에 예진표는 진찰 전 환자 정보의 사전 파악과 문진 시 중요한 참고 자료가 되며, 문진과 이후의 치료에서도 진찰을 원활하게 한다. 예진표는 다음 페이지 같이 사용되고 환자의 성명, 생년월일 등의 정보는 물론 증상이 언제부터 시작되었는지, 병력과 체질 등도 기입하게 한다.

포인트

- 어느 부위가 아픈지를 정확하게 기입하게 한다.
- 지금까지에 걸렸던 큰 병과 상처가 있는가?
- 일상생활 습관 등을 묻는다.

2 문진

문진이라는 것은 환자의 상태를 관찰하거나 대화를 하는 것으로 치료를 위한 정보를 얻는 것이다. 문진 전에 환자와 치료자가 신뢰관계(rapport)를 쌓아 올릴 수 있는지 아닌지는 이후 진료를 위한 열쇠가 된다. 이를 쌓지 못하거나 불충분하다면 이완된 상태에서 치료할 수 없으므로 효과도 감소하게 된다.

포인트

- 증상이 어떤 식으로 변화했는지를 묻는다.
- 환자의 자세와 표정에 주목한다.
- 의자에 앉을 때 동작도 잘 살펴본다.

토막지식 예진표에 간단히 인체를 그려 넣어 환자에게 통증이 있는 부위를 표시하게 하면 통증 부위를 명확하게 파악하기 쉽다.

예진표의 예

예 진 표

진료일: ________년____월____일

■ 개인정보

이름 ______________________________ 성별(남 / 여)

생년월일 ______________________________ 신장 _____________(cm)

직업 ______________________________

■ 질문

1. 어떤 증상으로 내원하셨습니까? 해당 부위를 아래 그림(전신그림)에 표시해 주세요.

2. 그 증상은 언제, 어떻게 시작되었나요? 오늘까지 증상은 어떻게 변화되었나요?

3. 지금까지 질병, 수술, 외상 치료를 받은 적이 있다면 기입해 주세요.

4. 현재 치료를 받고 있다면 기입해 주세요.

병　명: ______________________________ 증상 시작일: ________년____월____일

복용약: ______________________________ 치료 시작일: ________년____월____일

5. 지금까지 먹는 약, 바르는 약 등 발진이나 알레르기 증상이 있습니까?

① 없음　　② 있음 (어떤 약품인가요?:　　　　　　　　)

※알레르기 증상이 있다면 기입해 주세요. (예: 복숭아, 땅콩 등)

6. 아래 해당하는 증상에 ✓ 표기해 주세요.

□ 체질: 춥다 • 덥다 • 냉증 • 손발이 따뜻하다 • 손발이 차다 • 감기에 걸리기 쉽다

□ 피로가 쌓이기 쉽다 • 땀이 잘 난다 • 땀이 잘 안 난다 • 밤에 땀을 흘린다 • 결림(어깨 • 목)

□ 머리부위: 어지럽다 • 두통 • 이명 • 목에 뭔가 걸리는 느낌

□ 가슴부위: 기침 • 담 • 숨이 차다 • 숨쉬기 힘들다

□ 피부: 건성피부 • 여드름(트러블)이 나오기 쉽다

□ 비뇨기: 소변이 잦다 • 소변이 적다 • 야간뇨(　　회/밤)

□ 정신: 불안 • 우울 • 건망증 • 불면(잠들기 어렵다 • 얕게 잠든다 • 쉽게 깬다)

□ 신경: 마비(부위:　　　), 자각이상(부위:　　　)

□ 여성에게만 해당: 월경(불순 • 생리통 • 양의 이상 • 폐경) • 냉 • 임신(임신중 • 임신중이 아님)

7. 정기적으로 운동을 하고 있습니까?

① 아니오　　② 네 (종류:　　　　　　　　시간　　회/일 • 주 • 월)

토막지식 환자가 치료실에 들어갈 때의 자세, 의자에 앉아 있을 때의 움직임들도 환자의 증상을 알 수 있는 힌트가 되기 때문에 주의 깊게 관찰한다.

3 검진(촉진)

촉진은 필요에 따라서 바로 선 자세(입위), 앉은 자세(좌위), 누운 자세(와위)[엎드려 누운 자세(복와위), 바로 누운 자세(배와위), 옆으로 누운 자세(측와위)]로 진찰할 필요가 있다. 이 때에 환자의 동작을 최소한으로 하기 위해 선 자세 ➡ 앉은 자세 ➡ 누운 자세로 진행한다. 주된 통증(환자가 가장 강하게 호소하는 증상)과 떨어진 부위를 진찰할 때는 환자에게 설명을 한다. 환자가 특정 질환 개선을 희망할 때에는 증상 개선에 필요한 부위만 진찰하는 것도 좋다.

따뜻한 손으로 진찰하는 것이 포인트이며, 가능하면 부드럽게 만지는 것이 많은 정보를 얻을 수 있는 비결이다. 사용하는 손의 부분은 엄지손가락(무지), 집게손가락(시지)와 약손가락(약지)〈두 손가락〉, 집게손가락(시지)~가운데손가락(중지)〈세 손가락〉 또는 손바닥(수장) 전체 등으로 피부의 온도, 색, 발한, 습진 등의 성상, 통증유발점, 압통 등을 관찰한다.

피부의 심부조직(피하조직, 근막, 근육, 힘줄, 인대 등), 특히 근육의 촉진에서는 목표 근육을 확실하게 촉진하는 것이 반드시 필요하다. 이 책의 마사지 페이지에서는 촉진 가능한 중요한 근육의 촉진 방법을 기재하였다.

포인트

- 손을 따뜻하게 한다.
- 환부는 부드럽게 만진다.
- 근육의 긴장도, 관련통 등을 관찰한다.
- 특정의 근육뿐만 아니라 협동근과 대항근도 관찰한다.

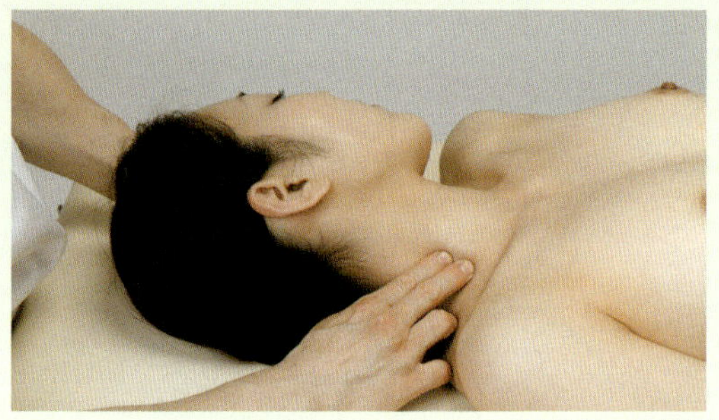

집게손가락과 가운데손가락을 사용하여 목빗근(흉쇄유돌근)을 촉진하고 있는 장면

4 평가와 치료계획

문진과 촉진 등에서 얻은 정보를 집약한 후에 증상과 원인을 판단하고, 치료계획을 세운다. 진료기록(karte)은 치료를 효율적 또는 효과적으로 실시하기 위해서 반드시 작성한다. 작성에 있어서는 문제 지향형 진료기록(POMR*)에 따라 작성하는 것이 많다.

구성은 먼저 '기본데이터'[❶ 환자 정보: 연령, 직업 등, ❷ 병력: 주된 호소 증상, 현 병력, 과거 병력(기왕력), 가족력, 약제력, 기호력, 알레르기력, 사회력 등, ❸ 신체 진찰 소견: 촉진 등 병상 검사 소견]를 얻은 후 기본데이터의 결과를 바탕으로 환자가 지닌 문제점을 작성한다. 그리고 각각의 문제에 대해 고찰, 평가를 하고 문제 리스트와 그 평가를 근거로 치료계획을 세운다.

치료가 시작되어 경과 기록을 작성할 때는 초진 이후의 경과를 확실하게 기록한다. 주된 괴로움 호소(여러 개의 괴로움을 호소하는 경우도 있음)의 변화와 최초 치료계획의 재검토에 관해 매회 기록해 놓는다.

포인트

- 진료기록(karte)을 반드시 작성한다.
- 문진과 촉진 등에서 얻은 정보를 집약하여 증상과 원인을 판단한다.
- 진료기록은 치료를 효과적으로 시행하는 데 반드시 필요하다.
- 사전에 치료계획을 확실히 세워서 치료를 시작한다.
- 초진 이후의 경과를 진료기록지에 잘 기록하고 주된 통증 호소의 변화 등을 놓치지 않고 기록한다.

*POMR (Problem Oriented Medical Record)의 약자.
POS (Problem Oriented System, 문제 지향형 방식)에 따라서 검사 촉진, 치료까지 진료기록(karte)에 기입하는 기록 방법.

토막지식 촉진 시 환자에 깊고 안정된 호흡을 하게 하고 천천히 근육을 만진다. 이렇게 함으로써 환자의 불안감을 완화시킬 수 있다.

5 치료의 실시 · 중단

전문적인 마사지사가 클리니컬 마사지를 실시할 때에도 예상 밖의 일들이 일어난다. 예를 들면 어떤 수기요법에 의해서 효과가 나타날 수 있 이런 적응증에서 시술부위에 급격한 변화가 있을 수 있다. 환자의 작은 호소를 겸허하게 받아들여 시술의 중단 등 적절한 대응과 신속한 판단을 내려야 한다.

또한 마사지 시술 행위의 결과가 아니라고 판단되는 경우에도 긴급을 요하는 경우에는 다른 의료기관으로 이송을 하는 등의 신속한 대응을 하지 않으면 안 된다.

마사지 시행을 금기해야 하는 경우를 여기에서 설명해 놓았다. 금기라는 것은 그 부위를 마사지하면 안 된다는 의미이다.

마사지 시행을 절대적으로 금기해야 하는 것은 경우는 ❶ 피부, 근육, 힘줄, 인대 손상과 골절, 탈구부위의 급성기, ❷ 관절염의 급성기, ❸ 시술부위에 혈관 병변을 확인한 경우(혈전성 정맥염 등), ❹ 시술부위와 그 주변에 부종 또는 결핵의 병소가 존재하는 경우, ❺ 세균성 감염증, 결핵성 관절에 감염이 있는 경우, ❻ 고열, 임신(배 이외의 부위에서는 앉은 자세, 옆으로 누운 자세 등으로 대응) 등이다. 이외에도 금기의 판단이 곤란한 경우는 담당의사의 허가를 얻을 수 있도록 환자에게 전달할 필요가 있다.

포인트

- 시술이 한창일 때 예상 외의 상황들이 발생하는 경우, 일단 시술을 중지한다.
- 피부 등에 외상이 있는 경우는 시술을 하지 않는다.
- 세균성 감염증 등의 감염이 있는 경우는 시술을 하지 않는다.
- 임산부는 앉은 자세나 옆으로 누운 자세(또는 바로 누운 자세)로 시술한다.

▶ 주의해야 할 점

마사지 시술을 할 때에는 반드시 다음 사항을 재확인한다.

❶ 이전에 의사의 진단을 받았는가?

의사에게 진단을 받았다면 환자의 적응 금기의 판별이 되기 때문이다.

❷ 필요 충분한 이학적 검사에 근거하여 병태 파악이 되어 있는가?

적응증에 있어서도 시술하지 않으면 안 되는 경우, 또는 금기증에 있어서도 부위에 따라서 자극량에 주의하여 시술 가능한 경우의 판별이 필요하게 된다.

❸ 치료실 등의 위생 환경 유지와 시술자의 소독은 되어 있는가?

시술자의 손이 불결하지 않도록 시술 전에 세정과 소독을 확실하게 한다.

❹ 다른 곳에서 치료 받고 있는가(치료원, 병원 등)?

다른 치료가 이미 시행되어 있는 경우도 있으므로 문진 시 물어볼 필요가 있다.

❺ 환자의 반응에 주의를 하고 있는가?

시술의 힘 조절 등도 환자의 반응에 주의를 기울이면서 조절한다.

❻ 치료 전후의 평가가 수치적 지표를 사용하고 있는가?

실제로 어느 정도 증상이 완화되었는지는 수치 등으로 판단한다.

❼ 시설설비의 안전 점검, 병용되는 치료기구 등의 안전 대책은 되어 있는가?

안전을 확보하고 있지 않으면, 시술을 개시해서는 안 된다. 항상 확인을 게을리해서는 안 된다.

포인트

- 의사에게 진찰을 받고 있는 경우는 진단명 등을 포함한 내용을 청취한다.
- 시술은 피시술자의 반응을 보면서 힘 조절 등을 조절한다.
- 침대와 베개 등 시술에 사용되는 도구의 위생과 안전을 확인한다.

토막지식 고령자의 피부는 얇고 상처가 나기 쉬우므로 촉진 시 피부를 잡을 때 힘이 많이 들어가지 않도록 한다.

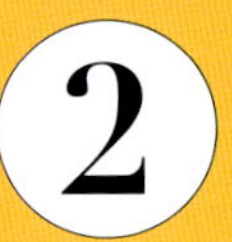

2 시술 준비

마사지를 효과적으로 하기 위해서 중요한 것은 시술자와 신뢰 관계를 얼마나 재빠르게 구축할 수 있는가이다. 시술 환경의 청결과 환자의 프라이버시 보호 등이 중요하다.

시술자의 단정한 몸가짐

시술자는 항상 피시술자에게 보여질 때 평가된다는 것을 자각하는 것이 중요하다. 위생 면에서도 충분하게 주의를 기울여야 한다.

마사지를 할 때 착용하는 흰옷(상하)은 항상 더러워지지 않고 청결하게 유지해야 한다. 또한 흰옷은 위아래가 신축성이 있는 것이 시술하기 편하다. 손가락은 반드시 세정, 소독을 하고 손톱은 항상 짧게 자른다. 직접 피시술자를 만져야 하기 때문에 피부가 거칠어지지 않도록 매일 손도 관리한다.

또한 마사지를 할 때는 손의 보습과 습도에도 주의해야 한다. 차가운 손으로 만지면 피시술자가 긴장되어 이완되지 않으므로 반지, 시계와 같은 악세사리 등은 사전에 벗어 놓는다.

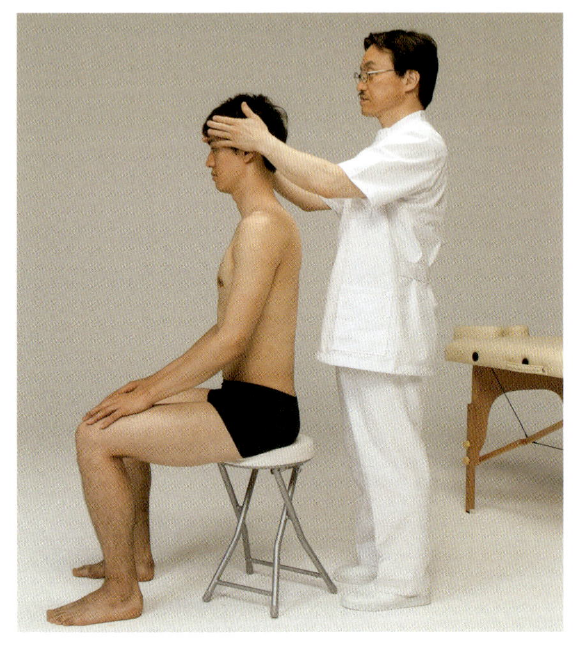

피시술자의 복장과 프라이버시

마사지를 받는 사람이 얼마나 이완될 수 있을 지가 시술 효과를 올리는 요소 중의 하나이다. 그 중의 한 요소가 마사지를 받는 사람의 복장이다.

시술 받기 쉬운 얇은 상하 세트의 환자 옷이 시판되고 있다. 일회용 제품도 있으므로 청결한 것을 착용하게 하여 보다 이완될 수 있고 시술도 보다 효과적일 수 있다.

환자의 프라이버시를 배려하는 것도 중요하다. 단, 이 책에서는 수기를 알기 쉽게 해설하기 위해 환자에게 시술하는 부위 이외에도 노출시킨 부분이 있다.

그러나 실제의 시술에서는 시술하는 부위 이외에는 목욕 타월 등을 걸쳐 커버링(draping, 드레이핑)을 한다(➡ P.59). 특히 여성의 가슴부위와 볼기부위, 음부 등이 노출되지 않도록 주의를 기울인다.

시술 환경

피시술자가 이완된 상태에서 수기를 받게 하려면 시술실의 온도와 습도, 조명에도 유의할 필요가 있다. 1년 내내 외부의 기온이 변하므로 온도, 습도에 충분히 배려하도록 하자.

피시술자는 얇은 옷을 작용하기 때문에 실내 온도의 영향을 직접적으로 받기 쉽지만, 시술자의 개인적인 온도와 습도의 감각은 그다지 참고가 되지 않는다. 시술 중에도 피시술자에게 추위와 더위를 느끼지 않는지 물어볼 필요가 있다. 일반적으로 최적인 온도, 습도에서도 피시술자마다 개인차가 있으므로 얇고 가벼운 목욕 타월 등을 사용하여 환자의 온도와 습도 등의 적절한 환경을 만들어 줄 필요가 있다.

또한 조명에 있어서도 피시술자의 눈에 부담이 덜 갈 수 있도록 부드러운 빛의 조명기구와 조명법을 궁리할 필요가 있다.

토막지식 겨드랑이(액와)를 시술할 때는 부리돌기(오훼돌기)의 아래에서 팔로 향하여 지나는 신경과 혈관을 피하도록 한다.

시술 도구

클리니컬 마사지에서는 피시술자에 대한 배려와 적절한 수기뿐만 아니라 시술을 하기 쉽게 하면서 피시술자를 이완시킬 수 있는 도구도 필요하다.

시술 도구에는 피시술자가 이완 가능한 자세를 유지하는 기능이 있다. 시술 효과를 높이기 위해서는 안정된 자세에서 피시술자를 유지하는 것이 필요하다. 기본적으로는 치료대 위에 눕혀서 마사지를 시행하는 경우가 많다.

이외에도 시술을 최대한으로 효과적으로 하기 위해 시술자와 피시술자가 최적의 거리를 유지하는 것이 중요하므로, 침대는 높이를 조절할 수 있는 것이 바람직하다.

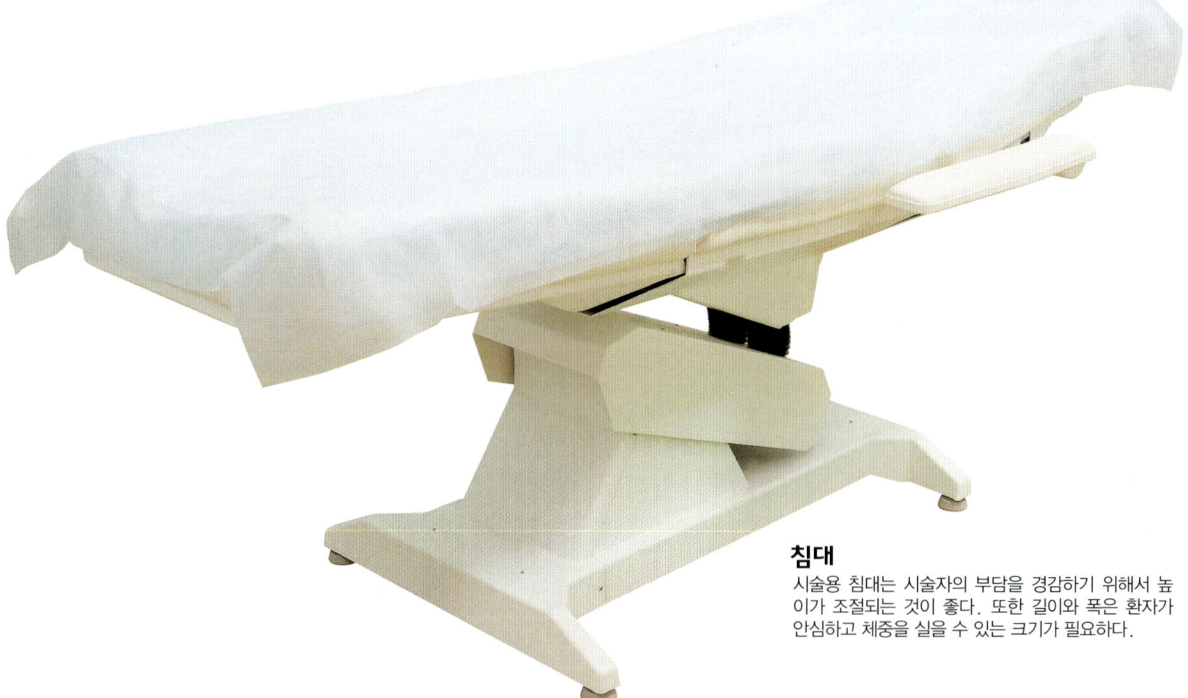

침대
시술용 침대는 시술자의 부담을 경감하기 위해서 높이가 조절되는 것이 좋다. 또한 길이와 폭은 환자가 안심하고 체중을 실을 수 있는 크기가 필요하다.

타월
목욕 타월을 몇 장 준비하여 길게 말아 다리와 무릎 아래에 넣어서 시술 부위의 높이를 조절하여 고정한다. 피시술자의 체온 조절에도 활용할 수 있다.

베개 · 가슴베개
반원 베개나 저반발 베개 등을 사용한다. 엎드려 누운 자세의 시술에서는 가슴에 닿는 베개(아래 사진)를 사용하고, 환자의 몸에 여분의 근긴장이 일어나지 않도록 주의한다.

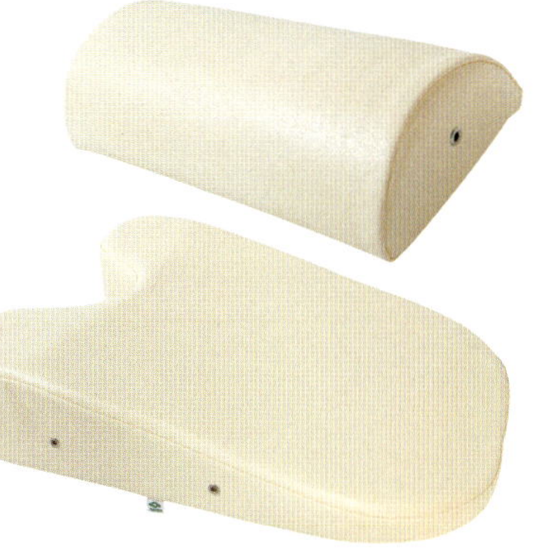

윤활제에 관해서

시술자의 손이 따뜻하고 건조되어 있는 경우에도 시술하는 손이 피부 위를 지날 때 잘 미끄러지게 하기 위해서 윤활제를 사용하는 것이 바람직하다. 단, 사용하는 윤활제가 환자의 피부에 맞지 않는 경우도 있으므로 환자에게 사전에 확인할 필요가 있다. 향료가 있는 것은 피한다.

윤활제를 사용할 때는 시술에 필요한 최소한의 양을 손에 묻혀 첫 스토로크로 시술 부위에 문지른다. 사용하는 윤활제는 파우더, 오일, 크림 타입이 있지만 깊은 부위에 압을 주기 위해서는 파우더 타입이 가장 적당하다. 베이비오일 등의 오일제품은 피부 건조 및 거칠어짐 등을 개선하는 효과가 있다.

토막지식 갈비뼈에 붙는 근육을 시술할 때에는 과잉된 압력을 주면 골절되는 경우도 있으므로 적절한 수기의 압력을 주도록 주의한다.

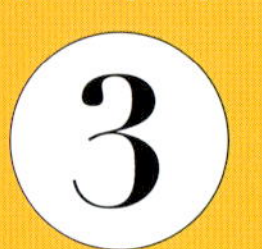

수기의 원칙

시술 시에는 타월, 가슴에 놓는 매트 등을 사용하여 환자가 가장 편안하게 마사지를 받을 수 있는 자세를 취하게 한다. 그 외에도 시술부위에 시술자의 손을 밀착시켜 적당한 속도와 안정된 리듬으로 시술하고, 적절한 압력과 수기의 종류를 구분하여 사용하는 것이 중요하다.

▶ 시술에 사용 손 부위

네손가락(사지)
집게손가락(시지)~새끼손가락(소지)의 4개의 손가락을 모아서 사용한다. 얼굴부위, 목부위 외에도 손, 다리의 뼈 사이에서 사용한다.

손가락 관절부위(지과) 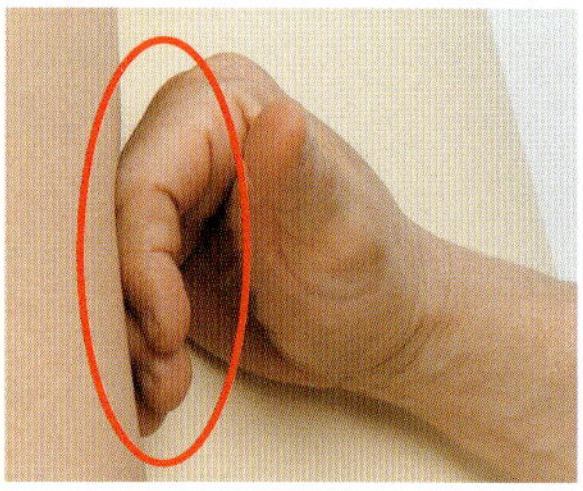
손바닥으로 물을 퍼낼 때의 손의 형태로 손가락밑 부분에서 손끝에 걸쳐 둥글게 만들어, 그 손등 면을 사용한다. 손바닥, 발바닥, 아래팔, 다리 등에 사용한다.

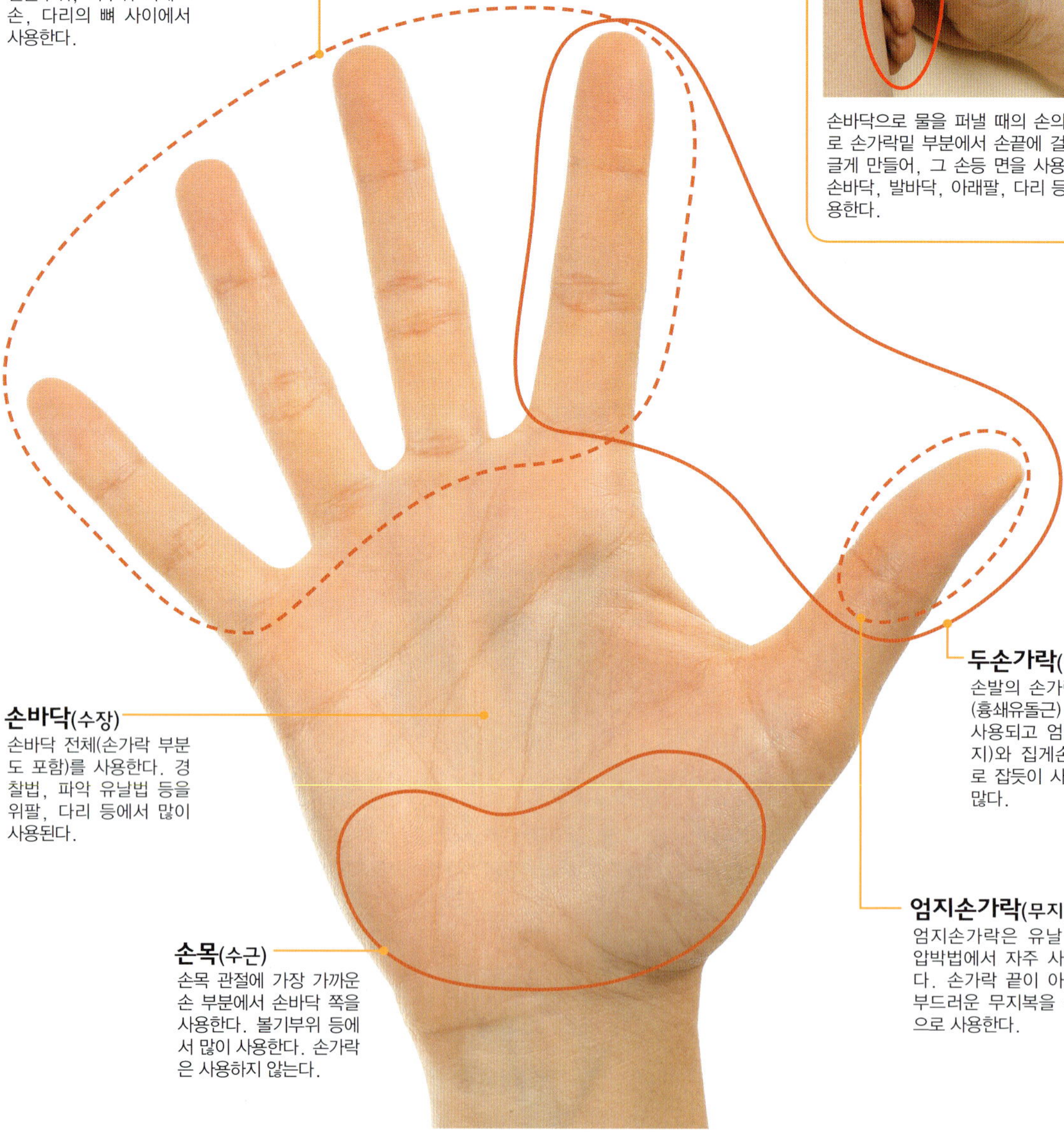

두손가락(이지)
손발의 손가락과 목빗근(흉쇄유돌근) 마사지 등에 사용되고 엄지손가락(무지)와 집게손가락(시지)로 잡듯이 사용하는 것이 많다.

손바닥(수장)
손바닥 전체(손가락 부분도 포함)를 사용한다. 경찰법, 파악 유날법 등을 위팔, 다리 등에서 많이 사용된다.

엄지손가락(무지)
엄지손가락은 유날법과 압박법에서 자주 사용된다. 손가락 끝이 아니라 부드러운 무지복을 중심으로 사용한다.

손목(수근)
손목 관절에 가장 가까운 손 부분에서 손바닥 쪽을 사용한다. 볼기부위 등에서 많이 사용한다. 손가락은 사용하지 않는다.

토막지식 골반 근처 근육의 수기를 할 때에는 피시술자의 프라이버시를 최대한 배려해야 한다.

수기의 방향

현대의학의 마사지는 순환계의 구조와 기능을 중요시하고 있다. 심장이 수축되어 밀어낸 혈액은 발달된 근육층을 가진 동맥관의 탄력성에 의해 리드미컬하게 전신의 조직기관 구석구석까지 자동으로 널리 퍼진다. 전신의 말초조직에서 심장으로 돌아오는 혈액과 림프액은 근육층이 얇고 탄력성이 부족한 정맥관과 림프관에 의해 운반된다. 특히 위팔과 다리에서는 그 부분의 근육 운동에 의해 혈액이 심장으로 돌아오는 것을 돕고 있다.

그렇기 때문에 클리니컬 마사지는 손과 발의 말초에서 심장으로 향하게 구심성으로 시행하는 것이 원칙이다. 구심성으로 마사지하는 것으로 근육의 피로물질을 흘러가게 하는 효과가 있다.

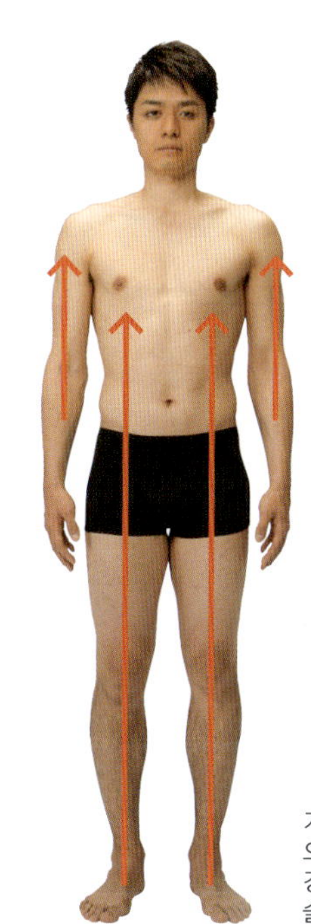

기본적으로 마사지는 구심성(심장으로 향하게)으로 시행한다. 팔의 경우 손끝에서 위팔로 향하여 시술한다.

수기의 강도

수기의 강도는 수기의 종류에 따라서 또 시술 부위에 따라 임기응변으로 바꿔서 시술하는 것이 중요하다.

유날법과 압박법 등의 비교적 압을 주는 수기는 '아프지만 기분은 좋은' 정도의 강도가 좋다. 피시술자에게 통증을 자각시키는 경우는 강한 자극이 되지만 기분 좋은 느낌이 더해져 환자는 이완된다. 몸의 긴장이 일어나지 않는 상황이라 생각하여 그 자극은 효과적으로 작용된다.

그러나 피시술자에게 자극을 주는 치료는 어느 분야에서도 마찬가지지만 피시술자 각각의 감수성이 있고 그것은 개개인의 차이가 있음을 알아두어야 한다.

예를 들어, A 피시술자에게는 통증이 일어나지 않았지만 같은 자극의 강도임에도 불구하고 B 환자에게는 통증을 유발하여 고통을 호소하는 경우도 자주 있다. 압을 주는 경우는 급격하게 압을 넣어 급격하게 압을 빼는 것이 아니라 압을 서서히 강하게 넣고 서서히 압을 빼주어야 함(점증점강)을 원칙으로 한다. 압박법으로 할 때는 손과 팔의 힘만으로 압을 주는 것이 아니라 자신의 체중으로 압력을 조절한다.

리듬과 속도

리듬(템포)이 불규칙하면 마사지를 하고 있어도 불쾌한 감각을 일으키는 경우가 있다. 리듬은 하나의 수기를 한 번의 스트로크가 끝나고 다음 스트로크로 이동할 때 피부에서 시술하는 손이 떨어지는 시간의 감각이 일정할 필요하다. 손이 접촉되어 있는 시간과 피부 표면에서 떨어지는 시간의 엄밀한 시간 배분이 환자에게 쾌적한 감각을 준다.

속도에 관해서는 15 cm/초 정도의 속도가 좋다고 한다. 아래팔의 경찰법이라면 속도는 약 2초에서 1회의 스트로크가 끝난다.

고정하는 손

시술에 있어서는 고정하는 손을 원칙에 따라 구분해서 사용할 필요가 있다. 예를 들어, 왼쪽 아래팔 앞면의 마사지를 시행할 때 환자는 앉은 자세나 침대 위에서 바로 누운 자세(앙와위)를 하고, 시술자는 피시술자의 왼쪽에 위치한다. 시술자는 왼손으로 피시술자의 손목 뒤를 들어서 고정하고 오른손으로 수기를 시행함으로써 시술 중에 손이 쉬지 않게 한다.

또한 시술 자세는 등근육을 가능한 한 펴서 바른 자세가 되도록 한다. 체중의 중심 이동을 이용하여 시술자의 피로를 최소한으로 하는 방법을 기억해 두는 것도 중요하다.

토막지식 의학의 아버지라 불리는 히포크라테스의 시대까지 마사지는 구심성이 아니라 원심성(심장에서 밖을 향하게)으로 시행했다고 알려져 있다.

수기의 종류

클리니컬 마사지를 시행함에 있어 중요한 점은 기본적인 수기를 바르게 시행하는 것이다. 사용 빈도가 높은 수기는 경찰법, 유날법, 압박법의 세 가지로서 우선 이런 수기를 바른 순서, 압력, 수기 방향으로 시행할 수 있도록 하는 것이 중요하다.

1 경찰법(문지르기)

경찰법은 손바닥과 손가락을 몸에 밀착시켜 조금씩 압력을 주면서 심장에서 먼 곳에서 가까운 부분으로 근육의 주행을 따라 쓰다듬고 문지르는 수기이다. 혈액과 림프의 순환을 촉진시켜 이런 순환장애(정맥류, 림프부종 등)에 효과가 있다.

자세한 것은 ➡P.60

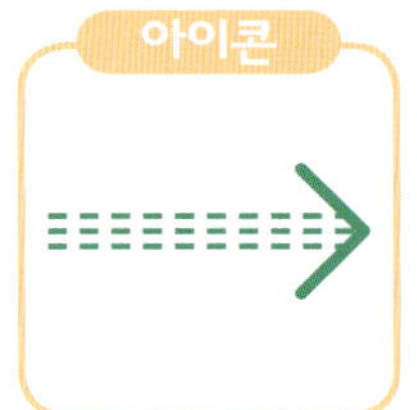

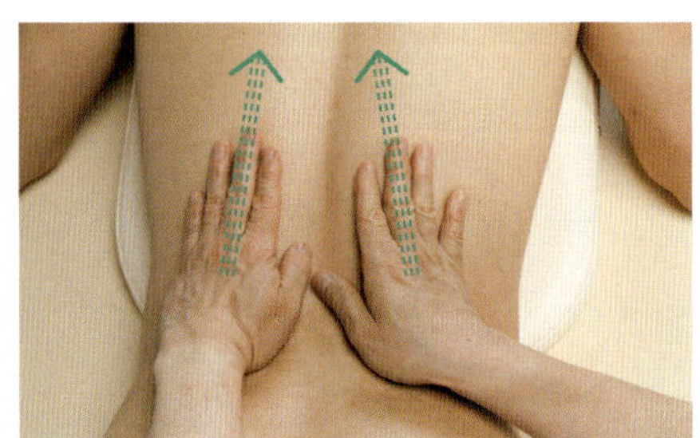

2 유날법(비비기)

유날법은 엄지손가락과 손바닥, 손목 등을 사용하여 근육의 주행을 따라 압을 주는 수기이다. 결리고 굳어진 근육을 반죽하듯이 주물러 풀어준다. 원을 그리듯이 움직이면서 비비는 윤상유날법과 선상으로 움직이면서 비비는 선상유날법의 두 종류가 있다.

자세한 것은 ➡P.62

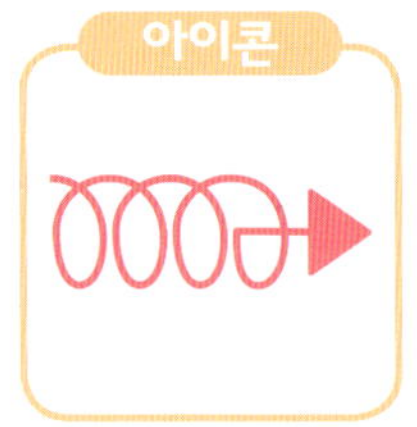

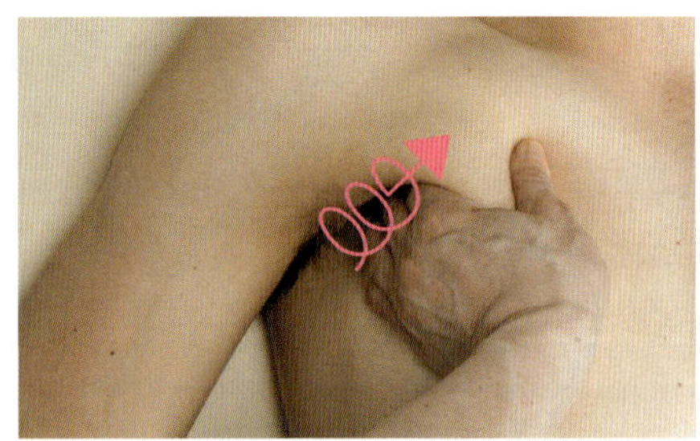

3 압박법(누르기)

엄지손가락과 손바닥, 손목 등을 사용하여 시술부에 수직으로 압을 주는 수기이다. 근육과 신경을 압박함으로써 통증과 긴장을 완화시킬 수 있다. 압박 강도 조절에 충분히 주의해야 한다. 팔의 힘이 아니라 체중을 사용하여 압을 준다.

자세한 것은 ➡P.64

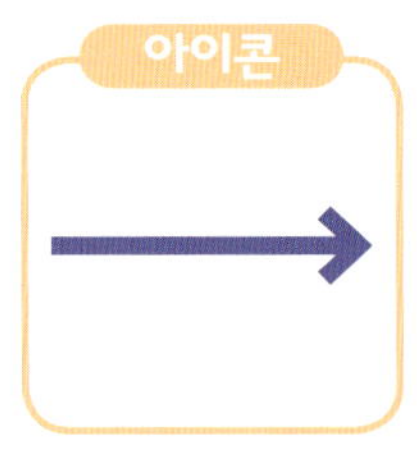

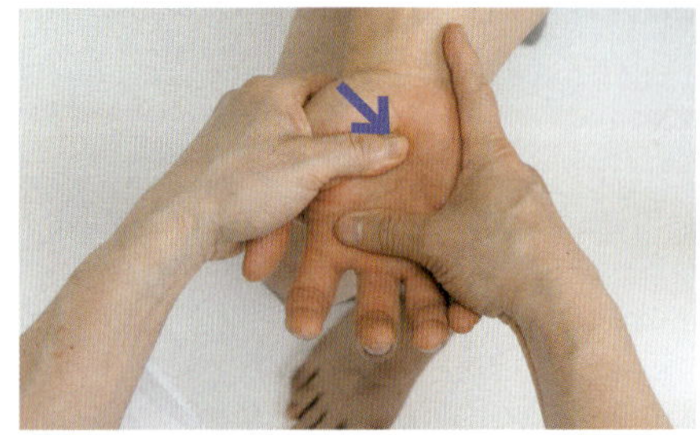

4 그 외(두드리기, 늘리기)

그 외 수기에는 손과 손가락을 가볍게 두드리는 고타법과 손가락을 벌려 좌우의 새끼손가락 쪽으로 손바닥을 교대로 두드리는 절타법, 손을 사발 형태로 하여 팡팡 소리를 내면서 두들기는 타박법 등이 있다. 그 외에도 근육을 늘리는 신전법(스트레칭) 등도 사용한다.

자세한 것은 ➡P.66

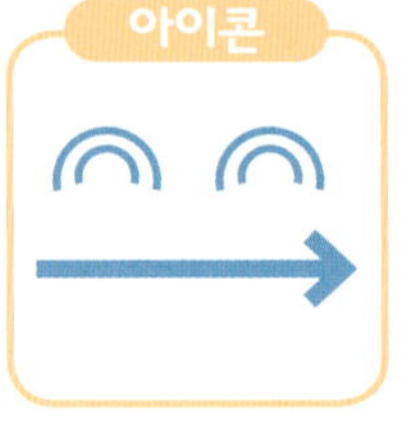

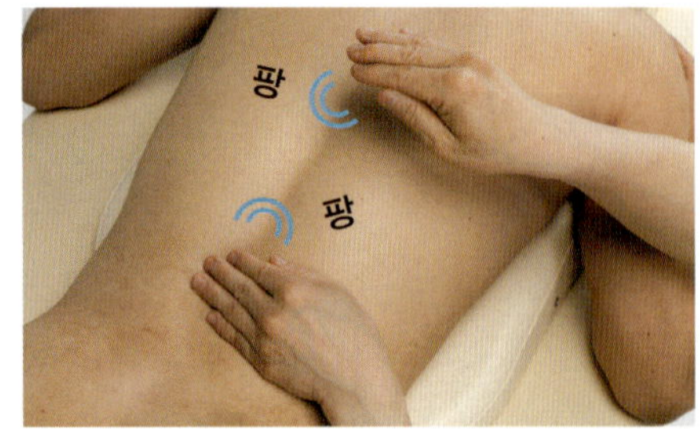

 토막지식 넙다리부위의 시술은 기본적으로 모두 엉덩관절 방향으로 시술한다.

수기의 순서

마사지 수기의 기본적인 흐름은 신체의 시술 부위마다 경찰법 ➡ 압박법 ➡ 유날법 ➡ 경찰법 ➡ 고타법 ➡ 운동법과 같은 흐름으로 시술해 간다. 또한 손과 발에는 타박법을 거의 사용하지 않는다.

기본적으로 부담이 적은 수기로 시작하여 서서히 압을 준다. 시술의 종료 시점에서 경찰법으로 근육의 긴장 상태 등을 확인하는 방법도 있다.

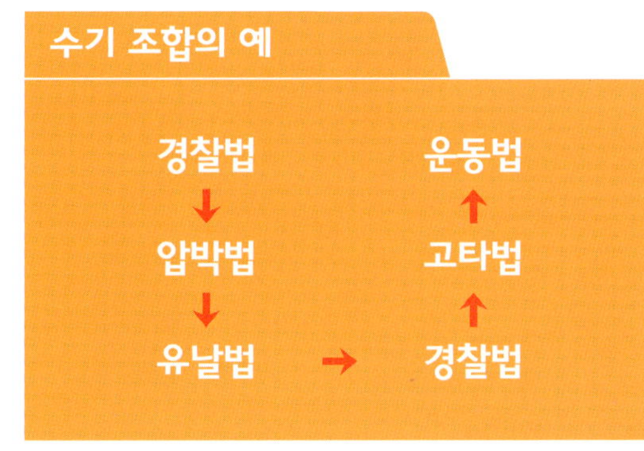

커버링(draping, 드레이핑)

커버링의 목적은 하나는 환자의 체온의 손실을 억제하는 것이고 다른 하나는 환자의 수치심과 윤리 면을 배려한 것이다. 환자의 여분의 긴장을 방지하고 환자의 심신의 이완을 생각하여 보다 효과적인 마사지를 실시하는 것이 중요하다.

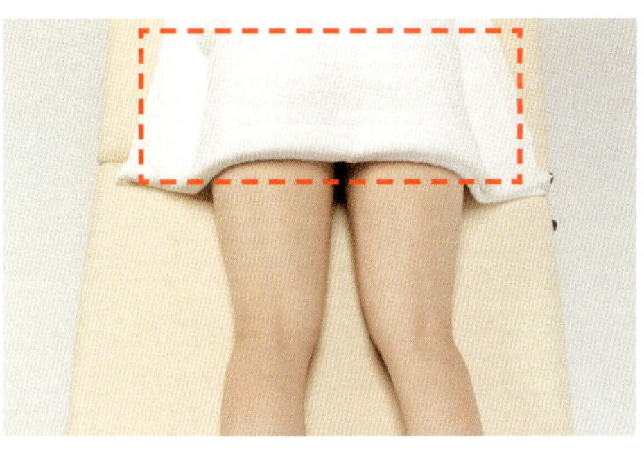

시술부위 이외에는 노출을 최소화해야 하며, 이는 시술자의 기본 사항이자 의무이다.

시술자의 자세

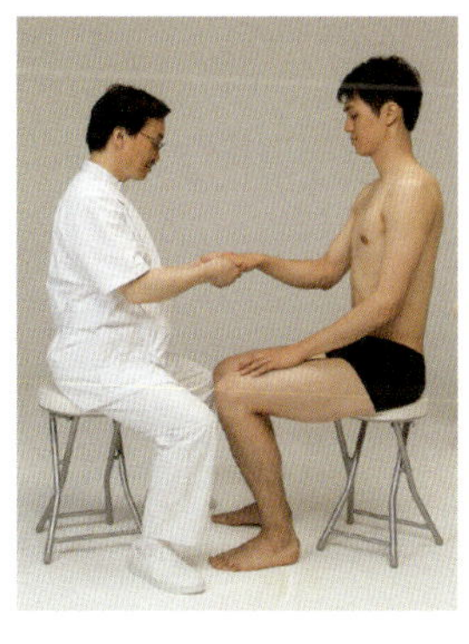

① 앉은 자세(좌위)

둥근 의자나 등받이 의자에 환자를 앉혀 팔과 머리부위를 시술한다. 또한 침대 옆에 앉게 하여 시술 쪽의 팔을 침대에 올려 시술하는 것도 가능하다.

② 바로 누운 자세(앙와위)

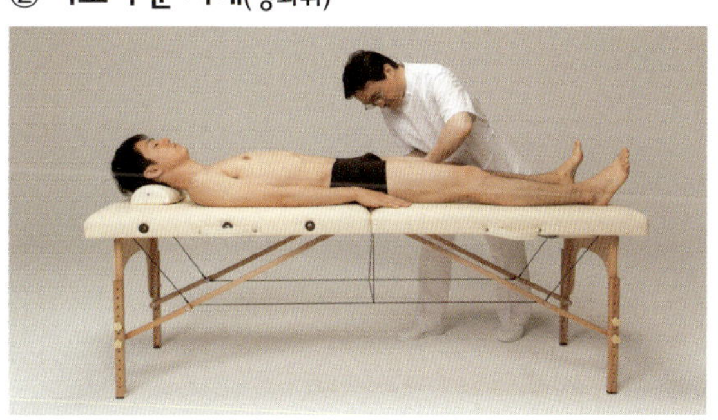

위를 향해서 누워서 몸을 뒤집거나 다리 앞면, 옆면, 위팔을 시술할 때의 자세이다. 특히 손~아래팔, 얼굴, 가슴 앞면, 배 부위의 시술에서 사용한다.

③ 엎드린 자세(복와위)

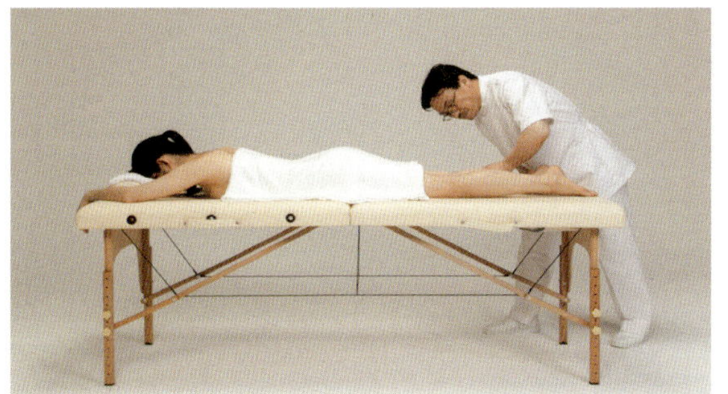

엎드려 누운 상태에서 가장 이완될 수 있는 자세로 한다. 다리~다리 뒤쪽, 엉덩이, 등허리 등의 시술에서 사용한다.

④ 옆으로 누운 자세(측와위)

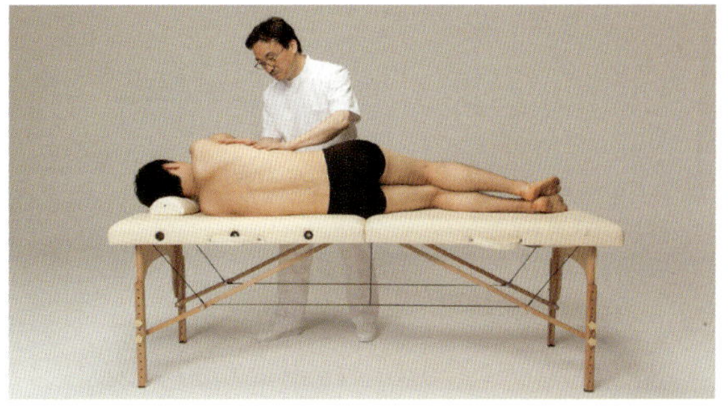

신체의 오른쪽 또는 왼쪽면을 아래로 하여 위쪽의 옆가슴부위와 위팔 등의 시술에 사용한다.

토막지식 환자를 이완시킬 때에는 커튼과 칸막이 등으로 개인적인 공간을 확보하는 것도 중요하다.

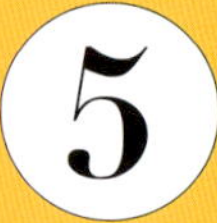

치료의 기본

5 경찰법

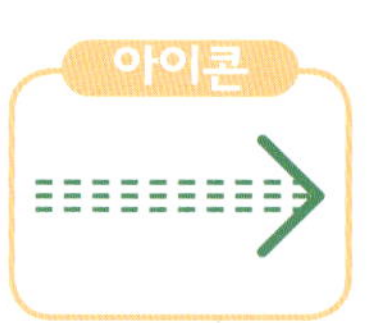

경찰법은 마사지 안에서 가장 기본적인 '쓰다듬고', '문지르는' 수기이다. 근육의 흐름에 따라 쓰다듬는 것으로 근육의 상태를 확인하거나 피시술자를 이완시키는 효과가 있다.

정의

경찰법은 여러 가지 종류의 수기 중에서도 처음과 마지막에 시행하는 경우가 많다. 경찰법으로 시술자는 환부의 상태를 파악하는 것이 가능하고, 피시술자에게 수기의 자극에 대한 순응성을 높일 수 있다.

목적과 효과

경찰법을 시술함으로써 근육의 긴장을 완화하거나 진통 효과를 기대할 수 있다. 그 외에도 피부 표면에 더해지는 자극의 반사작용에 의해 위장 장애 등에 대한 치료 효과, 전신 및 국소에 대한 이완 효과, 불면증에 대한 효과도 기대할 수 있다.

주요 수기

- 수장경찰
- 무지경찰
- 사지(복)경찰
- 이지경찰
- 지과경찰
- 환상경찰
- 수근경찰 등

주의사항

외상과 화상 등으로 광범위한 범위에 피부에 장해가 있는 경우 수기에 의해서 피부가 손상될 우려가 있으므로 과민한 부위는 경찰법을 시행해서는 안 된다.

▶ 수장경찰

▶ **위팔 바깥면**(➡ P.198)

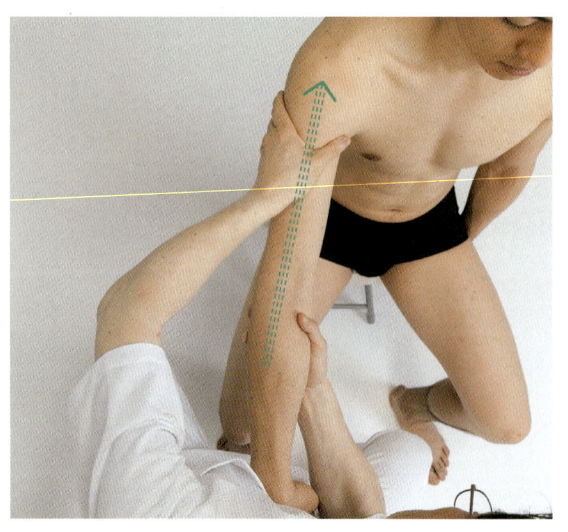

▶ **척주세움근 부위**(➡ P.170)

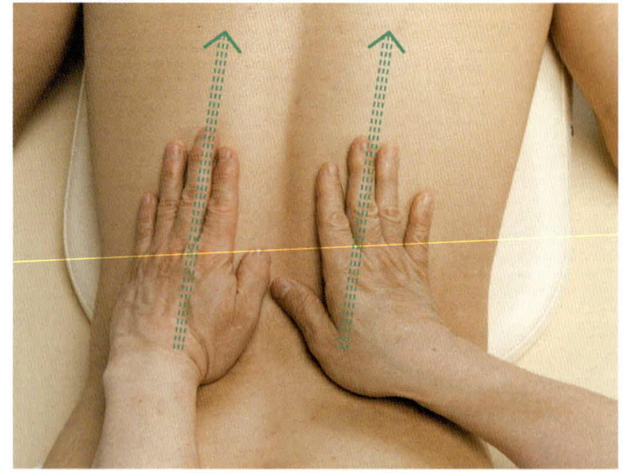

손바닥 전체를 마사지하는 부위(피부)에 밀착시켜 가볍게 쓰다듬는다. 어깨뼈, 등허리 등의 폭이 넓은 근육 마사지에 적당하다. 양쪽의 손바닥을 동시에 사용하는 경우도 있다.

토막지식 넓은등근(광배근 ➡ P.155)은 정좌를 하고 양손을 바닥에 짚고 상체를 앞으로 펴면 스트레칭할 수 있다.

이지경찰

▶ **얼굴부위**(➡ P.94)

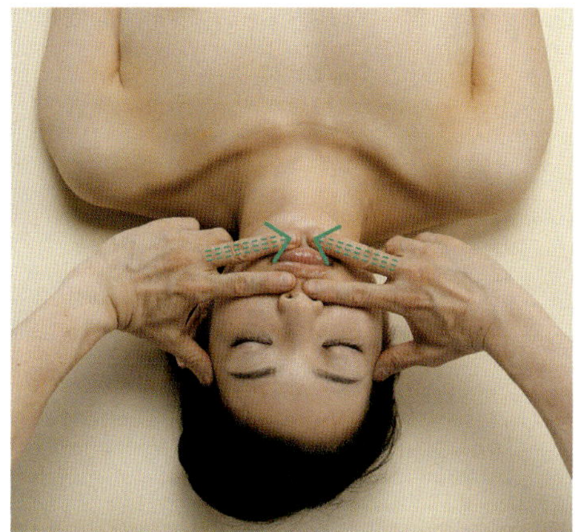

▶ **앞팔 가쪽면**(➡ P.222)

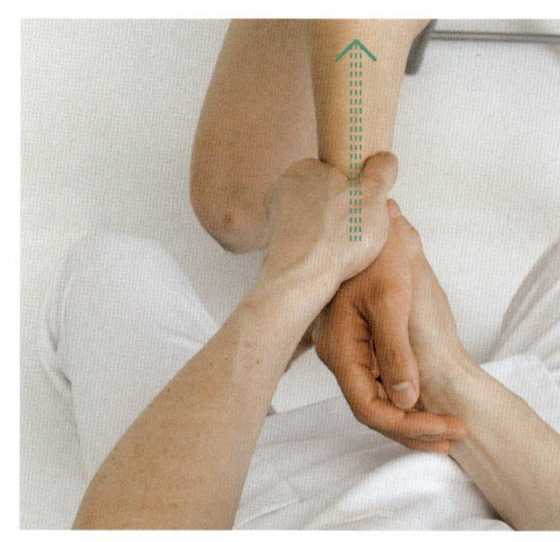

기본적으로는 엄지손가락과 집게손가락을 사용한다. 얼굴부위의 마사지나 손가락, 발꿈치 힘줄 등은 시술부위가 좁으므로 양손의 집게손가락과 가운데손가락으로 경찰하는 경우가 많다. 왼쪽 사진은 입술 부위의 시술이다.

사지(복)경찰

▶ **목 앞면**(➡ P.114)

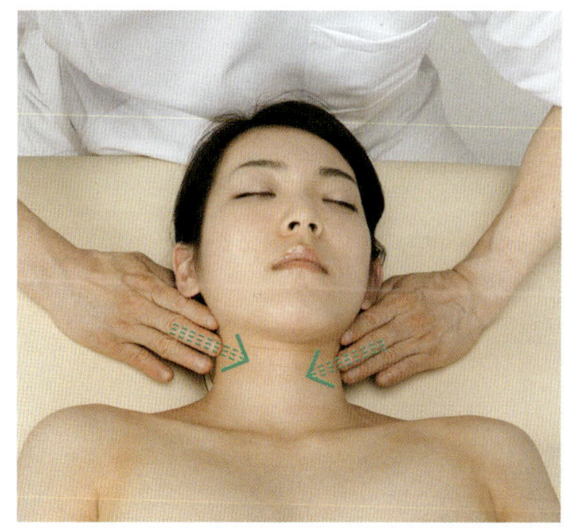

▶ **얼굴부위**(➡ P.92)

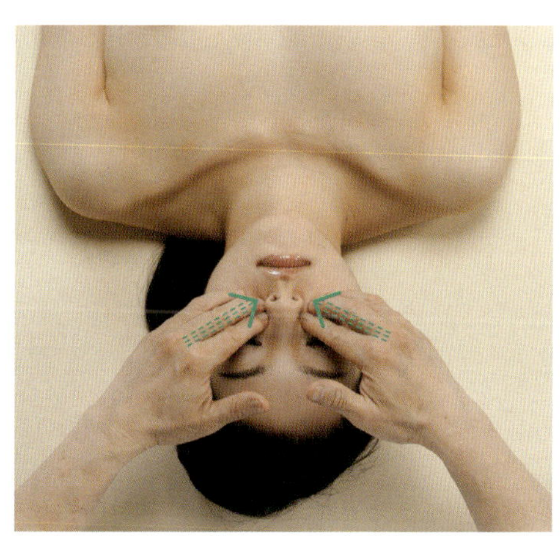

두 번째 손가락부터 새끼손가락까지 4개의 지복을 모아서 피부에 밀착시키고 어루만진다. 얼굴부위의 수기는 코에서 볼을 지나 귀 앞까지 사지경찰을 한다. 눈꺼풀은 만지지 않도록 주의한다.

지과경찰

▶ **아래팔 뒤면**(➡ P.224)

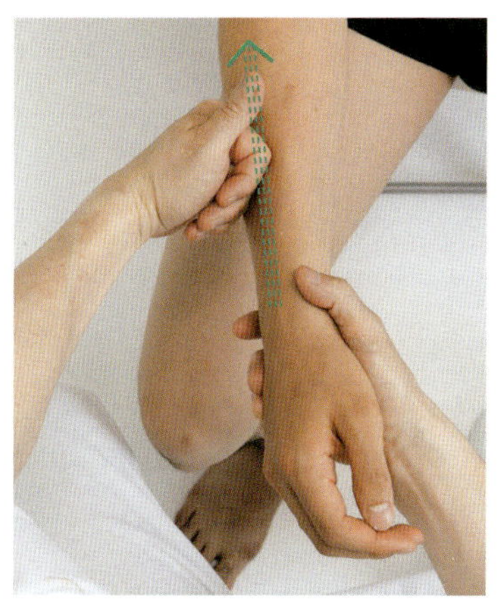

지과경찰은 주먹을 쥐어 손등 쪽의 손가락의 손등 쪽을 피부에 닿게 하여 손목을 젖히면서 경찰해 가는 수기이다. 사진과 같이 아래팔부위와 등허리부위, 다리, 발바닥 등의 시술에 사용한다.

무지경찰

▶ **손바닥부위**(➡ P.236)

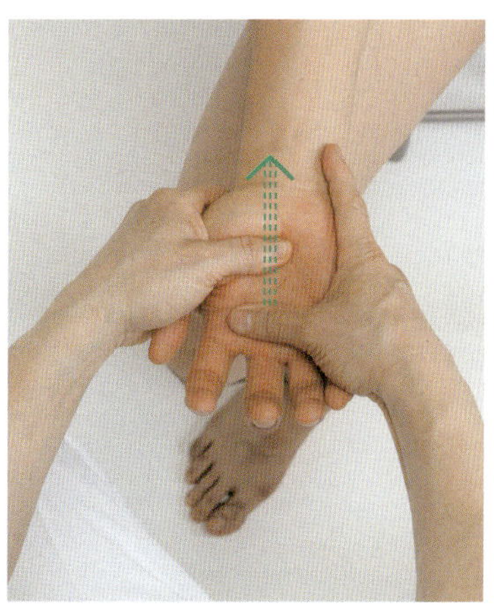

무지복 부분을 사용하여 경찰하는 수기이다. 부위에 따라서 엄지손가락 전체, 엄지손가락 앞부분, 엄지손가락 옆면을 사용한다. 손등부위와 발등(발 바닥) 등의 뼈사이(골간부)를 시술하는 경우는 엄지손가락 앞 부위를 사용한다.

토막지식 위팔두갈래근(상완이두근 ➡ P.158)은 네발자세를 하여, 손가락을 몸 쪽으로 향하게 아래팔을 바닥에 붙이고, 상체를 천천히 뒤쪽으로 당김으로써 스트레칭할 수 있다.

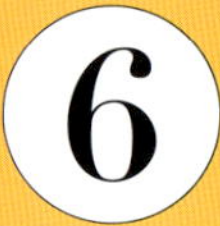

유날법

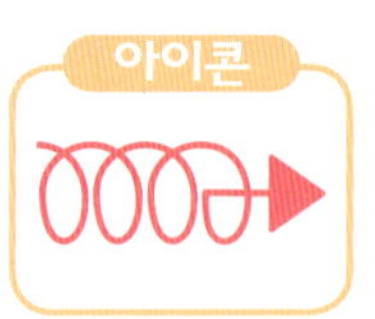

유날법은 근육을 잡고 주물러서 풀어주는 수기로 일반사람들이 이미지를 떠올리는 마사지의 수기와 가장 가깝다. 엄지손가락 , 손목, 손바닥 등 여러 가지 부위에서 시술하고 마사지 안에서도 가장 많이 사용하는 시술법이다.

정의

유날법은 엄지손가락과 손목, 손바닥 등으로 근육을 주물러서 풀어주는 수기이다. 체중을 주어 압력을 더해주면서 근육의 흐름에 따라 마사지하는 것으로 신진대사를 촉진하고 피로를 제거하는 효과가 있다. 여러 가지 수기 안에서도 가장 사용 빈도가 높다.

목적과 효과

유날법은 체표면에 일정한 압을 주기 때문에 심부에 있는 근육에서 효과를 기대할 수 있다. 그 때문에 단축된 근육을 늘려서 관절 가동역을 넓히는 효과와 관절의 움직임을 방해하는 만성 구축을 개선하는 효과도 있다.

주요 수기

- 수장유날
- 수근유날
- 무지유날
- 사지(복)유날
- 파악유날
- 이지유날
- 거절상유날 등

주의사항

유날법에서는 피부와 그 아래의 근육도 동시에 움직이도록 압을 주어야 한다. 양손으로 동시에 수기를 시행할 경우 좌우 손의 움직임을 좌우 대칭으로 하는 것이 중요하다.

▶ 수장유날

▶ **가슴 앞면**(➡ P.134)

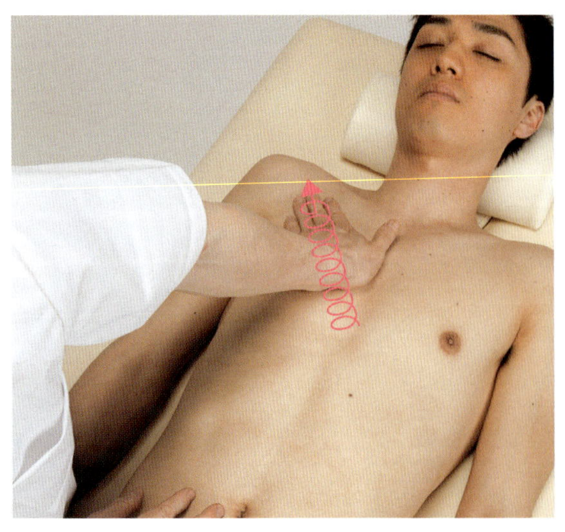

▶ **척주세움근부위**(➡ P.170)

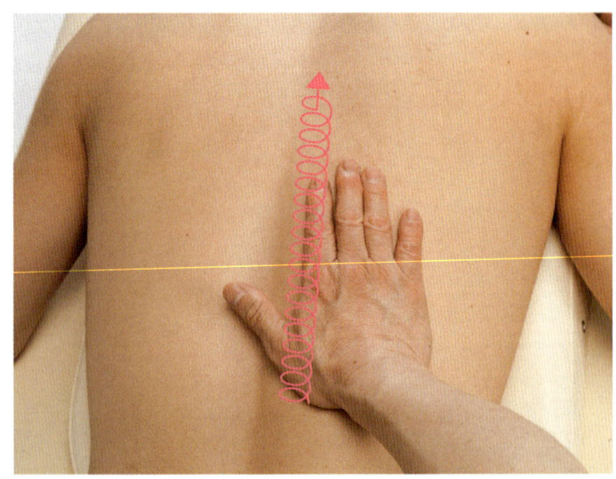

손바닥 전체를 마사지하는 부위에 놓고 둥글게 원을 그리면서 마사지한다. 한 손으로 유날하는 방법과 양손을 동시에 사용하는 방법이 있다. 넙다리부위와 엉덩이, 등허리 같은 큰 부위에서 사용한다.

토막지식 피시술자를 엎드린 자세로 하여 넙다리부위의 근육을 치료할 때는 다리 아래에 타월을 놓고, 발목의 과잉된 굽힘(굴곡)을 피하도록 한다.

사지복유날

▶ **위팔 바깥면**(➡ P.198)

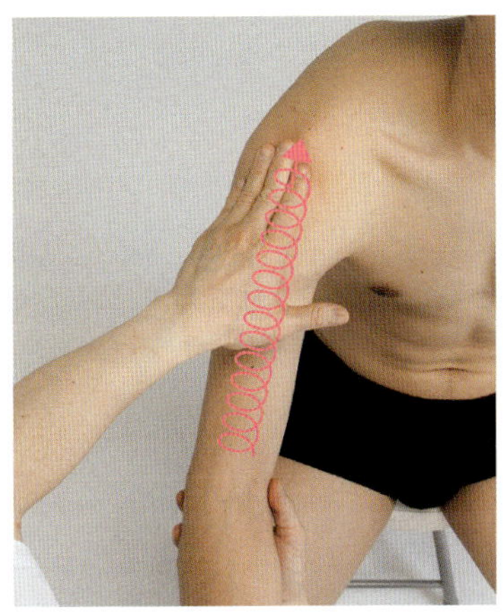

엄지손가락 이외 집게손가락에서부터 새끼손가락까지를 모아서 지복 부분을 사용하여 원을 그리면서 유날한다. 팔부위와 다리부위, 배부위와 같은 근육을 마사지 할 때 사용하는 수기이다.

수근유날

▶ **머리앞 뒤면**(➡ P.75)

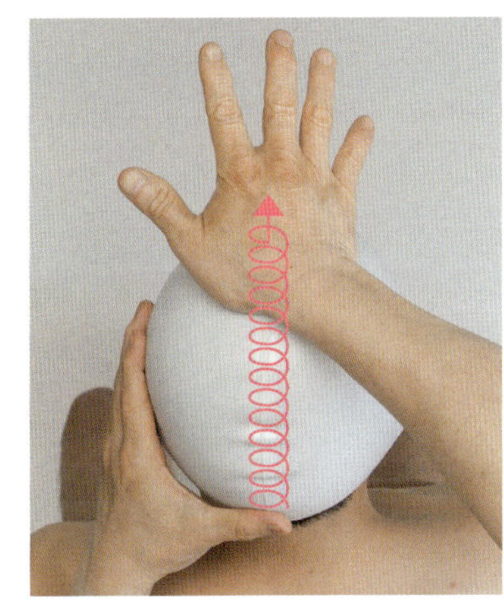

손바닥의 밑 부분인 손목(수근)을 사용하여 근육을 유날하는 경우에 사용한다. 등허리와 엉덩이, 넙다리부위를 시술하는 경우에 많이 사용된다. 한 손으로 하는 방법과 양손으로 하는 방법이 있다.

무지유날

▶ **목부위 가쪽면**(➡ P.118)

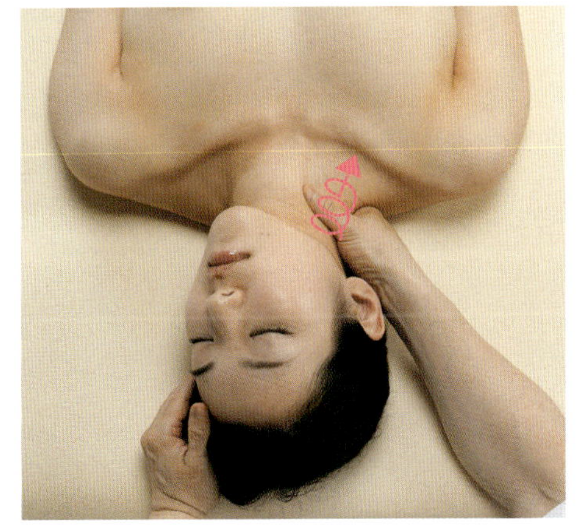

▶ **머리 앞뒤면**(➡ P.74)

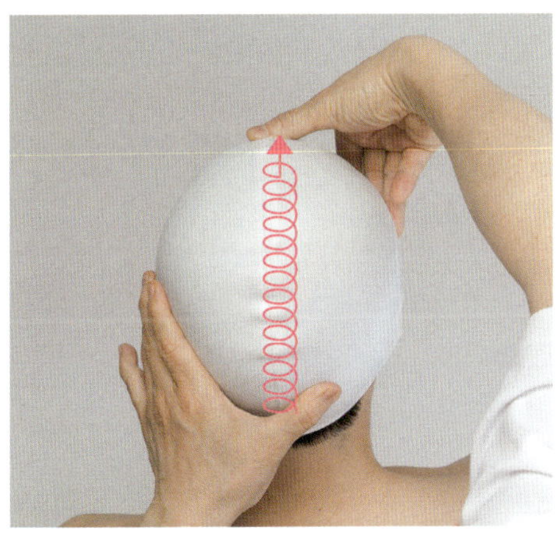

주로 무지복을 사용하여 선상 또는 원을 그리듯이 근육을 주물러 풀어준다. 핀포인트로 근육에 놓는 것이 가능하다. 머리, 목, 발바닥, 등허리같은 여러 부위에서 사용한다.

파악유날

▶ **가슴 앞면**(➡ P.134)

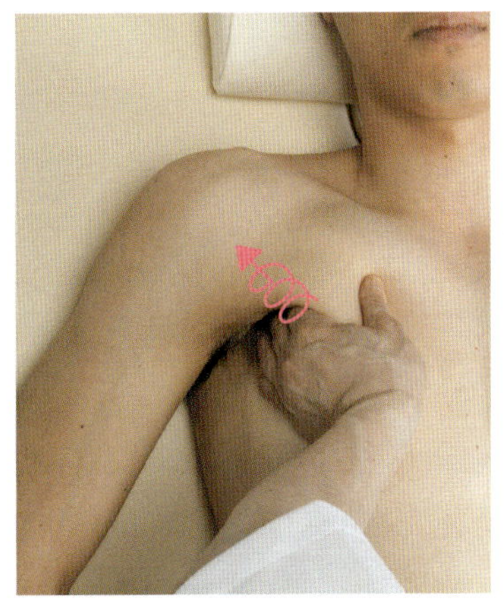

손바닥 전체로 근육을 잡듯이 주무르는 수기이다. 근육을 잡은 채 직선 또는 원을 그리듯이 주무른다. 위팔, 아래팔, 다리같은 잡기 쉬운 부위에 사용한다.

거절상유날

▶ **아래팔부위**(➡ P.146)

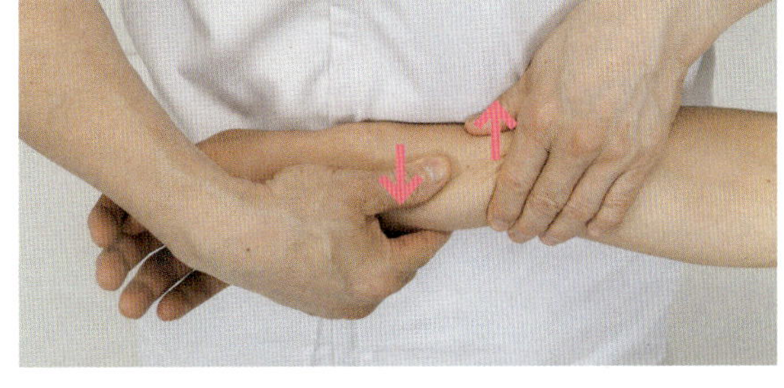

마사지하는 부위의 근육을 양손으로 크게 잡고, 타월을 쥐어짜듯이 주무르는 수기이다. 톱으로 나무를 자르듯이 양손을 앞뒤로 움직이면서 주무르는 것에서 이름이 유래되었다.

토막지식 어린이는 일반적으로 치료 시 동반되는 통증에 내성이 낮음을 염두해 두고 시술을 한다.

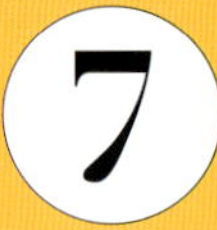

7 압박법

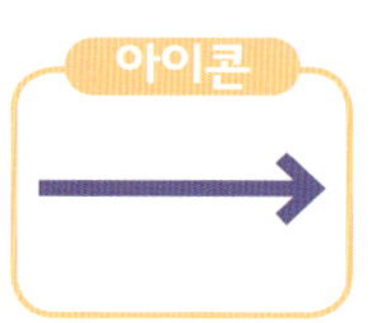

압박법은 엄지손가락과 손목부위에서 표층에 대하여 수직으로 압을 주는 수기로서 여러 수기 안에서 시술 면에 주는 압력에 가장 주의를 기울이지 않으면 안 된다. 근육의 크기에 맞춰서 여러 부위에서 압박해 간다.

정의

엄지손가락과 손바닥을 마사지하는 부위에 수직으로 놓고 압력을 더해주는 수기이다. 압력은 서서히 강하게 서서히 약하게(점증점감) 시술을 하는 것이 중요하다. 압박의 방법에는 몇 초간에 걸쳐 누르는 지속성 압박과 누르거나 느슨하게 하는 간헐적 압박이 있다.

목적과 효과

흔히 지압의 수기는 근육과 신경을 압박하는 것에 의해 통증을 진정시키고 경련을 없애는 효과를 기대할 수 있다. 이 외에도 근육의 결림을 풀어주는 효과는 물론 어느 일정 부위를 일정의 간격으로 지압하는 간헐적 압박의 경우 혈류와 림프액의 흐름을 좋게 하는 효과도 있다.

주요 수기

- 무지지압
- 수장지압
- 수근지압
- 사지(복)지압
- 이지압박
- 파악지압 등

주의사항

급하게 강하게 압력을 주거나 급하게 누르거나 반동을 주어 누르게 되면 통증을 느끼게 된다. 고령자의 경우는 골절을 입게 되는 경우도 있으므로 특히 신경을 써준다. 지압은 팔과 손가락의 힘이 아니라 체중을 실어 주면서 서서히 압을 주는 이미지로 시술한다.

▶ 무지압박

▶ **손바닥부위**(➡ P.237)

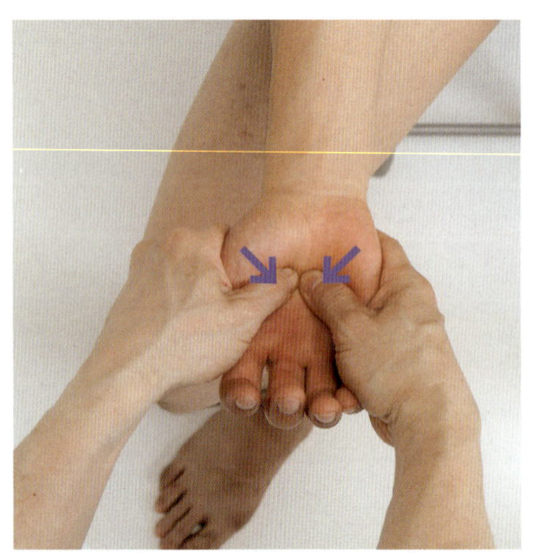

▶ **머리 앞뒤면**(➡ P.75)

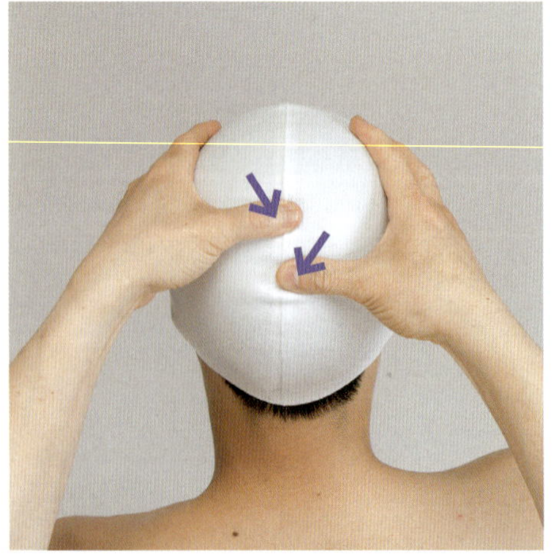

엄지손가락을 사용하여 압을 준다. 등허리를 시술할 경우에는 척주세움근(척주기립근)의 양쪽에 엄지손가락을 놓고, 양엄지손가락으로 동시에 압박한다. 결리고 굳은 근육을 풀어주는 것에 효과적이다.

토막지식 마사지 기술을 향상시키기 위해서 시술을 수없이 많이 해보는 것이 기술을 향상시키는 지름길이다.

수장압박

팔이음뼈 · 어깨뼈부위(➡ P.193)

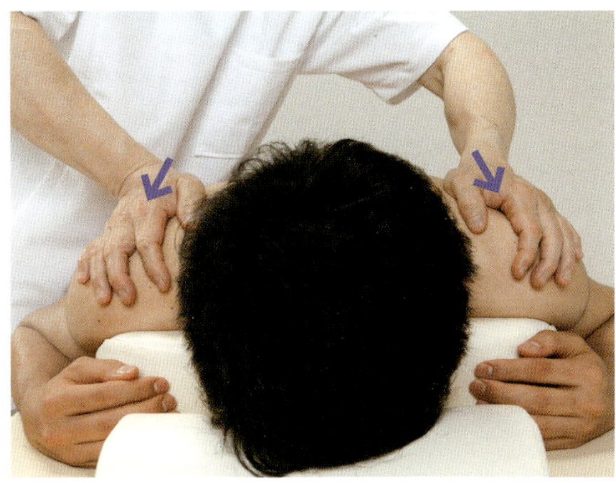

넙다리 앞부위(➡ P.270)

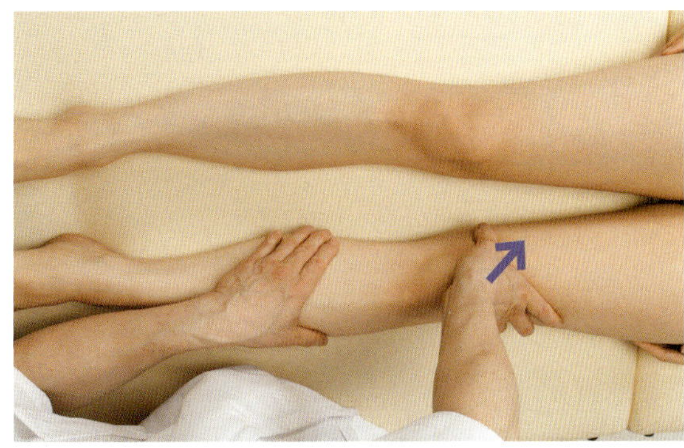

손바닥 전체를 마사지하는 부위에 놓고 균등하게 압을 주어 누르는 수기이다. 등허리 부위와 어깨뼈부위, 넙다리 앞면 등의 넓은 근육에 자극을 주고 싶은 경우에 사용하는 경우가 많다.

사지(복)압박

머리 옆면(➡ P.77)

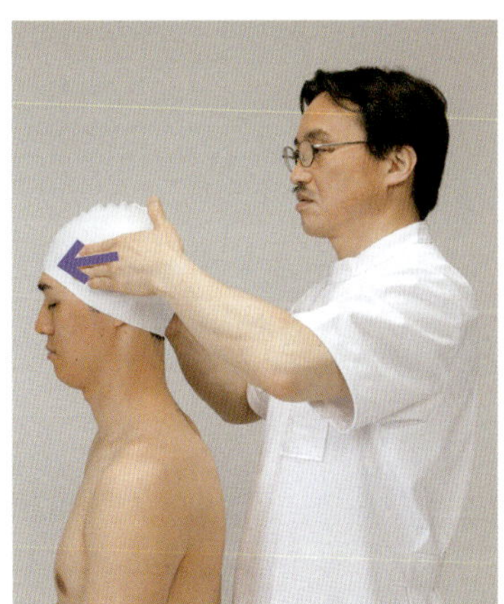

엄지손가락 이외의 집게손가락에서 새끼손가락까지 4개의 지복을 모아서 시술부분에 압을 준다. 사진과 같이 머리 옆면과 배부위, 넙다리부위, 어깨뼈 부위를 마사지할 때 사용한다.

이지압박

손가락(➡ P.240)

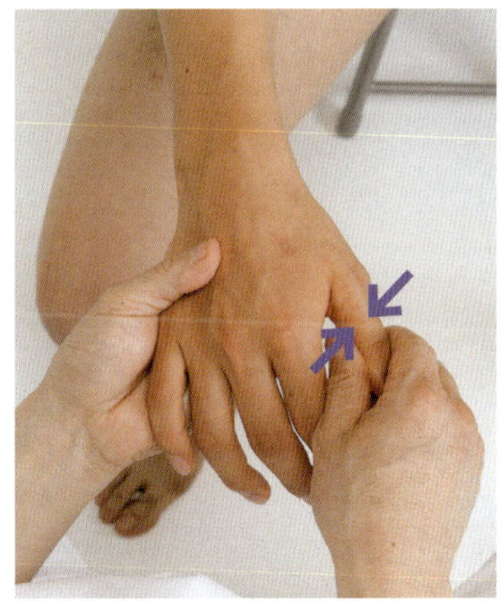

엄지손가락과 집게손가락 또는 엄지손가락과 집게손가락이다. 가운데손가락의 지복과 손끝으로 시술부를 잡고 압을 주는 수기이다. 손가락과 발가락, 발꿈치힘줄 등의 가는 부위를 시술할 때에 사용한다.

파악지압

아래팔 뒤면(➡ P.224)

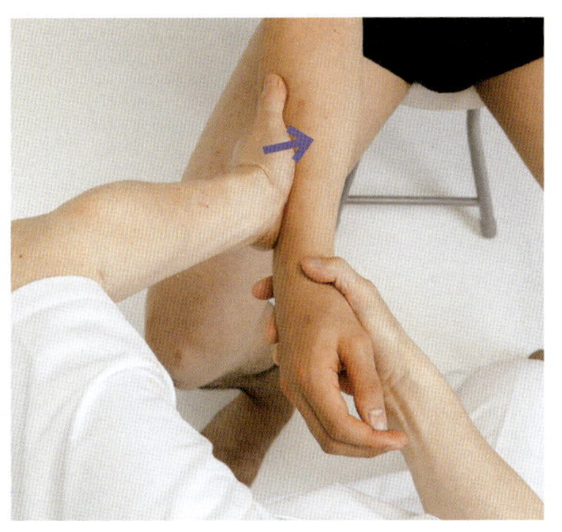

위팔 앞면(➡ P.196)

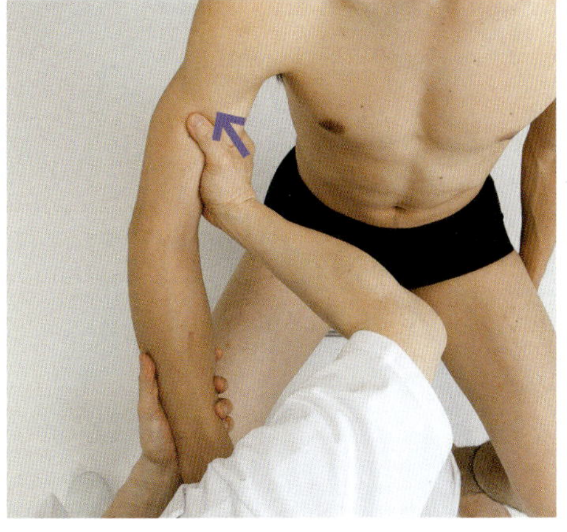

손바닥 전체로 넙다리와 어깨뼈, 위팔부위 등 비교적 큰 근육을 잡아 압을 주는 수기이다. 손끝에 힘을 넣지 않고, 크게 파악하는 것이 중요하다.

토막지식 시술을 하기 전 문진에서 치료에 필요한 모든 정보를 모아 놓는 것이 중요하다. 그러기 위해서 왜 그 정보가 필요한지를 환자에게 설명하는 것을 잊어서는 안 된다.

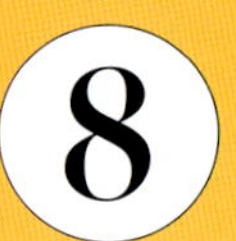

그 외의 수기

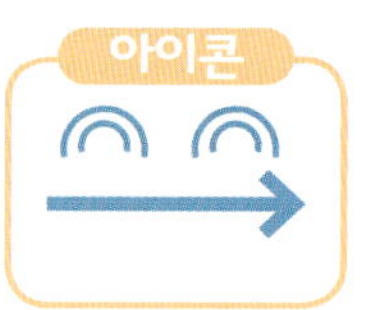

경찰법과 유날법 등 그 외에도 클리니컬 마사지의 수기에는 여러 가지가 있다. 천천히 압을 주는 것이 아니라 시술부를 리드미컬하게 두들기는 고타법 등 전신의 여러 부위에서 사용되는 수기이므로 기억해 놓자.

절타법

▶ 배부위 앞면(➡ P.147)

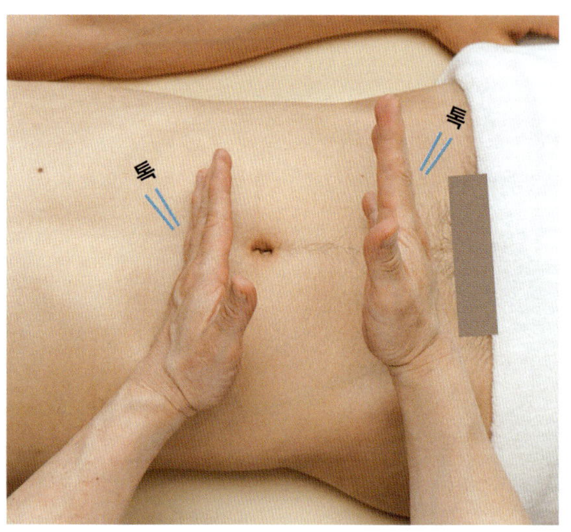

▶ 넓은등근부위(➡ P.177)

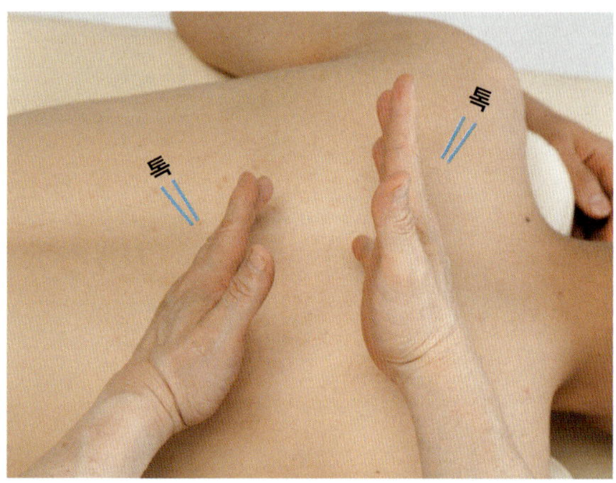

사진에서와 같이 각 손가락을 가볍게 벌려 좌우 손의 새끼손가락 쪽에서 교대로 리드미컬하게 시술부를 두드리는 수기이다. 손을 식칼처럼 하여 '톡톡'하고 일정한 템포로 두드리는 것이 보다 효과적이다.

박타법

▶ 배부위 앞면(➡ P.147)

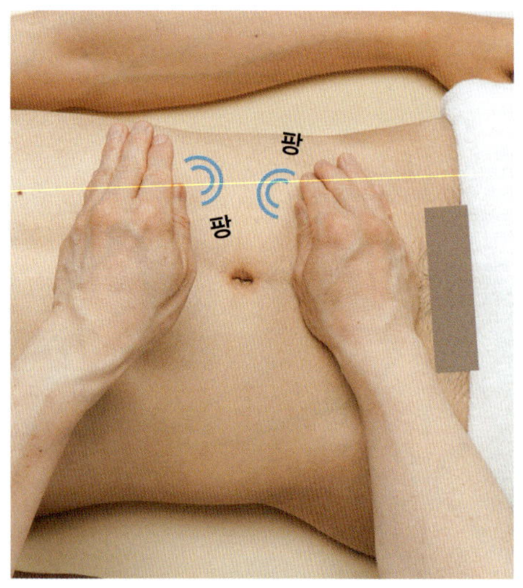

▶ 넓은등근부위(➡ P.177)

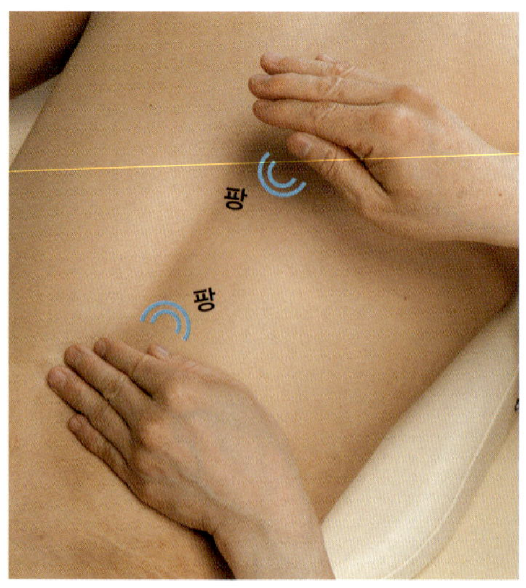

손을 사발과 같은 형태로 모아서 좌우의 손을 교대로 두드리는 수기이다. 등허리부위와 배부위의 시술 시 사용한다. 손목의 스냅을 이용하여 '팡팡' 소리를 내는 것이 포인트이다.

토막지식 치료와 관련된 다른 의료관계자와 연락을 주고 받는 것이 가능하다는 것을 환자에게 말하여 백업 체제를 정리하는 것도 중요하다.

고타법

▶ 목부위 뒤면(➡ P.75)

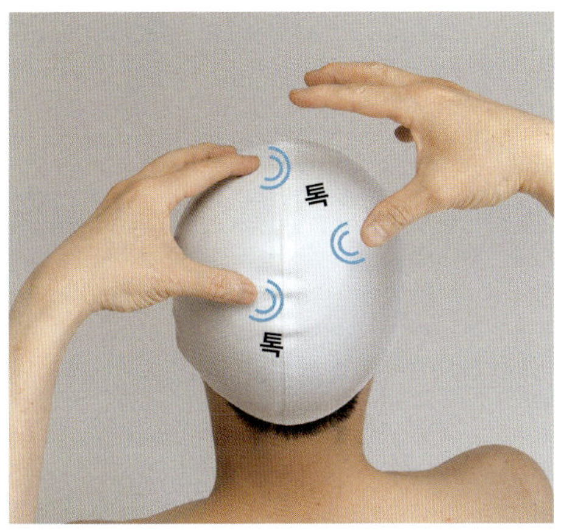

▶ 아래팔 뒤면(➡ P.225)

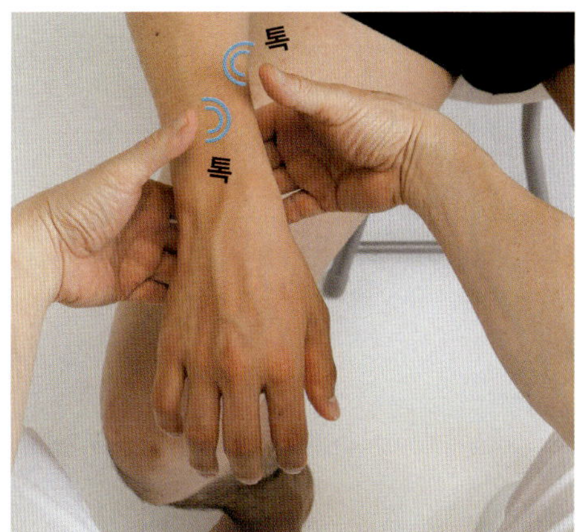

좌우의 새끼손가락 지복으로 '톡톡' 하고 리드미컬하게 시술부위를 두드리는 수기이다. 왼쪽 사진의 머리부위는 '지두고타법'으로 부르고, 오른쪽 사진의 아래팔부위는 양손으로 원을 만들어 두드리는 '환상고타법'이라 부른다.

신전법

▶ 머리부위 가쪽면(➡ P.77)

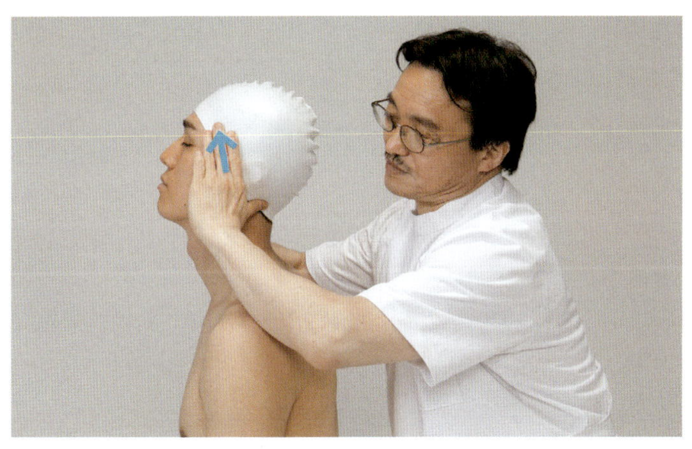

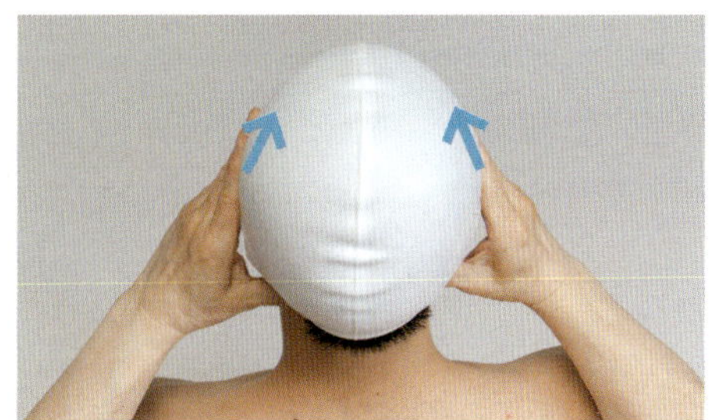

신전법은 스트레칭이라 불리며, 위팔과 다리, 목부위 등의 근육을 타동적으로 천천히 늘리는 수기이다. 해부학적인 관절의 가동범위를 충분하게 이해하면서 하는 것이 중요하다.

운동법

▶ 위팔부위 뒤면(➡ P.201)

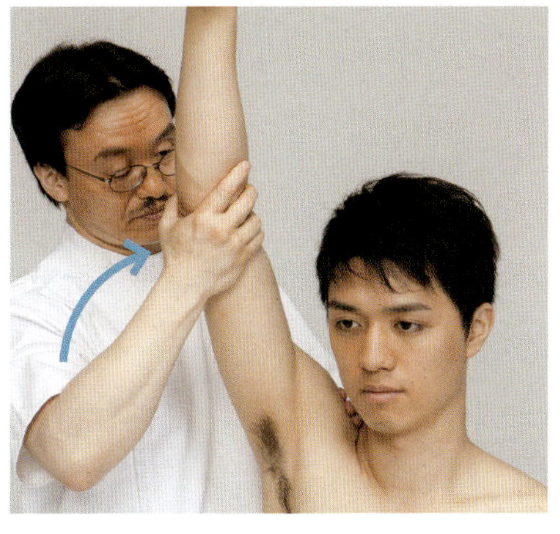

▶ 손등부위(➡ P.239)

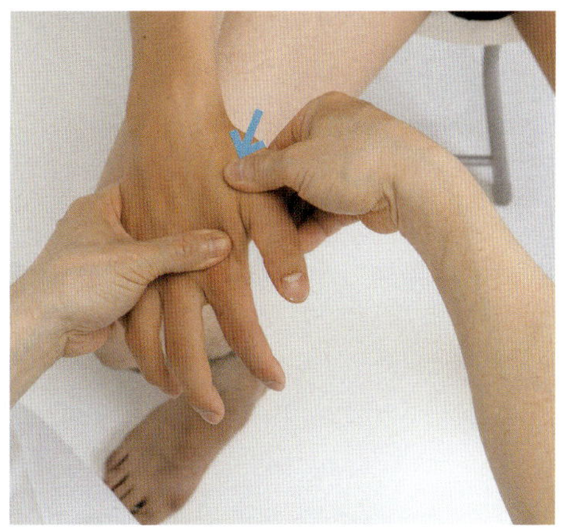

근육과 관절을 충분하게 이완시켜 부드럽게 움직이게 하는 수기이다. 여기서도 관절의 가동 범위를 확실하게 이해한 뒤 시술하지 않으면, 관절을 손상시킬 수 있으므로 주의가 필요하다.

토막지식 임산부의 시술은 세심한 주의가 필요하므로 가능한 한 담당의사에게 신체 상황 등을 묻고 나서 시술을 하도록 하자.

치료의 기본

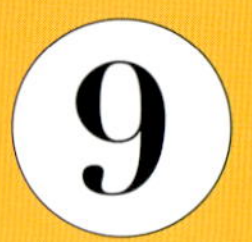

클리니컬 마사지의 효과와 금기증

클리니컬 마사지에서 시술을 하면 좋은 경우와 시술을 하지 않으면 안 되는 경우가 있다. 이런 마사지의 적응증과 금기증을 추가해서 마사지의 효과에 관해서 한 층 더 자세하게 설명하였다.

마사지의 효과와 적응증

클리니컬 마사지에서 적응증이라는 것은 어떤 질환과 증상일 때에 어떤 마사지가 효과적이다라는 개념이다. 금기증이라 불리는 것은 마사지를 해서는 안 되는 상황이며, 시술자에게는 이런 지식들이 필수적이다.

마사지는 여러 가지 효과가 실증되었다. 이 절에서는 이런 효과를 역학적 효과, 생리학적 효과, 심리학적 효과로 나누어 살펴본다.

첫 번째 역학적 효과로서 알아두어야 할 것은 림프액, 정맥혈, 폐에서 분비물, 부종에 정체된 액, 장의 내용물 등의 이동과 근육섬유, 근육, 힘줄, 피부 및 피하조직, 반흔조직, 유합 가동화(가동성의 향상) 등을 들 수 있다.

예를 들면 유날법은 근육과 피부의 유연성을 높이는 효과가 있고, 압박법은 근육과 신경의 흥분을 진정시키거나 장 내용물의 이동을 촉진시키는 작용이 있다.

두 번째는 생리학적 효과이며, 이것은 역학적 효과와 밀접한 관계이 있다. 압박법과 유날법에 의한 자극이 신경과 근육, 힘줄 등의 수용기를 자극하기 때문이다. 생리학적 효과로서는 혈액 및 림프의 순환 개선, 영양소의 순환 개선 등을 들 수 있다.

세 번째 효과는 심리적인 효과가 있다. 이것은 마사지를 받는 몸이 편안해지고, 정신적으로도 이완되는 것으로 스트레스 완화로 연결된다. 그러나 마사지에서는 제3자인 시술자가 몸을 만진다는 점으로 인해 심리적으로 악영향을 끼치는 경우도 있음을 기억해야 한다.

클리니컬 마사지의 적응 증례

❶ 국소 또는 전신의 이완의 촉진
❷ 진통
❸ 만성부종, 반흔조직(얕은층, 깊은층), 근육·힘줄·인대·관절의 장해
❹ 만성변비, 운동기능의 촉진, 변형의 예방

금기증

의료마사지에 있어서 금기증은 다음의 3단계로 구분된다.

하나는 절대적 금기로 마사지에 의한 시술을 절대적으로 시행하면 안 되는 상태이다. 다음으로 일반적 금기로 보통은 마사지를 시행하지 않는 상태를 말한다. 마지막으로는 경계적 금기로 마사지를 시행해도 좋지만 충분한 유의가 필요한 상태이다. 상기의 단계의 판단은 쉽지는 않지만 치료 전 예진과 문진으로 리스크에 관련된 정보를 확실하게 듣고, 주의 깊게 판단하는 것이 중요하다.

클리니컬 마시지의 일반적 금기

❶ 급성감염(증): 뼈(골수염), 관절(폐혈성 관절염), 피부(피부염), 근육(근육염), 피하조직(결합직염)
❷ 피하질환(감염)
❸ 시술 부위의 부종
❹ 시술 부위의 감각 과민
❺ 모래, 유리 등의 이물질의 혼입
❻ 혈관질환(혈전성 정맥염)
❼ 정맥혹, 혈우병, 확실한 종기 등

토막지식 뒤통수부위(후두부)에는 수많은 근육이 겹쳐 있으므로, 여러 가지 근육을 식별하여 압통점을 개별로 발견하는 것은 어렵다.

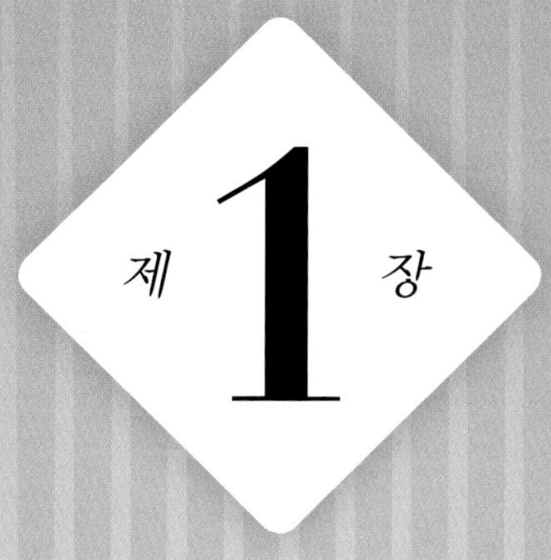

머리부위 근육과 마사지

머리부위의 마사지는 앞이마(전두부), 뒤통수(후두부), 관자(측두부)부위의 세 곳과 얼굴부위를 마사지한다. 얼굴부위는 피부가 얇으므로 누를 때 압력에 주의한다.

제 1 장

근육의 특징과 뼈 이름

머리 부위

▶ 머리부위 근육의 특징

머리부위의 근육은 웃는 얼굴과 슬픈 얼굴 등 여러 가지 표정을 만드는 표정근(안면근)과 씹기운동(저작운동)에 관여하는 씹기근육(저작근)의 두 가지로 크게 나눌 수 있다.

얼굴근육(안면근)은 얼굴, 머리의 피부 아래 깊은층에 있는 얇고 작은 근육이다. 전신의 뼈대근육(골격근)의 대부분은 뼈에 붙어 있어 관절을 움직이지만, 표정근육은 얼굴 피부에 부착되어 있으므로 피부근육이라 불린다. 근육이 수축하면 피부를 잡아 당겨 눈썹이 올라가거나, 이마에 가로 주름이 생기고, 입꼬리(구각)가 올라가거나 내려가게 되어 얼굴의 여러 가지 표정을 만든다.

웃는 얼굴을 만들 때 작용하는 근육에는 볼근(협근 ➡ P.83), 큰광대근(대협골근 ➡ P.84), 입꼬리당김근(소근 ➡ P.86), 입꼬리올림근(구각거근 ➡ P.88) 등이 있고, 많은 근육이 동시에 움직임으로써 웃는 얼굴과 슬픈 얼굴 등의 섬세하고 복잡한 움직임이 가능하다.

머리부위의 부위명 〈앞면〉

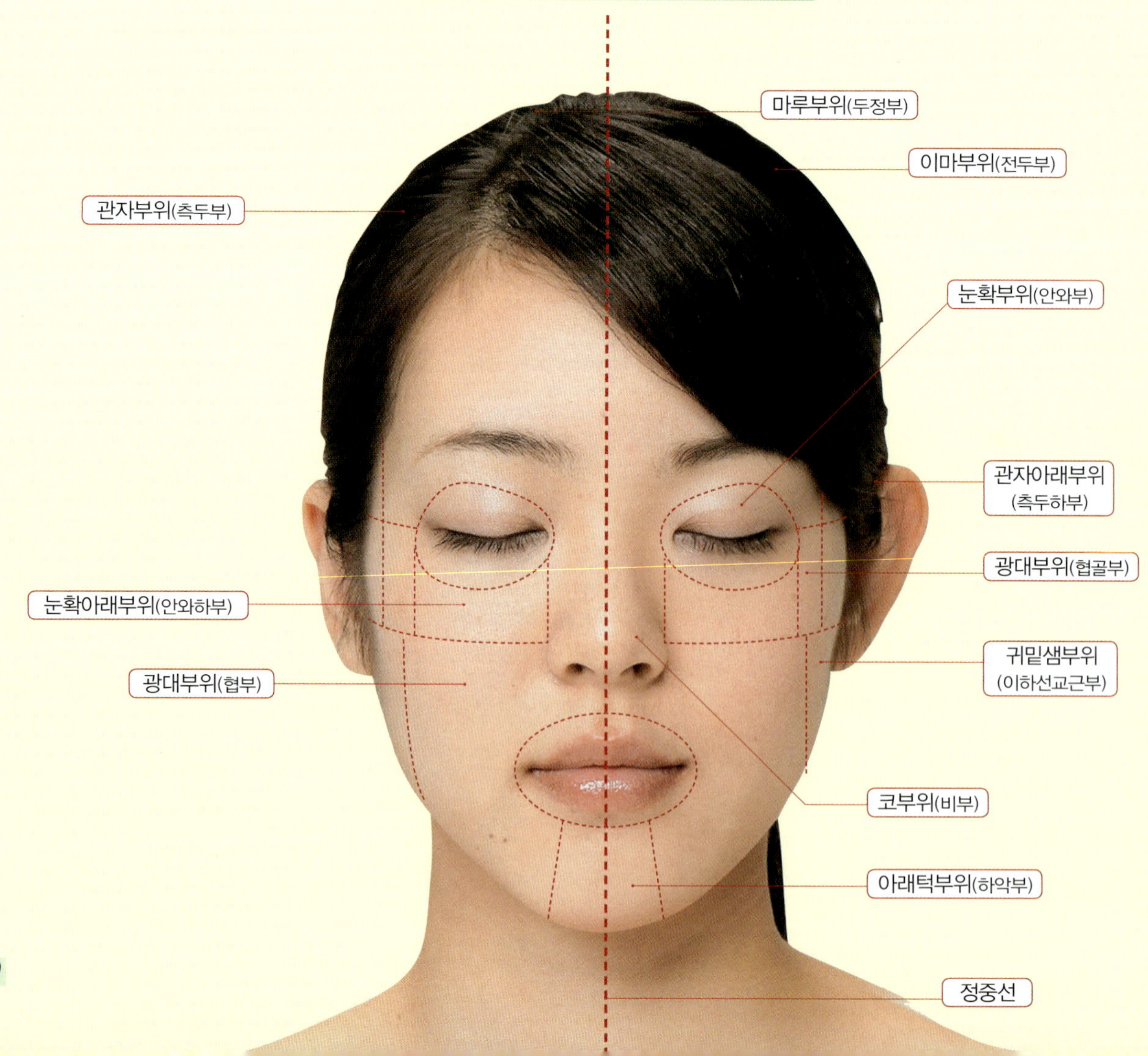

▶ 표정근

표정근은 복잡한 표정을 만들어 내기 위해 몇 개의 세밀한 근육으로 모여 있으며, 머리(머리덮개뼈나 관자부위)에 있는 근육, 눈 주위의 근육, 코 주위의 근육, 입 주위의 근육 등으로 크게 나눌 수 있다.

눈, 입 주위에는 눈둘레근(안륜근 ➡P.78), 입둘레근(구륜근 ➡P.82)은 띠 모양의 근육으로 되어 있어 눈을 감거나 입을 닫는 작용을 한다.

근육의 미세한 움직임에 따라 재빠르게 눈을 깜빡이거나 눈을 가늘게 뜨는 행위, 입을 오므리거나 내미는 움직임도 할 수 있다. 코 주위의 근육(➡P.81)은 인간에게는 많이 발달되어 있지 않으며 코안을 조금 넓힐 수 있을 정도의 기능만을 가지고 있다.

▶ 씹기근육

머리부위 뼈대 안에서 유일한 관절로 있는 턱관절(악관절)은 주로 씹기근육(저작근)을 움직인다.

씹기근육은 표정근과 다르게 얼굴의 심부에 있고, 아래턱뼈(하악골)를 상하 좌우로 움직여 음식물을 잘게 갈아내는 저작운동을 한다.

저작근은 깨물근(교근 ➡P.91), 관자근(측두근 ➡P.73), 안쪽날개근(내측익돌근), 가쪽날개근(외측익돌근)으로 구성되어 있으며, 모두 아래턱신경(하악신경)에 의해 지배되고 아래턱뼈에 닿는다.

관자근, 깨물근, 안쪽 날개근은 입닫는근(폐구근)으로 근육이 수축하면 아래턱이 당겨 올라가 입이 닫혀진다. 가쪽날개근이 수축하면 아래턱뼈의 관절머리(관절두)를 앞쪽으로 당기는 작용을 하여, 아래턱이 앞쪽으로 나온다. 입을 벌릴 때는 목뿔근군(설골근군)이 작용을 한다.

머리부위의 뼈대 〈옆면〉

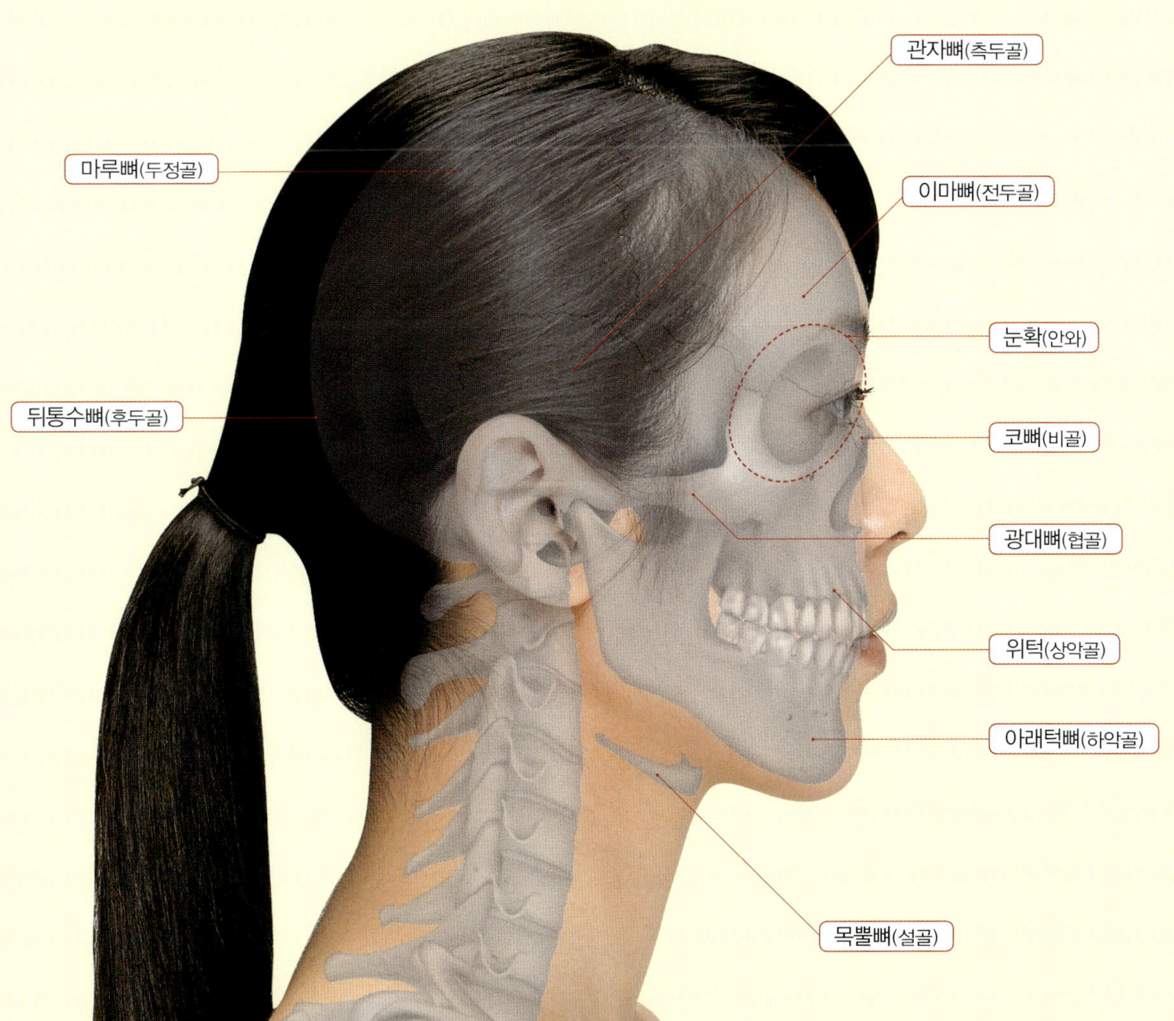

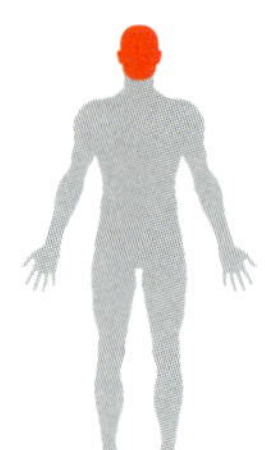

이마근/뒤통수근

이마근(전두근)《fronatalis》 뒤통수근(후두근)《occipitalis》

【근육군】 표정근〈머리덮개근(두개표근)〉 **【지배신경】** 얼굴신경(안면신경)

DVD 1-1
마사지 ➡P74

닿는곳 [뒤통수근(후두근)] 머리덮개널힘줄(모상건막)

이는곳 [이마근(전두근)] 머리덮개널힘줄(모상건막)

닿는곳 [이마근(전두근)] 이마부위 피부

이는곳 [뒤통수근(후두근)] 뒤통수부위 피부

근육의 특징

이마근(전두근)은 머리뼈를 덮는 머리덮개근의 하나로 뒤통수이마근의 앞힘살(전복)에 해당된다. 폭넓은 평편한 근육으로 이마 부분을 넓게 덮고 있다. 주된 작용은 눈썹 주위의 피부를 당겨 올려 이마에 가로주름을 형성하는 것이다. 눈을 부릅떠 놀란 표정을 만드는 데 빠질 수 없는 근육이다. 이마근의 긴장이 계속되면 머리덮개 전체가 단단히 조여지는 느낌을 받는다.

뒤통수근(후두근)은 뒤통수이마근의 뒤힘살(후복)에 있다. 이마부위에 있는 이마근과 머리 앞에서 뒤쪽에 걸쳐져 덮고 있는 머리덮개널힘줄(모상건막)을 중심으로 힘줄로 연결된다. 이마근의 수축에도 관여하고 있으며 두피를 뒤로 당겨 눈썹을 올리거나 찌푸리게 하는 기능이 있다.

이마부위의 마사지는 이마근을 의식하면서 이마부위에서 머리덮개널힘줄까지 양수장경찰(➡P.60), 무지윤상유날(➡P.63) 등으로 시술해 간다.

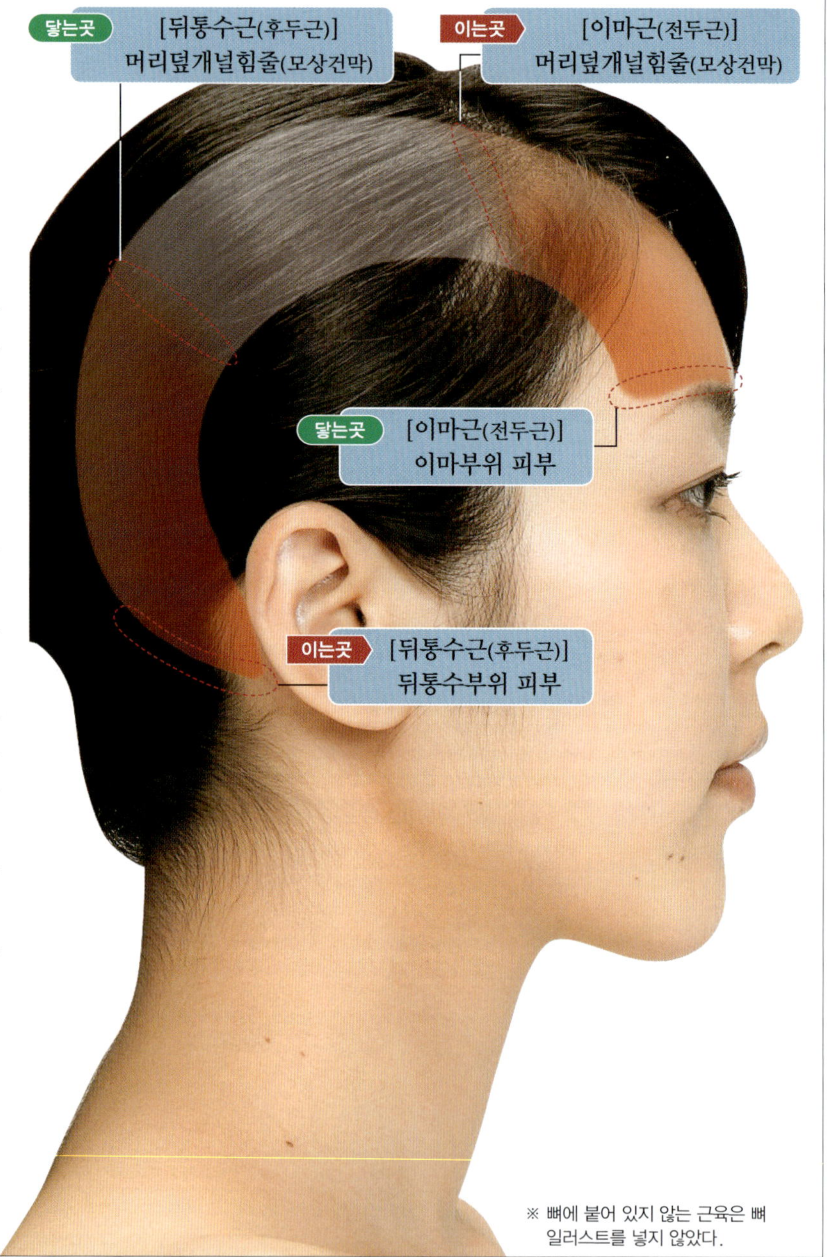

※ 뼈에 붙어 있지 않는 근육은 뼈 일러스트를 넣지 않았다.

근육의 기능

이마근: ● 머리덮개널힘줄과 이마의 피부를 뒤쪽으로 당긴다.
뒤통수근: ● 머리덮개널힘줄을 뒤쪽으로 당겨 이마의 피부를 평편하게 한다.

일상동작

이마근: ● 눈썹을 당겨 올린다.
● 이마에 주름을 만든다.
● 놀랄 때의 표정을 만든다
뒤통수근: ● 두피를 뒤쪽으로 움직인다.
● 눈썹을 당겨 올린다.
● 이마에 주름을 만든다.

관련통

이마근: 이마부위에 출현하는 국소적 통증
뒤통수근: 이마부위와 관자부위에 출현하는 통증

+정보 이마근과 뒤통수근을 하나의 근육이라고 생각하는 사람도 있고, 따로 따로 나뉘어져 있는 근육이라고 생각하는 사람도 있다.

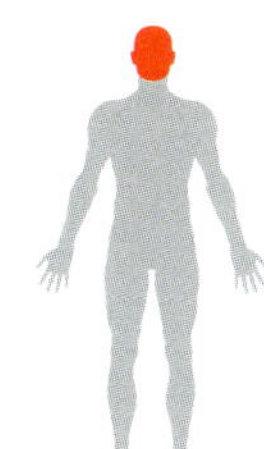

관자근

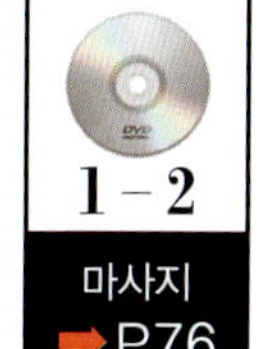

관자근(측두근) 《*temporalis*》

【근육군】 씹기근육(저작근) **【지배신경】** 아래턱신경(하악신경)

▶ 근육의 특징

관자놀이와 귀의 앞부분 등 머리뼈(두개골)의 옆면을 덮는 평편한 근육으로 가리비조개와 닮은 형태를 하고 있다. 음식물을 씹을 때의 힘을 발생시키는 씹기근육(저작근)의 하나로 깨물근(교근 ➡P.91)과 함께 아래턱(하악)을 닫는 움직임에 관여한다. 관자뼈(측두골), 관자면(측두면)과 관자근막속면(측두근막내면)이라는 넓은 범위에서 시작하여 광대활(협골궁)의 하부에 근육섬유가 집중되고, 아래턱뼈(하악골)의 근육돌기에 닿는다.

치아를 꽉 깨물면 관자 부근에 관자근(측두근)이 솟아오르는 것을 확인할 수 있다. 깨물근과 목빗근(흉쇄유돌근 ➡P.103)과의 관계가 깊고, 관자근의 통증유발점(trigger point)은 근육의 구축을 초래하는 원인이 된다.

마사지를 할 때는 양손을 동시에 사용함으로써 시술자는 피시술자의 목에 여분의 힘이 들어가지 않도록 머리를 확실하게 고정하는 것이 중요하다.

마루뼈(두정골)

이는곳 관자우묵(측두와), 관자뼈비늘(측두린)의 바깥면

이마뼈(전두골)

광대뼈(협골)

후두골(뒤통수뼈)

관자뼈(측두골)

위턱뼈(상악골)

아래턱뼈(하악골)

닿는곳 아래턱뼈(하악골)의 근육돌기

※ 관자근은 깨물근(➡P.91)과 같은 씹기근육(저작근)이지만, 마사지의 관점에서 머리부위의 근육으로 취급한다.

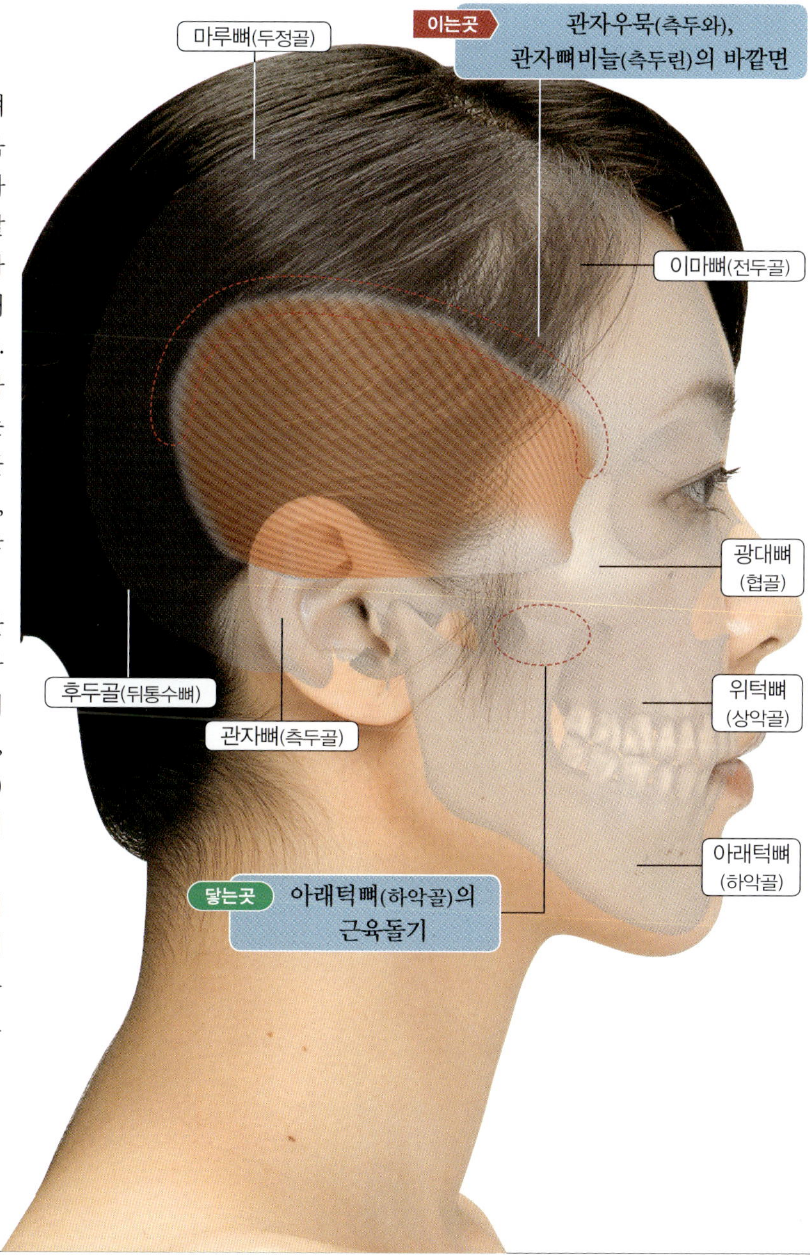

근육의 기능

- 아래턱뼈를 올리고(거상) 뒤쪽으로 당긴다.

일상동작

- 음식물을 씹는다.
- 어금니를 깨문다.

관련통

이마부위와 관자부위 외 위치아, 눈썹, 관자놀이 주변 등에 통증을 초래한다. 지각 과민과 위치아 잇몸질환(상치경)의 원인이 된다.

✚ **정보** 관자근은 이완 상태에서 대부분 식별할 수 없지만 딱딱해지면 식별할 수 있다.

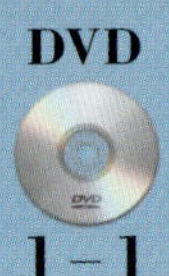

DVD 1-1

머리부위(앞뒤면)의 마사지

《시술 준비》

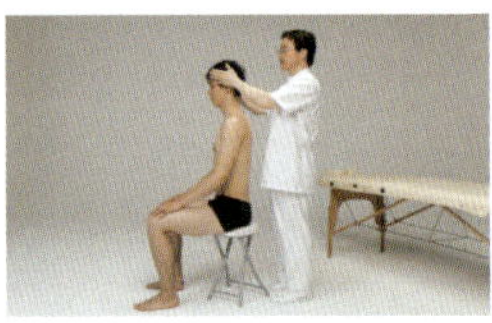

- 피시술자는 둥근 의자에 앉는다.
- 피시술자의 머리부위는 머리카락이 흐트러져 시술에 방해가 되지 않도록 수영모자를 씌운다. 타월을 사용할 경우 주름이 생기지 않도록 두피에 밀착시켜 목덜미 부분에서 확실하게 묶어 준다.
- 시술자는 피시술자의 뒤쪽에 서서 시술자의 옷이 접촉되지 않도록 한다.

마사지 시간

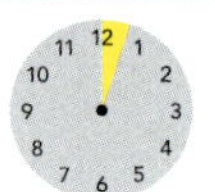

약 3 분

1 동시성 양수장경찰

양손의 손바닥을 모아 손끝을 앞쪽으로 향하여 이마부위(전두부)에 가볍게 놓고, 머리부위의 정중앙을 사이에 두고 마루부위(두정부)에서 뒤통수부위(후두부), 목덜미까지 정성껏 경찰한다.

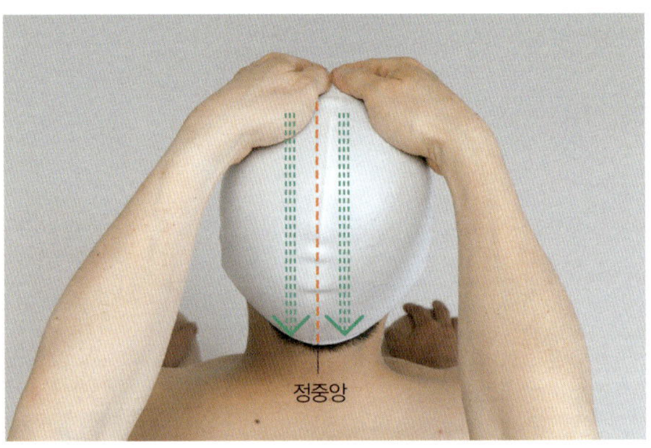

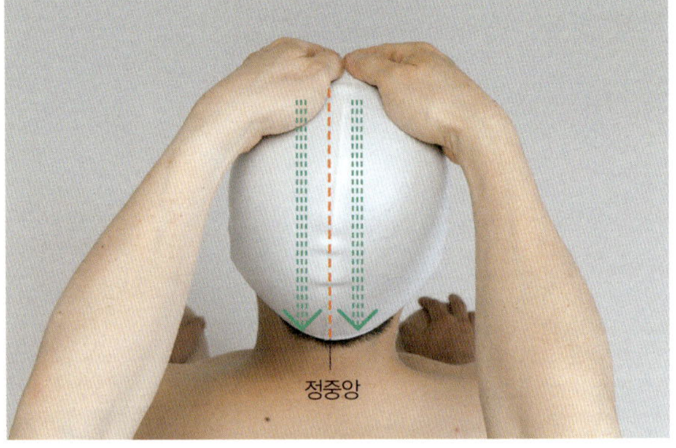

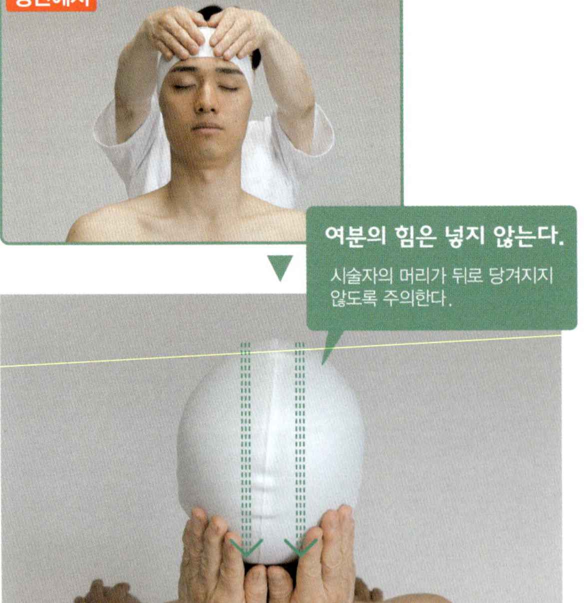

여분의 힘은 넣지 않는다.

시술자의 머리가 뒤로 당겨지지 않도록 주의한다.

2 무지윤상유날

한 손으로 피시술자의 머리부위를 받치고, 다른 한 손의 엄지손가락으로 머리의 정중앙을 이마부위(머리가 나는 곳)에서 뒤통수부위까지 원을 그리듯이 유날한다.

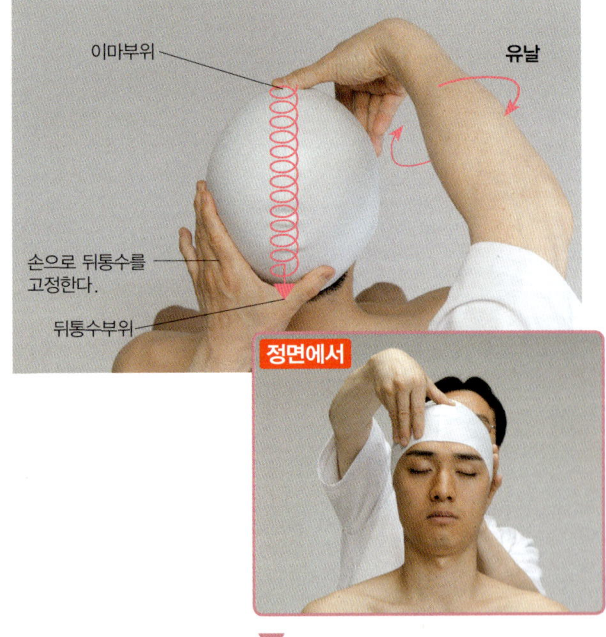

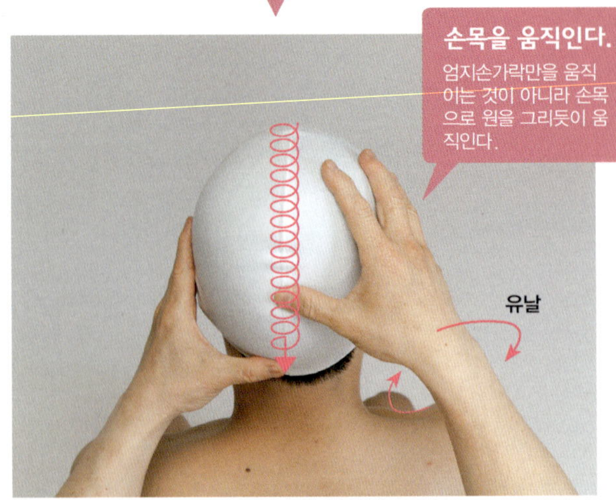

손목을 움직인다.

엄지손가락만을 움직이는 것이 아니라 손목으로 원을 그리듯이 움직인다.

+정보 이마근(전두근 ➡ P. 72)의 긴장은 두통을 일으키는 원인 중의 하나인 경우가 많기 때문에 마사지로 두통을 경감시킬 수 있다.

개요

머리부위의 시술은 이마부위에서 마루부위를 지나 뒤통수부위까지, 앞뒤면과 이마부위에서 관자부위를 지나 뒤통수부위까지, 옆면으로 나눠서 시행한다. 앞뒤면의 시술은 **이마근 · 뒤통수근**(전 · 후두근)을 의식하면서 이마근의 이는곳인 앞이마부위에서 머리덮개널힘줄을 지나 뒤통수근이 부착되는 뒤통수뼈까지 **정중앙**을 사이에 두고 시행한다. 양손을 동시에 사용할 때에는 머리부위가 고정되지 않으면 불안정하기 때문에 잘 고정하여 피시술자의 목에 여분의 힘이 들어가지 않도록 배려해 준다.

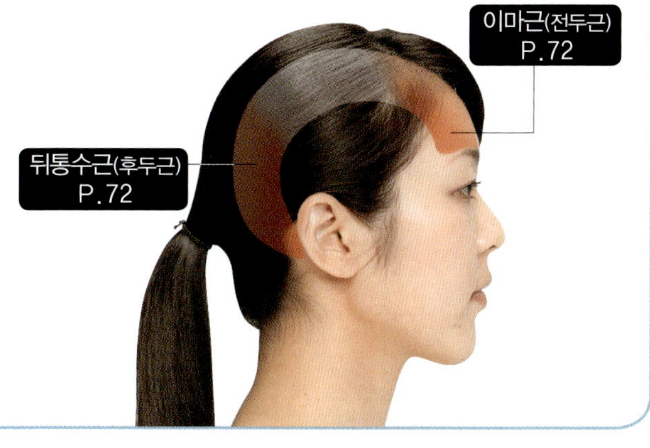

3 수근윤상유날

순서 2와 같은 식으로 머리부위를 고정하고 손목(수근)을 사용하여 마루부위를 원을 그리듯이 유날한다.

피부를 의식한다.

머리부위의 피부를 움직이도록 유날한다.

4 교대성 양무지압박

머리부위의 정중앙을 이마부위에서 뒤통수부위에 걸쳐서 좌우의 엄지손가락(지복)으로 교대로 압박한다.

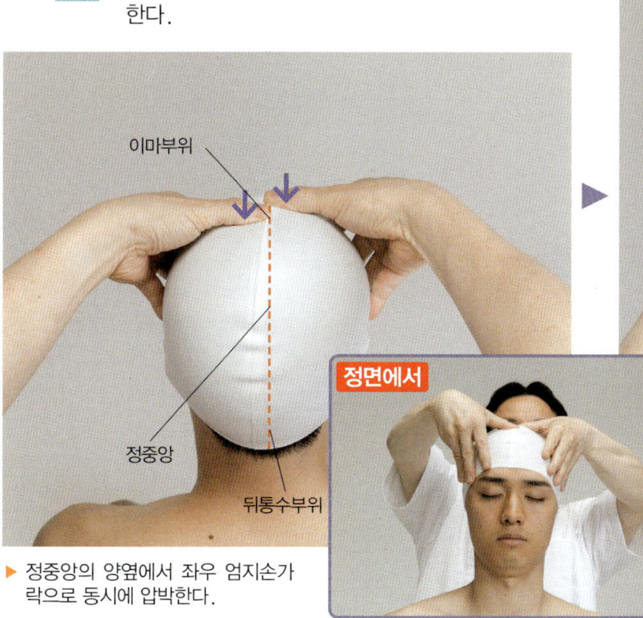

▶ 정중앙의 양옆에서 좌우 엄지손가락으로 동시에 압박한다.

좌우의 엄지손가락으로 정중앙을 사이에 두고 압박해 간다.

리드미컬하게 시행한다.

걷는 듯한 속도로 템포 좋게 시행한다. 압박 방향은 항상 머리부위의 정중앙을 향한다.

5 지두고타

머리 전체를 양손의 손가락(지두)을 사용하여 리드미컬하게 교대로 고타(두드리기)한다. 통증을 일으키지 않도록 힘을 넣고 빼는 것에 주의한다.

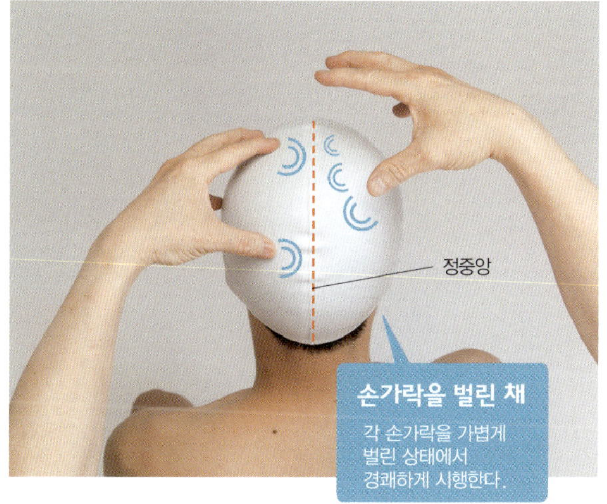

손가락을 벌린 채

각 손가락을 가볍게 벌린 상태에서 경쾌하게 시행한다.

DVD 1-2

머리부위(가쪽면)의 마사지

《시술 준비》

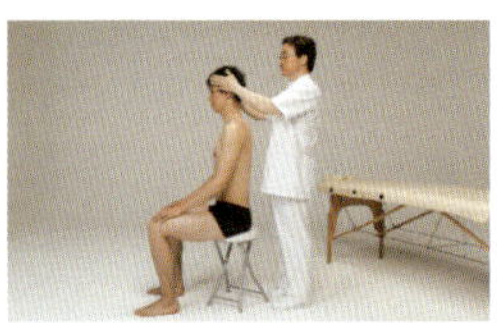

- 피시술자는 둥근 의자에 앉는다.
- 피시술자의 머리부위는 머리카락이 흐트러져 시술에 방해가 되지 않도록 수영모자를 씌운다. 타월을 사용할 경우 주름이 생기지 않도록 두피에 밀착시켜 목덜미 부분에서 확실하게 묶어 준다.
- 시술자는 피시술자의 뒤쪽에 서서 시술자의 옷이 접촉되지 않도록 한다.

마사지 시간

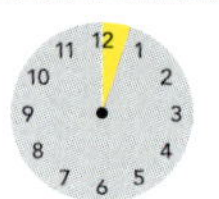

약 3 분

1 양수장경찰

좌우의 손가락이 마주한 상태에서 양손의 손바닥을 이마부위에 가볍게 놓는다. 손의 방향은 바꾸지 않고 관자부위에서 뒤통수부위까지 경찰한다.

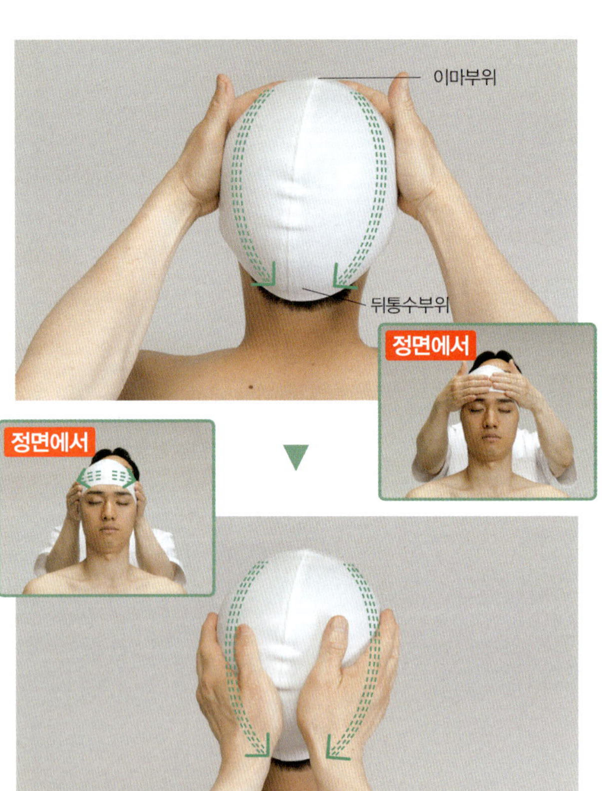

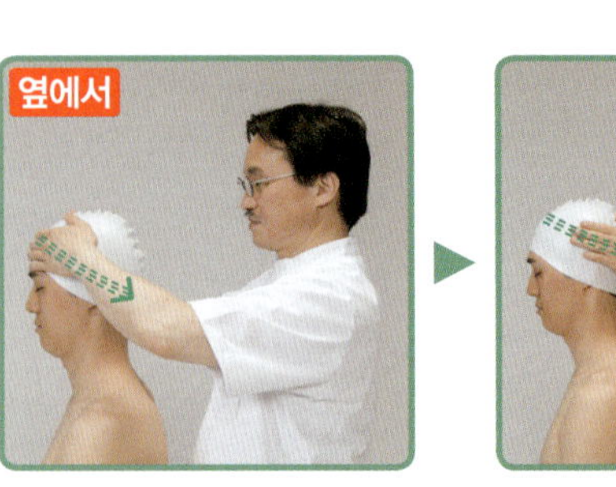

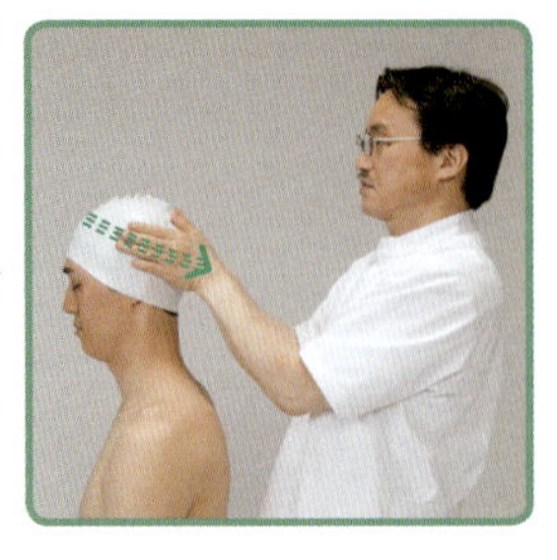

2 사지복윤상유날

한 손으로 머리부위를 고정하고, 다른 한 손으로 이마부위에서 뒤통수부위까지 4개의 손가락(사지복)을 사용하여 원을 그리듯이 유날한다. 사진은 머리부위 왼쪽면의 시술이다.

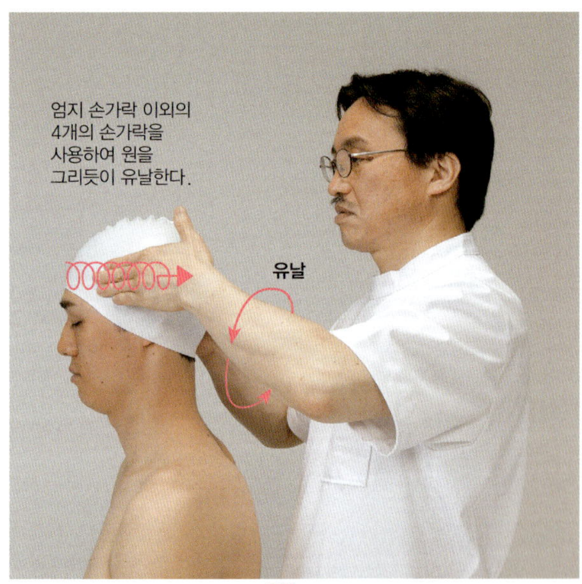

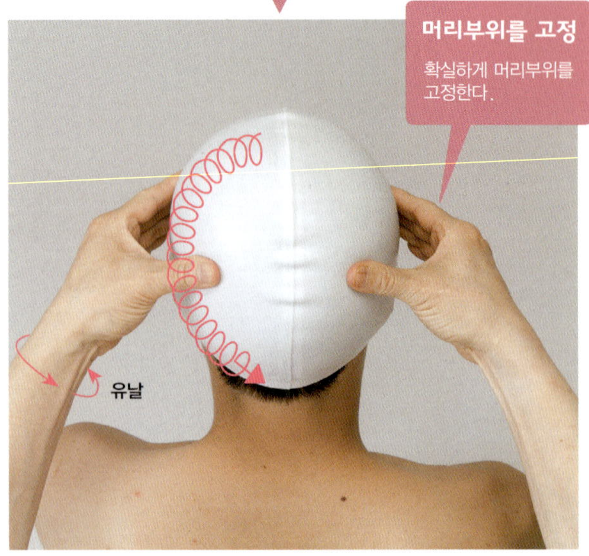

+정보 관자근(측두근 ➡ P.73)의 아래쪽 부착부위는 아래턱뼈(하악골)이므로 입을 크게 벌리면 촉진할 수 있다.

개요

머리부위 옆면의 시술은 **관자근** 힘살을 의식하면서 이마부위에서 관자부위, 뒤통수부위를 향하여 **수평**으로 손을 이동한다. 수기를 시행하지 않는 손은 피시술자의 머리부위를 확실하게 **고정**하여 좌우 앞뒤로 머리부위가 기울어지지 않도록 한다. 하지만 압력을 너무 주게 되면 피시술자에게 부담이 가므로 주의를 한다. 또한 시술 중 귀에 손가락이 닿게 되면 피시술자에게 불쾌감을 줄 수 있으므로 주의한다.

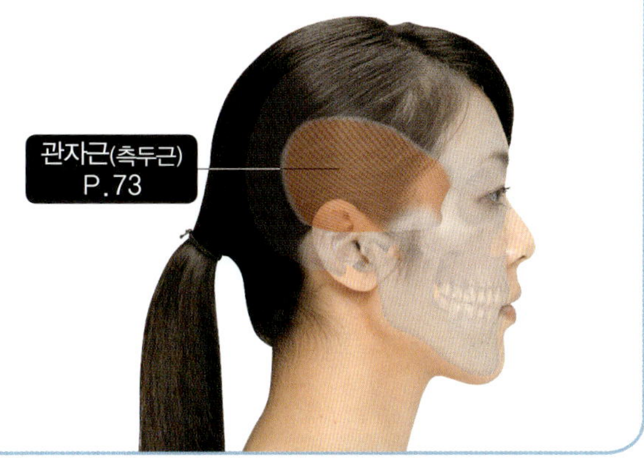

3 수근윤상유날

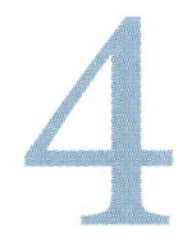

순서 2와 같은 경로를 손목을 사용하여 유날한다. 수기를 시행하지 않는 손(사진에서는 오른손)으로 확실하게 머리부위를 고정한다.

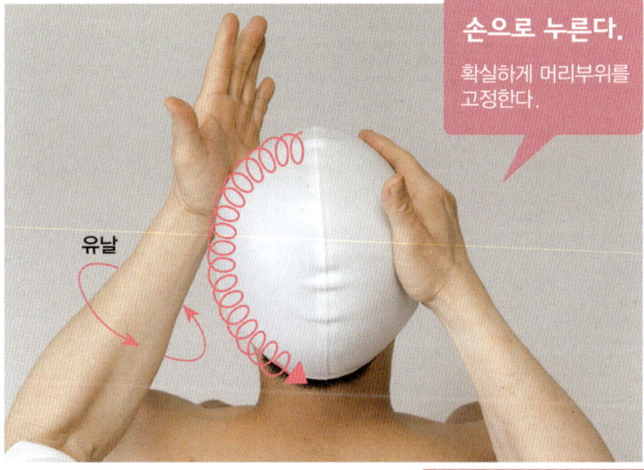

서서히 움직인다.
시술 위치에 따라 고정하는 손을 움직인다.
유날

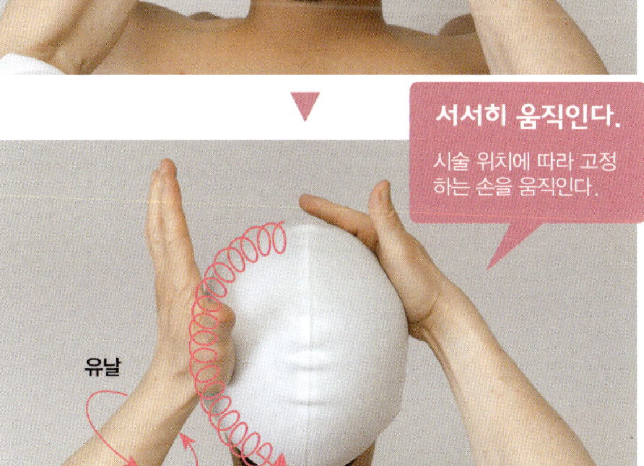

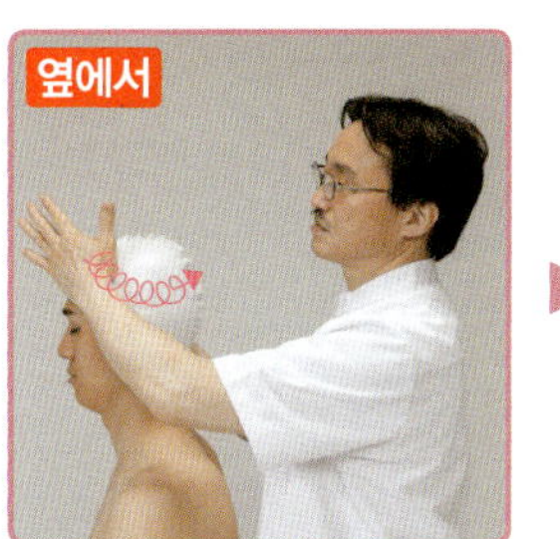

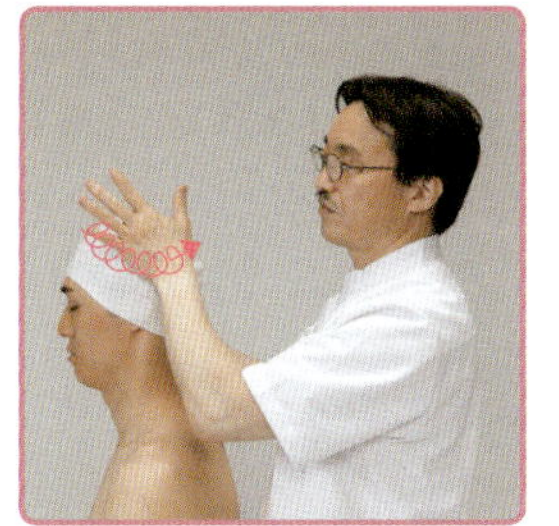

4 사지복압박

순서 2와 같은 경로를 한 쪽 손의 4개의 손가락으로 이마부위에서 관자부위, 뒤통수부위까지 부드럽게 압박한다.

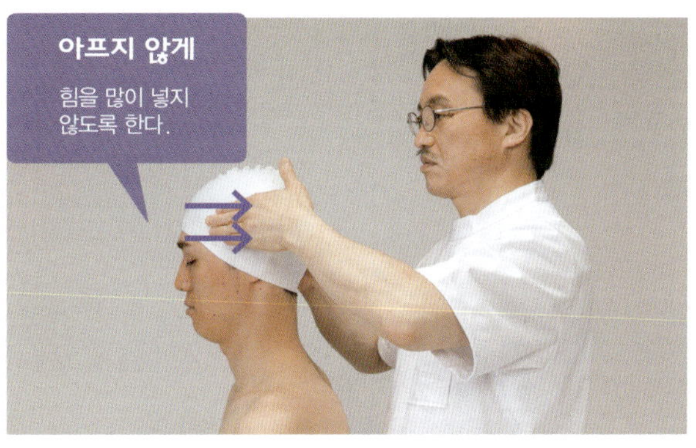

5 목뼈의 폄

양쪽의 엄지손가락을 위목덜미선(상항선) 뒤통수뼈아래모서리 부근에 있는 등세모근의 가쪽모서리에 놓고, 남은 4개의 손가락을 관자부위에 놓는다. 머리부위를 뒤쪽으로 기울여 아래에서 천정으로 향하게 들어 올리듯이 목뼈를 늘려준다.

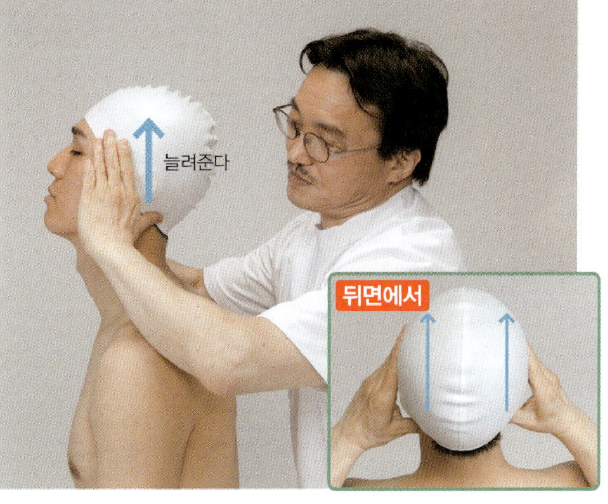

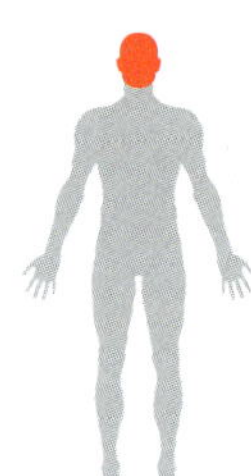

눈둘레근

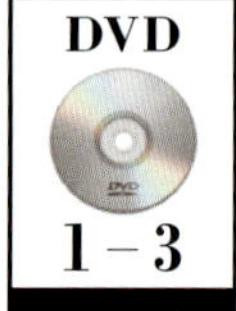

마사지
➡P94

눈둘레근(안륜근) 《*orbicularis oculi*》

【근육군】 표정근〈눈꺼풀틈새(안검렬) 주위의 근육)〉 **【지배신경】** 얼굴신경(안면신경)

근육의 특징

눈 주위를 둥근 모양으로 지나는 근육이다. 눈썹주름근(추미근 ➡P.79) 등과 같은 표정근의 하나이다. 눈알이 들어가는 머리뼈 홈의 가장 바깥쪽을 감싸는 눈확부위, 눈꺼풀의 주위를 덮는 눈꺼풀부위(안검부), 코쪽 끝에 있는 눈물주머니부위(누낭부)의 세 부분으로 나뉜다.

눈확부위의 근육은 위아래의 눈꺼풀을 끌어당김으로써 눈을 감거나 가늘게 뜨는 움직임에 작용한다. 눈꺼풀부위의 근육은 눈을 깜빡이거나 수면 시 눈꺼풀을 자연스럽게 감을 때 작용한다. 눈둘레근의 옆 부위가 작용을 하면 눈가에 미소를 지을 때의 표정을 만들지만, 이 근육의 수축이 계속되면 귀 끝(눈꼬리)에 주름을 형성하는 요인이 된다.

또한 눈꺼풀부위는 감각기관이 모여 있는 매우 섬세한 부위이므로, 마사지를 할 때 눈알에 직접 압을 주지 않도록 주의한다.

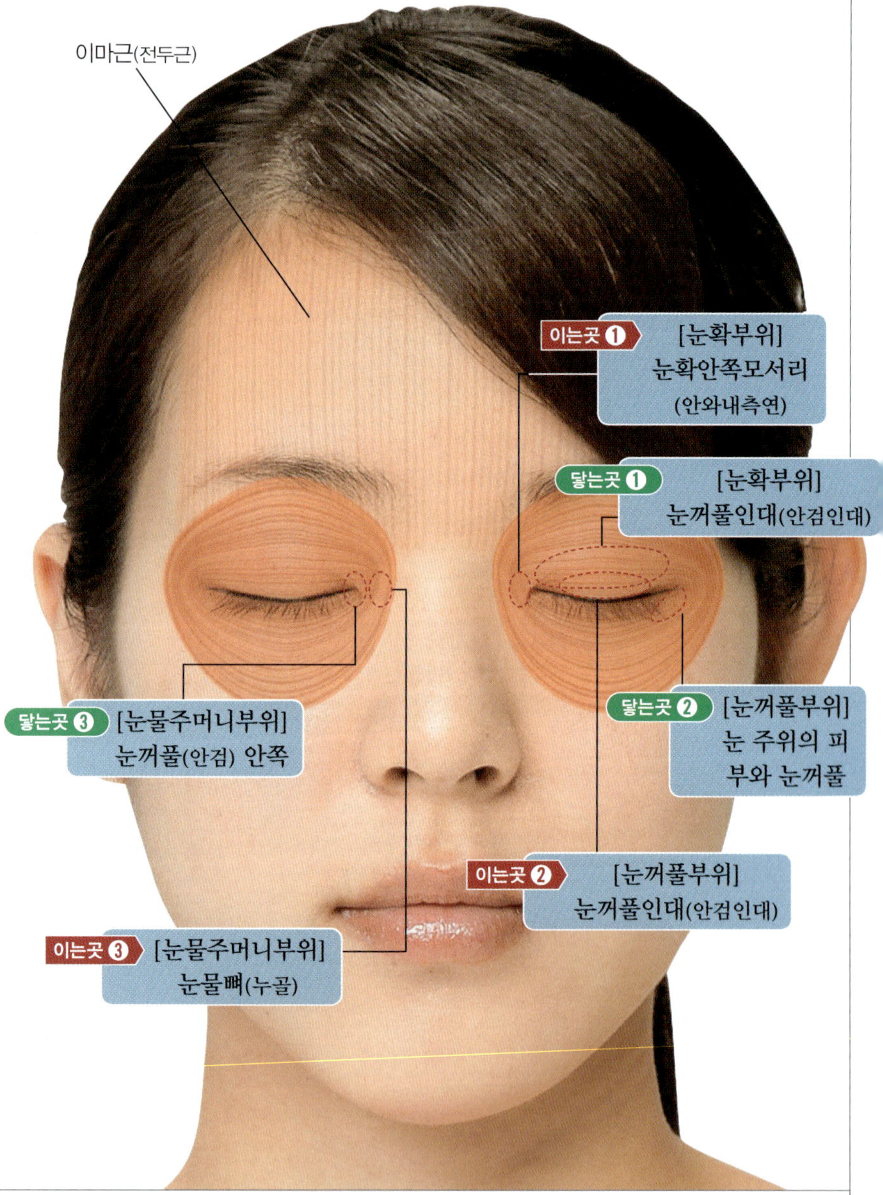

이마근(전두근)

이는곳 ❶ [눈확부위] 눈확안쪽모서리(안와내측연)

닿는곳 ❶ [눈확부위] 눈꺼풀인대(안검인대)

닿는곳 ❸ [눈물주머니부위] 눈꺼풀(안검) 안쪽

닿는곳 ❷ [눈꺼풀부위] 눈 주위의 피부와 눈꺼풀

이는곳 ❷ [눈꺼풀부위] 눈꺼풀인대(안검인대)

이는곳 ❸ [눈물주머니부위] 눈물뼈(누골)

근육의 기능

- 눈꺼풀을 강하게 닫는다.
- 눈꺼풀틈새를 닫는다.
- 눈물주머니(누낭)의 수축과 눈물세관(누소관)의 압박

일상동작

- 가볍게 눈꺼풀을 닫는다.
- 눈꼬리에 주름을 만든다.
- 눈을 가늘게 한다.
- 눈물의 순환을 유지한다(눈에서 코로 눈물 배출을 조정).

관련통

시력의 저하로 눈을 가늘게 하거나 신경이 긴장함으로써 눈둘레근이 지속적으로 수축하여 눈 주위와 코 주위에 통증을 일으킨다.

＋정보 눈둘레근은 얼굴을 찡그리거나 눈을 가늘게 함으로써 활성화할 수 있다.

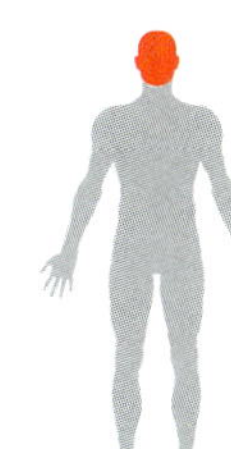

눈썹주름근

눈썹주름근(추미근) 《*corrugator supercilii*》

【근육군】 표정근〈눈꺼풀틈새(안검렬) 주위의 근육〉 【지배신경】 얼굴신경(안면신경)

DVD 1-3 마사지 ➡P94

머리 목 가슴 배 등 허리 팔 다리

근육의 특징

눈썹내림근(미모하제근 ➡P.80) 등과 같은 표정근 중의 하나이다. 눈썹의 약간 깊은층에 위치하고, 눈썹을 안쪽으로 모으는 작용을 한다. 곤란함, 화남, 비탄과 같은 인간의 풍부한 표정을 만들어 내기 위해서 빠질 수 없는 근육이다.

싫거나 곤란한 상황에 맞닥뜨릴 때, 이 근육이 수축한다. 양쪽이 동시에 수축하면 눈썹사이(미간)에 세로 주름이 생겨 '찌푸린 얼굴'을 만든다. 만성적으로 눈썹주름근(추미근)을 수축시키면, 눈썹사이에 세로 주름은 없어지지 않는 주름이 된다.

눈썹사이에 손가락을 놓고 눈썹을 찌푸려 내리면 수축을 느낄 수 있다. 눈둘레근(안륜근)도 같은 방향으로 수축하므로 혼동하지 않도록 유의한다.

눈썹주름근의 마사지는 눈꺼풀부위와 마찬가지로, 동시성 양사지복경찰과 사지복윤상유날로 시행하는 경우가 많다.

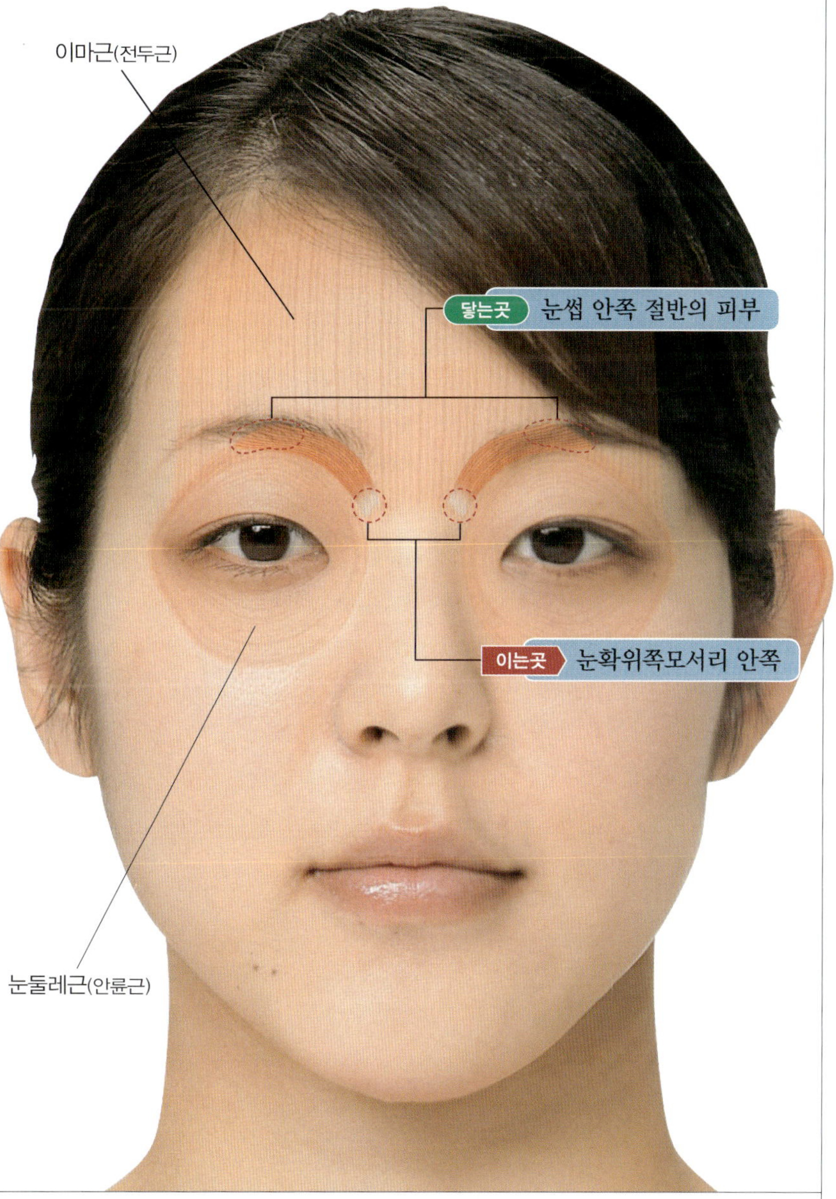

근육의 기능

- 눈썹을 안쪽 아래쪽으로 당긴다.
- 코의 위부분에 세로의 주름을 만든다.

일상동작

- 눈썹사이에 주름을 만든다.
- 찡그린 얼굴을 한다.
- 곤란한 표정을 만든다.

관련통

특별히 없다.

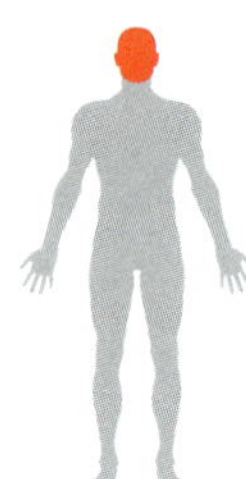

눈썹내림근

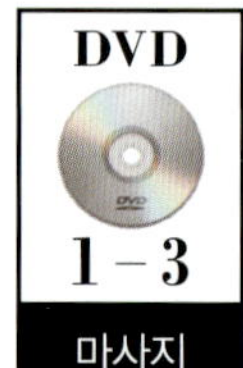

마사지 ➡P94

눈썹내림근(미모하제근) 《*depressor supercilii*》

【근육군】 표정근〈눈꺼풀틈새(안검렬) 주위의 근육〉 **【지배신경】** 얼굴신경(안면신경)

근육의 특징

표정근의 하나로서 이마근(전두근 ➡P.72)보다 더 바깥쪽에 위치하고 있다. 눈확의 안쪽에서 시작하여 눈썹 안쪽 피부에 닿으며, 부채꼴로 펼쳐진 마주보는 근육이다. 눈둘레근(안륜근 ➡P.78) 근육다발의 일부가 눈썹의 피부 부분으로 뻗어 있기 때문에 눈둘레근 눈확부위의 일부가 된 것이다.

눈썹의 안쪽 부분을 아래로 당겨서 눈썹사이(미간)에 가로 방향으로 깊은 주름을 만든다. 눈썹주름근(추미근 ➡P.79)과 마찬가지로 곤란한 표정과 슬픈 표정을 만들 때 중요한 기능을 담당한다.

눈꺼풀부위를 마사지하여 눈썹내림근의 긴장을 풀어줄 수 있다. 주로 이지파악유날로 시술해 간다. 이때 통증을 일으키지 않도록 주의할 필요가 있다.

이마근(전두근)

닿는곳 눈썹 안쪽의 피부

이는곳 눈둘레근(안륜근) 안쪽눈구석(내안각)

눈둘레근(안륜근)

※ 뼈에 붙어 있지 않은 근육은 뼈 일러스트를 넣지 않았다.

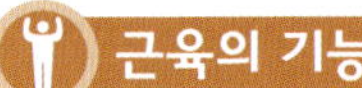

근육의 기능

- 눈썹머리를 아래로 당긴다.

일상동작

- 눈썹사이에 가로주름을 만든다.
- 슬픈 표정을 만든다.

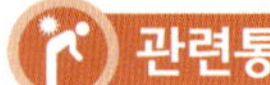

관련통

특별히 없다.

+정보 'Supercilli'는 라틴어로 '눈썹 부근'을 의미한다.

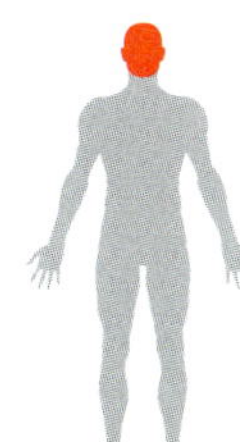

코중격내림근

코중격내림근(비중격하제근) 《*depressor septi*》

【근육군】 표정근〈코 주위의 근육〉 **【지배신경】** 얼굴신경(안면신경)

DVD 1-3

마사지 ➡P92

근육의 특징

표정근의 하나로 코뿌리(비근)의 방울 부분 안쪽이 독립된 것이다. 이 근육과 코뿌리는 인간 이외의 동물의 경우 콧구멍을 열고 닫는 기능(개폐 기능)이 있지만, 인간에게 그 기능은 한정적이다. 코중격(비중격, 콧구멍을 좌우로 나누는 벽)을 아래로 당기는 기능도 있다.

촉진할 때는 코의 바로 아래에 손가락을 살짝 놓는다. 환자에게 콧구멍(비공)을 좁히도록 지시하면 근육의 수축을 느낄 수 있다. 근육의 수축과 이완을 교대로 시행함으로써 근육 전체를 촉진할 수 있다. 가까이 있는 입둘레근(구륜근 ➡P.82)과 구별하기 위해서 콧구멍을 좁히게 할 때는 입술이 튀어나오지 않도록 유의한다.

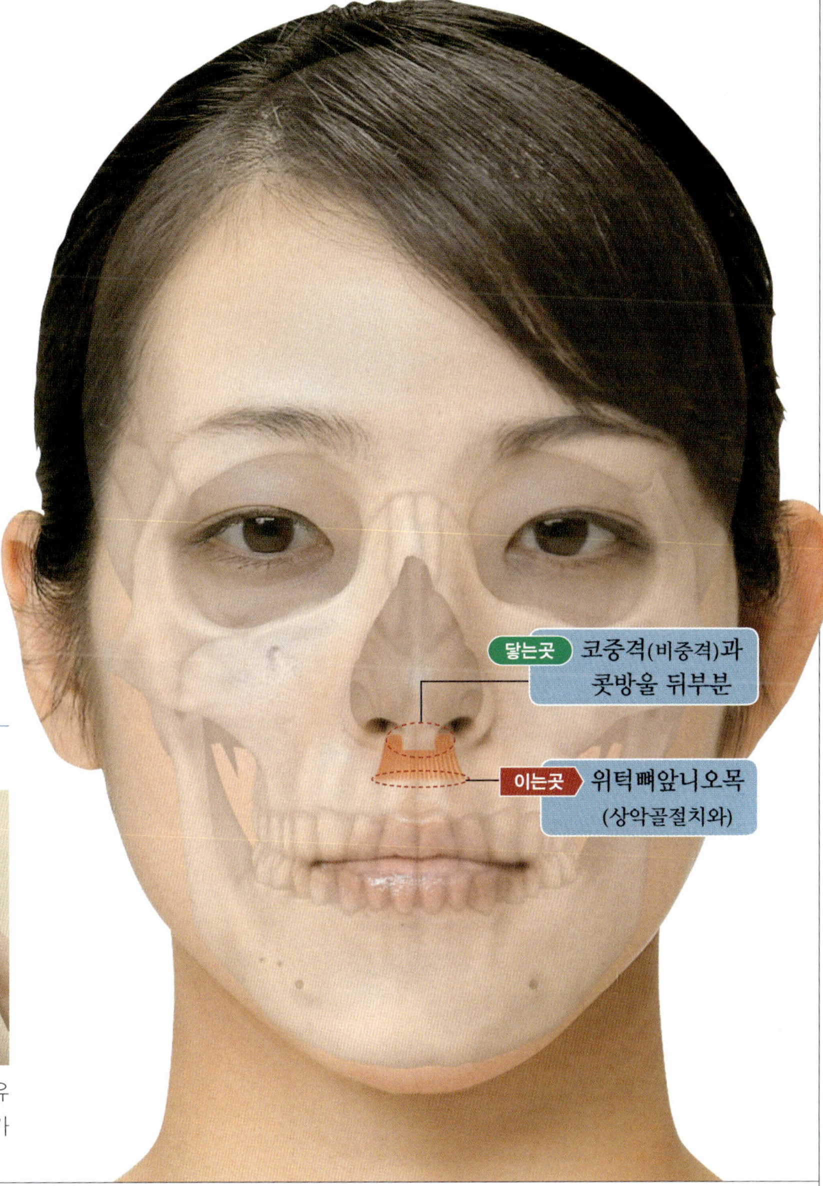

닿는곳 코중격(비중격)과 콧방울 뒤부분

이는곳 위턱뼈앞니오목 (상악골절치와)

마사지 정보

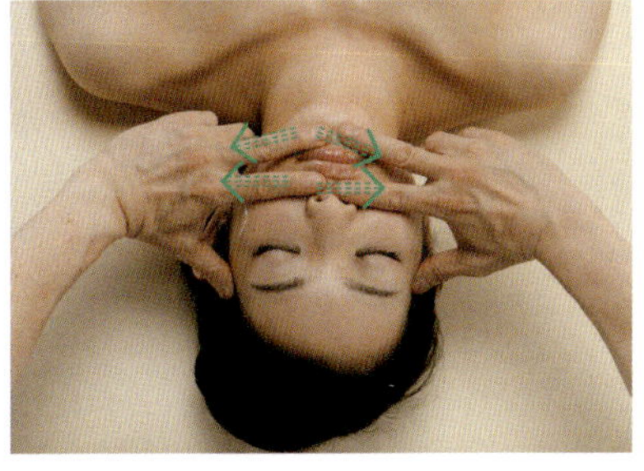

이 근육에서는 양이지유날과 양이지윤상유날로 입꼬리를 향하여 마사지하는 경우가 많다.

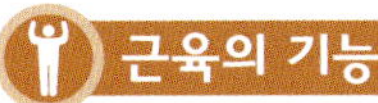

근육의 기능

- 코중격을 당겨 내린다.

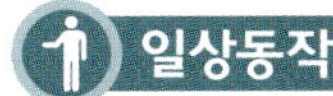

일상동작

- 콧구멍을 넓힌다.

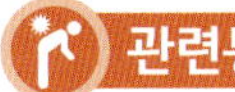

관련통

특별히 없다.

+정보 영어의 표기에서는 마지막에 '코의' 의미 'nasi'를 붙여, 'depressor septinasi'라고 하기도 한다.

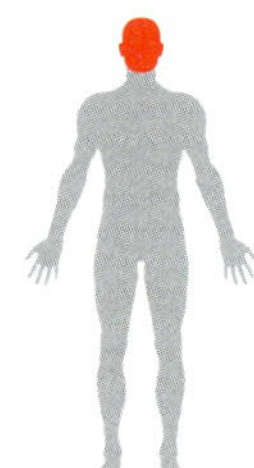

입둘레근

입둘레근(구륜근) 《*orbicularis oris*》

【근육군】 표정근〈입술틈새(구열) 주위의 근육〉 【지배신경】 얼굴신경(안면신경)

DVD 1-3

마사지 ➡P94

근육의 특징

표정근의 하나로 입술 주위를 감싸고 있는 근육이다. 단순히 둥근 모양의 근육이 아니라 입술에 붙는 볼근(협근 ➡P.83), 입꼬리올림근(구각거근 ➡P.88), 입꼬리내림근(구각하제근 ➡P.89) 등 다른 표정근의 섬유와 혼재되어 있다. 주로 입을 다물거나 위아래입술을 끌어 모아 오므리는 움직임에 작용한다.

휘파람을 불 때는 이 근육이 강하게 작용을 한다. 입의 형태를 변하게 하는 작용을 하며, 말을 하는 데에도 가장 중요한 근육이다.

촉진은 손가락을 놓고 입술을 오므림으로써 수축을 느낄 수 있다. 아래턱근육도 동시에 움직이므로 주의할 필요가 있다.

또 입둘레근은 입을 닫고 입술을 앞으로 내미는 작용이 있으므로 촉진 시 피시술자에게 입술을 오므리게 하여 근육의 수축을 촉진한다.

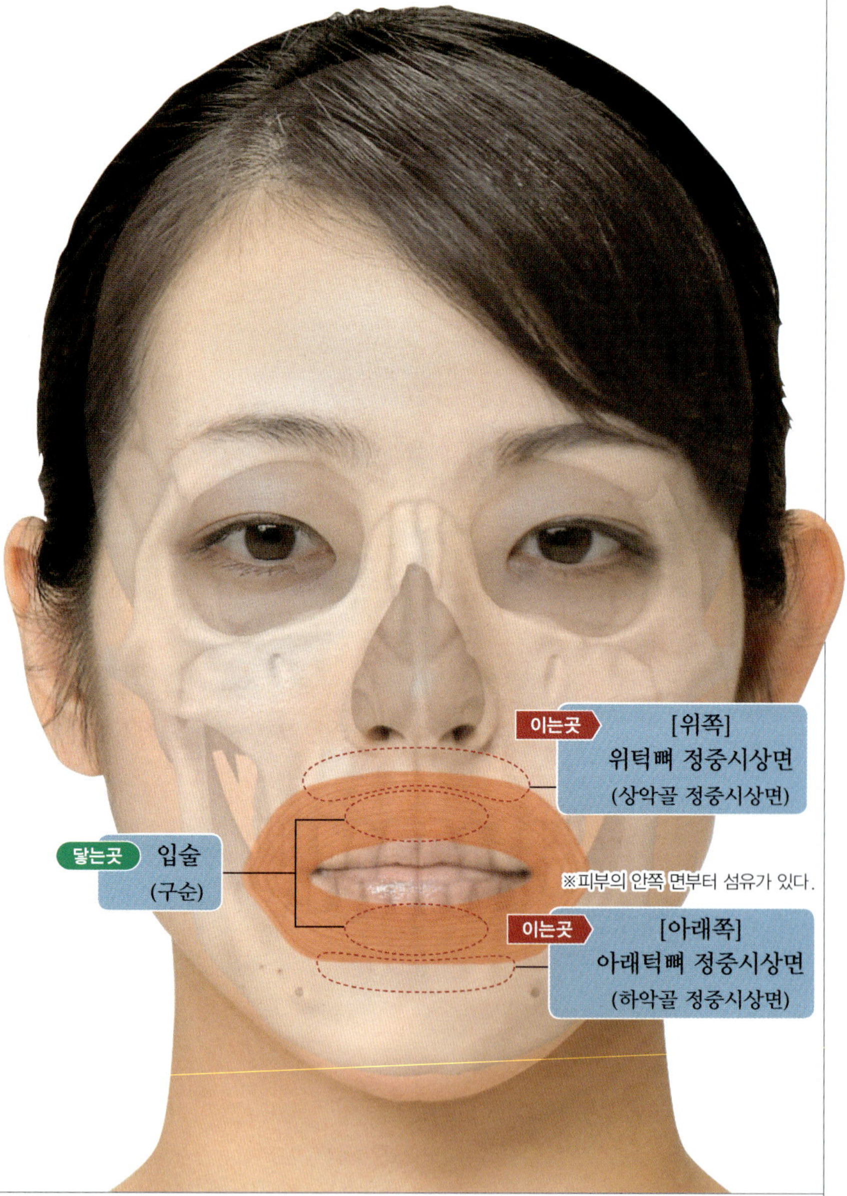

이는곳 [위쪽] 위턱뼈 정중시상면 (상악골 정중시상면)

닿는곳 입술 (구순)

※피부의 안쪽 면부터 섬유가 있다.

이는곳 [아래쪽] 아래턱뼈 정중시상면 (하악골 정중시상면)

근육의 기능

- 입술을 가볍게 또는 굳게 닫는다.
- 입술을 오므리고 내민다.

일상동작

- 말을 한다.
- 휘파람을 분다.
- 키스를 한다.

관련통

특별히 없다.

+정보 'Orbicularis'는 라틴어로 '바퀴, 원반'을 의미한다.

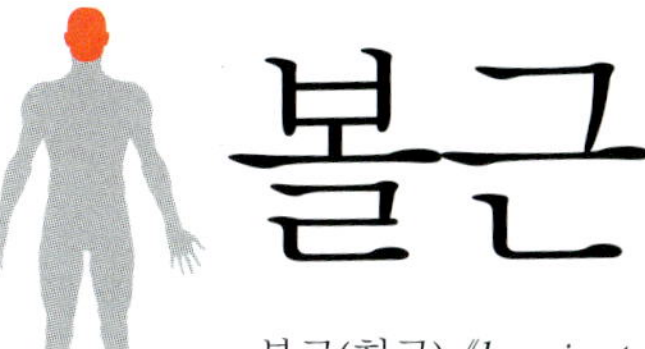

볼근

볼근(협근) 《*buccinator*》

【근육군】 표정근〈입술틈새(구열) 주위의 근육〉 **【지배신경】** 얼굴신경(안면신경)

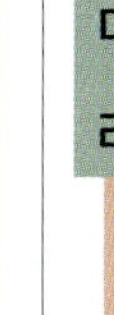

마사지
➡P92

▶ 근육의 특징

표정근의 하나로 다른 얼굴근육보다 깊은 부위에 존재한다. 볼의 가쪽벽을 만들고 볼벽을 치열에 밀어붙이는 기능이 있다. 이 근육의 섬유는 입둘레근(구륜 ➡P.82)의 깊은층과 혼합되어 있다. 이 근육과 볼근(협근 ➡P.91) 곁에 볼지방덩이(특히 유아에게 발달)가 있다.

입술을 닫은 상태에서 입꼬리를 밖으로 당기는 동작을 담당하며, 트럼펫 등의 관악기를 불 때 입술의 형태를 만드는 근육이다. 볼근은 깊은 부위에 있기 때문에 다른 표정근과의 구별은 어렵다.

볼근의 통증유발점은 목관악기를 부는 동작과 풍선을 부는 동작에 의해 이 근육을 혹사시킴으로써 초래되는 경우가 많다.

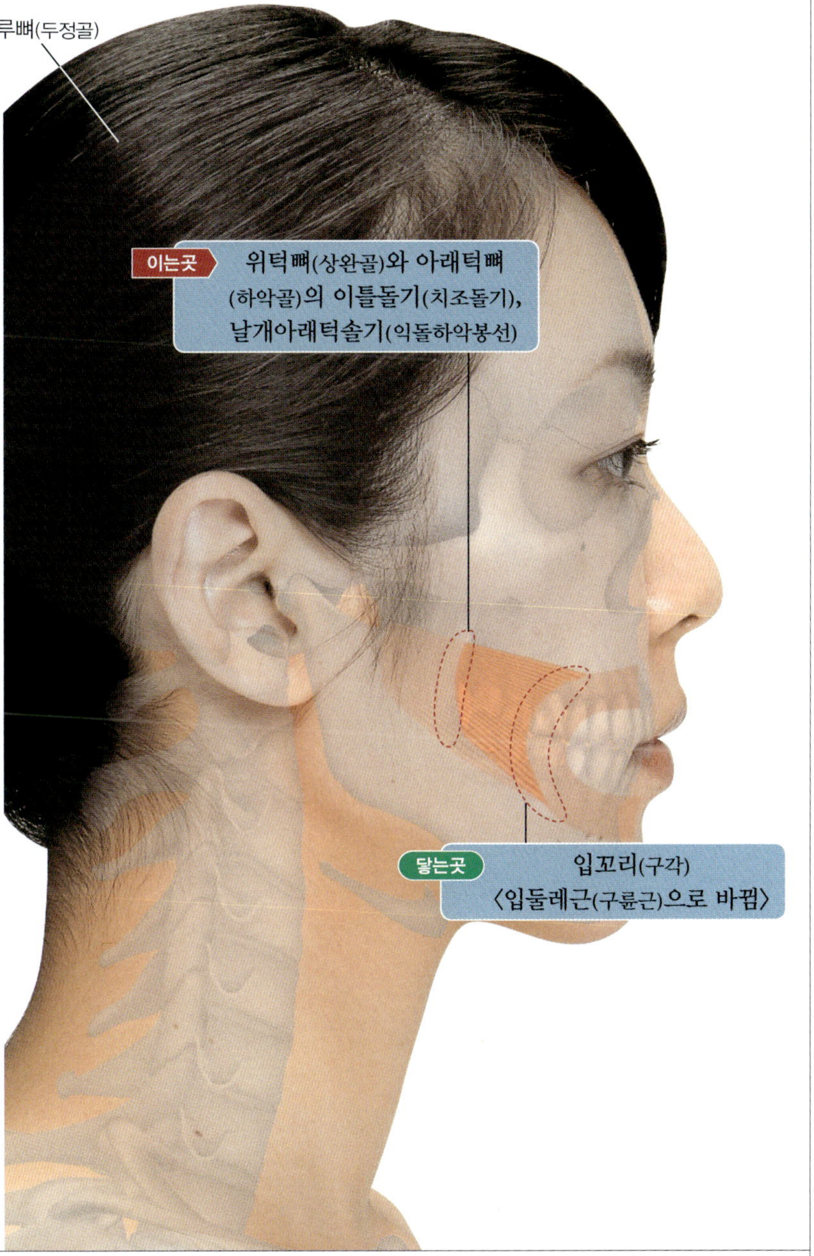

마루뼈(두정골)

이는곳 위턱뼈(상완골)와 아래턱뼈(하악골)의 이틀돌기(치조돌기), 날개아래턱솔기(익돌하악봉선)

닿는곳 입꼬리(구각) 〈입둘레근(구륜근)으로 바뀜〉

근육의 기능

● 입꼬리를 밖으로 당겨 볼벽을 치열에 밀어붙인다.

일상동작

● 입술을 오므린다.
● 관악기를 분다.
● 음식물을 씹는다.

관련통

볼근(협근)의 통증유발점은 위치아 잇몸 통증의 원인이 된다.

✚정보 볼근에서 입안의 공기를 강하게 밀어내는 힘으로 트럼펫을 불 수 있다.

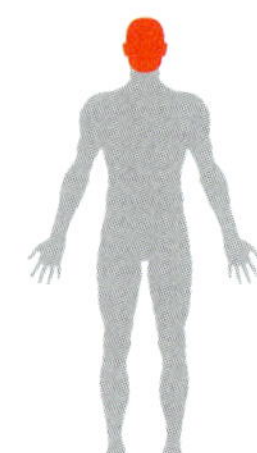

큰광대근

큰광대근(대협골근) 《*zygomaticus major*》

【근육군】 표정근〈입술틈새(구열) 주위의 근육〉 **【지배신경】** 얼굴신경(안면신경)

DVD 1-3
마사지 ➡ P92

마루뼈(두정골)

이는곳 광대활(협골궁)의 광대부위(협골부)

입둘레근 (구륜근)

닿는곳 입꼬리부위의 입꼬리내림근(구각하제근), 송곳니근(견치근), 입둘레근(구륜근)

근육의 특징

표정근의 하나로 볼을 비스듬히 지나는 근육이다. 입꼬리를 위쪽 및 볼의 가쪽으로 강하게 당겨 올리는 기능이 있다.

'이' 발음을 할 때에 필요한 근육으로 입꼬리당김근(소근 ➡ P.86), 작은광대근(소협골근 ➡ P.85)과 함께 웃는 얼굴을 만드는 데 중심적인 역할을 한다.

큰광대근(대협골근)의 통증유발점은 습관적인 웃음 등으로 근육을 혹사시킴으로 인해 나타나는 경우가 많다. 또한 통증이 지속되는 경향이 있다.

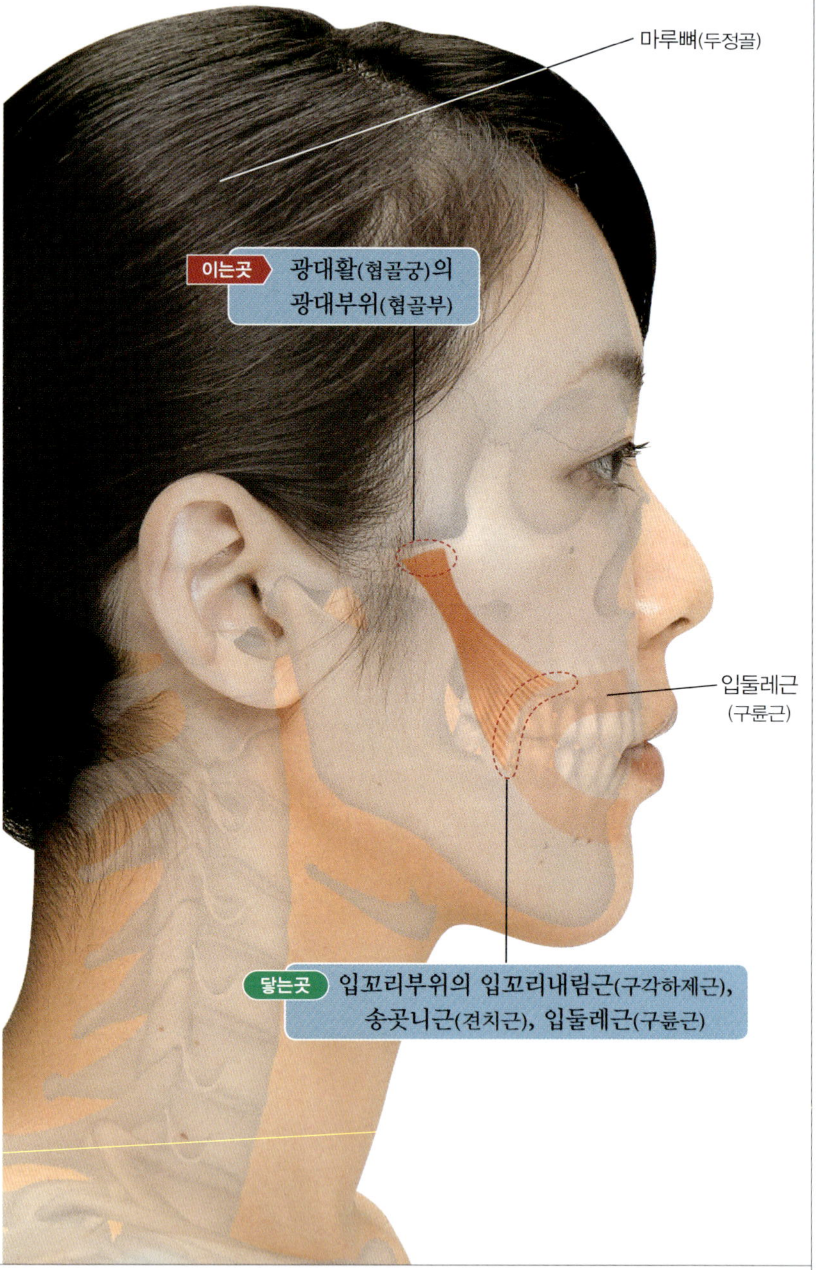

마사지 정보

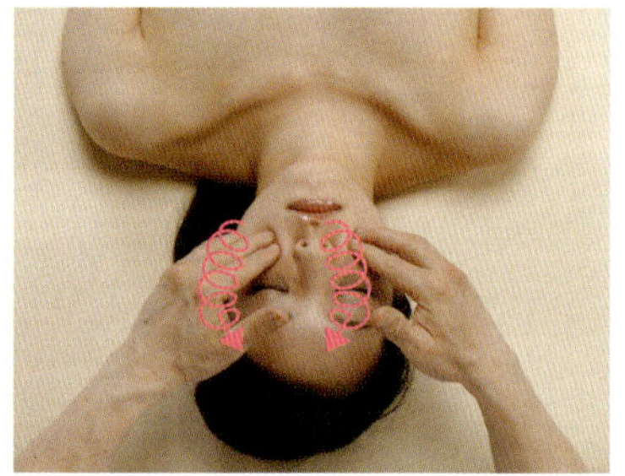

큰광대근(대협골근)은 사지복윤상유날로 코뿌리(비근) 부위에서 볼을 지나 귀 앞까지 이동하면서 마사지한다.

근육의 기능

- 입꼬리를 위 가쪽 방향으로 잡아당긴다.

일상동작

- '이' 발음을 한다.
- 웃는 얼굴을 만든다.
- 입꼬리를 올린다.

관련통

눈 아래, 코 옆, 콧마루, 이마 중앙의 통증의 원인이 된다.

+정보 'Zygomaticus'는 라틴어로 '광대뼈(협골)'을 의미한다.

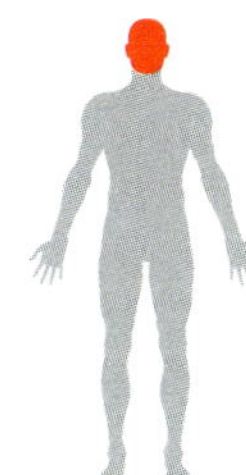

작은광대근

작은광대근(소협골근)《*zygomaticus minor*》

【근육군】 표정근〈입술틈새(구열) 주위의 근육〉 **【지배신경】** 얼굴신경(안면신경)

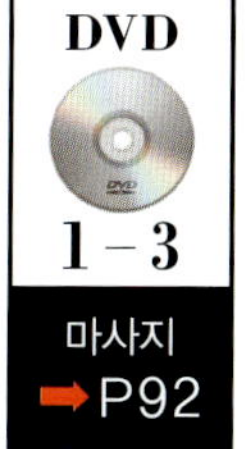

근육의 특징

표정근의 하나로 위입술올림근(상순거근 ➡P.87)과 큰광대근(대협골근 ➡P.84)의 사이에 위치해 있다. 이는곳(기시부)은 눈둘레근(안륜근 ➡P.78)에 덮여 있고 밀착되어 있다.

주된 기능은 위입술을 잡아당기고 큰광대근을 위쪽 또는 가쪽으로 당겨 볼근(협근 ➡P.86)을 가쪽으로 입꼬리를 당겨 올림으로써 웃는 얼굴을 만든다. 또한 이 근육과 위입술올림근, 입꼬리올림근(구각거근 ➡P.88) 등이 동시에 움직이면 코입술선(비순구, 다시 말해 '팔자주름')이 생긴다. 위입술의 위쪽모서리 끝에서 1~2 cm 정도 가쪽으로 손가락을 살짝 놓고, 위 잇몸 부위가 보일 정도로 위입술을 올리면 근육의 수축을 촉진할 수 있다.

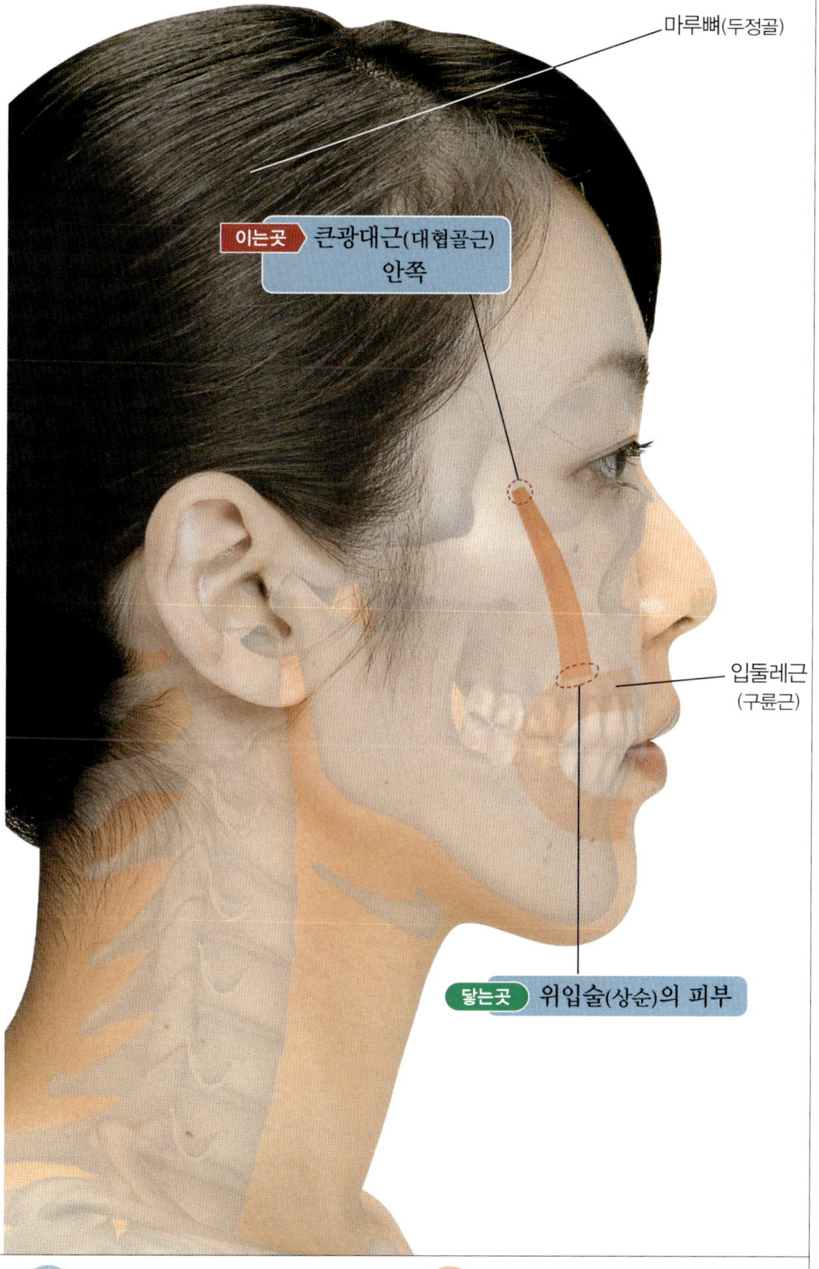

마루뼈(두정골)

이는곳 큰광대근(대협골근) 안쪽

입둘레근(구륜근)

닿는곳 위입술(상순)의 피부

근육의 기능

- 위입술을 위 가쪽으로 잡아당긴다.

일상동작

- 팔자주름을 만든다.
- 웃는 얼굴을 만든다.

관련통

눈 아래, 코 옆, 콧마루의 중앙 등의 통증의 원인이 된다.

정보 얼굴신경은 표정근을 지배하는 운동신경으로 있고 마비가 일어나도 통증을 동반하지 않는다. 따라서 통증을 동반한 얼굴마비 대부분의 원인은 다른 질환이다.

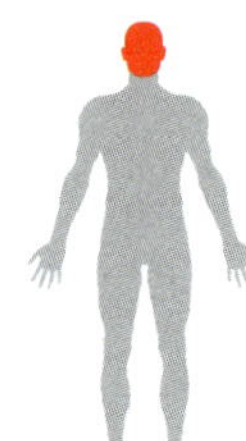

입꼬리당김근

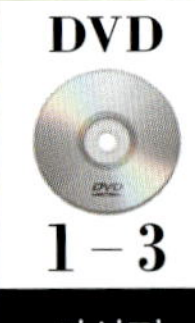

마사지
➡P92

입꼬리당김근(소근) 《*risorius*》

【근육군】 표정근〈입술틈새(구열) 주위의 근육〉 【지배신경】 얼굴신경(안면신경)

▸ 근육의 특징

표정근의 하나로 볼에서 입꼬리로 거의 수평으로 주행하는 근육이다. 입꼬리(구각)를 가쪽으로 강하게 잡아당기고, '이'라는 발음을 할 때 작용한다. 큰광대근(대협골근 ➡P.84), 작은광대근(소협골근 ➡P.85)과 함께 웃는 얼굴을 만든다. 사람에 따라서 이 근육이 수축하면 뺨에 '보조개'를 만든다. 보조개는 비교적 피하지방이 많은 여성과 어린이에게 만들어지기 쉽다.

촉진은 입꼬리의 가쪽에 손가락을 살짝 놓고 시행한다. 입꼬리를 가쪽으로 당기면 입꼬리당김근의 수축을 느낄 수 있다. 입꼬리 위에는 같은 방향으로 수축하는 큰광대근이 있으므로 혼동되지 않게 주의할 필요가 있다.

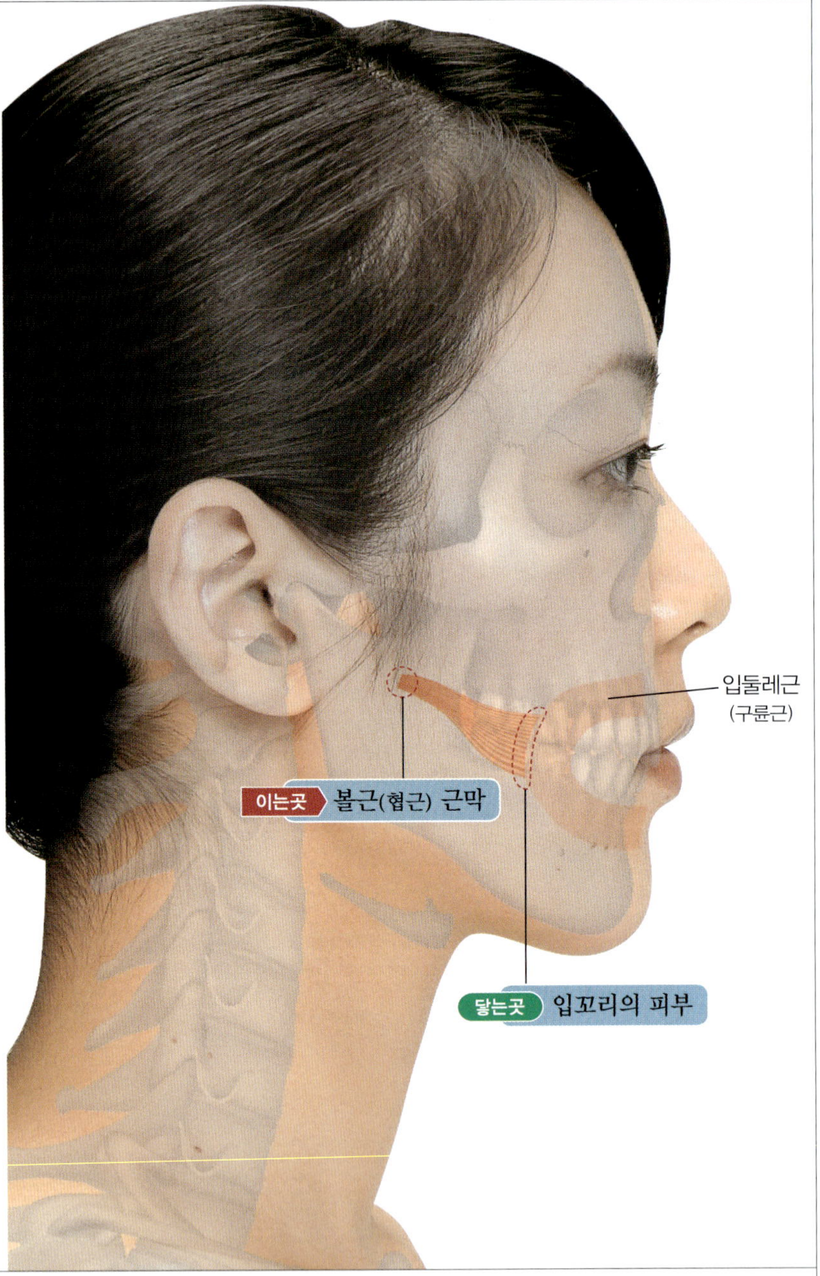

입둘레근
(구륜근)

이는곳 볼근(협근) 근막

닿는곳 입꼬리의 피부

근육의 기능

- 입꼬리를 가쪽으로 당긴다.
- 보조개를 만든다.

일상동작

- 웃는 얼굴을 만든다.
- '이'라는 발음을 한다.

관련통

특별히 없다.

+정보 '보조개'는 얼굴에 피하지방이 많은 사람이 입꼬리당김근을 수축시킬 때 만들어진다.

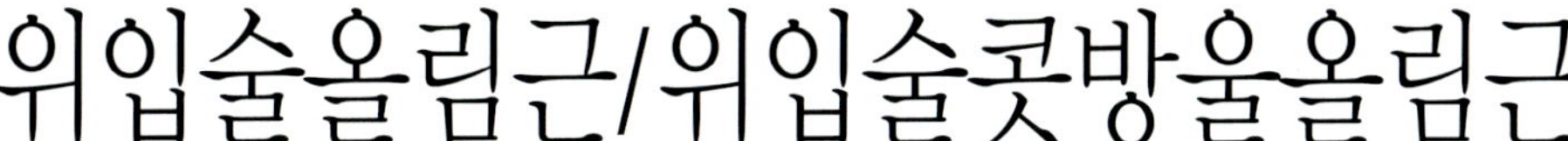

위입술올림근/위입술콧방울올림근

위입술올림근(상순거근) 《*levator labii superious*》
/ 위입술콧방울올림근(상순비익거근) 《*levator labii superious alaeque nasi*》
【근육군】 표정근〈입술틈새(구열) 주위의 근육〉 **【지배신경】** 얼굴신경(안면신경)

DVD
1-3
마사지
➡P94

▶ 근육의 특징

두 근육 모두 표정근으로 약간 깊은층에 위치해 있다.

위입술올림근은 눈확의 바로 아래에서 시작하고 있기 때문에 안와하근이라고도 불린다. 이름에서 나타내듯이 모두 위입술을 당겨 올리는 작용을 한다. 입꼬리올림근(구각거근 ➡P.88), 작은광대근(소협골근 ➡P.85)과 동시에 움직임으로써 팔자주름을 만든다. 또한 이빨을 보이면서 웃을 때에도 작용한다.

위입술콧방울올림근의 촉진은 코 옆에 손을 놓고 시행한다. 콧구멍을 볼록하게 해주면 근육의 수축을 느낄 수 있다. 바로 안쪽에 있는 코뿌리 안쪽도 콧구멍을 볼록하게 하는 작용을 하므로 구별하기 어려운 경우가 있다.

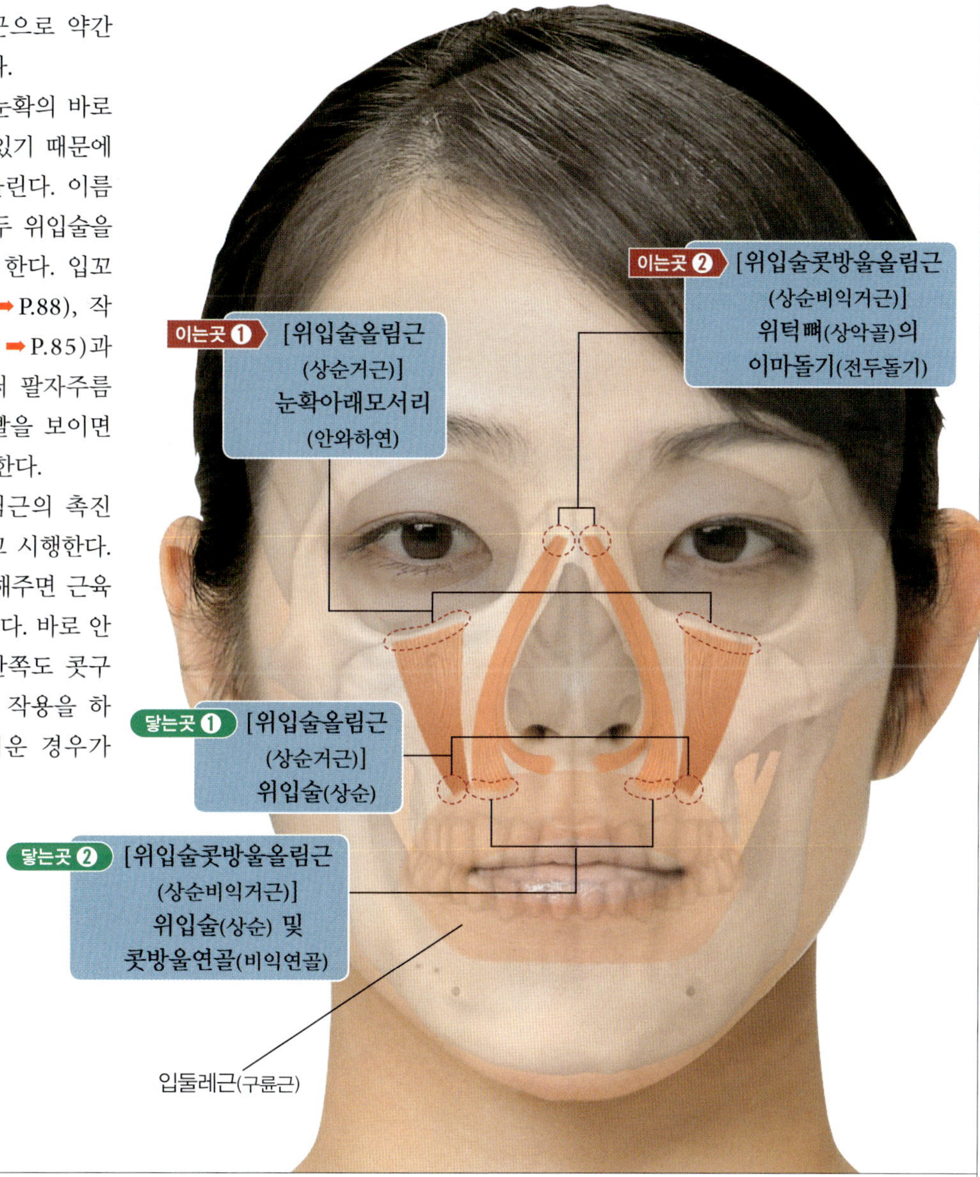

이는곳 ❷ [위입술콧방울올림근(상순비익거근)] 위턱뼈(상악골)의 이마돌기(전두돌기)

이는곳 ❶ [위입술올림근(상순거근)] 눈확아래모서리(안와하연)

닿는곳 ❶ [위입술올림근(상순거근)] 위입술(상순)

닿는곳 ❷ [위입술콧방울올림근(상순비익거근)] 위입술(상순) 및 콧방울연골(비익연골)

입둘레근(구륜근)

근육의 기능

- 위입술, 콧방울을 위쪽으로 잡아당긴다.

일상동작

- 팔자주름을 만든다.
- 치아를 보이고 웃는다.
- 웃는 얼굴, 우는 얼굴을 만든다.

관련통

위입술올림근의 통증유발점은 눈 아래, 코 옆, 콧마루, 이마의 중앙 등의 통증의 원인이 된다.

✚ 정보 'levator'은 라틴어로 '들어올리는 것'이라는 의미이다. 영어 elevator의 어원이다.

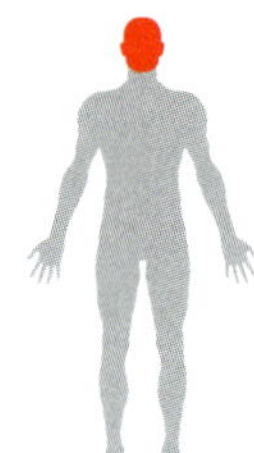

입꼬리올림근

입꼬리올림근(구각거근) 《*levator anguli oris*》

【근육군】 표정근〈입술틈새(구열) 주위의 근육〉 **【지배신경】** 얼굴신경(안면신경)

DVD 1-3
마사지 ➡P94

근육의 특징

표정근의 하나로 위턱뼈의 송곳니오목(견치와)에서 시작하는 것으로 송곳니근(견치근)이라 한다. 섬유의 일부는 입둘레근(구륜근 ➡P.82)과 섞여 있다.

입꼬리(구각)를 위로 올리는 기능이 있다. 이 근육과 위입술올림근(상순거근 ➡P.87), 작은광대근(소협골근 ➡P.85) 등이 수축함으로써 팔자주름이 생긴다.

촉진은 입꼬리 위에 손가락을 놓고 시행한다. 송곳니가 보일 정도로 입꼬리를 올리면(드라큘라와 같은 표정) 근육의 수축을 확인할 수 있다. 이 근육은 입술올림근과 작은광대근의 심부에 있기 때문에 이런 근육들과 구별하는 것은 어렵다.

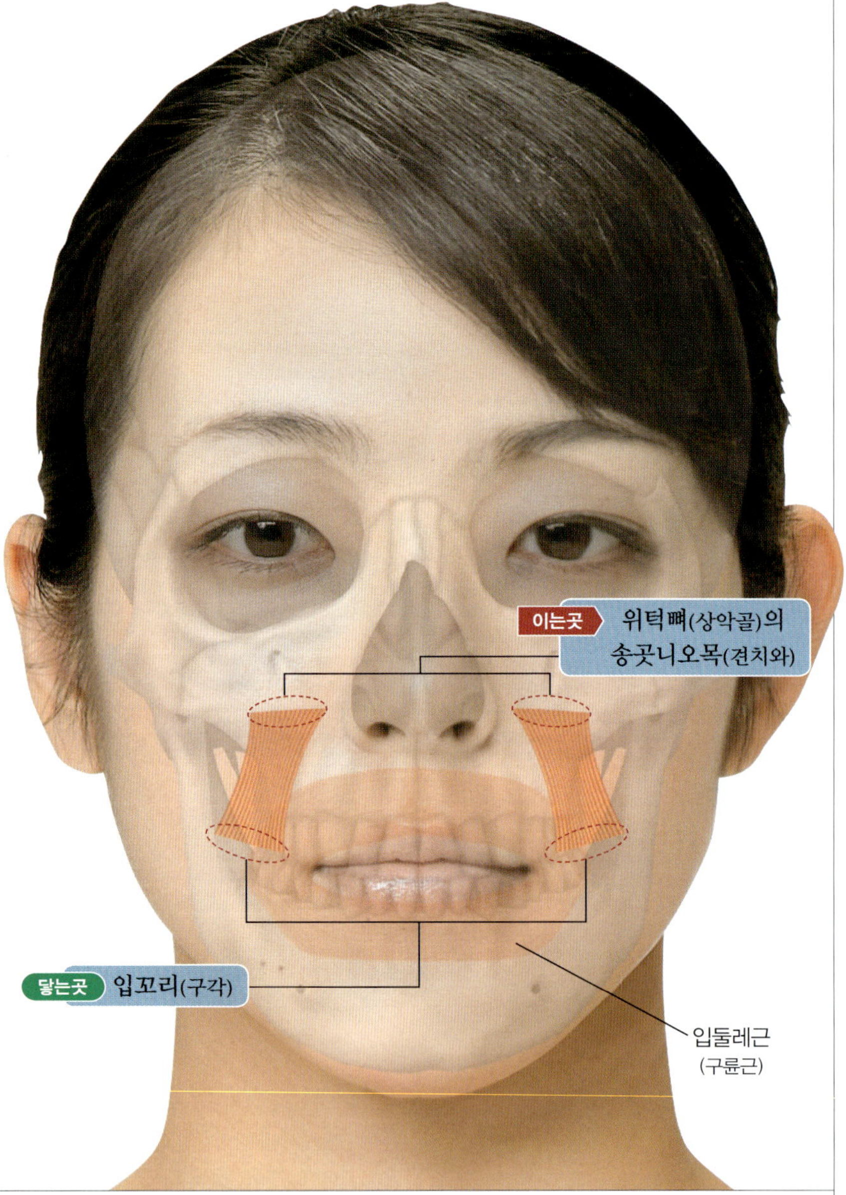

근육의 기능

- 입꼬리를 당겨 올린다.

일상동작

- 팔자주름을 만든다.
- 입꼬리를 올린다.
- 웃는 얼굴을 만든다.

관련통

특별히 없다.

+정보 'anguli'은 라틴어로 간단하게 '각도'라는 의미이다. 'angulus'의 복수형.

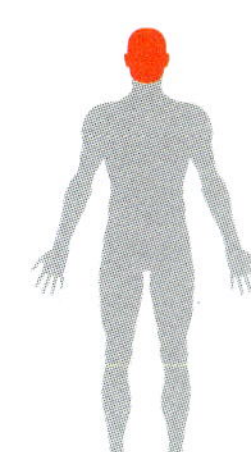

입꼬리내림근

입꼬리내림근(구각하제근) 《*depressor anguli oris*》

【근육군】 표정근〈입술틈새(구열) 주위의 근육〉 **【지배신경】** 얼굴신경(안면신경)

DVD 1-3

마사지 ➡P94

근육의 특징

표정근의 하나로서 근육의 형태가 삼각형처럼 보이기 때문에 세모근(삼각근)이라 부른다. 좌우의 섬유가 아래턱 아래에서 연결되어 턱끝가로근(이횡근)을 형성한다. 입꼬리올림근(구각거근 ➡P.88), 큰광대근(대협골근 ➡P.84)과 대항되는 근육이다.

입꼬리를 아래로 당겨 찡그린 표정으로 만든다. 사람의 불쾌한 표정을 만드는 데에 중요한 움직임을 한다.

촉진은 입꼬리 아래, 약간 가쪽에 손을 가볍게 놓고 시행한다. 입꼬리를 내려 가쪽으로 당겨 얼굴을 찌푸리게 하면 수축을 느낄 수 있다.

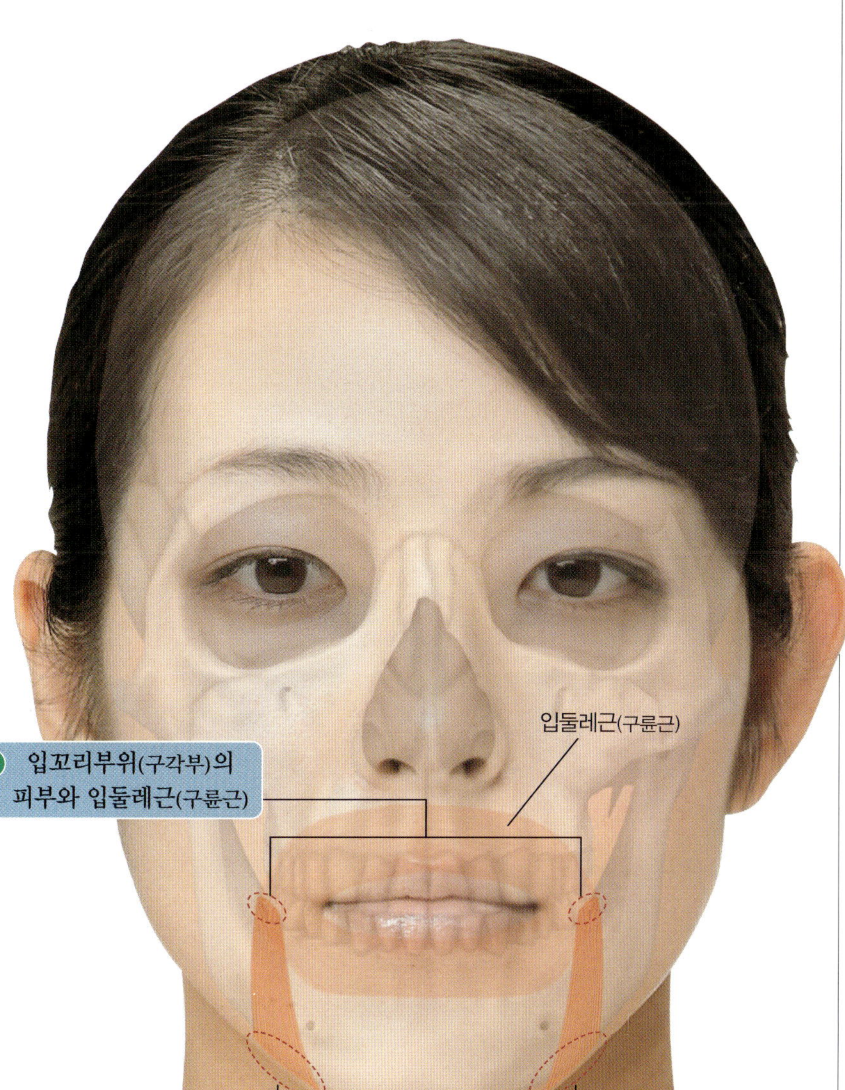

근육의 기능

- 입꼬리를 당겨 내린다.

일상동작

- 찡그린 표정을 만든다.
- 화날 때의 표정을 만든다.
- 불만스러울 때의 표정을 만든다.

관련통

특별히 없다.

+정보 입꼬리를 아래로 당긴 상태는 입꼬리내림근(구각하제근)이 수축하여 주름이 모여서 만들어진다.

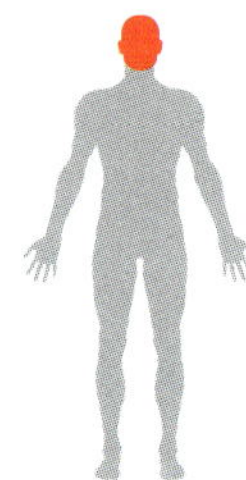

아래입술내림근

아래입술내림근(하순하제근) 《*depressor labii inferioris*》

【근육군】 표정근〈입술틈새(구열) 주위의 근육〉 【지배신경】 얼굴신경(안면신경)

DVD 1–3

마사지 ➡P94

근육의 특징

표정근의 하나로 아래입술의 아래쪽에 위치하고 있는 근육이다. 사각형과 같은 형태를 하고 있으므로 하순방형근이라고도 불린다.

아래입술을 가쪽 아래로 당기는 기능이 있으므로 입꼬리내림근(구각하제근 ➡P.89)과 함께 공포와 불쾌함 등의 표정을 만드는 데 중요한 기능을 하고 있다. 그 외에 넓은목근(광경근 ➡P.102)도 입을 아래로 내리는 기능을 한다.

촉진은 아래입술의 아래부위, 정중선의 약간 가쪽에 손가락을 놓은 상태에서 시작한다. 아래입술을 내려서 가쪽으로 당기면 수축을 느낄 수 있다. 단, 입꼬리내림근도 같은 방향으로 움직이므로 구별이 어려운 경우도 있다.

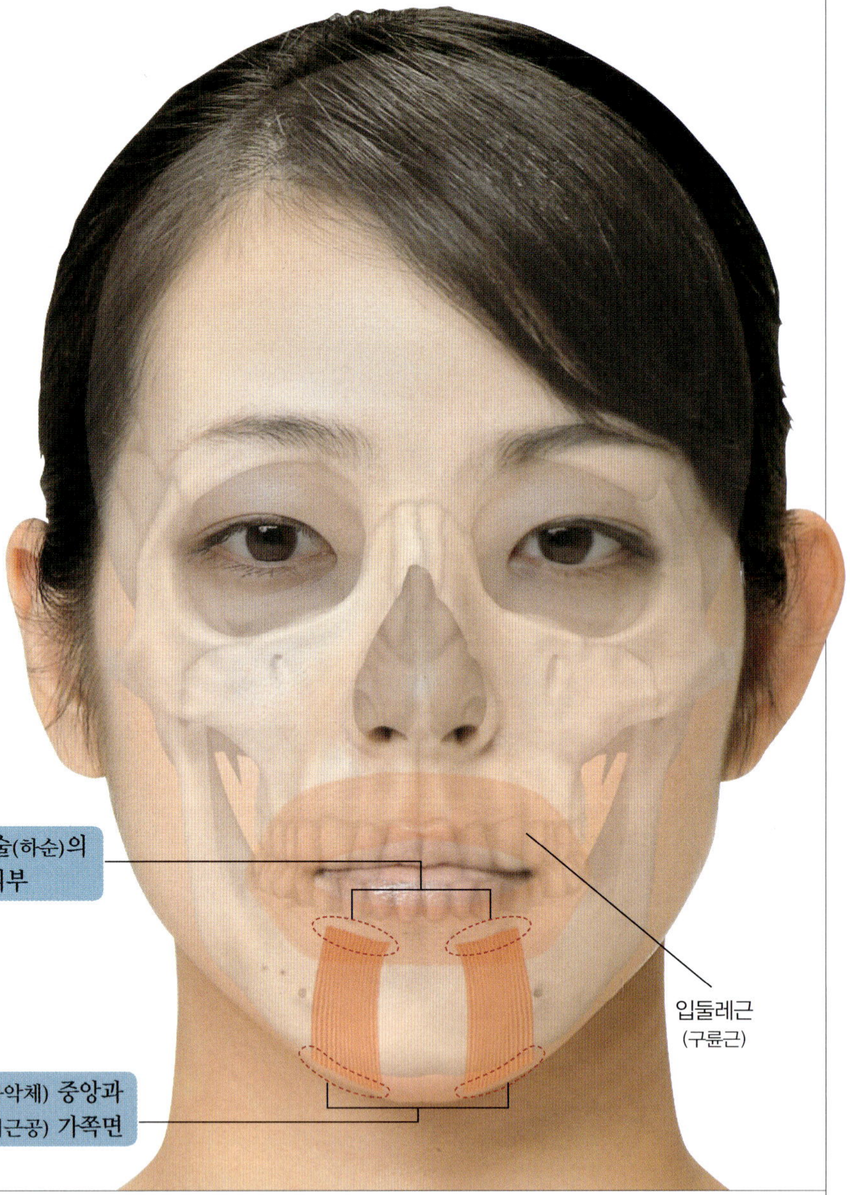

닿는곳 아래입술(하순)의 피부

입둘레근 (구륜근)

이는곳 턱뼈몸통(하악체) 중앙과 턱끝구멍(이근공) 가쪽면

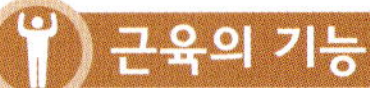

근육의 기능

- 아래입술을 아래쪽으로 당긴다.

일상동작

- 찡그린 표정을 만든다.
- 화날 때의 표정을 만든다.
- 불쾌할 때의 표정을 만든다.

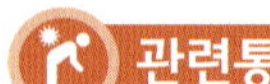

관련통

특별히 없다.

+정보 'labil'은 '입술'을 의미하는 라틴어로 'Labium'이 변화된 것이다. '입술에 속한다', '입술의'를 의미한다.

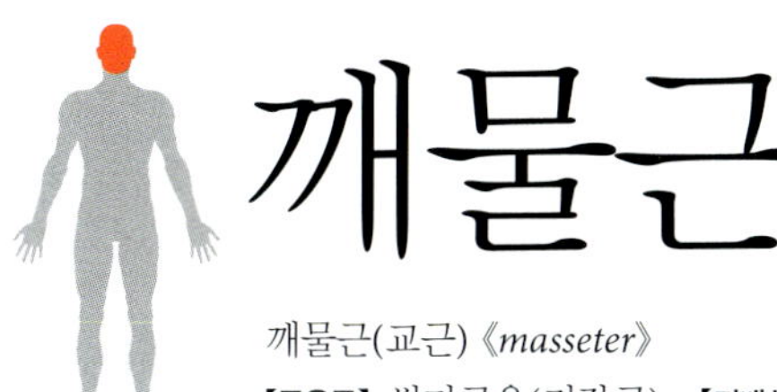

깨물근

깨물근(교근)《*masseter*》

【근육군】 씹기근육(저작근) **【지배신경】** 아래턱신경(하악신경)

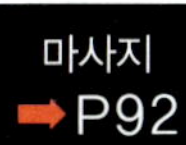

마사지
➡P92

▸ 근육의 특징

씹기근육의 안에서 가장 얕은층에 있고 가장 힘이 강하고 중요한 역할을 담당하고 있는 근육이다. 깨무는 동작의 주력근이다. 얕은 부분과 깊은 부분의 2개의 근육으로 나뉘고 관자근(측두근 ➡P.73)과 안쪽날개근 등과 함께 아래턱을 닫는 역할을 한다.

어금니를 강하게 물 때 광대활(협골궁)에서 아래턱뼈에 걸쳐서 깨물근이 볼록하게 올라오는 것을 눈으로 확인할 수 있다. 또 입안의 볼과 이빨의 사이에 집게손가락을 넣어 가쪽에서 엄지손가락으로 잡아주는 것으로 촉지할 수 있다. 이 때에 이빨을 꽉 깨물면 보다 명확하게 느낄 수 있다.

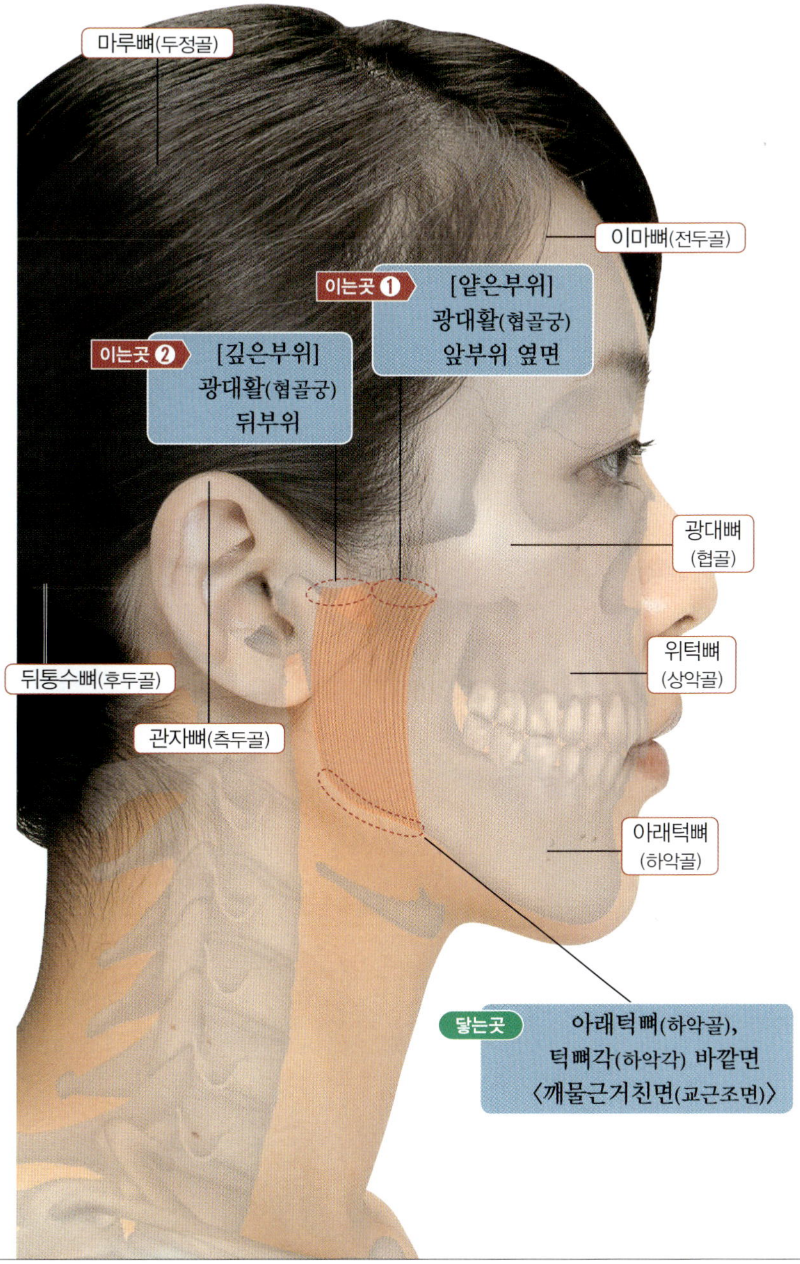

마루뼈(두정골)

이마뼈(전두골)

이는곳 ❶ [얕은부위] 광대활(협골궁) 앞부위 옆면

이는곳 ❷ [깊은부위] 광대활(협골궁) 뒤부위

광대뼈(협골)

위턱뼈(상악골)

뒤통수뼈(후두골)

관자뼈(측두골)

아래턱뼈(하악골)

닿는곳 아래턱뼈(하악골), 턱뼈각(하악각) 바깥면 〈깨물근거친면(교근조면)〉

근육의 기능

- 아래턱을 당겨 올린다.

일상동작

- 이를 악문다.
- 음식물을 씹는다.
- 어금니를 꽉 깨문다.

관련통

위아래의 어금니에 통증이 생긴다.
깊은 부위: 귀와 턱 관절에 통증이 생긴다.

＋정보 깨물근은 중요한 움직임을 할 때 치료하기 쉬운 장소이기 때문에 턱관절에 이상이 있을 경우에는 제일 먼저 치료를 하는 경우가 많다.

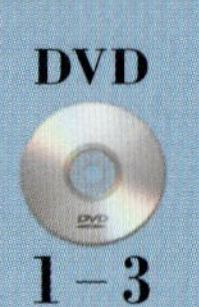

얼굴부위(이마, 볼, 턱)의 마사지

《시술 준비》

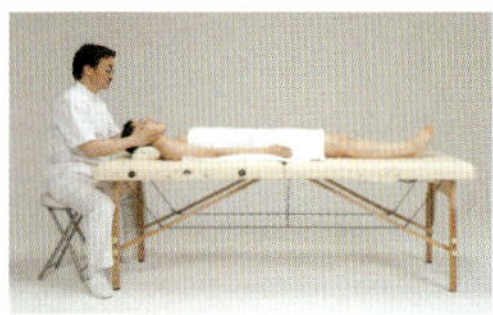

- 피시술자는 바로 누운 자세를 하고 낮은 베개를 머리에 놓는다.
- 시술자는 피시술자의 머리 쪽에 앉는다.
- 피시술자의 머리카락이 긴 경우에는 헤어핀으로 앞머리를 고정시켜서 시술에 방해가 되지 않도록 한다.

마사지 시간

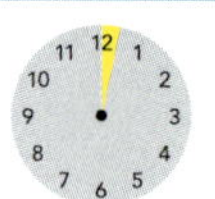

약 2 분

1 좌우 동시성 양소지구경찰

좌우의 새끼두덩(손바닥의 새끼손가락의 볼록한 부분)을 이마부위 중앙에 놓고, 관자부위를 가볍게 아래턱아래모서리 중앙까지 좌우 동시에 경찰한다.

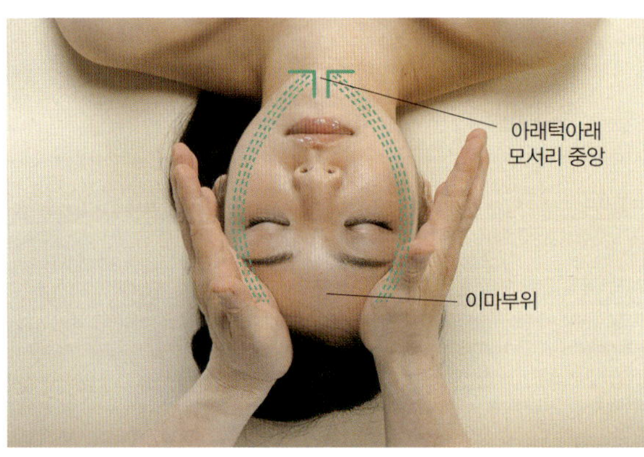

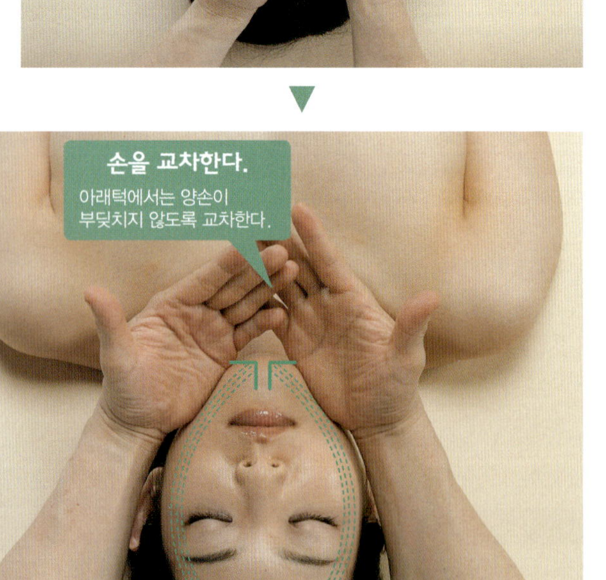

2 좌우 동시성 양사지복경찰 (코뿌리부위~귀 앞)

좌우의 네손가락(사지복)을 사용하여 코뿌리 부위에서 광대활아래모서리(협골궁하연)를 가볍게 귀 앞까지 좌우 동시에 경찰한다.

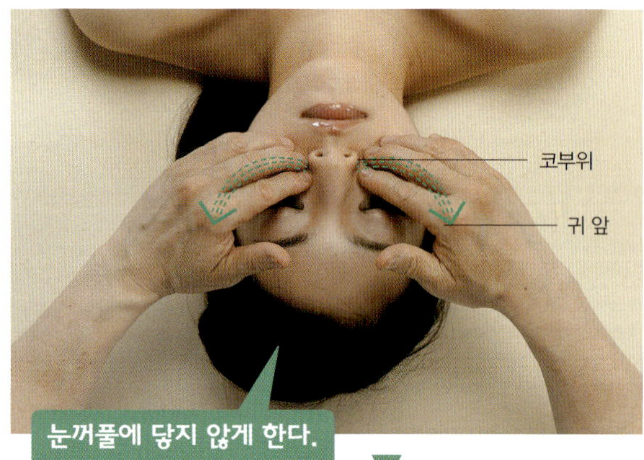

눈꺼풀에 닿지 않게 한다.

눈꺼풀에 닿으면 불쾌감을 주므로 주의한다.

좌우 동시에
경찰한다.

+정보 표정근은 머리뼈의 표면과 근막에서 시작하여 피부아래의 결합조직 안을 지나 피부에 닿는다.

개요

얼굴부위의 표정근은 **피부근육**(피근)라고 불리며, 머리뼈에서 시작되어 피부에 부착되는 근육이다. **얇고 얕은 위치**에 있으므로 다른 부위처럼 압을 주면 피시술자에게 위화감과 통증을 줄 우려가 있다. 그러므로 시술시에는 **손가락 무게 정도의 압**으로 피부를 어루만지듯이 시행한다. 얼굴부위는 수기의 수가 많기 때문에 2개로 나눠서 시행하며, 이 페이지에서는 이마, 볼, 턱 시술을 중심으로 설명하겠다.

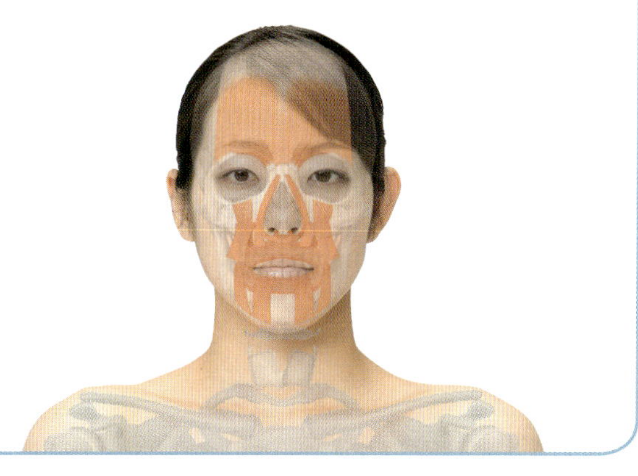

머리
목
가슴
배
등허리
팔
다리

3 좌우 동시성 양사지복경찰 (아래턱 중앙~귀 앞)

아래턱 중앙부에서 귀 앞까지 좌우의 네손가락(사지복)으로 동시에 경찰한다.

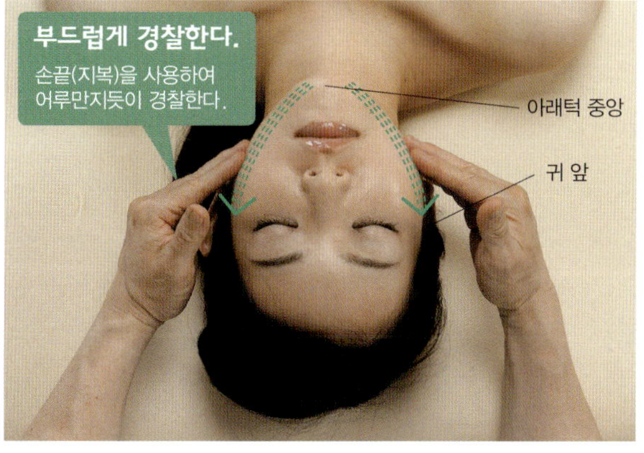

4 사지복윤상유날 (이마부위 중앙~아래턱아래모서리 중앙)

네손가락(사지복)을 이마 중앙에 놓고, 관자부위(눈썹 가쪽의 관자놀이 부근)에서 가볍게 아래턱아래모서리 중앙까지 좌우 동시에 원을 그리듯이 경찰한다.

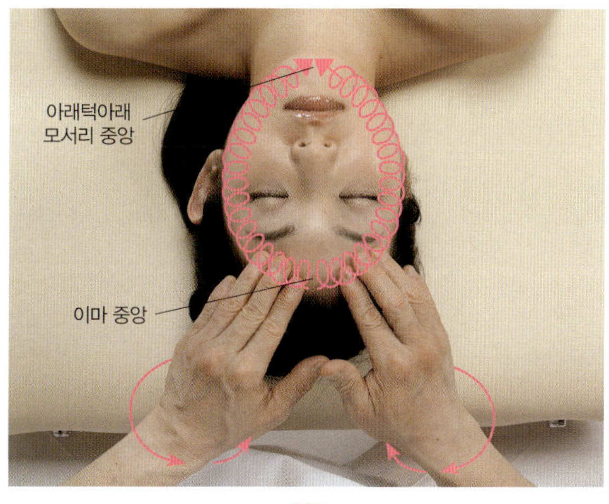

5 사지복윤상유날 (코뿌리부위~귀 앞)

네손가락(사지복)으로 코뿌리부위(눈머리 아래)에서 볼을 지나 귀 앞까지 가볍게 원을 그리며 유날시키면서 미끄러지듯이 이동한다.

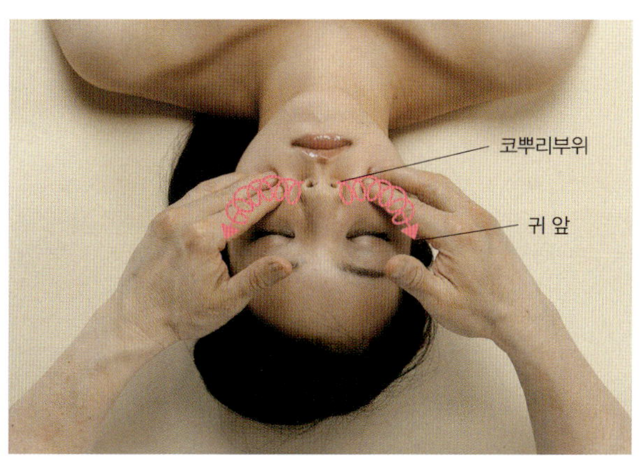

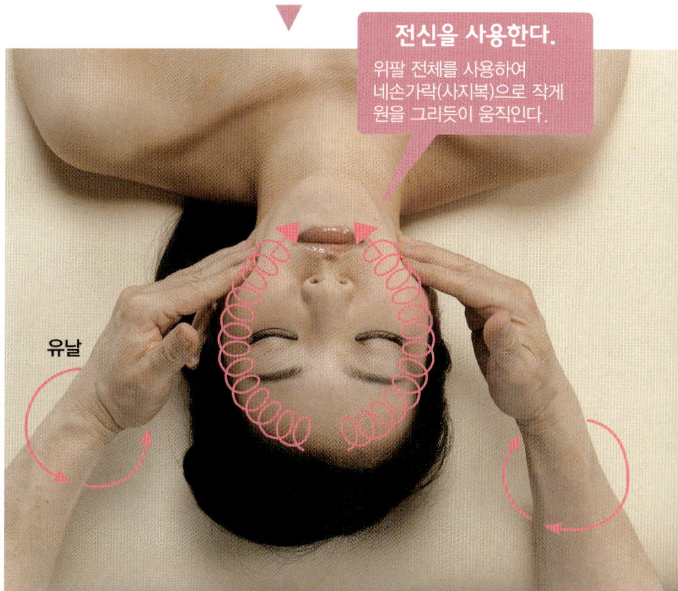

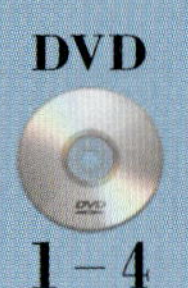

얼굴부위(눈꺼풀, 코, 입술)의 마사지

《시술 준비》

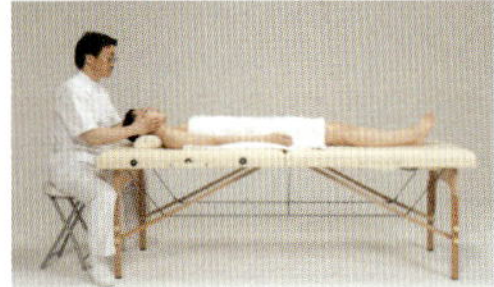

- 피시술자는 바로 누운 자세를 하고 낮은 베개를 머리에 놓는다.
- 시술자는 피시술자의 머리 쪽에 앉는다.
- 피시술자의 머리카락이 긴 경우에는 헤어핀으로 앞머리를 고정시켜서 시술에 방해가 되지 않도록 한다.

마사지 시간

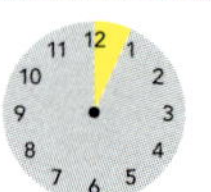

약 4 분

1 눈꺼풀부위의 동시성 양사지복경찰

좌우의 네손가락(사지복)으로 안쪽눈구석(내안각)에서 가쪽눈구석(외안각)으로 향하여 눈꺼풀부위(안검부)를 경찰한다. 눈꺼풀(안검)의 위아래부위로 나눠서 시술한다.

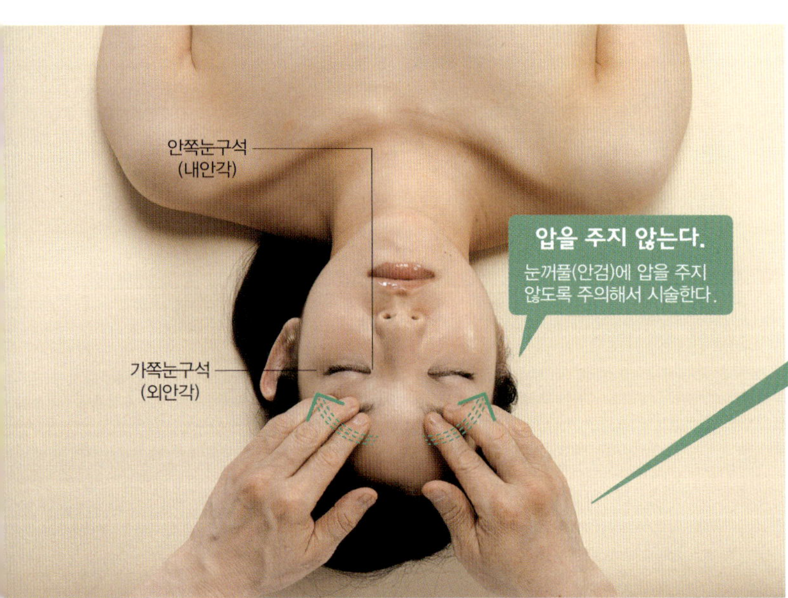

압을 주지 않는다.
눈꺼풀(안검)에 압을 주지 않도록 주의해서 시술한다.

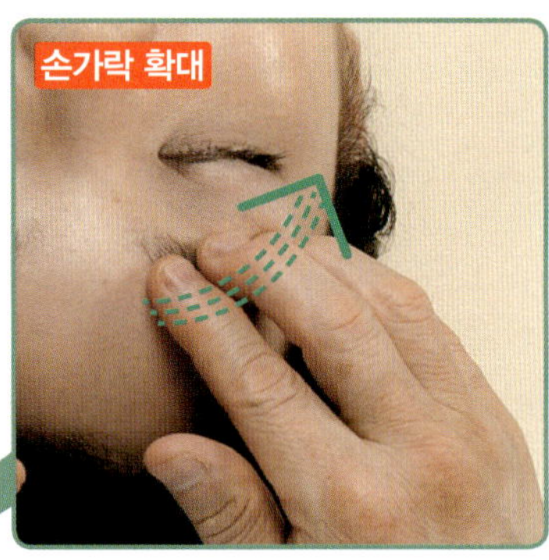

▲ 손가락의 크기에 따라서 네손가락(사지복)을 사용하지 않고 집게손가락과 가운데손가락, 가운데손가락과 약손가락 등으로 시술해도 좋다.

▼

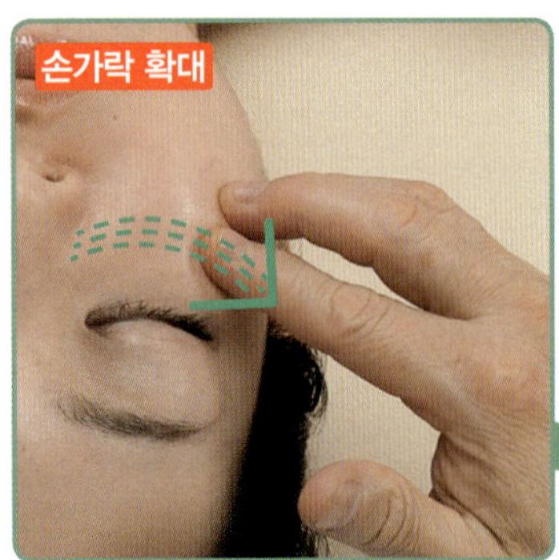

▲ 눈 주위에 있는 눈둘레근을 의식하여 원을 그리듯이 손가락을 움직여 준다.

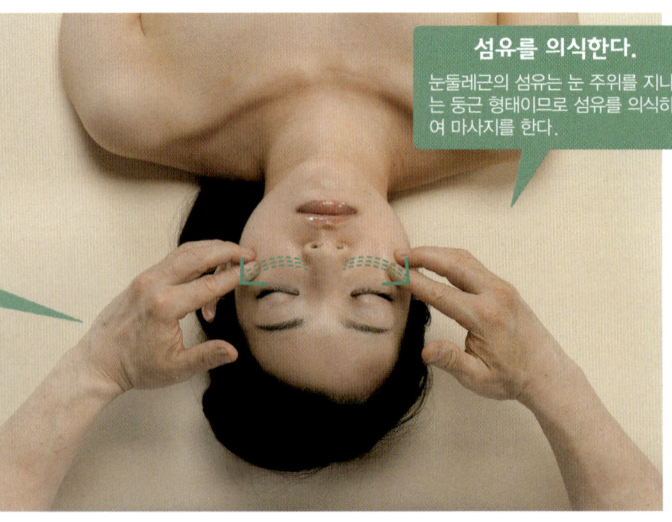

섬유를 의식한다.
눈둘레근의 섬유는 눈 주위를 지나는 둥근 형태이므로 섬유를 의식하여 마사지를 한다.

+정보 얼굴부위의 표정근은 이는곳과 닿는곳에 인접하는 근육과 합쳐진 경우가 많다.

개요

눈꺼풀부위(안검부), 코부위(비부), 입술부위(구순부)를 중심으로 마사지를 시행한다. 얼굴부위(안면부)는 **여러 가지 감각기**가 모여 있는 매우 민감한 부위이다. **눈꺼풀부위에서는 눈알에 직접 압을 주지 않도록 하고**, 입술부위에서는 **입술 점막에 손가락이 닿지 않도록** 주의하는 등 피시술자에게 불쾌감을 주지 않도록 한다. 만약 피시술자가 불쾌감을 호소하는 경우는 마사지를 중지하는 등의 배려가 필요하다.

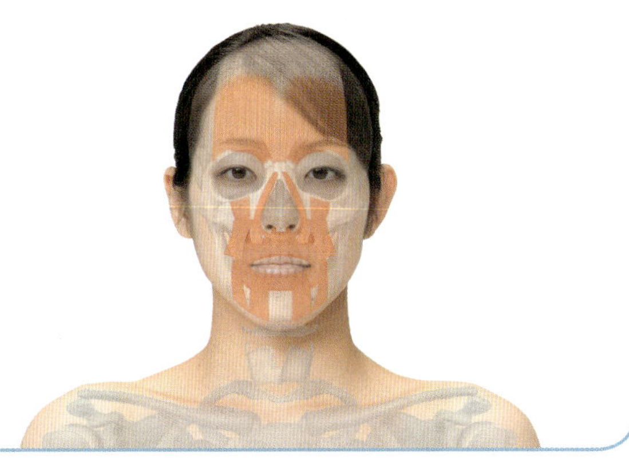

2 눈꺼풀부위의 사지복윤상유날

위눈꺼풀(상안검)과 아래눈꺼풀(하안검)으로 나눠서 좌우의 네손가락(사지복)을 사용하여 원을 그리듯이 작게 유날한다. 안쪽눈구석(내안각)에서 가쪽 눈구석(외안각)을 향하여 시술해 간다.

안쪽에서 가쪽으로
지복을 사용하여 천천히 시술한다.

지복으로 시술
손끝이 아니라 지복을 사용한다.

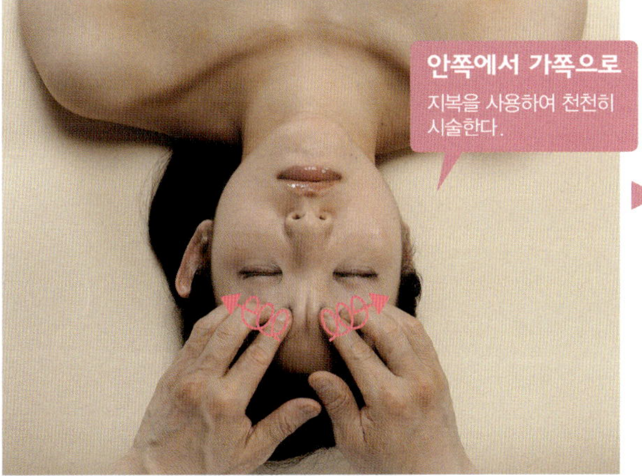

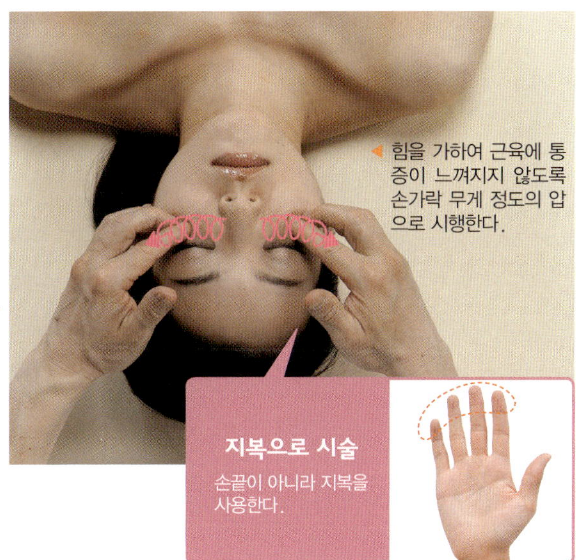

힘을 가하여 근육에 통증이 느껴지지 않도록 손가락 무게 정도의 압으로 시행한다.

3 눈꺼풀부위의 이지파악유날

한쪽씩 시술한다. 위눈꺼풀과 아래눈꺼풀으로 나눠서 안쪽눈구석에서 가쪽눈구석으로 향하여 진행한다. 눈꺼풀을 두 손가락으로 세로로 작게 잡아서 직경 5 mm 정도의 작은 원을 그려주는 이미지로 움직여 준다.

통증에 주의한다.
통증을 일으키지 않도록 손가락의 무게 정도의 압으로 시술한다.

손가락 확대

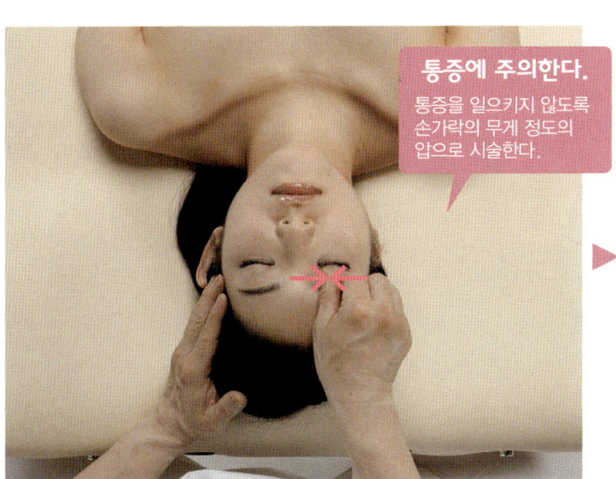

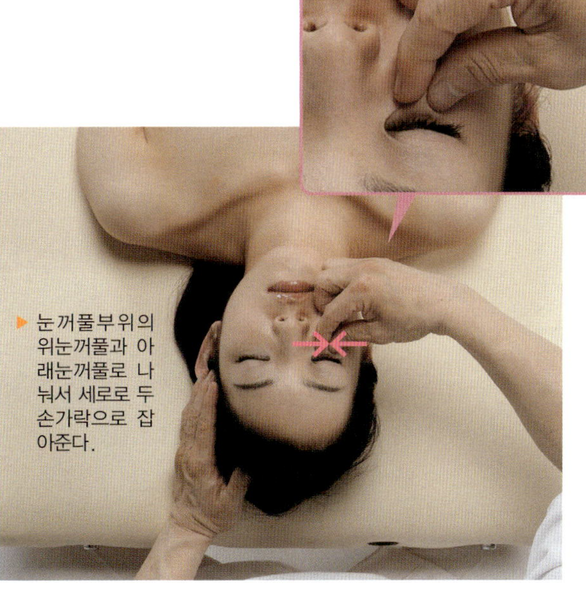

눈꺼풀부위의 위눈꺼풀과 아래눈꺼풀로 나눠서 세로로 두 손가락으로 잡아준다.

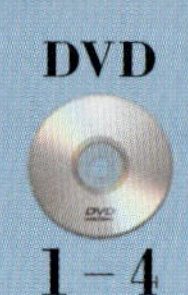

얼굴부위(눈꺼풀, 코, 입술)의 마사지

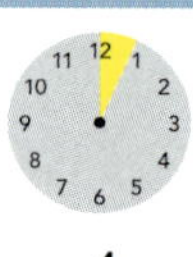

마사지 시간

약 4 분

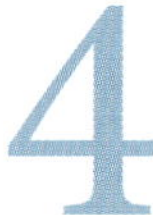

4 코부위의 사지복 윤상유날

좌우의 네손가락(사지복)을 사용하여 코뿌리부위에서 콧방울(비익)로 향하여 원을 그리듯이 유날한다.

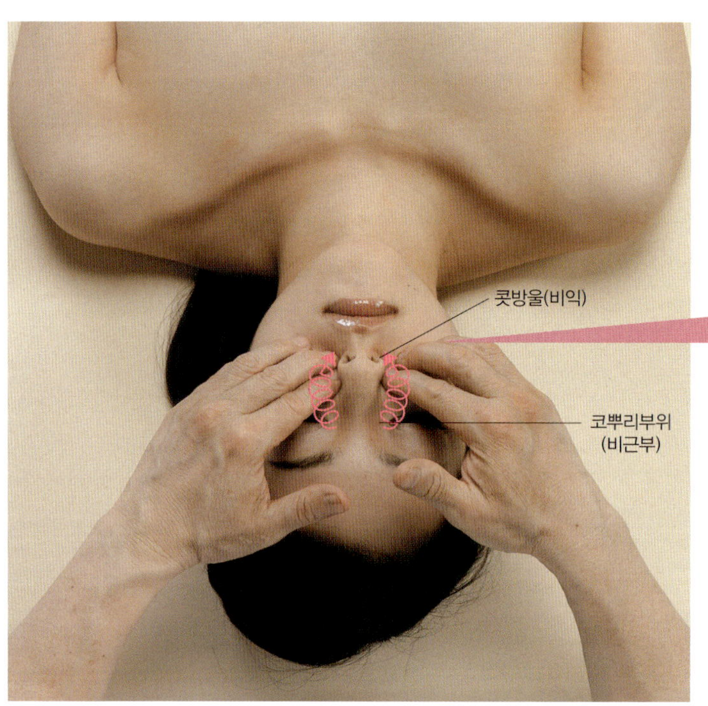

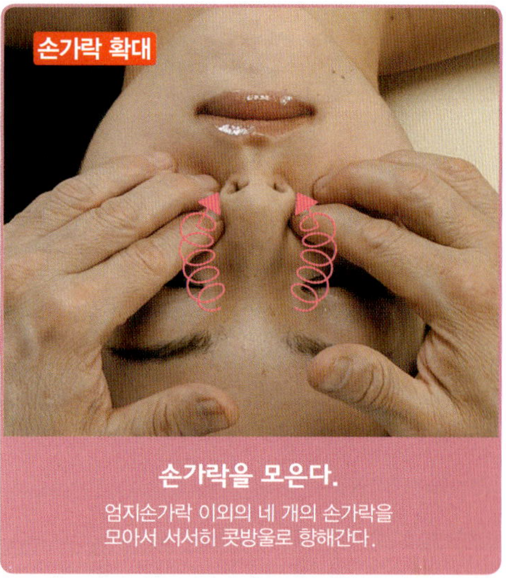

손가락을 모은다.

엄지손가락 이외의 네 개의 손가락을 모아서 서서히 콧방울로 향해간다.

◀ 얼굴부위는 혈관이 풍부하므로 가볍게 자극하여도 순환이 잘 된다.

column

세세한 움직임이 가능한 표정근

얼굴부위, 머리부위의 피부 아래의 얕은층에 있는 얇고 작은 근육은 얼굴근육이라 불리며, 피부를 움직이기 위한 뼈대근육에 속해 있고 피부근육이라 한다. 이런 근육은 표정을 변화시켜 희노애락 등의 표정에 관련된 것으로 표정근이라 부른다.

표정근의 운동은 모든 얼굴신경에 의해 지배된다. 피부근육은 많은 포유동물에게 고도로 발달되어 있고 몸통의 피부 아래에 넓게 있다. 표정근은 특정 부위의 피부를 의식적으로 움직일 수 있지만 인간에게는 이런 식의 자유롭게 움직이게 하는 피부근육이 얼굴부위에 있는 표정근 외에 목 부위의 넓은목근(광경근 ➡ P.102), 손의 짧은손바닥근(단장근)만 있다.

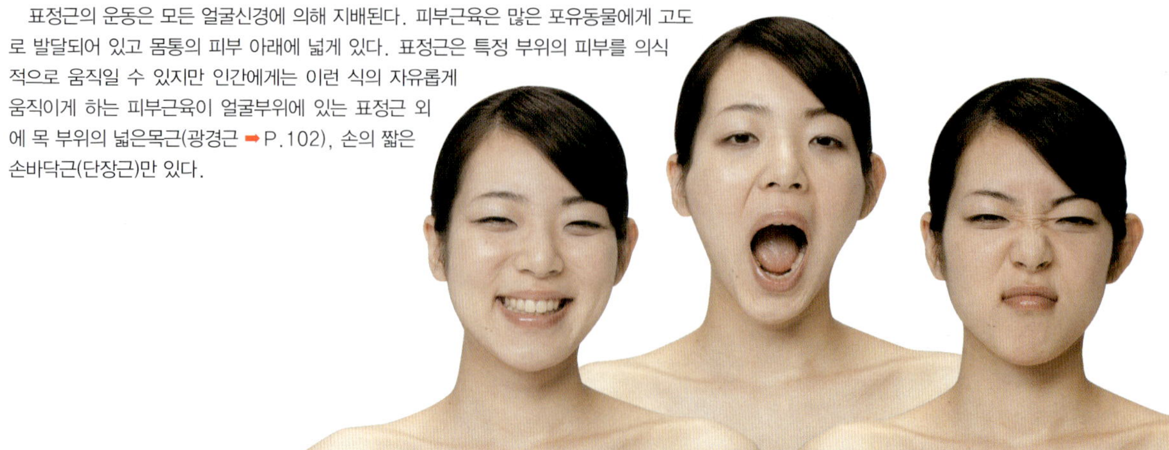

5 입술부위의 좌우 동시성 양이지유날

양손의 집게손가락과 가운데손가락을 벌려서 입술의 중앙으로 향하게 모아서 피시술자인 입술을 위아래 사이에 놓고 그 위치에서 입꼬리로 향하여 좌우 동시에 경찰한다.

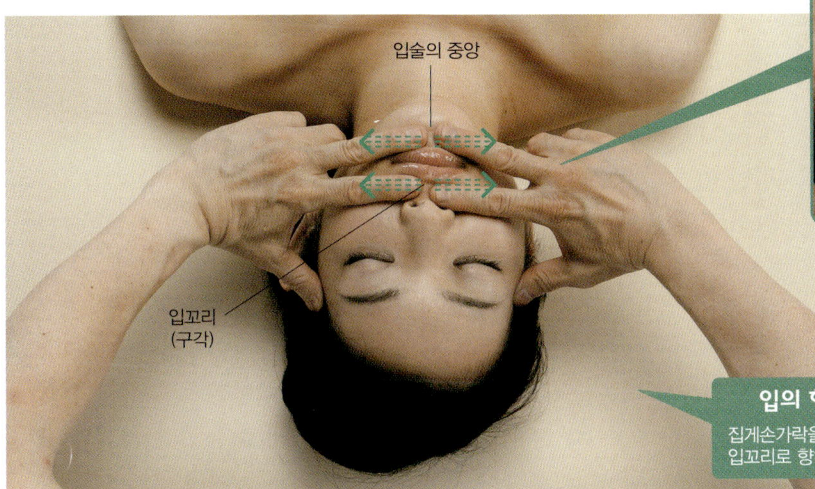

손가락 확대

▲ 입술부위는 작은 근육이 있으므로 시술하는 손의 움직임은 최소한으로 한다.

입의 형태에 맞춰준다.
집게손가락을 벌리고, 가운데손가락은 입꼬리로 향하여 닫아 준다.

6 입술부위의 좌우 동시성 양이지 윤상유날

좌우의 집게손가락과 가운데손가락으로 원을 그리듯이 유날하면서, 입술 중앙에서 입꼬리 방향으로 이동한다.

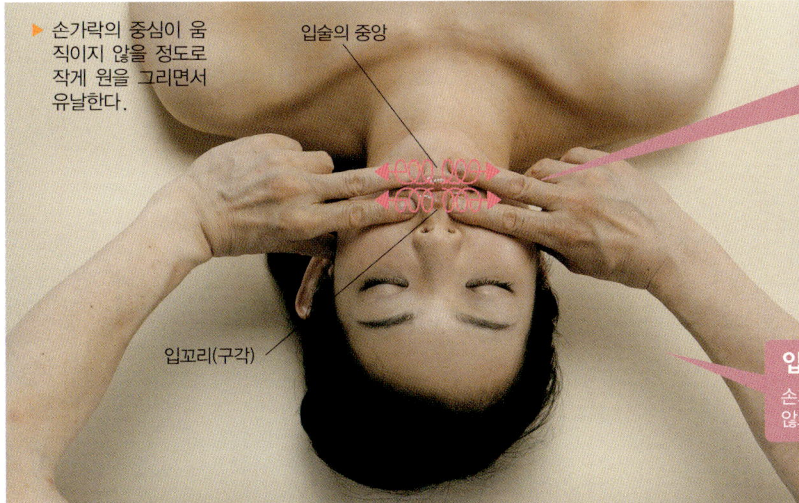

▶ 손가락의 중심이 움직이지 않을 정도로 작게 원을 그리면서 유날한다.

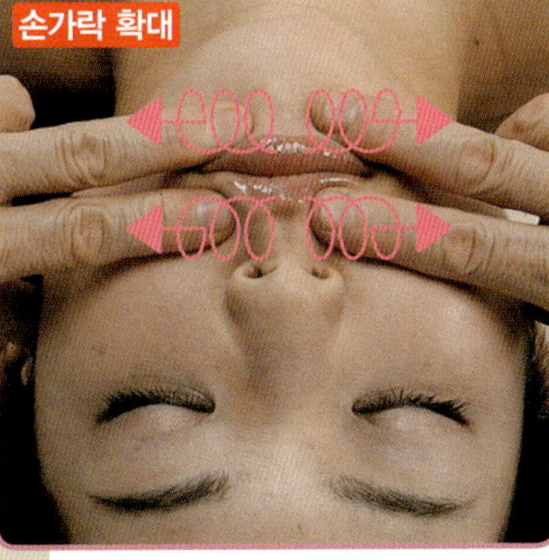

입술에 닿지 않도록 주의한다.
손가락이 시술자의 입술점막에 닿지 않도록 유의한다.

+ 정보 표정근은 습관적으로 같은 표정을 하여 수축을 반복하게 되면 당김이 나오는 경우도 있다.

COLUMN

클리니컬 마사지를 배울 때 중요한 점은?

클리니컬 마사지를 진지하게 공부를 하고 있는 사람들은 의료 현장에서 고생하고 있는 사람을 돕고 싶다고 생각하고 있을 것이다. 의료마사지를 공부할 때 중요한 것은 먼저 앞에서 설명했듯이 사람들에게 도움이 되고 싶다고 생각하는 호의를 가지는 것이 중요하다. 강한 의지를 토대로 필요한 지식을 습득하고 연마를 거듭하면 훌륭한 클리니컬 마시지사가 될 수 있을 것이다.

시술자는 피시술자에게 적당한 문진과 진찰을 토대로 그 증상, 질환의 병태를 바르게 파악하고, 적응증과 금기증을 판단하여 시술하지 않으면 안 된다. 따라서 마사지사를 희망하는 사람은 몸의 기능과 구조(특히 뼈, 관절, 근육과 움직임, 체표해부학 등), 전문적인 임상의학적 지식, 마사지의 전문적인 이론과 이것을 실천할 수 있는 수기의 수련이 필요하다. 이론 또는 기술에 치우치게 되면 임상에 응용할 수 없게 된다. 시술에 관해서는 한가지 한가지씩 수기를 확실하게 몸에 익히면서 전신 마사지를 할 수 있게 높은 목표를 가지고 반복해서 연습할 필요가 있다.

임상마사지는 의료와 간호현장에서 자격을 가진 마사지사가 그 전문적인 지식과 기술을 구사하여 최선의 시술을 환자와 이용자에게 시술하여야 한다. 현장에서는 의사와 다른 의료종사자들과 함께 공통 의료용어를 사용하여 전문가적인 입장에서 환자의 증상 개선과 효과가 있는 시술을 실천해야 한다. 그리고 항상 피시술자를 존중하고 시술 내용을 결정하는 것이 중요하다. 또한 전문가적 입장에서 적절한 의견을 말할 수 있도록 항상 최신의 기술을 익히는 업무를 소홀히 해서는 안 된다. 다른 의료종사자들과의 커뮤니케이션은 마사지사의 영역을 확대하는 것뿐만 아니라 환자와 이용자를 중심으로 한 다른 직종과의 연계된 케어도 가능하다.

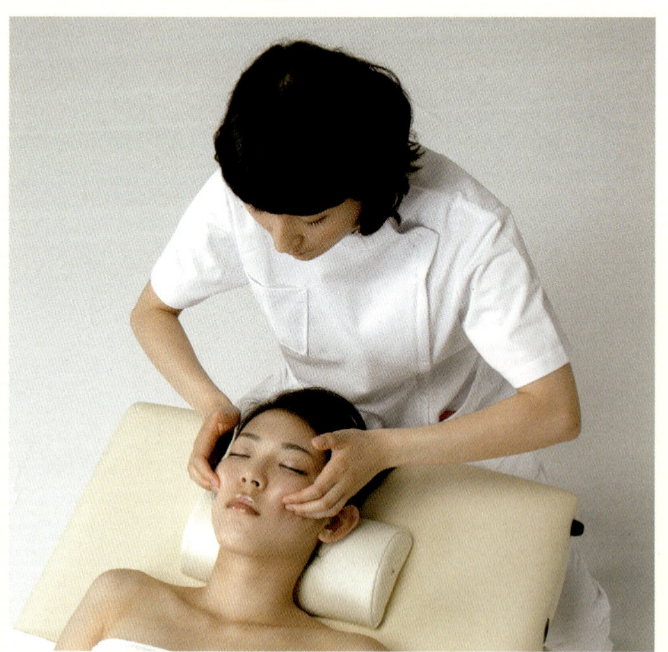

▲ 의료마사지의 숙달의 가까운 길은 가능한 시술을 많이 시행하여 기술 수준을 높이는 것이다.

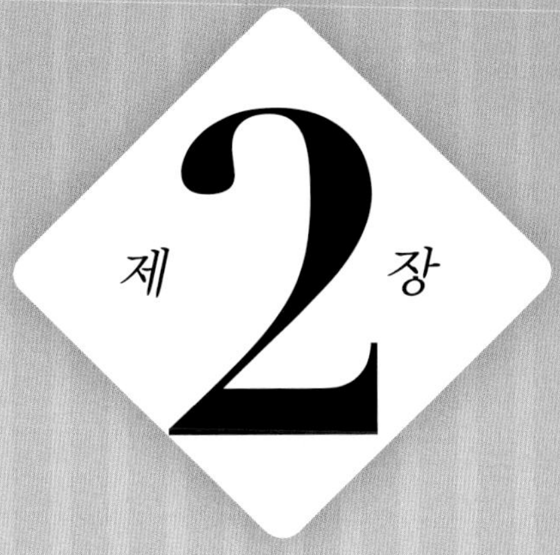

목부위 근육과 마사지

목부위(경부)는 앞면과 가쪽면을 나눠서 시술한다. 목빗근(흉쇄유돌근)과 어깨올림근(견갑거근)은 어깨 결림과 같은 증상에서 통증유발점이 발생하는 경우가 많다.

제 2 장

근육의 특징과 뼈 이름

목부위

▶ 목부위 근육의 특징

목부위에는 얕은 부위에서 깊은 부위까지 많은 근육이 있고 근육의 위치에 따라서 몇 개의 근육군으로 나뉜다.

목부위의 얕은층에 있는 넓은목근(광경근 ➡P.102)은 얼굴면의 표정을 바꾸는 기능을 하는 표정근의 그룹으로 목부위 앞면과 가쪽면을 덮듯이 넓게 퍼져 있다.

목빗근(흉쇄유돌근 ➡P.103)은 넓은목근의 아래층에 있고 가쪽 목부위를 비스듬히 지나는 근육이다. 이 근육은 가쪽목부위를 안쪽 아래에서 가쪽 위를 향해 융기되어 있어 머리를 돌리면 체표에서 쉽게 관찰할 수 있다.

그 외에 두힘살근(악이복근 ➡P.104), 붓목뿔근(경돌설골근 ➡P.105), 턱목뿔근(악설골근 ➡P.106) 등의 목뿔위근육군(설골상근군)과 어깨목뿔근(견갑설골근 ➡P.109), 복장목뿔근(흉골설골근 ➡P.108) 등의 목뿔아래근육군(설골하근군) 등이 있으며, 입을 벌리거나 음식물을 삼킬 때에 자주 작용하는 근육들이다.

목부위의 부위명 〈앞면〉

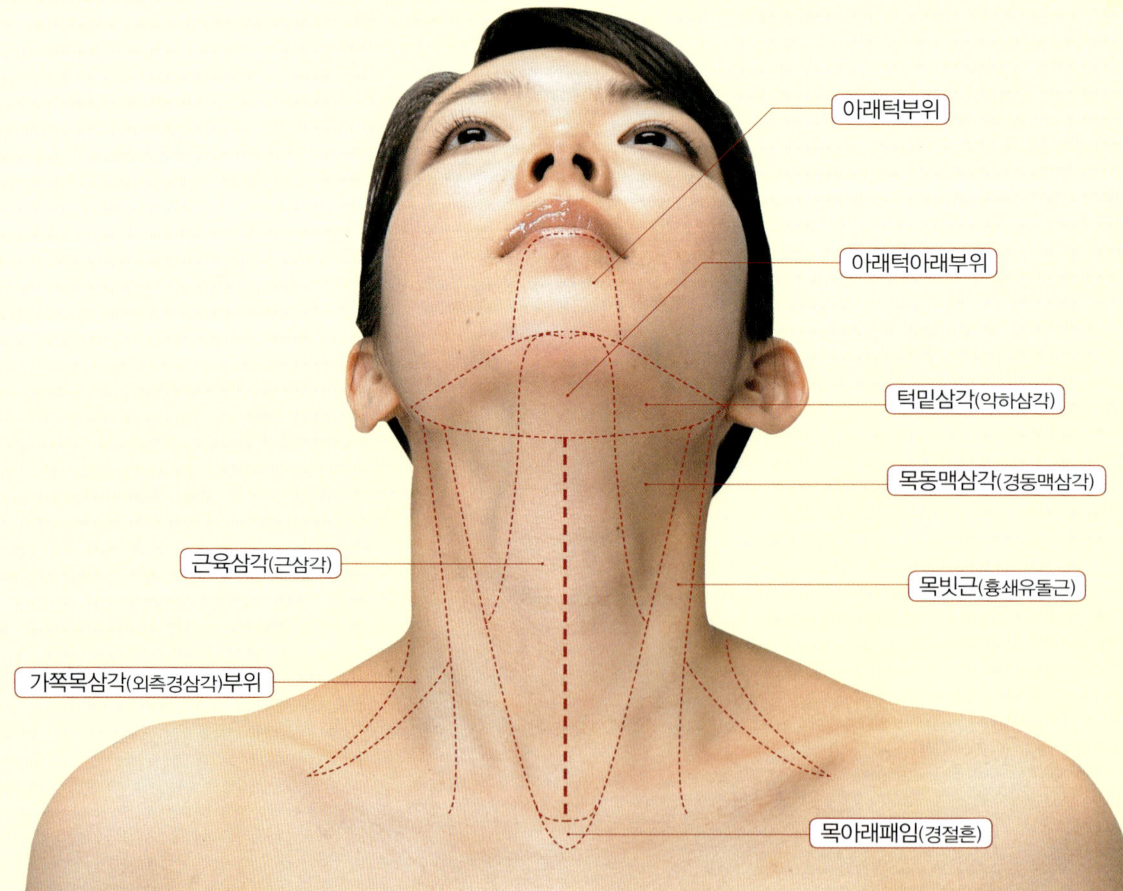

▶ 얕은목근육(천경근) · 앞목근육(전경근)

얕은목근육(천경근)은 목부위의 얕은층에 있는 근육군이다. 목부위 앞면의 가장 표층에 있는 넓은목근(광경근)이 여기에 해당된다. 아래턱에서 가슴부위로 넓게 앞목부위를 폭넓게 덮는 얇은 근육이다.

아래입술과 입꼬리를 가쪽 아래로 당기는 작용이 있고 얼굴을 찡그리거나, 볼멘 얼굴을 하거나, 놀랐을 때의 표정을 만들 때 사용한다.

입꼬리를 강하게 아래쪽으로 잡아당기면 목부위 양쪽에 주름이 떠오르는데, 이것이 넓은목근이다. 표정근과 마찬가지로 얼굴신경(안면신경)의 지배를 받는다.

앞목근육(전경근)은 앞목부위에 있고 목뿔뼈(설골)에 붙는 근육군이다. 앞목근육은 목뿔뼈 위에 위치하는 목뿔위근육(설골상근)과 목뿔뼈 아래에 위치하는 목뿔아래근육(설골하근)으로 나뉜다.

▶ 뒤목근육(후경근)

뒤통수근(후두근)은 척주앞근육(추전근)과 목갈비근(사각근)이 있다. 목갈비근은 앞목갈비근(전사각근 ➡ P.112), 중간목갈비근(중사각근 ➡ P.113), 뒤목갈비근(후사각근 ➡ P.113)이 있다.

목갈비근은 목뼈의 가로돌기(횡돌기)에서 나와 갈비뼈(늑골)에 닿는 근육이고, 위치에 따라서 위의 3개로 나뉜다. 앞목갈비근과 중간목갈비근의 사이의 공간을 사각 간격이라 부르며, 팔신경얼기(완신경총)와 빗장밑동맥(쇄골하동맥)이 지나간다. 목갈비근은 한쪽이 작용하면 목을 한쪽으로 기울이게 하는 기능이 있고, 양쪽이 작용하면 목을 앞으로 숙이게 하는(전굴) 기능이 있다. 그 외에도 목갈비근은 들숨(흡기)의 보조근으로서 작용한다. 앞목갈비근은 짧고 빠르게 코호흡을 하는 것으로 근육이 수축하므로 촉진 시 피시술자에게 코호흡을 하게 하면 촉진이 쉬워진다.

목부위의 뼈대 〈옆면〉

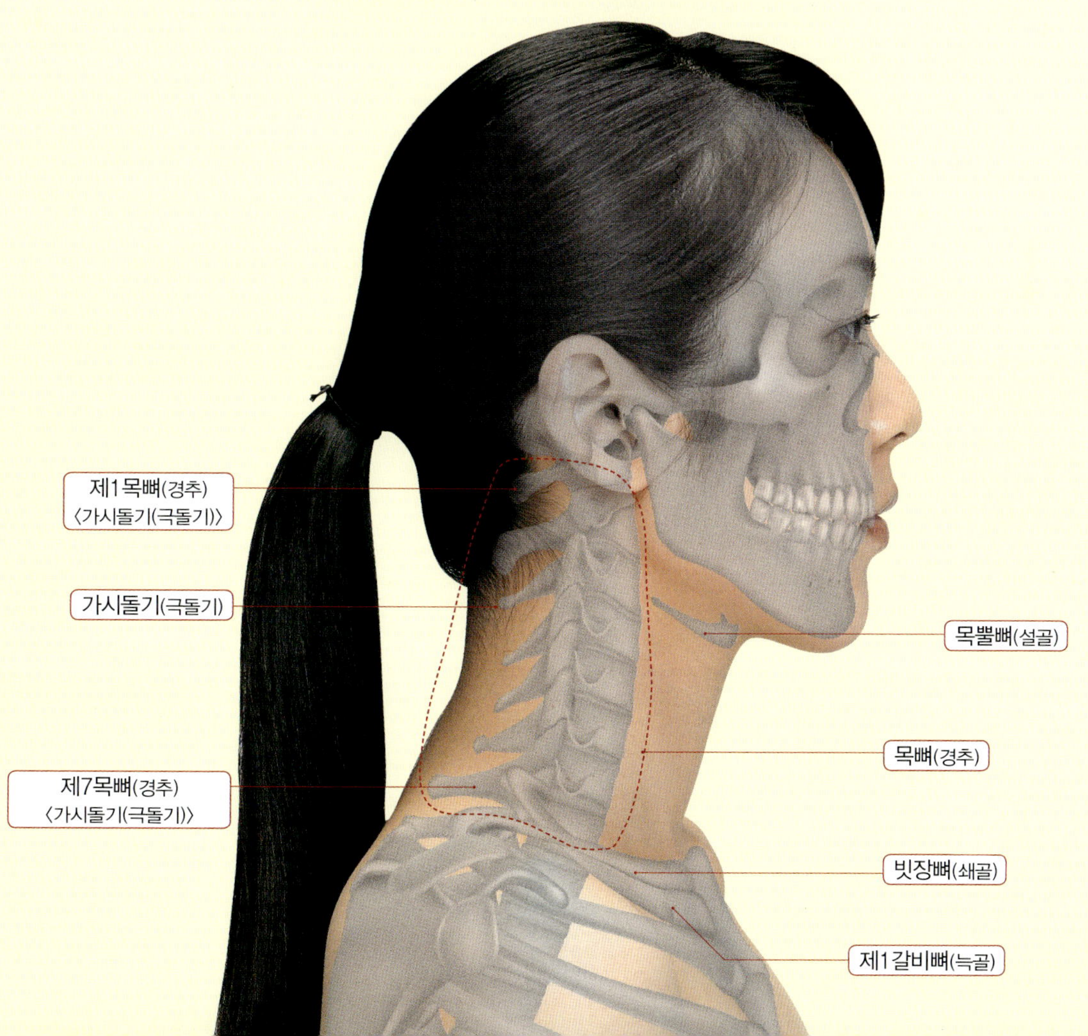

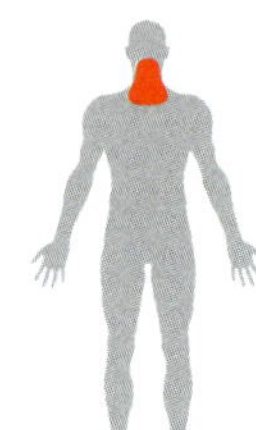

넓은목근

넓은목근(광경근) 《*platysma*》

【근육군】 얕은목근(천경근) **【지배신경】** 얼굴신경(안면신경)

DVD 2-1

마사지 ➡P114

▶ 근육의 특징

아래턱에서 가슴부위로 퍼져 있는 앞목부위를 덮는 얇은 근육이다. 얼굴의 표정근과 같은 계열이다. 목빗근(흉쇄유돌근 ➡P.103)과 병행해서 위치한다. 입꼬리를 내린 상태에서 목부위에 힘을 주면 피부가 꽉 당겨져 세로로 근육이 나온다. 일부의 섬유는 입꼬리 주위의 근육과 혼재되어 있다.

촉진이 매우 어려운 근육이지만 아래턱을 약간 내린 채(하제), 아래입술을 강하게 가쪽으로 내려서 당겨주면 넓은목근을 수축시킬 수 있다. 이 상태에서 아래턱의 중앙 부근을 만지면 근육의 끝을 느낄 수 있다.

위턱뼈(상악골)

아래턱뼈(하악골)

이는곳 아래턱아래모서리(하악골하연)

닿는곳 빗장뼈을 넘어가 제2(3)갈비뼈 높이에서 피부에 붙는다.

어깨뼈(견갑골)

갈비뼈(늑골)

복장뼈자루(흉골병)

근육의 기능

- 아래입술과 입꼬리를 아래쪽으로 당긴다.
- 앞목근육의 피부를 긴장시킨다.

일상동작

- 얼굴을 찡그리거나 볼멘 얼굴을 한다.
- 놀랄 때의 표정을 만든다.
- 입을 크게 벌려 '아~' 소리를 낸다.

관련통

목부위 앞면의 목빗근에 통증을 일으킨다. 가슴 위부분에 찌르는 듯한 통증을 일으키는 경우도 있다.

+정보 넓은목근의 통증유발점은 목빗근과 목갈비근에 통증유발점이 생김으로써 활성화된다.

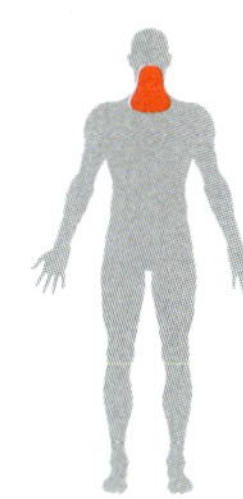

목빗근

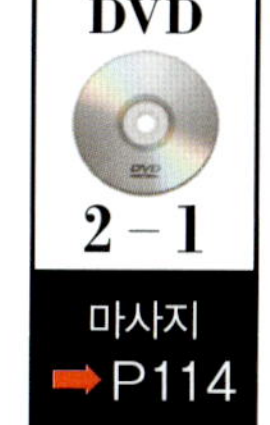

마사지
➡P114

목빗근(흉쇄유돌근) 《*sternocleidomastoid*》

【근육군】 가쪽목근육(외측경근) **【지배신경】** 더부신경(부신경), 목신경총(경신경총)〈C_2~C_3〉

▶ 근육의 특징

목의 가쪽면을 비스듬하게 지나는 끈 형태의 근육으로서 얼굴을 옆으로 향하게 하면 목에 나타난다. 양쪽이 동시에 움직이면 머리가 뒤로 굽혀지고(후굴), 목부위가 고정되는 경우는 빗장뼈(쇄골)와 가슴우리(흉곽)를 잡아당겨 호흡(들숨)를 돕는다.

촉진은 환자를 바로 누운 상태로 머리부위와 목부위를 반대쪽으로 돌린(회전) 상태에서 시작한다. 먼저 피시술자의 머리 쪽에 앉아 복장빗장관절(흉쇄관절)의 바로 위에 손을 놓는다. 그 상태에서 머리부위와 목부위를 들어올리면 눈으로 확인할 수 있다. 촉진은 근육섬유를 수직 방향으로 누르고 위쪽 부착부를 향하여 촉진해 간다.

마루뼈(두정골)
이마뼈(전두골)
관자뼈(측두골)
뒤통수뼈(후두골)
광대뼈(협골)
위턱뼈(상악골)
닿는곳 관자뼈(측두골)의 꼭지돌기(유양돌기)
아래턱뼈(하악골)
목뼈
이는곳 ❷ [빗장머리뼈(쇄골두)] 빗장뼈(쇄골) 안쪽 1/3
빗장뼈(쇄골)
이는곳 ❶ [복장머리뼈(흉골두)] 복장뼈자루위모서리(흉골병상연)
갈비뼈(늑골)
복장뼈자루(흉골병)

마사지 정보

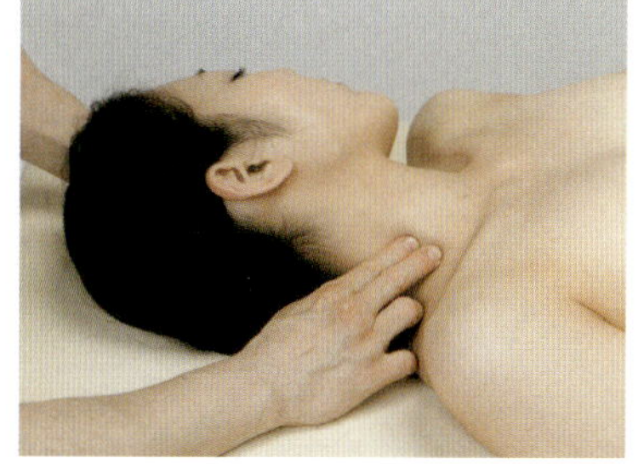

목빗근은 피시술자의 머리를 반대쪽으로 돌리면 볼록함을 확인할 수 있다. 경찰과 파악유날로 직접 근육에 마사지한다.

근육의 기능

- 머리를 반대쪽으로 돌린다.
- 얼굴을 위로 향하게 한다.
- 좌우 동시에 작용하면 목을 굽힌다.

일상동작

- 목을 움츠린다.
- 자유형에서 숨쉬기.

관련통

복장뼈부위: 눈썹, 귀 뒤, 뒤통수 부위로 넓게 퍼지는 통증. 볼, 목에 출현한다.
빗장머리뼈: 어지러움, 구토, 귀의 심부통, 어금니의 통증.

+ 정보 목빗근은 자세의 유지에도 도움이 된다.

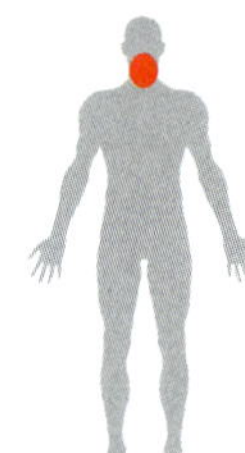

두힘살근

두힘살근(악이복근)《*digastric*》

【근육군】 앞목근육(전경근)〈목뿔위근육군(설골상근군)〉

【지배신경】 앞힘살(전복): 아래턱신경(하악신경), 뒤힘살(후복): 얼굴신경(안면신경)

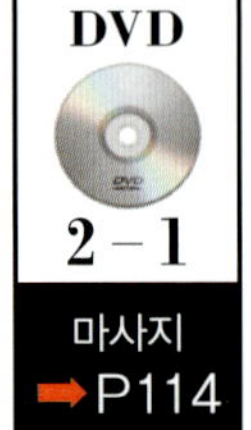

마사지
➡P114

근육의 특징

목뿔위근육군(설골상근군)의 하나로 중간 힘줄(중간건)을 사이에 둔 두 개의 힘살(근복)이 있고 중간힘줄이 목뿔뼈(설골)의 섬유성 도르래(활차)를 지나는 것으로 방향을 바꾼다. 힘살의 하나는 꼭지패임(유돌절흔)과 목뿔뼈의 사이에 있고 다른 하나는 목뿔뼈와 아래턱뼈의 사이에 있다. 목뿔뼈를 당겨올리는 것이 주된 작용이다.

귀와 아래턱의 아래부위에 있고 만질 수는 있지만 붓목뿔근(경돌설골근 ➡P.105)과 구별하기 어렵다. 급성, 만성의 근육 혹사와 머리부위를 앞쪽으로 늘리는 자세, 외상에 의해 초래되는 경우가 많고 영속화되는 경향도 있다. 근육 내 혹사는 입을 벌린 상태가 많은 사람과 입호흡을 하는 습관이 있는 사람에게 자주 볼 수 있다.

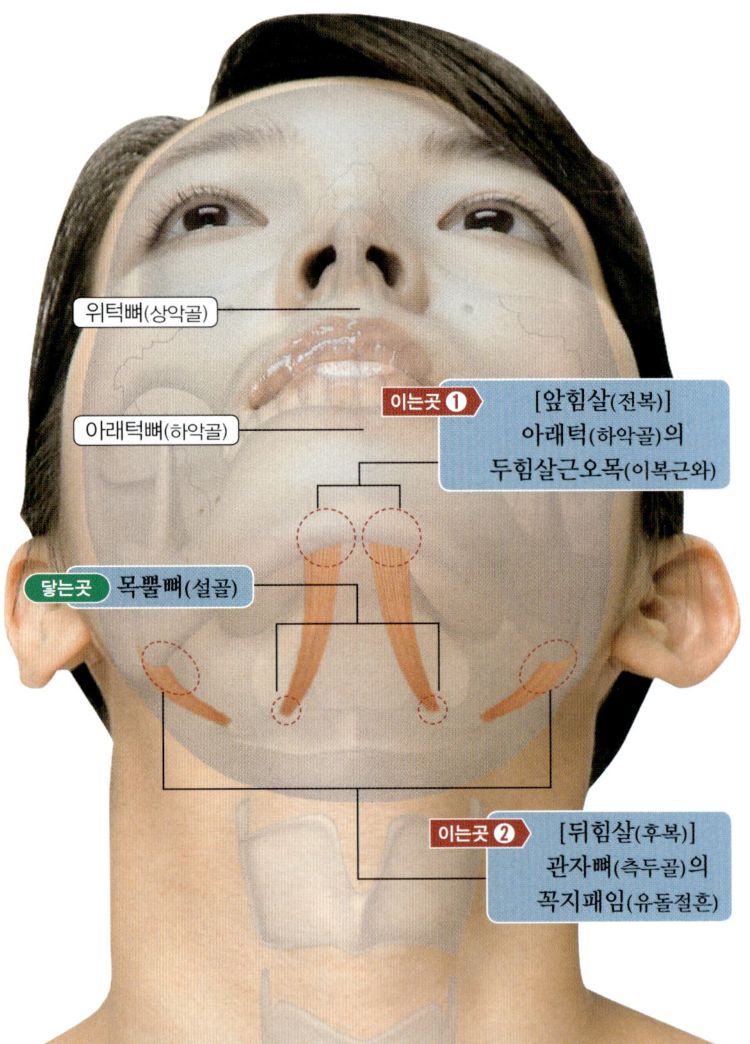

마사지 정보

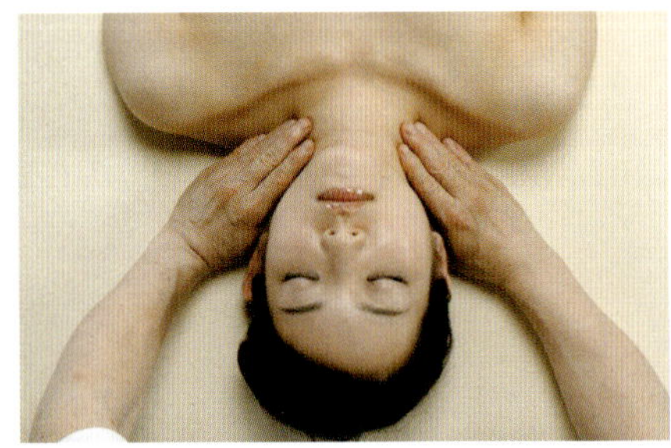

두힘살근 등의 목뿔위근육의 마사지는 목부위와 함께 시술한다. 촉진은 목뿔뼈에서 관자뼈를 향하여 가쪽으로 촉진해 간다.

근육의 기능

- 아래턱뼈를 고정시킬 때는 목뿔뼈를 당겨 올린다(연하운동에 관여).
- 목뿔뼈를 고정할 때에는 아래턱뼈를 당겨 내린다(개구운동에 관여).

일상동작

- 음식물을 삼킨다.
- 입을 벌린다.
- 소리를 낸다.

관련통

앞힘살(전복): 아래턱의 앞니 4개와 그 하부에 출현하는 통증.

뒤힘살(후복): 꼭지돌기 주위에 출현하는 강한 통증.

+정보 목뿔위근육군은 목뿔뼈를 당겨 올리고, 아래턱뼈를 당겨 내리는 기능이 있다.

붓목뿔근

붓목뿔근(경돌설골근) 《*stylohyoid*》

【근육군】 앞목근육(전경근)〈목뿔위근육군(설골상근군)〉 **【지배신경】** 얼굴신경(안면신경)

DVD 2-1 마사지 ➡P114

목

근육의 특징

목뿔위근육군의 하나로서 두힘살근(악이복근 ➡P.104)의 뒤힘살 앞에 있고 닿는곳 부근에 두 개로 나뉘어져 두힘살근의 중간힘줄을 사이에 두고 있다.

붓돌기(경상돌기)와 목뿔뼈를 연결하여 목뿔뼈를 들어 올려 뒤로 잡아당기는 움직임을 하고 있다. 목소리를 낼 때와 음식을 삼킬 때 힘을 발휘한다[이 경우는 다른 목뿔뼈근(설골근)과 함께 작용을 한다].

두힘살근의 뒤힘살과 나란히 지나기 때문에 구별하는 것은 어렵다. 관련통도 두힘살근과 관련된 패턴을 가지고 있다. 단, 바깥목동맥(외경동맥)의 조여 오는 듯한 감각은 이 근육이 일으키는 것이다.

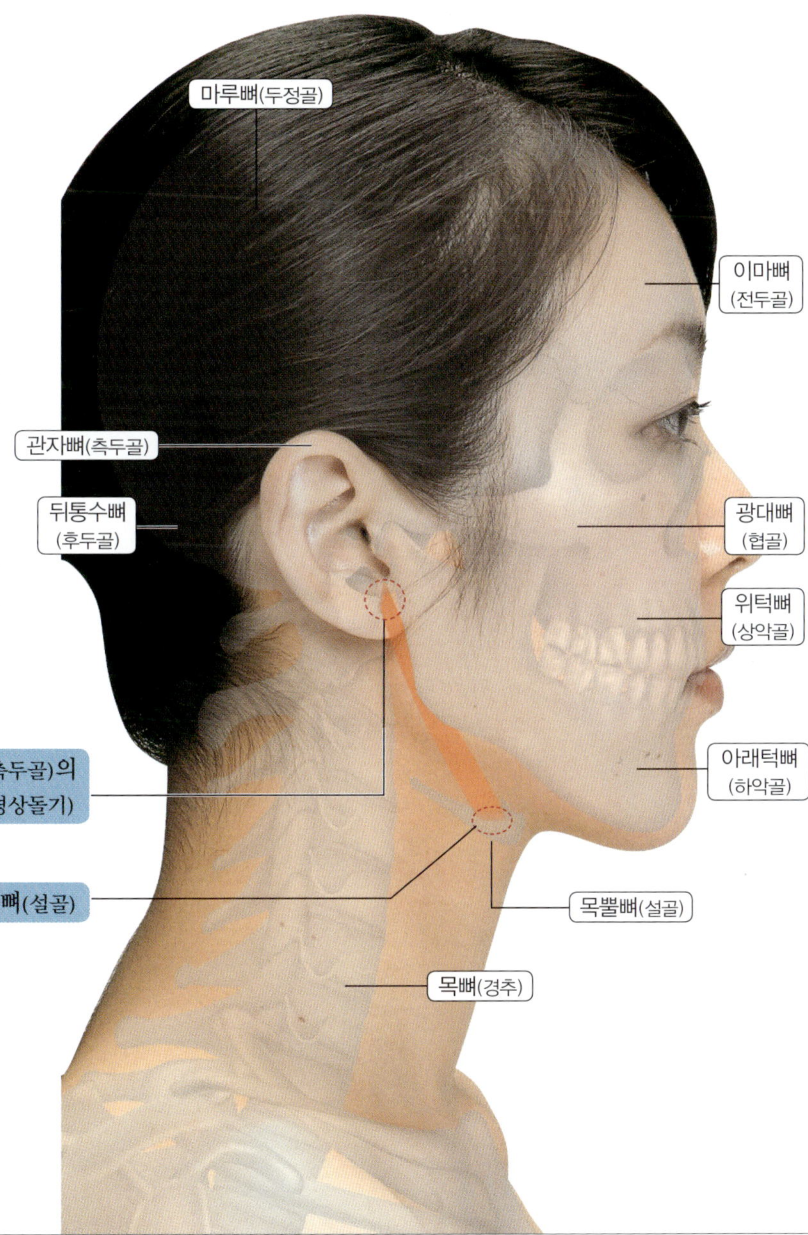

근육의 기능

- 목뿔뼈를 당겨 올린다.

일상동작

- 음식물을 삼킨다.
- 소리를 낸다.

관련통

꼭지돌기 주위에 출현하는 통증.

+정보 '목뿔위근육'의 이름의 유래는 목뿔뼈의 위쪽에 있기 때문이다.

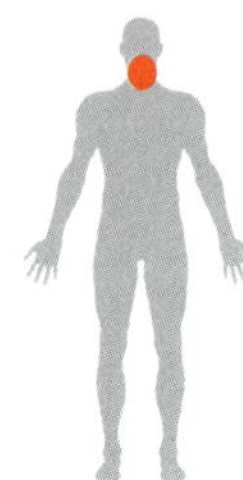

턱목뿔근

턱목뿔근(악설골근) 《*mylohyoid*》

【근육군】 앞목근육(전경근)〈목뿔위근육군(설골상근군)〉 【지배신경】 아래턱신경(하악신경)

DVD 2-1
마사지
➡P114

근육의 특징

목뿔위근육군의 하나로서 두힘살근(악이복근 ➡P.104)의 앞힘살 안쪽에 존재하고 있다. 아래턱뼈 안쪽면에서 넓게 시작하고, 섬유는 턱목뿔근 섬유로 모여져 그 뒤부분이 목뿔뼈에 붙는다. 아래턱과 입안의 '바닥'부분을 형성하고 있는 근육이다.

음식물을 삼킬 때(아래턱이 고정될 때), 목뿔뼈와 입안 바닥을 당겨 올리는 작용을 한다.

아래턱의 뾰족한 곳에서 약간 아래쪽 안에서 만질 수 있다. 매우 단단한 근육이므로 스트레칭을 할 때에 너무 세게 누르지 않도록 신경을 써야 한다. 이 근육을 스트레칭하면 목뿔뼈의 나쁜 상태를 개선시킬 수 있다.

위턱뼈(상악골)

아래턱뼈(하악골)

이는곳 아래턱뼈몸통(하악골체) 안쪽면

목뿔뼈(설골)

닿는곳 목뿔뼈(설골)

마사지 정보

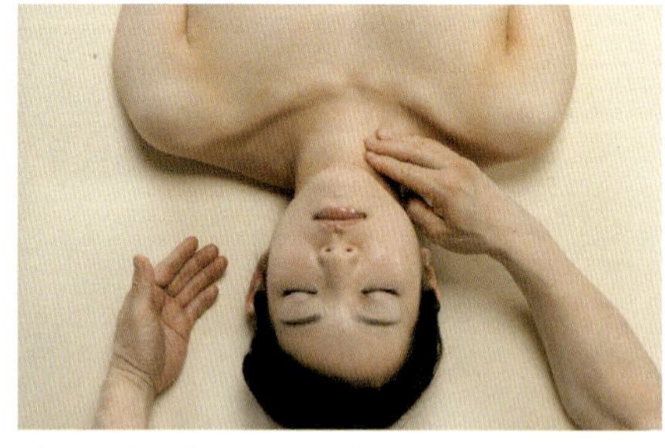

엄지손가락과 집게손가락을 사용하여 목뿔뼈를 찾고 목뿔뼈의 바로 위와 안쪽에 엄지손가락을 놓고 턱 중앙을 향하여 마사지를 한다.

근육의 기능

- 아래턱뼈를 고정시킬 때에는 목뿔뼈를 당겨 올린다(연하운동에 관여).
- 목뿔뼈를 고정시킬 때는 아래턱뼈를 당겨 내린다(개구운동에 관여).

일상동작

- 음식물을 삼킨다.
- 큰 음식물을 목구멍으로 보낸다.
- 목소리를 낸다(발성과 관련).

관련통

혀의 통증과 음식물을 삼킬 때의 통증.

+정보 목뿔위근육군은 전체적으로 입안의 음식물을 목구멍으로 보내는 작용을 할 때 목뿔뼈와 혀를 올리는 작용을 한다.

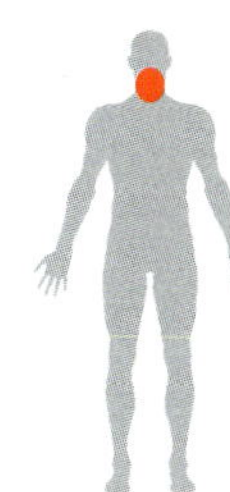

턱끝목뿔근

턱끝목뿔근(이설골근) 《*geniohyoid*》

【근육군】 앞목근육(전경근)〈목뿔위근육군(설골상근군)〉 **【지배신경】** 혀밑신경(설하신경)

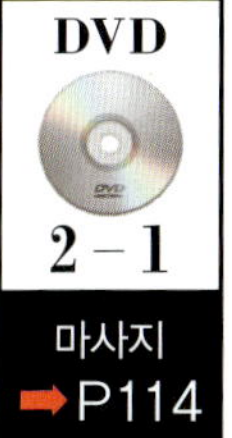

근육의 특징

목뿔위근육군의 하나이며, 턱목뿔근(악설골근 ➡P.106)의 위에 있는 폭이 좁은 근육이다. 정중선을 사이에 두고 양쪽에 존재한다. 가는 근육이 아래턱 안쪽면에서 목뿔뼈로 향하여 지나고 있다. 턱목뿔근의 아래에 있는 두힘살근(악이복근 ➡P.104)의 앞힘살과 함께 작용한다.

턱목뿔근과 같은 기능을 하고 있고 목뿔근을 위쪽으로 당겨 올려 음식물을 삼키는 것을 돕는다.

목뿔아래근육군(설골하근군)의 촉진은 환자를 바로 누운 상태에서 시작한다. 머리 쪽에 앉아서 목뿔뼈 아래 중심에서 약간 가쪽으로 손을 놓고 턱 아래를 손으로 지탱한다. 그 상태에서 아래턱뼈를 내리면서 근육 섬유를 수직 방향으로 누르면 수축을 느낄 수 있다.

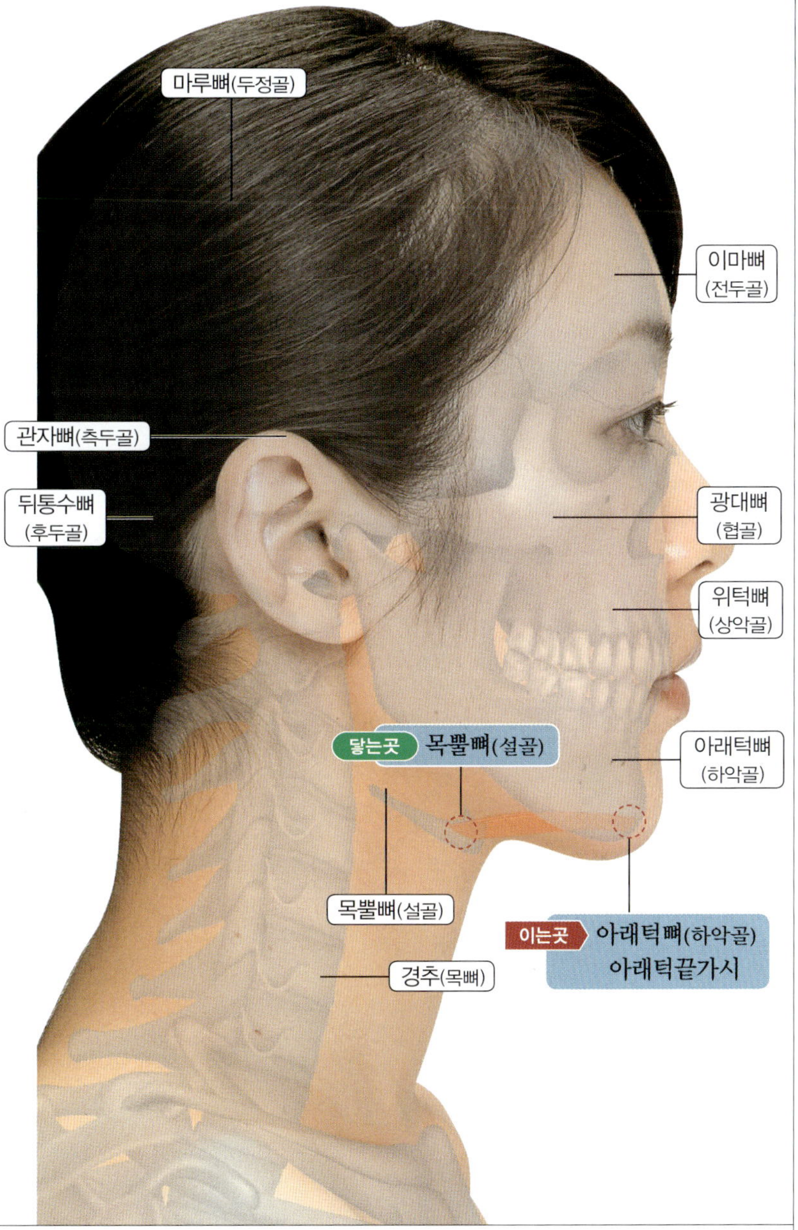

근육의 기능

- 목뿔뼈를 당겨 올린다(연하운동에 관여).
- 목뿔뼈를 고정할 때는 아래턱뼈를 당겨 내린다(개구 운동에 관여).

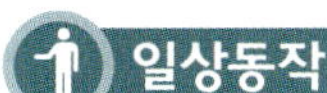

일상동작

- 음식을 삼킨다.
- 목소리를 낸다.

관련통

특별한 점은 없다.

+정보 턱끝목뿔근은 목뿔뼈를 앞쪽으로 당겨 올림으로써 입안에 안쪽 통로를 형성하고 목구멍을 넓혀 음식물을 목구멍 안으로 지나가게 한다.

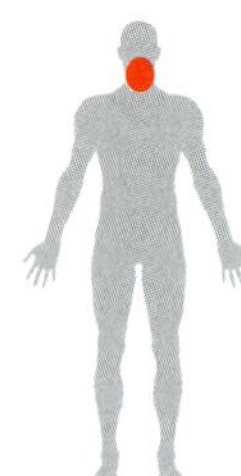

복장목뿔근

복장목뿔근(흉골설골근) 《*sternohyoid*》

【근육군】 앞목근육(전경근)〈목뿔아래근육군(설골하근군)〉 【지배신경】 목신경고리(경신경고리)〈C_1, C_2〉

DVD 2－1

마사지 ➡P114

근육의 특징

복장뼈자루에서 목뿔뼈로 연결되어 있는 목뿔아래근육군(설골하근군)의 하나로 닿는곳을 향하여 목 앞을 수직으로 정중앙쪽으로 주행하는 끈 모양의 근육이다. 같은 목뿔아래근육으로 있는 어깨목뿔근(견갑설골근 ➡P.109), 방패목뿔근(갑상설골근 ➡P.111)과 함께 작용하여 목뿔뼈를 당겨 내린다. 음식물을 섭취하는 것을 돕는 기능이 있고 목뿔위근육군(설골상근군)과 동시에 작용하면 목뿔뼈를 고정하는 작용을 한다.

목뿔아래근군의 촉진은 피시술자를 누운 상태에서 시작한다. 머리 쪽에 앉아서 목뿔뼈 아래, 중심에서 약간 벗어난 곳에 손을 놓고 턱 아래를 손으로 지탱한다. 목뿔뼈의 아래에 놓은 손을 아래턱뼈의 아래에 놓고 피시술자가 아래턱뼈를 내리는 것을 저지하듯이 해주면 수축을 느낄 수 있다.

근육의 기능

- 목뿔뼈를 당긴다.
- 목뿔위근육과 동시에 작용하면 목뿔뼈를 고정한다.

일상동작

- 음식물을 삼킨다.
- 목소리를 내는 것을 보조한다.

관련통

특별한 점은 없다.

+정보 '목뿔아래근육'의 이름의 유래는 목뿔뼈의 아래쪽에 있기 때문이다.

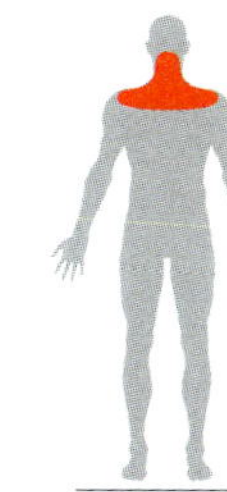

어깨목뿔근

어깨목뿔근(견갑설골근)《*omohyoid*》

【근육군】 앞목근육(전경근)〈목뿔아래근육군(설골하근군)〉 **【지배신경】** 목신경고리(경신경고리)〈C_1~C_3〉

DVD 2-1

마사지 ➡P114

근육의 특징

목뿔아래근육군의 하나로 두힘살근(악이근복 ➡P.104)처럼 도중에 있는 중간힘줄로 결합되어 있는 두힘살근(이복근)이다. 이 두힘살근은 앞힘살(전복), 뒤힘살(후복)이 아니라 위힘살(상복), 아래힘살(하복)이라 불린다.

발성에 관여하는 근육으로 목뿔뼈를 뒤와 아래로 당겨 내리는 기능이 있다.

이 근육의 통증유발점이 활성화되면 팔신경얼기(완신경총)을 압박하여 가슴문증후군(흉곽출구증후근)을 일으킨다. 이것은 근막의 부착부를 개재하여 제1갈비뼈의 갈비척추관절(늑골척추관절)의 기능 부전을 초래한다고 알려져 있다. 이와 관련하여 이 근육을 단독으로 촉진하는 것은 어렵다.

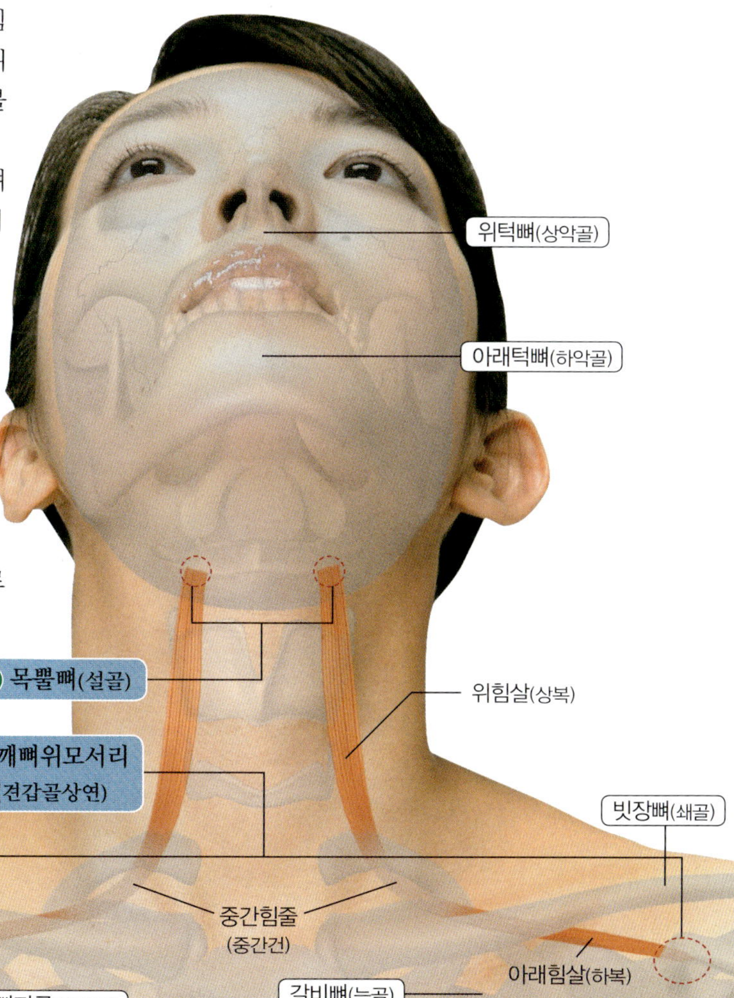

근육의 기능

- 목뿔뼈를 뒤와 아래쪽으로 당긴다.
- 목근막을 팽팽하게 한다.

일상동작

- 음식물을 섭취한다.
- 목소리를 내는 것을 보조한다.

관련통

팔신경얼기를 압박하고 가슴문증후군을 발생시킨다.

+정보 어깨목뿔근은 리본처럼 보이기 때문에 '(버스나 지하철 등의)손잡이'라고 불리는 경우도 있다.

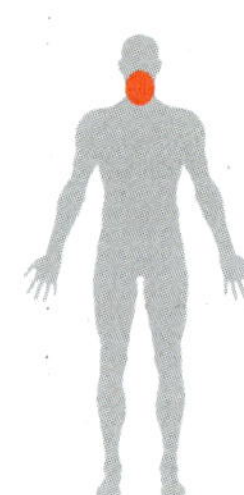

복장방패근

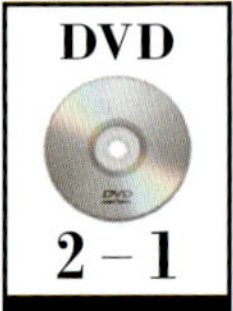

마사지
➡P114

복장방패근(흉골갑상근)《*sternothyroid*》

【근육군】 앞목근육(전경근)〈목뿔아래근육군(설골하근군)〉 **【지배신경】** 목신경고리(경신경고리)〈C_1, C_2〉

근육의 특징

목뿔아래근육군의 하나로서 복장목뿔근(흉골설골근 ➡P.108)의 아래(심층)에 위치하고 있는 근육이다. 방패연골(갑상연골)에서 목뿔뼈까지 지나고 있는 방패목뿔근의 섬유와 혼재되어 있다. 복장뼈에서 방패연골(목젖)로 뻗어 있다. 흉골갑상근(복장갑상뼈) 이외의 목뿔아래근육군은 목뿔뼈를 당겨 내린다.

복장방패근은 방패연골을 당겨 내리고, 이 작용은 목소리의 음정을 조절할 때 방패목뿔근(갑상설골근)과 공동으로 중요한 역할을 한다. 목뿔근의 대부분은 작고 얇은 근육이므로 서로 구별하는 것이 어렵고, 촉진은 목뿔아래근육군으로서 시행한다.

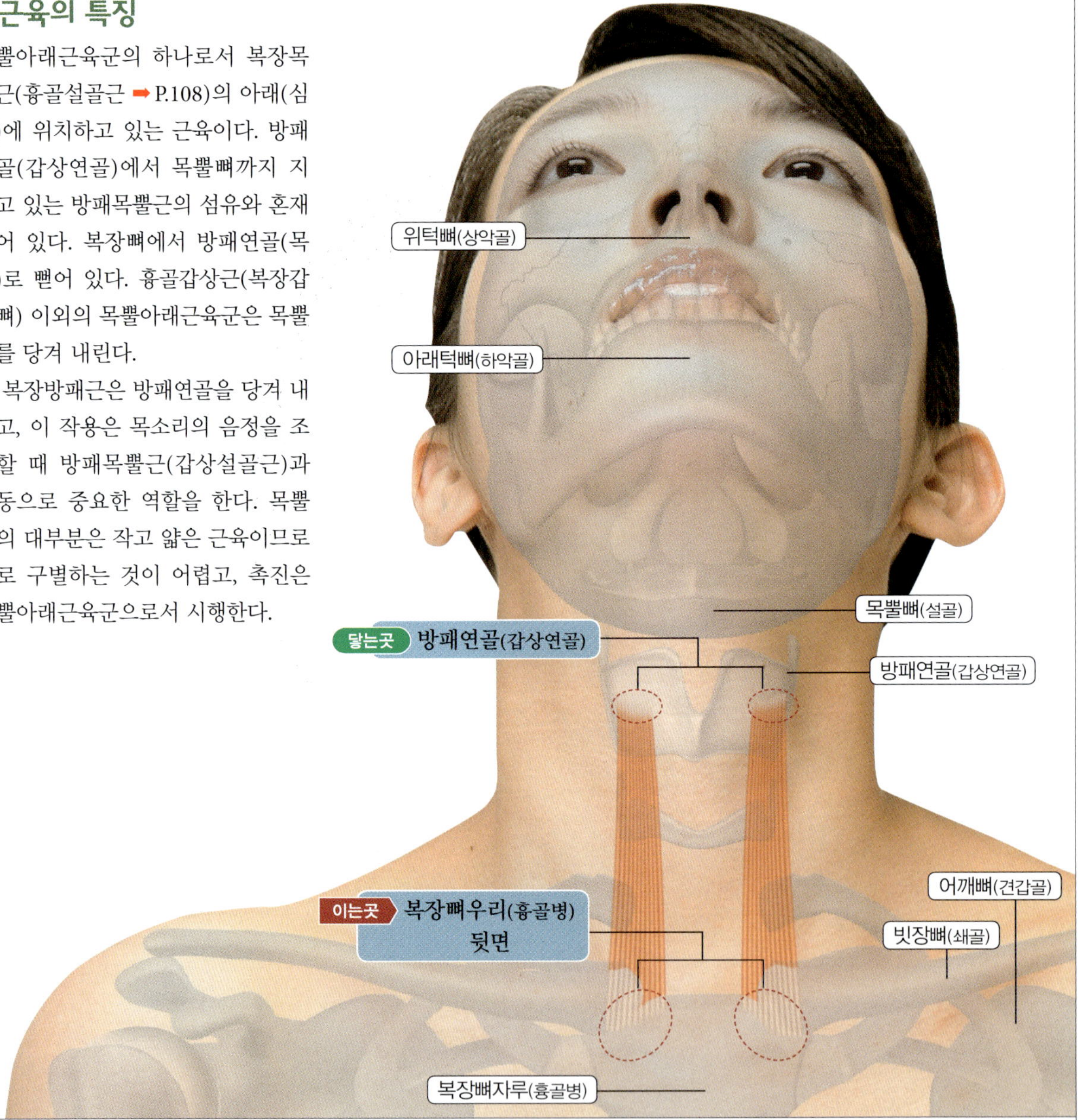

위턱뼈(상악골)
아래턱뼈(하악골)
목뿔뼈(설골)
닿는곳 방패연골(갑상연골)
방패연골(갑상연골)
어깨뼈(견갑골)
이는곳 복장뼈우리(흉골병) 뒷면
빗장뼈(쇄골)
복장뼈자루(흉골병)

근육의 기능

- 방패연골을 아래로 당긴다.

일상동작

- 음식물을 삼킨다.
- 목소리의 음정을 조절한다.

관련통

특별한 것은 없다.

+정보 방패연골은 아담이 금단의 과일을 먹었을 때 목에 걸렸다는 전설에서 유래되어 '아담의 사과(Adam's apple)'라고 불린다.

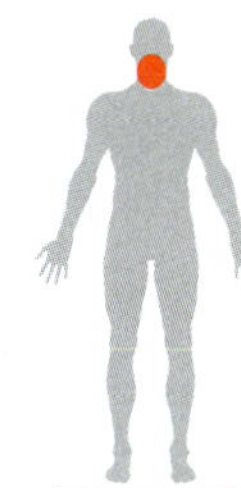

방패목뿔근

방패목뿔근(갑상설골근) 《*thyrohyoid*》

【근육군】 앞목근육(전경근)〈목뿔아래근육군(설골하근군)〉 **【지배신경】** 목신경고리(경신경고리)〈C_1〉

DVD 2-1 마사지 ➡P114

근육의 특징

목뿔아래근육군의 하나로서 방패연골에서 목뿔뼈를 향하여 지나가고 있는 근육이다. 같은 목뿔아래근육군으로 있는 복장목뿔근(흉골갑상근 ➡P.110)도 방패연골에 닿고 있으므로 있는 복장목뿔근의 연속처럼 되어 있다.

목뿔뼈를 고정할 때 방패연골을 올리는 작용이 있고, 이 작용은 목소리의 음정을 조절할 때 방패목뿔근과 공동으로 중요한 역할을 한다. 또한 음식물을 섭취할 때에도 중요한 근육이다.

촉진은 목뿔아래근육군으로서 시행한다. 근육을 특정한 후 환자를 이완시켜 촉진으로 긴장도의 평가를 시행한다.

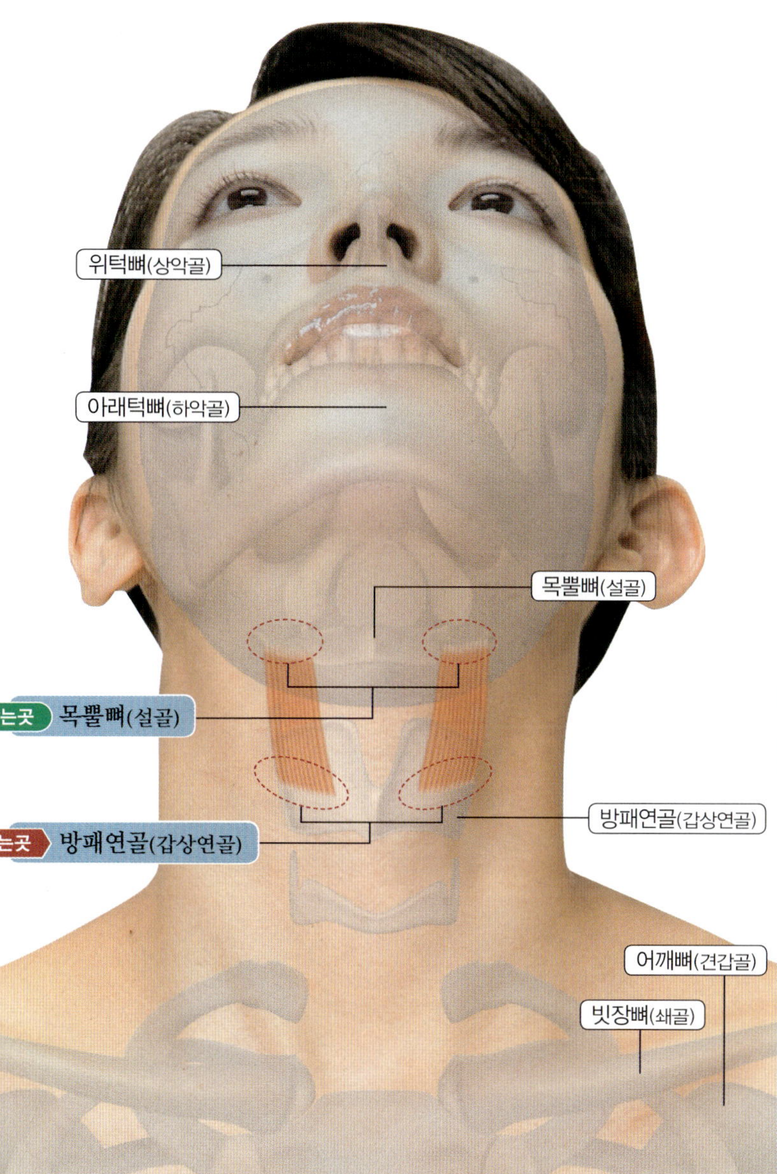

근육의 기능

- 목뿔뼈를 당겨 내린다.
- 목뿔뼈를 고정시킬 때는 방패연골을 당겨 올린다.

일상동작

- 음식물을 삼킨다.
- 목소리의 음정을 조절한다.

관련통

특별한 것은 없다.

+정보 목뿔위근육군과 목뿔아래근육군은 목뿔뼈를 안정시켜서 혀를 움직이게 하는 기초가 된다.

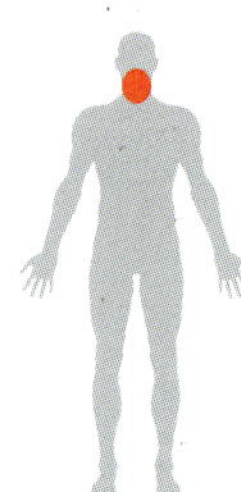

앞목갈비근

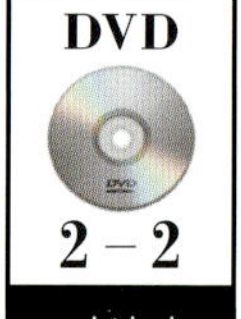

마사지 ➡P118

앞목갈비근(전사각근)《*scalenus anterior*》

【근육군】 뒤목근육(후경근) **【지배신경】** 목신경얼기앞가지(경신경전지)〈C_4~C_6〉

근육의 특징

목부위의 깊은층에 있는 근육으로 제1갈비뼈를 위로 당겨 호흡(들숨)을 돕는다. 이 근육과 뒤쪽의 중간목갈비근(중사각근 ➡P.113) 사이를 사각 간격이라 부르고, 여기에 빗장밑동맥(쇄골하동맥)과 팔신경얼기(완신경총)이 지나고 있다. 머리를 옆으로 기울이게 하는 작용이 있다.

앞목갈비근은 부적절한 호흡의 보조근으로서 작용하는 경우도 있고, 이 근육에 문제를 가지고 있는 사람이 많다. 꼭지돌기 아래 제1갈비뼈에 걸쳐서 촉진이 가능할 때도 있다. 다른 목갈비근육군(사각근군)과 구별할 수 있는 점은 근육섬유의 방향에 있다. 앞목갈비근은 제3목뼈에서 제6목뼈를 향해 지나고 있고, 중간목갈비근은 제2목뼈에서 제7목뼈로 뒤목갈비근(후사각근 ➡P.113)은 거의 수평으로 제5목뼈에서 제7목뼈로 향하고 있다. 짧고 빠르게 코호흡을 하면 보다 알기 쉽다.

마사지 정보

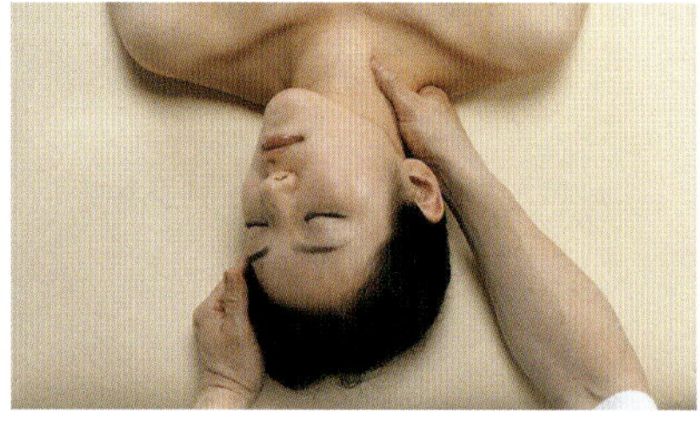

앞목갈비근은 목부위의 가쪽면을 마사지할 때 시행한다. 엄지손가락으로 압박과 유날을 시행한다.

근육의 기능

- 제2갈비뼈를 끌어 올린다[호흡(들숨)의 보조].
- 양쪽이 작용: 목의 굽힘(전굴)을 돕는다.
- 한쪽이 작용: 목뼈를 같은 쪽으로 기울인다(측굴).

일상동작

- 고개를 갸웃거린다.

관련통

윗부분의 통증유발점은 위팔과 어깨 통증의 원인이 된다.

+정보 앞목갈비근의 일부라고 여겨지는 최소목갈비근(최소사각근)이 모든 사람에게 있는 것은 아니다.

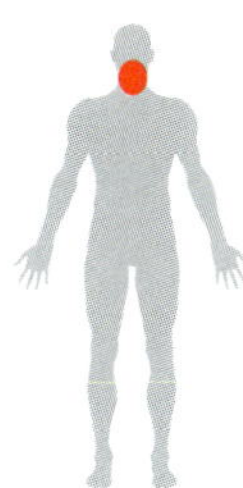

중간목갈비근/뒤목갈비근

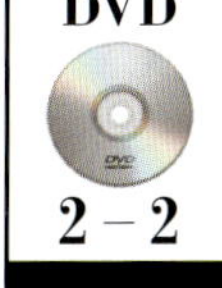

마사지
➡ P118

중간목갈비근(중사각근) 《*scalenus medius*》 / 뒤목갈비근(후사각근) 《*scalenus posterior*》

【근육군】 뒤목근육(후경근) **【지배신경】** 중간목갈비근(중사각근): 목신경얼기앞가지(경신경전지)〈C_3~C_8〉, 뒤목갈비근(후사각근): 목신경얼기앞가지(경신경전지)〈C_6~C_8〉

▶ 중간목갈비근의 특징

앞목갈비근(전사각근 ➡ P.112)과 같은 호흡근이다. 이 근육과 앞목갈비근과의 사이를 사각간격이라 부르고, 여기에 빗장밑동맥과 팔신경얼기가 지나고 있다.

제1갈비뼈를 들어올리는 기능이 있고 가슴우리를 넓혀 숨을 쉴 때 사용한다.

▶ 뒤목갈비근의 특징

목뼈에서 제2갈비뼈로 연결되는 호흡근이다. 목뼈의 가로돌기(횡돌기)에서 시작하여 중간목갈비근의 뒤에서 돌아 들어가듯이 제2갈비뼈로 연결된다.

가슴우리를 당겨 올려 유지하는 것에 관여한다.

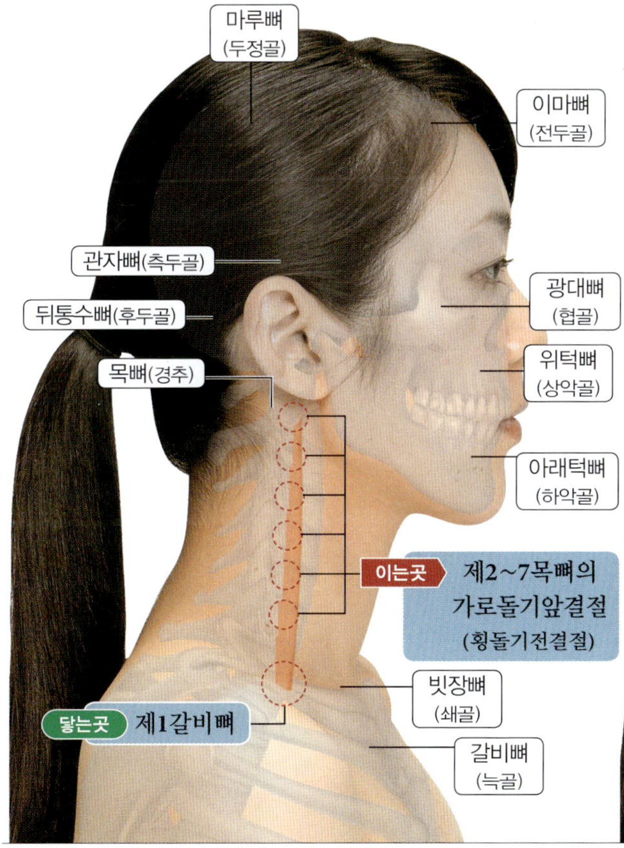

마루뼈(두정골)
이마뼈(전두골)
관자뼈(측두골)
뒤통수뼈(후두골)
광대뼈(협골)
위턱뼈(상악골)
목뼈(경추)
아래턱뼈(하악골)
이는곳 제2~7목뼈의 가로돌기앞결절(횡돌기전결절)
빗장뼈(쇄골)
닿는곳 제1갈비뼈
갈비뼈(늑골)

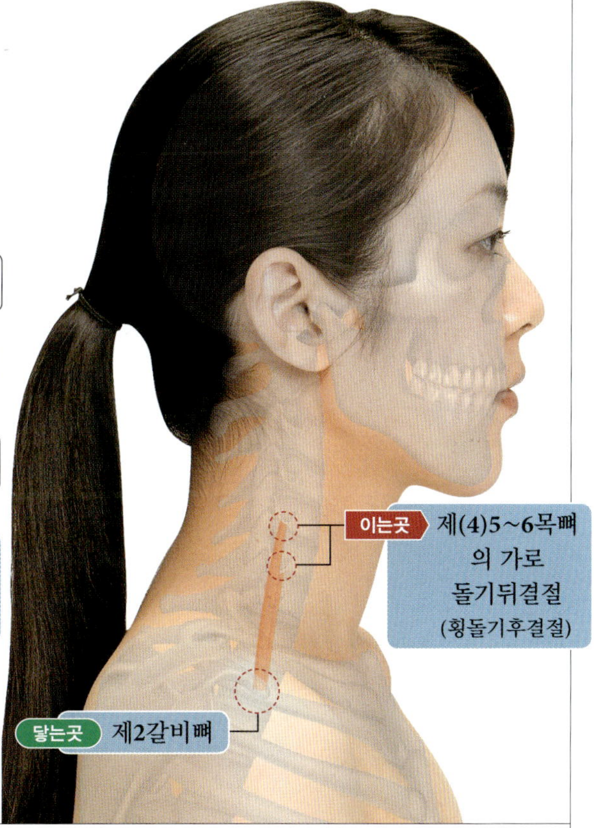

이는곳 제(4)5~6목뼈의 가로돌기뒤결절(횡돌기후결절)
닿는곳 제2갈비뼈

근육의 기능

- 갈비뼈를 당겨 올린다(호흡의 보조).
- 양쪽이 작용: 앞으로 굽힌다(전굴).
- 한쪽이 작용: 목뼈를 같은 쪽으로 기울인다(측굴).

일상동작

- 목을 갸웃거리다.

관련통

중간목갈비근(중사각근): 위팔의 앞뒤에서 엄지손가락과 집게손가락에 걸쳐서 출현하는 통증. 또 위팔가쪽과 손등에 나타나는 통증.

뒤목갈비근(후사각근): 어깨뼈안쪽모서리 어깨뼈 안쪽모서리 위부분에 나타나는 통증.

+정보 앞목갈비근육군에 의한 관련통은 팔신경얼기의 압박에 의한 통증과 식별이 어렵다.

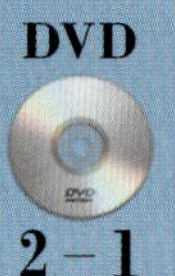

DVD 2-1

목부위(앞면)의 마사지

《시술 준비》

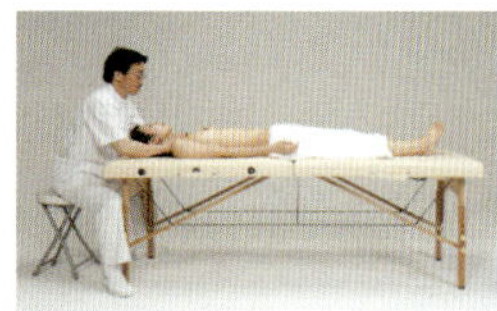

- 피시술자는 바로 누운 자세를 한다.
- 시술자는 바로 누운 자세를 한 피시술자의 머리 쪽에 앉는다.
- 시술부위의 확보를 위해 머리에 받친 베개를 빼주어도 좋다.
- 가슴부위 위쪽 부위의 시술 범위는 의복이 닿지 않도록 한다.
- 피시술자의 프라이버시를 고려한다(➡ P.59).

마사지 시간

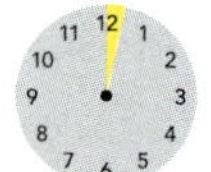

약 2 분

〈촉진〉

목빗근 (흉쇄유돌근)

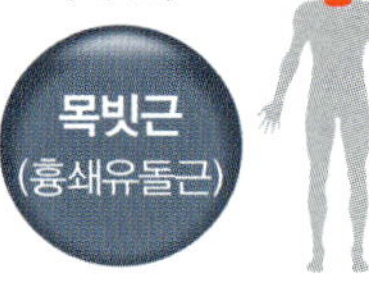

목빗근은 빗장뼈와 복장뼈에서 시작하여 귀 뒤의 꼭지돌기에서 정지한다. 시술자의 머리부위를 반대쪽으로 돌리면 목부위에서 근육의 볼록함을 관찰할 수 있다. 복방부분의 가쪽을 집게손가락과 가운데손가락으로 가볍게 압박하여 복장뼈머리(흉골두)를 확인한다. 다시 그 가쪽에 있는 빗장뼈머리(쇄골두)를 확인하고, 근육 폭을 확인하면서 꼭지돌기(닿는곳)까지 더듬어 찾아간다. 엄지손가락과 집게손가락으로 가볍게 파악하여 확인해도 좋다.

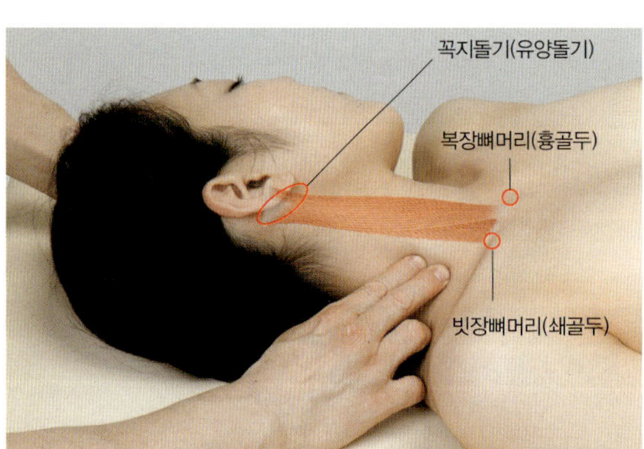

촉진의 방향
엄지손가락과 집게손가락으로 파악하여 힘살(근복)을 확인해도 좋다.

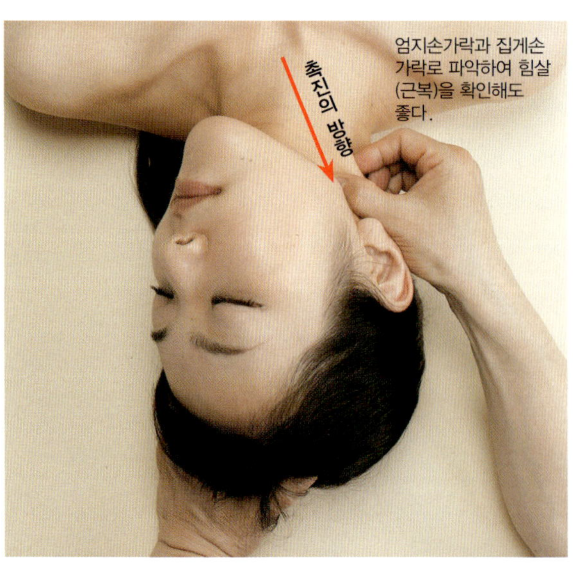

1 좌우 동시성 수장경찰

근육의 정지 위치인 꼭지돌기(유양돌기)에서 이는 곳인 복장뼈 안쪽 끝을 향해 좌우 동시에 손바닥 전체로 경찰을 시행한다.

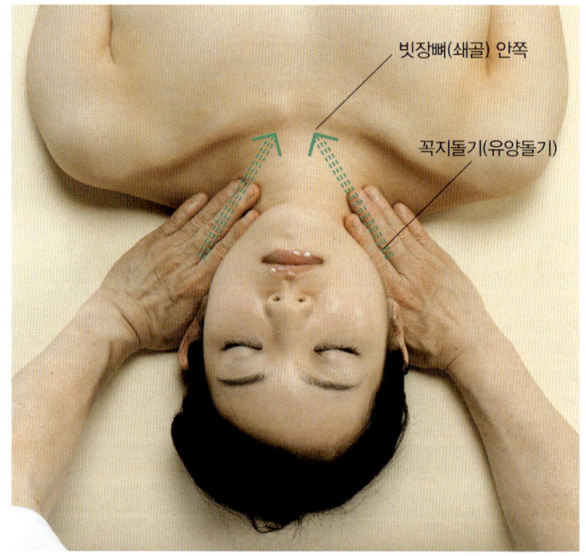

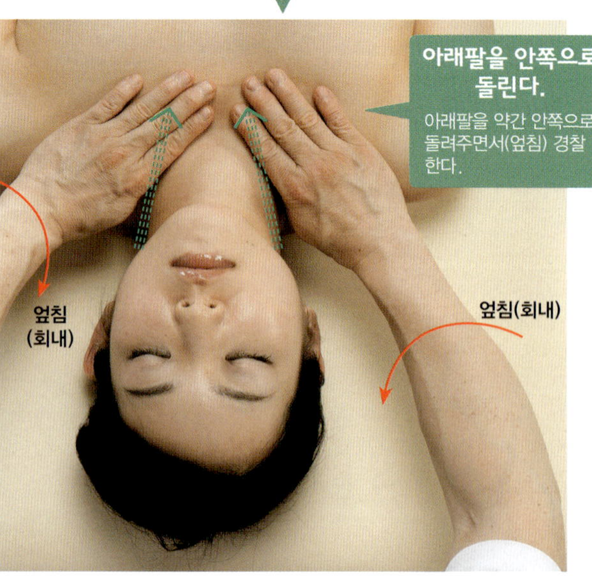

+정보 목빗근(흉쇄유돌근 ➡ P.103)은 여러 가지 두통을 일으키는 근육이다.

개요

머리부위의 시술은 앞면과 가쪽면으로 나눠서 시술한다. 목부위 앞면의 시술은 주로 **목빗근(흉쇄유돌근)**에 대하여 시술하고, 같은 근육의 불룩함과 주행을 확인하면서 닿는곳의 꼭지돌기에서 이는곳의 빗장뼈머리로 향하여 진행한다. 근육 주변에는 기관과 식도, 목동맥(경동맥) 등의 **순환기계**의 중요한 기관이 주행하고 있기 때문에 **과도한 압력과 자극을 주지 않도록** 주의한다. 또한 목부위 뒷면의 시술은 등·허리[등세모근(승모근) ➡P.174~175)부위에서 설명하겠다.

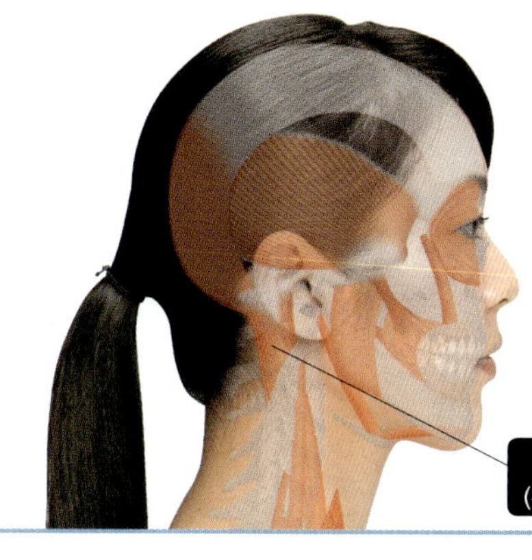

2 좌우동시성 사지복경찰

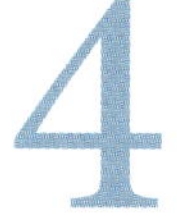

꼭지돌기에서 이는곳의 빗장뼈 안쪽 끝으로 향하여 순서 1과 같은 루트를 좌우의 네손가락(사지복)으로 경찰한다.

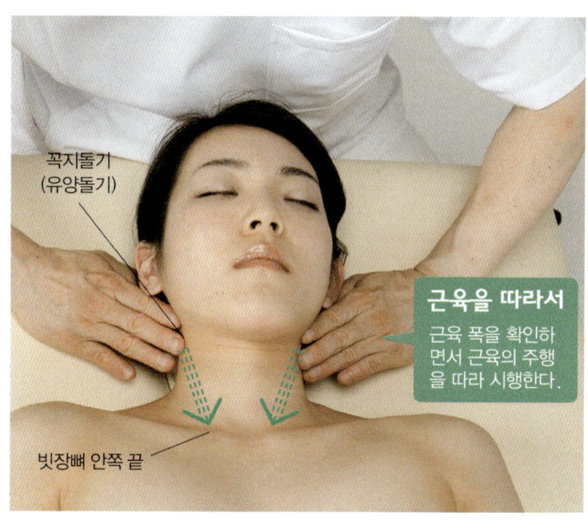

3 이지파악간헐압박

순서 2와 같은 경로를 엄지손가락과 집게손가락으로 힘살을 파악하여 압박한다. 서서히 빗장뼈 쪽으로 진행한다.

천천히 지압
두손가락로 정확하게 파악하여 통증을 일으키지 않을 정도로 3초 정도 천천히 압박한다. 닿는곳에서 이는곳까지 확실하게 시행한다.
시술 방향

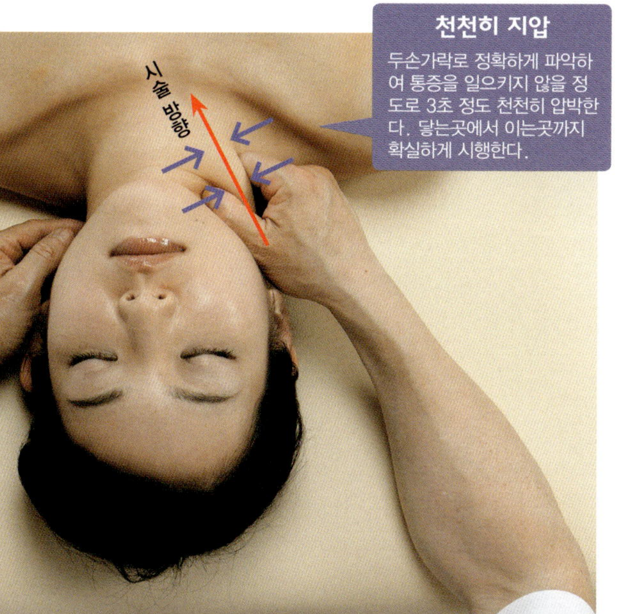

4 이지윤상파악유날

순서 2와 같은 경락을 엄지손가락과 집게손가락으로 힘살을 파악하여 원을 그리듯이 유날한다. 서서히 빗장뼈 쪽으로 진행한다.

이는곳에서 닿는곳까지
목빗근의 닿는곳에서 이는곳까지 확실하게 시행한다. 유날하는 원이 크게 되지 않도록(근육을 잡아 당겨지지 않도록) 주의한다.
유날

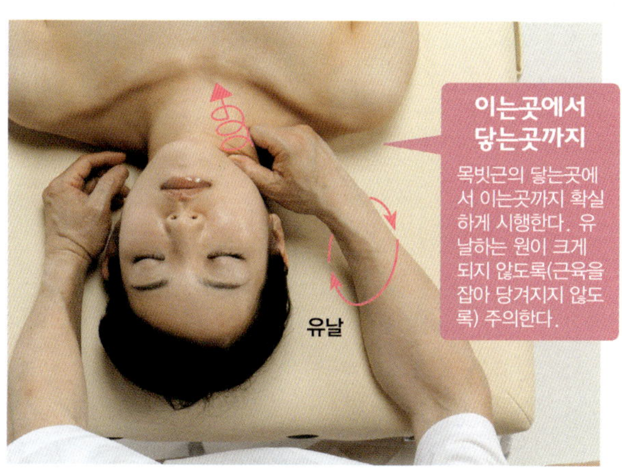

5 사지복윤상유날

순서 2와 같은 경로를 네손가락(사지복)으로 가볍게 힘살을 압박하여 원을 그리듯이 유날한다. 서서히 빗장뼈 쪽으로 진행한다.

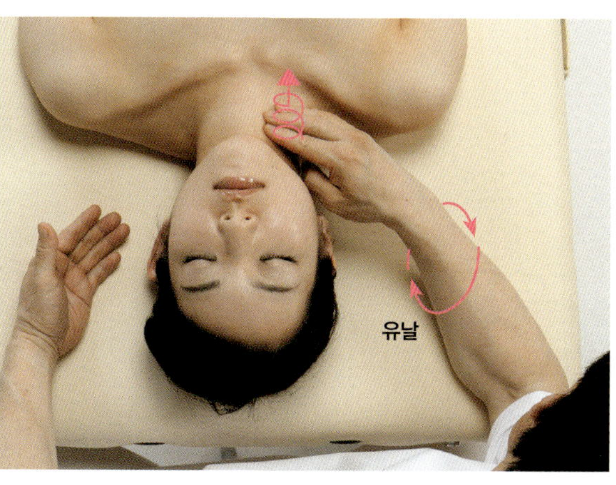

DVD 2-2

목부위(가쪽면)의 마사지

《시술 준비》

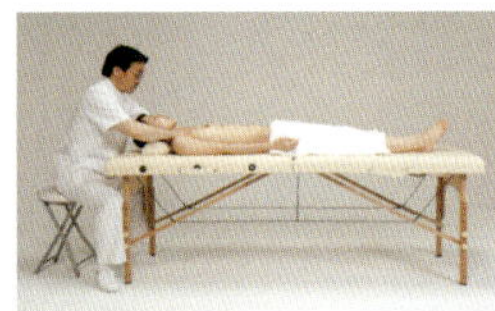

- 피시술자는 바로 누운 자세를 한다.
- 시술자는 바로 누운 자세를 한 피시술자의 머리 쪽에 앉는다.
- 시술부위의 확보를 위해 머리에 받친 베개를 빼주어도 좋다.
- 가슴부위 위쪽 부위의 시술 범위는 의복이 닿지 않도록 한다.

마사지 시간

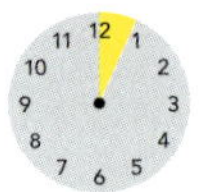

약 4 분

〈촉진〉

앞목갈비근 (전사각근)

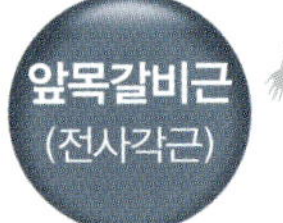

목빗근(흉쇄유돌근)의 가쪽모서리와 빗장뼈머리(쇄골두)를 빗장뼈 위쪽 부위에서 확인하고, 그 바로 뒤쪽의 힘살이 앞목갈비근이다. 앞목갈비근을 발견하면 이는곳에서 닿는곳까지 통증을 일으키지 않도록 가볍게 압박하여 확인한다.

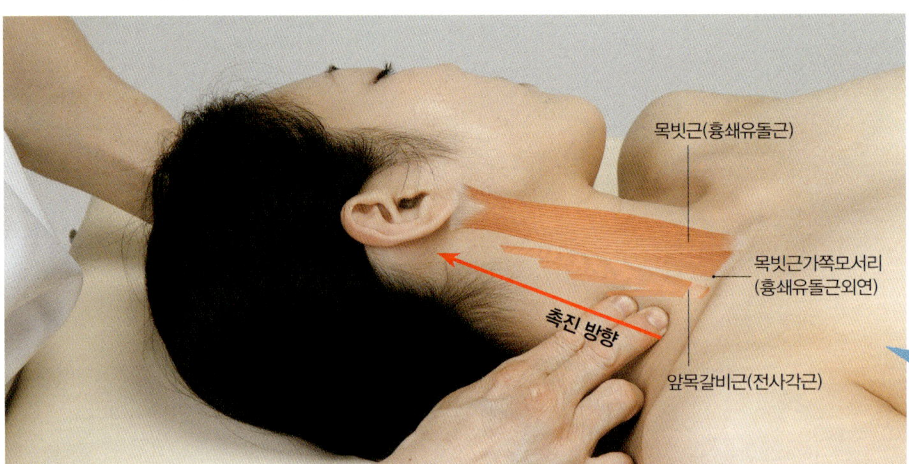

먼저 목빗근의 이는곳의 하나인 빗장뼈머리를 특정시켜 가쪽에 있는 앞목갈비근을 찾아간다. 그 후 빗장뼈 부분에서 목뼈 뒤쪽으로 촉진한다.

촉진은 정중하게

목갈비근(사각근)은 관련통을 일으키기 쉬운 근육으로 알려져 있으므로 촉진은 정중하게 시행한다.

〈촉진〉

어깨올림근 (견갑거근)

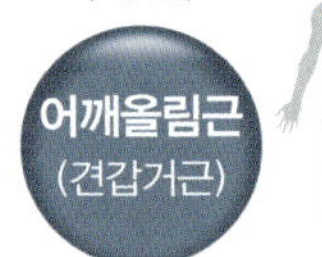

등부위의 어깨뼈위각(견갑골상각)을 확인하고 그 바로 안쪽을 집게손가락으로 앞쪽에서 약간 강하게 압박하면서 좌우의 손가락을 크게 이동한다. 등세모근의 아래에서 위아래로 주행하는 두 손가락 정도의 힘살이 만져진다. 힘살을 위쪽 목뼈의 가로돌기 부위까지 통증을 일으키지 않도록 촉진해 간다.

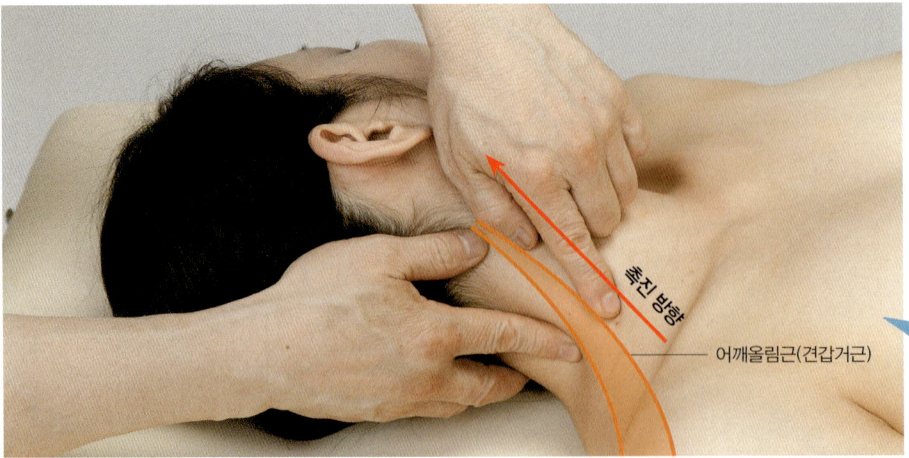

어깨올림근은 어깨뼈 위각에서 시작하고 있다. 목뼈의 가로돌기 방향으로 촉진하는데, 등세모근의 깊은층에 있으므로 약간 압을 주면서 힘살을 찾는다.

힘살은 어깨부위의 깊은층에 있다.

어깨올림근은 목부위에서는 얕은층에 있고, 어깨부위에서는 등세모근의 깊은층에 있으므로 신중하게 촉진해 가자.

+정보 목갈비근(사각근 ➡ P.112~113)의 주된 기능은 머리를 옆으로 기울이는 것이지만 호흡의 보조근으로서도 작용한다.

개요

목부위 가쪽면은 앞목갈비근과 어깨올림근을 중심으로 시술한다. 이 부위는 **가슴문(흉곽출구)**이라고 하는 섬세한 곳으로 팔신경얼기와 빗장밑동맥이 근육의 사이를 지나고 있다. 팔신경얼기가 압박되면 목부위와 어깨부위, 가슴부위, 위팔에 통증과 마비를 일으키기 때문에 **시술은 신중하게 할 필요가 있다**. 목부위 가쪽 중앙에는 목뼈가로돌기가 위아래에서 세로로 나란히 있고, 강하게 압박하면 통증을 일으키므로 주의가 필요하다.

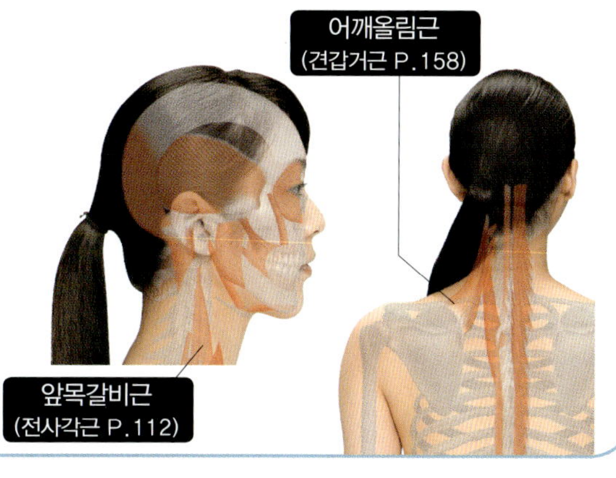

1 좌우 동시성 사지복경찰

목빗근뒤모서리와 등세모근앞모서리의 사이(옆면)을 목뼈 위쪽 부위에서 빗장뼈 위까지 좌우 동시에 네손가락(사지복)으로 경찰한다.

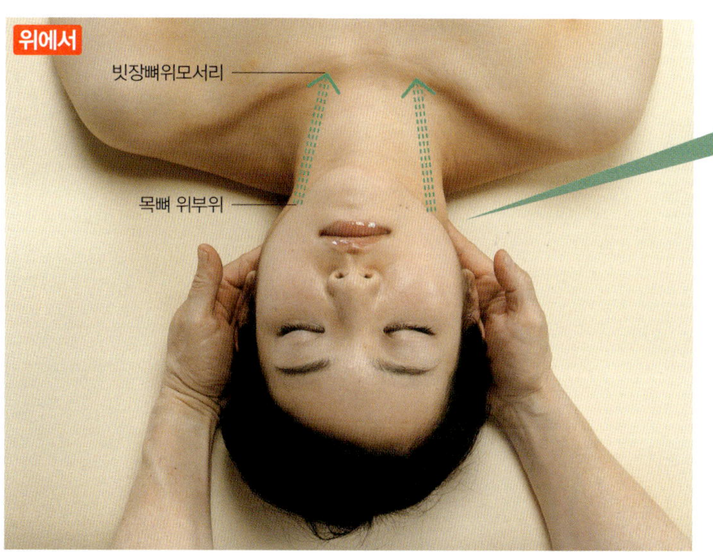

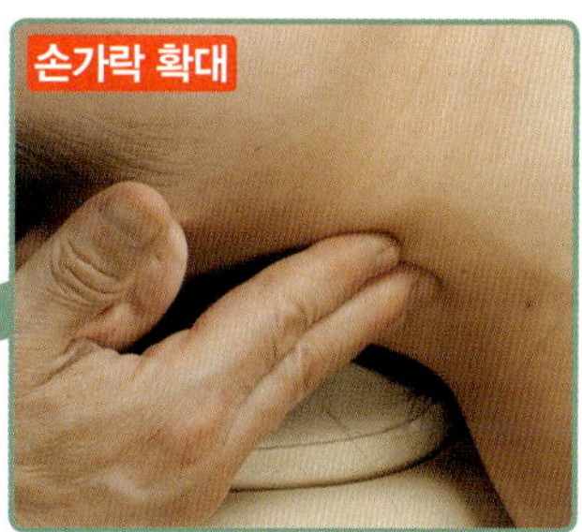

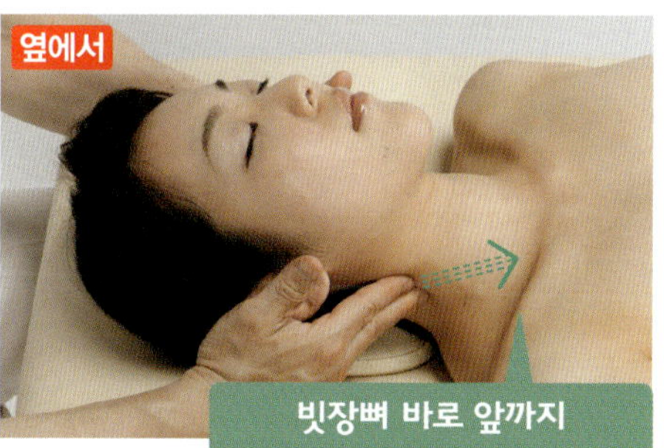

빗장뼈 바로 앞까지

빗장뼈에 손가락이 닿으면 불쾌감이 생기므로 손끝이 닿지 않도록 한다.

2 사지복윤상유날

목빗근뒤모서리와 등세모근앞모서리 사이를 목뼈 위쪽 부위에서 빗장뼈위모서리까지 좌우 동시에 네손가락(사지복)으로 원을 그리듯이 유날한다.

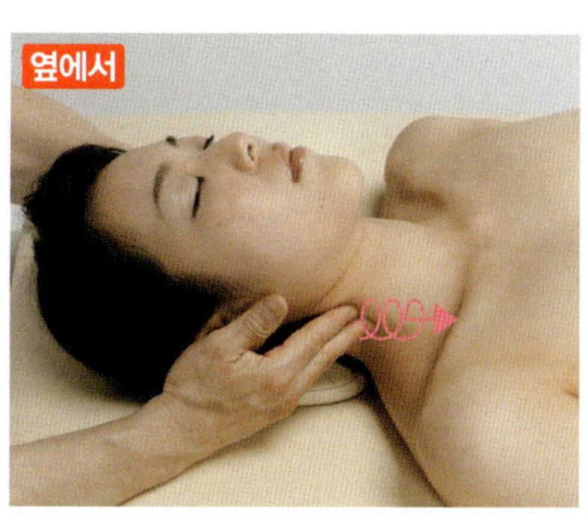

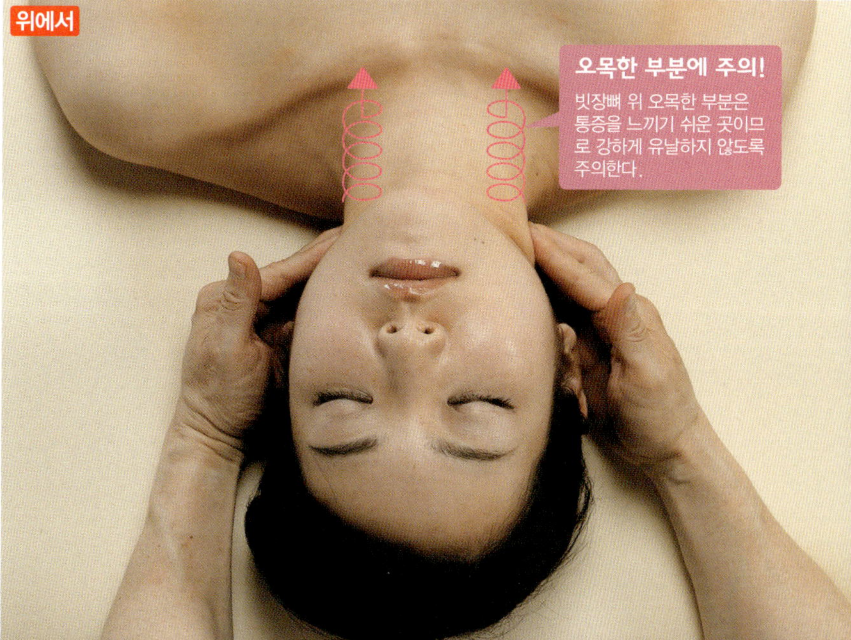

오목한 부분에 주의!

빗장뼈 위 오목한 부분은 통증을 느끼기 쉬운 곳이므로 강하게 유날하지 않도록 주의한다.

DVD 2-2

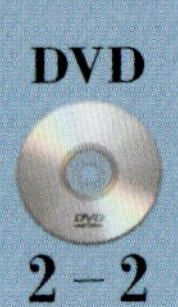

목부위(가쪽면)의 마사지

마사지 시간

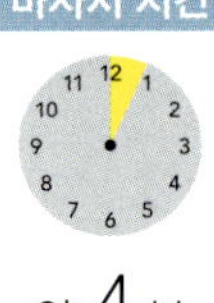

약 4 분

3 앞목갈비근의 무지간헐압법

목빗근뒤모서리에 있는 앞목갈비근(전사각근)을 위쪽 목뼈부위에서 제1갈비뼈 부근까지 엄지손가락으로 통증을 일으키지 않도록 3초 정도 압박한다.

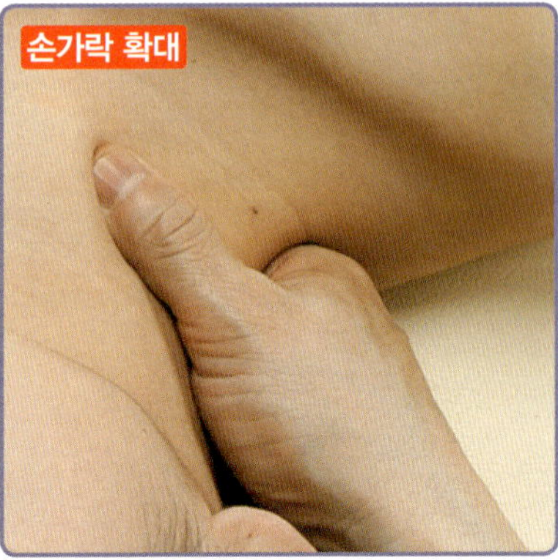

▲ 앞목갈비근의 근육섬유를 의식하면서 엄지손가락으로 압박한다.

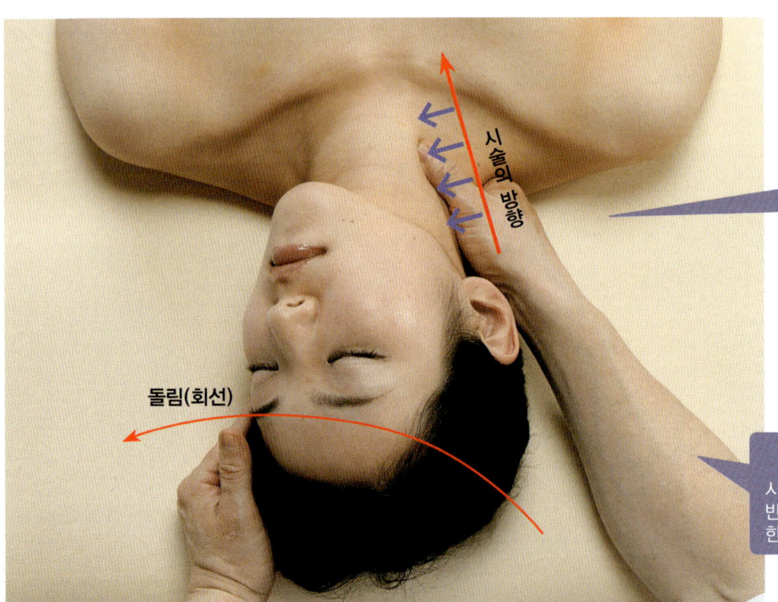

돌림(회선)한다.

시술자의 머리를 시술 방향과 반대로 가볍게 돌리면서 시술한다.

4 앞목갈비근의 무지윤상유날

목빗근뒤모서리를 위쪽 목뼈부위에서 제1갈비뼈 부근까지 엄지손가락으로 통증을 일으키지 않도록 원을 그리면서 유날한다.

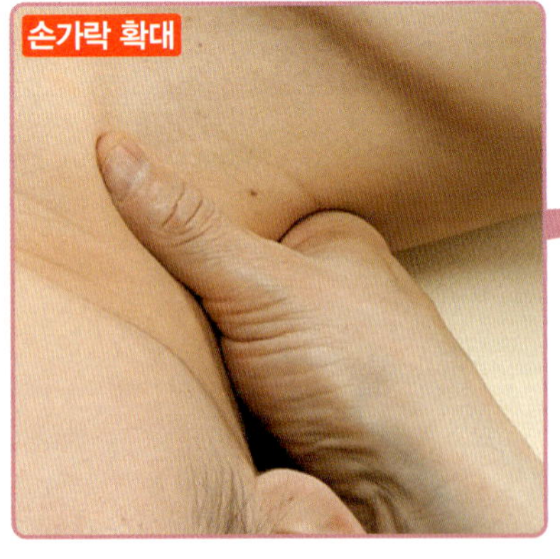

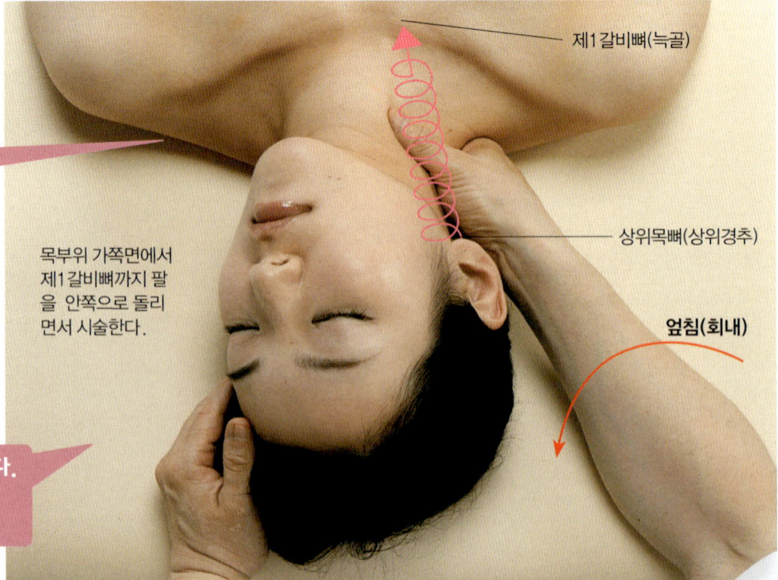

목부위 가쪽면에서 제1갈비뼈까지 팔을 안쪽으로 돌리면서 시술한다.

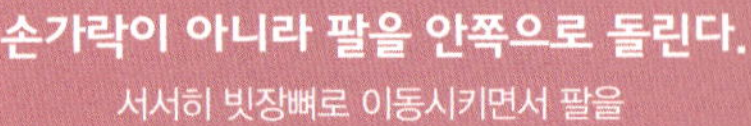

손가락이 아니라 팔을 안쪽으로 돌린다.

서서히 빗장뼈로 이동시키면서 팔을 돌리면서 유날한다.

+정보 앞목갈비근(전사각근 ➡ P.112)의 긴장은 호흡기 질환에서 높아지는 경우가 있다.

5 어깨올림근의 사지간혈압박

어깨올림근(견갑거근)은 위쪽 목뼈부위에서 어깨뼈위모서리 부근까지 3초 정도 압박하고 순차적으로 닿는곳으로 향해 시술한다. 엄지손가락을 사용하여도 좋다.

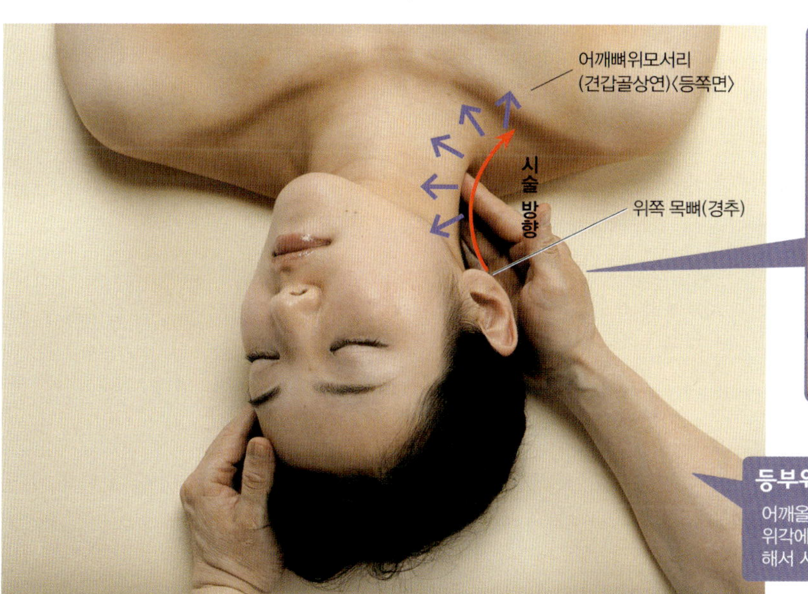

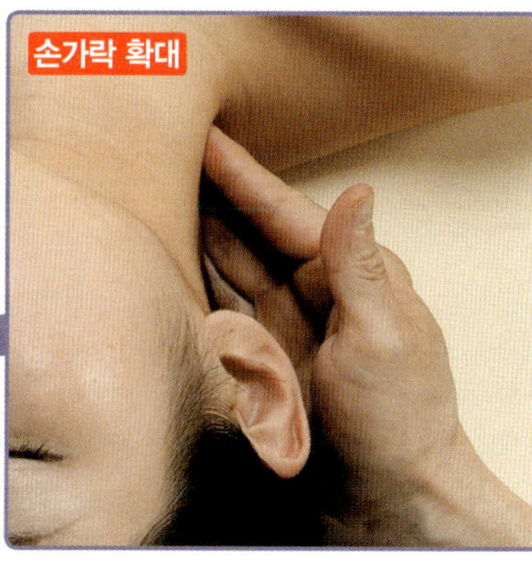

등부위로 향하여 진행한다.

어깨올림근은 등부위의 어깨뼈의 위각에 닿고 있으므로 등부위를 향해서 시술을 진행한다.

6 어깨올림근(견갑거근)의 사지복윤상유날

어깨올림근에 대해 위쪽 목뼈부위에서 어깨뼈위모서리 부근까지 네손가락으로 원을 그리듯이 유날한다.

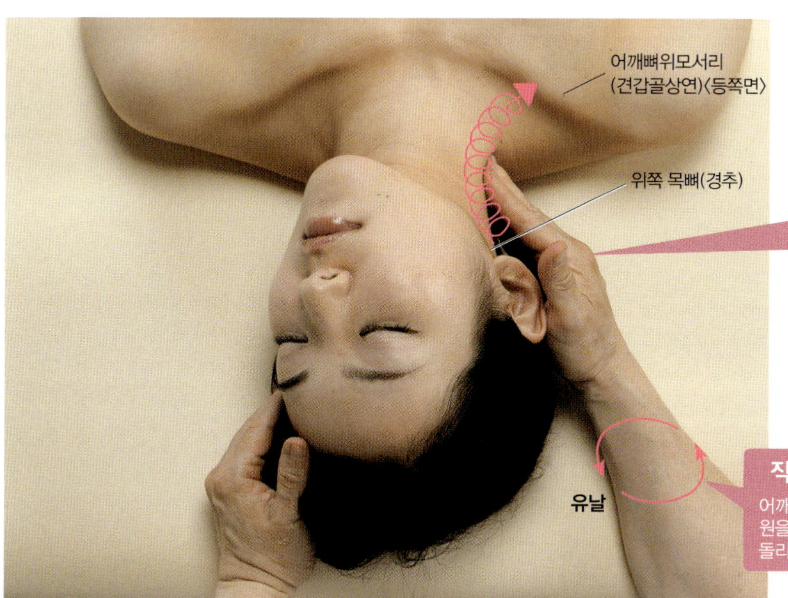

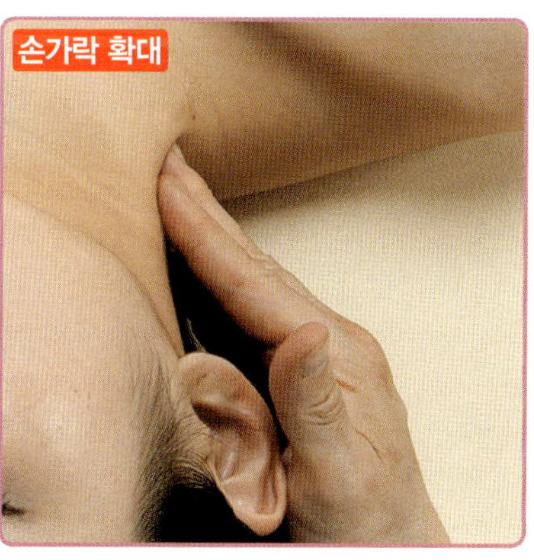

작은 움직임으로 유날한다.

어깨올림근은 힘살이 작은 근육이므로 원을 그리듯이 유날하는 손가락은 작게 돌리면서 시행해야 한다.

COLUMN

스스로 할 수 있는 어깨결림 완화 마사지

2013년 일본 후생노동성 조사인 '국민건강생활 기초조사'에 의하면 자각 증상이 가장 많은 부위에 대한 조사 결과는 남성의 경우 1위가 요통, 2위는 어깨 결림이며, 여성의 경우 1위는 어깨 결림, 2위가 요통의 순으로 나타났다. 남녀 모두 순위의 차는 있지만 '어깨 결림'은 많은 국민들이 가지고 있는 자각 증상으로서 매우 친숙한 질병 중의 하나이다.

어깨 결림에는 여러 가지 원인이 있는데, 가슴 · 배부위의 내장기관(고혈압 등의 순환기 질환)의 이상에 의한 것, 눈, 귀, 코 등의 감각기관에 의한 것이 있다. 그리고 가장 많은 원인 중의 하나라고 알려진 척주와 어깨뼈의 뼈대의 균형 이상과 목, 어깨, 등, 허리와 팔에 있는 근육의 이상이다. 또한 연령대는 30~60대에서 많이 발생하고, 왕성하게 활동하는 사람들과 그 직업에 관련되어 있다. 현대의 많은 직종은 컴퓨터의 사용이 많고, 일정한 자세로 같은 근육을 반복적으로 사용하는 환경에 있다. 이런 상황이라면 같은 근육이 반복적으로 사용되어 장시간에 걸쳐 '근육피로'가 축척되고, 만성적인 어깨 결림을 형성하게 된다.

어깨 결림은 전신적인 균형의 틀어짐으로 일어나는 것이 많으므로, 조깅과 같은 전신 운동을 하는 것이 좋다. 국소적으로는 한 손 또는 양손의 엄지손가락과 네손가락(엄지손가락 이외의 손가락 4개를 모아서)을 사용하여 어깨부위를 마사지하는 것이 결림에 효과적이다. 보다 효과적인 마사지는 뒤통수부위에서 머리와 목의 경계(천주혈)에 양엄지손가락을 놓고, 목에서 어깨에 걸친 굴곡의 근육(어깨올림근)을 압박하면서 목을 돌린다. 그리고 어깨의 가쪽에 있는 어깨세모근(삼각근)을 한 손으로 풀어주는 마사지 등이 결림을 풀어주는 데 도움이 된다. 압박의 강도는 '아프지만 기분 좋을 정도'로 서서히 강하게 그리고 서서히 압을 완화하는 동작을 5회 정도씩 시행하면 좋다.

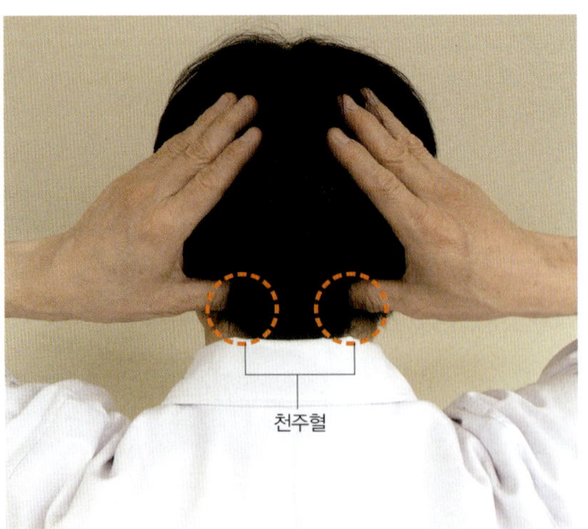

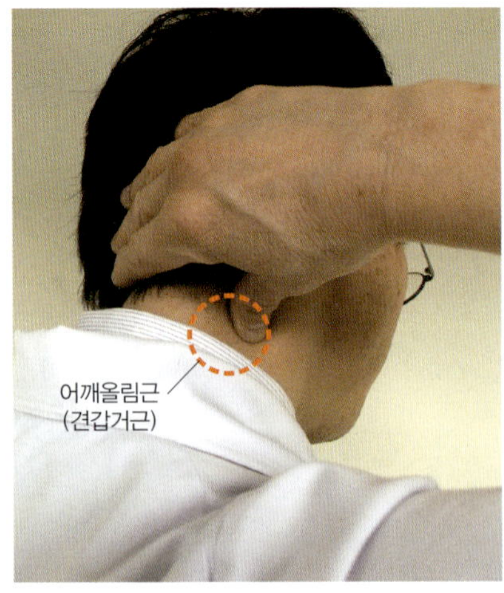

▲ (왼쪽) 양손으로 천주혈을 압박하고 있다. (오른쪽) 어깨올림근을 압박하고 있는 모습이다.

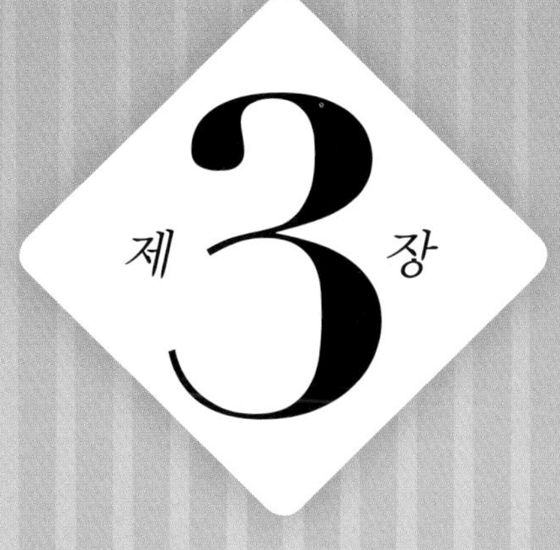

가슴부위 근육과 마사지

가슴부위의 근육은 큰가슴근(대흉근)이 얕은층에 있고 그 아래에 작은가슴근(소흉근) 등이 있다. 가슴부위 마사지는 주로 앞면의 가슴근과 가쪽면의 앞톱니근(전거근)에 대해서 시행한다.

제 3 장

근육의 특징과 뼈 이름

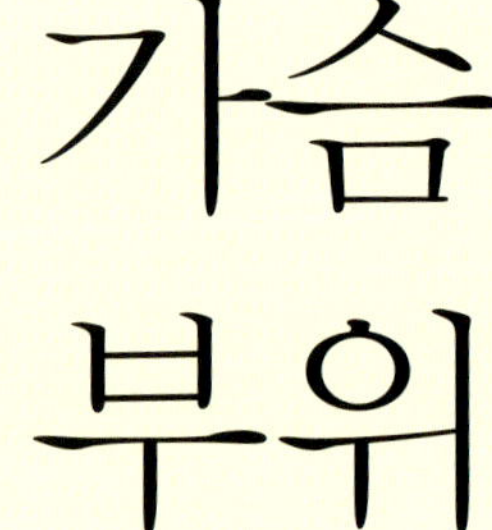

▶ 가슴부위 근육의 특징

가슴부위(흉부)는 가슴우리 앞 벽의 가쪽면, 안쪽면과 갈비사이공간(늑간극)에 있고 주로 팔 운동에 관계되는 얕은가슴근육(천흉근)과 호흡운동에 관계되는 깊은가슴근육(심흉근), 가로막(횡격막)이 있다. 얕은가슴근육(천흉근)은 가슴판(흉판)을 형성하고 어깨관절(견관절)을 안쪽돌림(내선), 팔을 모으고(내전), 굽히는(굴곡) 기능을 하는 큰가슴근(대흉근 ➡P.124), 큰가슴근의 아래에 있는 작은가슴근(소흉근 ➡P.125), 빗장뼈(쇄골)와 제1갈비뼈(늑골)의 사이에 있는 빗장밑근(쇄골하근 ➡P.126)과 가슴뼈에서 시작되어 어깨뼈(견갑골)의 안쪽모서리에 닿는 앞톱니근(전거근 ➡P.127) 등으로 구성되어 있다.

깊은가슴근육은 바깥갈비사이근(외늑간근 ➡P.128)과 속갈비사이근(내늑간근 ➡P.129)을 합쳐져 갈비사이근으로 되어 있으며, 가슴우리(흉곽)를 넓히거나 좁히는 것으로 호흡운동을 한다. 그 외에도 가슴부위에는 가로막(횡격막)이라고 불리는 근육이 있고 가슴부위 창자가 있는 가슴안(흉강)과 배부위 창자가 있는 배안(복강)을 가로막고 있다. '막'이라는 명칭이 붙어 있지만 수축 기능이 있는 근육조직으로 된 뼈대근육이다.

가슴부위의 부위명 〈앞면〉

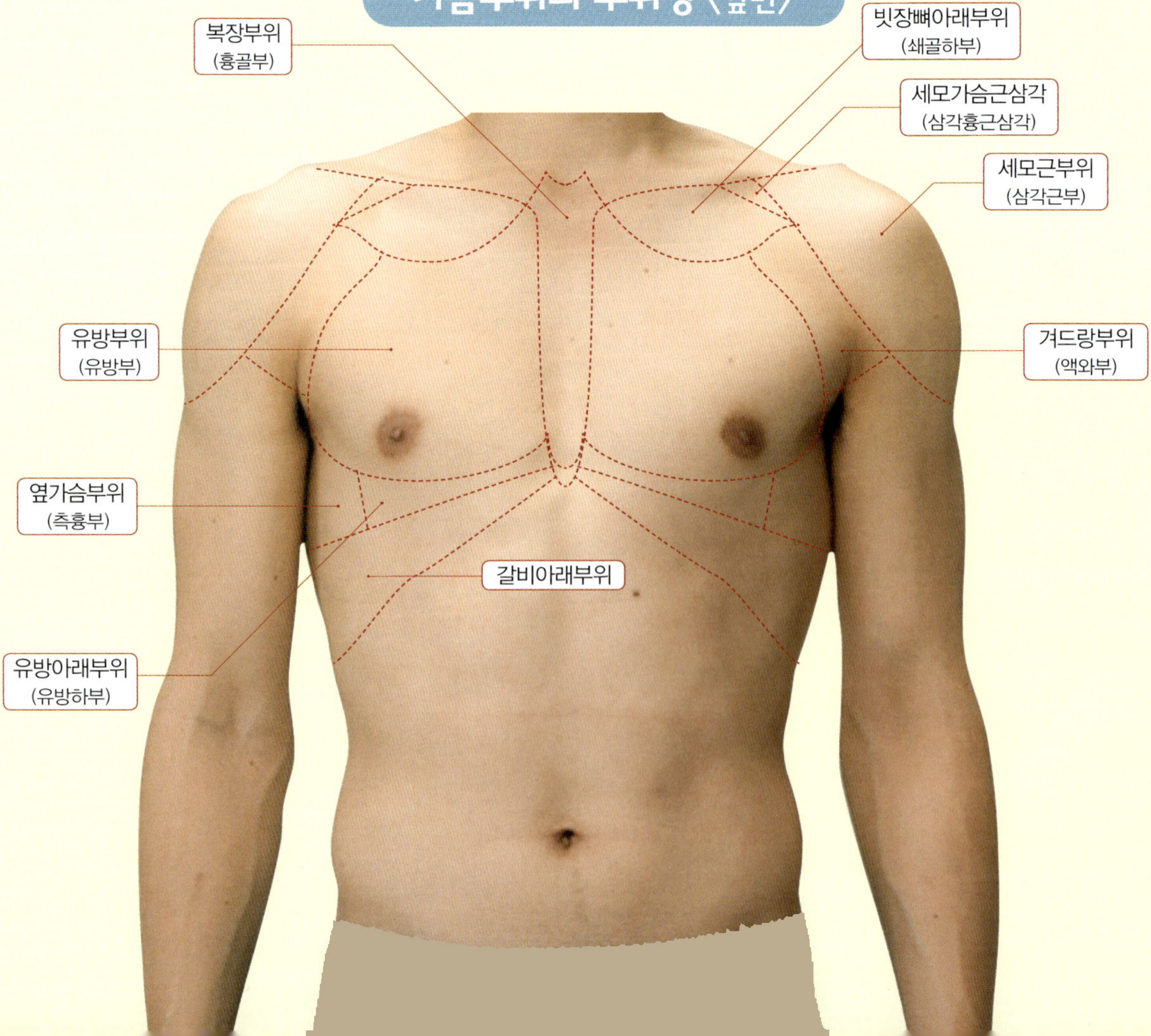

복장부위 (흉골부)
빗장뼈아래부위 (쇄골하부)
세모가슴근삼각 (삼각흉근삼각)
세모근부위 (삼각근부)
유방부위 (유방부)
겨드랑부위 (액와부)
옆가슴부위 (측흉부)
갈비아래부위
유방아래부위 (유방하부)

얕은가슴근육(천흉근)

가슴부위의 비교적 얕은층에는 가슴우리에서 시작하여 앞가슴벽을 만들고 있는 얕은가슴근육군(천흉근군)이 있다. 큰가슴근(대흉근)과 작은가슴근(소흉근), 앞톱니근(전거근) 등의 근육은 팔이음뼈(상지대)와 위팔뼈(상완골)에 붙어 있고 팔 운동에 관련되어 있다.

가슴부위의 대부분을 덮고 있는 큰가슴근은 위팔(상지)을 모으고(내전)과 안쪽돌림(내선), 팔을 굽히는(굴곡) 움직임을 가진 힘이 강한 근육이다. 이 근육이 발달되어 있는 사람은 앞가슴부위에서 이 근육이 솟아 올라와 있으므로 체표에서도 관찰할 수 있다.

작은가슴근은 큰가슴근의 아래에 있으며, 어깨뼈의 가쪽각(외측각)을 앞아래쪽으로 당기는 근육이다. 가쪽부위에 있는 앞톱니근도 얕은가슴근으로 분류되어 갈비뼈에서 시작해서 어깨뼈에 닿고, 어깨뼈를 앞쪽으로 당기는 작용을 한다.

깊은가슴근육(심흉근)과 가로막(횡격막)

이는곳과 닿는곳이 가슴부위에 있고 호흡작용에 관여하는 것은 깊은가슴근육이다.

바깥갈비사이근(외늑간근)은 호흡 시에 작용하는 가슴우리를 넓히고, 속갈비사이근(내늑간근)은 호흡 시에 작용하는 가슴우리를 좁힐 때에 사용한다. 맨속갈비사이근(최내늑간근 ➡ P.130)과 갈비올림근(늑골거근 ➡ P.133) 등도 가슴우리 운동에 관여하는 근육이지만 호흡할 때에 보조적으로 작용한다.

그 외에도 갈비밑근(늑하근 ➡ P.131)과 가슴가로근(흉횡근 ➡ P.132)도 깊은가슴근육으로 분류된다.

가로막의 위치는 오른쪽은 제5갈비뼈위모서리, 왼쪽은 제5갈비뼈아래모서리의 높이에 있다. 왼쪽이 조금 높은 것은 바로 아래에 간이 있기 때문이다. 호흡에 맞춰서 1~2 cm 정도 위아래로 움직인다.

가슴부위의 뼈대 〈옆면〉

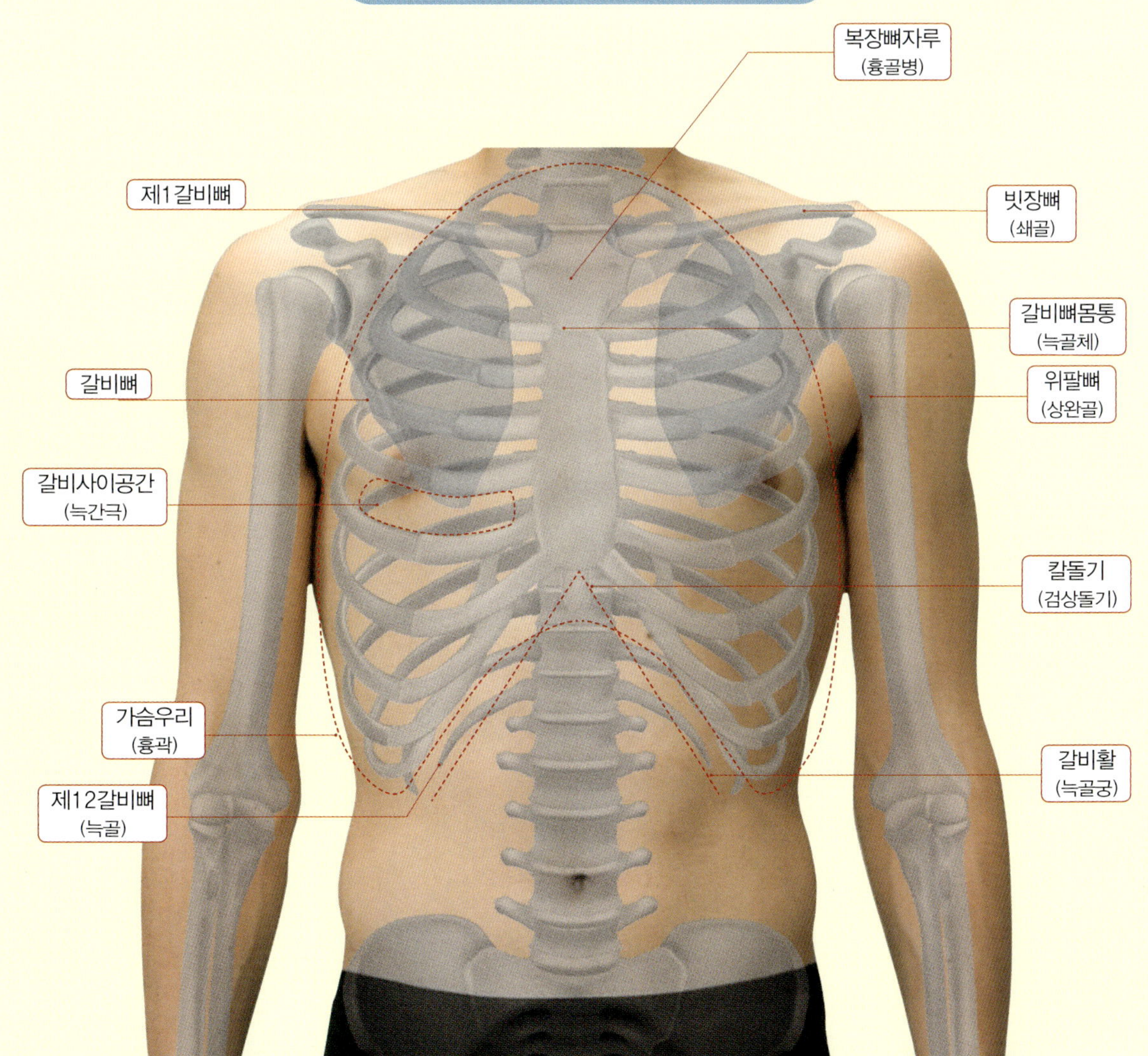

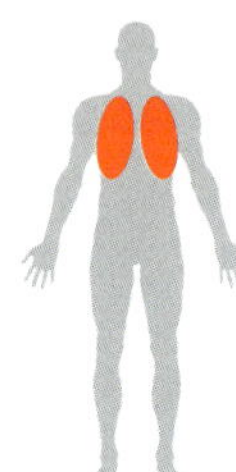

큰가슴근

큰가슴근(대흉근)《*pectoralis major*》

【근육군】 얕은가슴근육(천흉근) **【지배신경】** 안쪽 · 가쪽가슴신경(내 · 외측흉근신경)〈C_5~C_8, Th_1〉

DVD 3-1 마사지 ➡P134

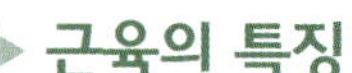

근육의 특징

가슴부위의 표층에서 부채꼴 형태로 퍼진 가슴판(흉판)을 형성하는 강력한 근육으로 작은가슴근(소흉근 ➡P.125)의 얕은층에 있다. 이는곳의 위치에 따라서 빗장뼈부위(쇄골부), 복장갈비부위(흉늑부), 배부위(복부)의 세 부위로 나눌 수 있다. 큰가슴근(대흉근)의 위섬유와 아래섬유는 어깨관절(견관절)의 굽힘(굴곡) · 폄(신전)운동과 반대의 작용을 한다.

하나의 근육 자체가 대항의 작용을 하는 보기 드문 근육이다. 위팔을 안쪽으로 비트는(내선) 기능도 있다.

수영의 자유형에서 사용되고, 단련된 남성의 큰가슴근은 신체적 매력을 어필 하는 심볼이 되었다.

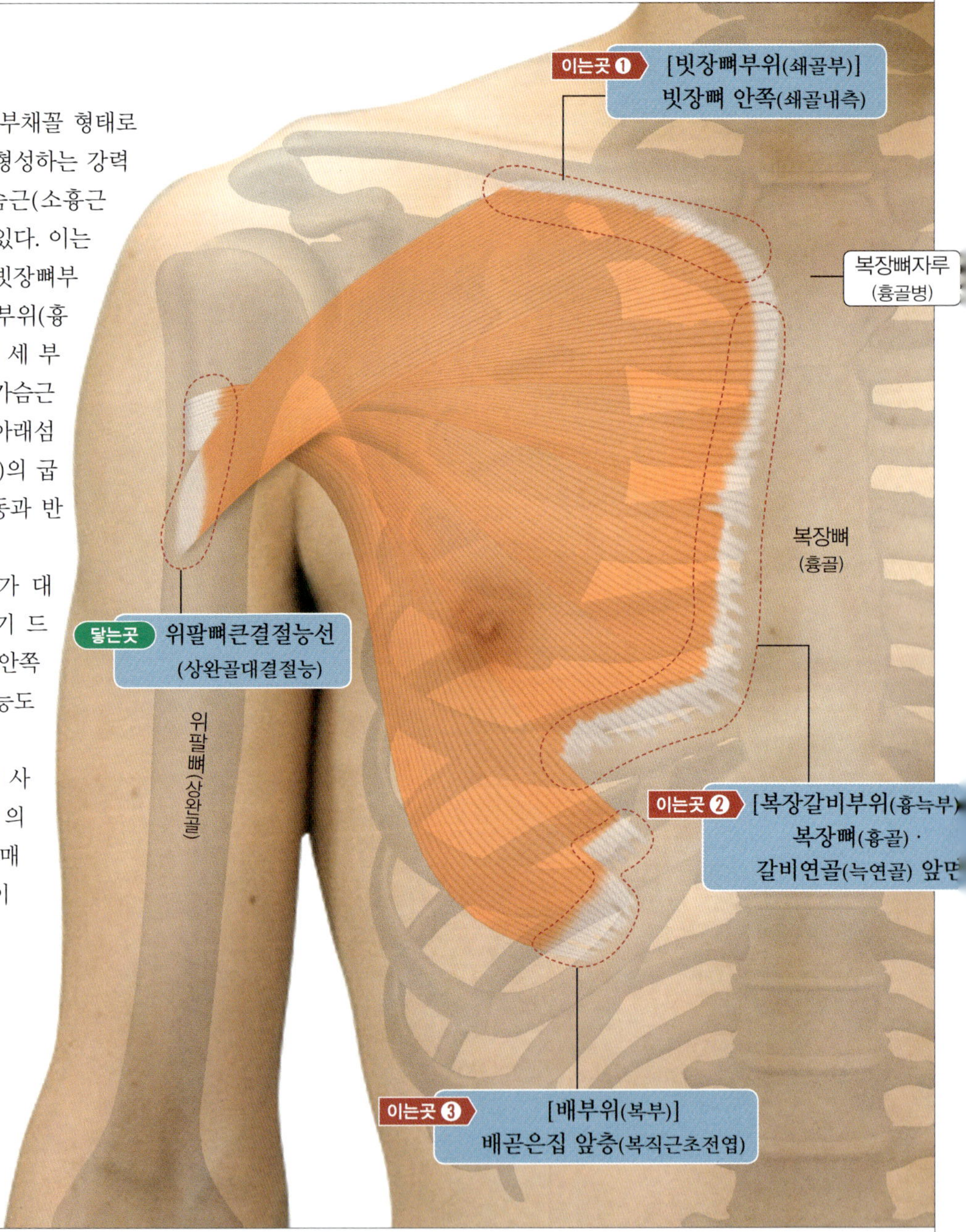

이는곳 ❶ [빗장뼈부위(쇄골부)] 빗장뼈 안쪽(쇄골내측)

복장뼈자루 (흉골병)

복장뼈 (흉골)

닿는곳 위팔뼈큰결절능선 (상완골대결절능)

위팔뼈(상완골)

이는곳 ❷ [복장갈비부위(흉늑부)] 복장뼈(흉골) · 갈비연골(늑연골) 앞면

이는곳 ❸ [배부위(복부)] 배곧은집 앞층(복직근초전엽)

근육의 기능

- 위팔뼈를 모은다(내전).
- 위팔뼈를 안쪽으로 돌린다(내선).
- 위팔뼈를 굽힌다(굴곡).
- 호흡의 보조

일상동작

- 문을 밀어서 연다.
- 현수 운동, 팔굽혀 펴기를 한다.
- 톱질을 한다.
- 배트와 라켓을 친다.

관련통

가슴부위, 어깨 앞면, 팔의 안쪽, 약손가락, 새끼손가락까지 광범위하게 영향을 끼친다. 큰가슴근이 팽팽해지면 어깨가 앞쪽으로 당겨지기 때문에 새우등과 같은 자세가 되기 쉽다.

+정보 새는 하늘을 날기 위해서 가슴근육이 매우 발달되어 있고, 전체 양의 20~35% 정도를 차지한다.

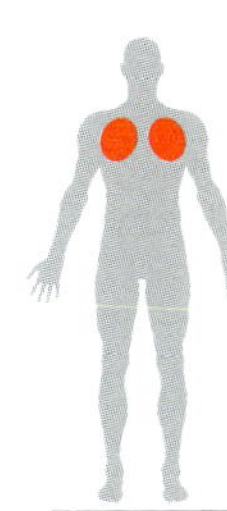

작은가슴근

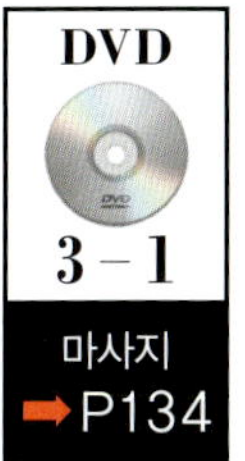

작은가슴근(소흉근) 《*pectoralis minor*》

【근육군】 얕은가슴근육(천흉근) 【지배신경】 안쪽 · 가쪽가슴신경(내 · 외측흉근신경) 〈C_7~C_8, Th_1〉

근육의 특징

어깨뼈의 가쪽각을 앞아래쪽으로 당기는 것이 주된 움직임이다.

작은가슴근의 아래에는 겨드랑동맥 · 정맥(액와동맥 · 정맥)과 팔신경얼기가 지나고 있으며, 이로 인해 작은가슴근이 혈관과 신경을 압박하고 순환을 저해하는 원인이 된다.

또한 격한 운동으로 숨을 많이 들이마실 때 갈비뼈를 당겨 올려 가슴우리의 확장을 돕는다. 큰가슴근(대흉근 ➡P.124)의 아래에 있기 때문에 표면에서 만져지지 않는다.

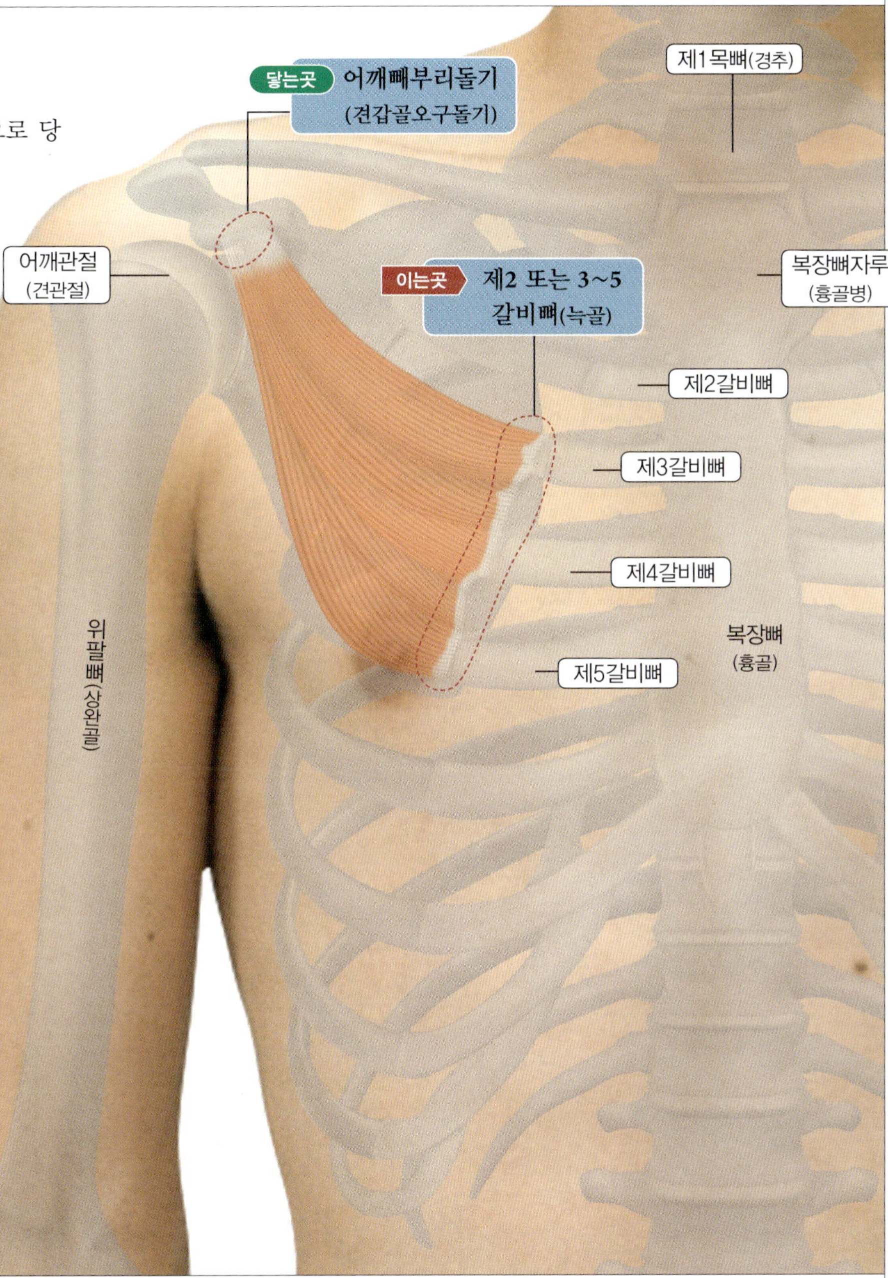

닿는곳 어깨뼈부리돌기 (견갑골오구돌기)

이는곳 제2 또는 3~5 갈비뼈(늑골)

제1목뼈(경추)

어깨관절 (견관절)

복장뼈자루 (흉골병)

제2갈비뼈

제3갈비뼈

제4갈비뼈

제5갈비뼈

복장뼈 (흉골)

위팔뼈(상완골)

근육의 기능

- 어깨뼈의 가쪽 각을 앞아래쪽으로 당긴다.
- 어깨뼈의 내림(하강), 내밈(전인), 아래쪽 돌림(하방회전)

일상동작

- 문을 밀어서 연다.
- 현수 운동, 팔굽혀 펴기를 한다.
- 톱질을 한다.
- 배트, 라켓을 친다.

관련통

주로 어깨의 앞면에서 생긴다. 과도하게 긴장하면 아래로 지나는 겨드랑동맥과 팔신경얼기를 압박하고, 아래팔과 손가락의 저림을 야기한다.

+정보 작은가슴근은 팔을 아래로 움직이면 부상 당하기 쉽고 통증은 팔에서 손끝까지 느끼는 경우가 많다.

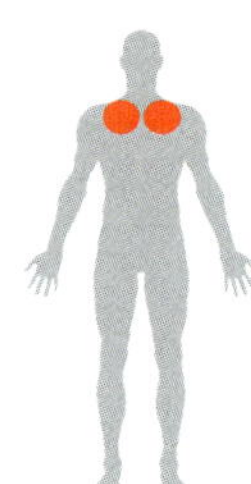

빗장밑근

빗장밑근(쇄골하근)《*subclavius*》

【근육군】 얕은가슴근육(천흉근) **【지배신경】** 빗장밑근신경(쇄골하근신경)〈C_5〉

DVD 3-2

마사지

➡P134

근육의 특징

이름 그대로 빗장뼈 아래에 위치하는 근육이다. 제1갈비뼈의 갈비연골 근처에서 시작하여 빗장뼈를 따라 평행하게 근육섬유가 지나고 빗장뼈 아래에서 정지한다.

주된 기능은 빗장뼈를 복장뼈 쪽으로 모으고 팔의 가쪽 방향에 걸리는 원심력에 저항하여 복장빗장관절이 빠지지 않도록 안정시킨다.

작은 근육이지만 위팔에서 손까지 광범위한 관련통을 야기한다. 큰가슴근(➡P.124)에 덮여 있으므로 빗장밑근을 직접 촉진하는 것은 어렵다.

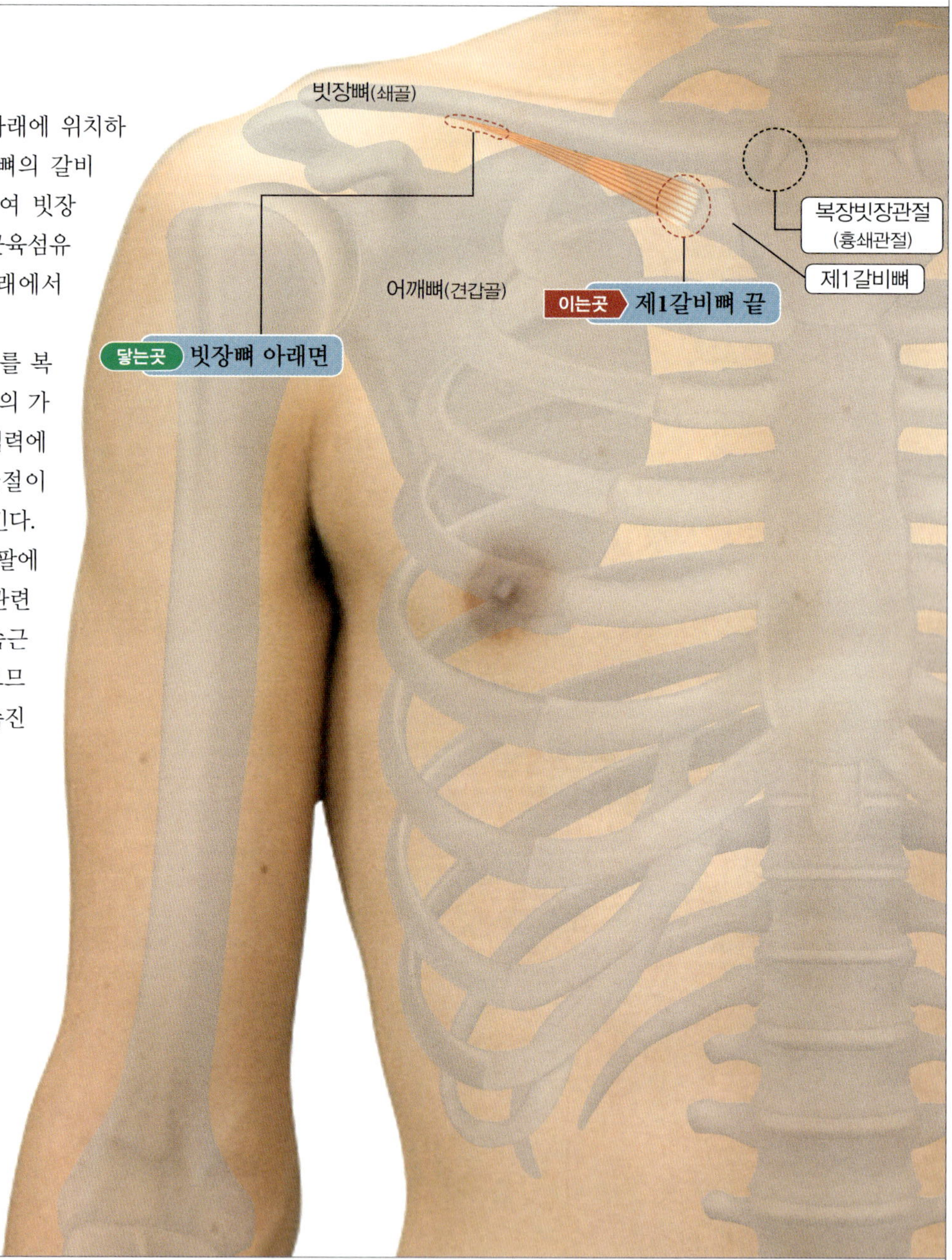

근육의 기능

- 빗장뼈를 앞아래쪽으로 당긴다.
- 호흡 시 제1갈비뼈를 올린다

일상동작

- 볼을 던질 때 위팔에 부가되는 원심력에 저항한다.

관련통

빗장뼈(쇄골) 아래부위에 통증을 발생시킨다. 통증유발점이 활성화되면 위팔두갈래근, 팔의 노쪽에서 엄지손가락, 집게손가락, 가운데 손가락까지 통증이 야기되는 경우도 있다.

+정보 2개의 앞발을 사용하는 빗장뼈가 있는 네발동물의 빗장밑근은 매우 크다.

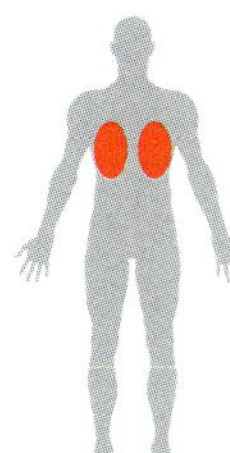

앞톱니근

DVD 3-2 마사지 ➡P136

앞톱니근(전거근) 《*serratus anterior*》

【근육군】 얕은가슴근육(천흉근) **【지배신경】** 긴가슴신경(장흉신경)〈C_5~C_7〉

근육의 특징

갈비뼈에 부착되는 부분이 톱니날 모양으로 겨드랑이에 있는 근육이다. 단련된 신체에서 겨드랑이 아래 앞톱니근의 융기를 눈으로 확인할 수 있다. 제1~9갈비뼈의 가쪽면에 시작하여 어깨뼈 앞면에서 정지한다.

가슴부위에 위치하며, 어깨뼈의 움직임에 관여하므로 기능적으로는 팔이음 부위의 근육으로 분류되는 경우도 있다. 작은가슴근(소흉근 ➡P.125)은 어깨뼈를 앞쪽과 아래쪽으로 당기지만, 앞톱니근은 어깨뼈를 앞쪽으로 당기거나(외전), 위팔을 수평 이상으로 올릴 때 필요한 근육이다.

격한 운동을 할 때와 같이 평소보다 깊은 숨을 마실 때에는 갈비뼈를 들어 올려 가슴우리의 확장을 돕는 작용을 한다.

닿는곳 **어깨뼈안쪽모서리**(견갑골 내측연)**의 갈비면**(늑골면)

제1갈비뼈
제2갈비뼈
제3갈비뼈
제4갈비뼈
제5갈비뼈
제6갈비뼈
제7갈비뼈
제8갈비뼈
제9갈비뼈

이는곳 **제1~9갈비뼈** (늑골)

※ 이는곳은 톱니처럼 되어 있다.

※ 앞톱니근은 위팔이 아니라 갈비뼈(늑골)에 부착되어 있다.

근육의 기능

- 어깨뼈를 앞으로 당긴다.
- 어깨뼈를 위쪽으로 돌린다.
- 갈비뼈를 올린다.

일상동작

- 문을 잡아당긴다.
- 멀리서 손을 흔든다.
- 팔굽혀 펴기를 한다.
- 펀치를 날린다.

관련통

가슴부위 옆면에 통증을 느끼는 경우가 많다. 통증유발점이 활성화되면 어깨뼈의 아래 부위와 팔의 자쪽, 새끼손가락, 약손가락까지 통증을 느끼는 경우도 있다.

+정보 장거리 달리기를 할 때 자주 발생하는 옆구리 통증은 앞톱니근의 상태가 안 좋은 것이 원인일 때도 있다.

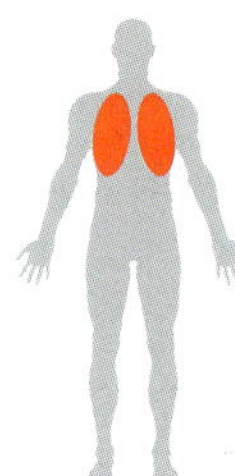

바깥갈비사이근

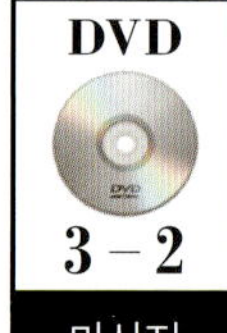

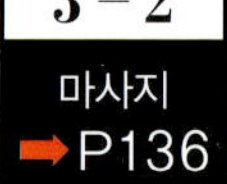

바깥갈비사이근(외늑간근) 《*external intercostal*》

【근육군】 깊은가슴근육(심흉근) **【지배신경】** 갈비사이신경(늑간신경)〈T_1~T_{11}〉

DVD 3-2
마사지 ➡P136

▶ 근육의 특징

속갈비사이근(내늑간근 ➡P.129)과 합쳐서 갈비사이근(늑간근)이라고 부르고, 가슴호흡(흉식호흡)의 주력근이다. 하나의 큰 근육이 아니라 위 아래의 갈비뼈 사이를 채우는 작은 근육 집합체의 총칭이다.

바깥갈비사이근(외늑간근)의 근육섬유는 뒤 위쪽에서 앞아래로 향하여 지나고 있다. 주된 기능은 갈비뼈를 들어올리고 가슴우리를 넓히며, 이 작용에 의해 숨을 들이쉬는 운동을 한다.

또한 앞면의 근육은 하위 2갈비뼈를 제외하고 가슴연골까지 닿지 않고 깊은층의 속갈비사이근이 나타난다.

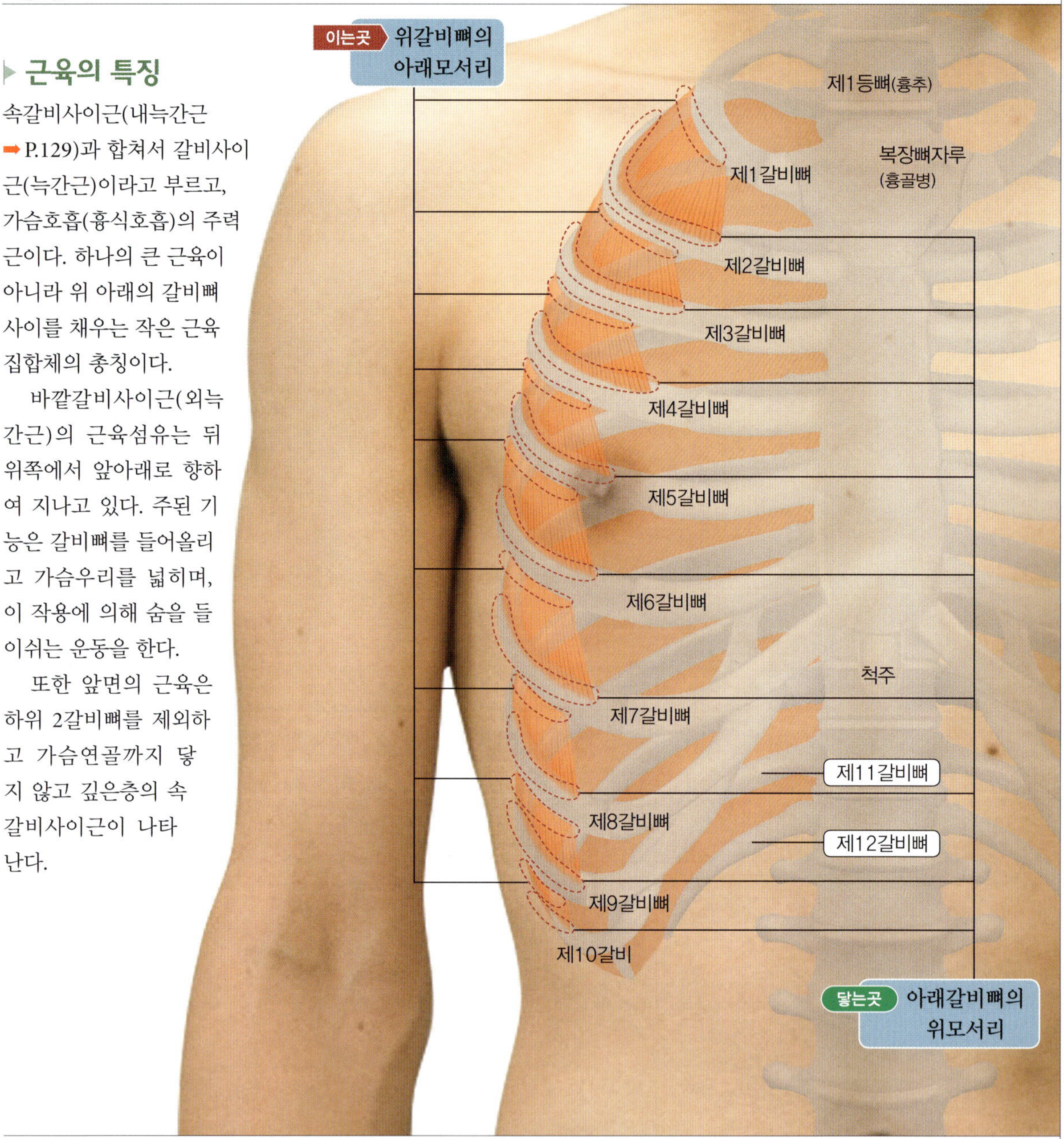

근육의 기능

- 숨을 들이마실 때에 수축하고 갈비뼈를 들어올린다(거상).
- 가슴우리를 확장시킨다.

일상동작

- 숨을 들이쉰다(들숨).
- 격한 운동 시의 들숨.
- 심호흡을 한다.

관련통

근육 주위에 관련통을 일으킨다. 통증이 심하면 몸을 돌리고 팔을 올리는 것이 어렵다.

+정보 갈비사이근의 통증유발점은 몸을 과도하게 비틀거나, 머리가 앞으로 튀어나온 상태로 앞으로 기울어진 자세(전경자세)를 할 때 생길 수 있다.

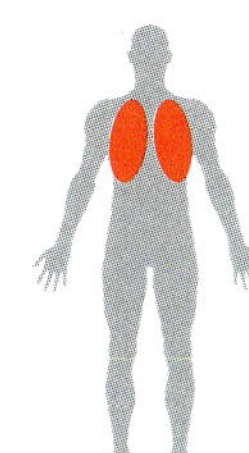

속갈비사이근

속갈비사이근(내늑간근) 《*internal intercostal*》

【근육군】 깊은가슴근육(심흉근) **【지배신경】** 갈비사이신경(늑간신경)〈T_1~T_{11}〉

DVD 3-2

마사지 ➡P134

근육의 특징

바깥갈비사이근(외늑간근 ➡ P.128) 깊은층에 있고, 섬유는 바깥갈비사이근과 반대로 지나고 있다. 근육의 범위는 앞면은 가슴연골까지 붙어 있지만 등쪽면은 갈비뼈 각 부근까지만 붙어 있다.

기능은 바깥갈비사이근과 반대로 갈비뼈를 당겨 내려 가슴우리를 좁혀서 숨을 내쉬게 한다.

갈비사이근의 촉진은 갈비뼈와 갈비뼈 사이에 손가락을 미끄러지게 하여 간단하게 확인할 수 있지만 바깥 갈비사이근과 속갈비사이근을 구별하는 것은 어렵다.

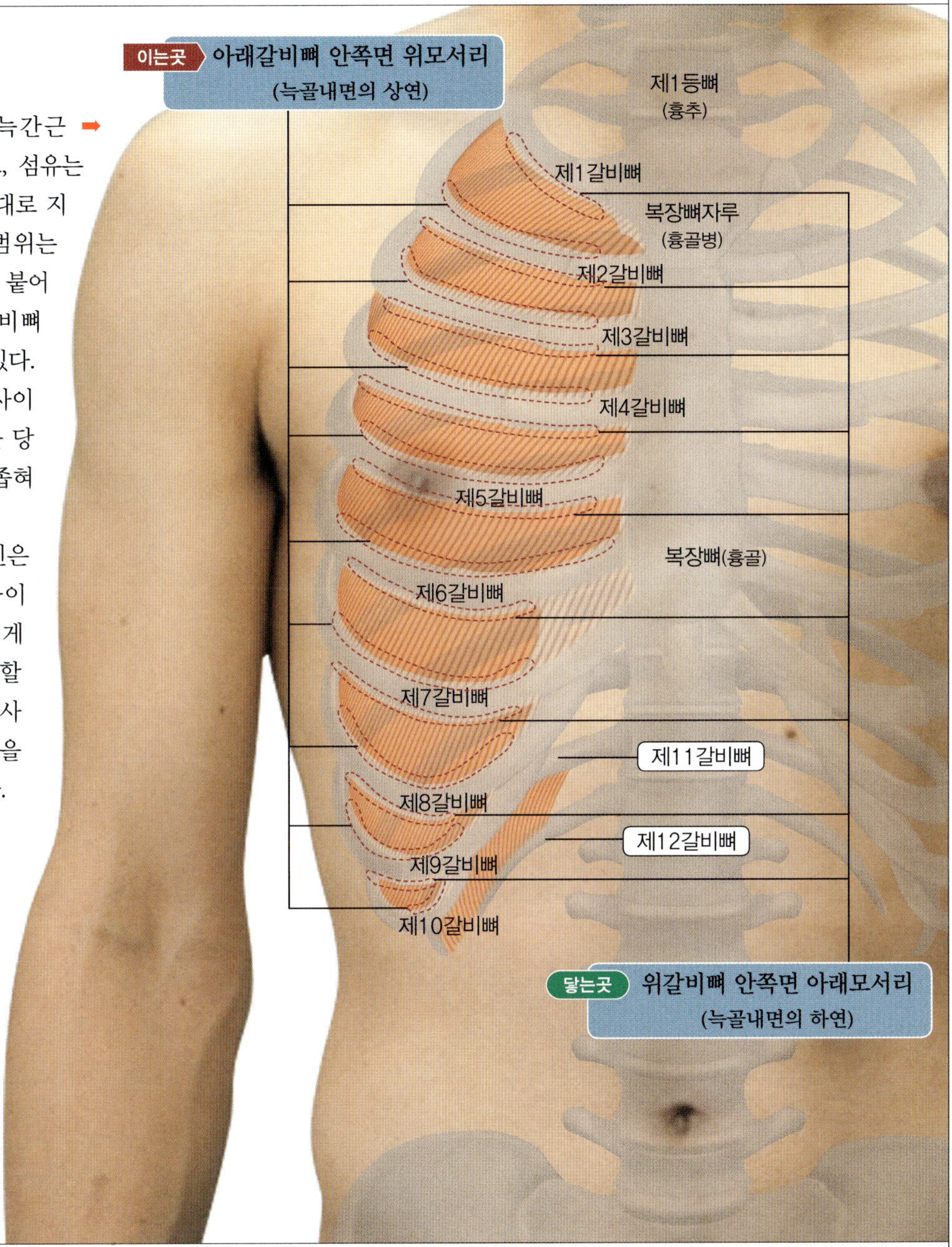

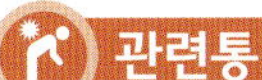

근육의 기능

- 호흡 시에 수축하고 갈비뼈를 당겨 내린다.
- 가슴우리를 좁혀 준다.

일상동작

- 숨을 내쉰다(날숨).
- 격한 운동 시의 날숨.
- 심호흡을 한다.

관련통

바깥갈비사이근과 마찬가지로 근육의 주위에 통증을 느낀다. 숨을 뱉을 때 괴롭다.

+정보 갈비사이근과 같이 호흡에 관여하는 근육에 도움이 되는 복식호흡을 배우는 것이 중요하다.

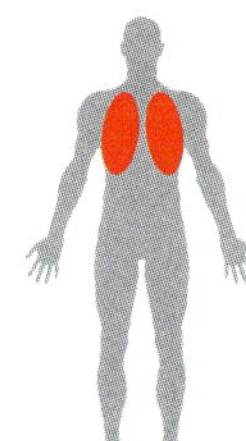

맨속갈비사이근

맨속갈비사이근(최내늑간근)《*innermost intercostal*》

【근육군】 깊은가슴근(심흉근) **【지배신경】** 갈비사이신경(늑간신경)

DVD 3-2

마사지 ➡P136

근육의 특징

속갈비사이근(➡P.129)을 두 개로 나누었을 때의 아래(깊은층) 부분의 근육이다. 속갈비사이근과 맨속갈비사이근의 사이에는 갈비사이동맥 · 정맥(늑간동맥 · 정맥)과 갈비사이신경이 지나고 있다.

근육섬유의 주행은 속갈비사이근과 같을 뿐만 아니라 기능도 속갈비사이근과 같다. 주로 가슴우리 중간 부분 갈비 사이에 있고, 위 부분 갈비 사이에는 별로 존재하지 않는다. 숨을 들이마신 후에 갈비뼈를 당겨 내려 갈비뼈 사이의 간격을 좁히는 작용을 한다.

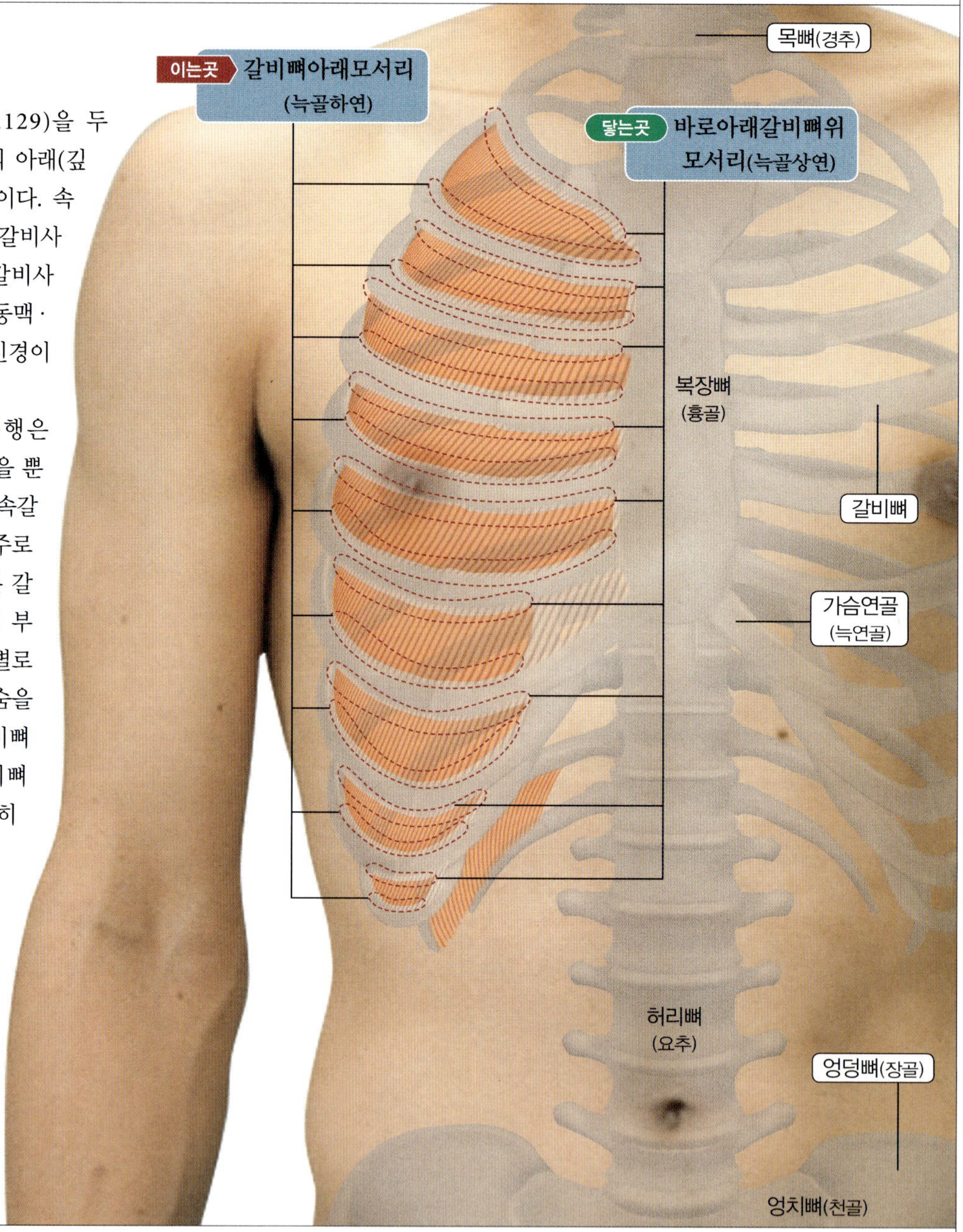

이는곳 갈비뼈아래모서리(늑골하연)

닿는곳 바로아래갈비뼈위모서리(늑골상연)

목뼈(경추)

복장뼈(흉골)

갈비뼈

가슴연골(늑연골)

허리뼈(요추)

엉덩뼈(장골)

엉치뼈(천골)

근육의 기능

- 수축에 의해서 갈비뼈를 당겨 내린다.

일상동작

- 숨을 내쉰다(날숨).

관련통

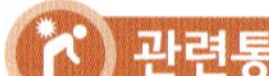

국소적으로 앞쪽으로 방사상의 통증이 출현한다.

정보 맨속갈비사이근은 갈비사이신경, 갈비사이동맥, 정맥보다도 깊은 부분에 있는 속갈비사이근이다.

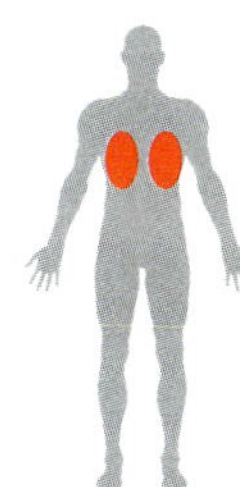

갈비밑근

갈비밑근(늑하근) 《*subcostal*》

【근육군】 깊은가슴근(심흉근) **【지배신경】** 갈비사이신경(늑간신경)

DVD
3－1
마사지
➡P136

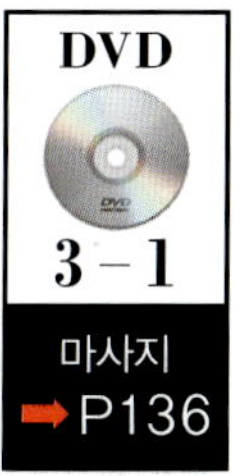

▶ 근육의 특징

가슴우리의 안쪽에 있는 근육으로 아래부위 갈비뼈의 갈비뼈각 주변에만 존재한다. 여러 가지 근육다발로 구성되어 있다. 한 개 또는 두 개의 갈비뼈를 뛰어넘어 갈비뼈의 아래에 닿는다.

호흡을 할 때 갈비뼈를 당겨 내리는 작용이 있다. 안쪽에 있으므로 촉진으로 다른 근육과 구별하는 것은 매우 어렵다. 방법으로는 제8갈비뼈에서 제10갈비뼈 사이의 갈비사이공간의 뒤부분에 있는 척주세움근(척주기립근 ➡P.163~165) 가쪽모서리 부분의 가쪽에서 만질 수 있다. 갈비사이공간을 발견하는 포인트이다. 또 통증유발점과 관련통은 식별되지 않는다.

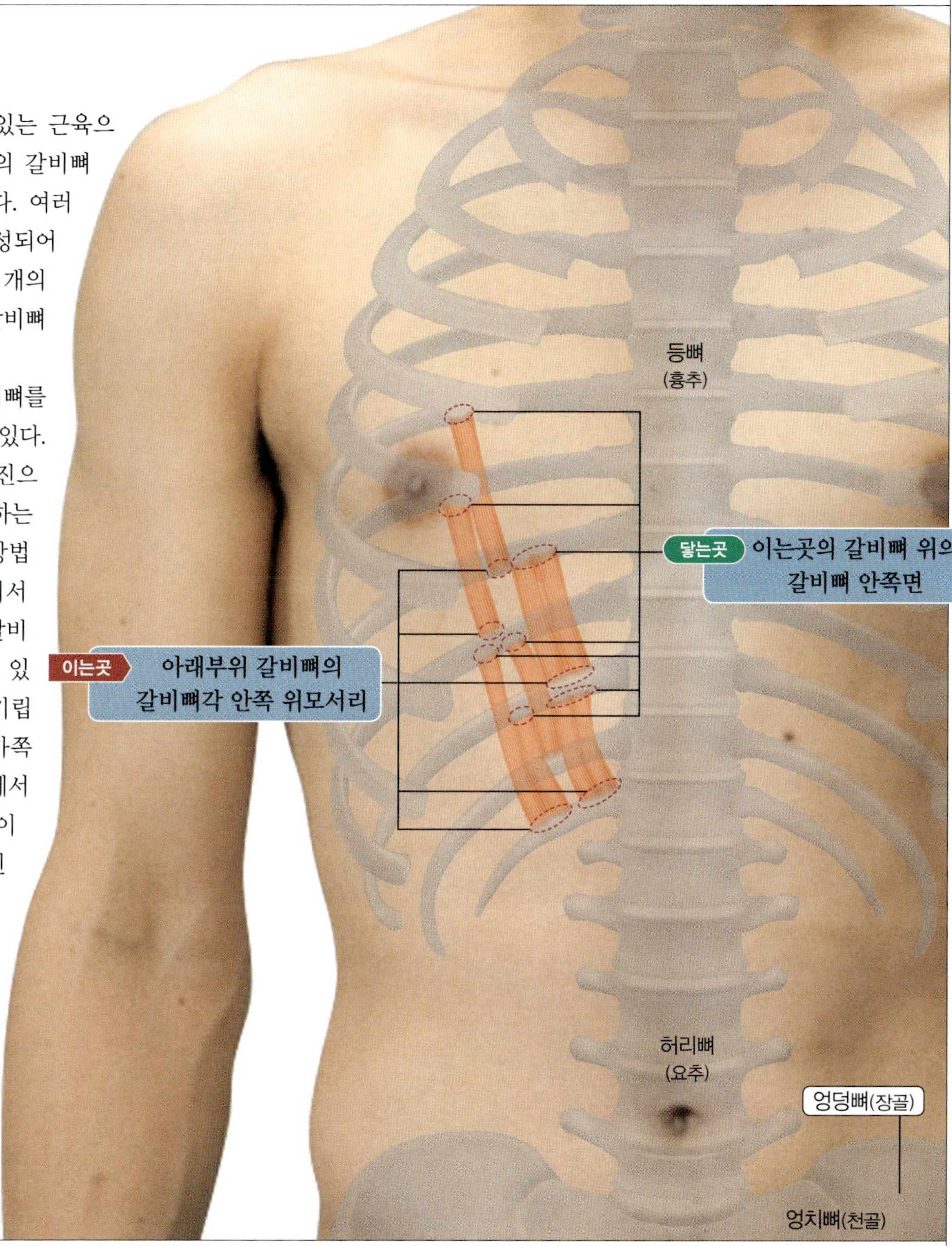

등뼈
(흉추)
닿는곳 이는곳의 갈비뼈 위의
갈비뼈 안쪽면
이는곳 아래부위 갈비뼈의
갈비뼈각 안쪽 위모서리
허리뼈
(요추)
엉덩뼈(장골)
엉치뼈(천골)

※ 근육을 알기 쉽게 보여주기 위해서 여기에서는 갈비연골(늑연골)과 복장뼈(흉골)를 넣지 않았다.

근육의 기능

● 갈비뼈을 당겨 내린다.

일상동작

● 숨을 내쉰다(날숨).

관련통

● 특별히 없다.

+정보 갈비밑근의 정확한 역할은 아직 확실하게 알 수 없다.

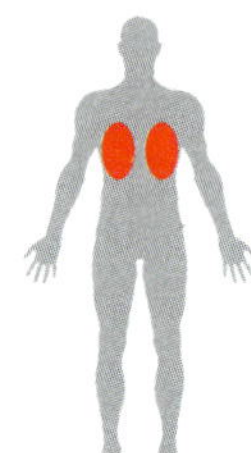

가로가슴근

가로가슴근(흉횡근)《*transversus thoracis*》

【근육군】 깊은가슴근(심흉근) 【지배신경】 갈비사이신경(늑간신경)〈Th_2~Th_6〉

DVD 3-2
마사지 ➡ P136

닿는곳 제2(3)~6갈비연골(늑연골) 안쪽면

갈비뼈

복장뼈 (흉골)

칼돌기 (검상돌기)

이는곳 복장뼈몸통 아래 및 칼돌기(검상돌기) 뒤면

근육의 특징

가슴우리 전체 안쪽에 있는 근육으로서 복장뼈몸통 아래(흉골체하부)와 칼돌기(검상돌기)에서 몇 개의 근육이 부채살 모양으로 펴져 있다. 아래부위의 근육은 수평에 가깝고 위쪽 근육은 가쪽위를 향한다.

호흡을 할 때에 갈비뼈를 내리는 기능을 하고 있다. 심호흡을 할 때와 기침, 재채기를 할 때(돌연 강하게 숨을 내뱉을 때) 필요한, 힘차게 호흡을 할 때에 힘을 발휘한다.

갈비밑근(늑하근➡ P.131)과 마찬가지로 안쪽에 있으므로 촉진 시 다른 근육과 구별하는 것이 매우 어렵다. 촉진 방법은 칼돌기 가쪽과 제2갈비뼈에서 제6갈비뼈의 사이의 갈비사이공간의 앞 가쪽과 갈비뼈 가쪽에서 만질 수 있다. 또 통증유발점과 관련통은 식별되지 않는다.

※ 근육을 알기 쉽게 보기 위해서 뒤면의 갈비뼈는 넣지 않았다.

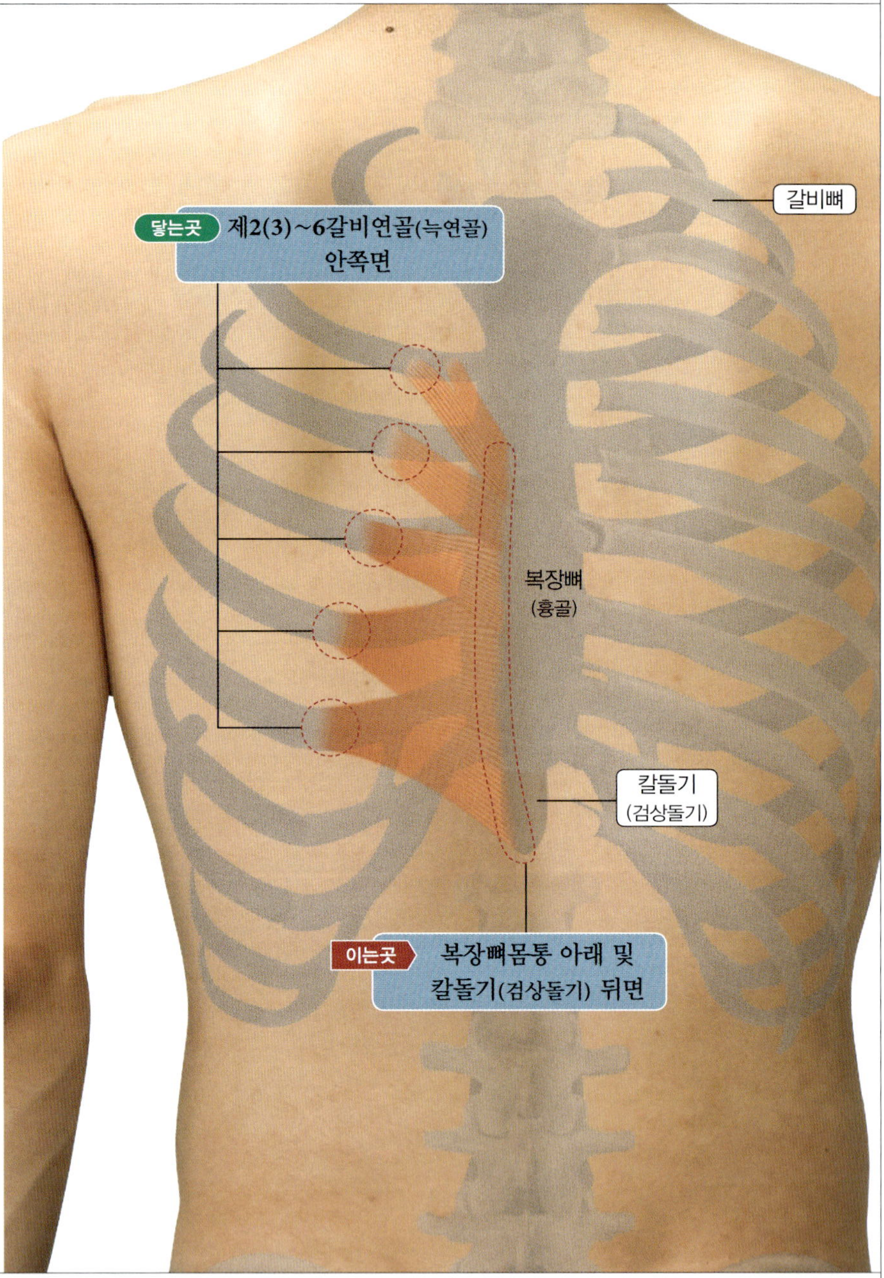

근육의 기능

- 호흡 시 갈비뼈를 당겨 내린다.

일상동작

- 숨을 내쉰다(날숨).

관련통

특별히 없다.

+정보 가슴가로근의 부착부위는 변이가 일어나기 쉽다.

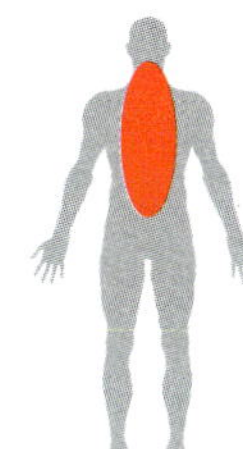

갈비올림근

갈비올림근(늑골거근)《*levatores costarum*》

【근육군】 깊은가슴근(심흉근) **【지배신경】** 척수신경뒤가지(척수신경후지)

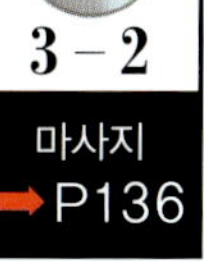

근육의 특징

바깥갈비사이근(외늑간근 ➡p128)과 함께 숨을 들이쉬는 동작을 돕는 기능이 있다. 가슴우리의 등쪽 가쪽면의 표층에 있는 근육이다. 제7목뼈와 제1~11등뼈의 가로돌기에서 시작하여 바로 아래 갈비뼈에 부착되는 짧은갈비올림근(단늑골거근)과 두 개 아래의 갈비뼈에 부착된 긴갈비올림근(장늑골거근)으로 나눌 수 있다.

숨을 들이 마실 때 부착되어 있는 방향에서 갈비뼈의 뒤부분 또는 한쪽만을 움직이는 경우는 등뼈를 기울여서 약간 돌리면서(회선) 가쪽으로 굽히는(측굴) 것이 가능하다.

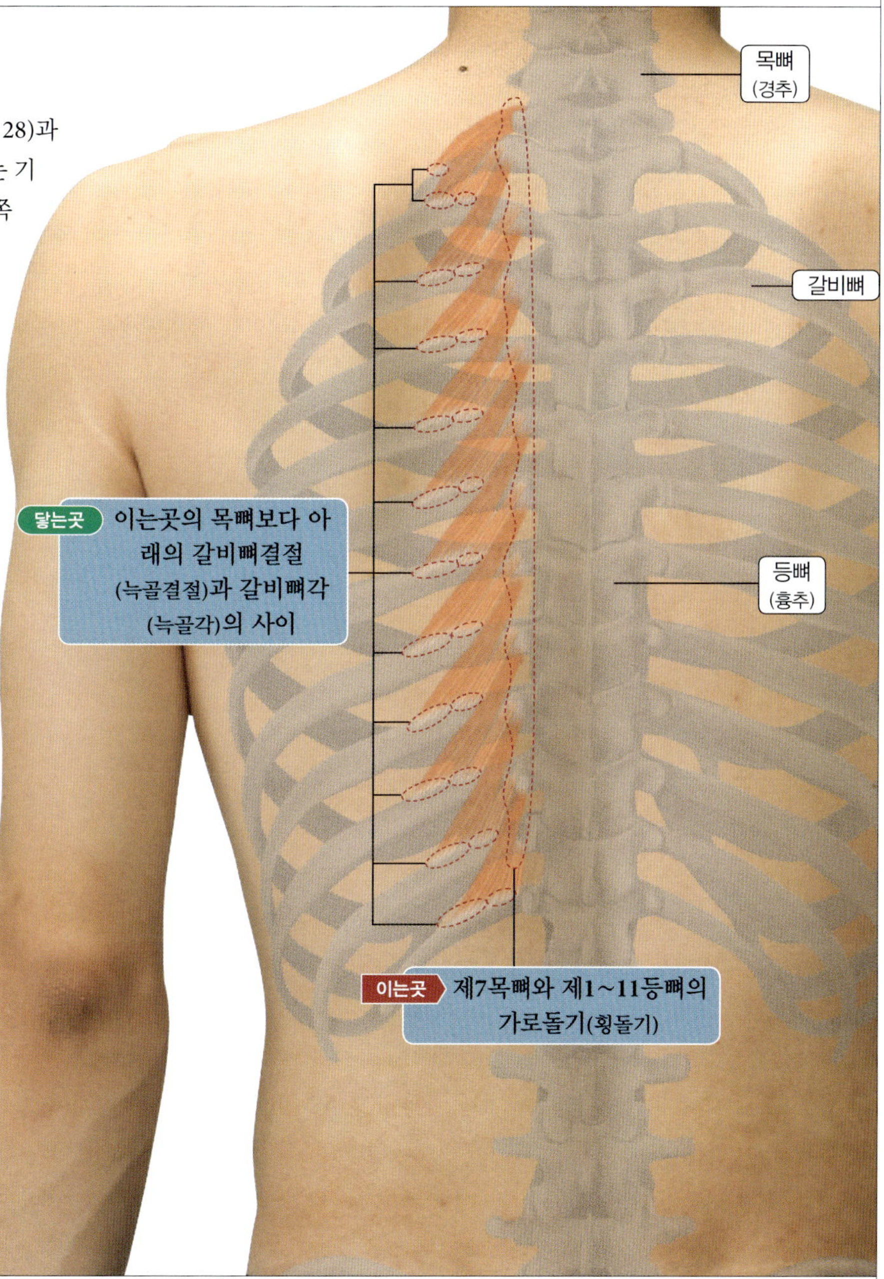

목뼈
(경추)

갈비뼈

닿는곳 이는곳의 목뼈보다 아래의 갈비뼈결절(늑골결절)과 갈비뼈각(늑골각)의 사이

등뼈
(흉추)

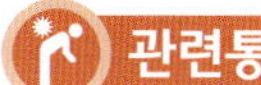

이는곳 제7목뼈와 제1~11등뼈의 가로돌기(횡돌기)

근육의 기능

- 갈비뼈(늑골)을 당겨 올린다.

일상동작

- 숨을 들이쉰다.
- 허리를 편다.

관련통

특별히 없다.

+정보 가슴호흡(흉식호흡)을 할 때는 갈비올림근과 바깥갈비사이근 등으로 가슴우리를 움직이게 한다.

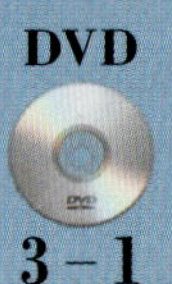
DVD 3-1

가슴부위(앞면)의 마사지

《시술 준비》

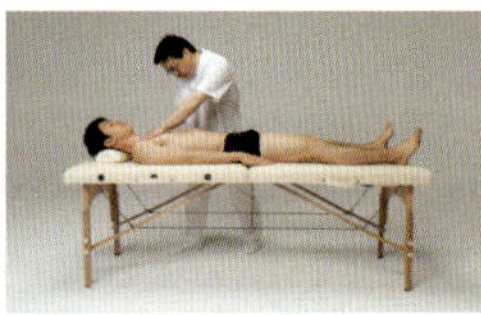

- 피시술자는 바로 누운 자세를 한다.
- 시술자는 피시술자의 옆에 서서 시술자가 시술하기 쉬운 허리 부근의 옆쪽에 위치한다.
- 피시술자의 머리 쪽을 향하여 시술한다.

마사지 시간

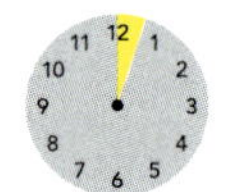

약 3 분

〈촉진〉

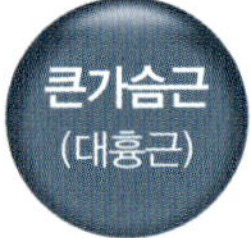
큰가슴근 (대흉근)

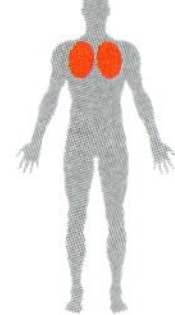

복장갈비부위(흉늑부)의 촉진은 빗장뼈, 복장뼈 등으로 둘러싸인 영역의 힘살을 겨드랑부위 아래에서 그 가쪽모서리를 엄지손가락과 네 손가락으로 가볍게 쥐고, 서서히 위팔뼈 큰결절능선을 향하여 촉진한다. 피시술자의 어깨뼈를 천천히 수평모음(수평내전), 수평벌림(수평외전)시키면 알기 쉽다.

복장뼈(흉골)

빗장뼈(쇄골)

촉진 방향

위팔뼈큰결절능선 (상완골대결절능)

〈촉진〉

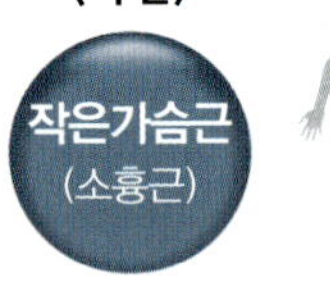
작은가슴근 (소흉근)

부리돌기(오구돌기) 아래쪽 안으로 한쪽 손의 네손가락(사진에서는 오른손)을 놓고, 조금씩 압박을 준 상태에서 시술자에게 손바닥으로 침대바닥을 누르도록 지시하고, 네손가락으로 따라가면서 촉진하면 힘살의 움직임을 느낄 수 있다.

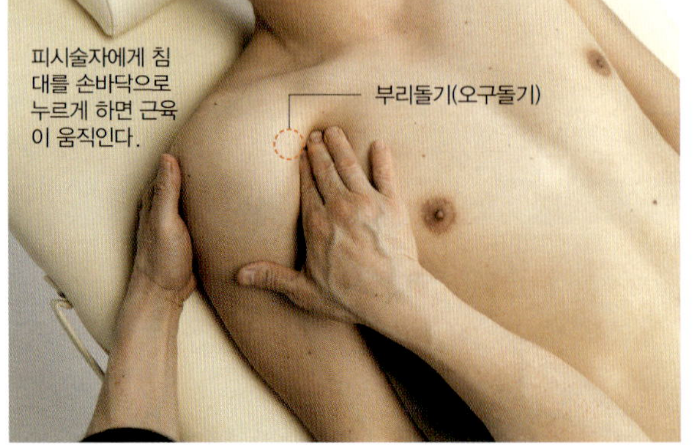

1 좌우 교대성 양수장경찰

큰가슴근(대흉근)의 넓은 이는곳을 위부분(빗장뼈부위섬유)과 아래부분(복장갈비부위 섬유와 힘살섬유)으로 나눠서 순차적으로 손의 위치를 바꿔서 좌우의 손바닥으로 교대로 시행한다.

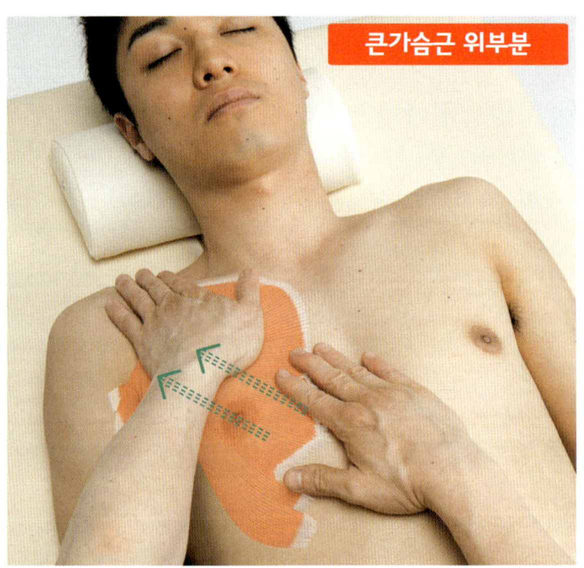

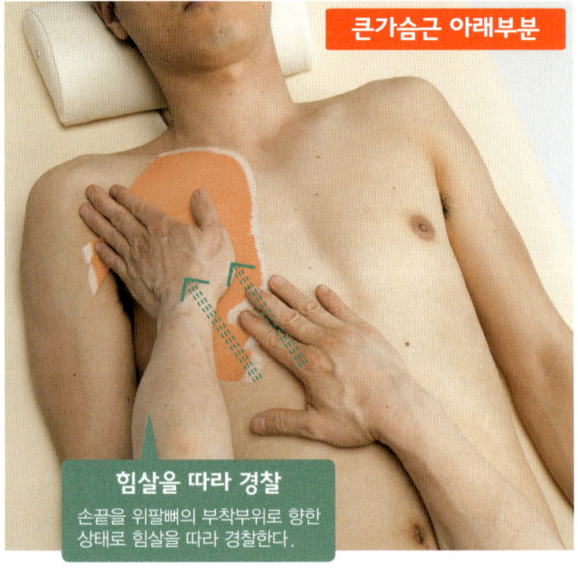

+정보 가슴부위 근육의 통증유발점은 자세가 틀어지면 얕은 호흡과 숨이 차는 것을 증폭시키기도 한다.

개요

가슴부위 앞면의 시술은 **큰가슴근부위에서 겨드랑부위에 대하여 시행한다**. 작은가슴근은 큰가슴근의 안쪽에 있기 때문에 동시에 시술을 한다. 큰가슴근은 큰 근육이기 때문에 빗장뼈 아래부위와 그 외 다른 넓은 범위의 위아래 두 곳으로 나눠서 시행한다. 모두 **가슴부위(흉부) 중앙에서 위팔뼈 큰결절능선으로 향하여** 손을 이동한다. 겨드랑부위의 시술은 큰가슴근과 작은가슴근의 닿는곳 부근의 안쪽을 지나는 **겨드랑동맥의 압박에 주의**한다.

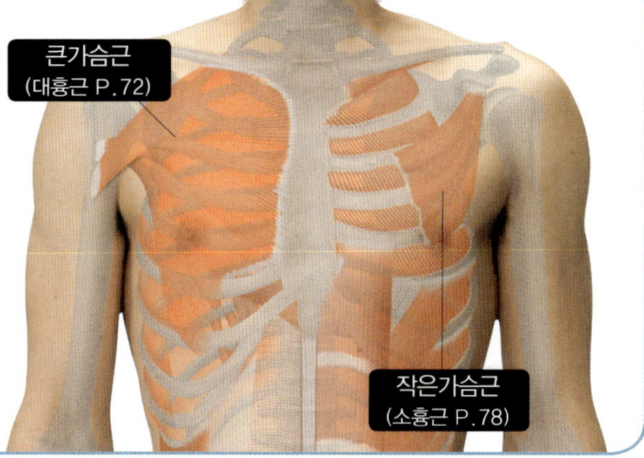

2 수장윤상유날

순서 1의 경찰법과 같은 루트를 따라서 한 손의 손바닥 전체를 큰가슴근에 놓고, 압을 너무 주지 않도록 하여 이는곳~닿는곳까지 작게 원을 그리면서 유날한다.

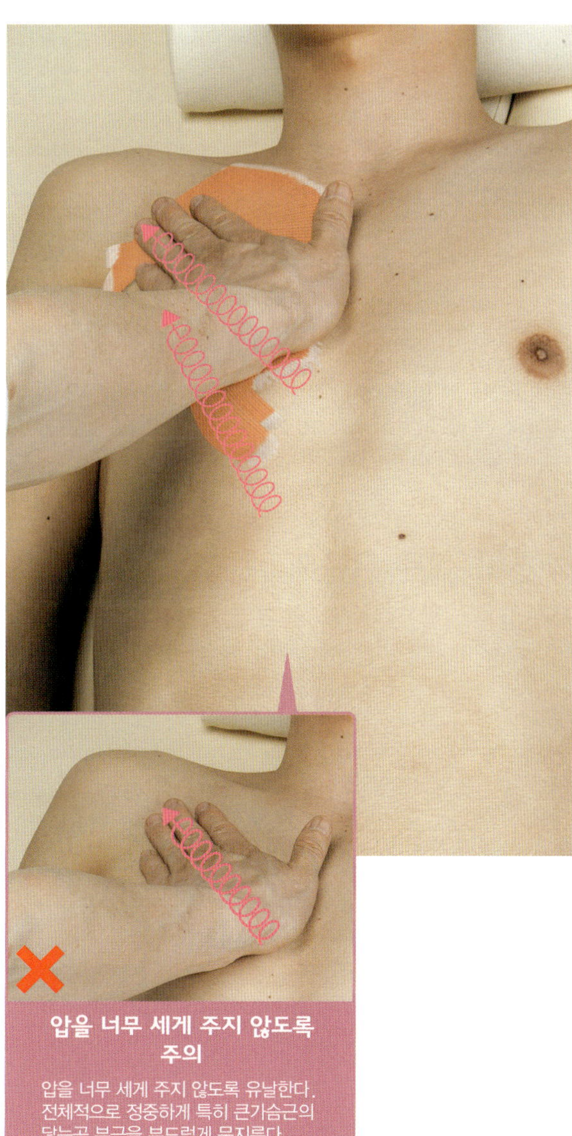

압을 너무 세게 주지 않도록 주의

압을 너무 세게 주지 않도록 유날한다. 전체적으로 정중하게 특히 큰가슴근의 닿는곳 부근을 부드럽게 문지른다.

3 사지윤상유날

순서 1과 마찬가지 루트를 한 손의 네손가락(사지복)(제1관절의 지복 부분)을 놓고 이는곳~닿는곳까지 시행한다.

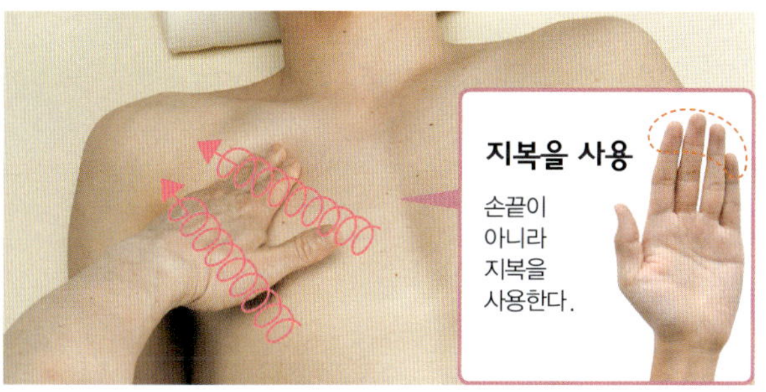

지복을 사용

손끝이 아니라 지복을 사용한다.

4 겨드랑이부위(액와부)의 파악윤상유날

큰가슴부위를 한쪽의 엄지손가락과 네손가락의 사이로 크고 부드럽게 확실하게 파악하여, 원을 그리듯이 유날하면서 닿는곳 쪽으로 향한다. 가슴우리에서 가볍게 누르면서 유날한다.

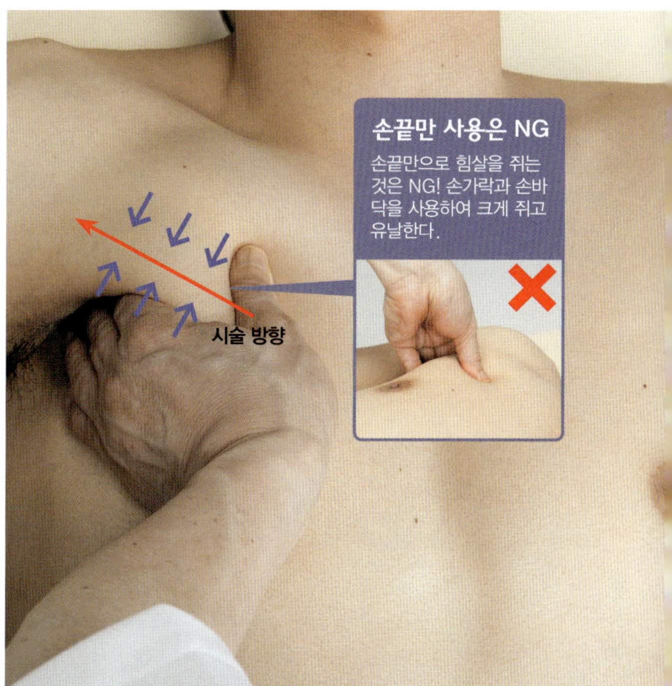

손끝만 사용은 NG

손끝만으로 힘살을 쥐는 것은 NG! 손가락과 손바닥을 사용하여 크게 쥐고 유날한다.

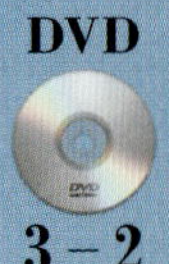
DVD 3-2

가슴부위(가쪽면)의 마사지

《시술 준비》

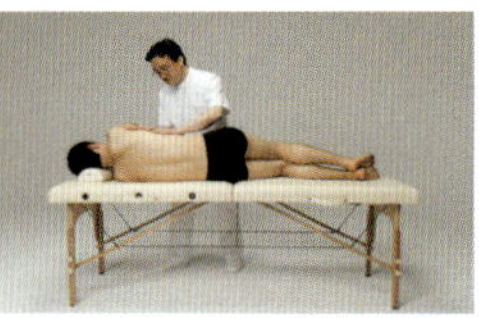

- 피시술자는 옆으로 누운 자세를 한다.
- 피시술자의 다리를 굽히고 신체를 안정시킨다.
- 시술자는 피시술자의 앞쪽에 서서 머리 쪽을 향한다.
- 팔을 머리 뒤쪽에 놓는 등 편한 자세를 해도 좋다.

마사지 시간

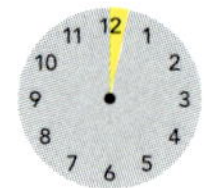

약 2 분

〈촉진〉

앞톱니근
(전거근)

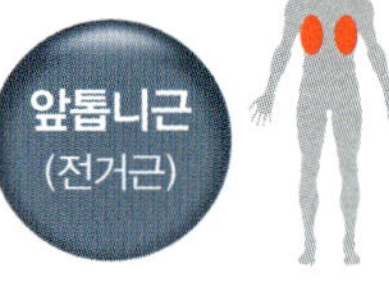

대부분은 가슴우리 가쪽면에 있고 앞모서리는 빗장뼈 중앙선의 가쪽 1~2 손가락 간격으로 있는 제9갈비뼈 가쪽면을 확인한다. 중간겨드랑이선을 따라 네손가락(사지복)으로 피부 밑의 근육에 닿는 힘에 맞춰 몸의 위아래 방향으로 움직이면서 머리쪽 방향으로 향한다. 앞톱니근의 근육섬유 주행의 이미지를 떠올리면서 확인한다.

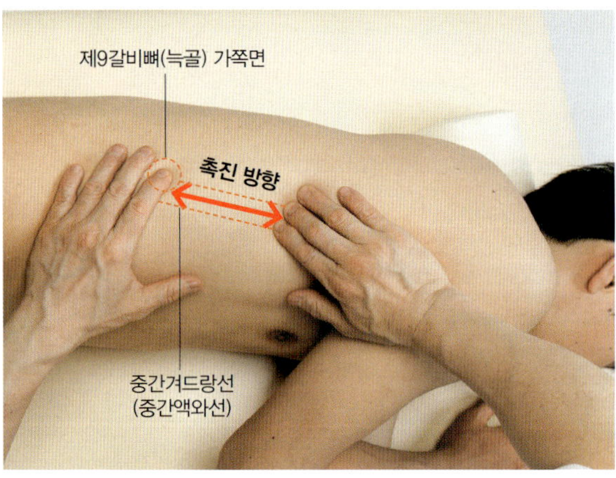

▼

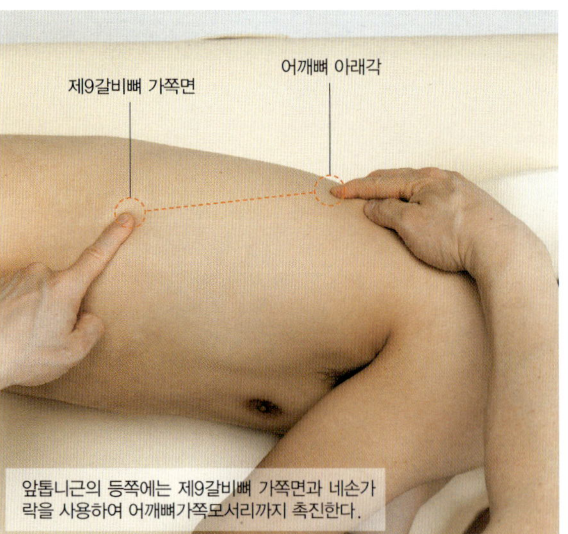

앞톱니근의 등쪽에는 제9갈비뼈 가쪽면과 네손가락을 사용하여 어깨뼈가쪽모서리까지 촉진한다.

1 앞톱니근의 교대성 양수장경찰

양손바닥으로 가슴우리 앞면에서 어깨뼈가쪽모서리로 향해 교대로 경찰한다. 압을 많이 주지 않는다.

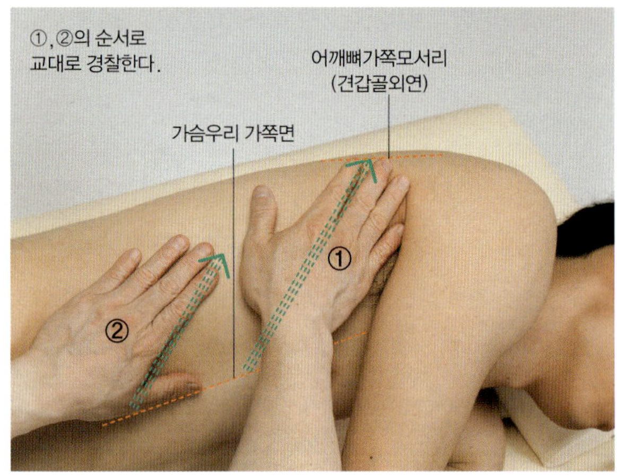

2 앞톱니근의 수장윤상유날

순서 1과 같은 경로를 한 손(사진은 오른손)의 손바닥 전체로 약간 압을 주면서 원을 그리듯이 유날한다.

몸이 움직이지 않도록

다른 한 손은 시술자의 허리 부근에 놓고 고정한다. 왼손으로 시술하는 경우는 오른손 어깨 부근에 놓는다.

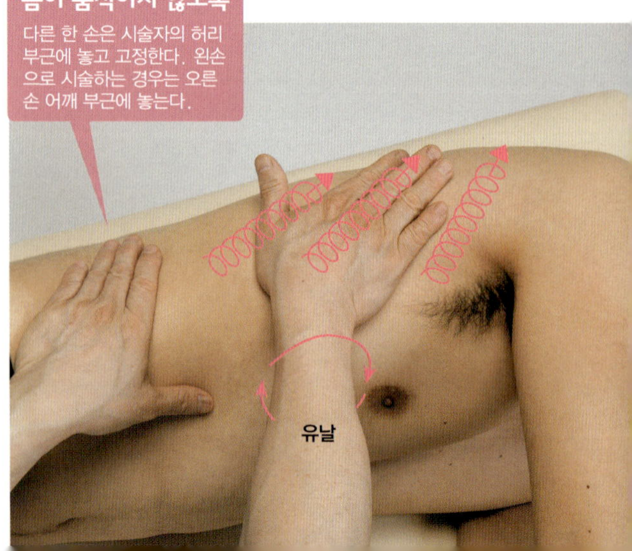

+정보 앞톱니근(➡ P.127)의 통증유발점에 의한 통증은 팔의 안쪽과 아래팔, 손의 자쪽으로 퍼져 있다.

개요

가슴부위 가쪽면은 주로 앞톱니근과 속바깥갈비사이근에 대하여 시술한다. 앞톱니근의 시술은 제4~9갈비뼈의 범위를 중심으로 시행하고, **가슴우리 앞 가쪽면에서 어깨뼈바깥모서리로 향하여 손**을 이동한다. 갈비사이근은 갈비사이에 근육이 있기 때문에 각 갈비사이에 네손가락을 놓고 복장뼈가쪽모서리에서 가쪽 가슴부위를 거쳐 가슴우리 뒤면(척주세움근가쪽모서리)까지 **가슴 간격을 따라 손가락을 미끌어지듯이** 마사지한다.

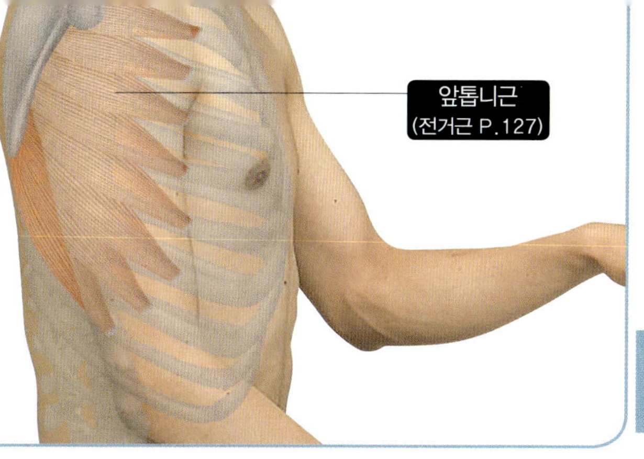

3 앞톱니근의 양수장경찰

좌우의 손을 겹쳐서 순서 1과 같은 경로를 가슴우리 앞 가쪽면에서 어깨뼈가쪽모서리까지 앞톱니근의 전체 범위를 경찰해간다. 압은 너무 많이 주지 않도록 주의한다.

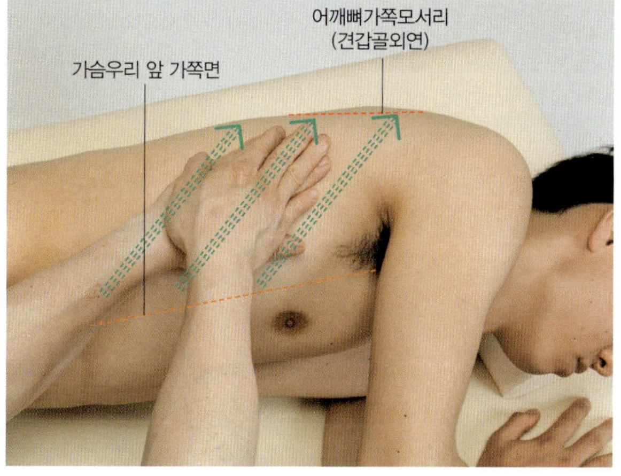

4 갈비사이부위의 사지복경찰

가슴부위의 가쪽모서리에서 가슴우리 뒤면까지, 각 갈비사이를 네손가락으로 가볍게 눌러 놓고 경찰한다.

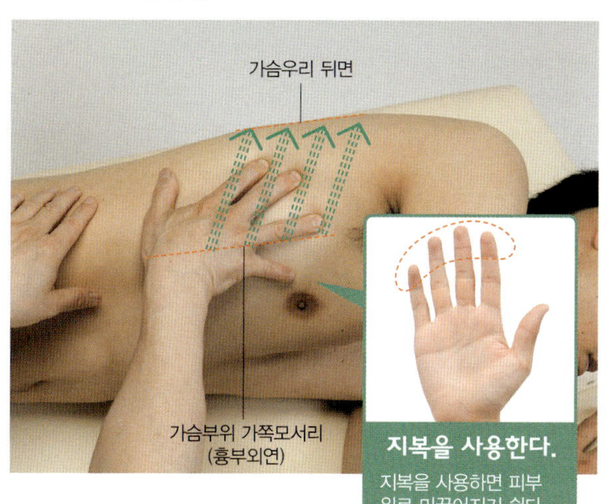

지복을 사용한다.
지복을 사용하면 피부 위로 미끌어지기 쉽다.

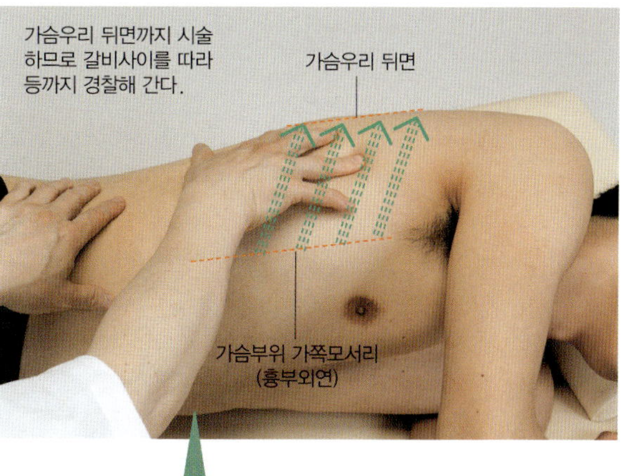

뼈 사이에 놓는다.
갈비뼈가 아니라 갈비사이에 확실하게 네손가락(사지복)을 놓아 힘살을 시술할 수 있다.

5 갈비사이부위의 사지선상유날

갈비뼈가쪽모서리에서 가슴우리 뒤면까지 각 갈비사이를 네손가락(사지복)으로 가볍게 눌러 놓고 갈비사이를 따라 앞뒤로 직선으로 유날한다. 새끼손가락은 짧으므로 사용하지 않아도 좋다.

힘살을 의식한다.
양손을 위아래로 겹쳐도 좋다. 손끝으로 강하게 압박하면 안 된다.

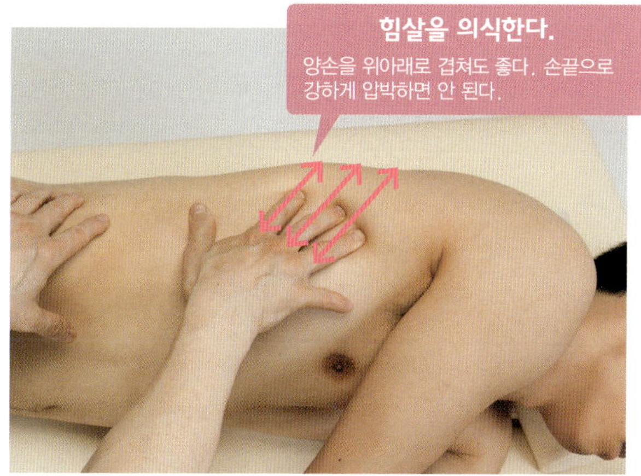

COLUMN

스포츠 마사지와 클리니컬 마사지의 차이는?

스포츠 마사지와 클리니컬 마사지의 시술은 기본적으로는 같다. 그러나 목적과 사용하는 시기, 시술 시간 등에 차이가 있다. 클리니컬 마사지는 대상이 환자이고, 환자는 질환과 증상을 가지고 있다. 병원과 재택 의료로 시행하고 있는 뇌졸중의 후유증(마비근육과 관절의 변형, 구축의 예방과 개선), 염좌, 타박 등의 후유증부터 자율신경계가 관여하는 내장계의 질환과 증상에까지 시행한다.

한편 스포츠 마사지의 목적은 선수가 최대한의 경기력을 발휘할 수 있도록 릴렉션(피로회복), 운동기능 향상, 부상(외상, 장해)의 예방과 재발 방지, 워밍업(준비운동)을 시행하는 것이다. 따라서 선수가 경기 전, 중, 후, 휴식기 등의 어떤 상황인지에 따라 수기를 바꿀 필요가 있다.

스포츠 마사지에서는 피부, 피하조직, 근육힘줄, 인대, 관절 등의 연부조직에 리드미컬한 촉압자극과 고타법 등의 적절한 수기를 시행함으로써 피부의 감각수용기, 힘줄, 관절주머니 등의 고유수용기, 심부조직과 내장의 감각수용기를 부활시켜 혈액량이 증가하고, 관절의 가동성 증가와 유연성이 향상되어 경기의 퍼포먼스를 향상시킬 수 있다. 또 경기 중과 경기 후의 적당한 마사지는 혈액과 림프의 순환을 촉진시켜 피로회복을 촉진시킨다. 그리고 심리적 스트레스를 해소하여 이완시킴으로써 심신의 피로회복을 촉진시킨다.

스포츠 마사지 시행 시 유의할 점은 두 가지를 들 수 있다. 첫번째는 윤활제에 포함된 성분이 경기에 영향을 끼칠 수 있는 가능성을 부정할 수 없으므로 크림과 오일 등의 윤활제는 경기 전과 경기 중간에는 사용을 피해야 한다. 두 번째는 경기 전의 워밍업을 주 목적으로 시술하는 것을 피하고 보조적으로 사용하는 정도가 적당하다.

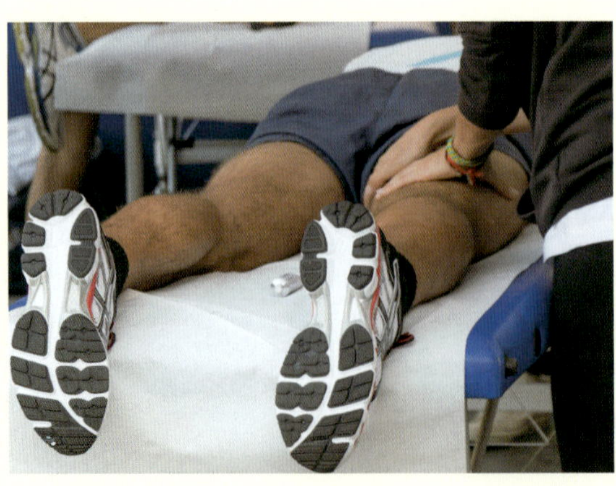

▲ 스포츠 마사지는 경기 전과 후로 시행하며, 목적과 수기가 다르다.

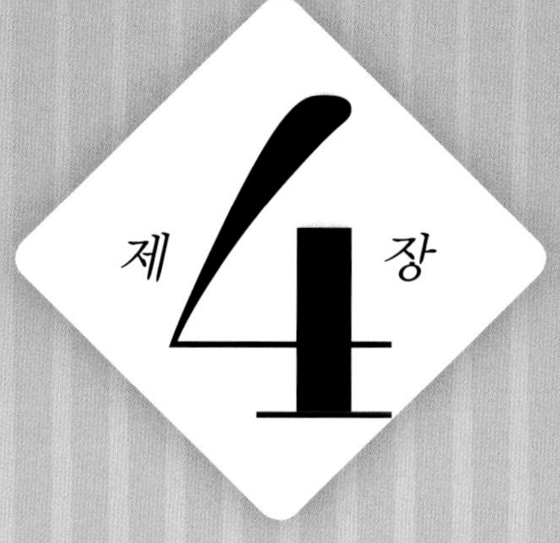

제4장 배부위 근육과 마사지

배부위에는 배곧은근(복직근), 배바깥빗근(외복사근), 배속빗근(내복사근), 배가로근(복횡근)이 마사지 대상이 된다.
배부위 가쪽면에 있는 배바깥빗근에 대해서는 절타와 박타 등의 고타법도 사용한다.

제 4 장

근육의 특징과 뼈 이름

배부위

배부위 근육의 특징

배부위 근육은 갈비뼈활(늑골궁) 및 제12갈비뼈아래모서리와 골반위모서리의 사이에 있고, 앞벽을 만드는 앞배근육(전복근), 옆벽을 만드는 옆배근육(측복근), 뒤배벽(후복벽)에 보여지는 뒤배근육(후복근)으로 되어 있다.

가슴벽(흉벽)은 가슴우리라는 뼈대로 되어 있지만 배부위는 갈비뼈와 골반 같은 뼈대는 없고 척주밖에 없다. 이 때문에 피부와 근육에 의해서 보호된다. 배부위 앞면에서는 배곧은근(복직근 ➡P.142), 옆배부위에서는 배바깥빗근(외복사근 ➡P.143), 그 아래층에 있는 배속빗근(내복사근 ➡P.144)과 배가로근(복횡근 ➡P.145)이 층이 없는 배벽(복벽)을 구성하고 있다.

척주의 균형은 배부위의 근육과 척주세움근(척주기립근 ➡P.163~165) 등의 등근육에 의해 보호되고 있으므로, 이런 근육이 정상으로 작동하지 않으면 자세 유지에 문제가 생긴다.

위앞엉덩뼈가시(상전장골극)와 두덩뼈결절(치골결절)을 이어주는 인대를 샅고랑인대(서혜인대)라고 부르고, 배바깥빗근의 닿는곳으로 되어 있다.

배부위의 부위명 〈앞면〉

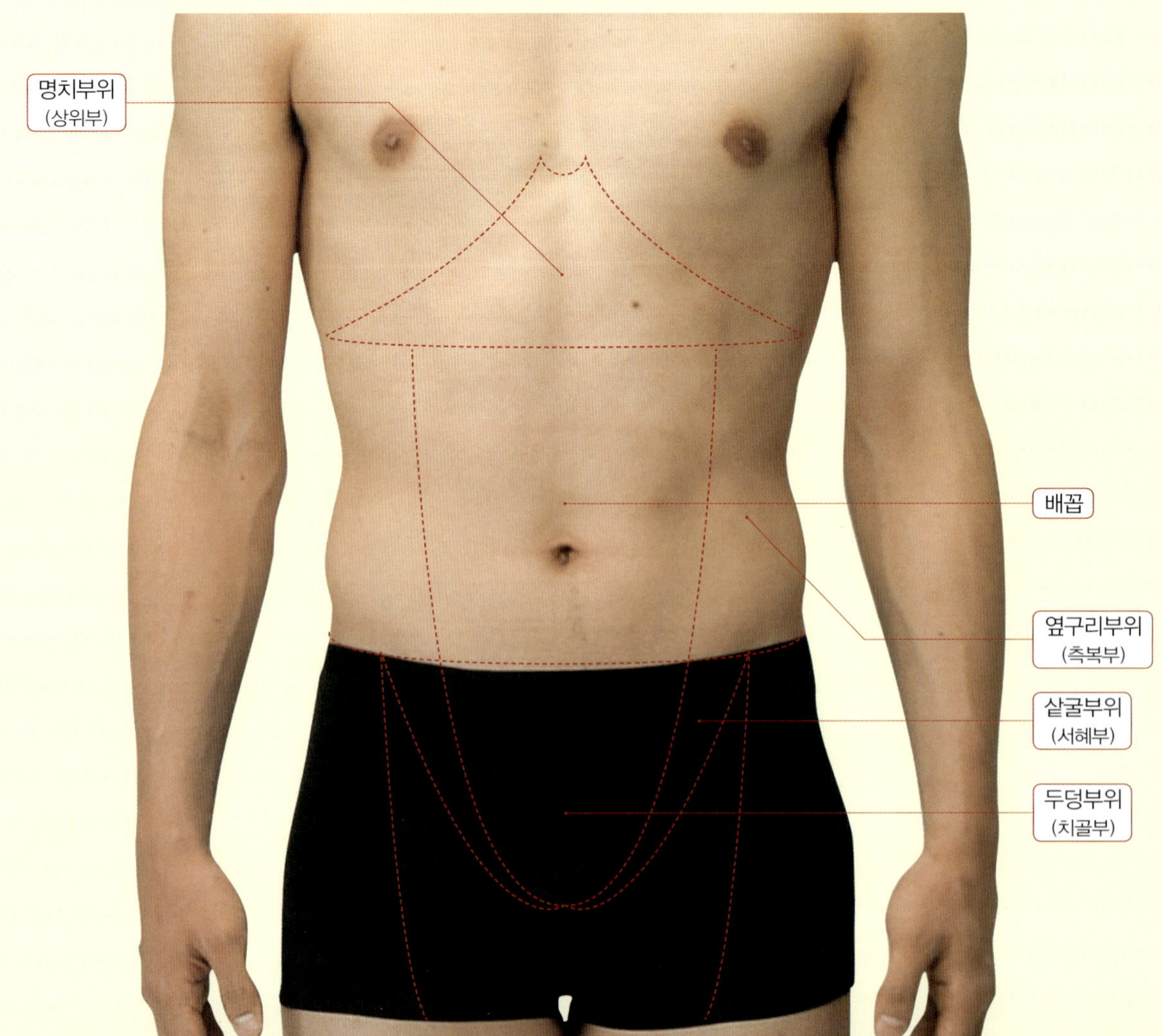

▶ 앞배근육(전복근)의 분류

배부위의 앞벽은 배곧은근으로 만들어져 있다. 배곧은근은 배부위의 앞쪽에 있는 근육으로 두덩결합(치골결합)과 두덩뼈결절(치골결절)의 사이에서 시작되어 제5~7갈비뼈연골 및 칼돌기(검상돌기)의 앞면에 닿는다. 근육은 폭넓게 지나가고 있고 정중 부분은 끈 상태의 백색선(백선)으로 되어 있다.

배곧은근은 중간힘줄에 의해 몇 개로 구별되는 여러갈래근(다복근 ➡ P.39)으로 구성되어 있고, 힘줄에 의해 구별되는 배곧은근이 발달하게 되면 근육이 나눠지는 것처럼 보인다. 배곧은근은 배바깥빗근, 배속빗근, 배가로근의 널힘줄(건막)에 의해 형성되어 있는 배곧은근집(복직근초)에 눌려 있다. 또한 배곧은근의 깊은층에는 배세모근(추체근)이라는 근육도 있으며 두덩뼈위모서리에서 시작하여 백색선에서 닿는다. 이 근육은 배곧은근집 정중앙의 백색선을 긴장시키는 작용을 한다.

▶ 옆배근육(측복근), 뒤배근육(후복근)의 분류

옆배근육은 배부위의 옆면에 있는 근육으로 얕은 순으로 배바깥빗근, 배속빗근, 배가로근의 3개의 층으로 되어 있다.

배바깥빗근은 가장 표면층에 있는 근육으로 몸을 비트는 움직임을 한다. 제5~12가슴뼈의 바깥면에서 시작하여, 닿는곳은 넓은 널힘줄이 되어 배곧은집을 형성하는 폭넓은 근육이다. 배바깥빗근과 교차하듯이 몸의 중앙부로 지나고 있다.

배가로근은 배바깥빗근과 배속빗근의 깊은층에 있는 근육으로 옆으로 지나고 있다.

배가로근은 보통 양끝이 끈 상태의 힘줄로 뼈에 붙어 있지만, 옆배근육은 근육의 폭이 넓고 힘줄도 넓기 때문에 힘살이 된다.

배부위의 뼈대 〈앞면〉

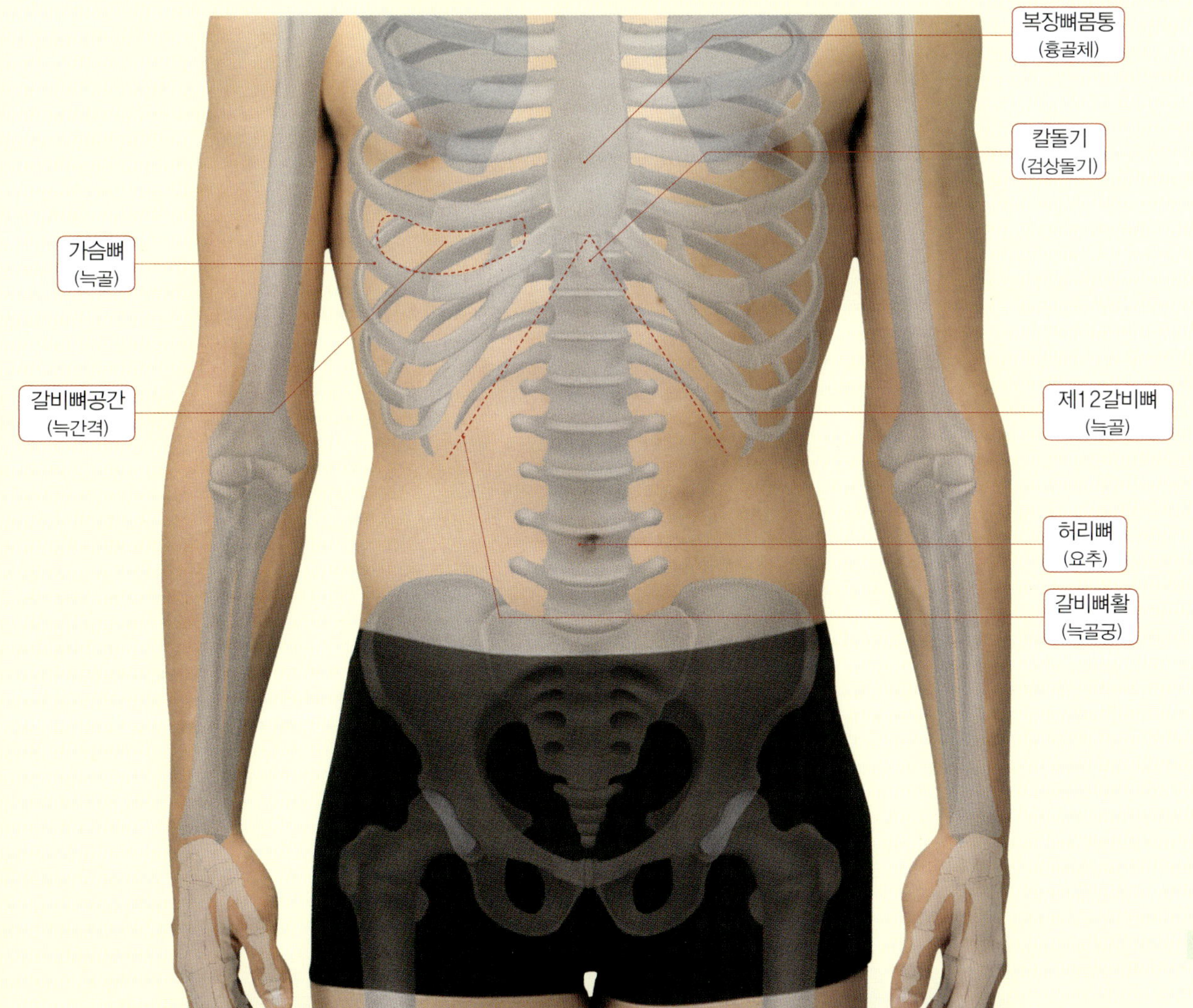

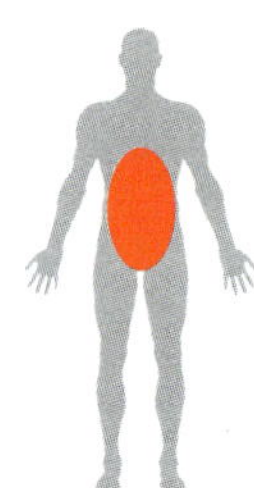

배곧은근

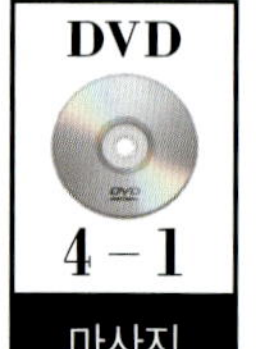

배곧은근(복직근) 《*rectus abdominis*》

【근육군】 앞배근육(전복근) **【지배신경】** 갈비사이신경(늑간신경)〈Th_5~Th_{12}〉, 엉덩아랫배신경(장골하복신경)

근육의 특징

흔히 말해서 '힘살(근복)'이라고 하고 배 앞면에 있는 판 모양의 근육이다. 여러갈래근(다두근 ➡P.39)으로 나눔힘줄(건획)이라 불리는 3~4개의 중간힘줄(중간건)에 의해서 위아래 4~5단으로 구별되어 있다.

정중앙선 위에는 옆배근육의 근막섬유가 모여 형성된 백색선(백선)이 칼돌기(검상돌기)에서 두덩뼈(치골)에 걸쳐서 수직으로 지나고 있다.

주된 기능은 가슴부위의 앞면(앞벽)을 당겨 내리고, 척주를 앞쪽으로 굽힌다(몸통의 앞쪽굽힘). 또 골반의 기울기를 제한하기 때문에 바른 자세 유지에 관여한다.

침대에 누운 상태에서 몸통을 굽히면 근육의 수축을 확인할 수 있다.

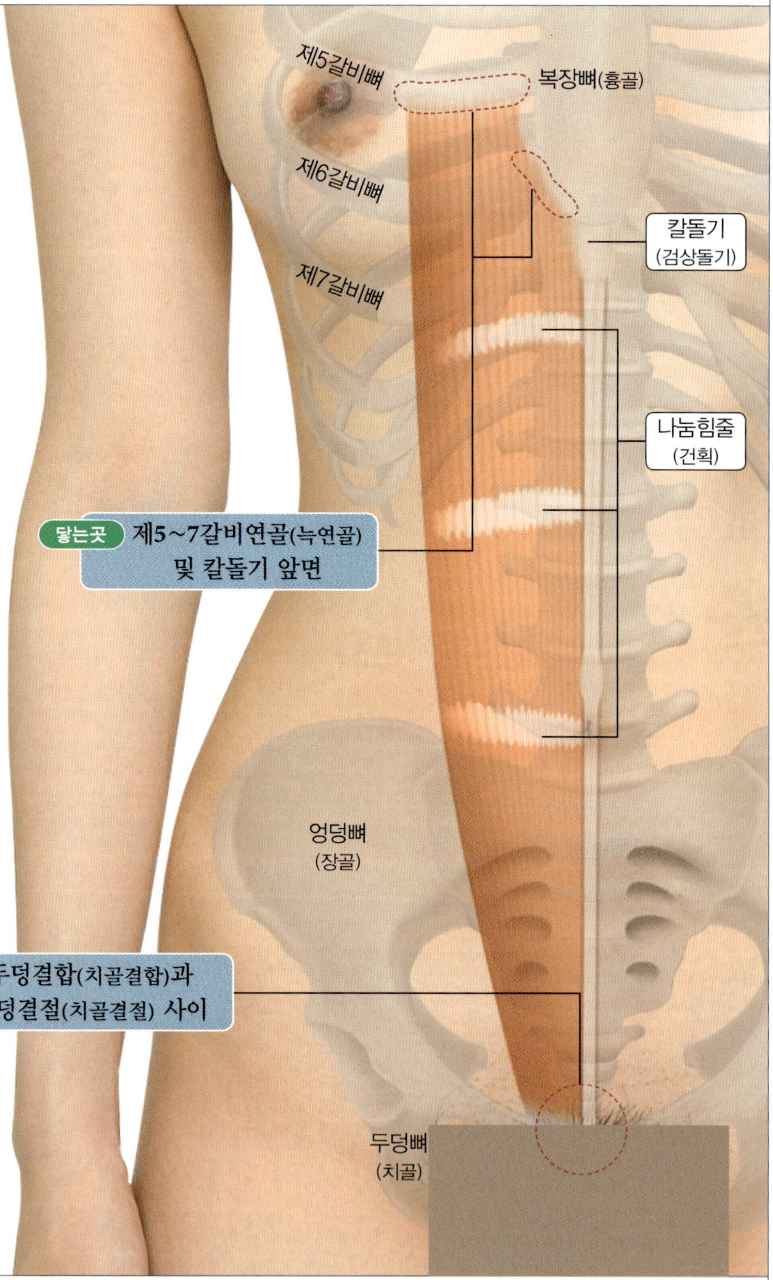

제5갈비뼈
복장뼈(흉골)
제6갈비뼈
칼돌기(검상돌기)
제7갈비뼈
나눔힘줄(건획)

닿는곳 제5~7갈비연골(늑연골) 및 칼돌기 앞면

엉덩뼈(장골)

이는곳 두덩결합(치골결합)과 두덩결절(치골결절) 사이

두덩뼈(치골)

근육의 기능

- 가슴우리 앞벽을 당겨 내린다.
- 몸통을 앞으로 굽힌다(척주의 굽힘).
- 배부위 창자 보호.

일상동작

- 의자에 앉고 일어선다.
- 손을 사용하지 않고 일어난다.
- 큰 목소리를 낸다.
- 배변 시 배에 힘을 준다.

관련통

위섬유에 있는 통증유발점은 어깨뼈 아래에서 통증을 초래한다. 아래섬유의 통증유발점은 허리와 샅고랑인대의 통증에 영향을 끼친다.

+정보 배부위는 가슴부위처럼 뼈대로 감싸여 있지 않기 때문에 배곧은근 등의 근육이 내장을 보호하는 역할을 한다.

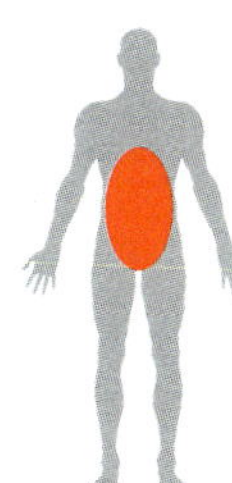

배바깥빗근

DVD 4 – 2
마사지 ➡P148

배바깥빗근(외복사근) 《*external abdominal oblique*》

【근육군】 옆배근육(측복근) **【지배신경】** 갈비사이신경(늑간신경)〈Th_7~Th_{12}〉, 엉덩아랫배신경(장골하복신경)

▶ 근육의 특징

옆배근육군으로 분류되는 근육으로 옆배근육의 가장 겉에 있고, 속갈비사이근(내늑간근 ➡P.129)과 함께 몸을 비트는 움직임을 가진 주력근이다. 제5~12갈비뼈에서 시작되어 정지부는 넓은 널힘줄(건막)이 되어 배곧은근을 덮는 배곧은근집을 형성한다. 근섬유의 방향은 코트의 주머니 방향(비스듬한 방향)과 같다.

배바깥빗근은 한쪽만 작용하면 등(척주)을 옆으로 구부리거나 반대쪽으로 비트는 움직임을 한다.

양쪽이 동시에 작용하면 몸통을 앞쪽으로 굽히는 배곧은근의 움직임을 보조한다. 또한 배호흡(복식호흡)에도 관여하며 골반을 당겨 올리고 복압을 높여 호흡운동을 한다.

이는곳 제5~12갈비뼈 가쪽면

닿는곳 엉덩뼈능선(장골릉), 샅고랑인대(서혜인대), 배곧은집앞엽(복직근초 전엽)

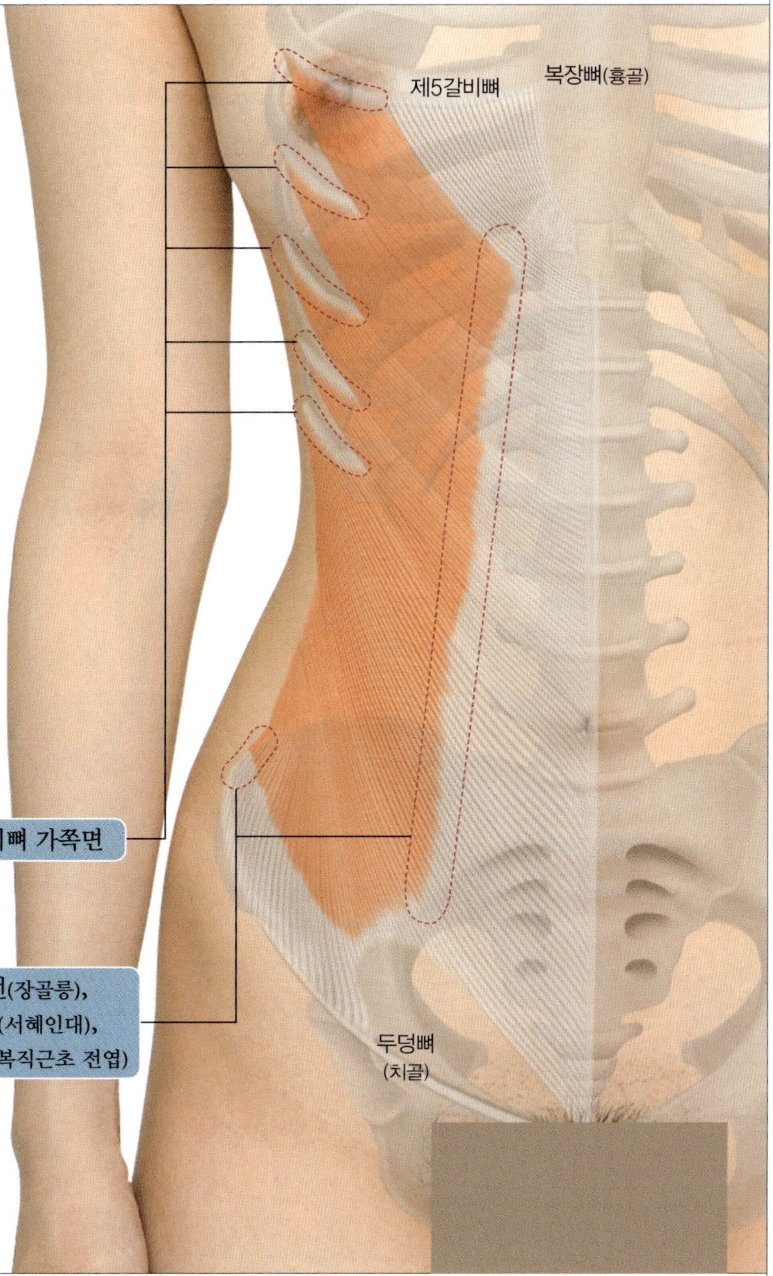

근육의 기능

- 한쪽이 작용: 척주를 가쪽으로 굽히고(측굴), 반대쪽으로 돌린다.
- 양쪽이 작용: 갈비뼈를 앞으로 내리며 척주를 앞으로 굽히고(전굴), 골반을 당겨 올린다.

일상동작

- 몸통을 비튼다.
- 배변 시 배에 힘을 준다.
- 공을 찬다.
- 몸을 옆으로 기울인다.
- 삽질을 한다.

관련통

갈비모서리 주위의 통증유발점은 가슴부위에서 배부위로 넓게 통증을 일으키고, 배의 아래부위에서 발생된 통증유발점은 샅고랑부위와 방광에 통증을 일으킨다.

+정보 반대쪽으로 돌릴 때에는(예를 들면, 오른쪽으로 비트는 동작을 할 때) 왼쪽의 배바깥빗근이 사용되는 것이 돌림운동이다.

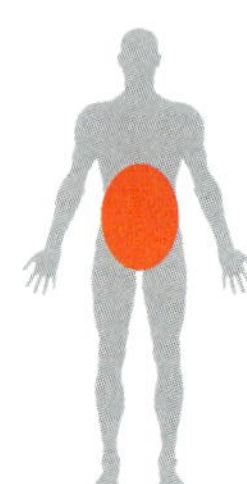

배속빗근

배속빗근(내복사근) 《*internal oblique*》

【근육군】 옆배근육(측복근) **【지배신경】** 갈비사이신경(늑간신경)〈Th_7~Th_{12}〉, 엉덩아랫배신경(장골하복신경), 엉덩샅굴신경(장골서혜신경)

DVD 4 – 2

마사지 ➡P148

근육의 특징

배바깥빗근(외복사근 ➡P.143)의 아래에 있는 근육이다. 엉덩뼈능선(장골릉)을 중심으로 시작되어 부채꼴 형태로 퍼져 있는 근섬유는 배바깥빗근과 교차되어 지나간다. 배바깥빗근과 배곧은근(복직근 ➡P.145)과 함께 창자를 넣는 배안(복강)의 벽(복벽)을 형성하고 있다.

몸통의 돌림에서 배바깥빗근과는 반대로 같은 쪽으로 비틀 때에 수축하여 힘을 낸다(체간의 동측회선). 돌림 이외는 배바깥빗근과 같은 움직임을 가지고 몸통의 앞쪽으로 굽힘과 복식호흡에서 호흡 등의 움직임을 담당한다.

배바깥빗근에 덮여 있기 때문에 촉진은 어렵지만 침대에 옆으로 누워서 몸통을 오른쪽으로 돌리면, 오른쪽 배속빗근을 만질 수 있다.

복장뼈(흉골)

닿는곳 배곧은집(앞엽, 뒤엽), 제10~12갈비뼈 아래모서리(늑골하연)

이는곳 엉덩뼈능선(장골릉), 샅고랑인대(서혜인대)

두덩뼈 (치골)

근육의 기능

- 한쪽이 작용: 척주를 가쪽으로 굽히고 돌린다.
- 양쪽이 작용: 척주를 앞쪽으로 굽힌다. 골반을 당겨 올린다(복압을 높인다).

일상동작

- 배변 시 배에 힘을 준다.
- 몸을 비튼다.
- 야구방망이를 휘두른다.
- 테니스 채를 휘두른다.
- 밸리 댄스를 춘다.

관련통

배바깥빗근과 마찬가지로 가슴부위에서 배부위, 샅고랑부위와 방광에 관련통을 일으킨다.

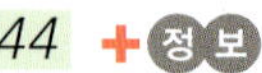

+정보 동측회선(작용하는 근육이 있는 방향으로 회전이 일어남)은 예를 들면, 오른쪽으로 비트는 동작에서 오른쪽의 배속빗근이 사용되는 돌림운동을 말한다.

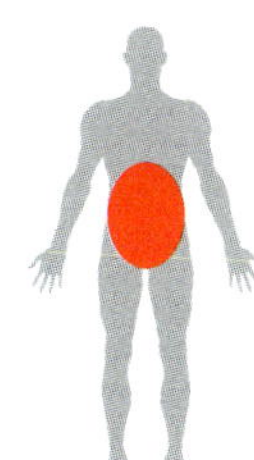

배가로근

배가로근(복횡근) 《*transversus abdominis*》

【근육군】 옆배근육(측복근) **【지배신경】** 갈비사이신경(늑간신경)〈Th_7~Th_{12}〉, 엉덩아랫배신경(장골하복신경), 엉덩샅굴신경(장골서혜신경)

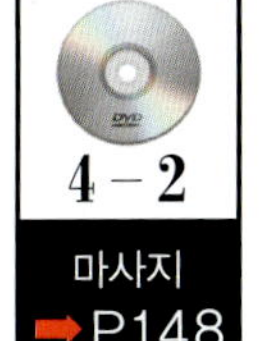

마사지 ➡P148

근육의 특징

배속빗근(내복사근 ➡P.144)의 아래에 있고 옆배근군 안에서는 가장 깊은층에 위치한 근육이다. 코르셋과 같은 기능을 하여 배안(복강)을 안쪽으로 눌러 배를 들어가게 하거나 복압을 높여 중력에 대하여 창자를 지탱하는 역할을 한다.

또한 가로막(횡격막)과 대항적으로 작용하여 노력호흡(의식적으로 호흡하는 것) 시 숨을 뱉는 동작의 주력근이 된다.

일상생활에서는 복압을 높이고 재채기, 기침, 배변, 배뇨, 분만을 할 때에 작용한다. 배부위의 창자를 보호하고 좋은 자세를 유지하기 위해서 보조적으로 활약한다.

복장뼈(흉골)

칼돌기(검상돌기)

갈비연골(늑연골)

허리뼈(요추)

이는곳 제6~12갈비연골 안쪽면, 엉덩뼈능선(장골릉), 샅고랑인대(서혜인대)

엉덩뼈(장골)

엉치뼈(천골)

두덩뼈(치골)

닿는곳 배곧은집의 뒷층(복직근초 후엽)

마사지 정보

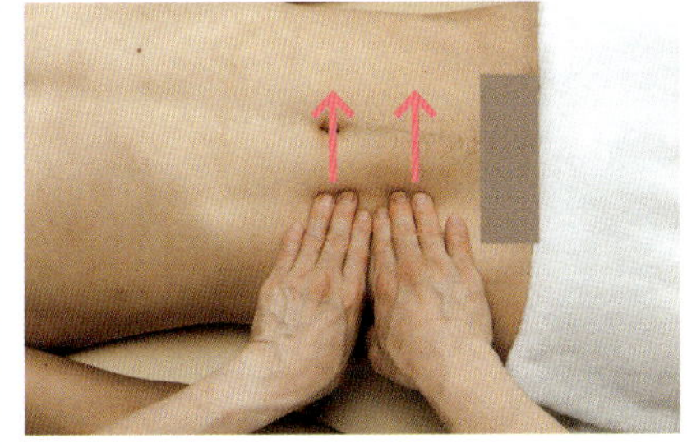

안쪽에 있는 배가로근은 배부위 옆면의 마사지를 할 때 사지유날 등으로 시술할 수 있다.

근육의 기능

- 복압을 높인다.
- 배부위 창자 보호.

일상동작

- 숨을 뱉는다.
- 기침을 한다.
- 재채기를 한다.
- 큰 소리를 낸다.
- 배변에 힘쓴다.

관련통

갈비뼈모서리 주변의 통증유발점은 배부위의 앞면에 방사상으로 퍼지는 통증을 일으키고, 두덩뼈 위의 통증유발점은 생식기 주변의 통증을 만든다.

+정보 배가로근은 허리의 비트는 움직임을 만드는 근육이다.

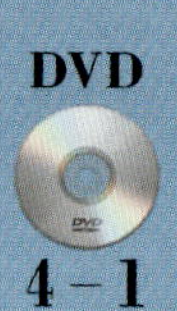

배부위(앞면)의 마사지

《시술 준비》

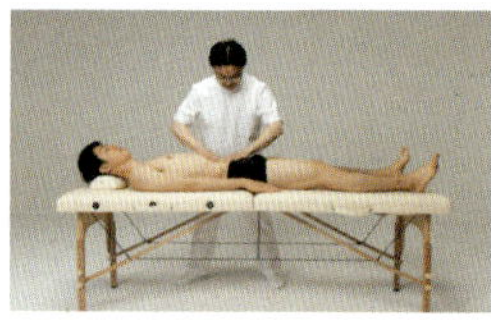

- 피시술자를 바로 누운 자세를 한다.
- 배부위의 긴장을 풀어 주기 위해 피시술자의 무릎 뒤에 둥글게 만 목욕 타월을 넣어도 된다.
- 시술자는 피시술자의 머리 쪽을 향하거나 배부위의 정면을 향해 선다.

마사지 시간

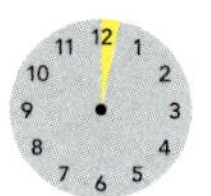

약 2 분

〈촉진〉

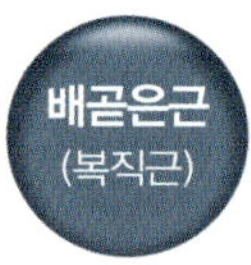

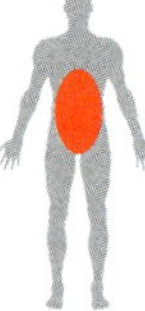

배꼽과 배부위 가쪽모서리 폭의 중앙 부근에 좌우의 네손가락을 옆으로 나란히 놓는다. 피시술자에게 머리를 한 순간에 들어 올리게 하면 배가로근이 수축하여 딱딱해지는데 이때 근육의 가쪽모서리를 촉진할 수 있다.

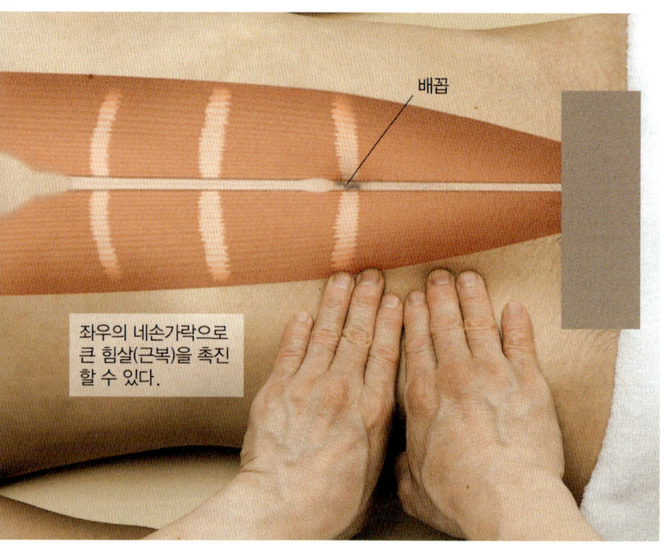

▼

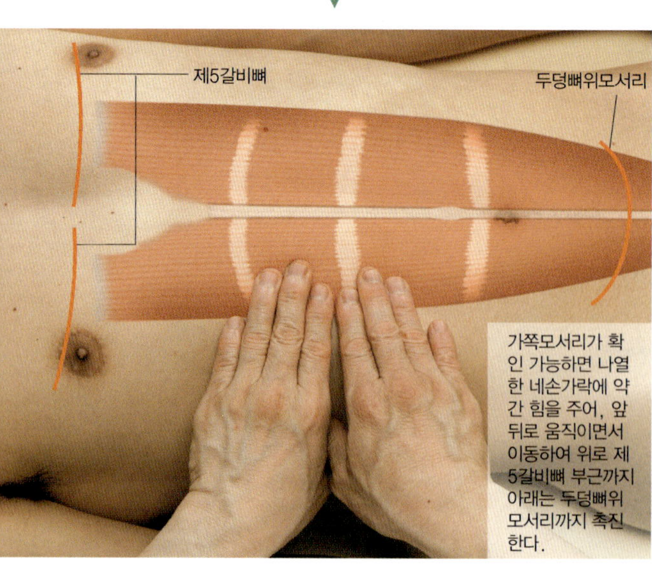

1 가로 방향의 좌우 교대성 수장경찰

양손바닥을 배부위에 나란히 놓고 앞뒤 방향으로 교차하여 움직이게 하고 배벽을 가로 방향으로 경찰한다.

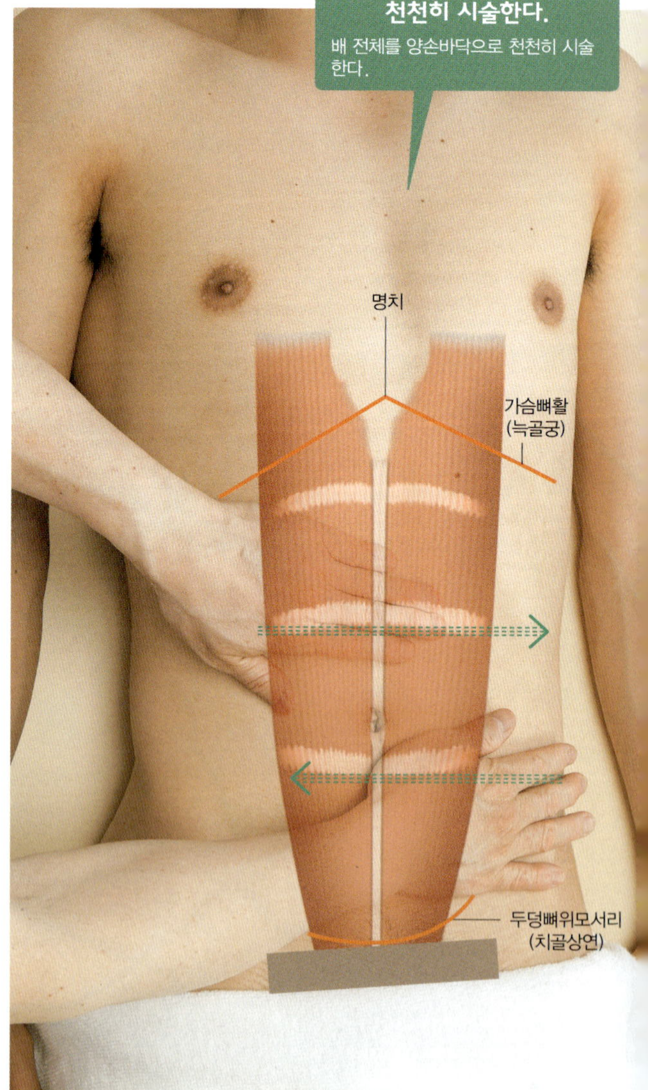

+정보 사무직에 종사하는 사람이 장시간 의자에 앉아 있는 것만으로도 배근육에 통증유발점이 발생한다.

개요

배부위의 시술은 배벽의 앞면(배곧은근)과 옆면(배빗근)으로 나눠서 시행한다. 시술은 가능한 한 **식사 2시간 이후**에 시행하고 배뇨, 배변을 확인하면서 필요에 따라 지시하도록 한다. 시술자의 **손을 따뜻하게 하여 배부위를 긴장시키지 않도록** 하는 등의 배려가 필요하다. 배부위의 앞면의 대상이 되는 배곧은근은 두덩뼈에서 제5~7갈비연골까지 면적의 이미지를 떠올리면서 시술한다.

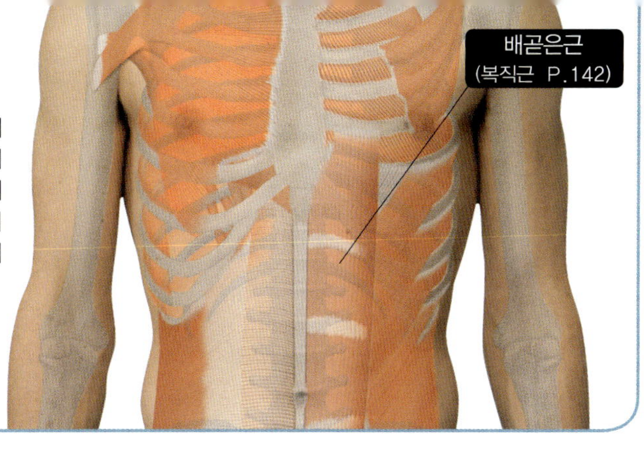

머리
목
가슴
배
등 허리
팔
다리

2 세로 방향의 좌우 교대성 수장경찰

피시술자의 머리쪽을 향해 서서 손끝을 위로 향하게 놓고 좌우 교대로 두덩뼈위모서리에서 명치까지, 위아래로 움직이면서 좌우로 이동시키면서 배 전체를 경찰한다.

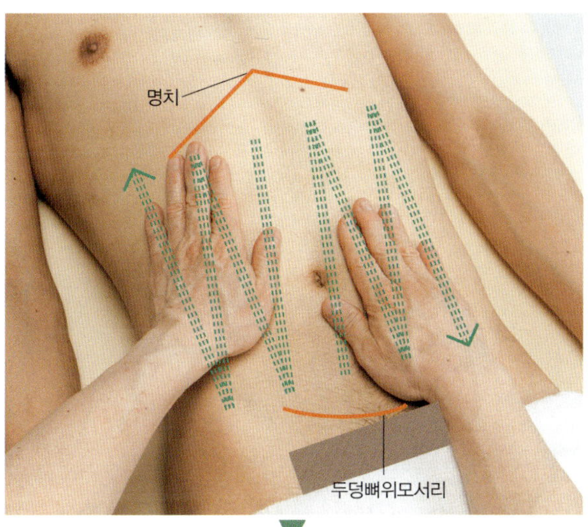

▼

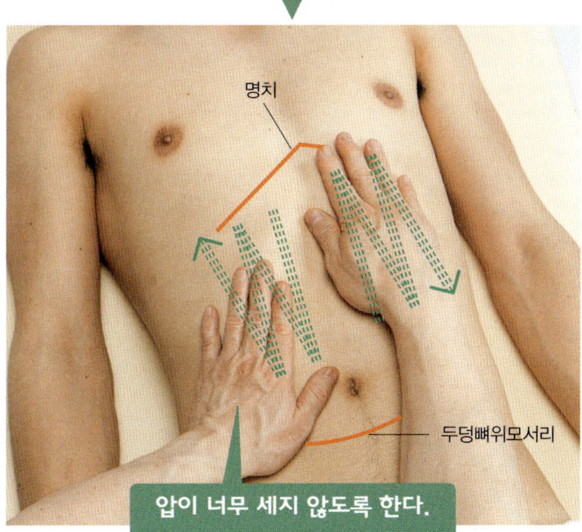

압이 너무 세지 않도록 한다.
가벼운 압으로 위아래로 크게 경찰한다.

3 사지윤상유날

배곧은근을 따라 두덩뼈위모서리에서 갈비뼈활(늑골궁)까지의 범위를 유날한다. 중앙에서 오른쪽 배부위는 오른손으로 시계 방향, 오른쪽 배부위는 왼손 네손가락(사지복)으로 반시계 방향으로 원을 그리면서 유날한다.

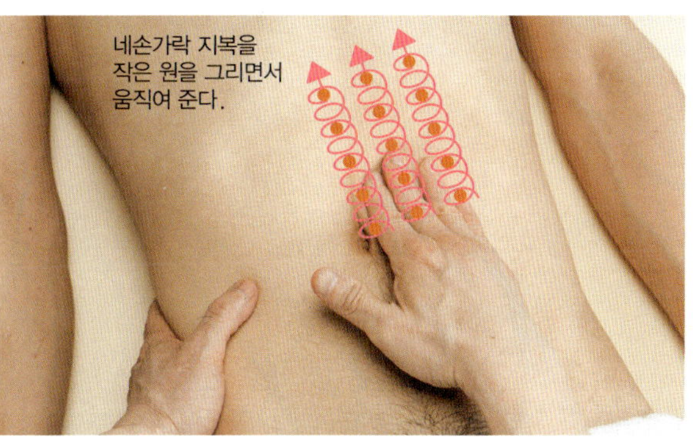

4 거절상유날

양손 엄지와 네손가락의 사이로 배곧은근을 가볍게 쥐듯이 잡고, 좌우의 손 교대로 3~5회 앞뒤로 움직여 주면서 유날한다. 두덩뼈위모서리에서 갈비뼈활아래모서리까지 4~5군데 정도 시행한다.

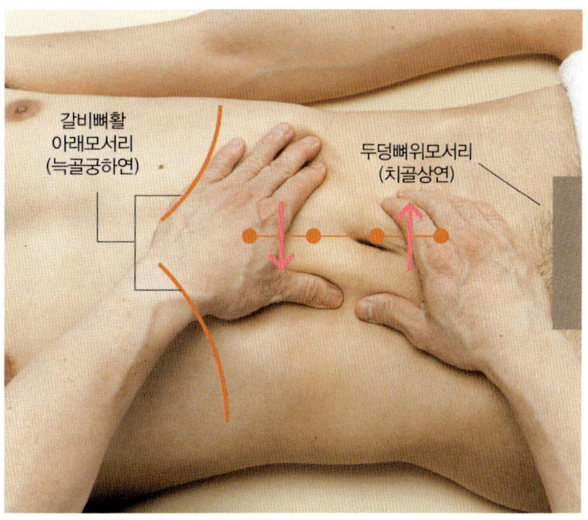

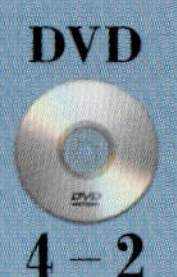

배부위(가쪽면)의 마사지

《시술 준비》

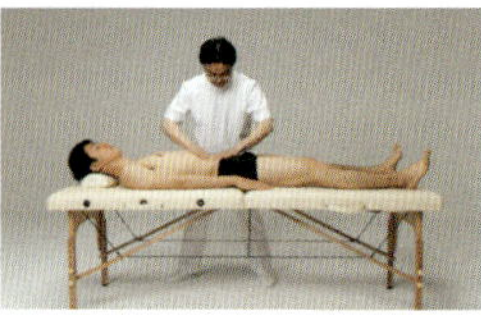

- 피시술자는 바로 누운 자세를 한다.
- 배근육의 긴장을 풀어 주기 위해 피시술자의 무릎 뒤에 둥글게 만 목욕 타월을 넣어도 된다.
- 시술자는 피시술자의 머리 쪽을 향하거나 배부위의 정면을 향해 선다.

마사지 시간

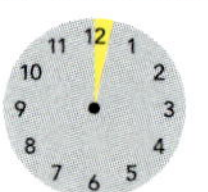

약 2 분

〈촉진〉

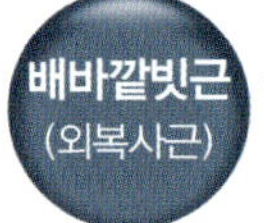

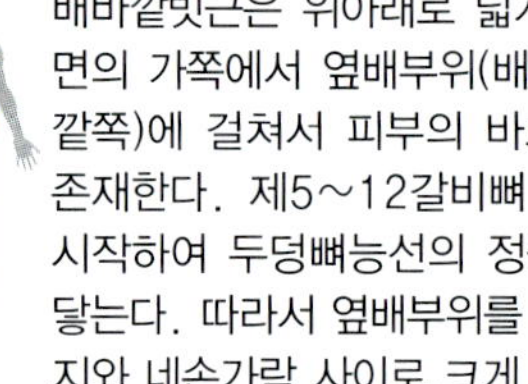

배바깥빗근은 위아래로 넓게 배부위 앞면의 가쪽에서 옆배부위(배곧은근의 바깥쪽)에 걸쳐서 피부의 바로 아래에서 존재한다. 제5~12갈비뼈 바깥면에서 시작하여 두덩뼈능선의 정중앙 부근에 닿는다. 따라서 옆배부위를 가쪽에서 엄지와 네손가락 사이로 크게 잡으면 힘살을 만질 수 있다.

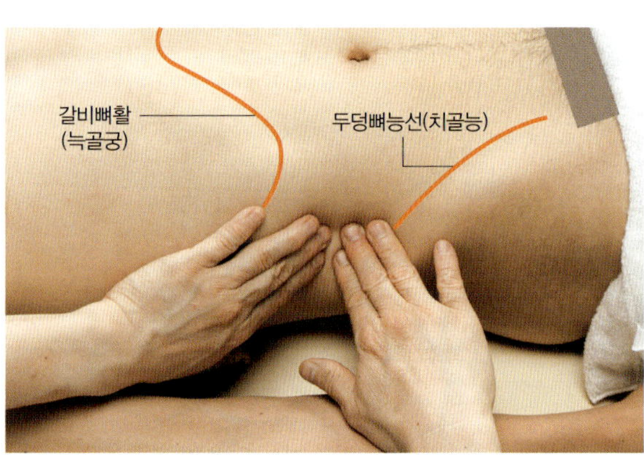

▼

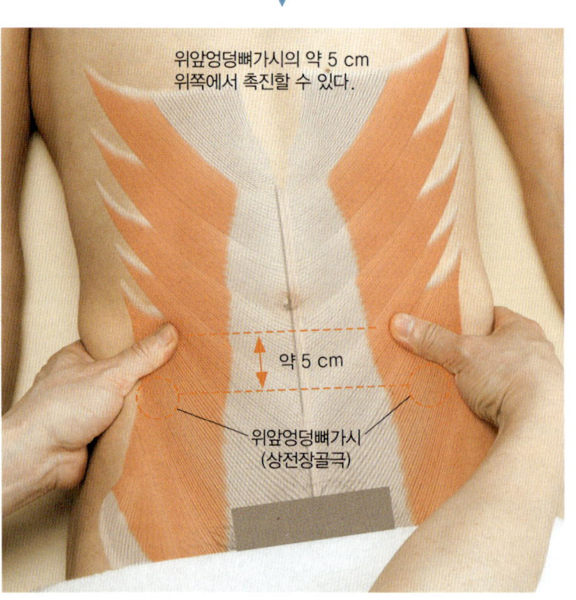

1 수장파악유날

피시술자의 머리쪽을 향하여 양손의 엄지와 네손가락 사이로 가쪽에서 크게 양쪽 배바깥빗근을 파악하고, 엉덩뼈능선위모서리에서 갈비뼈활아래모서리까지 각각 파악하여 유날한다. 한쪽씩 시행해도 좋다.

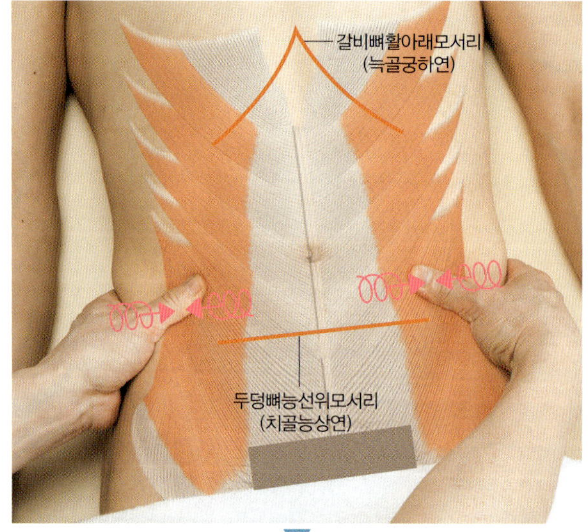

▼

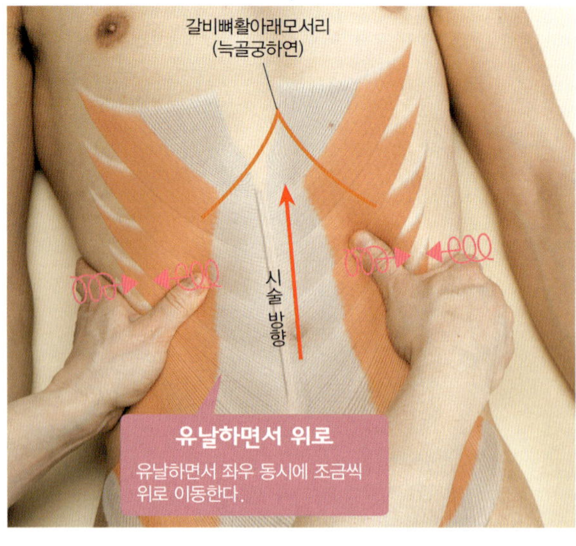

+정보 배근육의 관련통은 등으로 보내지는 경우도 많으므로 등에 통증이 있는 경우에는 배근육의 상태도 확인한다.

개요

배부위 옆면의 시술은 손이 닿는 방법에 따라 피시술자에게 간지러운 감각을 느끼게 하는 경우도 있으므로 **손바닥을 넓고 부드럽게 놓는 것을 명심**한다. **배바깥빗근, 배속빗근, 깊은 부위의 배가로근** 등이 대상이 된다. 옆면 위쪽에 있는 제11~12갈비뼈의 앞 끝에 시술자의 손가락이 부딪히면 통증을 일으키기 쉬우므로 주의한다.

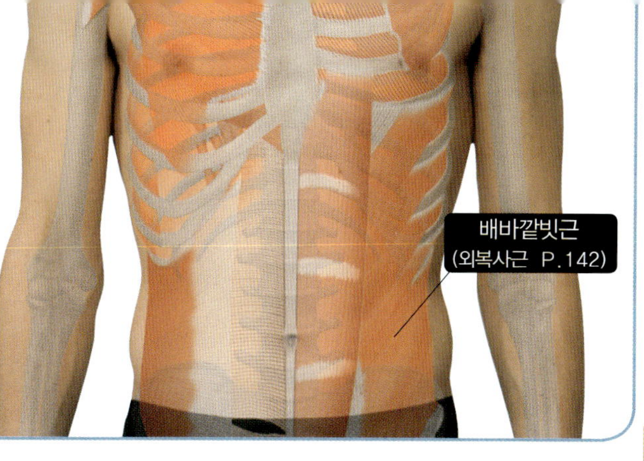

머리
목
가슴
배
등 허리
팔
다리

2 사지윤상유날

순서 1과 같은 루트를 좌우의 네손가락을 모아서 넓게 배부위에 놓고 오른손은 시계 방향으로, 왼손은 반시계 방향으로 원을 그리면서 유날하면서 갈비활 아래모서리까지 위쪽으로 이동한다. 한쪽씩 해도 좋다. 제11~12갈비뼈의 앞부분에 손가락이 부딪히면 통증을 일으킬 수 있으므로 주의한다.

3 배부위 절타

피시술자의 옆쪽에 서서 손바닥을 마주보게 하고 새끼손가락 쪽을 배벽에 놓는다. 손가락을 조금씩 벌린 상태에서 좌우 교대로 리드미컬하게 배벽 전체를 절타한다.

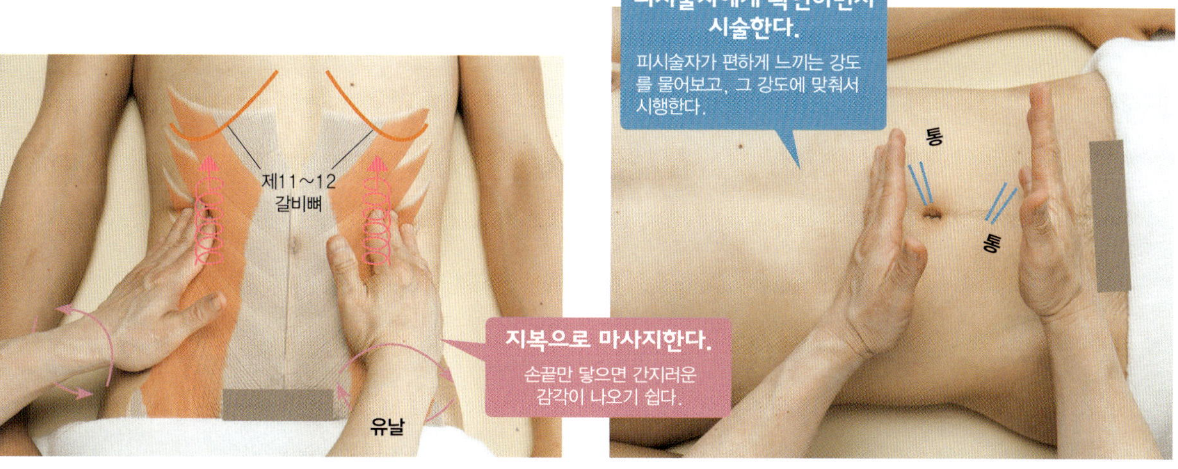

4 배부위 타격

피시술자 옆에 서서 좌우 손바닥을 구부려 배벽을 리드미컬하게 교대로 박타한다.

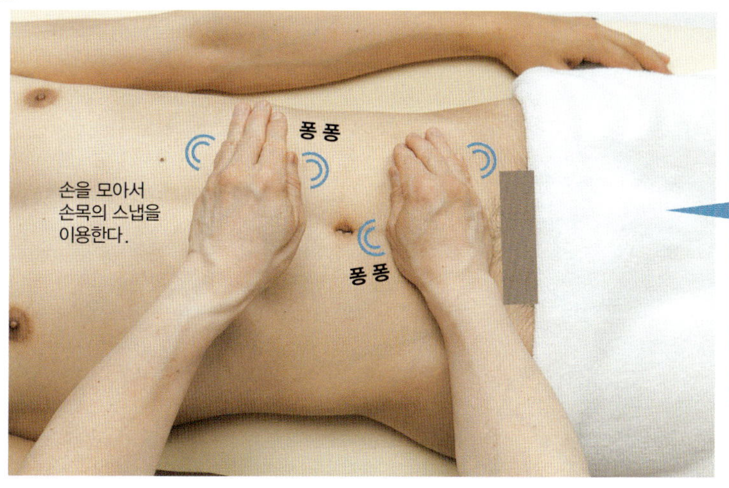

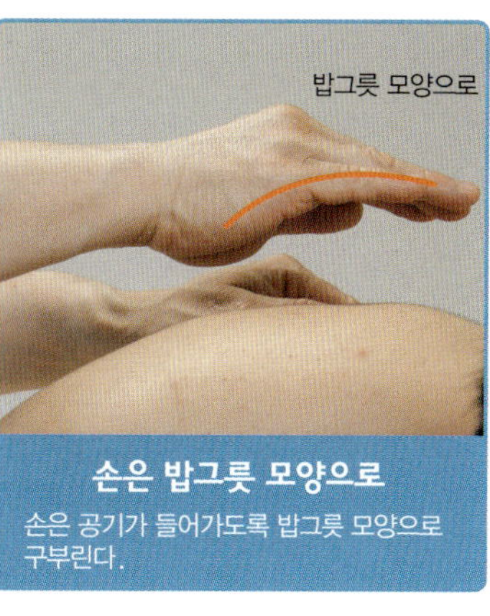

손은 밥그릇 모양으로

손은 공기가 들어가도록 밥그릇 모양으로 구부린다.

COLUMN

특별하게 배려가 필요한 환자

마사지 시술에서는 사고가 일어나지 않도록 충분히 환자를 배려하는 것이 중요하다. 이런 점들을 경시하면 사고로 이어질 가능성이 있으므로 사고로 이어지지 않도록 시술해야 함을 항상 명심해야 한다. 특히 배려가 필요한 예로는 임산부, 고령자, 어린이, 중요한 질환을 가진 환자 등이 있다. 이런 환자가 어떤 질환과 병력을 가지고 있는지 등을 사전 문진으로 확인하고, 임산부에게는 임신주기 등을 확인하여 안정기에 있는지를 파악해 둘 필요가 있다. 그리고 기초 질환이 없는 환자라면 옆으로 누운 자세와 앉은 자세에 한해서 시술하는 것도 가능하다. 그러나 위험성을 고려하여 의사로부터 의뢰를 받아 시술하는 것이 보다 좋을 것이다. 과거 임신에 이상이 있었던 기왕력 환자라면 특히 신중하게 시술할 필요가 있다.

고령자를 대상으로 하는 경우 먼저 그 환자의 과거 병력을 모두 파악해 두지 않으면 안 된다. 특히 골다공증을 가진 환자의 뼈에 가하는 압력은 충분히 주의할 필요가 있다. 또한 고령자의 피부와 조직은 일반적으로 약하고 얇다. 따라서 성인과 같은 압을 주게 되면 피부와 조직의 손상을 초래하기 쉬우므로 주의가 필요하다.

어린이와 청년층의 경우는 피부에 유연성이 있어 민감하므로 간지럽거나 통증을 호소할 수 있다. 이 경우 강한 압을 주기보다는 약한 자극으로도 충분히 효과를 기대할 수 있다. 비교적 사회적 경험이 적어 불안을 느끼기 쉬우므로 시술에 대한 설명을 자세히 하여 가능한 한 안심할 수 있는 상태에서 시술할 필요가 있다.

마지막으로 중요한 질환을 가지고 있는 환자의 경우 예를 들어, 심장병, 고도의 고혈압이 있거나 페이스메이커 등을 장착한 환자는 현재 병세의 안정도 청취와 혈압 측정, 의사에게 의견을 물어보는 등 상태를 고려해서 주의 깊게 시행할 필요가 있다.

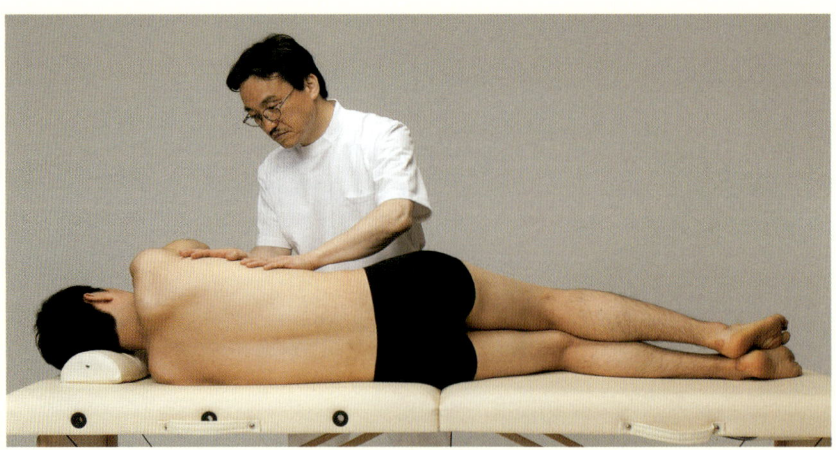

▲ 사진처럼 옆으로 누운 자세로 하면 임신중이라도 부담이 가지 않게 시술할 수 있다.

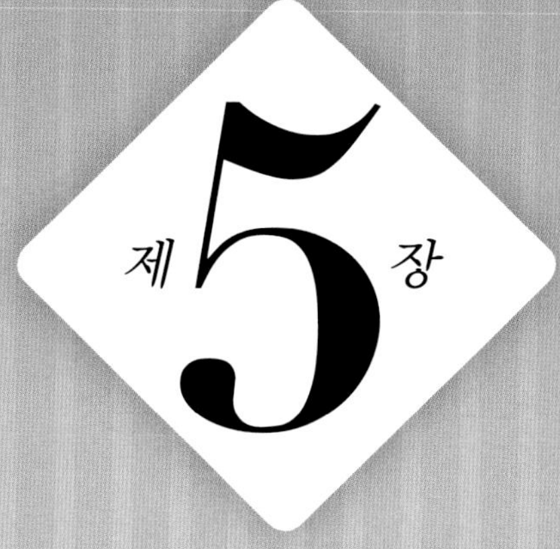

제5장 등·허리부위 근육과 마사지

등·허리의 근육은 주로 척주세움근(척추기립근)[엉덩갈비근(장늑근), 가장긴근(최장근), 가시근(극근)]과 등세모근(승모근), 넓은등근(광배근) 등에 대하여 시술을 시행한다. 시술 범위가 넓으므로 큰 범위를 마사지해 주는 것이 중요하다.

제 5 장

근육의 특징과 뼈의 이름

등·허리 부위 근육

▶ 등·허리부위 근육의 특징

등·허리부위의 근육은 얕은층에 있는 얕은등근육(천배근)과 깊은층에 있는 깊은등근육(심배근)으로 되어 있다. 그 안에서도 등부위의 깊은층에 있는 깊은등근육군은 자세의 유지 등에 관여하는 고유등근육(고유배근)과 호흡에 관여하는 위뒤톱니근(상후거근 ➡ P.159)과 아래뒤톱니근(하후거근 ➡ P.160)으로 되어 있는 뒤톱니근의 두 개로 나뉜다. 뒤톱니근은 가시돌기에서 시작하여 갈비뼈에 닿고 있으므로 가시갈비근(극늑근)이라 불린다.

척추의 등쪽에서 세로로 늘어선 가시돌기의 양쪽에는 고유등근육이라고 불리는 여러 가지 긴 근육이 있다. 이런 근육군은 이는곳, 닿는곳이 모두 등부위에 있고, 머리부위와 척주의 운동에 관여한다.

얕은층에 있는 등세모근(승모근 ➡ P.154)과 넓은등근(광배근 ➡ P.155)은 인체 안에서도 가장 넓은 면적을 가진 근육이다. 등세모근은 위, 가운데, 아래 부위로 크게 나눠지고 각각 기능도 다르다. 넓은등근은 팔의 폄작용 기능이 있어 스포츠에서 자주 사용된다.

등·허리부위의 뼈대

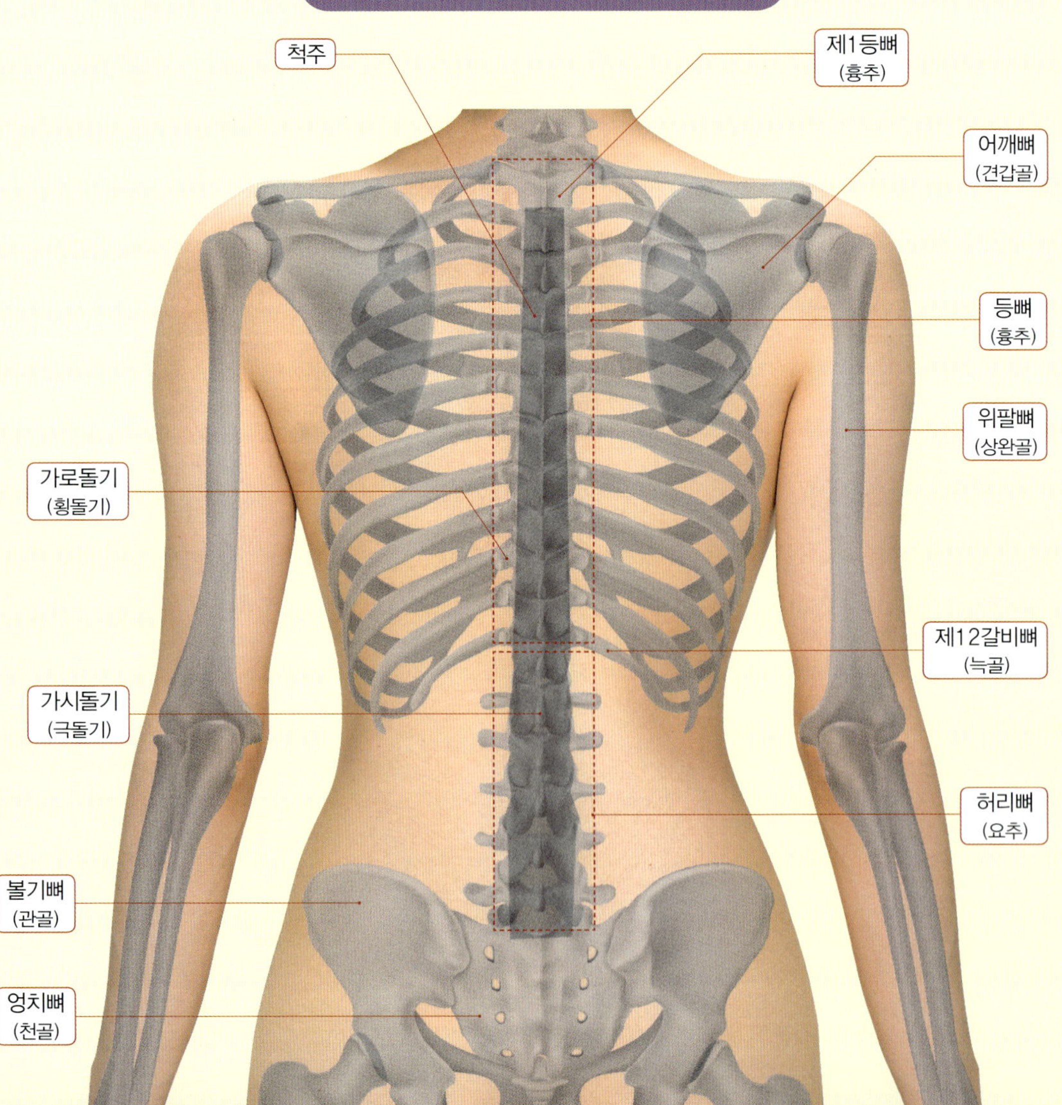

얕은등근육(천배근)

등부위의 얕은층에는 인체에서 가장 넓은 면적을 가진 등세모근과 넓은등근이 있다. 등세모근의 위섬유는 얇고 힘이 약한 부분으로 어깨뼈를 당겨 올려 어깨를 들어올리는(거상) 기능을 한다. 중간섬유는 힘이 강하고 두께가 있고 어깨뼈를 척주에 가깝게 하는 기능(내전)이 있다. 아래섬유에는 어깨뼈를 당겨 내리는 작용이 있다. 이 근육의 긴장이 지속되면 '어깨결림'의 원인이 된다. 등세모근은 등에서도 가장 얕은 층에 있는 근육으로 촉진과 마사지를 하기 쉽다.

넓은등근은 등 아래부위에 넓은 범위로 덮고 있다. 겨드랑 부위에 섬유가 모여 있고 위팔뼈의 작은 결절능선에 부착되는 부채꼴 형태의 근육이다. 이 근육이 발달하면 이른바 역삼각형의 바디가 형성된다.

고유등근육(고유배근)

등부위의 깊은층에 있는 고유 등근육은 주로 자세에 관여하는 근육이다. 머리널판근(두판상근 ➡P.161)과 목널판근(경판상근 ➡P.162)은 널판근(판상근)으로 있고 목을 젖히는 기능(경부신전)이 있다.

척주세움근육군(척주기립근군)은 엉덩갈비근(장늑근 ➡P.163), 가장긴근(최장근 ➡P.164), 가시근(극근 ➡P.165)의 3개로 되어 있다. 이런 근육은 등뼈 양쪽이 수축하면 등 힘줄이 늘어나 뒤로 젖혀지고, 한쪽이 수축하면 수축한 쪽으로 척주가 굽혀진다. 자세의 유지에도 작용한다.

반가시근(반극근 ➡P.166), 뭇갈래근(다열근 ➡P.167), 돌림근(회전근 ➡P.168)은 가로가시근(횡돌극근)이라고도 불리며 가로돌기에서 시작하여 척추뼈의 가시돌기에 닿는 근육으로 몸통의 돌림운동 등에 작용한다.

등 · 허리부위의 부위명

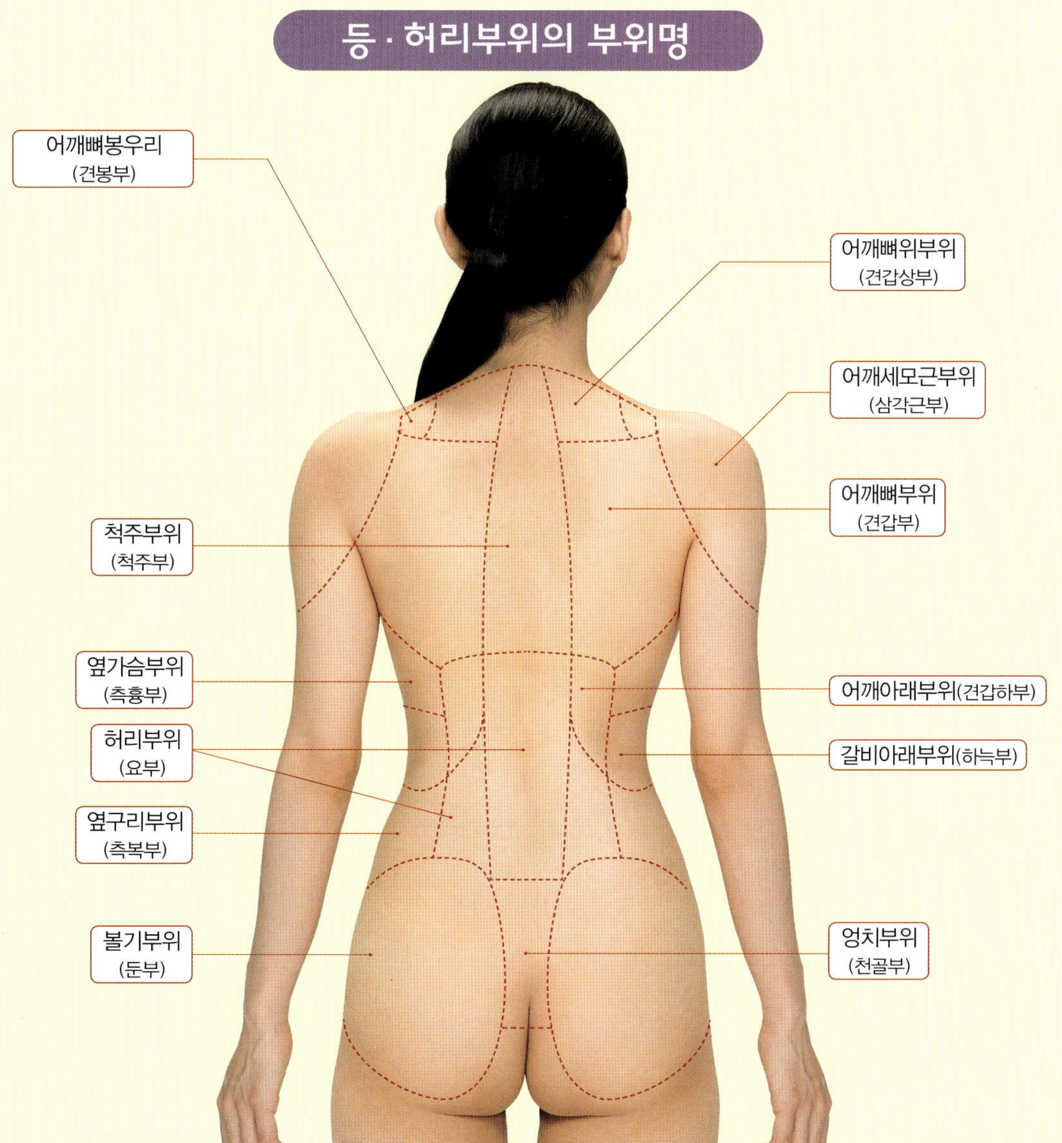

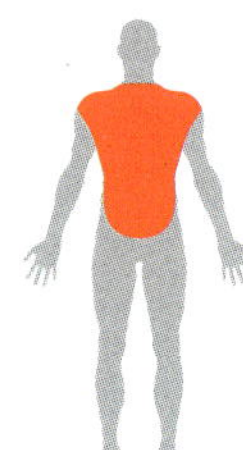

등세모근

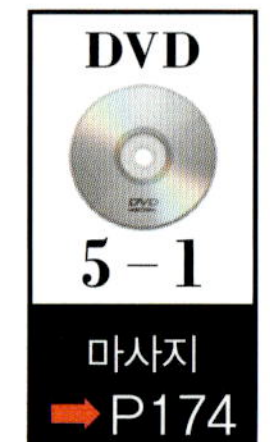

마사지
➡P174

등세모근(승모근) 《*trapezius*》

【근육군】 얕은등근육(천배근)〈제1층〉 **【지배신경】** 척추더부신경, 목신경앞가지(경신경총의 가지)〈C_2~C_4〉

▶ 근육의 특징

등 윗부분의 표층에 있는 넓고 큰 근육으로 위섬유, 중간섬유, 아래섬유로 크게 나뉘어져 있고 각각의 기능도 다르다.

위섬유는 얇고 힘이 약하다. 주된 기능은 어깨를 들어 올린다(거상).

중간섬유는 두껍고 강한 근육으로 어깨뼈를 척주에 가깝게 하는 작용(내전)의 중심이 된다.

아래섬유는 어깨뼈의 위쪽돌림(상방회전)과 내림(하제) 작용이 있다. 또 어깨세모근(삼각근 ➡P.182)에 의해 위팔을 올리는 움직임을 할 때에 등세모근은 어깨뼈를 확실하게 안정시키는 작용을 한다.

이 근육은 긴장을 완화할 때에도 작용하고, 흔히 '어깨 결림'의 주된 원인이 이 근육에 있다고 알려져 있다.

등세모근은 얕은층에 있고 매우 큰 근육이므로 촉진하기 쉽다. 어깨와 등 윗부분에 있는 다른 근육을 마사지할 때에 먼저 등세모근의 촉진부터 시작하여 다른 근육으로 이동하는 경우가 많다.

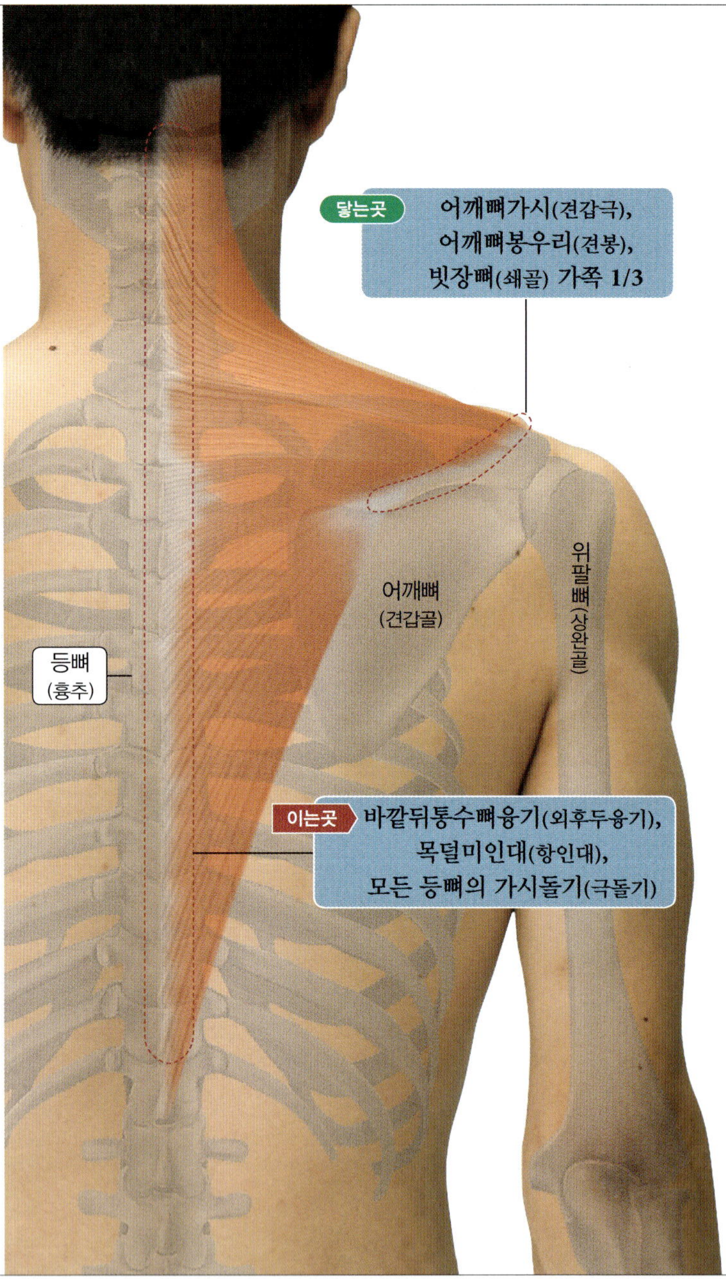

닿는곳 **어깨뼈가시(견갑극), 어깨뼈봉우리(견봉), 빗장뼈(쇄골) 가쪽 1/3**

어깨뼈
(견갑골)

위팔뼈(상완골)

등뼈
(흉추)

이는곳 **바깥뒤통수뼈융기(외후두융기), 목덜미인대(항인대), 모든 등뼈의 가시돌기(극돌기)**

근육의 기능

- 위섬유: 어깨뼈를 당겨 올린다(거상).
- 중간섬유: 어깨뼈를 척주에 가깝게 한다(내전).
- 아래섬유: 어깨뼈를 당겨 내린다(하제).

일상동작

- 어깨를 움츠리게 한다.
- 어깨에 물건을 짊어진다.
- 보트의 노를 젓다.
- 역기를 들어 올린다.

관련통

위부위는 가쪽 목부위, 머리부위의 옆면(관자놀이 부근), 아래턱각의 통증, 가운데부위는 엉치뼈 주위의 통증, 아래부위는 목부위 뒤면, 등세모근 윗부분의 통증을 일으킨다.

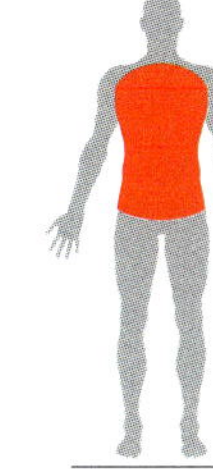

넓은등근

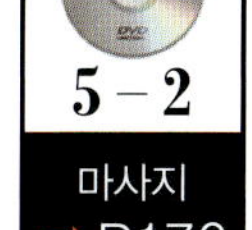

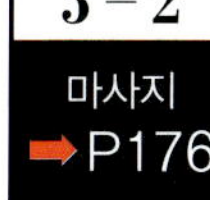

마사지
➡P176

넓은등근(광배근)《*latissimus dorsi*》

【근육군】 얕은등근육(천배근)〈제1층〉 **【지배신경】** 가슴등신경(흉배신경)〈C_6~C_8〉

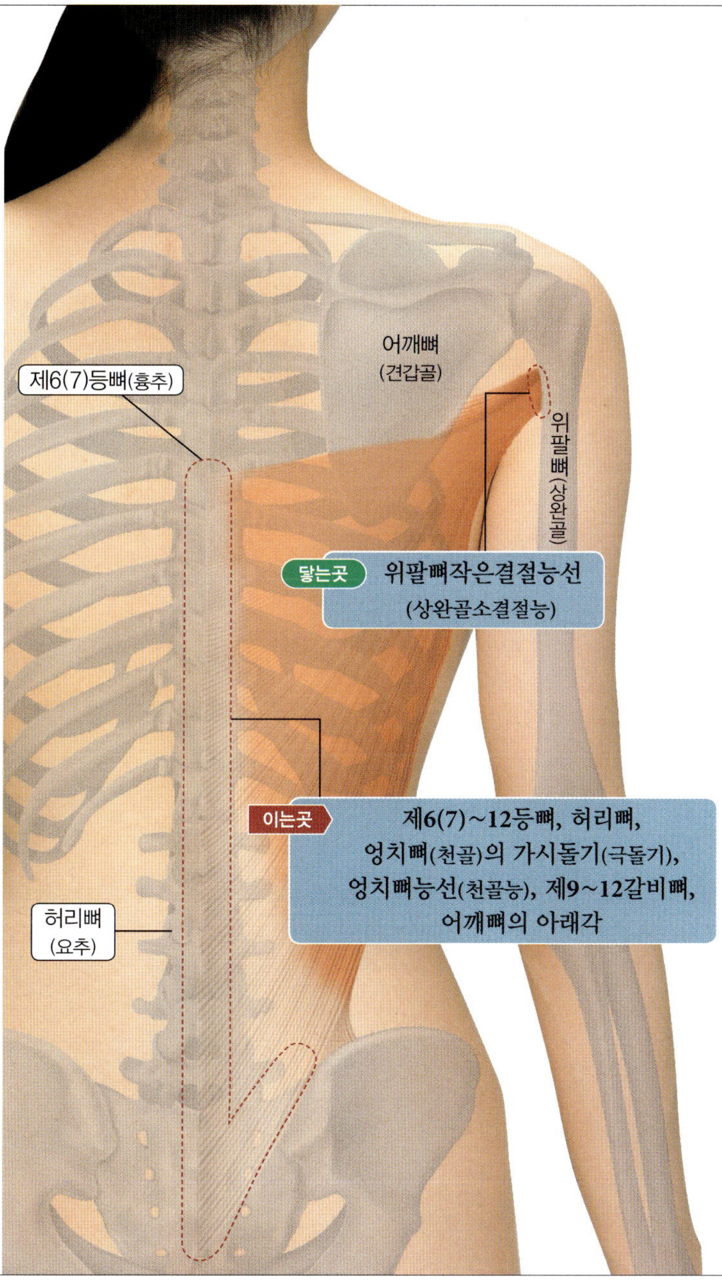

▶ 근육의 특징

넓은등근은 등 아래부위의 넓은 범위에서 시작하여 겨드랑부위에 섬유가 모여 위팔뼈의 앞쪽(작은결절능선)에 부착되는 부채꼴 형태의 근육으로 인체에서 가장 면적이 크고 강력하다. 등허리부위에 위치하지만 위팔(상완)을 움직이는 기능이 있다. 등세모근(승모근 ➡ P.154)과 나란히 인체 안에서 가장 넓은 면적을 가진 근육이다.

주된 기능은 어깨관절의 폄(신전), 모음(내전), 안쪽돌림(내선)이 있고 손으로 잡아당기는 움직임과 위쪽에 있는 물건을 아래로 당기는 움직임에 사용된다. 스포츠에서는 유도와 레슬링과 같은 운동에서 상대를 잡아당기는 동작과 보트 경기에서 노를 젓는 동작에서 발휘된다.

턱걸이 운동의 팔을 똑바로 뻗은 상태에서 몸을 잡아당기는 훈련을 통해 이 근육을 잘 단련시킬 수 있다.

근육의 기능

- 어깨관절의 모음(내전)
- 어깨관절의 폄(신전).
- 어깨관절의 안쪽돌림(내선).

일상동작

- 화장실에서 엉덩이를 닦는다.
- 물건을 겨드랑이에 끼운다.
- 유도에서 상대 선수를 잡아당긴다.
- 노를 젓는다.

관련통

겨드랑부위의 통증유발점은 어깨뼈 아래 부위, 팔의 안쪽, 새끼손가락, 약손가락까지이다. 허리부위의 통증유발점은 옆구리에 통증을 일으킨다.

+정보 넓은등근을 단련하면 앞면에서도 겨드랑이 아래에서 근육의 일부를 확인할 수 있다.

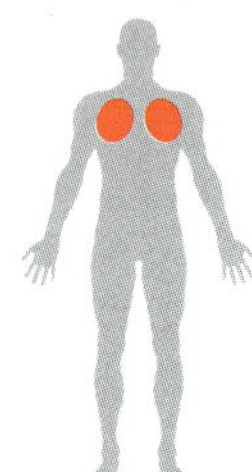

작은마름근

DVD 5-1
마사지 ➡P174

작은마름근(소능형근) 《*rhomboid minor*》

【근육군】 얕은등근육(천배근)〈제2층〉 **【지배신경】** 등쪽어깨신경(견갑배신경)〈C_4~C_6〉

근육의 특징

등세모근(승모근 ➡P.154)의 아래에 있는 근육이다. 제6~7목뼈에서 시작되어 어깨뼈의 안쪽모서리에 닿는다. 주된 기능은 어깨뼈를 척주 쪽으로 모으고 어깨뼈를 안 위쪽으로 당겨 올리게 하는 작용을 보조하고, 어깨뼈를 지탱하여 위팔의 움직임을 보조하는 것이다. 등세모근과 마름근이 함께 작용하면 어깨뼈는 약간 올리면서 안쪽으로 모은다(내전). 또한 어깨뼈를 아래쪽 돌림(하방회전) 작용도 있다.

바로 아래에 있는 큰마름근(대능형근 ➡P.157)과 일부의 섬유가 혼재되어 있고 촉진 시 분별하기 어렵다. 드물지만 큰가슴근이 경직하는 것으로 마름근을 긴장시켜 통증을 유발한다.

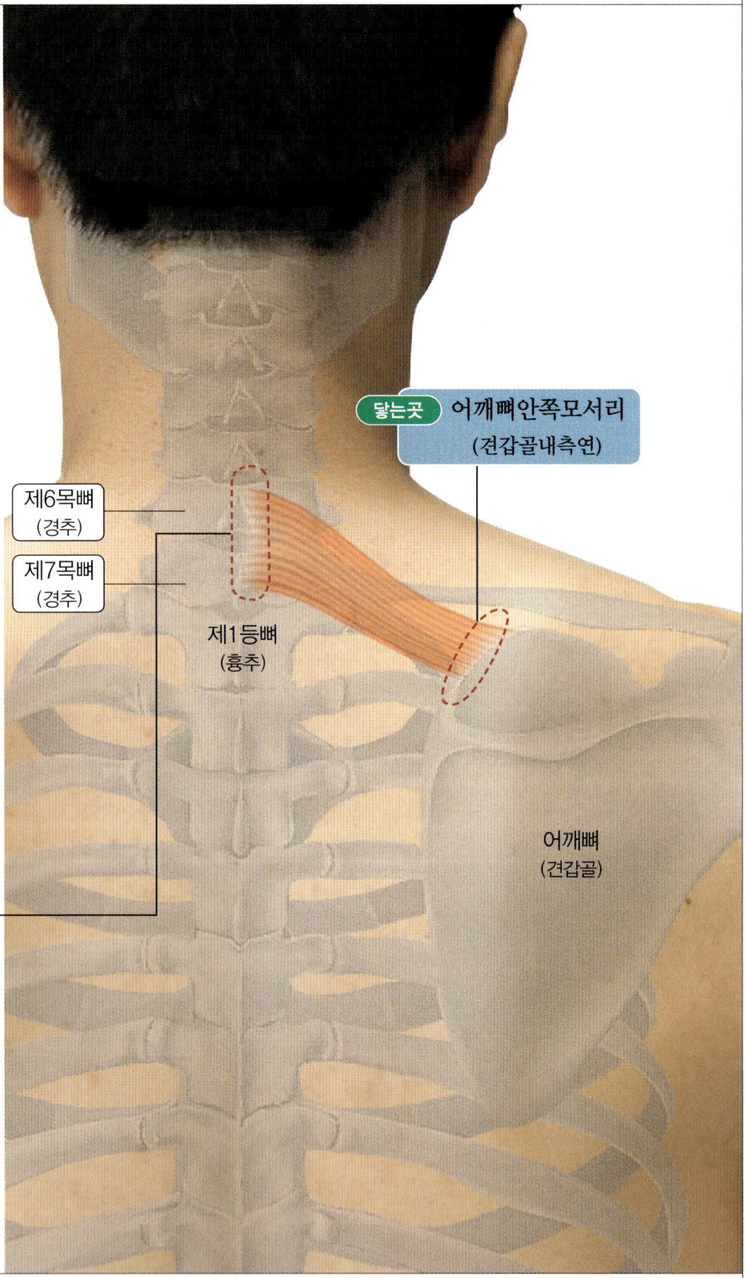

닿는곳 어깨뼈안쪽모서리(견갑골내측연)

제6목뼈(경추)

제7목뼈(경추)

제1등뼈(흉추)

어깨뼈(견갑골)

이는곳 제6~7목뼈의 가시돌기(극돌기), 목덜미인대(항인대)

근육의 기능

- 어깨뼈를 위 안쪽으로 잡아당긴다.

일상동작

- 어깨를 움츠린다.
- 가슴을 당기고 차렷 자세를 한다.
- 어깨뼈와 어깨뼈를 붙게 한다.

관련통

어깨뼈안쪽모서리에 통증을 일으킨다. 마름근에 통증유발점이 있으면 등세모근과 위뒤톱니근의 통증유발점도 같은 위치에 존재할 가능성이 높다.

+정보 마름근(능형근)이라는 명칭은 이 근육의 형태에서 유래되었다.

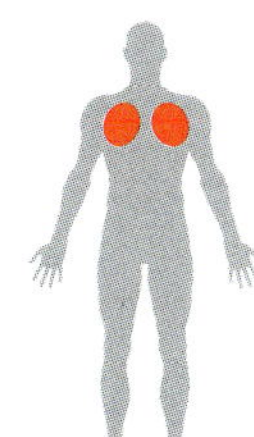

큰마름근

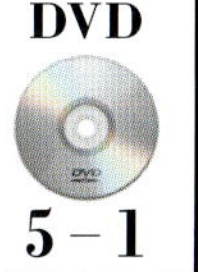

마사지
➡P174

큰마름근(대능형근)《*rhomboid major*》

【근육군】 얕은등근육(천배근)〈제2층〉 **【지배신경】** 등쪽어깨신경(견갑배신경)〈C_4~C_6〉

▶ 근육의 특징

등세모근(승모근 ➡P.154)의 아래에 있고 작은마름근(소능형근 ➡P.156)의 아래에 위치하고 있는 마름모 형태의 얇은 근육이다. 제1~4등뼈의 가시돌기에서 시작하여 어깨뼈(견갑골)의 가쪽모서리 아래쪽에 닿는다. 작은능형근과 함께 움직이고 어깨뼈의 모음(내전)과 올림(거상), 아래쪽 돌림(하방회전) 움직임의 보조를 담당한다.

스포츠 경기에서는 양궁 같은 활을 당기는 동작에서 사용되어지는 근육이다. 등세모근과 넓은등근(광배근 ➡P.155)과 함께 작용하는 것으로 어깨관절의 미묘한 움직임이 실현된다.

마름근을 스트레칭하기 위해서는 어깨뼈를 내린 채 타동적으로 어깨뼈를 벌린다(외전).

닿는곳 어깨뼈안쪽모서리(견갑골내측연)〈어깨뼈가시(견갑극)~아래각(하각)〉

제1등뼈(흉추)

제4등뼈(흉추)

어깨뼈(견갑골)

이는곳 제1~4등뼈의 가시돌기(극돌기)

근육의 기능

- 어깨뼈를 척추 쪽으로 잡아당긴다.

일상동작

- 어깨를 움츠린다.
- 가슴을 당기고 차렷 자세를 한다.
- 어깨뼈와 어깨뼈를 붙게 한다.

관련통

어깨뼈안쪽모서리에 통증을 일으킨다. 같은 부위의 통증에는 목갈비근, 등세모근, 어깨올림근, 가시아래근, 넓은등근 등이 원인으로 생기는 경우가 있다.

+정보 유사한 주행과 기능을 가진 큰마름근과 작은마름근을 합쳐서 마름근이라 부른다.

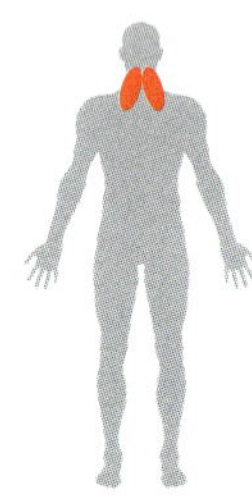

어깨올림근

어깨올림근(견갑거근)《*levator scapulae*》

【근육군】 얕은등근육(천배근)〈제2층〉 **【지배신경】** 등쪽어깨신경(견갑배신경)〈C_4~C_5〉

DVD 5-1

마사지 ➡P174

근육의 특징

이름처럼 어깨뼈를 올리는(어깨를 움츠리는) 근육이다. 얕은등근육군으로 분류되며 등세모근(승모근 ➡P.154)의 아래, 작은마름근(소능형근 ➡P.156)의 위쪽에 위치한다. 등세모근, 작은·큰마름근과 함께 어깨뼈를 올린다(거상).

어깨뼈가 작은가슴근(소흉근 ➡P.125)에 의해 고정된 경우는 목부위를 폄(신전)하는 동작과 머리부위를 가쪽굽힘(측굴)하는 동작에도 작용한다.

부담이 가기 쉬운 근육이기 때문에 등세모근과 함께 목과 어깨 결림이나 통증의 원인이 된다.

어깨올림근의 스트레칭은 어깨뼈를 이완시켜 내린 상태를 유지하면서 머리를 스트레칭하는 근육과 반대쪽으로 약 45도 돌려준다.

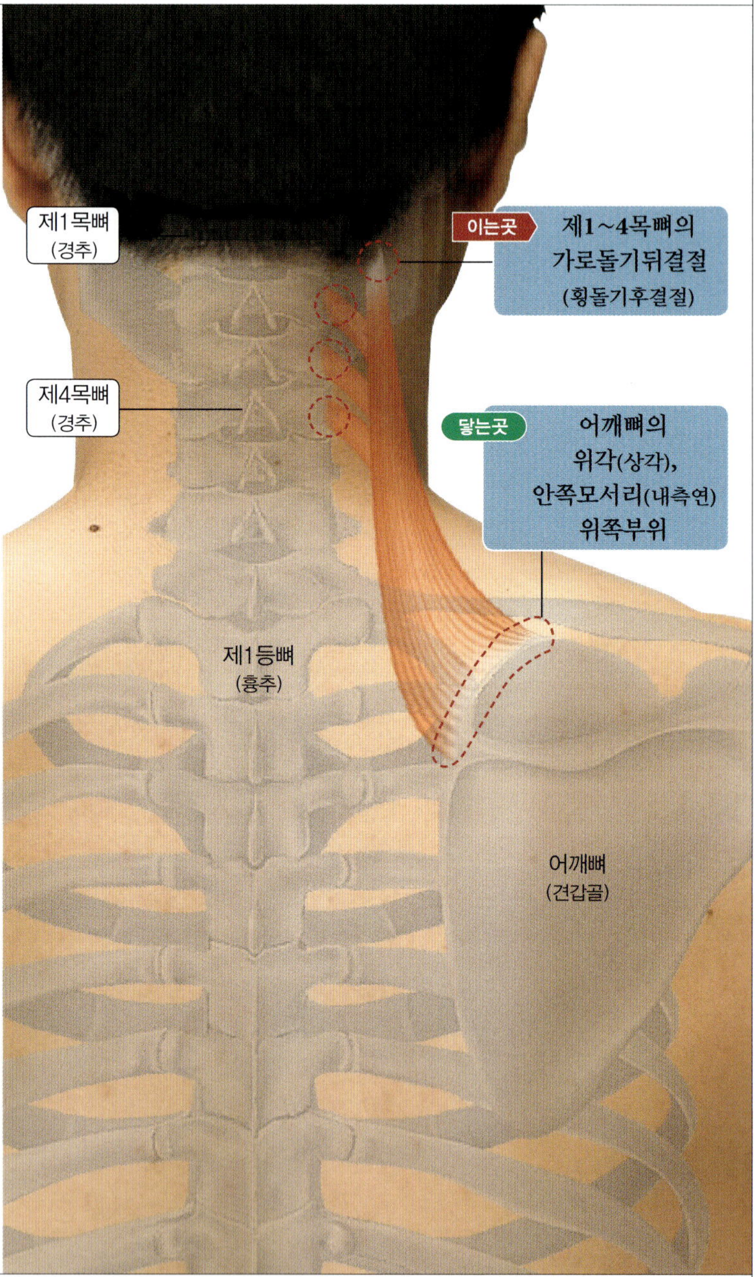

제1목뼈 (경추)

제4목뼈 (경추)

제1등뼈 (흉추)

어깨뼈 (견갑골)

이는곳 제1~4목뼈의 가로돌기뒤결절 (횡돌기후결절)

닿는곳 어깨뼈의 위각(상각), 안쪽모서리(내측연) 위쪽부위

근육의 기능

- 어깨뼈를 위 안쪽으로 당기고 아래각을 안쪽으로 돌리다.
- 어깨뼈의 올림(거상).

일상동작

- 어깨를 움츠린다.
- 머리를 뒤로 젖힌다.
- 머리와 어깨 사이로 전화기를 끼운다.
- 무거운 것을 들어 옮긴다.

관련통

목밑 주변의 통증과 결림을 일으키고, 악화되면 어깨뼈의 안쪽과 어깨 쪽에도 통증이 발생한다.

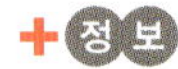

+정보 어깨올림근의 아래부위는 등세모근(➡P.154)에 덮여 있지만 위부위 등세모근 가쪽에 위치하므로 촉진이 가능하다.

위뒤톱니근

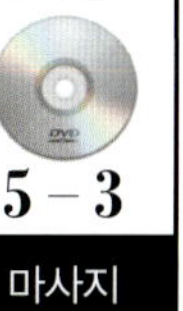

마사지
➡P174

위뒤톱니근(상후거근)《serratus posterior superior》

【근육군】 깊은등근육(심배근)〈제1층: 가시갈비근(극늑근)〉 【지배신경】 갈비사이신경(늑간신경)〈T_2~T_4〉

근육의 특징

깊은등근육으로 분류되며, 마름근(능형근 ➡P.156~157)의 안쪽에 있는 얇고 평편한 근육이다. 가슴우리(흉곽) 뒤면 위부위에 위치하고 목뼈 및 등뼈에서 시작하여 갈비뼈의 등쪽면에 닿는다. 근육섬유는 마름근과 병행으로 주행한다. 호흡운동에 관여하고 숨을 들이마실 때에 위부위의 갈비뼈를 잡아당겨 가슴우리를 넓히는 기능이 있다. 또 척주와 어깨 운동에는 관여하지 않는다.

톱니근이라는 명칭은 갈비뼈에 연속해서 부착되어 있는 근육의 형상이 톱날처럼 되어 있는 것에서 유래되었다.

위뒤톱니근의 통증의 패턴은 매우 많다. 가장 특징적인 것은 어깨뼈 아래 깊은부위의 통증이다. 또한 어깨 뒤, 팔꿈치, 손목과 새끼손가락 쪽에 통증을 느끼는 경우도 있다.

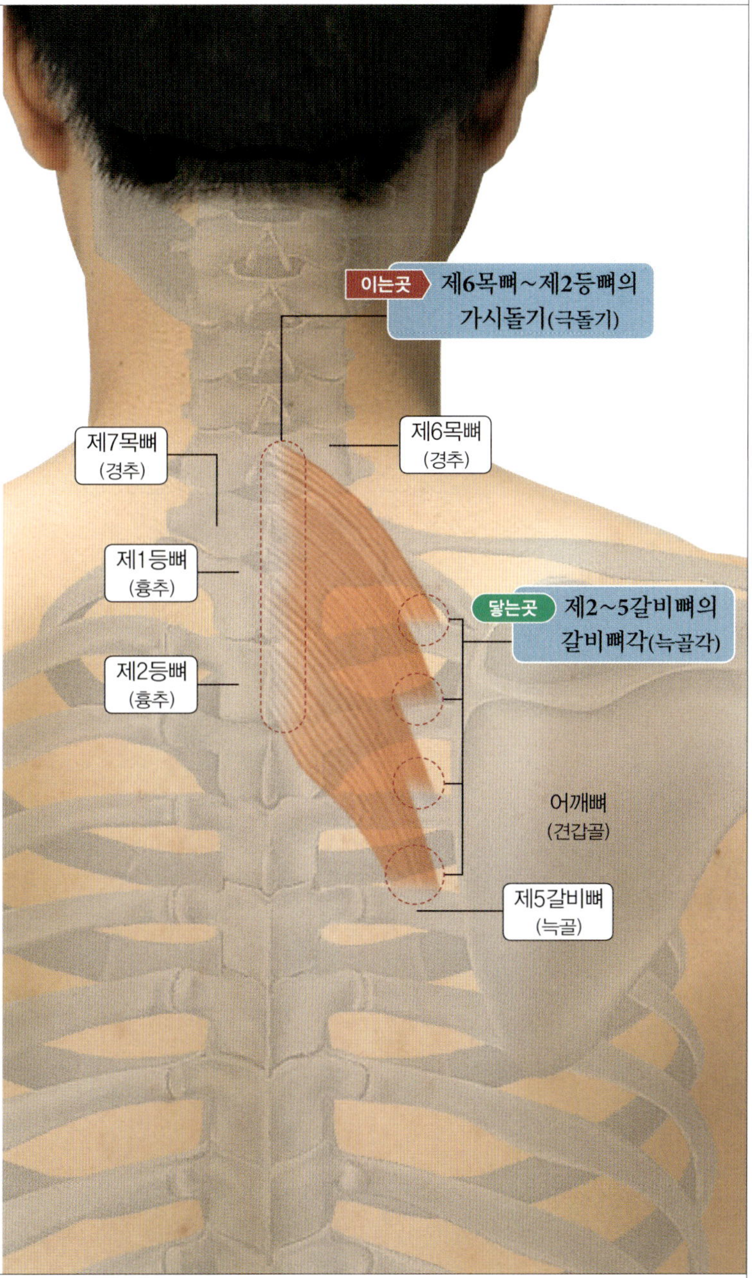

근육의 기능

● 제2~5갈비뼈를 잡아당겨 숨을 들이쉬는(들숨) 동작의 보조근으로서 작용한다.

일상동작

● 숨을 들이쉬는(들숨) 동작의 보조.

관련통

어깨뼈 아래 안쪽에 통증을 일으킨다. 통증유발점이 생기면 어깨의 등쪽면, 팔꿈치, 새끼손가락 쪽에도 통증을 보낸다.

+정보 운동 시 격한 호흡은 위뒤톱니근의 통증유발점 형성의 원인이 된다.

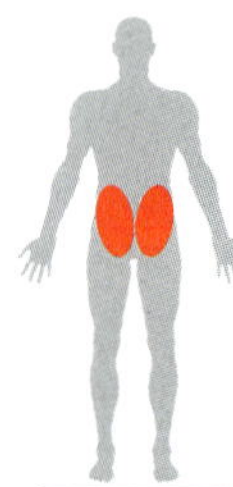

아래뒤톱니근

아래뒤톱니근(하후거근)《*serratus posterior inferior*》

【근육군】 깊은등근육(심배근)〈제1층: 가시갈비근(극늑근)〉

【지배신경】 제9~11갈비사이신경(늑간신경)〈T_9~T_{11}〉, 갈비아래신경(늑하신경)〈T_{12}〉

DVD 5-3

마사지 ➡P170

근육의 특징

가슴우리(흉곽) 등쪽 아래부위에 위치하고 있으며, 넓은등근(광배근 ➡P.155)에 덮여 있는 편평한 근육이다. 위뒤톱니근(상후거근 ➡P.159)을 위아래로 반전시킨 듯한 형태로 되어 있다. 등뼈 및 허리뼈에서 시작하여 제9~12갈비뼈 뒤에 닿는다.

기능은 위뒤톱니근과 반대로 숨을 뱉을 때에 아래부위의 갈비뼈를 잡아당겨 가슴우리를 좁히는 작용을 한다.

아래뒤톱니근의 긴장 상태가 계속되면 몸통의 앞으로 굽힘(전굴)과 비트는 동작이 제한되는 경향이 있다. 또한 등의 과신전은 근육에 통증을 줄 가능성도 있다.

아래뒤톱니근은 촉진하는 손가락을 근육의 가쪽 면 전체에 놓고 피시술자에게 숨을 뱉도록 지시하면 근육의 수축을 촉지할 수 있다.

빗장뼈(쇄골)

어깨뼈(견갑골)

위팔뼈(상완골)

제9갈비뼈(늑골)

이는곳 제11등뼈~제2허리뼈의 가시돌기(극돌기)

제11갈비뼈(늑골)

제12갈비뼈(늑골)

제1허리뼈(요추)

제2허리뼈(요추)

닿는곳 제9~12갈비뼈의 가쪽 아래모서리(하연)

근육의 기능

- 갈비뼈를 당겨 내려서 호흡의 보조근으로 사용된다.
- 동작 시 체중을 지탱한다.

일상동작

- 숨을 내쉬는 동작을 보조한다.

관련통

아래뒤톱니근의 주위를 부채꼴 형태로 넓게 통증을 일으킨다.

+정보 아래뒤톱니근은 이는곳의 위치와 근육의 개수 등 개인차가 있다.

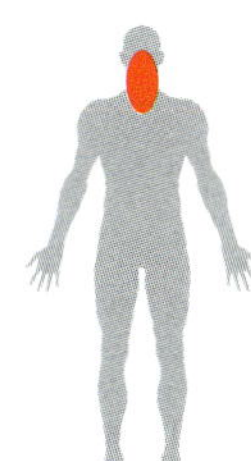

머리널판근

머리널판근(두판상근) 《*splenius capitis*》

【근육군】 깊은등근육(심배근)〈제2층: 고유등근육(고유배근)〉

【지배신경】 척수신경뒤가지(척수신경후지)〈C_2~C_5〉

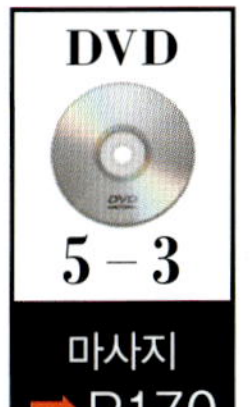

마사지 ➡P170

근육의 특징

고유등근육(고유배근)에서 널판근(판상근)의 그룹으로 분류된다. 목뒤 옆면에서 힘살을 만질 수 있다. 주로 목을 젖히는 기능을 한다. 널판근은 서로 융합되어 있는 경우가 있다.

스트레칭은 머리부위, 목뼈를 최대한으로 굽혀 널판근 전체를 시행한다. 왼쪽으로 돌리고(회전), 가쪽굽힘(측굴), 굽힘(굴곡)으로 오른쪽의 널판근이 스트레칭된다(오른쪽 방향으로 하면 왼쪽이 스트레칭된다).

촉진은 환자에게 머리와 목을 같은 방향으로 돌리게 하고, 그 뒤에 서서 머리 뒤를 손으로 지탱하여 뒤통수뼈 아래에 있는 뒤목삼각(후경삼각)의 위나 목빗근(흉쇄유돌근 ➡P.103)의 뒤에 손을 넣는다. 이 범위의 표면에 머리널판근이 있고, 척추관절에서 머리와 목부위를 젖힘으로써 수축을 느낄 수 있다.

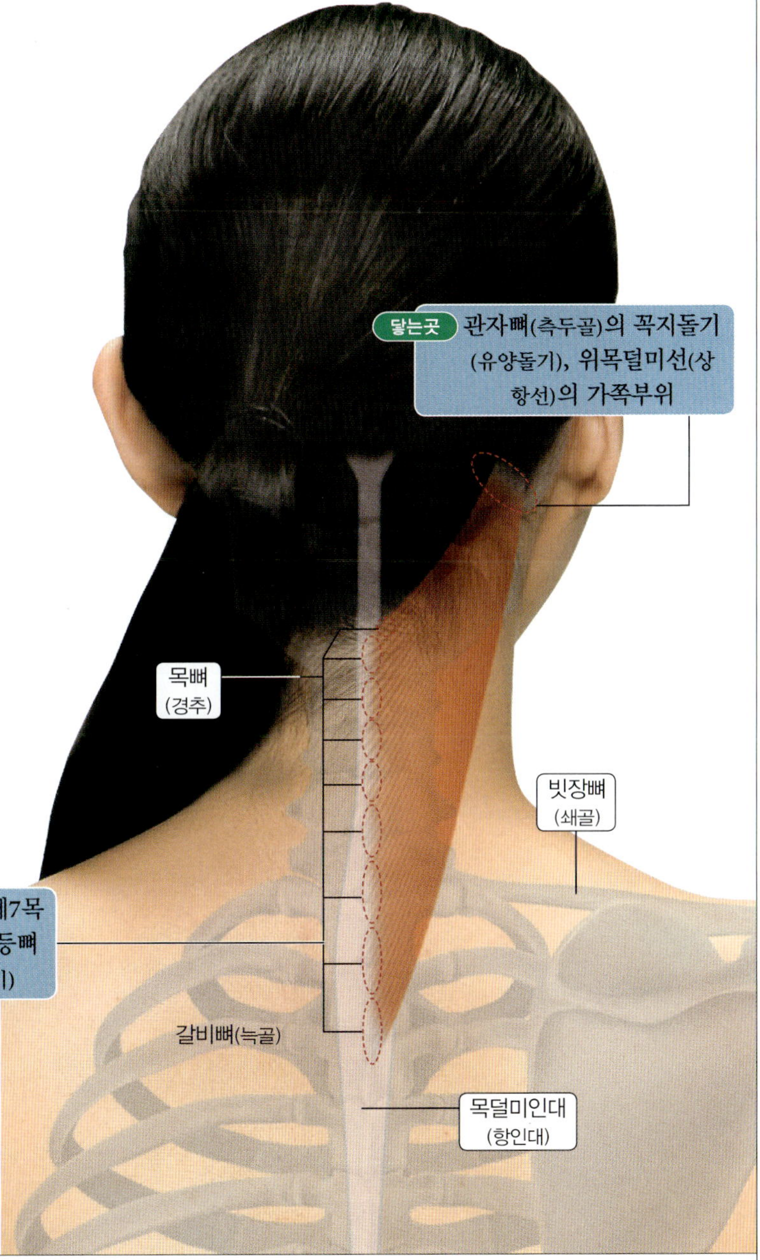

닿는곳 관자뼈(측두골)의 꼭지돌기(유양돌기), 위목덜미선(상항선)의 가쪽부위

이는곳 목덜미인대(항인대), 제7목뼈와 상위 3~4개의 등뼈 가시돌기(흉추극돌기)

목뼈(경추)

빗장뼈(쇄골)

갈비뼈(늑골)

목덜미인대(항인대)

근육의 기능

- 한쪽수축: 머리와 목부위를 가쪽으로 굽히고 돌린다.
- 양쪽수축: 머리와 목부위를 편다(머리와 목부위를 뒤로 젖힌다).

일상동작

- 머리를 위로 향하게 한다.
- 움직이고 있을 때 머리를 고정한다.

관련통

머리뼈의 마루점(정수리)의 가운데 부위에서 중앙으로 3~5 cm 범위에 나타나는 통증을 일으킨다.

+정보 머리널판근이 양호하면 바른 자세를 유지할 수 있다.

목널판근

목널판근(경판상근) 《*splenius cervicis*》
【근육군】 깊은등근육(심배근)〈제2층: 고유등근육(고유배근)〉
【지배신경】 척수신경뒤가지(척수신경후지)〈C_2~C_5〉

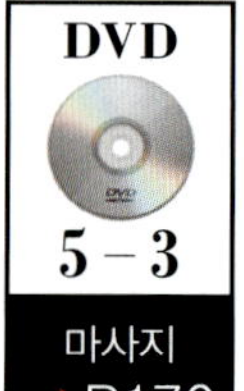

근육의 특징

깊은등근육 안의 고유등근육 그룹으로 분류되는 근육으로 주로 목을 젖히는 동작이 있다.

스트레칭은 목부위, 목뼈를 최대한으로 굽힌 상태에서 널판근 전체를 시행한다. 목을 왼쪽으로 돌리고(회전), 가쪽굽힘(측굴), 굽힘(굴곡)으로 오른쪽의 널판근이 스트레칭된다(오른쪽 방향으로 시행하면 왼쪽이 스트레칭된다).

안쪽에 있기 때문에 촉진은 어렵지만 머리널판근(두판상근 ➡P.161)과 어깨올림근(견갑거근 ➡P.158) 사이가 촉진할 수 있는 가장 최적의 장소이다. 대항에서는 같은 쪽으로 머리를 돌림으로써 수축을 느낄 수 있다. 목널판근의 통증유발점은 머리널판근의 통증유발점과 같은 요인으로 활성화되고 영속화되는 경향이 있다.

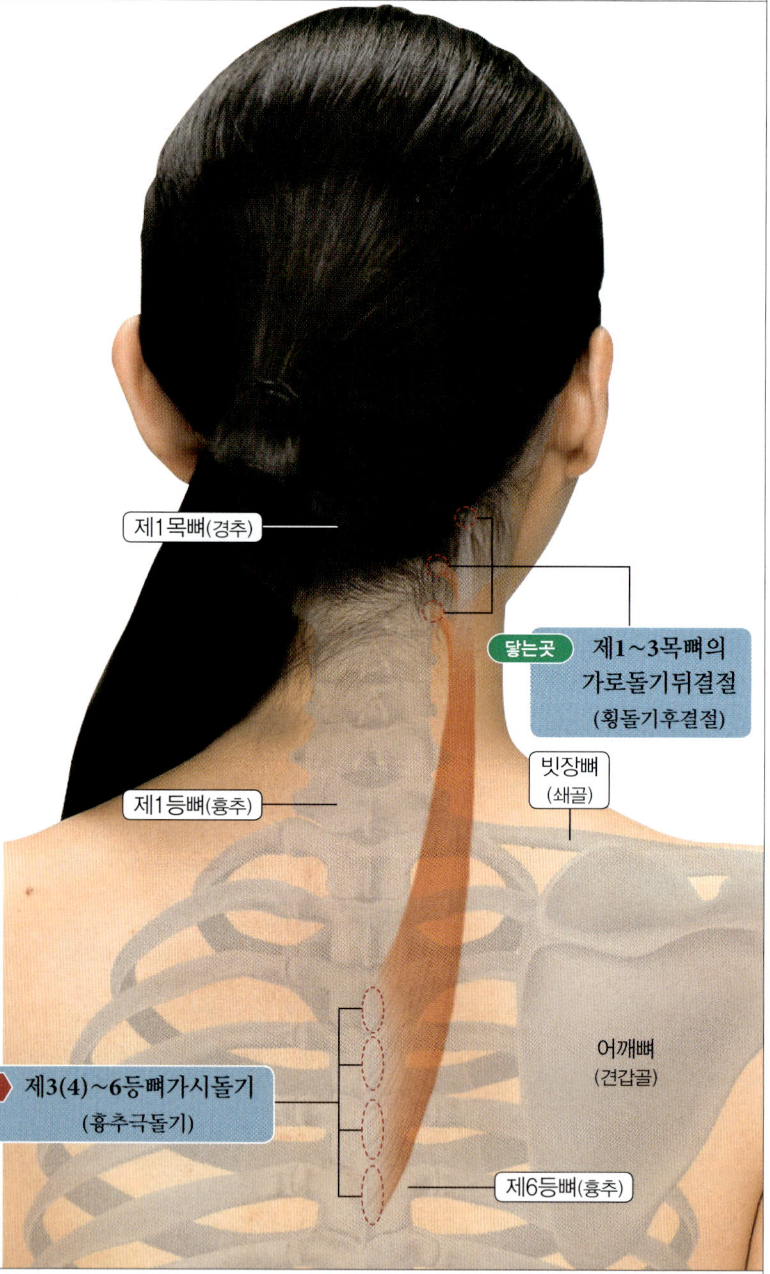

근육의 기능

- 한쪽수축: 머리와 목부위를 가쪽으로 굽히고 돌린다.
- 양쪽수축: 머리 · 목부위를 편다(신전)(머리와 목부위를 뒤로 젖힌다).

일상동작

- 머리를 뒤로 젖힌다.
- 목을 돌린다.
- 좌우로 목을 기울인다.

관련통

위부위: 눈에서 관자뼈를 지나 부챗살 모양으로 넓은 통증과 뒤통수부위의 통증.
아래부위: 목덜미 부근에 출현하는 통증.

+정보 목널판근의 통증유발점은 두통과 안구통을 초래한다.

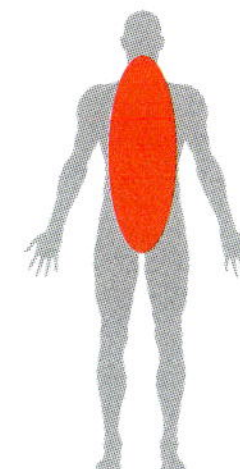

엉덩갈비근 〈척주세움근〉

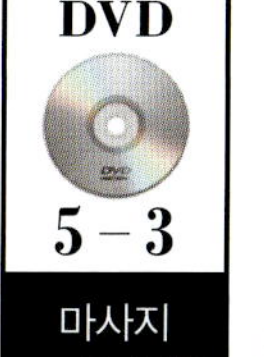

엉덩갈비근(장늑근) 《*iliocostalis*》

【근육군】 깊은등근육(심배근)〈제2층: 고유등근육(고유배근)〉

【지배신경】 척수신경뒤가지(척수신경후지)〈C_8~L_1〉

▶ 근육의 특징

깊은등근육 안의 고유등근육 그룹으로 분류할 수 있다. 목엉덩갈비근(경장늑근), 등엉덩갈비근(흉장늑근), 허리엉덩갈비근(요장늑근)의 세 개가 있다. 양쪽이 작용하면 척주를 편 자세를 유지하고, 한쪽이 작용하면 척주를 가쪽으로 굽히고 돌린다. 가장긴근(최장근 ➡ P.164)과 구별하는 것은 어렵다.

스트레칭은 목에서 허리에 걸쳐서 등을 둥글게 한다. 또 목부위, 가슴부위만을 스트레칭하는 경우는 목부위, 가슴부위만을 둥글게 하고, 좌우 어느 한 쪽을 스트레칭하는 경우는 굽히면서 한쪽으로 굽힌다.

촉진은 허리부위에서 시행하면 알기 쉽다. 가슴부위에서도 시행할 수 있지만 근육섬유의 일부가 어깨뼈 안쪽에 있고 가쪽으로 지나고 있기 때문에 촉진하기 어렵다.

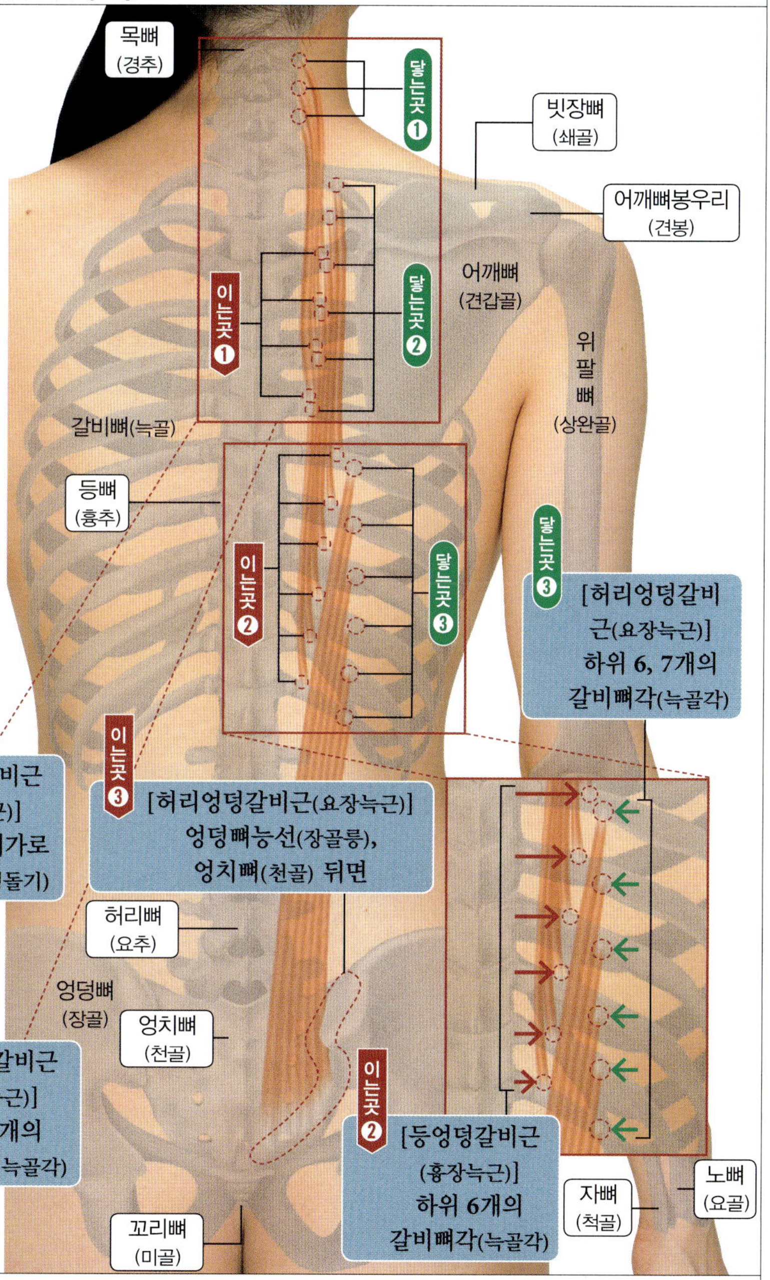

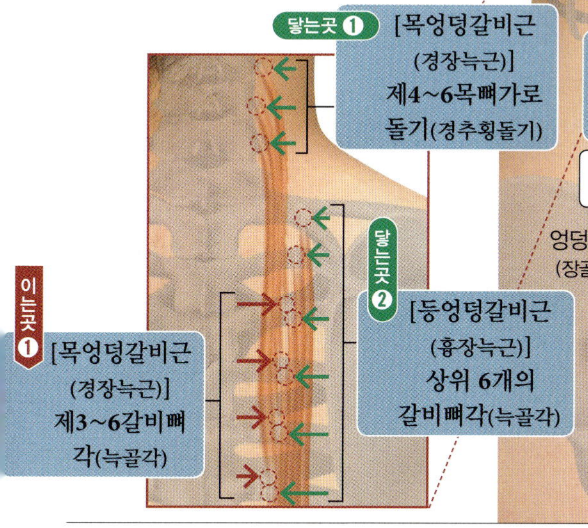

목뼈(경추)

빗장뼈(쇄골)

어깨뼈봉우리(견봉)

어깨뼈(견갑골)

위팔뼈(상완골)

갈비뼈(늑골)

등뼈(흉추)

허리뼈(요추)

엉덩뼈(장골)

엉치뼈(천골)

꼬리뼈(미골)

자뼈(척골)

노뼈(요골)

닿는곳 ① [목엉덩갈비근(경장늑근)] 제4~6목뼈가로돌기(경추횡돌기)

이는곳 ① [목엉덩갈비근(경장늑근)] 제3~6갈비뼈각(늑골각)

닿는곳 ② [등엉덩갈비근(흉장늑근)] 상위 6개의 갈비뼈각(늑골각)

이는곳 ② [등엉덩갈비근(흉장늑근)] 하위 6개의 갈비뼈각(늑골각)

닿는곳 ③ [허리엉덩갈비근(요장늑근)] 하위 6, 7개의 갈비뼈각(늑골각)

이는곳 ③ [허리엉덩갈비근(요장늑근)] 엉덩뼈능선(장골릉), 엉치뼈(천골) 뒤면

근육의 기능

- 척주를 뒤쪽으로 굽힌다(신전).
- 척주를 가쪽굽힘(측굴), 돌림(회전).

일상동작

- 크게 기지개를 편다.
- 등을 젖히게 한다.
- 걸을 때에 자세를 유지한다.

관련통

어깨뼈의 아래부위, 허리부위, 엉덩이부위에 통증이 나온다.

+정보 척주세움근은 후경되어 있을 때 가장 효율적으로 작용한다.

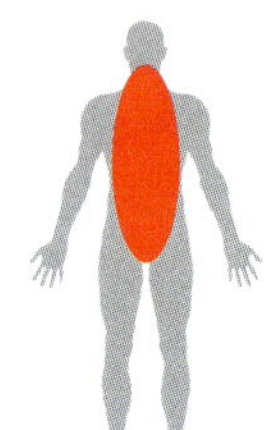

가장긴근 〈척주세움근〉

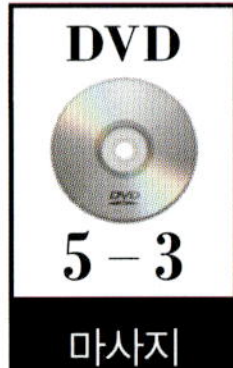

마사지
➡P170

가장긴근(최장근)《*longissimus*》

【근육군】 깊은등근육(심배근)〈제2층: 고유등근육(고유배근)〉 【지배신경】 척수신경뒤가지(척수신경후지)

▶ 근육의 특징

깊은등근육 안의 고유등근육 그룹으로 분류된다. 엉덩갈비근(장늑근 ➡P.163)의 안쪽에 위치하고, 머리가장긴근(두최장근), 목가장긴근(경최장근), 가슴가장긴근(흉최장근) 세 가지가 있다. 근육 전체 작용은 엉덩갈비근(장늑근)과 같다. 엉덩갈비근과 구별하는 것은 어렵고 가시근(극근 ➡P.165)과 구별하는 것은 더욱 더 어렵다.

스트레칭은 목에서 허리에 걸쳐서 등을 둥글게 한다. 목부위, 가슴부위만을 스트레칭하는 경우 목, 가슴부위만 둥글게 하고, 좌우 어느 한쪽을 스트레칭하는 경우 굽혀주면서(굴곡) 가쪽으로 굽힌다. 촉진은 다른 척주세움근과 마찬가지로 허리에서 시행하면 가장 알기 쉽다.

뒤통수뼈 (후두골)
목뼈 (경추)
닿는곳 ❶ [머리가장긴근(두최장근)] 꼭지돌기뒤모서리(유양돌기후연)
이는곳 ❶
닿는곳 ❷
빗장뼈 (쇄골)
어깨뼈봉우리 (견봉)
이는곳 ❷ [목가장긴근 (경최장근)] 상위 4, 5개의 등뼈가로돌기 (흉추횡돌기)
어깨뼈 (견갑골)
위팔뼈 (상완골)
닿는곳 ❸ [가슴가장긴근(흉최장근)] 등뼈가로돌기(흉추횡돌기), 하위 9, 10개의 갈비뼈
등뼈 (흉추)
갈비뼈 (늑골)
허리뼈 (요추)
닿는곳 ❷ [목가장긴근 (경최장근)] 제2~6목뼈 가로돌기 (경추 횡돌기)
이는곳 ❸ [가슴가장긴근(흉최장근)] 엉치뼈(천골), 허리뼈(요추)의 가시돌기(극돌기), 하위허리뼈의 가로돌기(횡돌기), 허리근막(요추근막)
노뼈 (요골)
엉덩뼈 (장골)
꼬리뼈 (천골)
자뼈 (척골)
이는곳 ❶ [머리가장긴근(두최장근)] 상위 4, 5개의 등뼈가로돌기(흉추횡돌기), 하위 3~5개의 목뼈관절돌기(경추관절돌기)
꼬리뼈(미골)

근육의 기능

- 머리가장긴근: 머리를 뒤쪽 및 같은 쪽으로 굽힌다.
- 목가장긴근: 목을 뒤쪽 및 가쪽으로 굽힌다.
- 가슴가장긴근: 척주를 뒤쪽 및 같은 쪽으로 굽힌다.

일상동작

- 크게 기지개 편다.
- 등을 젖힌다.
- 보행 시 선 자세에서 척주를 세워 자세를 유지한다.

관련통

어깨뼈의 아래부위, 허리의 가쪽, 엉덩이부위에 통증이 나타난다.

＋정보 척주세움근의 트레이닝은 몸통을 굽힌 상태나 엎드린 상태에서 시작하는 것이 많다.

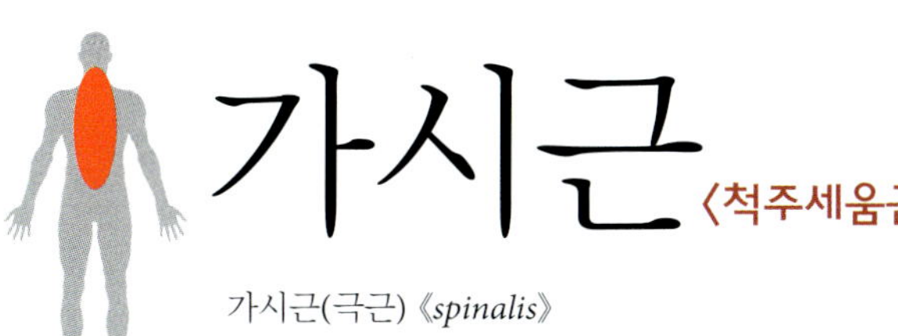

가시근〈척주세움근〉

가시근(극근) 《*spinalis*》

【근육군】 깊은등근육(심배근)〈제2층: 고유등근육(고유배근)〉 **【지배신경】** 척수신경뒤가지(척수신경후지)

DVD 5-3

마사지 ➡P170

▸ 근육의 특징

깊은등근육 안의 고유 등근육의 하나로 척주세움근 안에서 가장 안쪽에 위치하고 있다. 다른 척주세움근과 마찬가지로 3개의 근육으로 나뉘고, 머리가시근(두극근), 목가시근(경극근), 등가시근(흉극근)의 3개로 되어 있다. 등근육을 펴는 기능이 있고 자세를 유지한다.

스트레칭은 목에서 허리까지 등을 둥글게 한다. 또 목부위, 가슴부위만을 스트레칭하는 경우 목, 가슴부위만을 둥글게 하고, 좌우 어느 쪽을 스트레칭하는 경우 굴곡시키면서 한쪽으로 가쪽굽힘시킨다. 허리 아래에서 만질 수 있다.

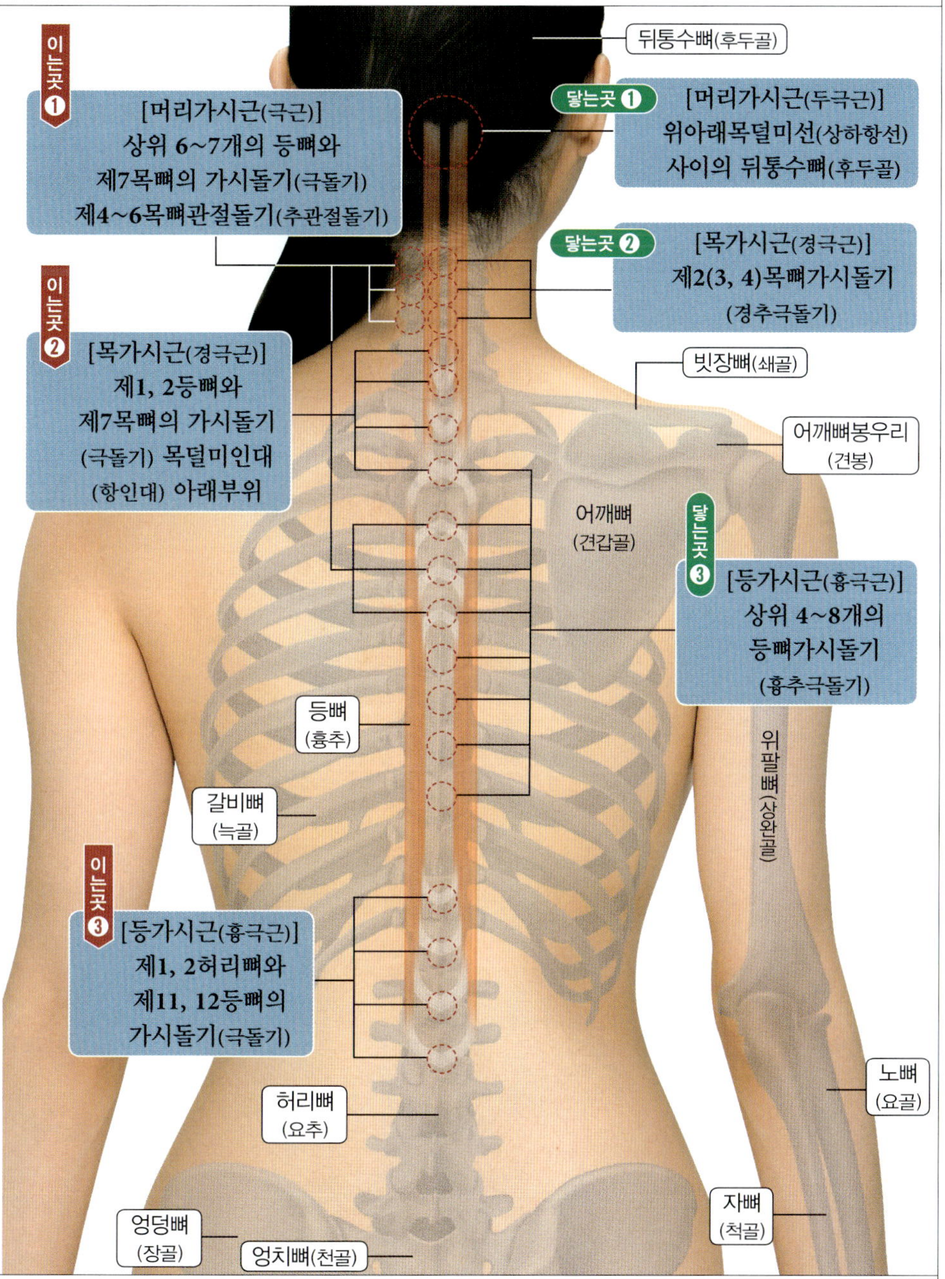

근육의 기능

- 다른 척주세움근과 협동하여 척주를 편 자세(등쪽으로 굽힘)를 유지한다.

일상동작

- 크게 기지개를 편다.
- 등을 젖히게 한다.
- 보행 시에 자세를 유지한다.

관련통

허리에서 위엉덩이부위에 걸쳐서 아래엉덩이부위 전체로 퍼지는 통증.

+정보 척주세움근의 부착부위가 아래로 당겨지게 되면 효율적으로 바른 자세를 유지할 수 있다.

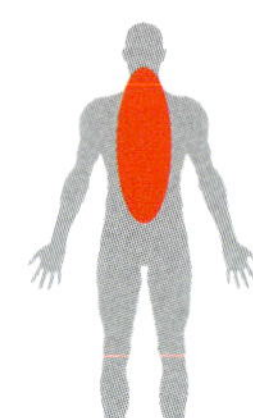

반가시근

DVD 5-3
마사지 ➡ P170

반가시근(반극근)《*semispinalis*》

【근육군】 깊은등근육(심배근)〈제2층: 고유등근육(고유배근)〉 **【지배신경】** 척수신경뒤가지(척수신경후지)

▸ 근육의 특징

깊은등근육 안의 고유등근육 그룹으로 분류되는 근육이다. 가시근(극근 ➡ P.165)과 마찬가지로 3개의 근육으로 나뉘고, 머리반가시근(두판극근), 목반가시근(경판극근), 등반가시근(흉반극근)의 3개로 되어 있다. 보통 6개 이상의 척추를 뛰어 넘어가 붙는다. 근육다발에 묶여 있기 때문에 하나의 근육군으로 되어 있다. 근육다발의 대부분이 근육의 장축 방향으로 나란히 배치되어 있다. 평행근(방추상근)이다.

머리가 앞으로 넘어가지 않도록 지탱하는 기능이 있다. 매우 강하게 수축하고 있을 때에만 촉진할 수가 있다.

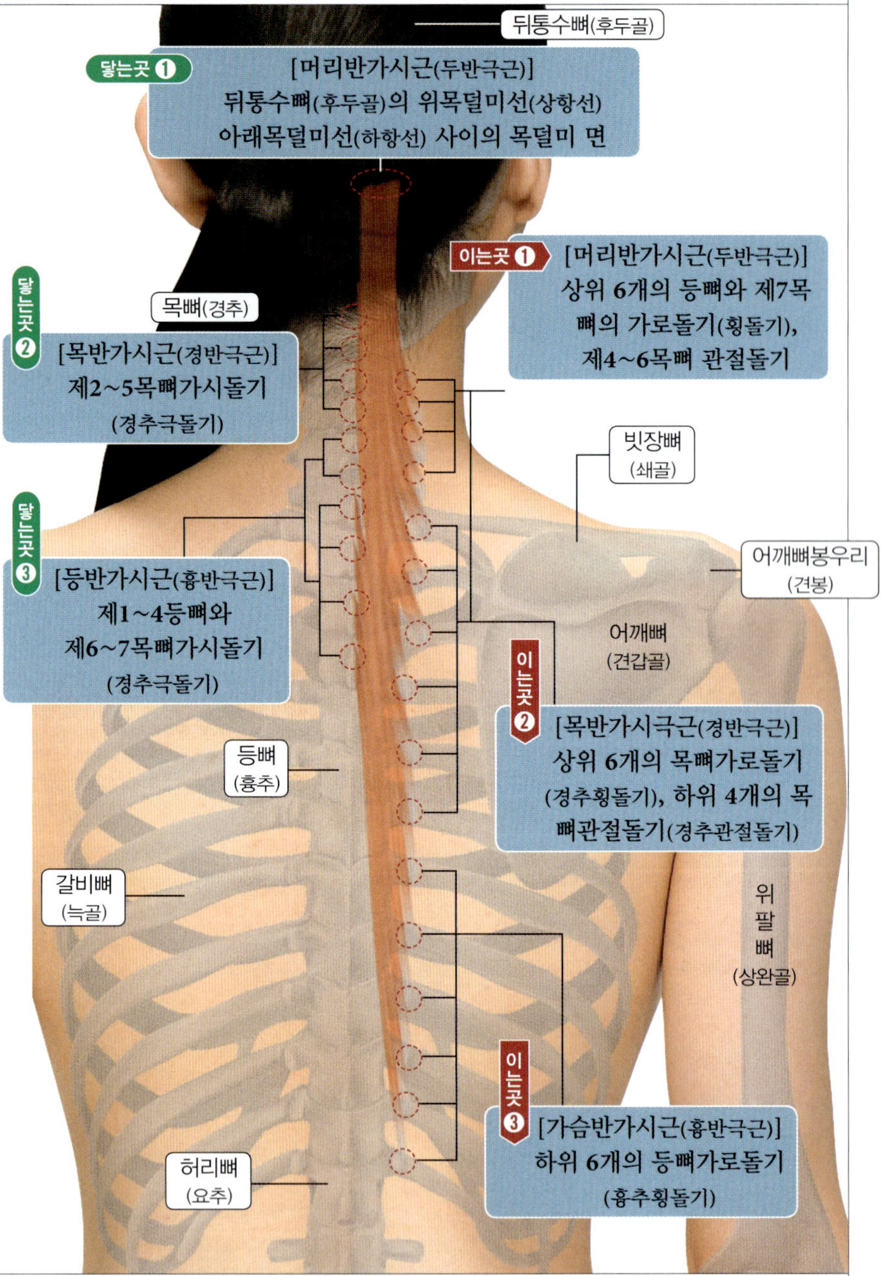

뒤통수뼈(후두골)

닿는곳 ❶ [머리반가시근(두반극근)]
뒤통수뼈(후두골)의 위목덜미선(상항선) 아래목덜미선(하항선) 사이의 목덜미 면

이는곳 ❶ [머리반가시근(두반극근)]
상위 6개의 등뼈와 제7목뼈의 가로돌기(횡돌기), 제4~6목뼈 관절돌기

목뼈(경추)

닿는곳 ❷ [목반가시근(경반극근)]
제2~5목뼈가시돌기
(경추극돌기)

빗장뼈
(쇄골)

어깨뼈봉우리
(견봉)

닿는곳 ❸ [등반가시근(흉반극근)]
제1~4등뼈와
제6~7목뼈가시돌기
(경추극돌기)

어깨뼈
(견갑골)

이는곳 ❷ [목반가시극근(경반극근)]
상위 6개의 목뼈가로돌기
(경추횡돌기), 하위 4개의 목뼈관절돌기(경추관절돌기)

등뼈
(흉추)

갈비뼈
(늑골)

위팔뼈
(상완골)

이는곳 ❸ [가슴반가시근(흉반극근)]
하위 6개의 등뼈가로돌기
(흉추횡돌기)

허리뼈
(요추)

근육의 기능

- 양쪽수축: 머리 및 목부위를 폄(뒤로 젖힌다).
- 한쪽수축: 가쪽 굽힘. 돌림.

일상동작

- 머리를 지탱한다.
- 럭비의 스크럼을 짠다.
- 점프할 때 머리를 고정한다.

관련통

특별한 것은 없다.

+정보 반가시근은 머리를 지탱하는 근육이기 때문에 항상 긴장되어 혹사 당한다.

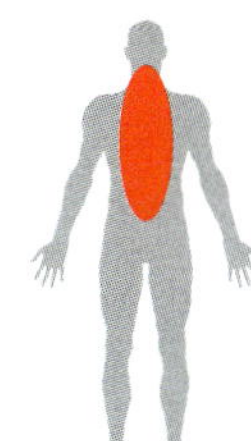

묫갈래근

묫갈래근(다열근)《*multifidus*》

【근육군】 깊은등근육(심배근)〈제2층: 고유등근육(고유배근)〉

【지배신경】 척수신경뒤가지(척수신경후지)〈C_3~S_3〉

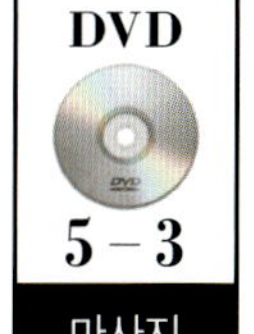

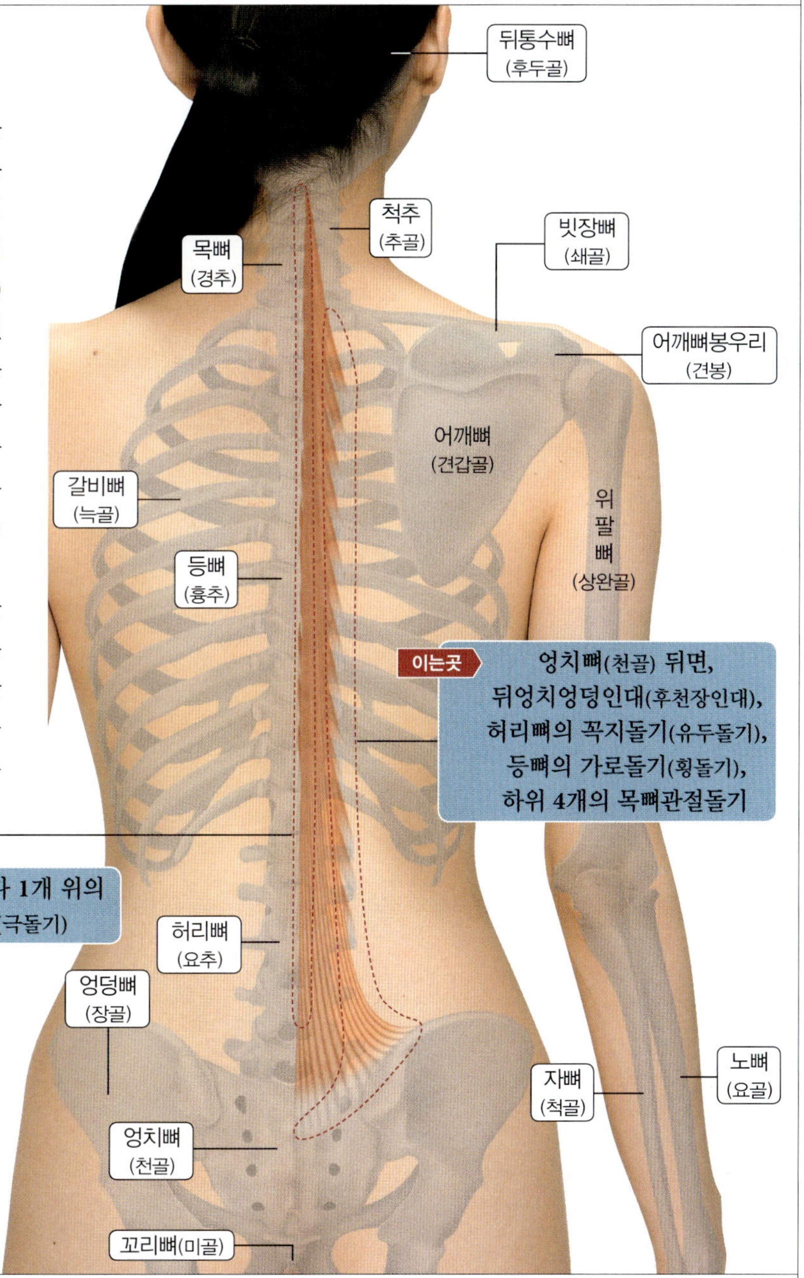

▶ 근육의 특징

깊은등근육의 하나로서 척추와 가로돌기 사이의 홈에 존재한다. 명칭은 많은 근육다발(근속)이 나뉘어 있는 것에서 유래되었다. 보통 몇 개의 척추뼈를 뛰어 넘어가 붙는데, 특히 엉치뼈(천골)부터 엉덩이부위까지 꽤 발달되어 있고, 요트 돛대를 지탱하는 로프와 같은 역할을 하고 있다. 몸 안에서 가장 강력한 힘을 가지고 있는 근육 중의 하나이다. 얕은층에 있는 강력한 근육의 움직임으로부터 척추사이관절(추간관절)을 지키는 역할을 하고 있다.

돌림근(회전근 ➡P.168)과 비슷한 움직임을 하고, 서 있는 상태와 앉은 상태에서 척주를 바르게 세우기 위한 보조적인 작용을 한다. 척추의 가로돌기(특히 엉치뼈 위) 사이에서 만질 수 있고, 이 부분은 마사지할 수 있다.

뒤통수뼈(후두골)
척추(추골)
목뼈(경추)
빗장뼈(쇄골)
어깨뼈봉우리(견봉)
어깨뼈(견갑골)
갈비뼈(늑골)
위팔뼈(상완골)
등뼈(흉추)

이는곳 엉치뼈(천골) 뒤면, 뒤엉치엉덩인대(후천장인대), 허리뼈의 꼭지돌기(유두돌기), 등뼈의 가로돌기(횡돌기), 하위 4개의 목뼈관절돌기

닿는곳 이는곳의 척추보다 1개 위의 척추가시돌기(극돌기)

허리뼈(요추)
엉덩뼈(장골)
자뼈(척골)
노뼈(요골)
엉치뼈(천골)
꼬리뼈(미골)

근육의 기능

- 척주를 뒤로 젖힌다.
- 척주를 같은 쪽으로 굽히며, 반대쪽으로 회전시킨다.

일상동작

- 크게 기지개를 편다.
- 등을 젖힌다.
- 보행 시 자세를 유지한다.

관련통

어깨뼈아래각과 정중앙 부위에 국소된 통증.

+정보 요통 환자는 엉치뼈부위의 묫갈래근을 만지면 통증이 발성하는 경우가 많다.

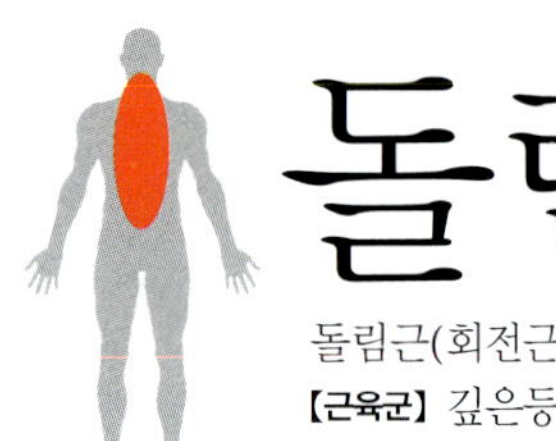

돌림근

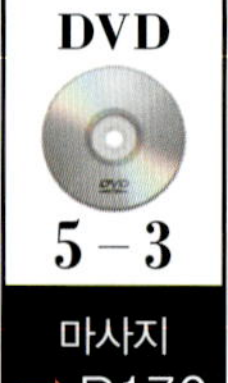

돌림근(회전근) 《*rotator*》

【근육군】 깊은등근육(심배근)〈제2층: 고유등근육(고유배근)〉

【지배신경】 척수신경뒤가지(척수신경후지)〈C_3~S_3〉

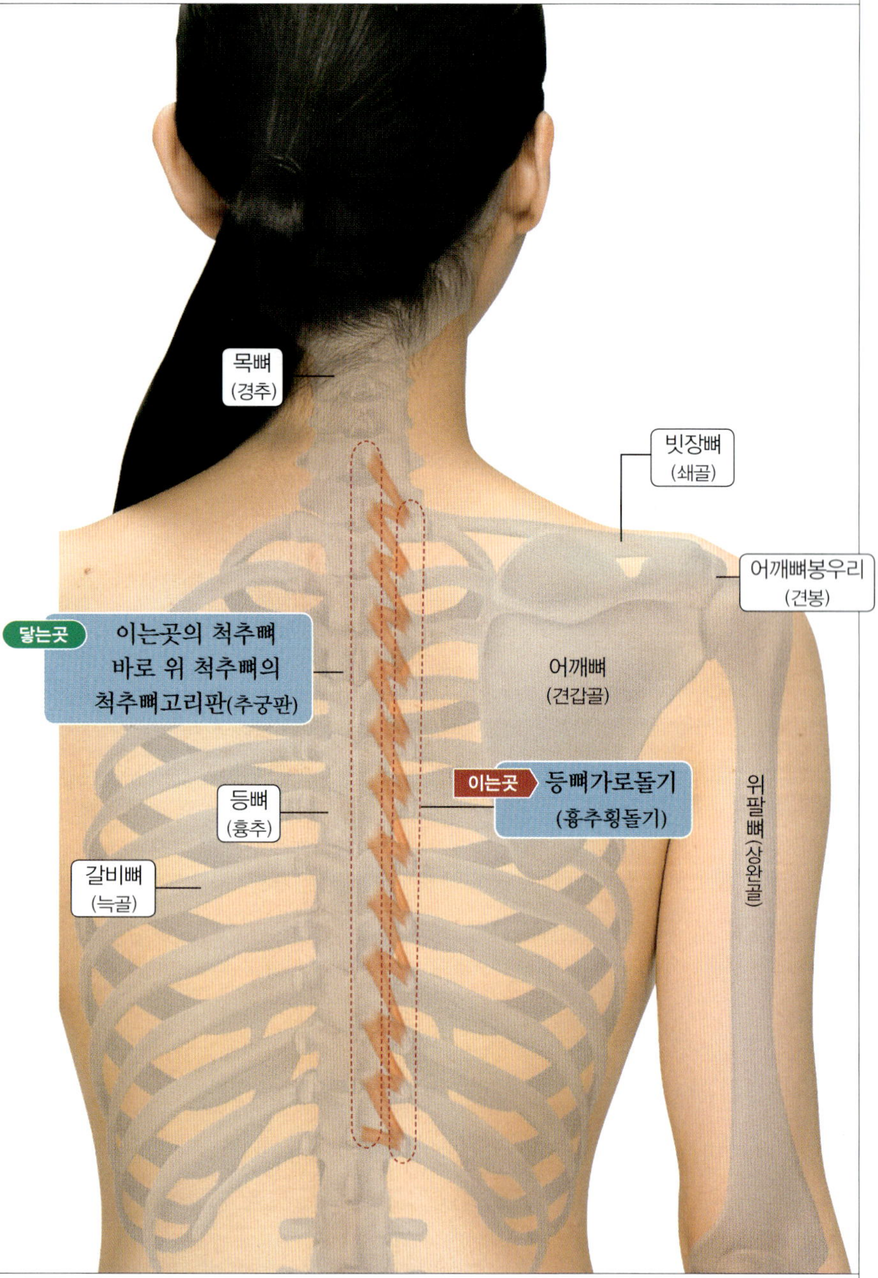

▶ 근육의 특징

고유등근육 안에서 가장 안쪽에 있는 근육이다. 목부위, 가슴부위, 허리부위에 있고 그 안에서도 가슴부위의 돌림근(회전근)이 가장 발달해 있다. 뭇갈래근(다열근 ➡P.167)의 아래에 있다.

근육의 이름처럼 몸통의 돌림에 작용하고, 폄운동의 보조적인 움직임도 있다. 주로 척주를 움직일 때의 미세 조정을 하고 있다. 매우 고밀도한 근방추(감각기관)를 가지고 있다.

가슴부위의 돌림근에는 허리뼈에서 목뼈에 걸쳐 톱날과 같은 근육다발로 연결되어 있다. 척추의 가로돌기사이에서 촉진할 수 있다.

목뼈
(경추)
빗장뼈
(쇄골)
어깨뼈봉우리
(견봉)
닿는곳 이는곳의 척추뼈 바로 위 척추뼈의 척추뼈고리판(추궁판)
어깨뼈
(견갑골)
이는곳 등뼈가로돌기
(흉추횡돌기)
등뼈
(흉추)
갈비뼈
(늑골)
위팔뼈(상완골)

근육의 기능

- 척주의 돌림(회전)의 보조.

일상동작

- 골프의 클럽과 야구의 배트를 휘두른다.
- 볼을 던진다.

관련통

척주와 어깨뼈안쪽모서리 사이 외에 척주의 중심선을 따라 허리부위와 볼기부위에 통증을 유발한다.

+정보 돌림근에는 고밀도의 근방추가 있기 때문에 근육과 관절의 움직임이라 하는 신체 깊은부위의 감각을 촉지하는 고유수용기로서 작용을 한다.

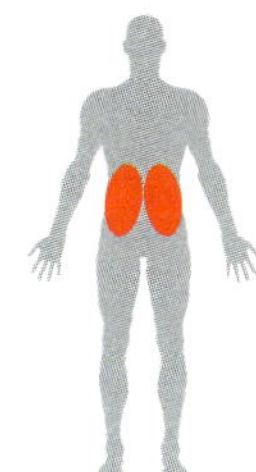

허리네모근

허리네모근(요방형근)《*quadratus lumborum*》
【근육군】 뒤배벽근육(후복근) **【지배신경】** 허리신경얼기(요신경총)〈Th_{12}~L_3〉

DVD 5-3
마사지 ➡P170

▸ 근육의 특징

허리뼈의 양쪽에 있는 직사각형(장방형)의 깊은층 근육이다. 대부분을 척주세움근(➡P.163~165)에 덮여 있다. 몸통을 같은 쪽으로 굽히고 허리뼈를 안정시킨다. 제12갈비뼈를 아래쪽으로 당기는 작용을 하고 등 쪽에 갈비뼈와 골반을 연결하여 몸통의 운동과 호흡에 관여한다.

허리뼈를 한쪽으로 굽히면 다른 한쪽의 근육이 스트레칭된다. 마른 사람 이외에 허리네모근의 촉진은 어렵다.

촉진할 때는 척주세움근의 가쪽 모서리 부위 바로 옆에 손가락을 놓고 안쪽에 압력을 주면 만질 수 있다. 이것은 상대를 엎드린 자세(복와위)로 시행한다.

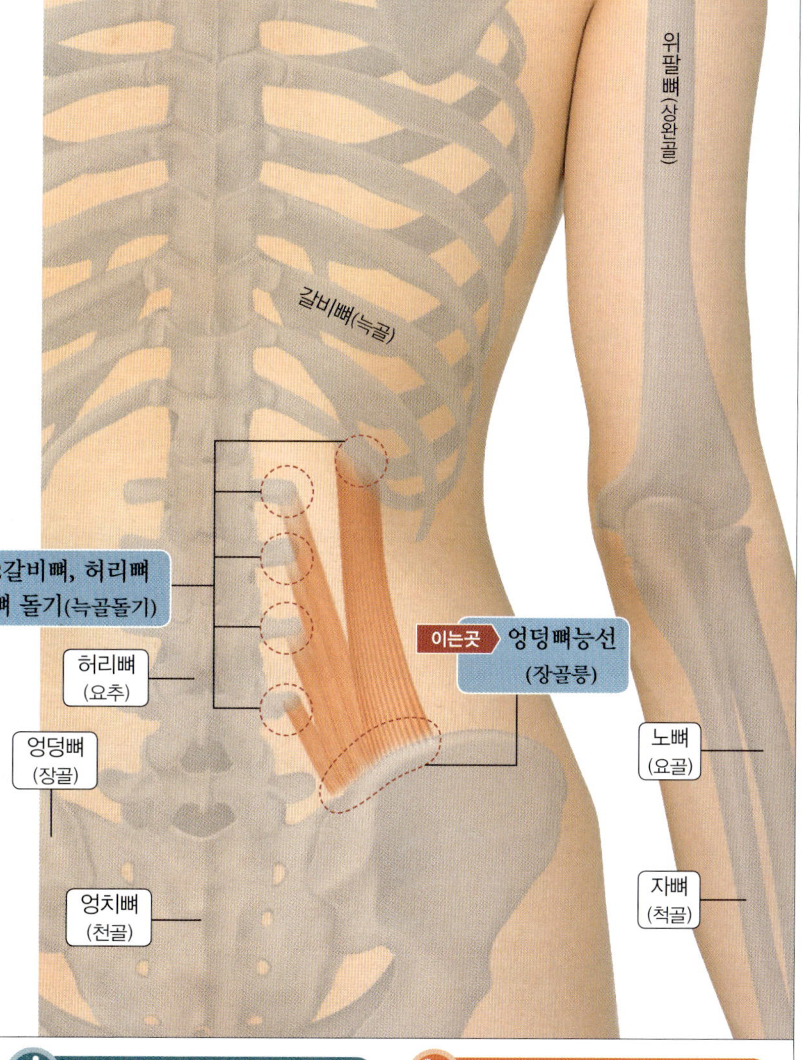

※ 허리네모근은 배부위의 근육으로 분류되는데 마사지 관점에서 등 · 허리부위의 근육으로 취급된다.

근육의 기능

- 한쪽이 작용: 허리뼈를 같은 쪽으로 굽힌다.
- 양쪽이 작용: 제12갈비뼈를 당겨 내린다.

일상동작

- 한 손으로 물건을 든다.
- 숨을 들이 마실 때 12번 갈비뼈를 고정한다.
- 기침과 재채기가 나올 때 보조한다.

관련통

아랫배, 엉치엉덩관절(천장관절), 아래볼기 부위 주위에 통증이 나타난다.

+정보 허리네모근의 통증은 하반신을 고정하고 상반신을 움직이는 스포츠(골프와 승마 등)와 사무직에서 자주 나타난다.

DVD 5-1

척주세움근부위의 마사지

《시술 준비》

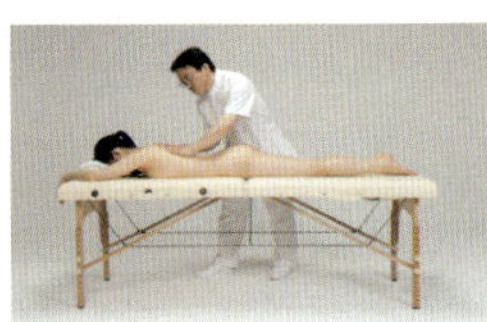

- 피시술자는 엎드린 자세를 취하고 얼굴 밑에 베개를 놓는다. 침대 사이에 가슴에 놓는 베개(바스트매트)를 놓아도 좋다.
- 시술자는 피시술자의 옆면에서 머리 쪽을 바라보고 선 자세를 취한다.
- 피시술자가 이동하지 않아도 모든 범위를 시술할 수 있는 위치에 선다.

마사지 시간

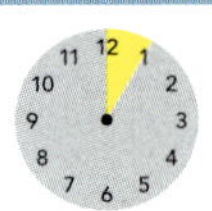

약 5 분

〈촉진〉

척주세움근 (척추기립근)

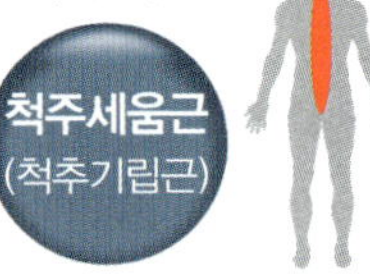

척주세움근[엉덩갈비근(장늑근), 가장긴근(최장근), 가시근(극근)]은 척주 양쪽에 불룩하게 올라온 근육군이다. 대체적으로 등부위 중앙에서 옆으로 폭넓게 있다. 촉진은 허리에서 등, 목까지 척주를 따라 시행한다.

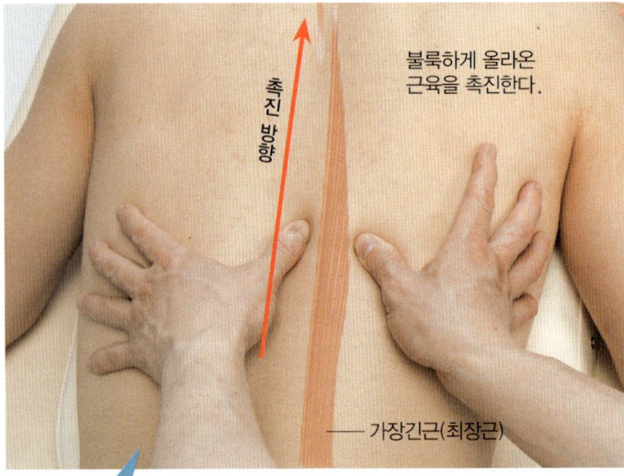

위아래로 긴 근육

척주세움근은 위아래로 길고, 척주의 양쪽에 있다.

근육의 폭을 잡는다.

근육의 폭은 척주의 옆에서 가쪽의 불룩한 곳이 끝나는 부분까지이다.

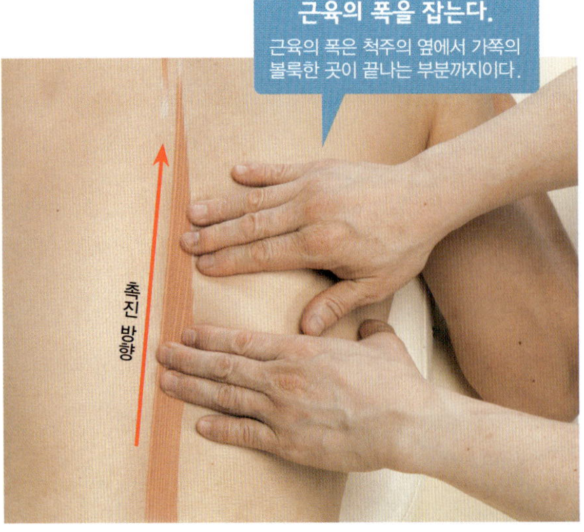

1 좌우 동시성 수장경찰

척주를 사이에 놓고 양손바닥(수장)을 엉치뼈 목뒤부위 ➡ 뒷덜미부위 ➡ 좌우어깨뼈봉우리(견봉) ➡ 목덜미 부근 ➡ 다시 척주를 따라 허리까지 내려와 엉덩뼈능선에서 옆구리부위 가쪽 방향으로 경찰한다.

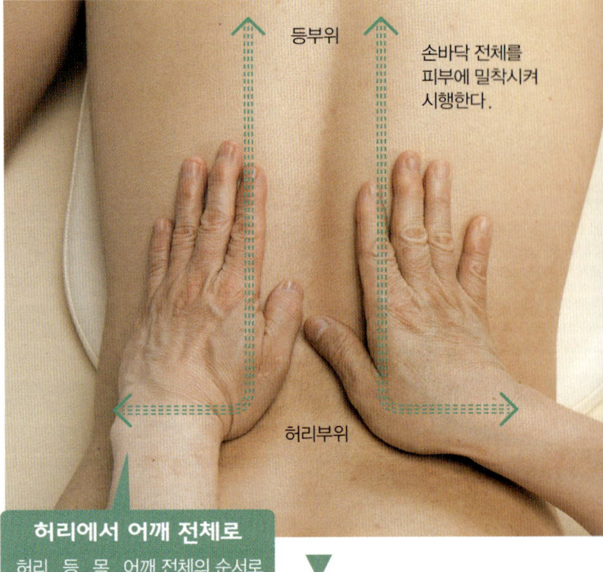

허리에서 어깨 전체로

허리, 등, 목, 어깨 전체의 순서로 손을 이동한다.

정면에서

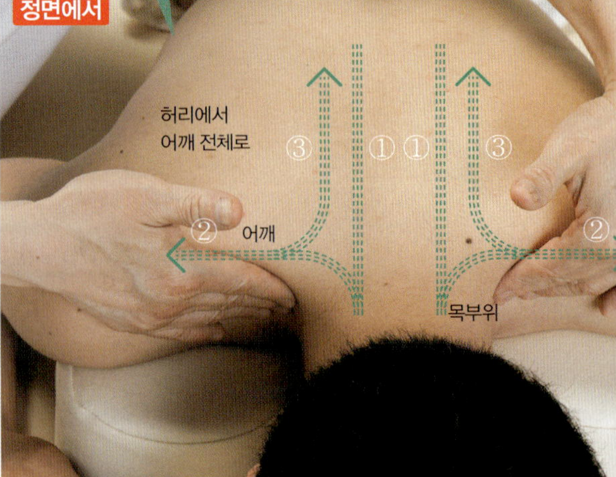

+정보 목과 가슴부위만 둥굴게 굽혀 줌으로써 목부위와 가슴부위의 척주세움근(➡ P.163~165)을 스트레칭할 수 있다.

개요

등허리부위는 **척주세움근(척주기립근), 등세모근(승모근), 넓은등근(광배근)**의 순으로 시술한다. **척주세움근**은 목뒤부위에서 허리까지 척주의 양쪽을 세로로 지나고 있는 근육군으로 척주의 바로 옆을 따라 솟아올라와 있다. 이 융기의 구성은 척주쪽에서 가시근(극근), 반가시근(반극근), 뭇갈래근(다열근), 중앙이 가장긴근(최장근), 가쪽모서리가 엉덩갈비근(장늑근)과 나란히 있다. 시술 범위는 척주 양쪽을 엉치뼈의 뒤면부터 목뒤부위에 걸쳐서 시행한다. 목뒤부위는 약한 압으로 시행한다.

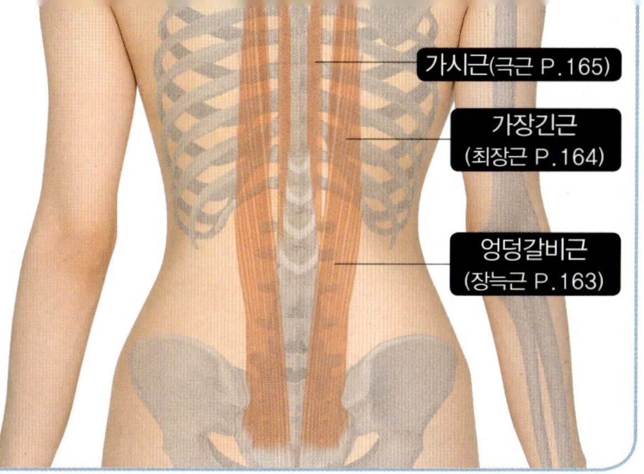

2 수장윤상유날

척주를 따라 제5허리뼈 쪽에서 목뒤까지 손바닥 전체를 사용하여 힘살 위를 원을 그리듯이 유날하면서 서서히 위로 올라간다. 척주 쪽에서 가쪽으로 밀어내듯이 시행한다.

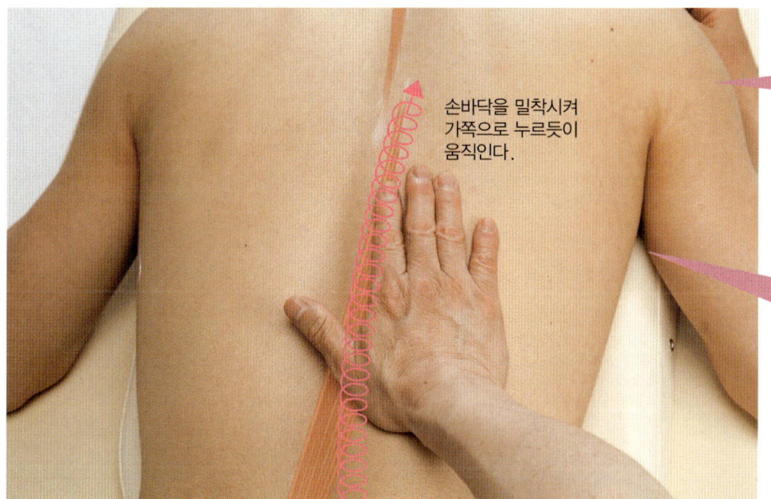

소용돌이를 그리듯이

같은 부위에서 반복하는 것이 아니라 소용돌이 형상으로 위로 올라간다.

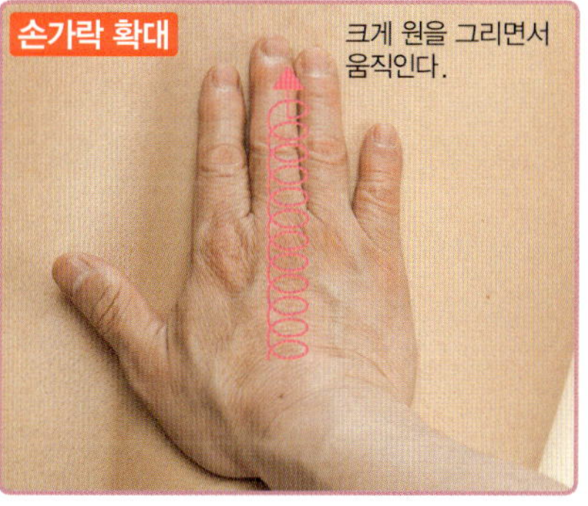

3 무지유날

척주를 따라 제5허리뼈 쪽에서 목뒤까지 엄지손가락(무지)으로 원을 그리듯이 유날하면서 서서히 위로 올라간다. 한쪽씩 시술한다. 척주 쪽에서 가쪽으로 밀어내듯이 시행한다.

원을 그리면서 위로 올라간다.

힘살안쪽모서리에서 힘살의 정점으로 향하여 원을 그려 준다.

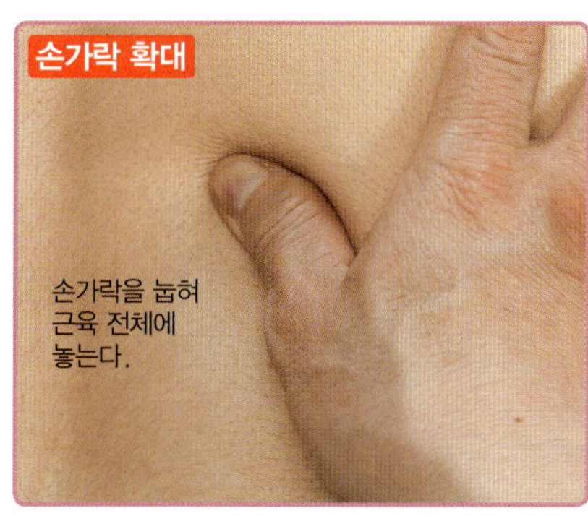

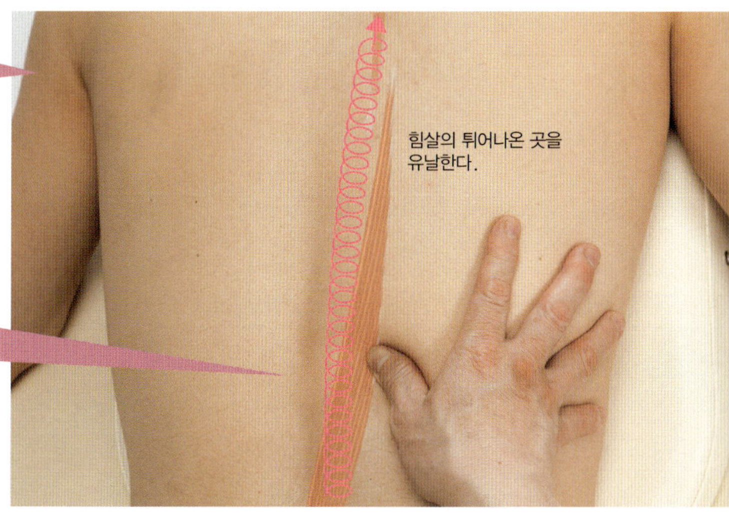

DVD 5-1

척주세움근부위의 마사지

마사지 시간 약 5분

4 양무지유날

척주를 따라 제5허리뼈에서 목뒤까지 좌우의 엄지손가락으로 한쪽의 척주세움근을 사이에 놓고, 작게 위아래로 직선으로 유날한다.

5 좌우 동시성 양무지유날

척주를 따라 제5허리뼈 쪽에서 목뒤까지 좌우의 엄지손가락으로 양쪽의 척주세움근 힘살을 수직으로 압박한다.

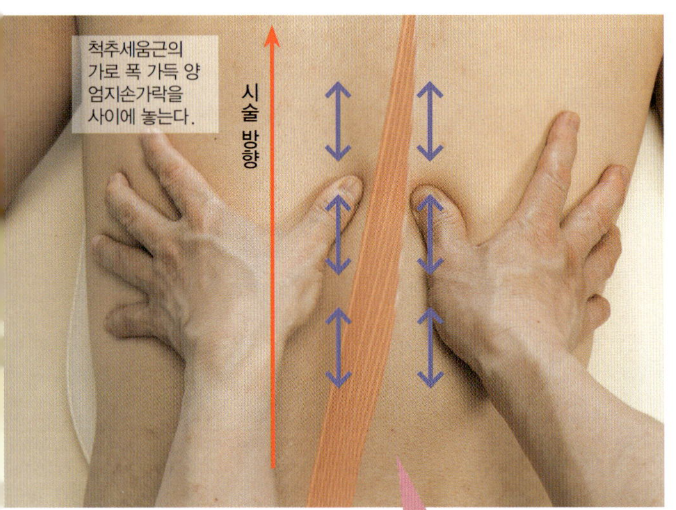

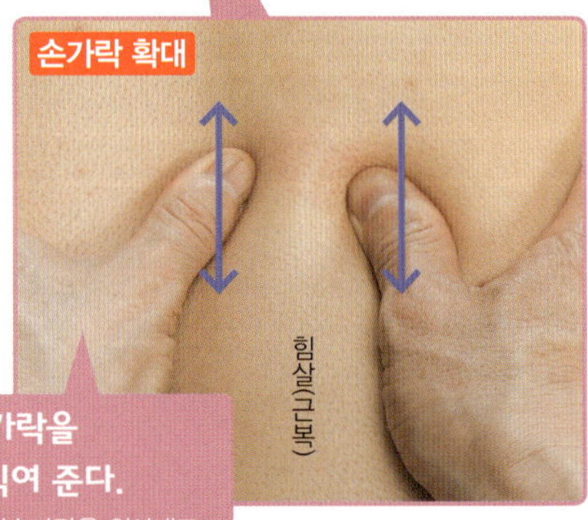

양엄지손가락을 위아래로 움직여 준다.
힘살을 사이에 놓고 양엄지손가락을 위아래로 작게 움직여 유날한다.

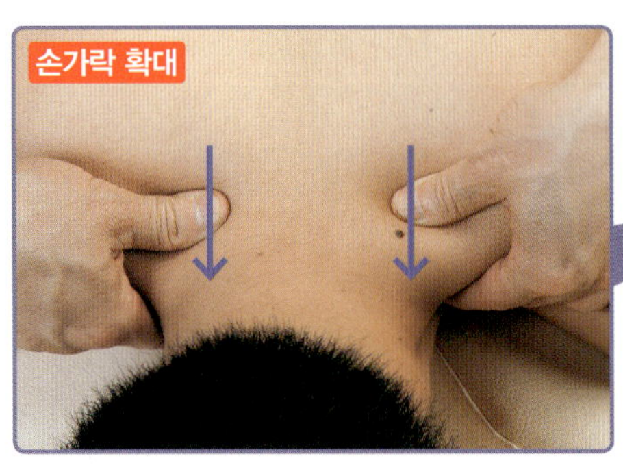

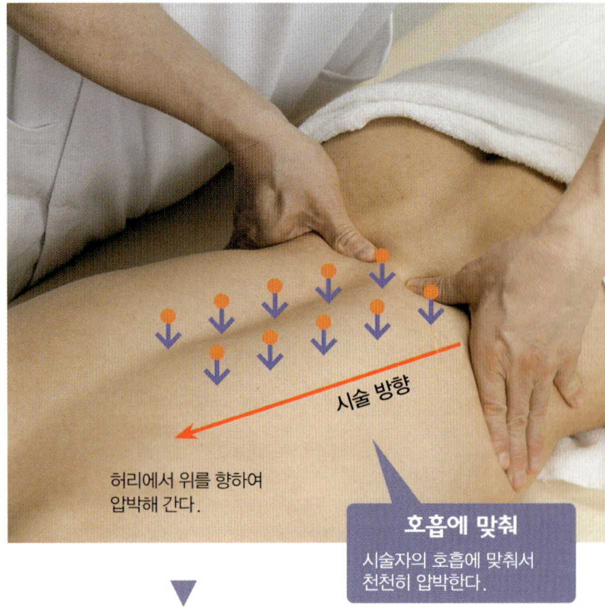

호흡에 맞춰
시술자의 호흡에 맞춰서 천천히 압박한다.

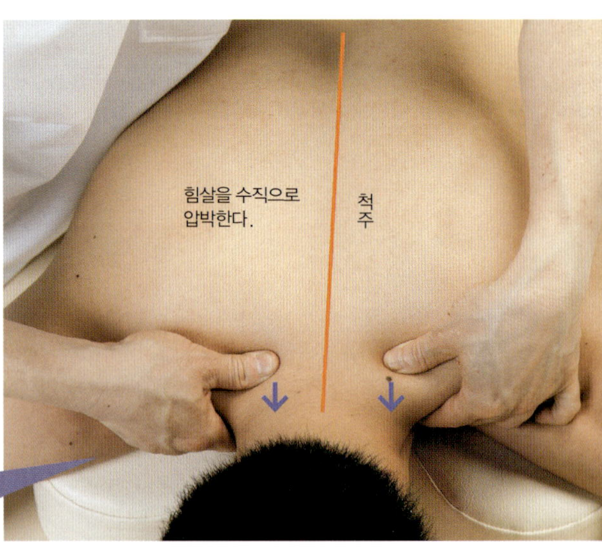

▶ 척주세움근의 가장 솟아올라온 부분을 압박한다.

+정보 몸의 중심은 척주보다 상당히 앞쪽 골반부위에 있다.

6 좌우 동시성 수장경찰

수기 1과 마찬가지로 동시에 양손을 목뒤 ➡ 뒷덜미 ➡ 좌우어깨뼈봉우리 ➡ 뒷덜미 ➡ 다시 척주를 따라 허리까지 내려와 엉덩뼈능선에서 옆구리 가쪽으로 이동한다. 이 수기는 생략해도 좋다.

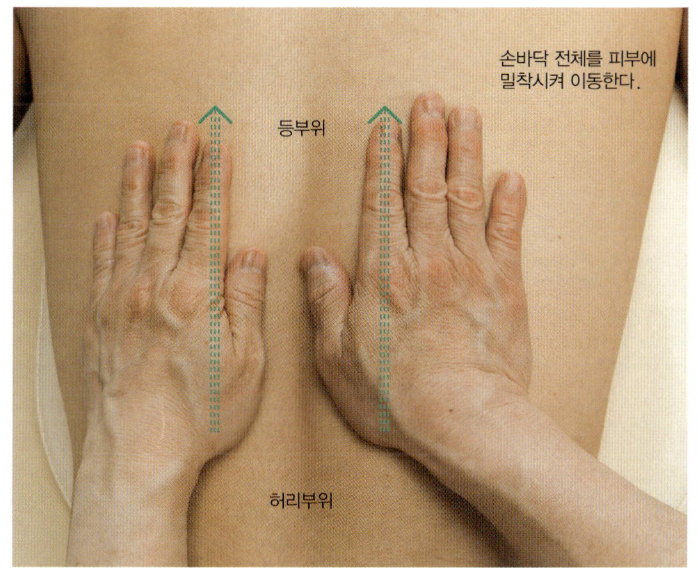

양손을 미끄러지듯이 움직인다.
허리등부위, 목뒤부위, 어깨위부위 전체를 미끄러지듯이 움직여서 경찰한다.

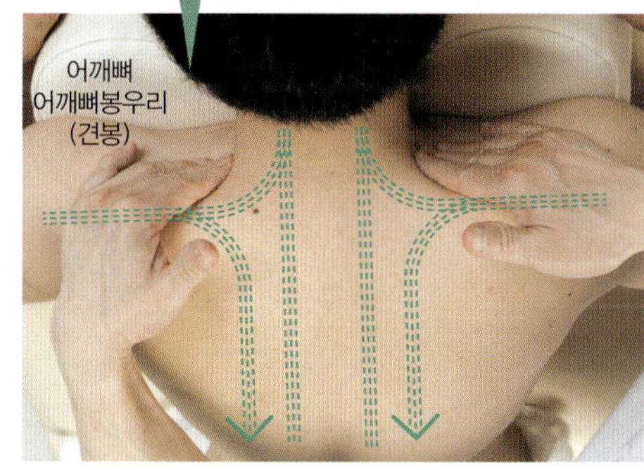

column

몸통의 근육은 어디인가?

스포츠트레이닝의 세계에서 최근 유행하고 있는 것이 '체간트레이닝'이라는 단어이다. 몸통(체간)이라는 것은 어느 부분을 가리키는 것인지 사람에 따라 다르지만 기본적으로는 몸 전체에서 팔, 다리, 머리, 목을 제외한 가슴, 등, 허리 등이 체간이라고 불린다.

신체 중심은 척주보다도 앞쪽 골반부위에 있으므로 중심에서 잡아 당겨지는 힘에 대해서 척주와 여기에 부착되는 근육이 자세를 유지하지 않으면 안 된다. 그리고 자세를 유지하기 위해 등부위에서 허리부위를 지탱하는 주된 근육이 엉덩갈비근(장늑근), 가장긴근(최장근), 가시근(극근)으로 되어 있는 척주세움근(척주기립근)이다. 이런 근육은 자세 유지와 몸통을 비트는 움직임 등에 특히 중요하므로 운동선수의 트레이닝에서도 비중 있게 다루고 있다.

척주세움근의 통증유발점은 장시간에 걸쳐서 앞으로 기운자세(전경자세)를 유지하거나, 척추를 굽히고 돌려 무거운 물건을 들어 올리거나 차에 장시간 타는 등의 다양한 요인으로 급성, 만성적인 근육 혹사에 의해 유발되어 영속화되는 경우가 많다

척주세움근의 위치 관계는 가쪽에 엉덩갈비근, 중간에 가장긴근, 가장 안쪽에 가시근이 나열되어 있다.

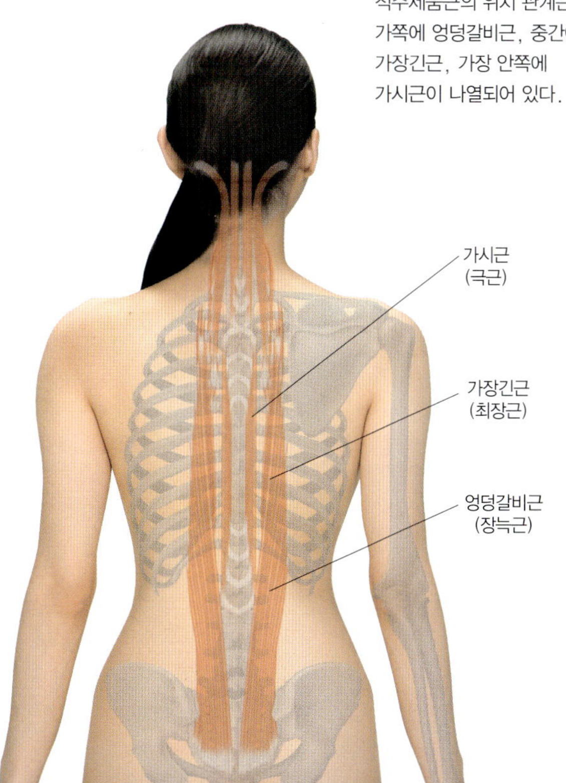

DVD 5-2

등세모근부위의 마사지

《시술 준비》

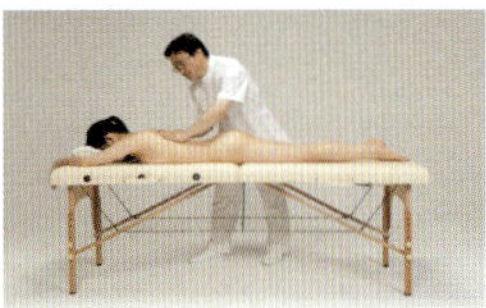

- 피시술자는 엎드린 자세를 취하고 얼굴 밑에 베개를 놓는다. 침대 사이에 가슴에 놓는 베개(바스트매트), 발목의 아래에 둥근 목욕타월 등을 놓아도 좋다.
- 시술자는 피시술자의 옆면에 서서 머리 쪽을 바라보고 위치한다.
- 피시술자의 모든 범위를 시술할 수 있는 위치에 선다.

마사지 시간

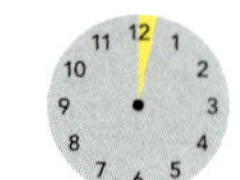

약 2 분

〈촉진〉

등세모근 (승모근)

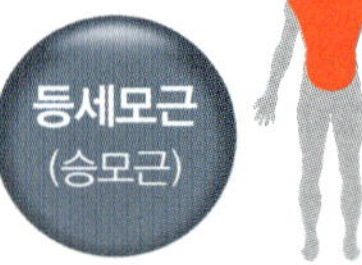

위섬유는 제1~7목뼈가시돌기(경추극돌기)의 가쪽 2 횡지 부위(근육층은 얇다)와 빗장뼈 가쪽 1/3(목을 옆으로 하면 신장된 쪽으로 촉지할 수 있다)의 범위에 있고, 목부위에는 안 가쪽으로 촉찰한다.

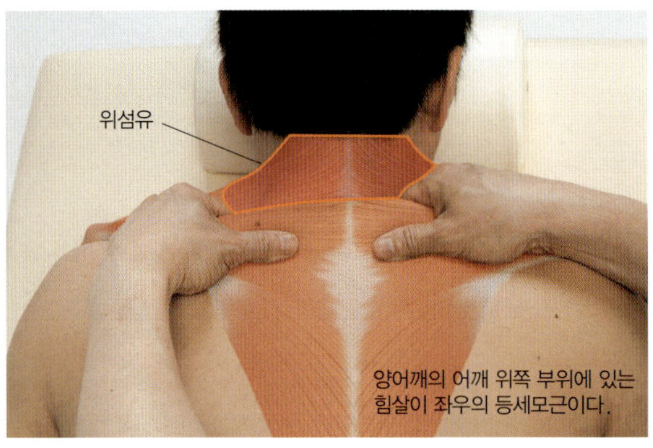

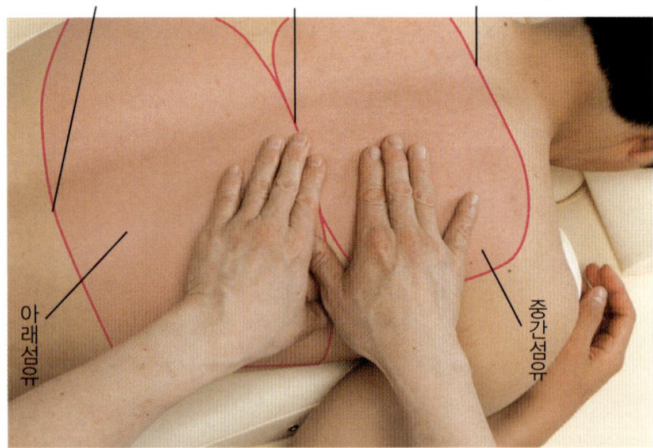

중간섬유는 제1~5등뼈가시돌기 범위에서 어깨뼈의 어깨뼈가시 위모서리에 퍼져 있으므로 어깨뼈 사이 부위에서 위아래로 촉찰한다. 아래섬유 가쪽모서리에서는 제12등뼈가시돌기와 어깨뼈가시 안쪽모서리를 연결한 선상에 있으므로, 촉진은 그 선에 대하여 직각으로 촉찰한다. 모두 엄지손가락과 네손가락 지복을 사용한다.

1 위섬유의 좌우 동시성 수장경찰

목뼈 위쪽 부위를 중심으로 좌우의 손바닥(수장)으로 나란히 가볍게 놓고, 목덜미부위까지 내려와 그대로 어깨뼈봉우리까지 좌우 동시에 경찰한다.

八자로

목에서 어깨뼈봉우리로 향하여 八자로 경찰한다.

2 위섬유의 사지윤상유날

순서 1과 같은 경로를 네손가락으로 좌우 동시에 한 곳에 2~3회 윤상유날을 시행한다. 왼손은 반시계 방향, 오른손은 시계 방향으로 유날한다. 대여섯 곳에서 시행한다.

손끝이 아니라 지복으로

네손가락으로 가볍게 압박하고 원을 그리면서 유날한다.

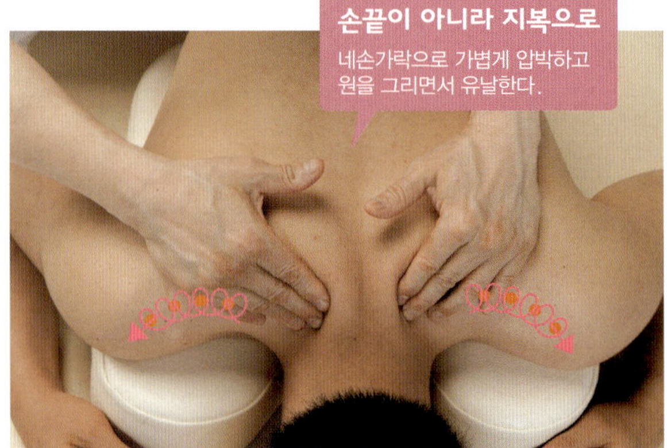

+정보 등세모근(➡ P. 154)의 위쪽 부위를 단련하기 위해서는 어깨를 움츠리는 동작을 하는 것이 효과적이다.

개요

등허리부위는 **등세모근(승모근), 척주세움근(척주기립근), 넓은등근(광배근)**으로 나눠서 시술한다. 등세모근은 뒤통수뼈 위목덜미선(후두골상항선), 목뒤부위, 등부위(아래부위는 제12등뼈가시돌기) 등에서 시작하여 어깨 앞쪽에 부착되는 피부 아래에 있는 넓은 근육이다. 척주를 중심으로 한쪽만 어깨 앞에 부착하는 부분을 정점으로 삼각형의 형태를 하고 있다. 위·가운데·아래섬유의 세 곳으로 나눠서 시술한다. 시술은 **몸의 중심부(척주부위)에서 가쪽 방향(빗장뼈 가쪽 방향과 어깨 앞)으로 향하는 방향**으로 근육의 형태를 연상하며 시술한다.

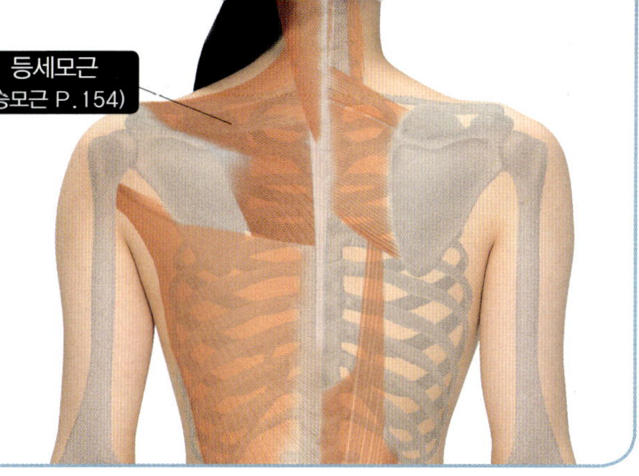

3 중간섬유의 좌우 동시성 수장경찰

등뼈 위쪽 부위를 중심으로 좌우 손바닥을 나란히 놓고 먼저 제1～4등뼈쪽(①)부터 다음 제5～7등뼈쪽(②)으로 시작하여, 양쪽 어깨뼈가시 위모서리를 지나 어깨뼈봉우리까지 경찰한다.

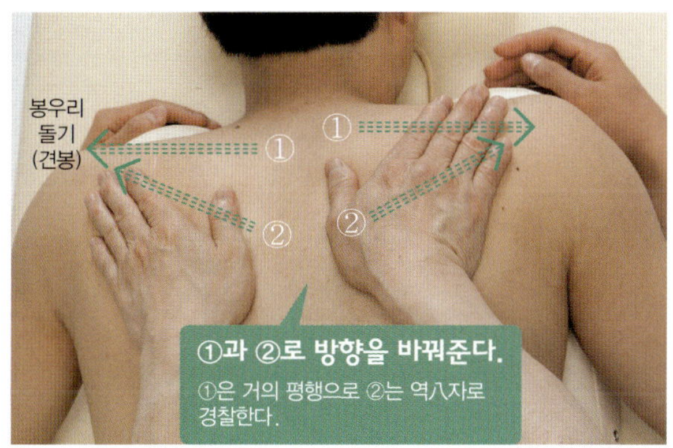

①과 ②로 방향을 바꿔준다.
①은 거의 평행으로 ②는 역八자로 경찰한다.

5 아래섬유의 좌우 동시성 수장경찰

제8～12등뼈를 중심으로 좌우 손바닥을 나란히 놓고, 어깨뼈봉우리로 향하여 위 가쪽으로 경찰한다.

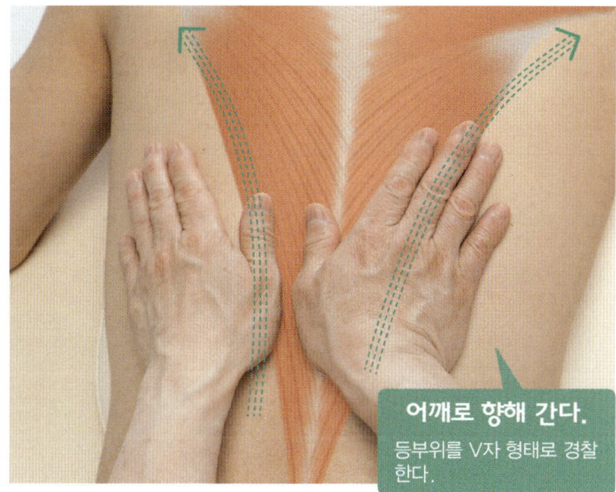

어깨로 향해 간다.
등부위를 V자 형태로 경찰한다.

4 중간섬유의 수장윤상유날

순서 3과 같은 경로를 손바닥으로 2～3회 원을 원을 그리면서 유날한다. 먼저 제1～4등뼈 쪽에서 다음의 제 5～7등뼈 쪽으로 시작하여 1 경로에서 다음 세네 곳을 시술한다. 한쪽씩 시행해도 좋다.

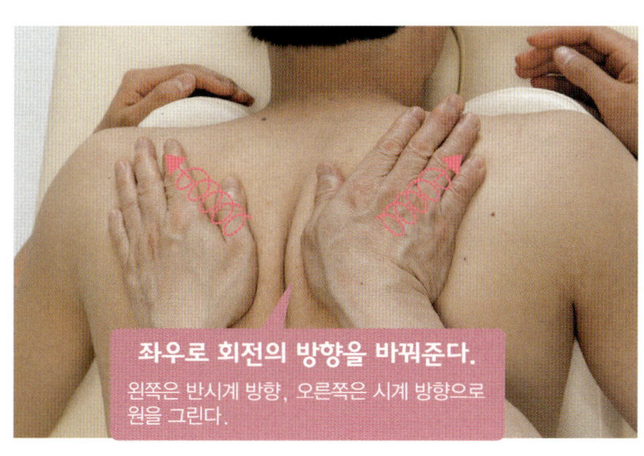

좌우로 회전의 방향을 바꿔준다.
왼쪽은 반시계 방향, 오른쪽은 시계 방향으로 원을 그린다.

6 아래섬유의 사지윤상유날

순서 5와 같은 경로를 네손가락으로 2～3회 원을 그리면서 유날한다. 장소를 바꿔서 5～6 군데 시술한다.

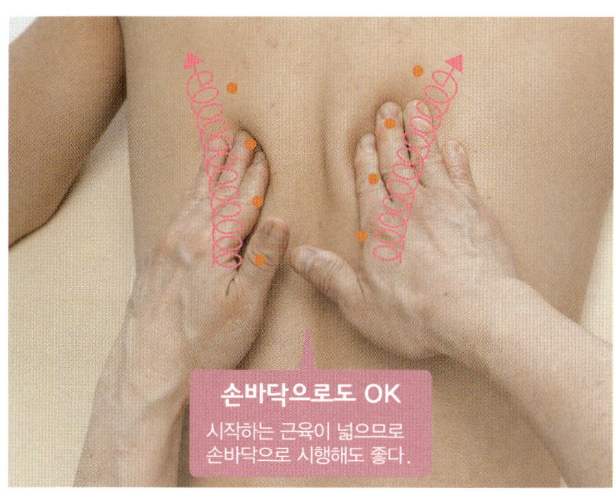

손바닥으로도 OK
시작하는 근육이 넓으므로 손바닥으로 시행해도 좋다.

DVD 5-3

넓은등근부위의 마사지

《시술 준비》

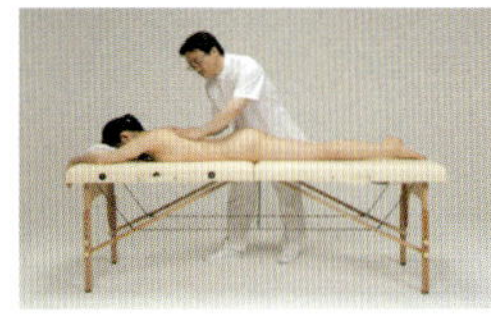

- 피시술자는 엎드린 상태를 취하고 얼굴 밑에 베개를 놓는다. 침대 사이에 가슴에 놓는 베개(바스트매트)를 놓아도 좋다.
- 시술자는 피시술자의 옆면에 서서, 머리 쪽을 바라보고 위치한다.
- 피시술자가 이동하지 않아도 모든 범위를 시술할 수 있는 위치에 선다.

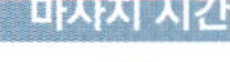

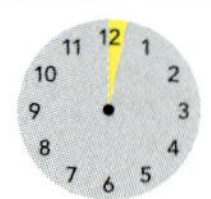

약 2 분

〈촉진〉

넓은등근 (광배근)

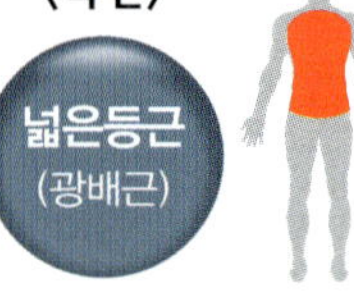

넓은등근은 어깨뼈가쪽모서리부위(겨드랑부위 뒤벽)과 그 아래부위에 있으므로 힘살을 촉진하기 쉽다. 엎드린 자세의 피시술자를 촉진하는 쪽의 어깨뼈를 90도 벌린 자세(외전위)로 하여 한쪽 손으로 팔꿈치를 고정한 채 몸 쪽으로 모으도록(내전) 지시하면, 가쪽 가슴부위의 중앙 겨드랑이에서 엉덩뼈능선으로 향하여 힘살이 떠오른다. 그 힘살을 지복을 이용하여 수직 방향으로 움직이면서 전체를 촉진한다.

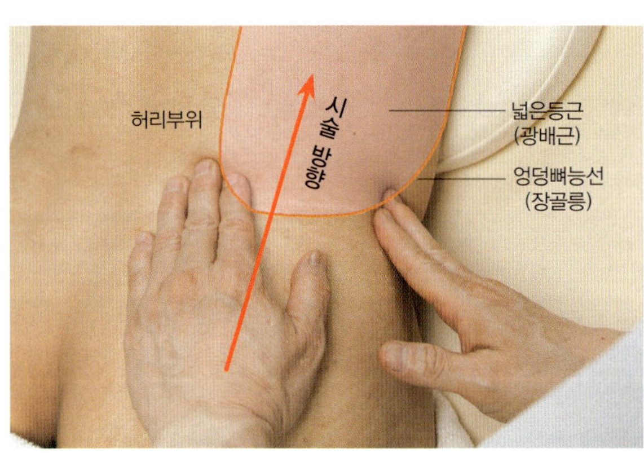

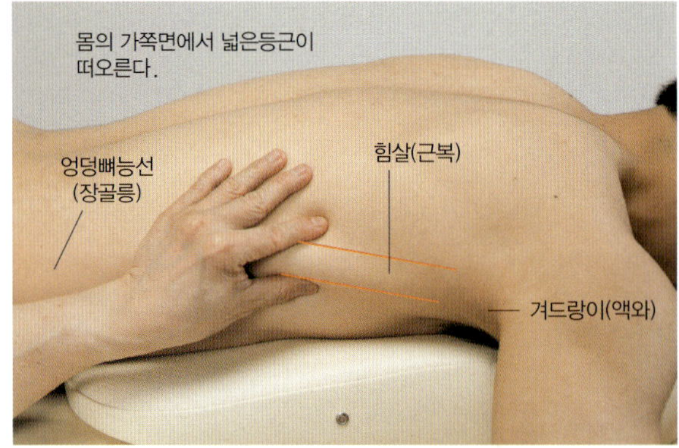

1 좌우 동시성 양수장경찰

1~5허리뼈 중심에 좌우 손바닥을 나란히 놓고, 어깨뼈 아래각에서 어깨뼈가쪽모서리를 따라 겨드랑이 뒤쪽까지 경찰한다.

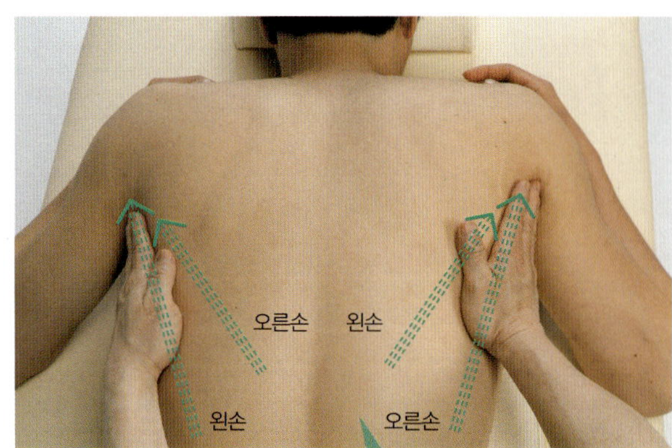

기점을 두 곳으로 나눈다.

기점을 두곳으로 나눠서 좌우의 손바닥으로 겨드랑이 뒤쪽을 향하여 경찰한다.

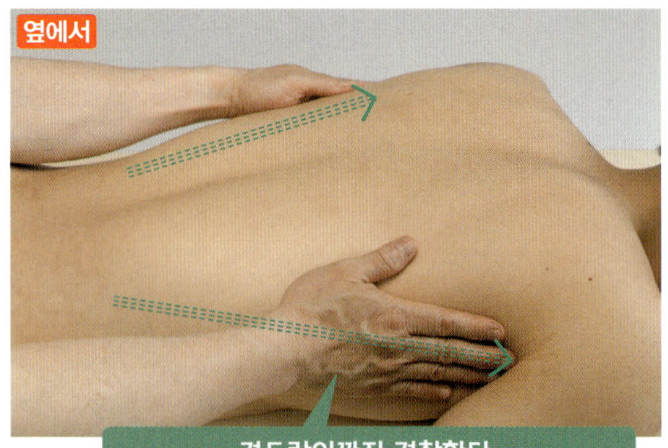

겨드랑이까지 경찰한다.

넓은등근은 가쪽으로 돌아 들어가고 있으므로, 겨드랑이의 가쪽면과 겨드랑이 뒤쪽까지 확실하게 경찰한다.

+정보 근육다발의 하부 가까이 있는 근육에 통증유발점이 존재하는 경우가 많다.

개요

넓은등근의 일부는 등세모근 아래섬유의 아래층에 있는 근육으로 허리에서 어깨뼈가쪽모서리, 위팔뼈 위쪽 부위의 앞면(작은결절능선)에 퍼져 있다. 제7등뼈~제5허리뼈가시돌기, 엉덩뼈능선, 하위 갈비뼈 등에서 시작되어 가슴부위 가쪽, 어깨뼈가쪽모서리, 겨드랑이에서 앞쪽으로 빠져 나와 위팔뼈에 붙으므로, **엉덩뼈능선위모서리(장골릉상연)보다 겨드랑이 뒤쪽에 걸쳐서 등허리부위 전체를 의식하여 넓은 범위를 시술**한다.

넓은등근
(광배근 P.155)

2 수장윤상유날

제1~5허리뼈의 중심에 좌우의 손바닥을 나란히 놓고, 어깨뼈 아래각에서 어깨뼈가쪽모서리를 따라 겨드랑이 뒤쪽까지 유날한다. 동일 부위를 2~3회 유날하고, 장소를 바꿔서 대여섯 곳을 시술한다.

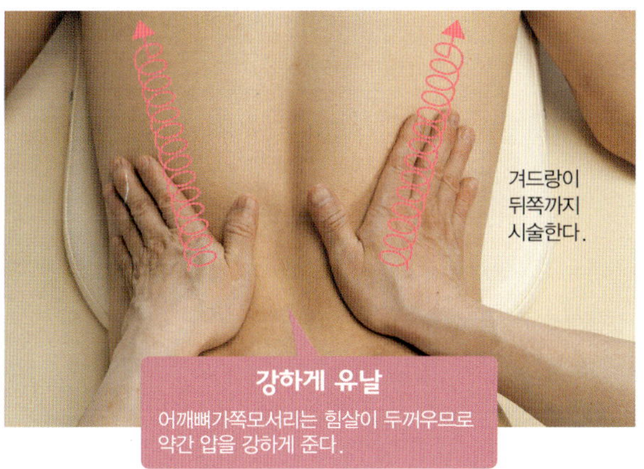

강하게 유날

어깨뼈가쪽모서리는 힘살이 두꺼우므로 약간 압을 강하게 준다.

4 등허리부위 절타

손을 가위바위보의 '보'의 형태로 하여 각 손가락의 사이를 벌려 좌우의 손바닥을 3~5 cm 간격을 두고 마주보게 하여 새끼손가락 쪽으로 절타한다. 절타는 등 허리부위 전체를 재빠르게 교대로 리드미컬하게 시술한다.

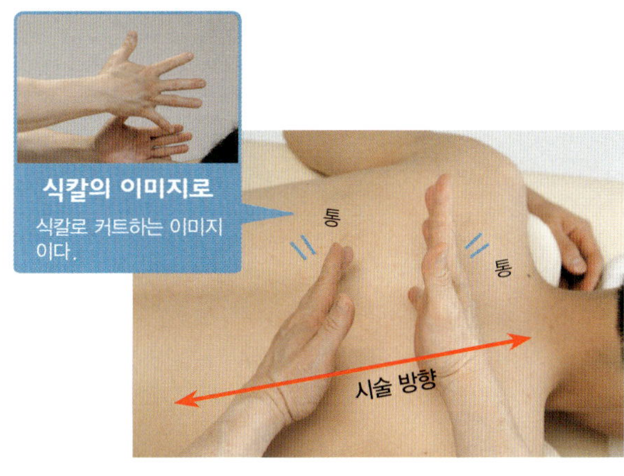

식칼의 이미지로

식칼로 커트하는 이미지이다.

3 등허리부위 박타

구부린 좌우 손바닥으로 좌우 교대로 리드미컬하게 등허리부위 전체를 위아래로 빠짐없이 박타한다.

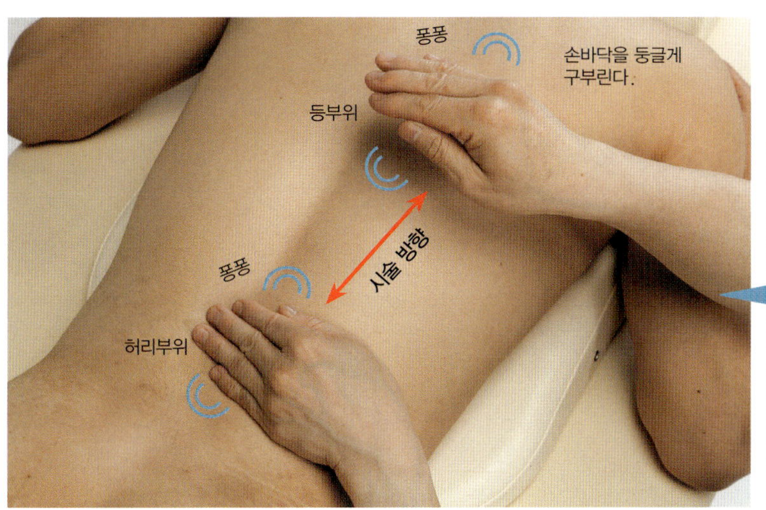

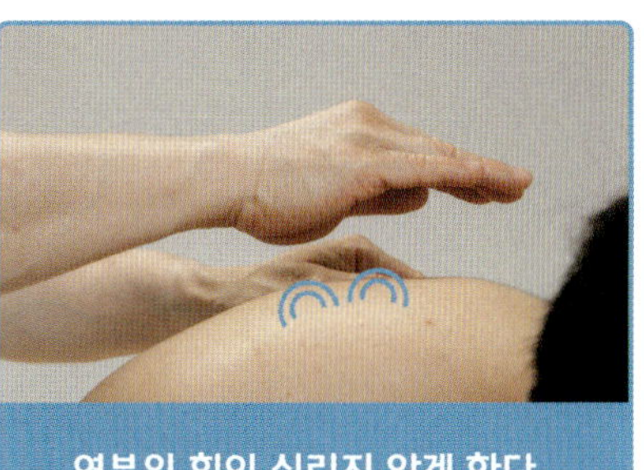

여분의 힘이 실리지 않게 한다.

체중을 실어주거나 손에 힘을 주어 손의 무게가 실리지 않도록 주의한다.

COLUMN

드레이핑의 중요성

드레이핑(Draping)은 시술부위 이외의 부분을 이불과 타월 등으로 덮는 것이다. 마사지 시술 시 대부분의 경우 환자의 신체가 노출된다. 신체의 노출은 프라이버시에 관해서도 민감한 사항이다. 시술자는 환자가 쾌적하고, 안전하게, 프라이버시를 확보할 수 있는 상황에서 시술을 해야 한다. 이는 환자의 권리이며, 시술자는 항상 염두해 두어야 한다. 이 때문에 드레이핑을 하여 치료하는 것이 치료가로서의 의무이다. 마사지 시술 시에는 시술실 안에 치료가와 환자 둘만 있는 경우가 대부분이다. 환자로부터 신뢰를 얻는 것이 절대적이며, 이 한발의 차이가 큰 문제가 되어 매우 위험한 상황에 놓일 수 있다는 점을 항상 자각하고 있어야 한다. 또한 드레이핑에서 논리적인 배려의 측면 이외에도 노출 부위의 체온 발산을 억제하는 효과도 있다는 점을 기억해 둔다.

드레이핑의 방법은 바로 누운 자세, 엎드린 자세, 앉은 자세 등 경우에 따라 다르므로 다음과 같은 예를 들 수 있다. 바로 누운 자세에서 배부위 마사지를 하는 경우 커버링은 얼굴부위와 배부위 이외의 부분을 한다. 뒤통수부위와 양무릎에는 베개를 사용한다. 같은 자세로 왼쪽 다리를 마사지하는 경우는 가슴과 배부위, 오른쪽 다리를 덮는다. 왼쪽 무릎 아래에 목욕타월을 둥글게 말아서 넣는다. 엎드린 자세로 등허리부위를 시술할 때는 베개에 구멍이 있는 것이나 목욕타월을 사용하고 가슴에 놓는 베개와 저반발성 베개를 가슴배부위에 놓는다. 이 때에 가슴에 놓는 베개와 저반발성 베개의 경계가 엉덩뼈능선(장골릉)의 높이에 오도록 세팅한다. 이보다 위쪽이나 아래쪽에 세팅하면 허리에 긴장이 생긴다. 다음으로 양발목의 아래에 목욕 타월 등을 말아서 넣어주는 것도 생각할 수 있다. 이런 식으로 시술하는 부위 이외는 항상 드레이핑을 해주는 것이 중요하다. 이 책에는 시술부위를 판별하기 쉽도록 전부 드레이핑을 하지 않고 촬영을 하였다.

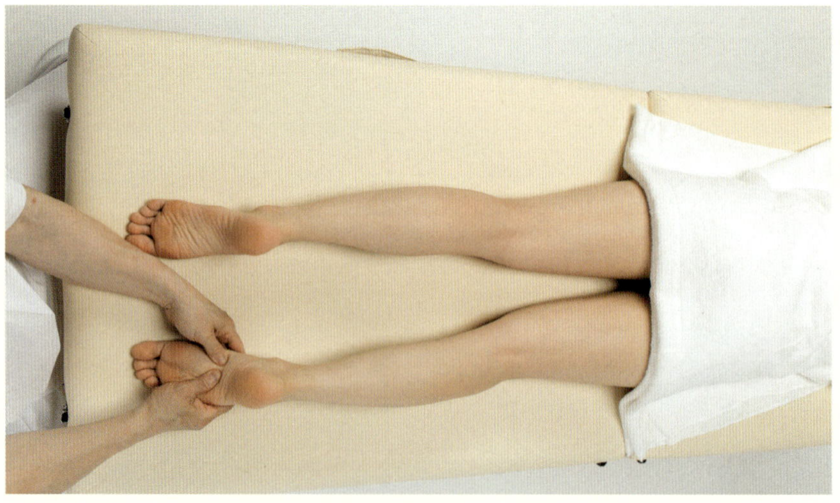

▲ 종아리부위의 시술을 할 때는 사진처럼 엉덩관절(고관절) 위에 타월을 덮는 등의 배려가 필요하다.

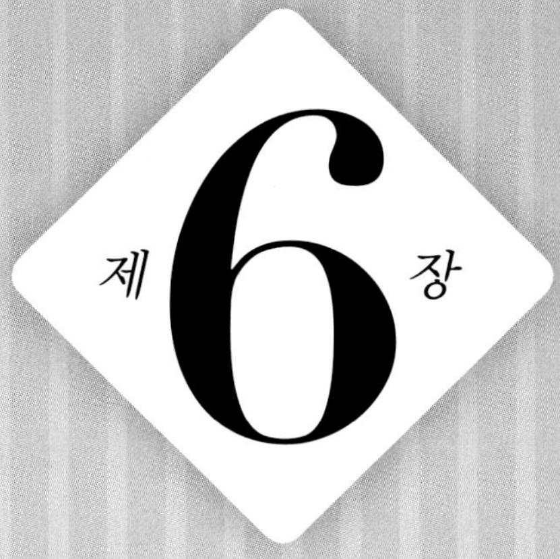

팔부위 근육과 마사지

팔은 어깨, 위팔, 아래팔, 손과 시술부위가 많다.
손등부위(수배부)와 손바닥부위(수장부)는 작은 폄근(신근)과 굽힘근(굴근)이 많이 모여 있으므로 엄지손가락(지두) 등을 사용하여 세세하게 시술한다.

제 6 장

근육의 특징과 뼈 이름

팔 부위

▶ 팔부위 근육의 특징

팔부위 근육은 팔이음뼈의 근육, 위팔, 아래팔, 손의 근육으로 크게 4개로 나뉜다. 팔이음뼈의 근육(상지대근)이라 불리는 근육군에는 가시위근(극상근 ➡P.183), 가시아래근(극하근 ➡P.184), 작은원근(소원근 ➡P.185), 어깨밑근(견갑하근 ➡P.187)이라는 위팔뼈머리(상완골두)를 감싸 어깨관절(견관절)을 안정시키는 근육(로테이터 커프)이 있다. 그 외에 어깨세모근(삼각근 ➡P.182), 큰원근(대원근 ➡P.186)이라는 근육도 있다.

위팔의 근육은 위팔두갈래근(상완이두근 ➡P.188), 부리위팔근(오훼완근 ➡P.189), 위팔근(상완근 ➡P.190)이 있는 굽힘근육군(굴근군)과 위팔세갈래근(상완삼두근), 팔꿈치근(주근 ➡P.191)이 있는 폄근군육군(신근군)으로 나뉜다. 위팔부위의 근육은 주로 팔꿉관절의 운동에 관여한다.

아래팔(전완)의 근육은 아래팔 앞면에 있는 굽힘근과 뒤면 및 가쪽면에 있는 굽힘근으로 나뉘어져 아래팔의 엎침(회내), 뒤침(회외)에 관여하는 근육과 손목관절의 운동에 관여하는 근육, 손가락 운동에 관여하는 근육이 있다.

팔부위의 뼈대와 부위명

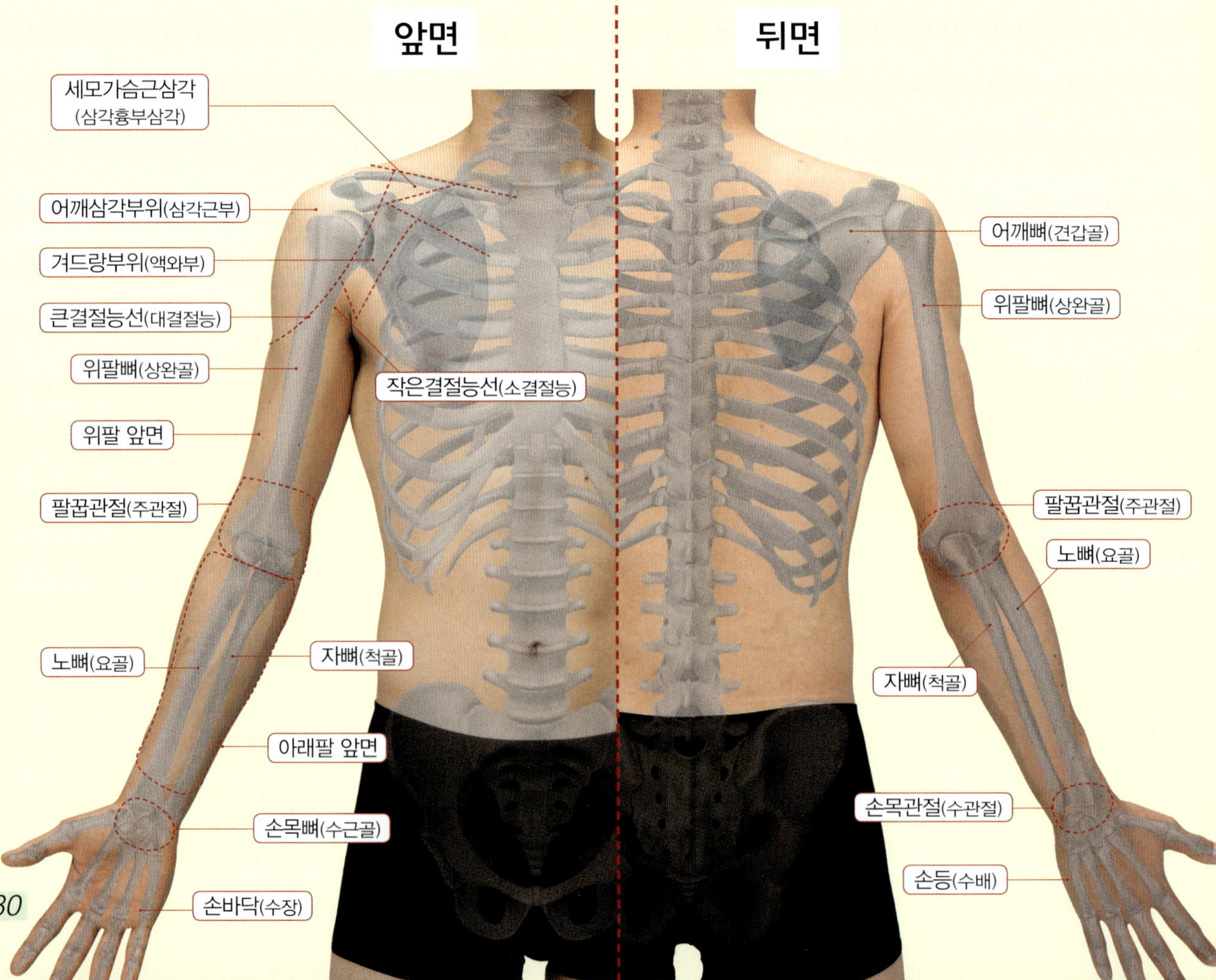

▶ 아래팔의 근육

아래팔(전완)의 근육은 앞면에 있는 굽힘근(굴근군)과 뒤면과 가쪽면에 있는 폄근(신근군)으로 나뉘고, 굽힘근은 주로 손목관절과 손가락의 굽히는 운동에 작용하며 폄근은 주로 수관절과 손가락의 폄 운동에 작용한다.

굽힘근은 얕은층과 깊은층으로 나뉜다. 깊은층에 있는 근육은 손가락의 중간마디뼈(중절골) 등에 닿고, 굽히게 하는(굴곡) 얕은손가락굽힘근(천지굴근 ➡P.206)과 손목관절을 굽히는 자쪽손목굽힘근(척측수근굴근 ➡P.204) 등이 있다. 그 외에도 아래팔 엎침(회내)시키는 기능이 있는 원엎침근(원회내근 ➡P.202) 등도 얕은층에 있다. 얕은층에 있는 폄근은 가쪽면에 위팔노근(상완요골근 ➡P.209)이 있고 뒤면에는 주로 아래팔의 근육과 반대의 움직임을 하는 손가락폄근(지신근 ➡P.212), 자쪽손목폄근(척측수근신근 ➡P.213), 새끼폄근(소지신근 ➡P.214)이 있다.

▶ 손부위 근육

손부위의 근육은 엄지손가락쪽의 엄지두덩근육(무지구근), 새끼손가락쪽의 새끼두덩근육(소지구근), 가운데손가락에 있는 손허리근육(중수근)으로 나눌 수 있다.

엄지손가락은 가동역이 넓고 엄지맞섬근(무지대립근 ➡P.227)에 의해 다른 4개의 손가락과 대립운동을 할 수 있다. 엄지손가락 밑의 볼록함은 엄지두덩(무지구)이라 불리며, 엄지두덩근육(무지구근)으로 되어 있다. 짧은엄지벌림근(단무지외전근 ➡P.226)은 엄지손가락을 벌리는(외전) 작용이 있고, 엄지모음근(무지내전근 ➡P.229)은 엄지손가락을 모은다(내전). 새끼손가락 밑의 볼록함은 새끼두덩(소지구)이라 불리우며, 새끼두덩근(소지구근)에 의해 생긴 것이다. 새끼두덩근에는 새끼손가락의 벌림(외전)작용이 있는 새끼벌림근(소지외전근 ➡P.230), 굽힘작용이 있는 짧은새끼굽힘근(단소지굴근 ➡P.231) 등이 있다. 그 외에 손허리근으로서 벌레근(충양근 ➡P.233), 등쪽뼈사이근(배측골간근 ➡P.234) 등이 있다.

손가락의 뼈대와 부위명

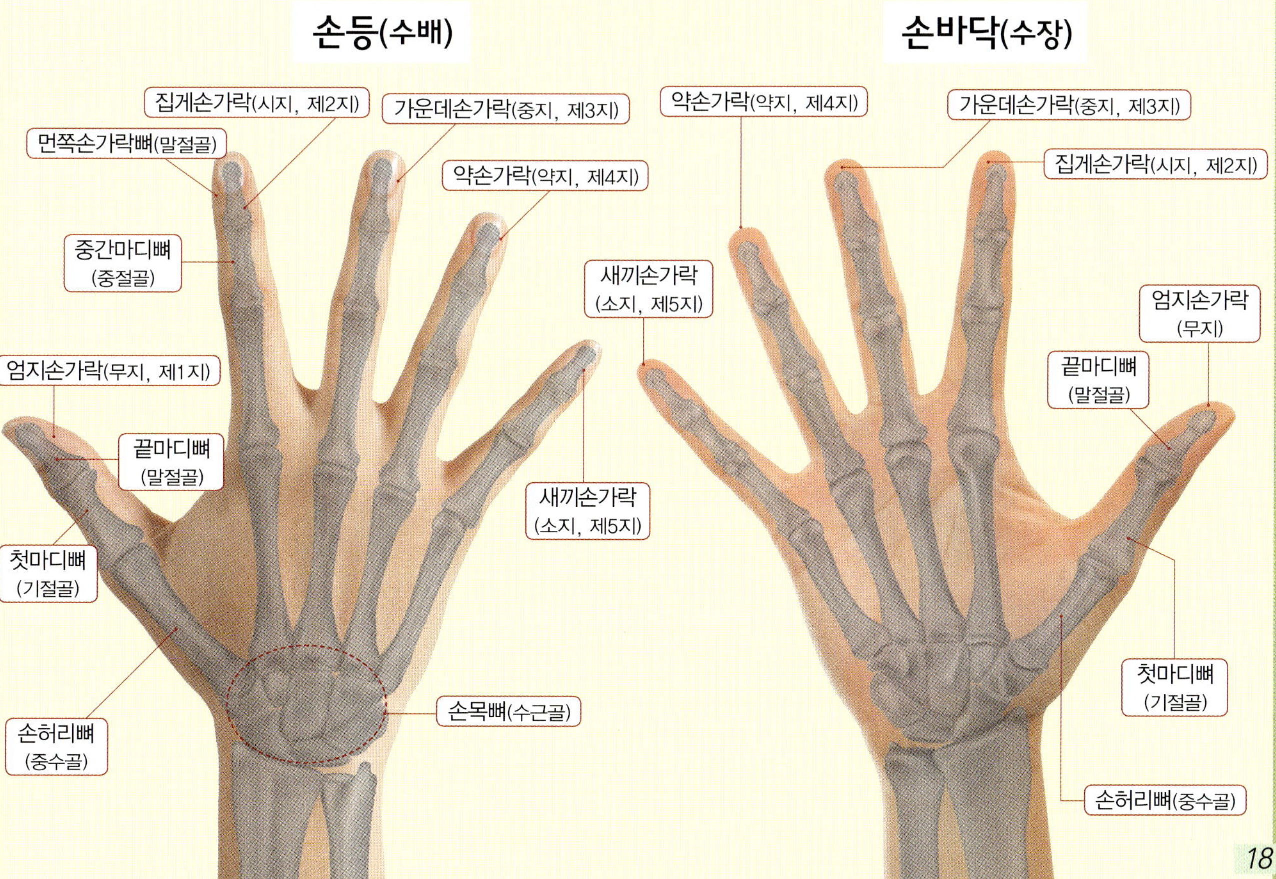

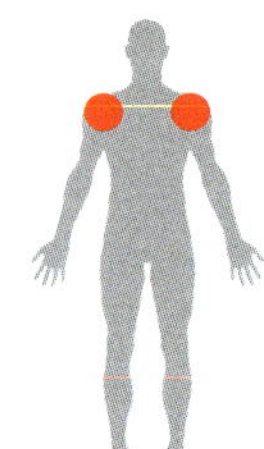

어깨세모근

어깨세모근(삼각근) 《deltoid》

【근육군】 팔이음뼈근육(상지대근) 【지배신경】 겨드랑신경(액와신경)〈(C_4), C_5, C_6〉

DVD 6－3
마사지 ➡ P198

▸ 근육의 특징

어깨를 덮는 삼각형의 형태로 되어 있는 근육이다. 앞 부위(빗장뼈 가쪽 끝), 중간 부위(어깨뼈봉우리부위), 뒤 부위(어깨뼈 가시부위)로 나뉘고, 모든 어깨관절의 움직임에 관여하는 근육이다. 중간부위는 주로 어깨관절의 벌림(외전)을 담당하고 앞 부위와 뒤 부위는 서로 대항하는 것으로, 어깨관절의 굽힘(굴곡)과 폄(신전), 안쪽돌림(내회전), 가쪽돌림(외회전)의 움직임에 작용한다. 위팔이 위로 올라간 상태에서 수평벌림(외전)하는 것은 가시위근(극상근 ➡ P.183)의 도움이 필요하다.

어깨세모근의 스트레칭은 부위에 따라 다른 방법으로 시술한다. 앞 부위는 위팔뼈를 과도하게 수평폄(수평신전)하여 시행한다. 중간부위는 위팔뼈를 등뒤로 과도하게 모음(내전)하여 시행한다. 뒤 부위는 굽힘(굴곡)으로 시행한다. 이 근육은 위팔뼈머리 앞쪽, 가쪽과 뒤쪽 부위에서 촉진할 수 있다.

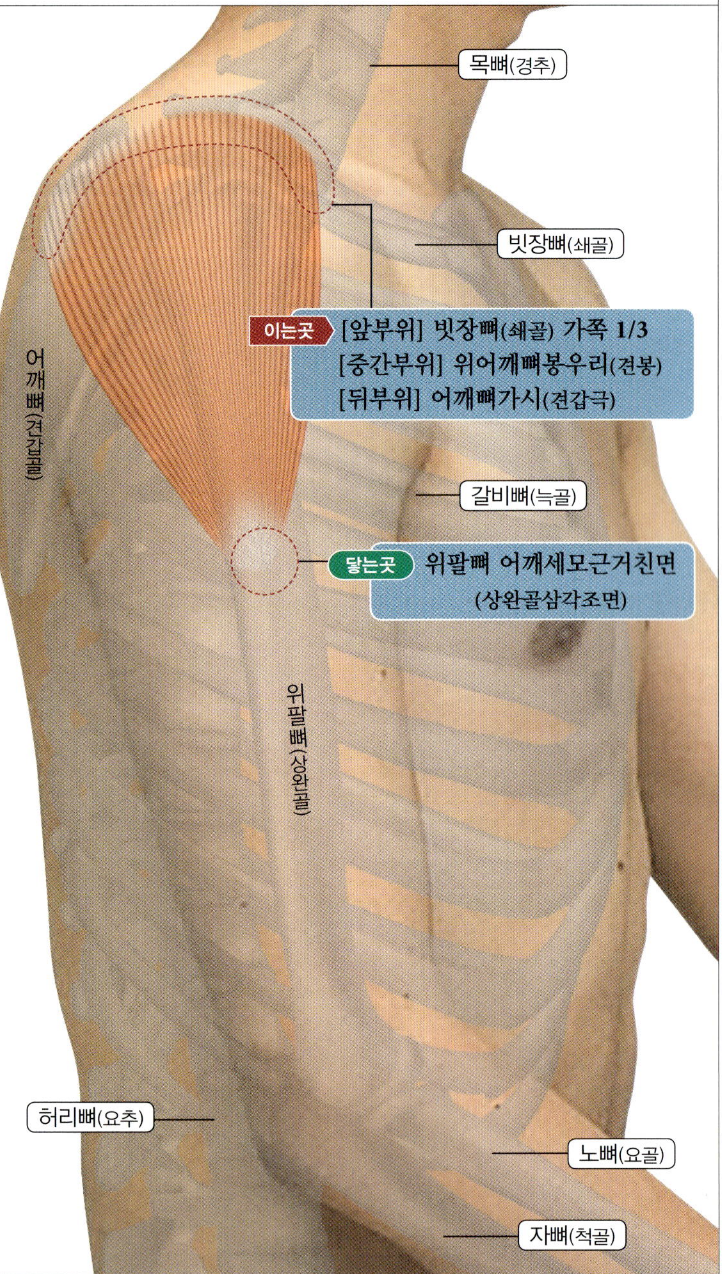

마사지 정보

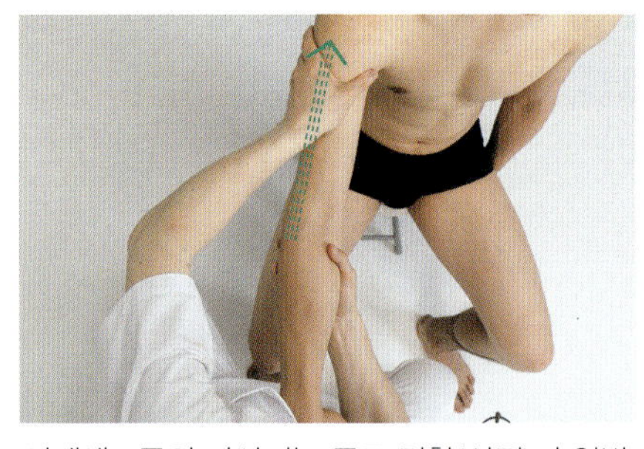

어깨세모근의 마사지는 주로 경찰(사진)과 압박, 유날 등의 손바닥으로 시술한다.

근육의 기능

앞부위: ● 위팔의 굽힘(굴곡), 안쪽돌림(내회전)
중간부위: ● 어깨관절의 벌림(외전)
뒤부위: ● 어깨관절의 폄(신전)

일상동작

- 공을 던진다.
- 달리기를 할 때 팔을 흔든다.
- 물건을 들어 올린다.
- 셔츠 소매에 팔을 넣는다.

관련통

팔을 사용하는 스포츠와 무거운 것을 들어 올리는 동작 등에 의해서 통증유발점이 형성되며 근육 주위에 통증이 일어난다.
어깨가 약해지고 팔을 올리는 동작에 장해를 일으키는 경우도 있다.

+정보 신체의 부위에서 삼각형의 형태를 하고 있어 '~세모(삼각)'이라 불리는 부분이 많다.

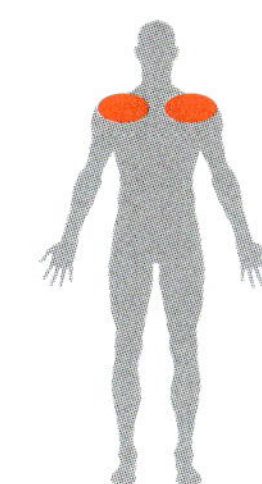

가시위근

가시위근(극상근) 《*supraspinatus*》

【근육군】 팔이음뼈근육(상지대근) **【지배신경】** 어깨위신경(견갑상신경)〈C_5~C_6〉

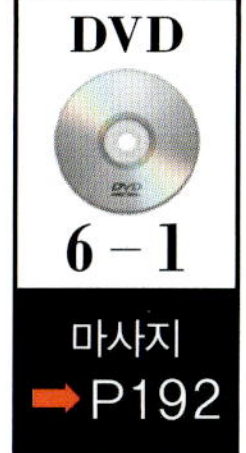

▶ 근육의 특징

어깨뼈의 앞면과 뒤면에서 시작하는 근육으로 어깨뼈를 안정시키는 역할을 가진 근육둘레띠근(회선근건판, rotator cuff)의 하나이다. 등세모근(승모근 ➡P.154)의 심부, 어깨뼈보다 얕은층에 있는 근육이다. 어깨뼈의 가시위오목(극상와)에서 시작하여 힘살은 어깨뼈봉우리의 아래를 지나서 위팔뼈의 큰결절에 닿는다. 팔이음뼈근육군(상지대근군)으로 분류되어 어깨세모근(삼각근 ➡P.182)과 함께 어깨관절을 벌리는(외전) 기능이 있다. 공을 던지는 동작에서 위팔뼈를 어깨뼈로 끌어당겨 어깨관절의 안정화에도 기여한다. 스트레칭은 어깨의 안쪽돌림(내회전), 폄(신전)과 팔을 등 뒤로 모음(내전)을 하여 시행한다.

촉진은 환자가 엎드려 누운 상태에서 위팔을 몸 옆에 놓고 시작한다. 환자의 옆에 앉아서 어깨뼈가시(견갑극) 위에 손을 놓고 팔꿉관절(주관절)의 바로 위에 손을 놓고 지탱한다. 그 상태로 어깨관절에서 위팔을 10~20도 벌리면(외전) 가시위근의 수축을 느낄 수 있다.

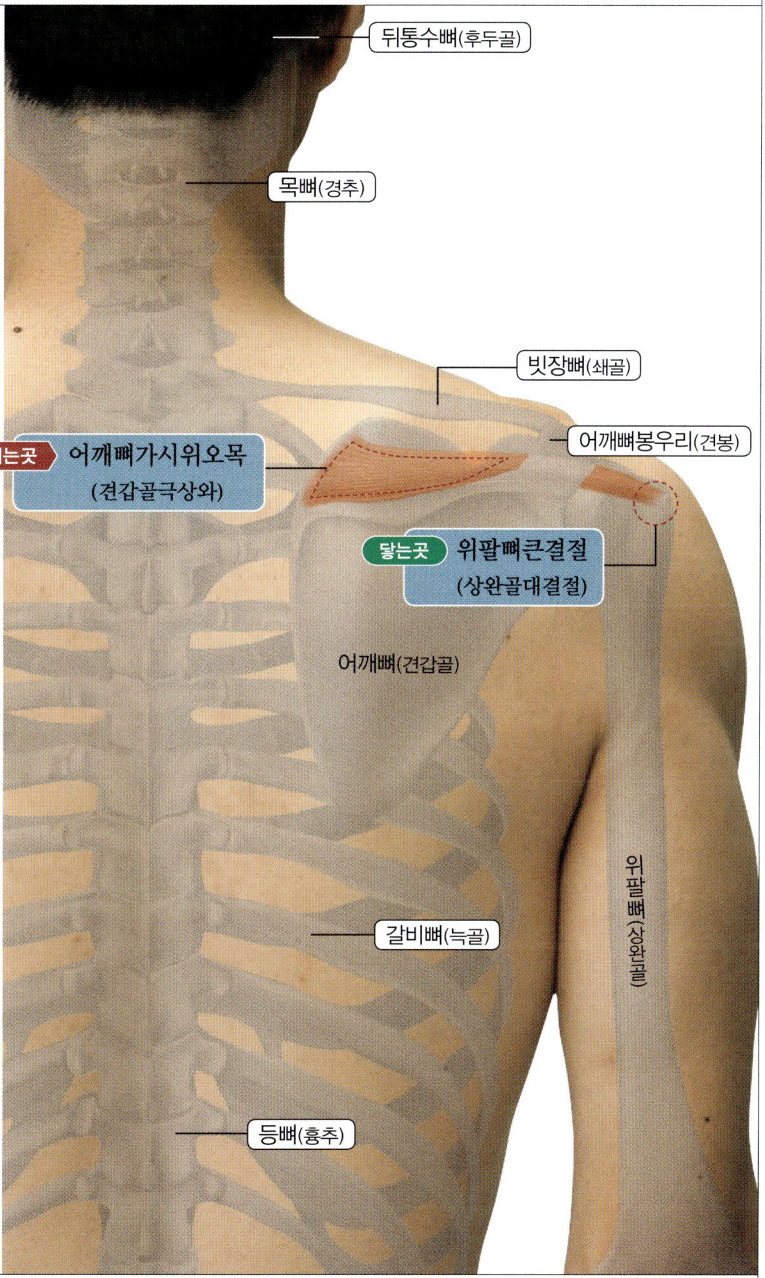

근육의 기능

- 어깨관절의 벌림(외전)〈어깨세모근의 보조〉.

일상동작

- 팔을 옆으로 올린다.
- 팔을 벌린다.

관련통

힘살: ● 어깨 가쪽 4~6 cm의 범위에 출현하는 심부의 통증.
닿는곳: ● 어깨세모근의 위 5~8 cm의 범위에 국지적인 통증.

+ 정보 가시위근은 근육둘레띠근 안에서 가장 손상되기 쉬운 근육이다.

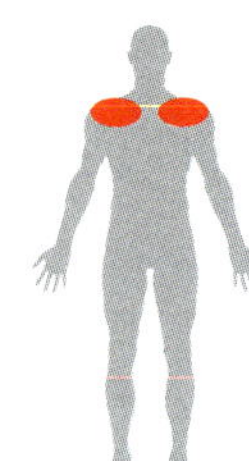

가시아래근

DVD 6－1

마사지 ➡P192

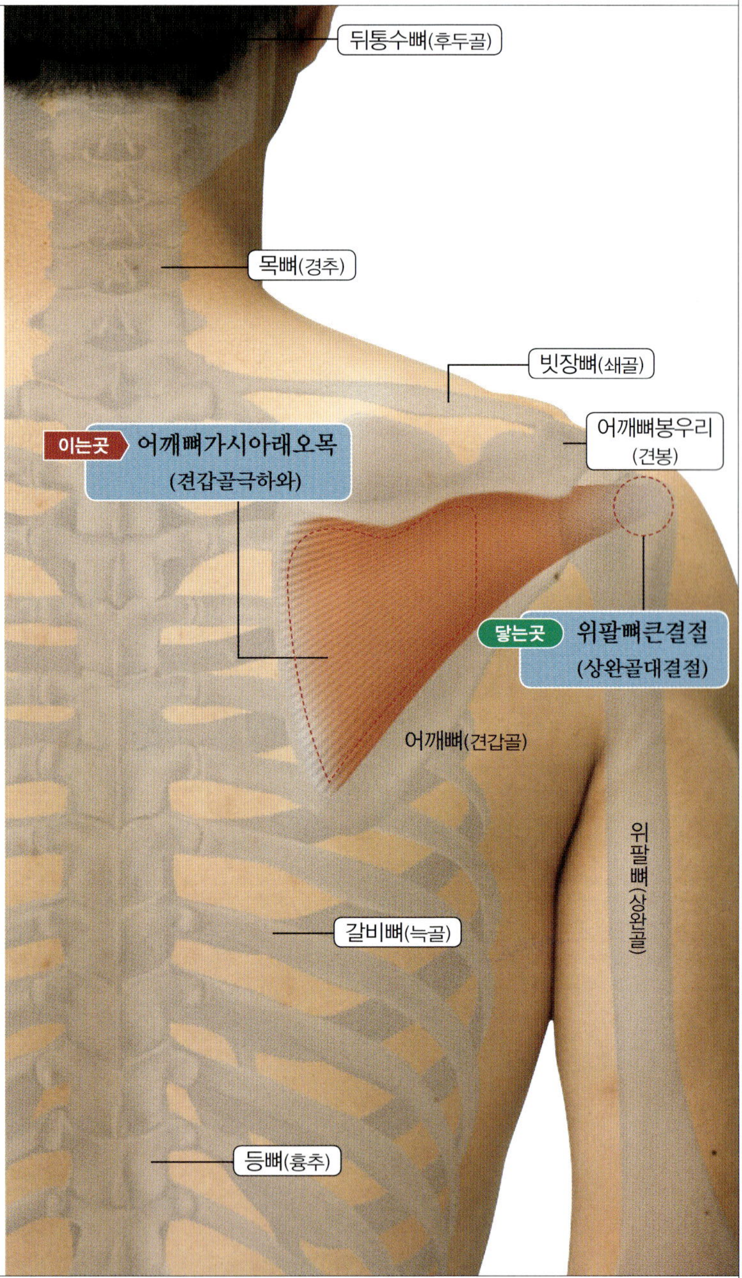

가시아래근(극하근)《*infraspinatus*》

【근육군】 팔이음뼈근육(상지대근) **【지배신경】** 어깨위신경(견갑상신경)〈C_5, C_6〉

뒤통수뼈(후두골)

목뼈(경추)

빗장뼈(쇄골)

어깨뼈봉우리(견봉)

이는곳 어깨뼈가시아래오목(견갑골극하와)

닿는곳 위팔뼈큰결절(상완골대결절)

어깨뼈(견갑골)

위팔뼈(상완골)

갈비뼈(늑골)

등뼈(흉추)

근육의 특징

가시위근(극상근 ➡P.183), 작은원근(소원근 ➡P.185), 어깨밑근(견갑하근 ➡P.187)과 함께 근육둘레띠근(rotator cuff)를 구성하고 있다. 팔이음뼈근육군으로 분류되는 근육이다. 어깨뼈의 어깨뼈가시 아래 부분에 덮여 위팔뼈로 향한다. 어깨뼈를 안정시키는 매우 큰 역할을 담당한다. 또한 견관절의 회전근으로 가장 큰 힘을 발휘한다.

근의 혹사(over use)에 의해 어깨뼈위신경장해에 의해서 근 위축이 일어나게 된다. 스트레칭은 어깨관절의 안쪽돌림(내회전)과 과도한 수평굽힘(굴곡)을 하여 시행된다.

촉진은 피시술자가 엎드린 자세에서 아래팔을 아래로 향하게 하고 시작한다. 피시술자의 옆에 앉아 무릎 사이에 아래팔을 내린 상태에서 어깨뼈가시 아래에 손을 놓는다. 그 상태로 어깨관절에서 위팔을 가쪽으로 돌리면(외회전) 가시위근의 수축을 느낄 수 있다.

마사지 정보

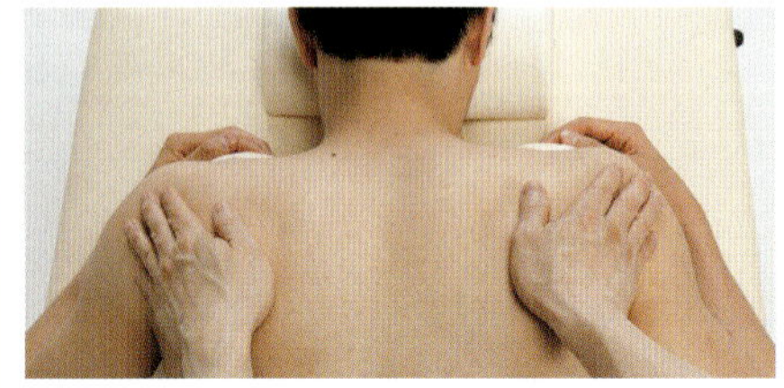

가시아래근의 수장경찰은 손바닥 전체를 양쪽 가시아래근 부위에 놓고 어깨뼈봉우리로 향하여 문질러 준다.

근육의 기능

- 어깨관절의 가쪽돌림(외회전).

일상동작

- 라켓으로 포핸드를 할 때 팔을 뒤로 당긴다.
- 커튼을 연다.
- 공을 던진다.

관련통

어깨뼈안쪽모서리에 출현하는 통증이다. 위팔두갈래근 긴머리 위치에 있는 어깨관절의 앞면 깊은층(3~4 cm의 범위)에서 위팔두갈래근의 힘살, 아래팔에 걸쳐서 부채살 모양으로 퍼진 통증이다.

＋정보 가시아래근은 근육둘레띠근 안에서 두 번째로 손상받기 쉬운 근육이다.

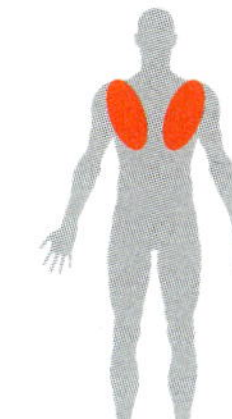

작은원근

작은원근(소원근)《*teres minor*》

【근육군】 팔이음뼈근육(상지대근) **【지배신경】** 겨드랑신경(액와신경)〈C_5〉

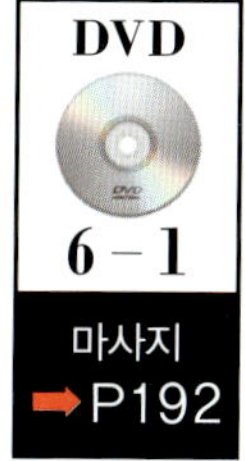

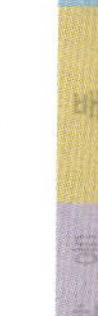

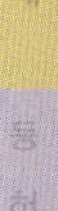

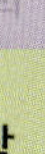

▸ 근육의 특징

근육둘레띠근의 하나로서 가시아래근(극하근 ➡P.184)의 아래, 큰원근(대원근 ➡P.186)의 위쪽에 위치한다. 위팔을 가쪽으로 비트는 어깨관절의 가쪽돌림(외선)의 기능을 보조한다. 가시위근(극상근 ➡P.183), 가시아래근(극하근 ➡P.184), 작은원근(소원근), 어깨밑근(견갑하근 ➡P.187) 등의 근육둘레띠근의 닿는곳은 4개의 근육이 어깨관절 주위를 옷자락처럼 감싸며 어깨관절(견관절)을 안정한다.

스트레칭은 어깨관절을 과도하게 수평굽힘(굴곡)시켜 안쪽으로 돌림(내회전)을 시행한다. 촉진은 환자가 엎드린 자세에서 아래팔을 아래쪽으로 향하게 하여 시작한다. 환자의 옆에 앉아서 무릎 사이에 아래팔을 내린 상태로 가시위오목의 어깨뼈가시 아래에 손을 놓는다. 어깨뼈가쪽모서리의 위면을 찾아 환자가 시술자의 무릎에서 어깨관절로 위팔을 가쪽으로 돌리면(외회전) 수축을 느낄 수 있다.

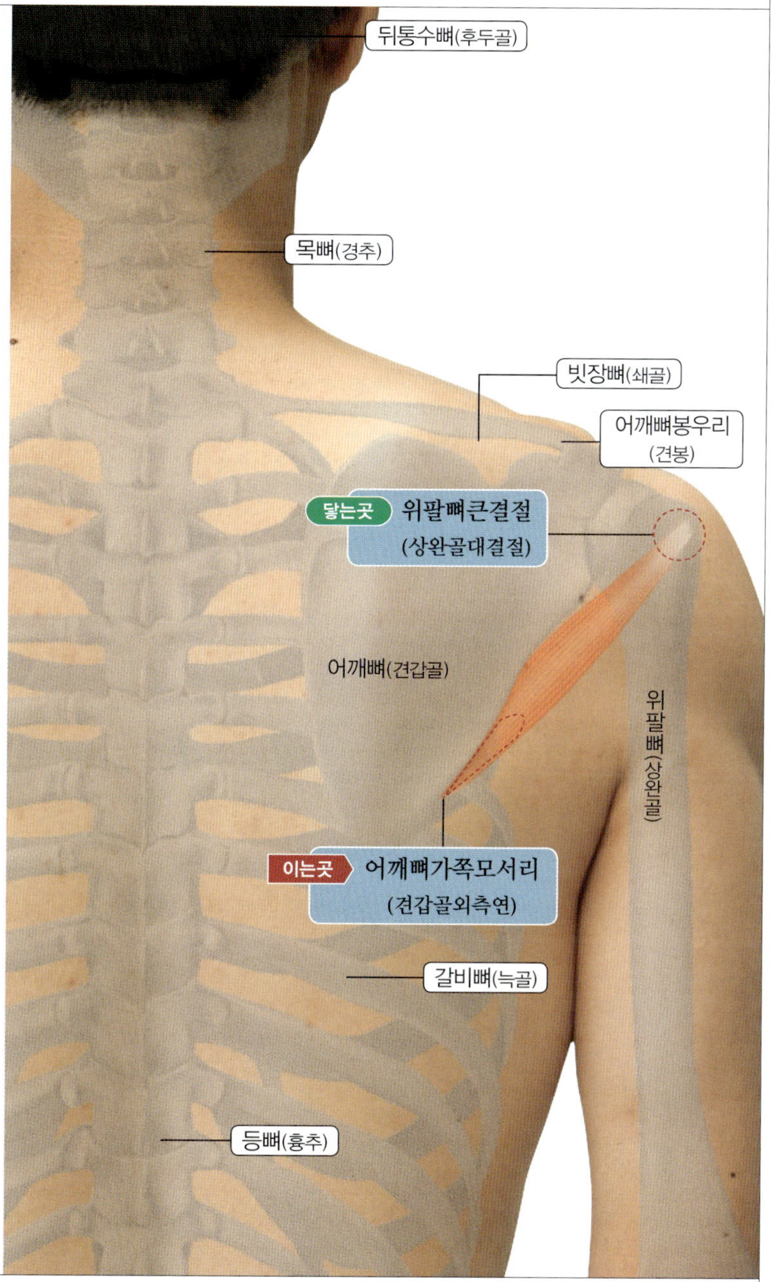

뒤통수뼈(후두골)
목뼈(경추)
빗장뼈(쇄골)
어깨뼈봉우리(견봉)
닿는곳 위팔뼈큰결절(상완골대결절)
어깨뼈(견갑골)
위팔뼈(상완골)
이는곳 어깨뼈가쪽모서리(견갑골외측연)
갈비뼈(늑골)
등뼈(흉추)

근육의 기능

● 어깨팔의 가쪽돌림(외회전).

일상동작

● 커튼을 연다.

● 라켓으로 포핸드를 할 때에 팔을 뒤로 당긴다.

관련통

어깨 가쪽의 2~5 cm의 범위에 출현하는 격한 통증. 또한 팔꿈치를 위에 놓고 위팔의 뒤면 가쪽에서 타원형으로 퍼지는 통증.

+정보 작은원근은 가시아래근(극하근 ➡P.184)의 보조근이다.

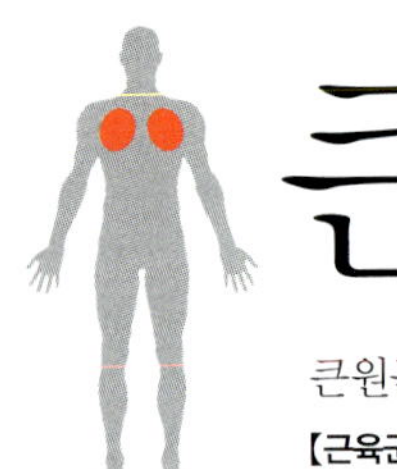

큰원근

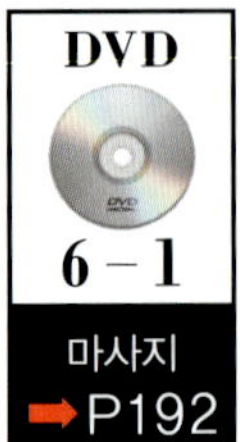

마사지
➡P192

큰원근(대원근)《*teres major*》

【근육군】 팔이음뼈근육(상지대근) **【지배신경】** 어깨밑신경(견갑하신경)〈C_5, C_6, (C_7)〉

근육의 특징

겨드랑이 아래에 위치하며 어깨뼈에서 위팔뼈로 연결되는 근육이다. 넓은등근(광배근 ➡P.155) 등과 함께 겨드랑이 뒤벽을 형성한다. 넓은등근과 함께 위팔뼈의 작은결절능선에 닿고, 근육의 기능도 넓은등근과 닮아 있다. 작은원근(소원근 ➡P.185)과 반대 작용을 한다. 넓은등근과 함께 작용할 때에 힘을 발휘한다.

스트레칭은 어깨관절을 90도 벌림(외전), 가쪽돌림(외회전)시켜 시행한다. 어깨관절의 아래각 뒤면보다 위팔뼈에 걸쳐진 대각선 위에 촉진할 수 있다. 큰원근 위모서리와 작은원근 위모서리는 어깨관절에서 위팔을 교대로 가쪽돌림(외회전)함으로써 비교적 간단히 구별할 수 있다.

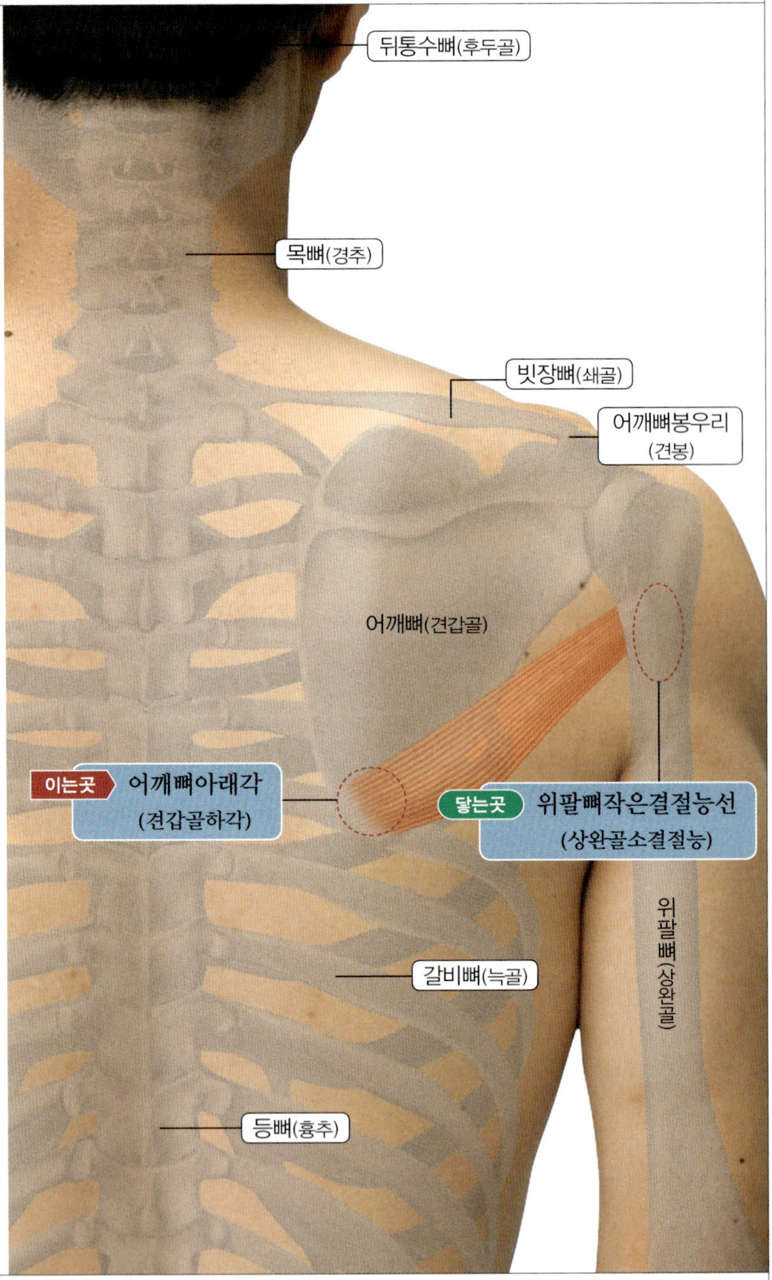

근육의 기능

- 어깨뼈의 모음(내전), 안쪽돌림(내회전), 위팔의 굽힘 자세에서 폄(신전)

일상동작

- 문을 당겨서 연다.
- 보트의 노를 젓는다.
- 뒤에서 바통을 받는다.

관련통

어깨의 뒤면에 출현하는 깊은 부위의 통증. 또는 아래팔의 뒤면에 퍼지는 통증과 어깨세모근 뒤면에서 5~10 cm 타원형의 범위로 출현하는 통증이다.

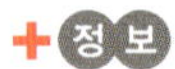

＋정보 큰원근은 어깨뼈가 마름근(능형근 ➡P.156~157)에 의해 고정, 아래쪽으로 돌림(하방회전)할 때 작용한다.

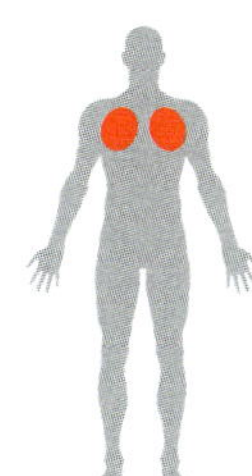

어깨밑근

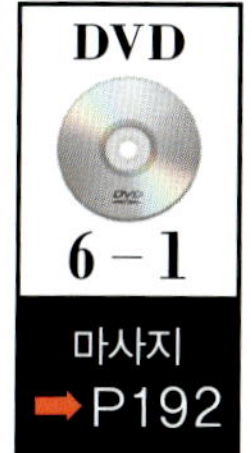

어깨밑근(견갑하근)《*subscapularis*》

【근육군】 팔이음뼈근육(상지대근) **【지배신경】** 어깨밑신경(견갑하신경)〈C_5, C_6〉

▸ 근육의 특징

팔이음뼈근육군으로 분류된다. 근육둘레띠근 중 하나이다. 위팔뼈를 앞쪽으로 잡아당겨 어깨관절의 안정에 공헌한다. 주로 팔을 안쪽으로 비트는 작용을 가진 어깨관절 안쪽돌림(내회전)의 주력근이다. 어깨관절에서 닿는 곳이 가깝기 때문에 힘은 그렇게 강하지 않다. 넓은등근(광배근 ➡ P.155), 큰원근(대원근 ➡ P.186)과 함께 작용한다.

스트레칭은 팔을 몸쪽에서 벌림(외전), 가쪽돌림(외회전)시켜 시행하지만 촉진은 어려운 근육이다.

목뼈(경추)
어깨뼈봉우리(견봉)
빗장뼈(쇄골)
어깨뼈(견갑골)
닿는곳 위팔뼈작은결절(상완골소결절)
복장뼈(흉골)
이는곳 어깨뼈밑오목(견갑하와)〈어깨뼈갈비뼈면(견갑골늑골면)〉
갈비연골(늑연골)
위팔뼈(상완골)
갈비뼈(늑골)
등뼈(흉추)

근육의 기능

- 어깨관절의 안쪽돌림(내회전).

일상동작

- 커튼을 닫는다.
- 라켓을 휘두른다.

관련통

어깨 뒤면에서 말초로 5~8 cm의 범위로 퍼진 강한 통증과 어깨 뒤면에서 아래로 퍼지는 통증, 손목관절손등쪽으로 출현하는 통증.

+정보 어깨밑근을 유효하게 작용시키기 위해서는 마름근(능형근), 어깨뼈를 확실하게 고정시킬 필요가 있다.

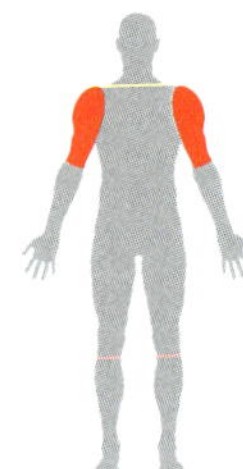

위팔두갈래근

DVD 6－2

마사지

➡P194

위팔두갈래근(상완이두근)《*biceps brachii*》

【근육군】 위팔굽힘근육군(상완굴근군) **【지배신경】** 근육피부신경(근피신경)〈C_5, C_6〉

근육의 특징

알통을 만드는 팔꿉관절 굽힘의 주력근이다. 팔꿉관절과 어깨관절을 넘어가서 어깨뼈에서 시작하는 이관절근(2 joint muscle)이다. 긴갈래(장두)는 약하게 위팔을 굽힘(굴곡) 작용도 한다.

위팔두갈래근(상완이두근)은 2개의 관절에 걸쳐 있는 근육이므로 스트레칭은 적절한 방법으로 할 필요가 있다. 구체적인 방법은 아래팔을 완전히 엎침(회내)시켜 어깨관절을 완전히 펴고(신전) 팔꿉관절을 최대한으로 편다(신전). 위팔의 앞면에서 간단하게 촉진할 수 있다.

촉진은 환자를 앉혀서 위팔을 이완시켜 아래팔을 완전하게 뒤침(회외)시키면서 시작한다. 환자의 옆에 앉거나 서서, 위팔의 앞면 중앙에 손을 놓고 손목관절의 가까운 곳에 손을 지탱한다. 팔꿉관절에서 아래팔을 약간 굽히면(굴곡) 수축을 느낄 수 있다.

이는곳 ❷ [짧은 갈래(단두)] 어깨뼈부리돌기 (견갑골오구돌기)

어깨뼈봉우리 (견봉)

부리돌기(오구돌기)

위팔뼈(상완골)

이는곳 ❶ [긴갈래(장두)] 어깨뼈관절위결절 (견갑골관절상결절)

어깨뼈(견갑골)

닿는곳 ❶ 노뼈거친면 (요골조면)

닿는곳 ❷ 아래팔근막 (전완근막)

노뼈(요골)

자뼈(척골)

마사지 정보

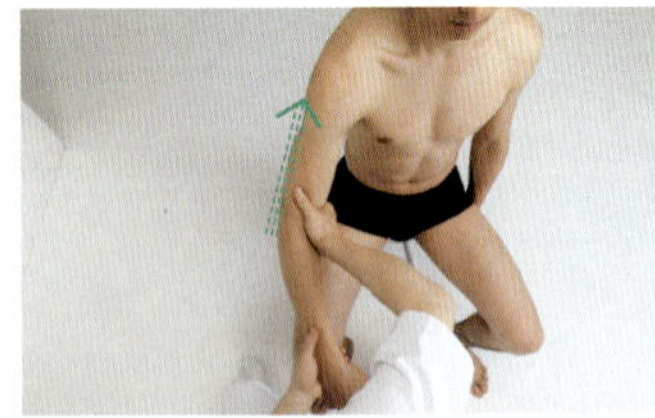

위팔두갈래근은 경찰(사진)과 압박, 유날로 마사지한다. 어떤 수기든지 팔꿉관절 아래에서 어깨관절 위까지 시술한다.

근육의 기능

- 전체: 아래팔의 굽힘(굴곡)과 뒤침(회외).
- 긴갈래: 아래팔의 모음(내전).
- 짧은갈래: 아래팔의 벌림(외전).

일상동작

- 알통을 만든다.
- 무거운 물건을 들어올린다.
- 밧줄을 당긴다.

관련통

긴갈래힘줄(장두건)을 넘어가서 출현한다. 타원 형태의 격한 통증, 또한 팔오금 앞면까지 통증을 야기한다.

＋정보 위팔두갈래근은 어깨관절, 팔꿉관절에 더해져서 몸쪽노자관절(상요척관절)을 넘어간다.

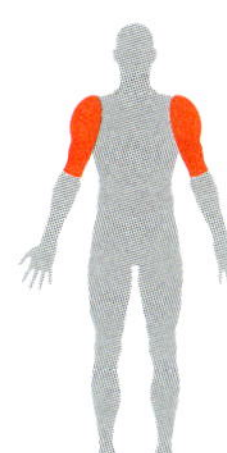

부리위팔근

부리위팔근(오훼완근) 《*coracobrachialis*》

【근육군】 위팔굽힘근육군(상완굴근군) **【지배신경】** 근육피부신경(근피신경)〈C_5~C_7〉

DVD 6－2

마사지 ➡P194

근육의 특징

어깨뼈의 부리돌기(오구돌기)에서 시작하는 작은 근육이다. 주로 팔을 앞쪽으로 올리는 기능(어깨관절 굽힘)과 옆에서 앞으로 모으는 기능(견관절 수평내전)이 있다. 절대로 큰 힘을 발휘하는 근육은 아니지만, 수평굽힘에 있어서 중요한 역할을 한다. 팔 굽혀펴기나 벤치 프레스에서 역기를 들어 올리는 움직임에서 이 근육이 사용된다.

스트레칭은 어깨관절의 과도한 수평방향으로 폄(신전)으로 시행한다.

촉진은 환자를 앉은자세에서 어깨관절로 위팔을 90도 벌림(외전), 가쪽돌림(외회전)하여 팔꿉관절을 아래팔로 90도 굽히면서 시작한다. 환자의 앞에 서서 위팔의 몸쪽(근위)에서 절반 부분의 가쪽면에 손을 놓고 위팔의 팔꿉관절의 바로 가까운 곳에 손을 놓고 지탱한다. 어깨관절에서 위팔을 수평굽힘시키면 수축을 느낄 수 있다.

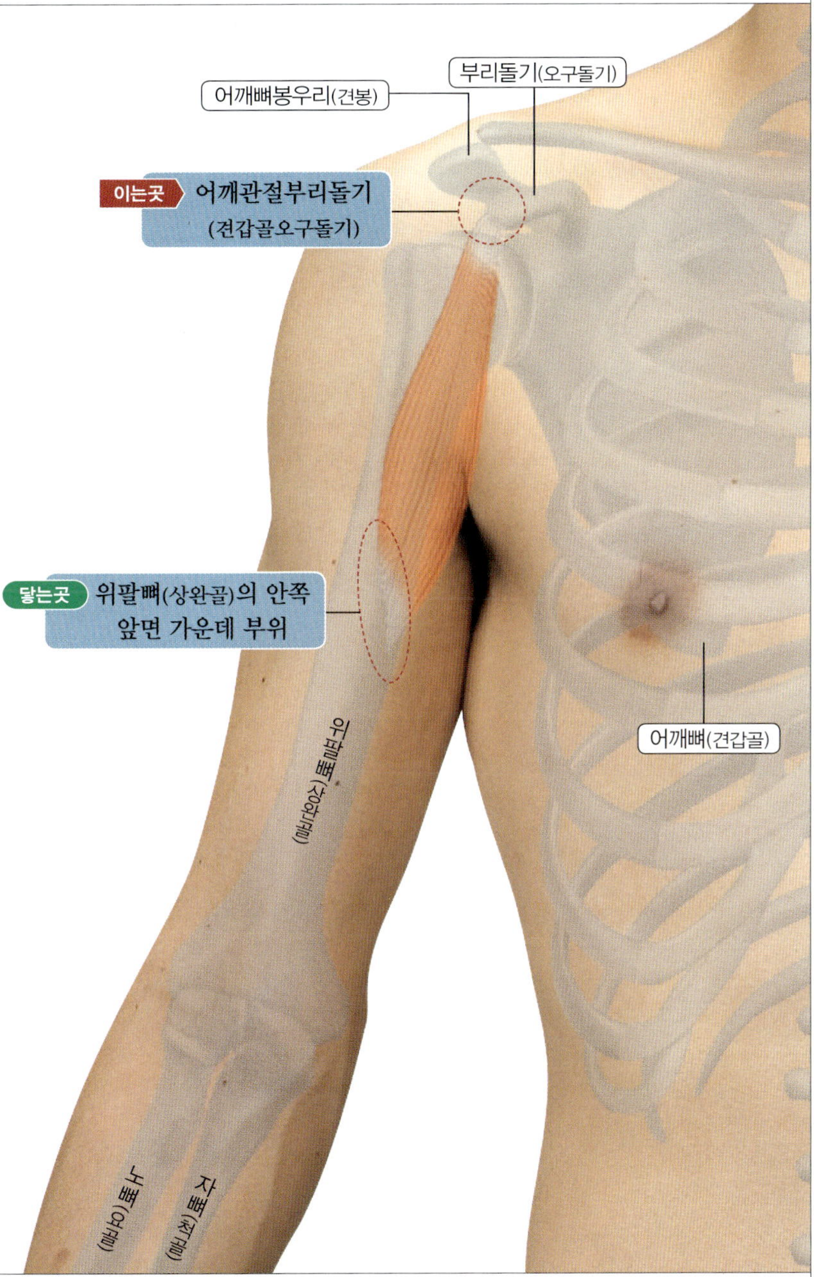

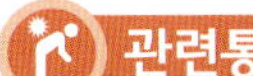

근육의 기능

- 어깨관절의 굽힘(굴곡), 모음(내전).

일상동작

- 팔굽혀펴기를 한다.
- 벤치프레스에서 역기를 들어올린다.
- 야구에서 배트를 휘두른다.

관련통

위팔, 아래팔 및 손의 뒤면과 어깨세모근(삼각근) 앞 및 중간 부위에 통증이 출현한다.

＋정보 부리돌기(오구돌기)의 이름은 그 형태가 까마귀의 부리를 닮았기 때문에 그리스어로 '까마귀 입'이라 불리게 되었다.

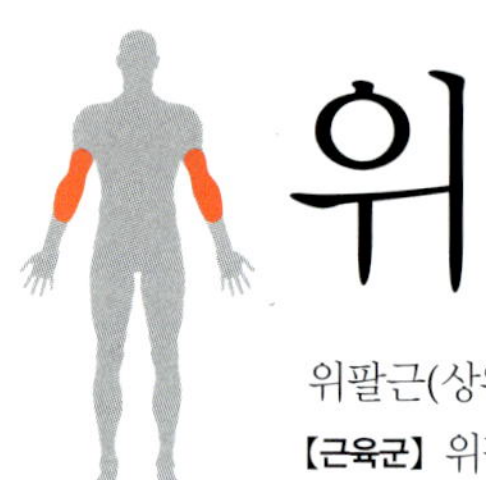

위팔근

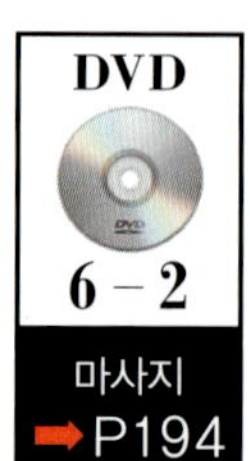

위팔근(상완근)《*brachialis*》

【근육군】 위팔굽힘근육군(상완굴근군) **【지배신경】** 근육피부신경(근피신경)〈C_5~C_7〉

근육의 특징

위팔두갈래근(상완이두근 ➡P.188)의 깊은층에 있는 평편한 근육이다. 위팔뼈를 덮듯이 부착되어 있다. 위팔두갈래근이 주로 노뼈(요골)에 닿는 것에 반해서 위팔뼈는 자뼈(척골)에 닿는다. 아래팔의 움직임에 관계없이 팔꿈치를 굽히는(굴곡) 것이 가능하고, 순수한 팔꿉관절 굽힘근(주관절 굴곡근)이다.

스트레칭은 어깨관절을 굽힌 채 팔꿉관절을 최대한으로 펴주면서 시행한다. 촉진은 환자를 앉은 자세에서 위팔을 이완시켜 아래팔을 완전하게 엎침(회내)시킨 채 넙다리부위에 놓은 상태에서 시작한다. 환자의 옆에 앉아서 위팔두갈래근 바로 뒤에 손을 놓은 후 손목관절과 가까운 곳에 손을 놓아 지탱한다. 넙다리부위에 놓은 손을 팔꿉관절로 아래팔을 굽히면 수축을 느낄 수 있다.

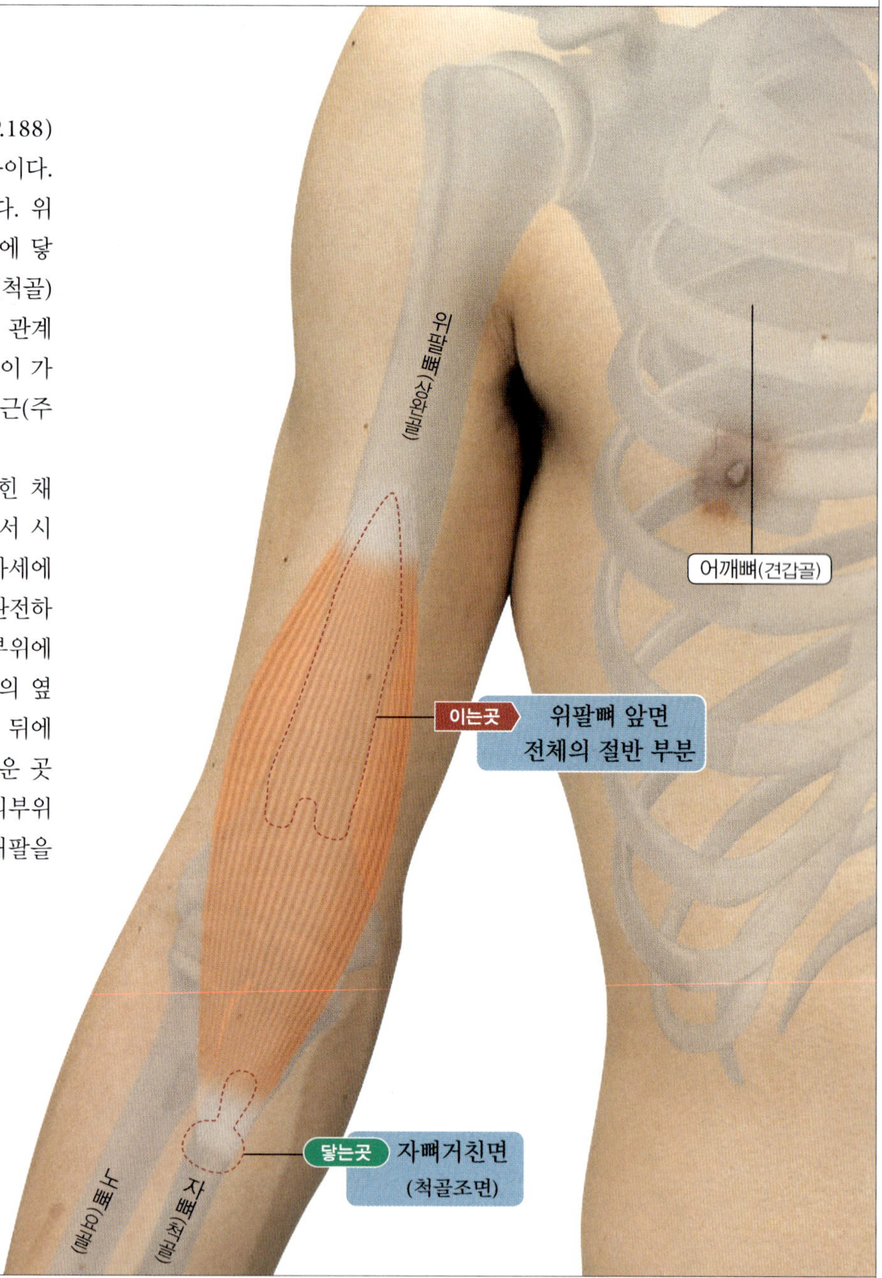

위팔뼈(상완골)

어깨뼈(견갑골)

이는곳 위팔뼈 앞면 전체의 절반 부분

닿는곳 자뼈거친면 (척골조면)

노뼈(요골)

자뼈(척골)

근육의 기능

- 팔꿉관절의 굽힘(굴곡).

일상동작

- 물건을 들어올린다.
- 스푼을 입에 넣는다.
- 유도경기에서 상대를 잡아당긴다.

관련통

어깨뼈봉우리까지 위팔의 앞면, 팔꿈치의 앞면, 엄지밑동(무지기부)의 뒤 가쪽면까지 출현하는 통증.

＋정보 위팔근은 통증을 일으키기 쉽지만 마사지 치료도 비교적 쉬운 근육이다.

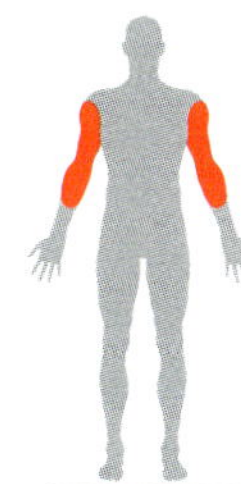

위팔세갈래근/팔꿈치근

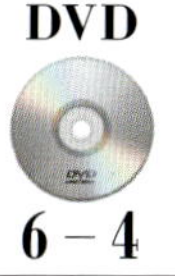

마사지
➡P200

위팔세갈래근(상완삼두근)《*triceps brachii*》/팔꿈치근(주근)《*anconeus*》

【근육군】 위팔폄근육군(상완신근군) **【지배신경】** 노신경(요골신경)〈C_6~C_8〉

위팔세갈래근의 특징

위팔세갈래근(상완삼두근)은 위팔근육군 안에서 가장 폭이 큰 팔꿉관절 폄(신전)의 주력근이다. 세갈래(삼두) 안에서 긴갈래(장두)만이 어깨관절에서 시작하고, 팔꿉관절과 어깨관절에 걸쳐 있는 이관절근(2 joint muscle)이다. 위팔두갈래근(상완이두근 ➡P.188)과 위팔근(상완근 ➡P.190)의 대항근이다.

팔꿈치근의 특징

팔꿈치근(주근)은 팔꿉관절의 약간 아래쪽에 위치한 작은 근육이다. 주로 위팔세갈래근의 기능을 보조하고 팔꿉관절의 폄(신전)에 작용한다. 팔꿈관절이 굽힐 때(굴곡) 관절주머니(관절포)가 팔꿈관절에 말려드는 것을 방지하는 역할을 한다.

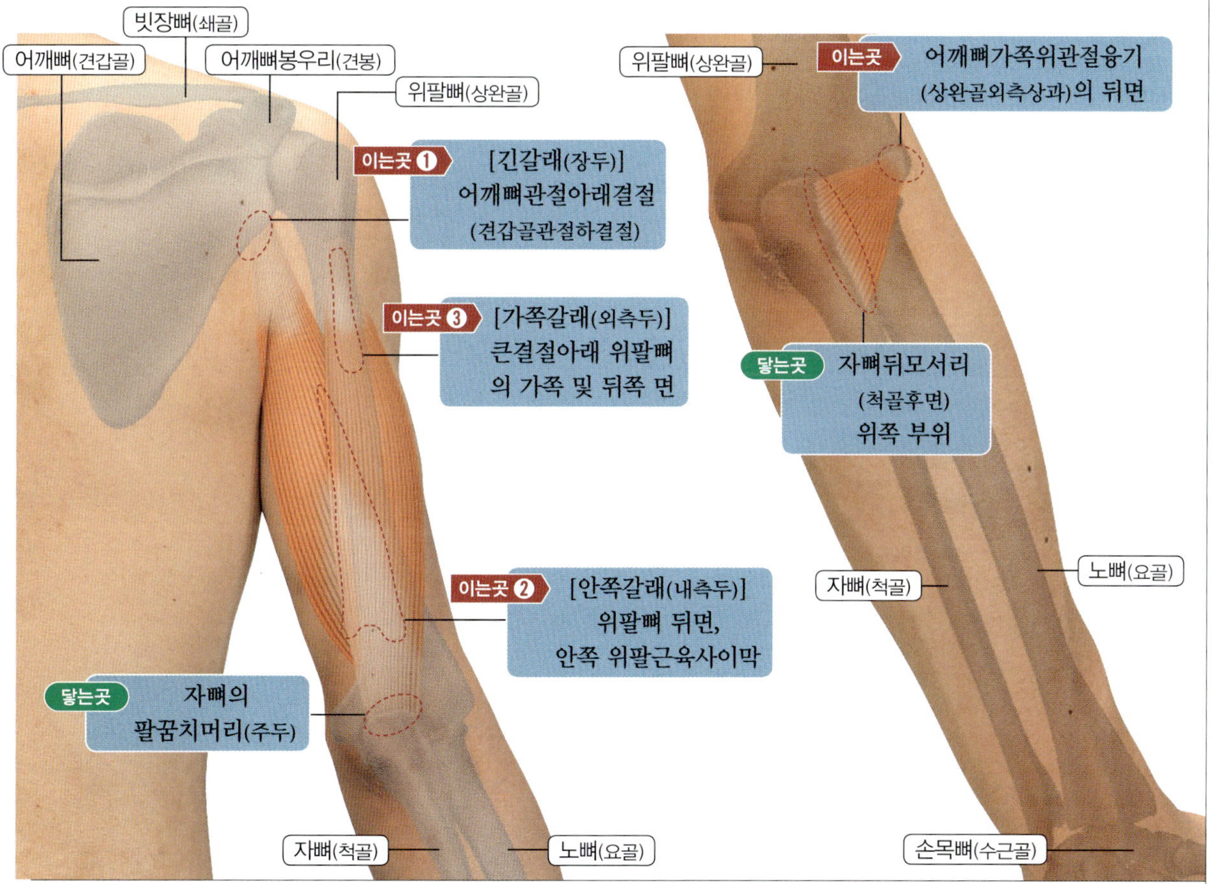

빗장뼈(쇄골)
어깨뼈(견갑골)
어깨뼈봉우리(견봉)
위팔뼈(상완골)
이는곳 ❶ [긴갈래(장두)] 어깨뼈관절아래결절 (견갑골관절하결절)
이는곳 ❸ [가쪽갈래(외측두)] 큰결절아래 위팔뼈의 가쪽 및 뒤쪽 면
이는곳 ❷ [안쪽갈래(내측두)] 위팔뼈 뒤면, 안쪽 위팔근육사이막
닿는곳 자뼈의 팔꿈치머리(주두)
자뼈(척골)
노뼈(요골)
위팔뼈(상완골)
이는곳 어깨뼈가쪽위관절융기 (상완골외측상과)의 뒤면
닿는곳 자뼈뒤모서리 (척골후면) 위쪽 부위
자뼈(척골)
노뼈(요골)
손목뼈(수근골)

근육의 기능

- 팔꿉관절의 폄(신전).

일상동작

- 팔굽혀펴기를 한다.
- 문을 손으로 밀어서 연다.
- 물건을 높은 곳에 올린다.
- 팔꿈치를 뻗어서 팔을 내민다.

관련통

위팔세갈래근은 위팔 등쪽면에서 어깨의 등쪽면에 걸쳐 퍼진 통증과 팔꿈치의 바로 위, 아래팔의 손바닥쪽의 통증을 유발한다.
팔꿈치근은 위팔뼈 가쪽과 주변에 통증을 유발한다.

+정보 팔굽혀펴기를 할 때는 이 두 개의 근육이 자주 움직인다.

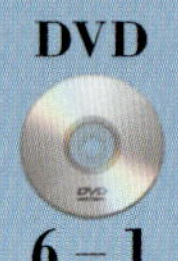

팔이음부·어깨의 마사지

《시술 준비》

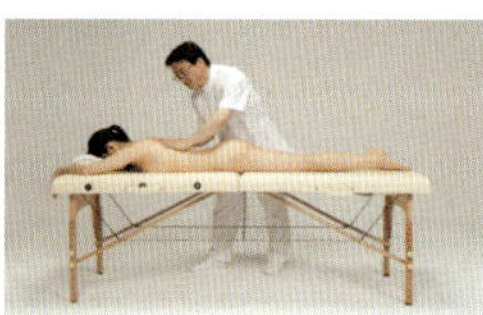

- 피시술자는 엎드린 자세를 한다.
- 피시술자의 이마에 베개를 놓는다. 가슴부위에 가슴베개(바스트매트)를 놓고, 발목에 둥글게 만 목욕 타월을 받쳐도 좋다.
- 피시술자의 머리는 좌우 어느 쪽으로 기울여도 상관이 없다.
- 피시술자의 프라이버시를 배려한다(➡ P.59).

마사지 시간

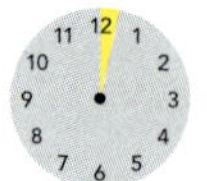

2분

〈촉진〉

가시아래근 (극하근)

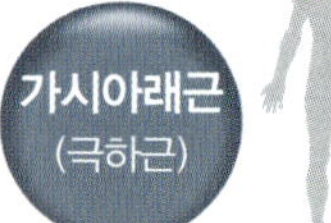

가시아래근은 어깨뼈가시의 바로 아래에 위치하며, 어깨뼈의 안쪽모서리부위를 따라 넓게 시작하여, 근육이 집속되어 위팔뼈큰결절에 닿는다. 어깨뼈 아래각에서 약 한 손가락에서 두 손가락의 굵기 폭 위쪽에 있는 고랑(구)을 찾는다. 그 고랑과 어깨뼈봉우리 아래모서리를 연결한 선이 가시아래근의 아래쪽모서리가 된다.

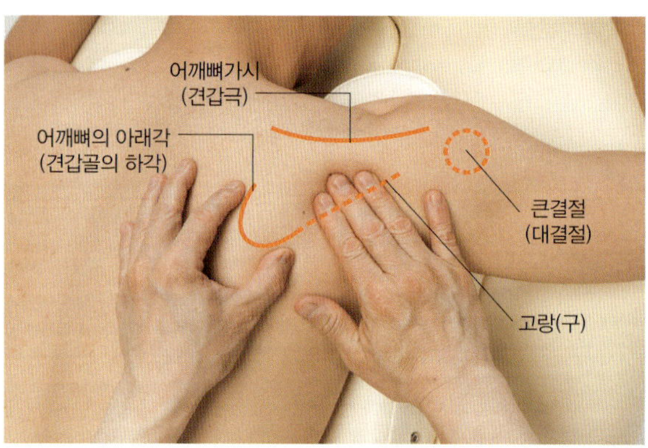

〈촉진〉

큰원근 (대원근)

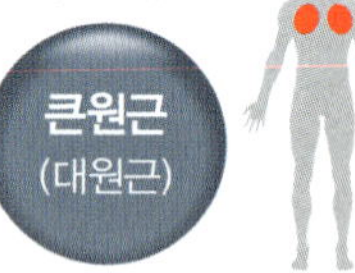

어깨뼈의 아래각을 촉진(왼쪽 엄지손가락 위치)하고, 그 바로 위쪽에 위치하는 근육이다. 어깨뼈봉우리를 향하여 위가쪽으로 지나는 힘살을 네손가락으로 가로지르듯이 촉진한다. 사진의 고랑 아래쪽에 근육이 위치한다.

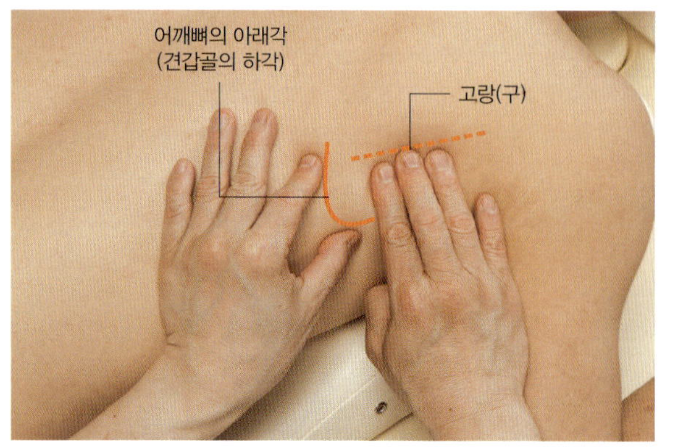

1 가시아래부위의 수장경찰

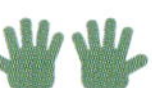

좌우의 손바닥 전체를 각각 양쪽 가시아래부위(극하부)에 놓고 어깨뼈안쪽모서리에서 어깨뼈봉우리로 향하여 경찰한다. 한쪽씩 시행해도 좋다.

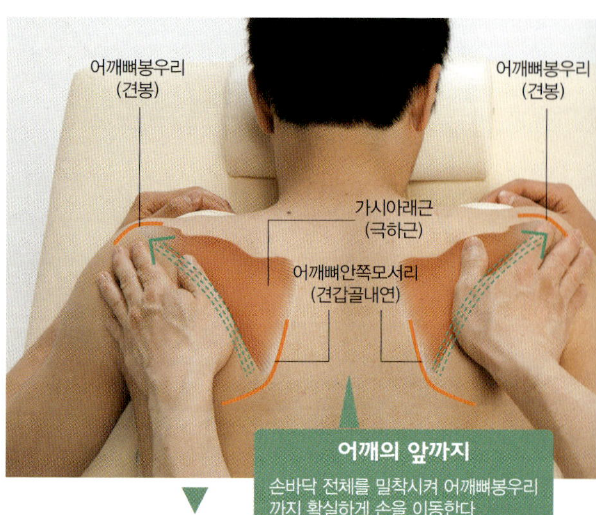

어깨의 앞까지

손바닥 전체를 밀착시켜 어깨뼈봉우리까지 확실하게 손을 이동한다.

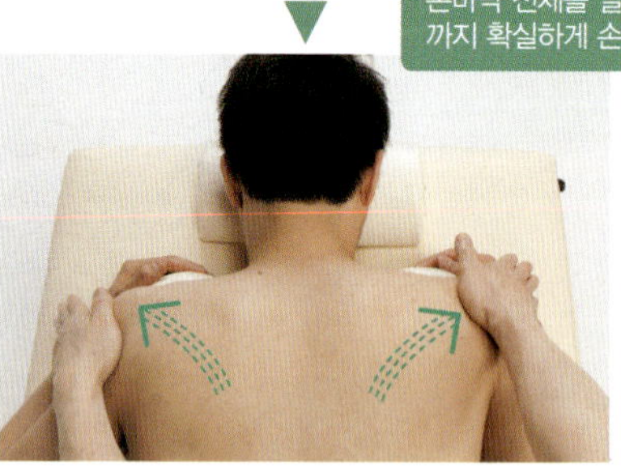

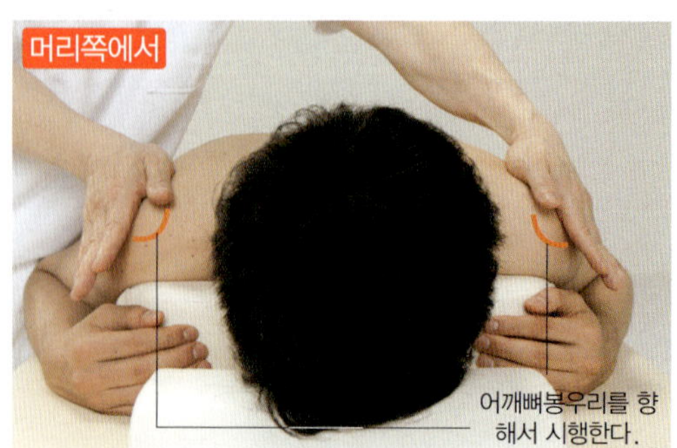

+정보 가시아래근(극하근 ➡ P.184)은 긴 머리카락을 뒤쪽으로 빗질할 때에도 작용한다.

개요

어깨부위 안에 등세모근은 등허리부위의 마사지로 취급하는데 여기에서는 **어깨부위의 아래부위(가시아래근, 큰원근)를 대상**으로 한다. 사용 빈도가 높은 부위이고 컴퓨터 사용과 글씨를 쓰는 등의 사무작업, 반복되는 세세한 수작업 등에 의해서 근육의 긴장과 피로가 일어나기 쉽다. 따라서 마사지로 이런 것들을 완화시키는 것이 요구된다. 압통도 나오기 쉽기 때문에 힘 조절을 유의해서 시행할 필요가 있다.

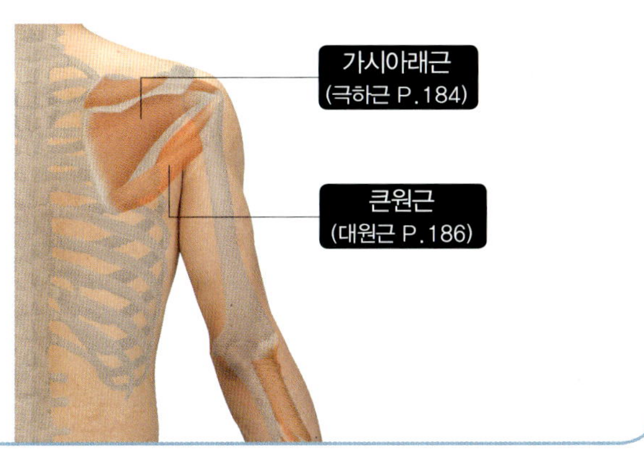

2 가시아래부위의 수장간헐 압박

좌우의 손바닥(수장)을 가시아래부위(극하부)에 각각 밀착시켜 시술면에서 수직으로 압박한다. 어깨뼈안쪽모서리에서 어깨뼈봉우리까지 시술한다.

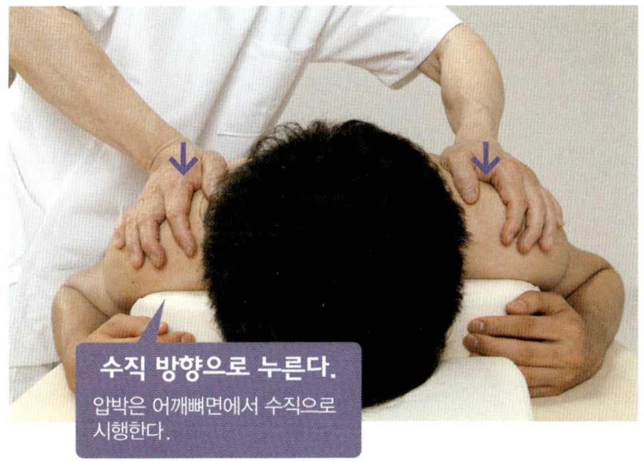

수직 방향으로 누른다.

압박은 어깨뼈면에서 수직으로 시행한다.

등쪽면에서

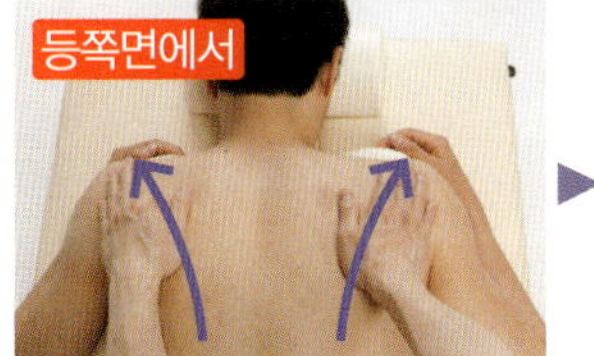

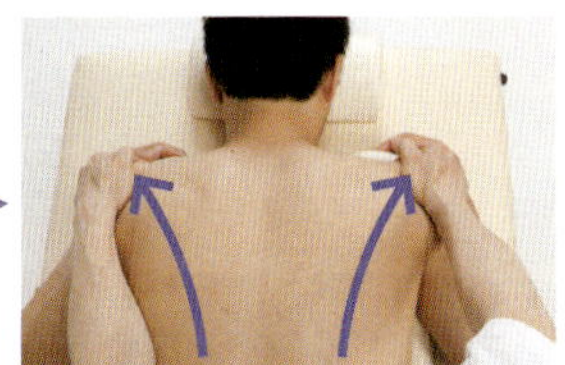

시술라인

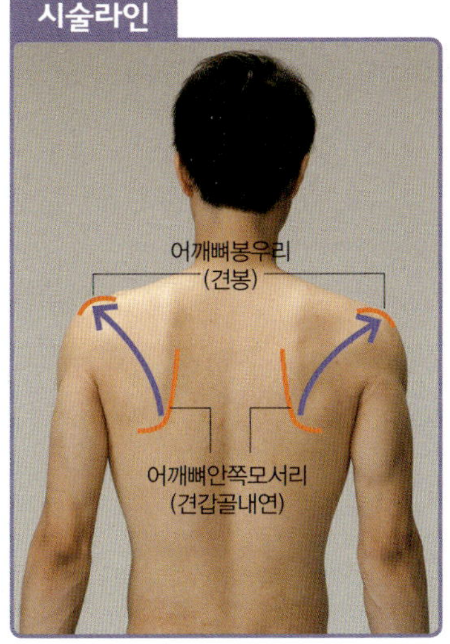

◀ 어깨뼈안쪽모서리(견갑골내연)에서 어깨뼈봉우리(견봉)로 향하여 시술한다.

3 가시아래근의 수장윤상유날

순서 2의 압박과 마찬가지로 어깨뼈안쪽모서리에서 어깨뼈봉우리로 향하여 좌우 손바닥 전체로 원을 그리면서 유날한다.

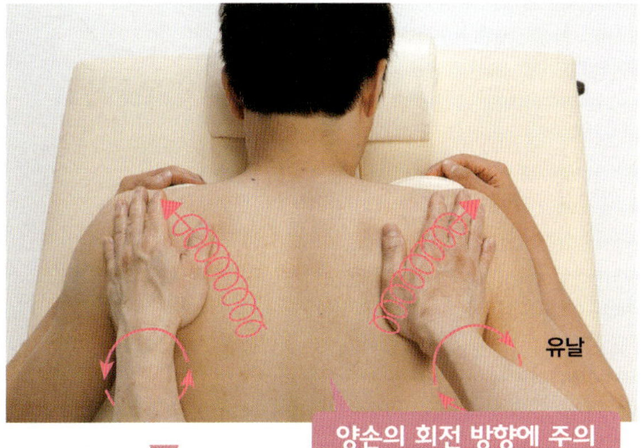

양손의 회전 방향에 주의

왼손은 반시계 방향, 오른손은 시계 방향으로 유날한다.

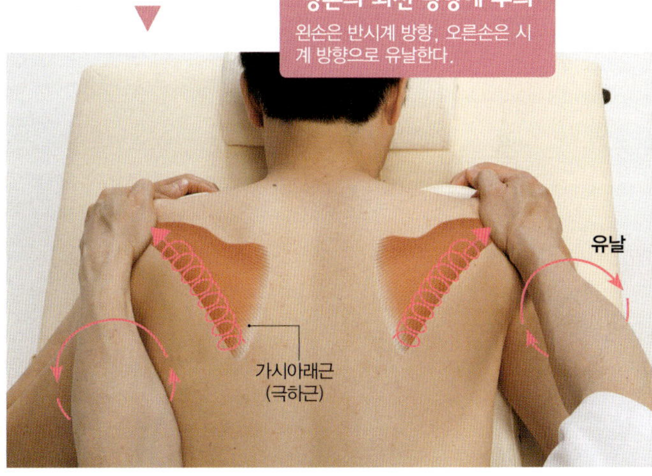

머리쪽에서

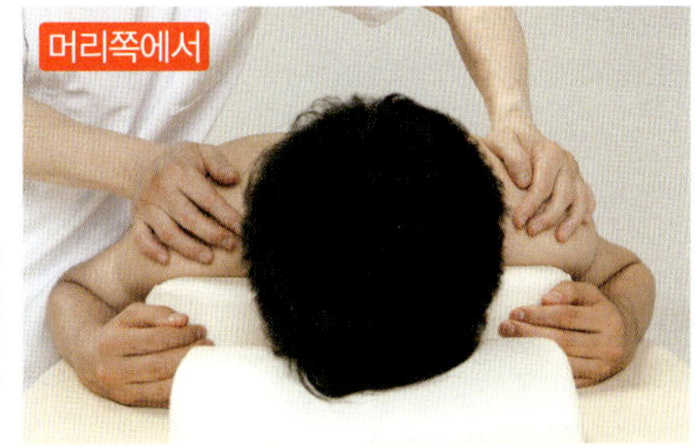

▶ 왼쪽 페이지 오른쪽 아래의 사진처럼 어깨뼈봉우리의 위치를 확실하게 잡는다.

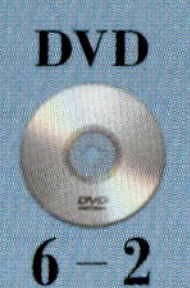

DVD 6-2

위팔부위(앞면)의 마사지

《시술 준비》

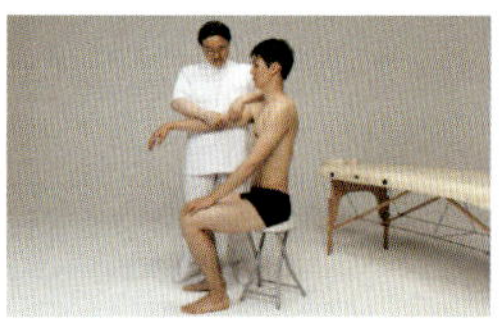

- 피시술자는 둥근 의자에 앉는다.
- 피시술자의 자세유지가 곤란한 경우는 등받이 의자를 이용해도 좋다.
- 시술자는 피시술자와 마주보고 앉거나 피시술자의 곁에 선다.
- 시술하지 않는 손은 피시술자의 손목 또는 팔꿈치의 아래를 지탱한다.

마사지 시간

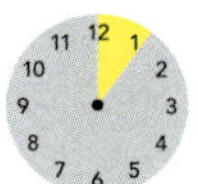

약 6 분

〈촉진〉

위팔두갈래근
(상완이두근)

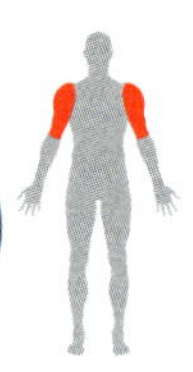

팔꿈치를 가볍게 굽히게 하면, 팔오금(주와)으로 위팔두갈래근의 힘줄이 떠오르는 것을 확인할 수 있다. 그 힘줄을 두손가락으로 더듬어가면서 어깨쪽으로 몇 cm 올라가면 안쪽갈래(내측두)와 가쪽갈래(외측두)의 힘살이 부딪친다. 다시 어깨쪽에 손을 이동하면서 힘살 폭을 확인해 간다.

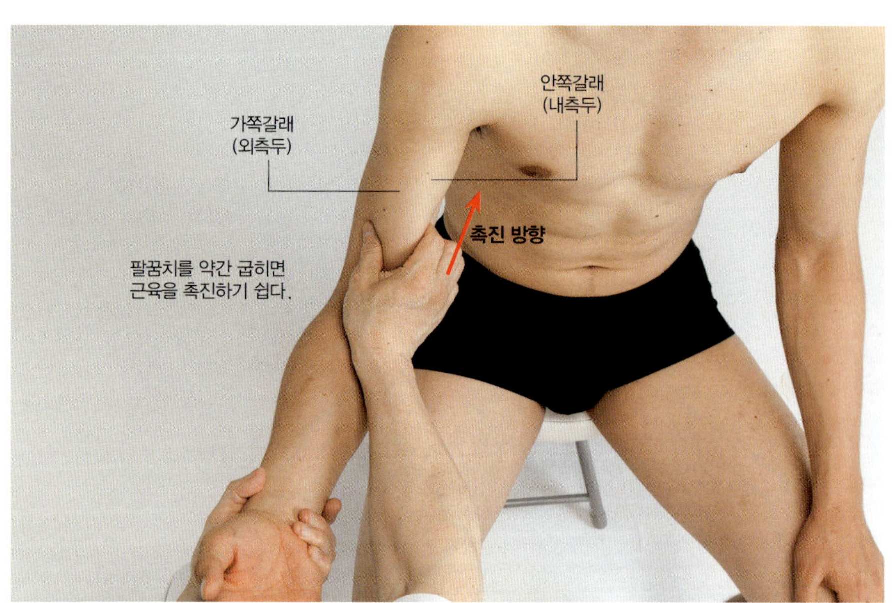

〈촉진〉

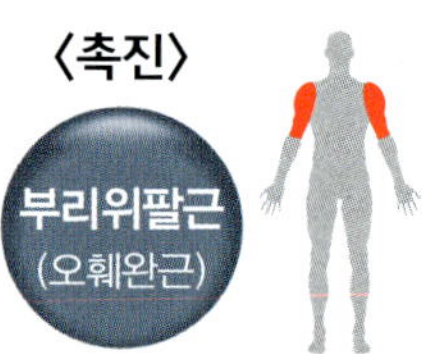

부리위팔근
(오훼완근)

위팔을 가볍게 벌리고(외전) 팔꿉관절을 가볍게 굽힌다(굴곡). 위팔두갈래근(상완이두근)의 안쪽모서리를 집게손가락~약손가락으로 더듬어 찾아간다. 겨드랑이 부근에서 위팔두갈래근의 뒤모서리에서 부리위팔근(오훼완근)의 힘살을 만질 수 있다. 다시 대항을 준 상태에서 어깨관절을 모음(내전)을 하면 근육의 수축을 확인할 수 있다.

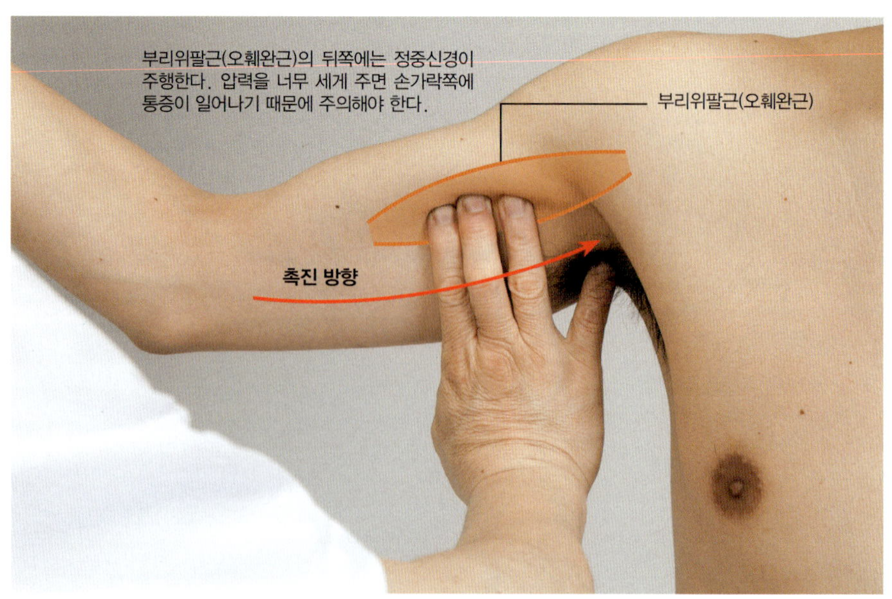

+정보 위팔두갈래근(➡ P.188)이 관절을 벗어나지 않게 하므로 팔로 무거운 물건을 들어올릴 수 있다.

개요

위팔부위의 마사지는 앞면, 가쪽면, 뒤면의 세 곳으로 나눠서 시행하고, 앞면은 **위팔굽힘근(위팔두갈래근, 부리위팔근, 위팔근)**, **가쪽면은 어깨세모근**, **뒤면은 위팔폄근군(위팔세갈래근, 팔꿈치근 등)**이 대상이 된다. 양쪽 모두 **팔꿉관절의 아래에서 어깨관절을 넘어갈 때까지 시술하는 것이 중요**하다. 좌우의 시술은 피시술자의 팔을 지탱하는 손의 위치에도 유의한다. 또한 피시술자 스스로 팔을 들어 올리는 경우는 여분의 힘을 빼도록 한다.

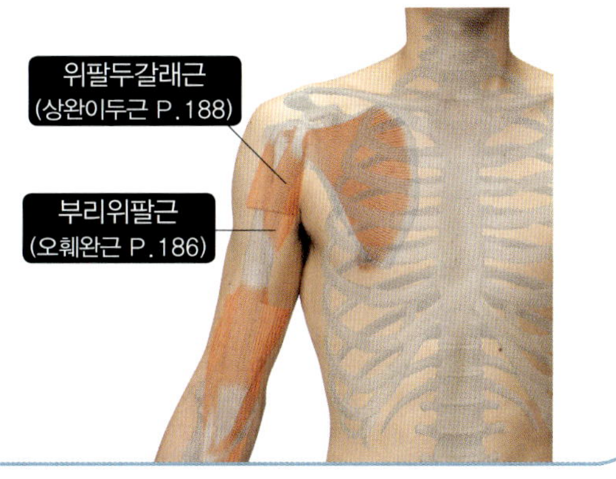

1 수장경찰

위팔 앞쪽에 엄지손가락과 네손가락의 사이로 가볍게 잡듯이 손바닥을 놓고, 팔꿈치 바로 앞에서 겨드랑이까지 경찰한다. 겨드랑이에서 팔을 약간 뒤침(회외)시키면서 벌려준다.

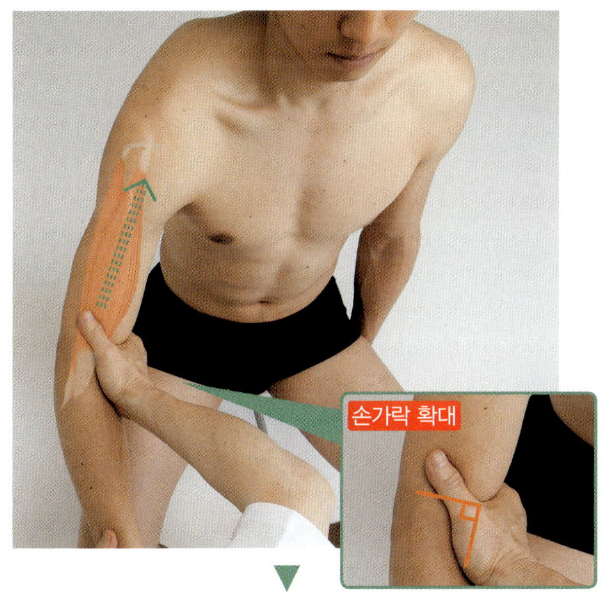

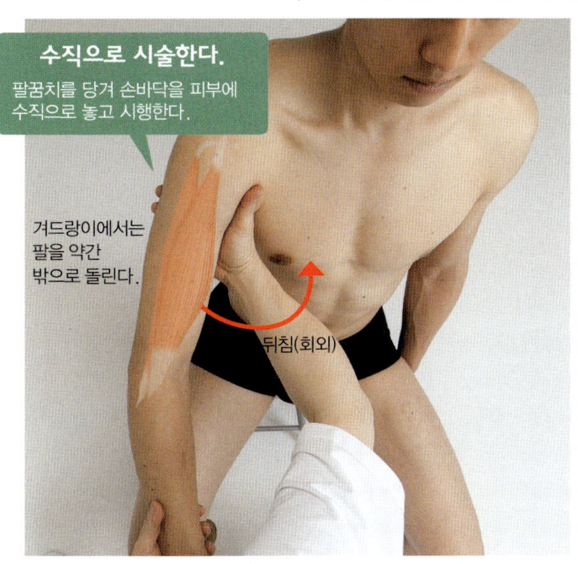

옆에서 시행하는 경우

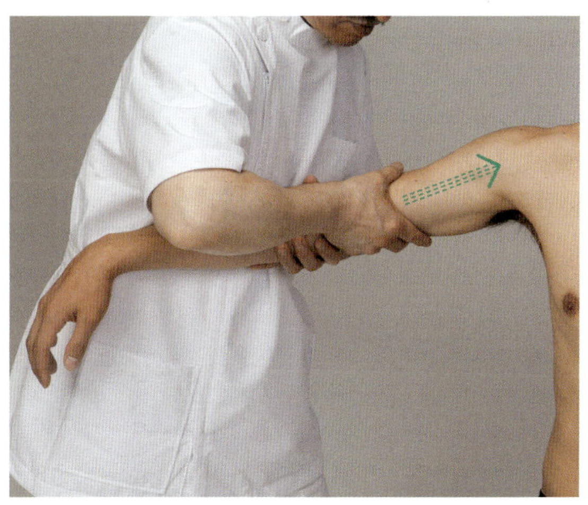

▲ 팔을 확실하게 유지하고 겨드랑이 방향으로 경찰해 간다.

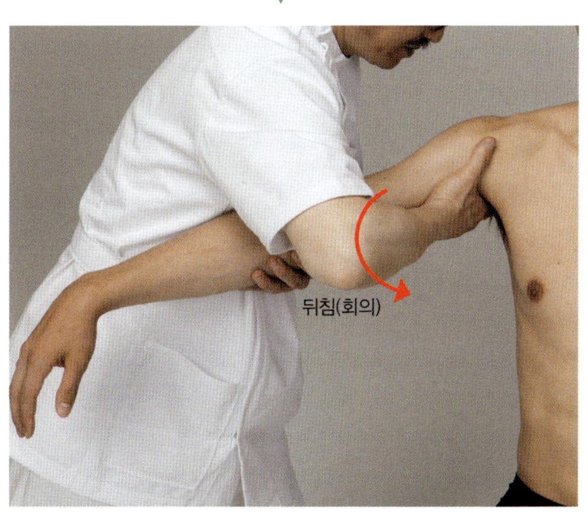

▲ 팔꿈치 부근에서는 위팔부위 앞면을 경찰하는데 겨드랑이에서 팔을 뒤침(회외)시켜 뒤면으로 경찰해 간다.

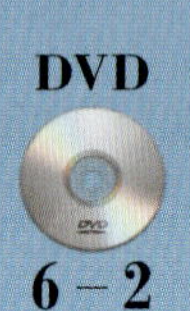

위팔부위(앞면)의 마사지

마사지 시간

약 3 분

2 수장파악간헐압박

순서 1의 수장경찰과 마찬가지로 위팔 앞쪽에 손바닥을 놓고 팔꿈치의 바로 앞에서 겨드랑이까지 세네 곳을 간헐적으로 압박한다.

3 수장파악윤상유날

손바닥 전체로 위팔 앞쪽의 굽힘근육군을 파악하고 원을 그리듯이 유날한다. 팔꿉관절의 바로 앞에서 겨드랑이까지 시술한다.

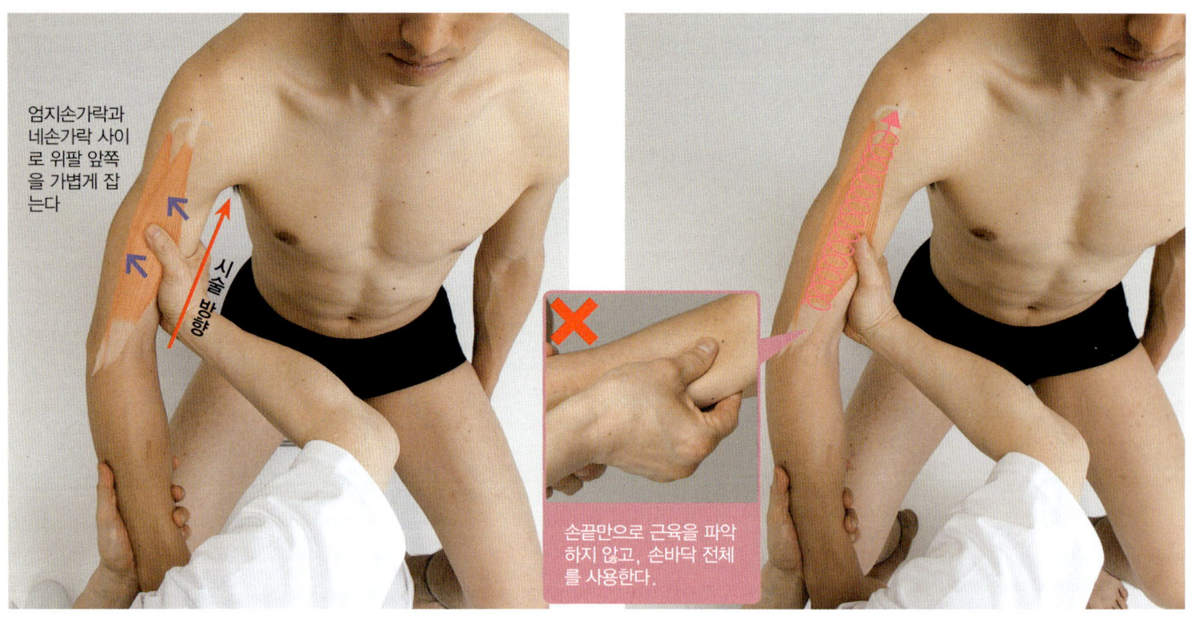

서서 시행하는 경우

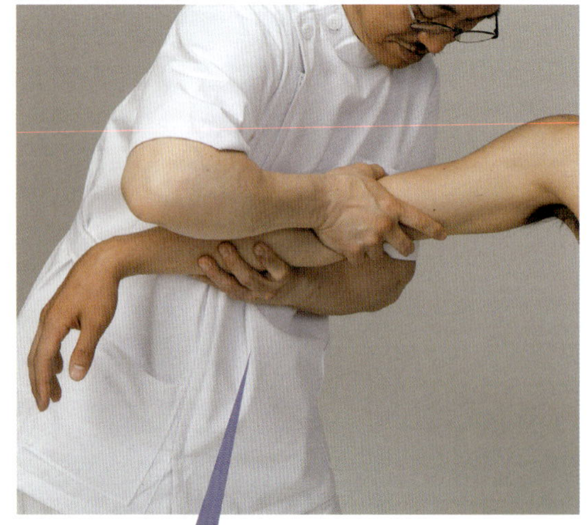

팔꿈치를 당겨 피부에 대하여 수직 방향으로 압력을 더해준다.

서서 시행하는 경우

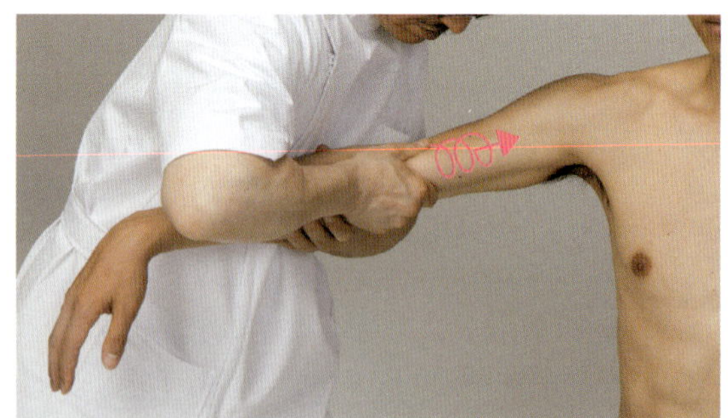

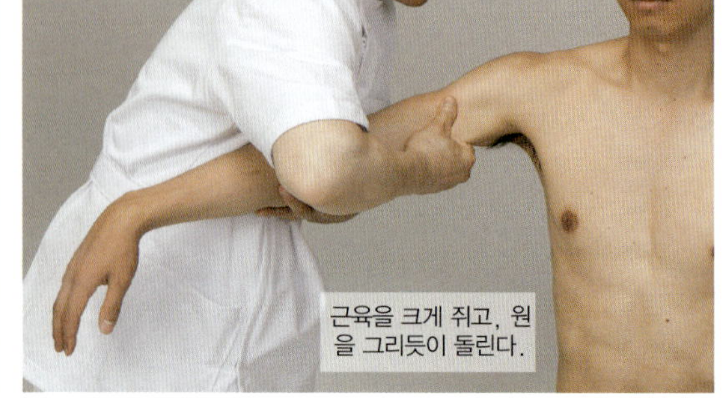

근육을 크게 쥐고, 원을 그리듯이 돌린다.

+정보 부리위팔근(➡ P189)이 부착된 부리돌기는 위팔과 어깨뼈, 가슴부위의 세 방향의 복잡한 상호작용을 한다.

4 거절상유날

가쪽에서 양손으로 앞팔 앞쪽을 파악하여 좌우의 손을 교대로 위아래로 움직이면서 팔꿈치힘줄에서 겨드랑이까지 유날한다.

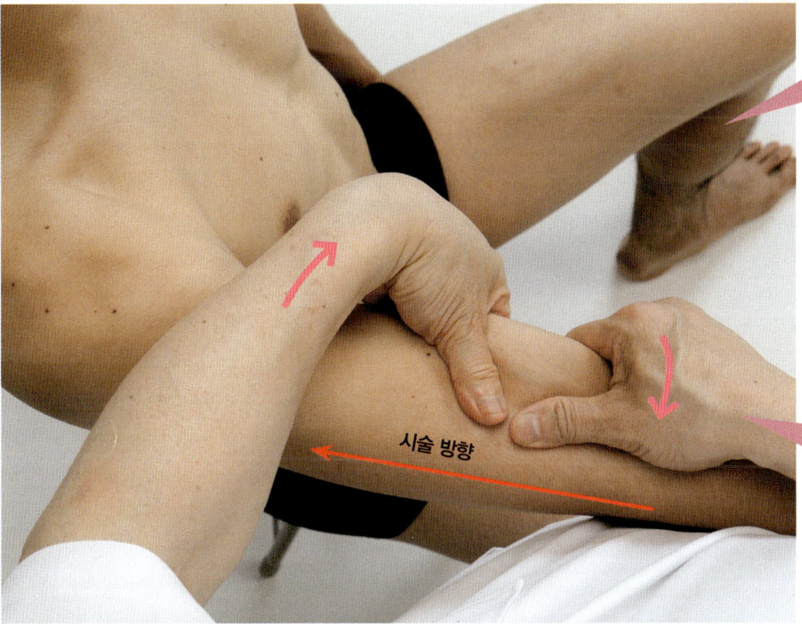

네다섯 곳으로 나눠서 파악한다.
팔꿈치 힘줄에서 겨드랑이까지를 네다섯 곳으로 나눠서 시행한다.

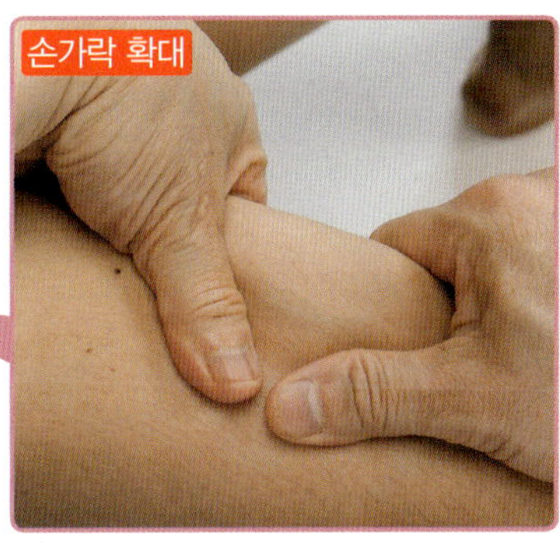

▲ 엄지손가락과 네손가락을 사용하고 근육을 깊게 파악한다.

▲ 팔꿈치의 힘줄에서 겨드랑이를 향해 시술한다.

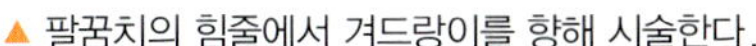

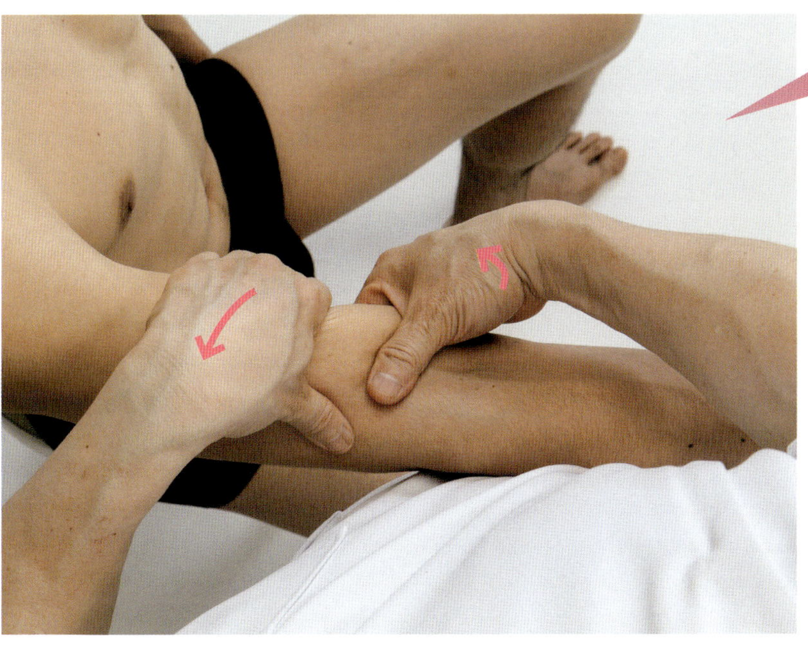

손끝으로만 잡지 않는다.
손바닥 전체를 사용하여 깊게 감싸듯이 근육 전체를 감싼다.

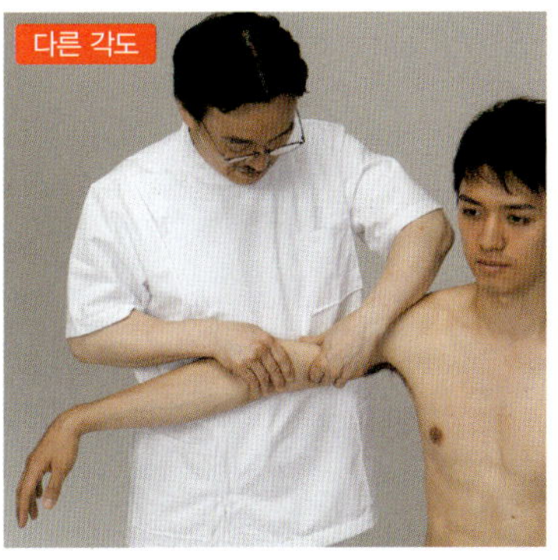

▲ 시술자의 곁에 서서 시술을 시행한다.

▲ 양손을 교대로 위아래로 움직인다.

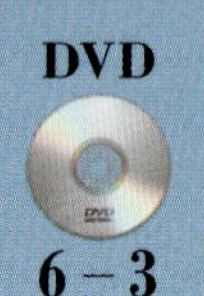

위팔부위(가쪽면)의 마사지

《시술 준비》

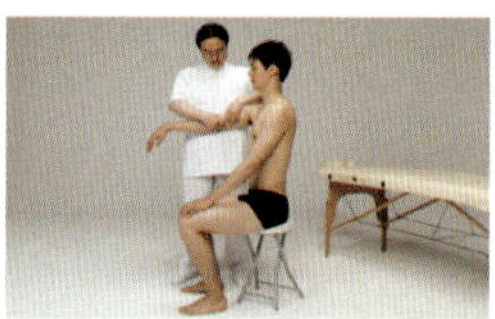

- 피시술자는 둥근의자에 앉는다.
- 피시술자의 자세유지가 곤란한 경우에는 등받이 의자를 이용해도 좋다.
- 시술자는 피시술자와 마주보게 앉거나 피시술자의 곁에 선다.
- 시술하지 않는 손은 기본적으로 팔꿈치의 안쪽을 아래에서 지탱한다.

마사지 시간

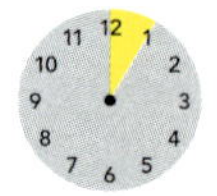

약 5 분

〈촉진〉

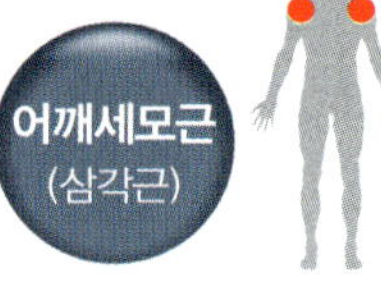

위팔뼈의 가쪽 중앙에 손가락(엄지손가락과 집게손가락으로 잡듯이)을 놓고, 위아래로 움직여 부착부위를 확인한다. 부착부위에서 어깨를 향해 더듬어 가면 역삼각형의 힘살이 만져진다. 이것이 어깨세모근이다. 앞쪽은 세모가슴근삼각(삼각흉근삼각), 뒤쪽은 부착부에서 어깨뼈가시 안쪽모서리로 향한 라인의 경계가 된다.

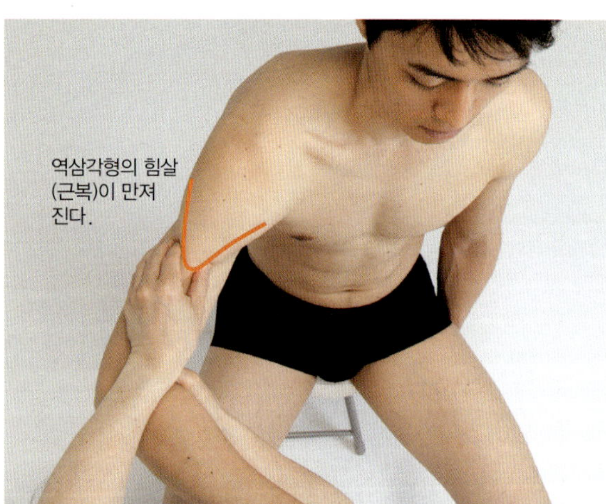

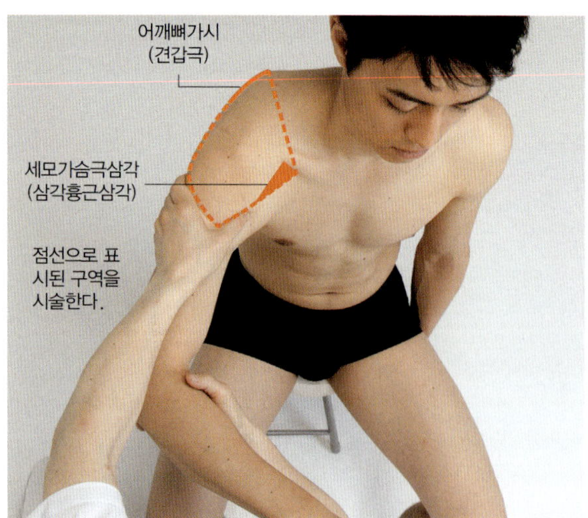

1 수장경찰

팔을 약간 앞쪽으로 들어올린 상태(어깨관절의 굽힘)에서 한 손으로 팔꿈치 안쪽을 지탱한다. 다른 쪽 손바닥으로 위팔의 가쪽 중앙 근처에서 어깨관절을 넘어가는 곳까지 경찰한다.

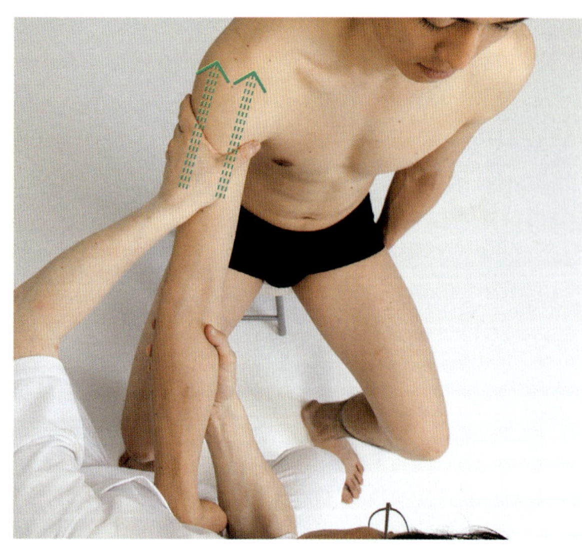

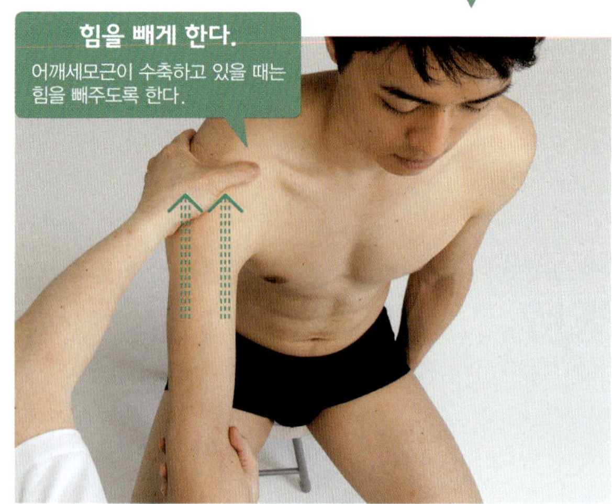

+정보 어깨세모근(➡P.182)은 장시간 컴퓨터 키보드를 사용함으로써 부하가 걸리는 경우가 많다.

개요

위팔 가쪽면의 마사지에서는 어깨의 둥근 부분을 만들고 있는 **어깨세모근(삼각근)**이 대상이다. 어깨세모근은 어깨관절의 앞쪽의 전부섬유, 바깥쪽의 중부섬유, 뒤쪽의 후부섬유로 구성된다. 장해를 일으키기 쉬운 부위이지만 의료마사지에 의해 시술을 하기가 쉽고 치료하기 쉽다. 여기에서는 **가쪽의 중부섬유**를 중심으로 시술한다.

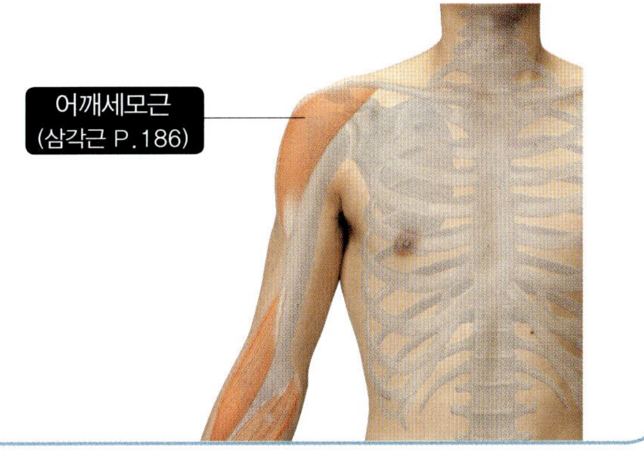

2 수장파악간헐압박

어깨세모근의 닿는곳에 있는 위팔뼈의 가쪽 중앙에서 이는곳의 어깨뼈봉우리를 향하여 손바닥으로 크게 파악하여 세네 곳을 간헐적으로 압박한다.

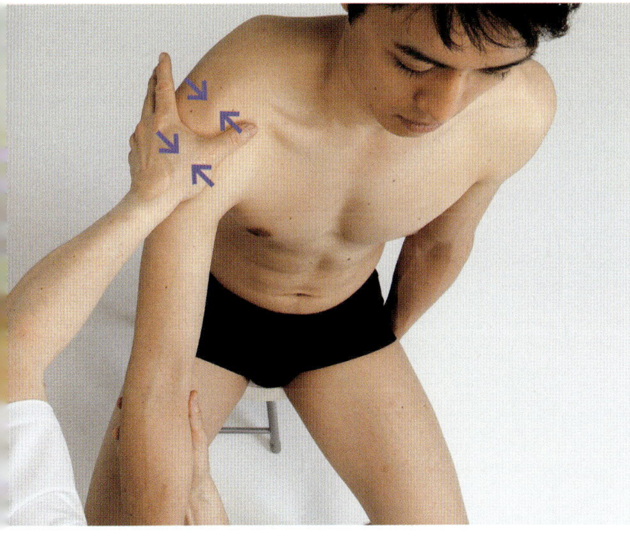

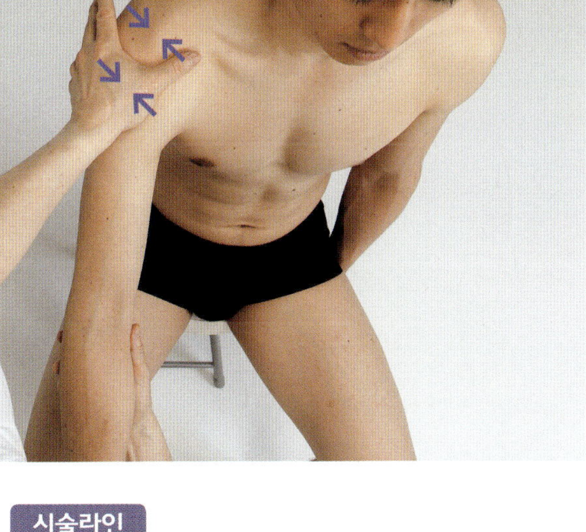

시술라인

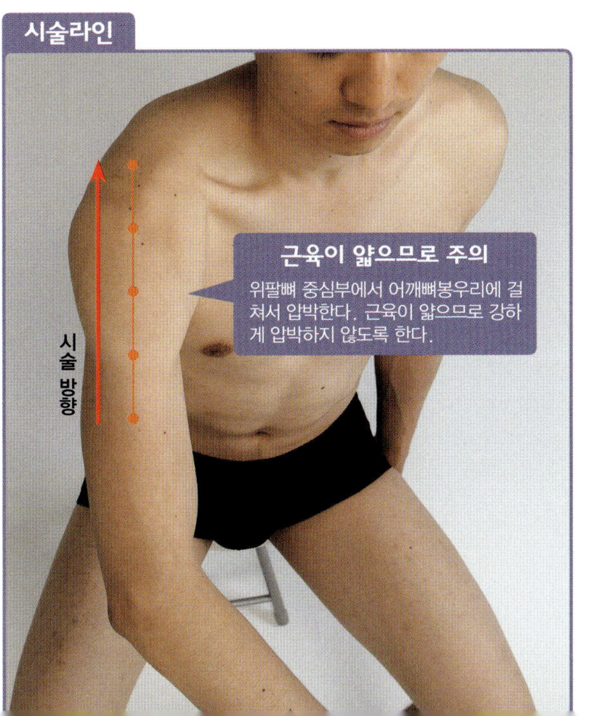

3 수장파악유날

어깨세모근의 닿는곳에서 이는곳까지 손바닥으로 근육을 크게 감싸듯이 파악하여 팔 전체를 사용하여 원을 그리듯이 유날한다.

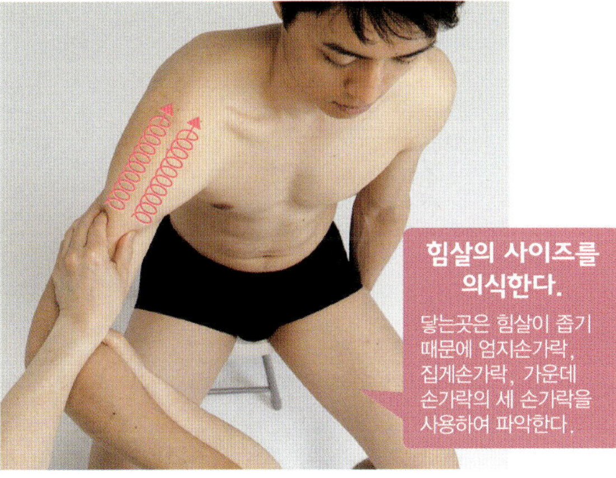

힘살의 사이즈를 의식한다.
닿는곳은 힘살이 좁기 때문에 엄지손가락, 집게손가락, 가운데 손가락의 세 손가락을 사용하여 파악한다.

4 사지복윤상유날

엄지손가락을 제외한 네손가락의 손끝의 지복으로 순서 3과 같은 라인을 원을 그리면서 유날한다. 세네 곳을 시행한다.

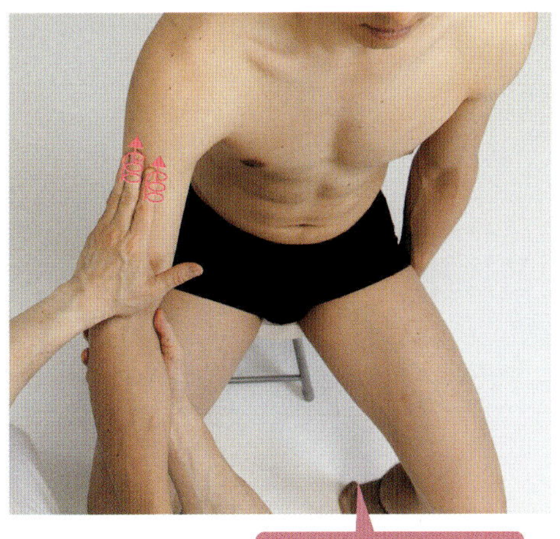

압력은 일정하게
일정한 압력으로 유날한다.

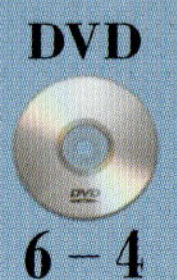
DVD 6-4

위팔부위(뒤면)의 마사지

《시술 준비》

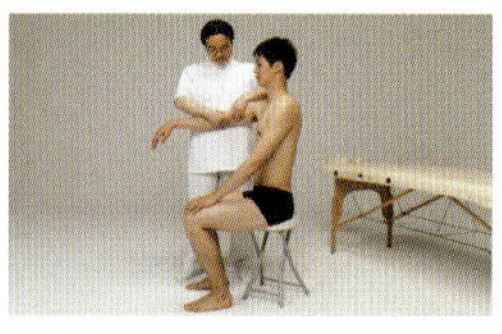

- 피시술자는 둥근 의자에 앉는다.
- 피시술자의 자세유지가 곤란한 경우에는 등받이 의자를 이용해도 좋다.
- 시술자는 피시술자와 마주보게 앉거나 피시술자의 곁에 선다.
- 시술하지 않는 손은 기본적으로 팔꿈치 아래부위를 오른손으로 지탱한다.

마사지 시간

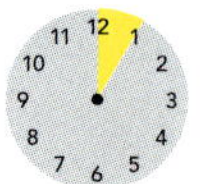

약 5 분

〈촉진〉

위팔세갈래근(상완삼두근)

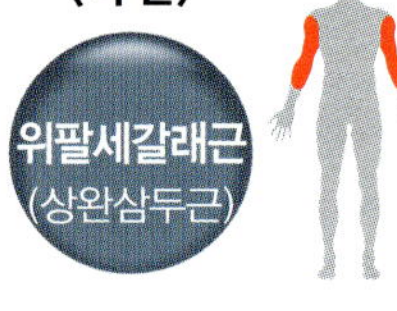

위팔세갈래근은 위팔뒤쪽의 대부분을 차지하고 있다. 안쪽에 짧은갈래(단두), 이것을 덮듯이 가쪽에 가쪽갈래(외측두), 안쪽에 긴갈래(장두)가 위치한다. 촉진은 팔꿉관절을 90도 굽힌(굴곡) 상태에서 시행한다. 한 손(사진에서는 오른손)으로 손목을 지탱하고 다른 손(사진에서는 왼손)으로 팔꿈치머리(주두)의 바로 위에 있는 힘줄을 찾아 그곳에서 어깨쪽으로 향해 더듬어 가면 힘살이 만져진다. 또한 이는곳은 어깨세모근으로 덮여 있기 때문에 촉진하는 것은 어렵다.

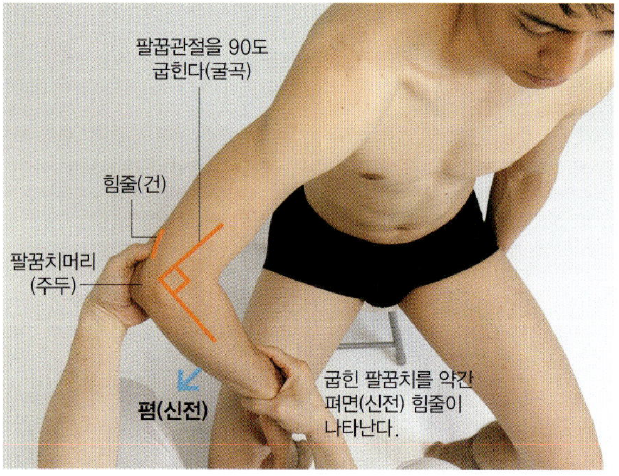

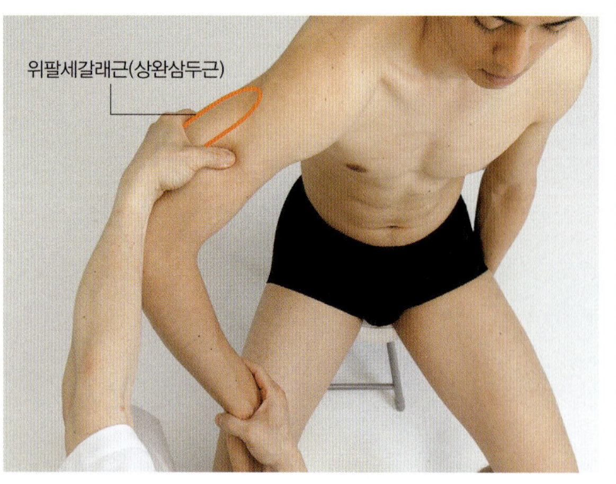

1 수장경찰

팔꿈치머리에서 어깨 끝(어깨세모근의 후부섬유)까지 손바닥 전체를 놓고 위팔 뒤면을 경찰한다.

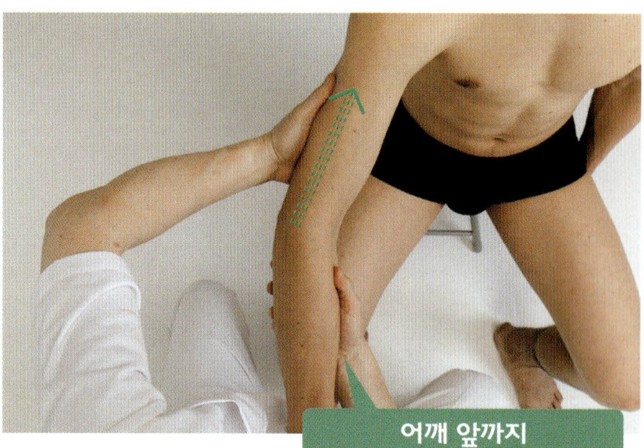

어깨 앞까지

팔꿈치오금(주와) 부근에서 멈추지 않고, 어깨뼈봉우리(견봉)~어깨뼈가시(견갑극)까지 손을 이동한다.

2 수장파악간헐압박

순서 1과 같은 부위를 팔꿈치 머리부위의 위팔세갈래근 부착부위에서 어깨 앞까지 손바닥 전체로 파악하여, 간헐적으로 압박한다. 팔의 길이에 따라서 네다섯 곳 정도 시행한다.

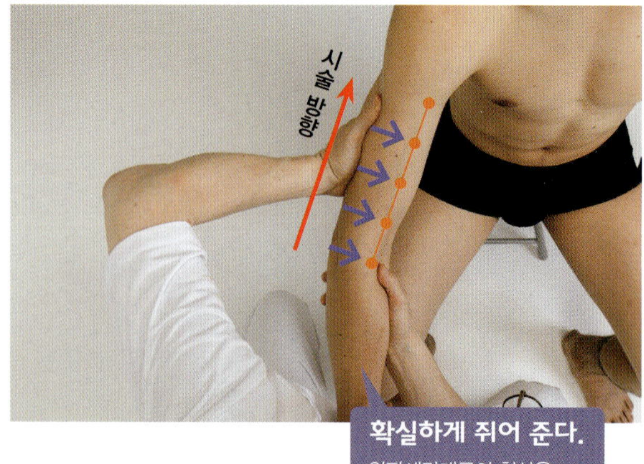

확실하게 쥐어 준다.

위팔세갈래근의 힘살을 가능한 한 크게 파악한다.

+정보 위팔세갈래근(➡ P.191)은 테니스공을 몸과 벽 사이에 놓고 눌러줌으로써 마사지할 수 있다.

개요

위팔 뒤면에는 어깨관절과 팔꿉관절의 폄자세(신전)를 시행하는 **위팔폄근군(상완신근군)(위팔세갈래근, 어깨세모근, 팔꿈치근)**이 집합하고 있다. 시술의 대부분을 차지하는 위팔세갈래근의 범위를 이미지를 떠올리면서 **팔꿈치에서 어깨뼈봉우리와 어깨뼈가시를 향하게 손을 이동한다**. 또한 뒤쪽의 위쪽 부위는 근육층이 두껍게 되어 있으므로 압박과 유날은 아래쪽보다 힘을 더 줄 필요가 있다.

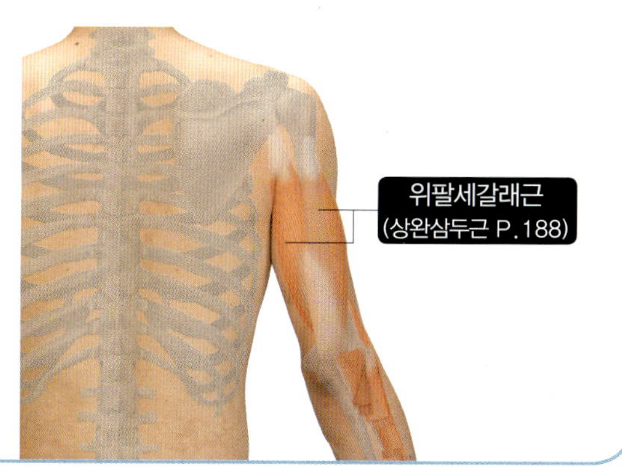

3 수장파악윤상유날

순서 1과 같은 부위의 팔꿈치머리의 힘줄에서 어깨끝까지 크게 파악하여 원을 그리듯이 유날한다. 팔꿈치머리 부근은 엄지손가락과 집게손가락, 가운데손가락으로 작게 잡아 유날한다.

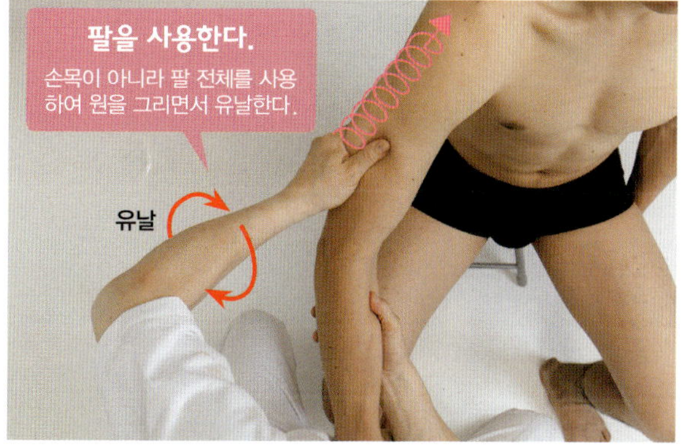

4 거절상유날

피시술자의 어깨관절을 벌리고(외전) 위팔 앞에 선다. 양손으로 위팔세갈래근을 크게 파악하여 좌우 교대로 위아래로 비틀듯이 겨드랑이쪽까지 유날한다. 2~3회 반복한다.

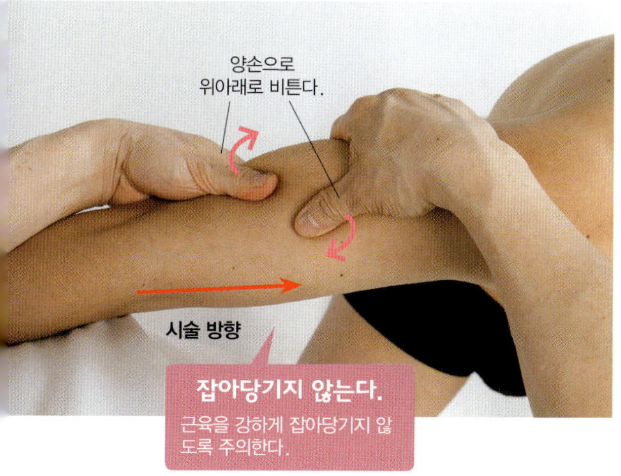

5 주관절의 운동법

한쪽 손으로 팔꿈치의 뒤쪽을 지탱하고 다른 쪽 손으로 손목을 쥐어, 팔꿈치관절의 굽힘(굴곡), 폄(신전), 엎침(회내), 뒤침(회외)을 시행한다.

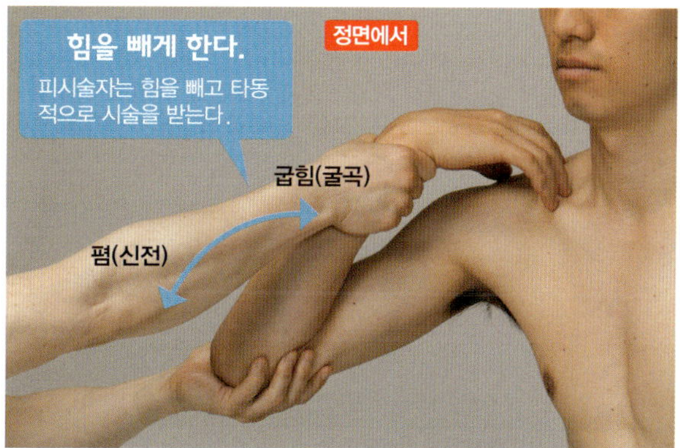

6 어깨관절의 운동법

한 손으로 어깨뼈봉우리부위를 위에서 가볍게 누르고 다른 쪽 손으로 팔꿈치 또는 아래팔을 잡고 어깨관절의 굽힘(굴곡), 벌림(외전), 안쪽돌림(내회전)을 타동적으로 시행한다.

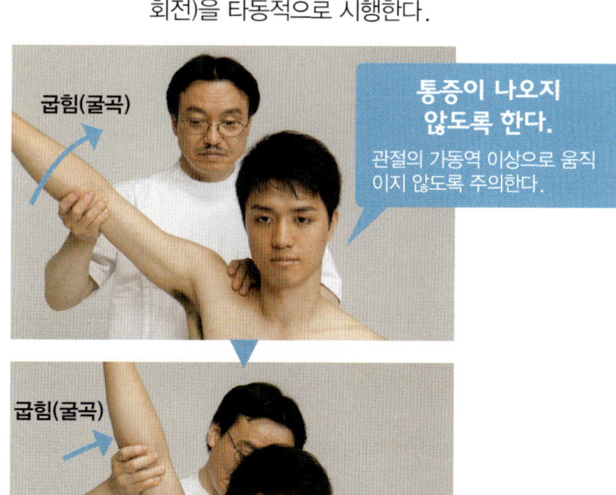

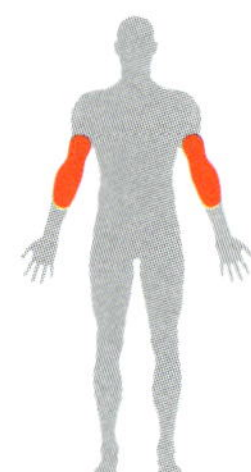

원엎침근

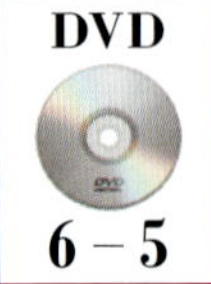

마사지
➡P220

원엎침근(원회내근)《*pronator teres*》

【근육군】 아래팔굽힘근육군(전완굴근군)〈얕은층〉 **【지배신경】** 정중신경〈C_6, C_7〉

근육의 특징

아래팔굽힘근육군(아래팔에 위치하는 굽힘근육군이라는 의미)의 하나로 가장 얕은층에 있다. 아래팔 앞면을 안쪽에서 가쪽으로 비스듬하게 지나고 있다. 주로 아래팔을 엎침(회내)시키는 기능이 있고, 팔꿉관절의 굽힘(주관절굴곡)에도 작용한다.

골퍼스엘보(golfer's elbow)라는 증상과 같이 이 근육의 과사용에 의한 손상도 많다.

스트레칭은 아래팔을 완전하게 뒤침(회외)시켜 팔꿉관절을 완전하게 폄자세(신전)로 시행한다. 촉진은 환자를 앉혀서 위팔을 이완시켜 아래팔을 팔꿉관절로 굽혀서(굴곡) 완전하게 엎침(회내), 뒤침(회외) 사이의 위치에서 넙다리부위(대퇴부)에 놓은 상태에서 시작한다. 환자의 옆에 앉아서 가까운 곳의 아래팔의 앞가쪽부위에 손을 놓고 손목관절의 가까운 곳에 다른 한 손을 지탱한다. 넙다리에 놓은 손을 노자관절(요척관절)에서 아래팔을 엎침(회내)시키는 것으로 수축을 느낄 수 있다.

마사지 정보

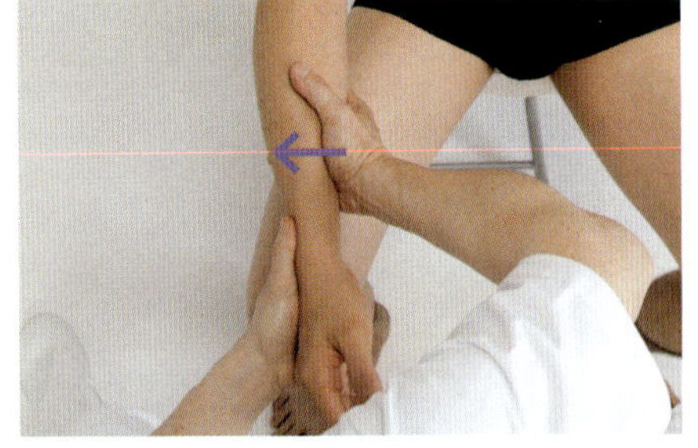

원엎침근의 수장파악간헐압박은 시술면에서 수직으로 압력을 주는 것이 중요하다.

이는곳 ❶ [위팔갈래(상완두)] 위팔뼈안쪽위관절융기(상완골내측상과), 근육사이막(근간중격)

이는곳 ❷ [자갈래(척골두)] 자뼈갈고리돌기(척골구상돌기), 자뼈거친면(척골조면)의 안쪽면

닿는곳 노뼈(요골) 가운데부위의 가쪽면 · 뒤면

위팔뼈(상완골)

노뼈(요골)

자뼈(척골)

※골퍼스엘보의 원인이 되는 팔꿈치 안쪽의 통증을 말한다.

근육의 기능

- 아래팔의 엎침(회내).
- 팔꿉관절의 굽힘(굴곡).

일상동작

- 컵에 음료 등을 따른다.
- 오른손으로 용기의 뚜껑과 나사를 푼다.
- 왼손으로 용기의 뚜껑과 나사를 조인다.

관련통

손목관절 손바닥의 노뼈쪽에서 깊은부위에 깊은 통증이 출현하고, 여기에서 아래팔 앞면 노뼈쪽으로 부채살 모양으로 퍼진다.

 +정보 원엎침근은 뒤침근(➡P.218)과 같은 크기이다.

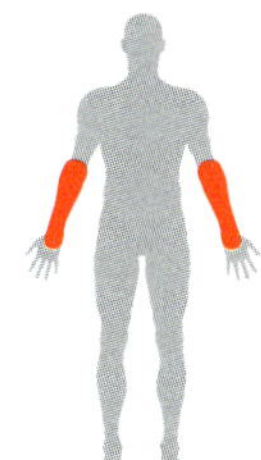

노쪽손목굽힘근

노쪽손목굽힘근(요측수근굴근) 《*flexor carpi radialis*》

【근육군】 아래팔굽힘근육군(전완굴근군)〈얕은층〉 **【지배신경】** 정중신경〈C_6, C_7, (C_8)〉

DVD 6－5

마사지 ➡P220

▶ 근육의 특징

아래팔굽힘근육군의 하나로 가장 얕은층에 있는 근육, 손목을 엄지손가락쪽으로 굽히는 기능(수관절요굴) 등이 있다. 이는곳은 자뼈쪽이지만 아래팔을 비스듬하게 지나 노쪽으로 향한다.

자쪽손목굽힘근(척측수근굴근 ➡P.204)이나 긴손바닥근(장장근 ➡P.205)과 나란히 손목의 강한 굽힘근의 하나이다.

스트레칭은 파트너에게 손목의 폄(신전), 모음(내전)을 하면서 아래팔을 뒤침(회외)시키고 팔꿈관절을 완전하게 폄(신전)하여 준다.

촉진은 환자가 앉은 상태에서 위팔을 이완시켜 아래팔을 팔꿉관절로 굽히면서 완전하게 뒤침(회외)시켜 넙다리부위에 놓은 상태에서 시작한다. 환자의 옆에 앉아서 먼 곳에 있는 아래팔의 앞 가쪽에 손을 놓고 손가락 바로 앞에 손을 놓고 지탱한다. 넙다리부위에 놓은 손을 손목관절로 굽혀 근육섬유를 수직으로 누르면 근육의 수축을 느낄 수 있다. 이 방법은 손목관절굽힘근육군의 특정에도 도움이 된다.

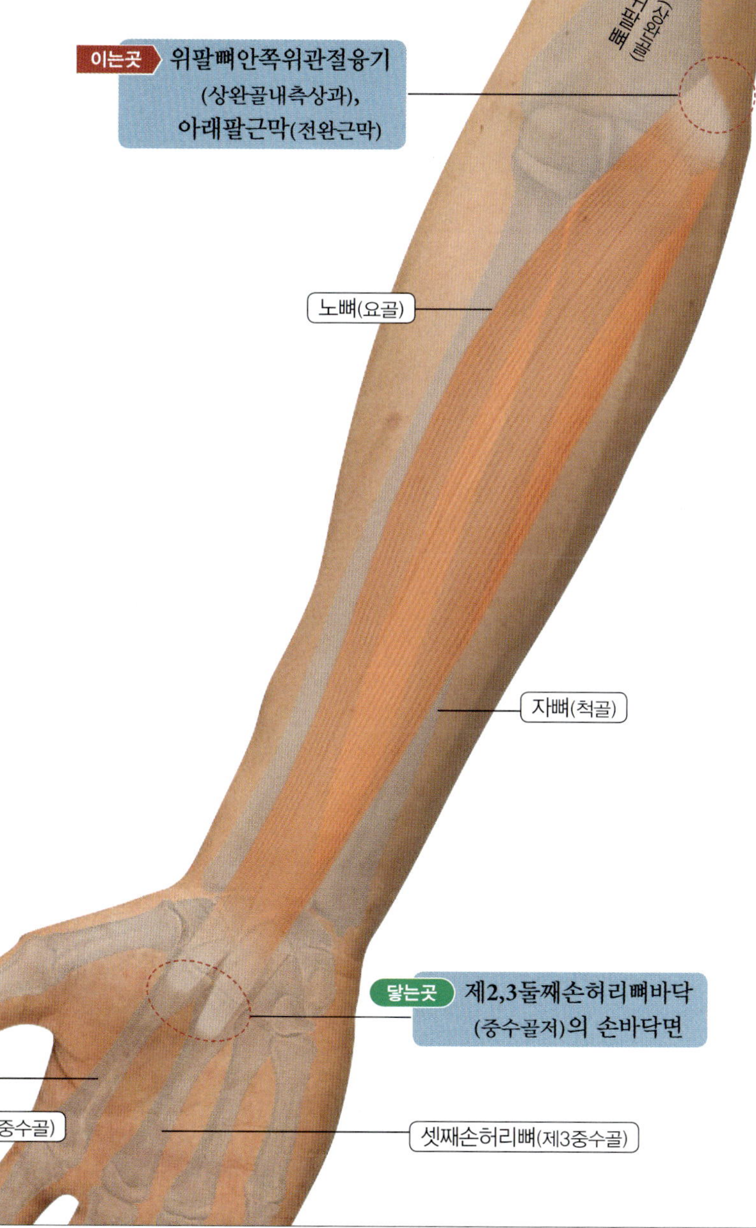

근육의 기능

● 손목관절의 굽힘(바닥쪽굽힘), 벌림(노쪽굽힘).

일상동작

● 손바닥으로 어깨를 툭툭 두드린다.
● 손짓으로 부르다.
● 공을 던진다.

관련통

손목의 바닥쪽 중앙에서 가쪽으로 넓은 통증.

＋정보 노쪽손목굽힘근은 바벨과 덤벨을 사용한 운동을 하면 잘 단련시킬 수 있다.

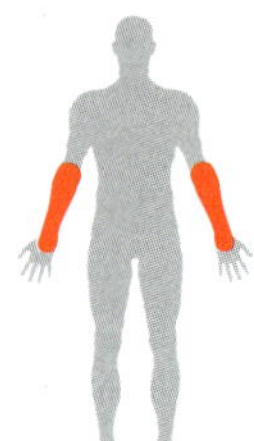

자쪽손목굽힘근

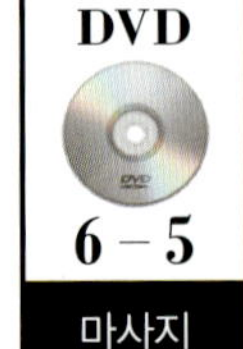

마사지
➡P220

자쪽손목굽힘근(척측수근굴근)《*flexor carpi ulnaris*》

【근육군】 아래팔굽힘근육군(전완굴근군)〈깊은층〉 **【지배신경】** 자신경(척골신경)《(C_7), C_8, Th_1》

▶ 근육의 특징

아래팔굽힘근육군의 근육 안에서 가장 안쪽(새끼손가락쪽)을 지난다. 손목을 새끼손가락쪽으로 굽히는 움직임(수관절척굴)을 동반하면서 바닥쪽으로 굽히는(장굴) 비스듬한 동작에 작용한다. 닿는곳 힘줄은 손목뼈의 콩알뼈(두상골)를 감싸고 있다.

스트레칭은 파트너에게 손목의 폄(신전), 벌림(외전)을 하면서, 아래팔을 뒤침(회외)시켜 팔꿉관절을 완전하게 폄(신전)시켜준다

이 근육의 촉진은 노쪽손목굽힘근(요측수근굴근 ➡P.203)과 같은 방법으로 손목굽힘근육군을 특정하여 시작한다. 손허리손가락관절(중수지관절)에서 새끼손가락의 벌림(외전)을 자동적으로 시행하면, 콩알뼈를 안정시키기 위해서 근육이 작용하고 있는 것을 느낄 수 있다.

마사지 정보

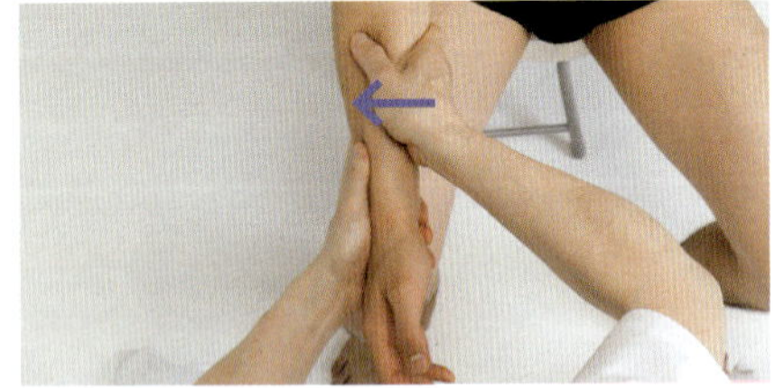

자쪽손목굽힘근은 안에서도 안쪽(새끼손가락쪽)을 지나는 근육이므로 자쪽으로 압박과 경찰이 효과적이다.

위팔뼈(상완골)

이는곳 ❶ [위팔갈래(상완두)] 위팔뼈안쪽위관절융기(상완골내측상과)

이는곳 ❷ [자갈래(척골두)] 팔꿈치머리(주두), 자뼈뒤모서리(척골후연)

노뼈(요골)

자뼈(척골)

콩알뼈(두상골)

갈고리뼈(유구골)

닿는곳 콩알뼈(두상골), 갈고리뼈(유구골), 다섯째손허리뼈(제5중수골)

다섯째손허리뼈(제5중수골)

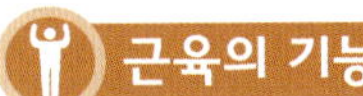

근육의 기능

- 손목관절의 굽힘(바닥쪽 굽힘), 모음[내전(자뼈굽힘)].

일상동작

- 망치질을 한다.
- 라켓을 사용하여 스매싱을 한다.
- 죽도를 내리친다.

관련통

자쪽의 손목에 출현하는 통증.

+정보 자쪽손목굽힘근의 촉진은 손을 굽히면서 시행한다.

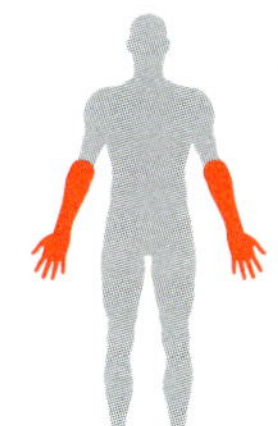

긴손바닥근

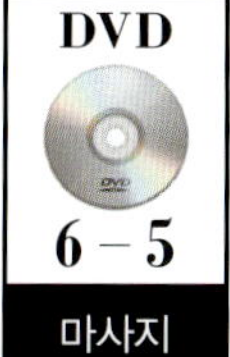

마사지
➡P220

긴손바닥근(장장근) 《*palmaris longus*》

【근육군】 아래팔굽힘근육군(전완굴근군)〈얕은층〉 **【지배신경】** 정중신경〈(C_7), C_8, (Th_1)〉

▶ 근육의 특징

아래팔굽힘근육군의 하나이며, 아래팔 앞면을 중앙으로 지나가는 손목관절굽힘근이다. 위팔뼈에서 시작하고 손바닥 부착부위에 부채꼴로 퍼져 손바닥널힘줄(수장건막)에 닿고 있는 이관절근(2 joint muscle)이다. 손바닥 널힘줄은 손바닥 피부와 강하게 연결되어 있다. 힘살은 비교적 짧고, 바로 힘줄로 되어 있다.

스트레칭은 팔꿉관절과 손목을 최대한 폄(신전)시켜 시행한다.

이 근육의 촉진은 노쪽손목굽힘근(요측수근굴근 ➡ P.203)의 방법으로 손목굽힘근(수근굴근)을 특정하여 시작한다. 손을 컵과 같은 형태로 구부리면 손목굽힘근육군 있는 위치를 눈으로 확인할 수 있다. 손목을 만지면 근육의 수축을 느낄 수 있다.

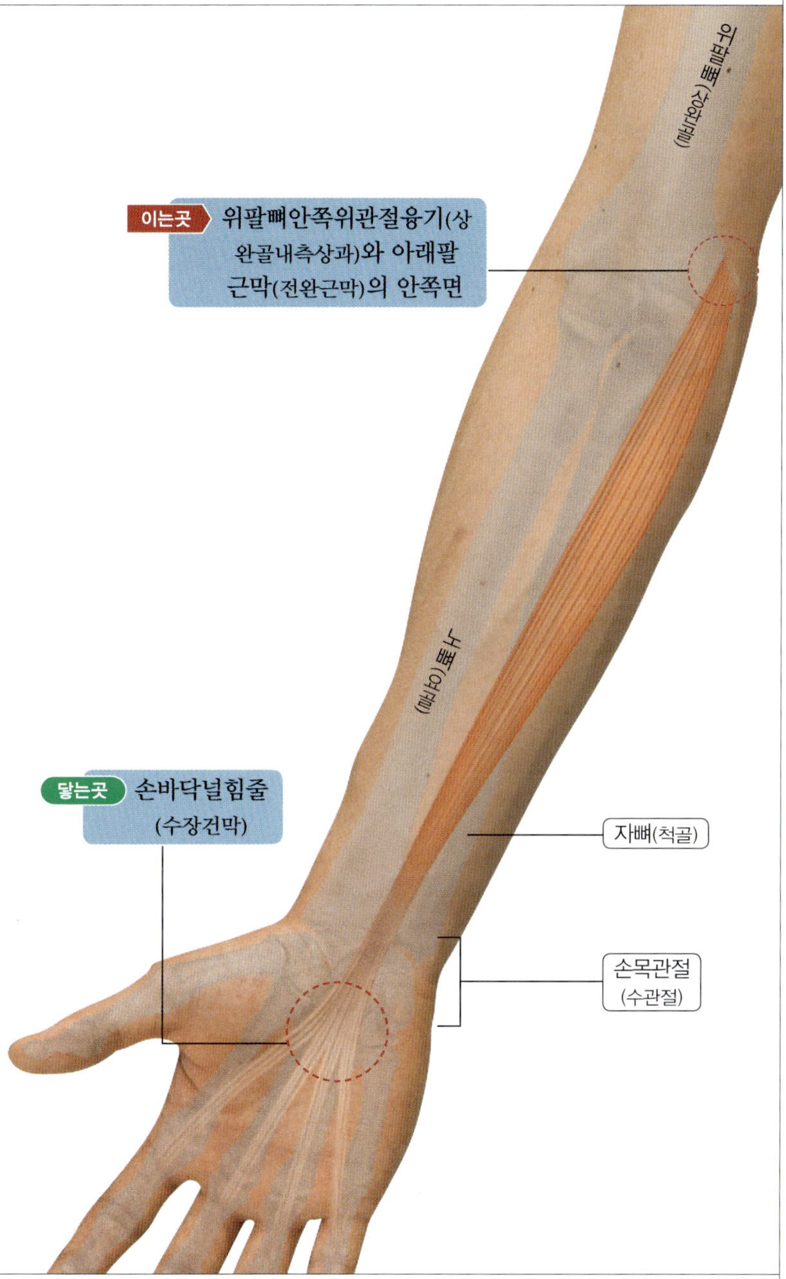

위팔뼈(상완골)

이는곳 위팔뼈안쪽위관절융기(상완골내측상과)와 아래팔근막(전완근막)의 안쪽면

노뼈(요골)

닿는곳 손바닥널힘줄(수장건막)

자뼈(척골)

손목관절(수관절)

근육의 기능

- 손목관절의 굽힘(바닥쪽 굽힘).
- 손바닥널힘줄을 당긴다.

일상동작

- 손바닥으로 어깨를 툭툭 친다.
- 손짓을 한다.
- 공을 던진다.

관련통

아래팔에 퍼지는 통증. 손바닥의 2~3 cm의 범위에서 부분적으로 욱신욱신 바늘로 찌르는 듯한 강한 통증을 동반한다.

+정보 긴손바닥근은 손목의 중앙을 지나고 있기 때문에 손목굽힘근의 기능만을 가진다.

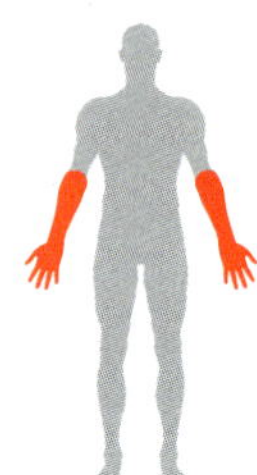

얕은손가락굽힘근

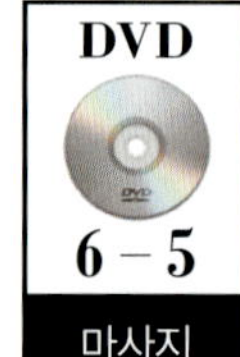

마사지
➡P220

얕은손가락굽힘근(천지굴근)《*flexor digitorum superficialis*》

【근육군】 아래팔굽힘근육군(전완굴근군)〈얕은층〉 **【지배신경】** 정중신경〈(C_7), C_8, T_1〉

▶ 근육의 특징

아래팔굽힘근육군의 하나로서 아래팔 앞쪽의 중간층에 위치하며 아래팔에 있는 굽힘근 안에서도 가장 크다. 근육은 위팔뼈안쪽위관절융기(상완골내측상과)와 노뼈 위부분 앞면에서 시작하여 깊은손가락굽힘근(심지굴근 ➡P.208)을 덮듯이 아래팔로 하행한다. 힘줄은 손목관절 부근에서 4개로 나뉘며, 집게손가락~새끼손가락을 향하여 뻗어 있고 중간 마디뼈에서 닿는다. 깊은손가락굽힘근과 함께, 집게손가락에서 새끼손가락을 굽히는 주력근으로서 작용한다.

일상생활에서 악수를 하거나 손잡이를 잡거나 공이나 라켓을 쥐거나 어떤 대상이나 물건을 잡는 동작에 사용된다.

촉진을 할 때는 손을 굽히는(굴곡) 것으로 수축을 느낄 수 있다.

근육의 기능

● 집게손가락~새끼손가락의 몸쪽 손가락뼈 사이(PIP 근위지절간) 관절의 굽힘(굴곡).

일상동작

● 물건을 잡는다.
● 악수를 한다.
● 공을 쥔다.
● 손잡이를 잡는다.

관련통

가운데손가락~새끼손가락의 손바닥면에 날카로운 통증을 일으키고, 흔히 관절염과으로 착각한다. 손가락에 경련을 일으키는 경우도 있다.

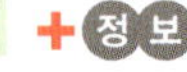

+정보 장시간에 걸쳐 차를 운전하면서 핸들을 강하게 쥐거나 라켓을 쥐는 스포츠는 얕은손가락굽힘근과 깊은손가락굽힘근(➡P.208)을 혹사시켜 통증을 유발시키는 원인이 된다.

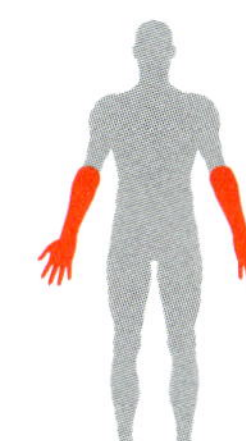

긴엄지굽힘근

긴엄지굽힘근(장무지굴근)《*flexor pollicis longus*》

【근육군】 아래팔굽힘근육군(전완굴근군)〈깊은층〉 【지배신경】 정중신경〈C_6~C_8〉

DVD 6－5

마사지 ➡ P220

근육의 특징

아래팔의 앞쪽의 깊은층에 위치하고 얕은손가락굽힘근(천지굴근 ➡ P.206)에 덮여 있다. 노뼈 앞면에서 넓게 시작하여 깊은손가락굽힘근(심지굴근 ➡ P.208)과 나란히 힘살을 지나간다. 먼쪽힘줄(원위건)은 엄지두덩근(무지구군) 사이에 있는 굽힘근지지띠(굴근지대)로 덮인 손목굴(수근관)을 지나 엄지손가락 끝에 있는 끝마디뼈(말절골)에 닿는다.

이 근육은 물건을 쥘 때에 엄지손가락을 강하게 굽히는 기능이 있다. 또한 손목관절의 굽힘(굴곡)도 보조한다. 엄지손가락의 굽힘은 강한 악력을 발생시키는 것으로 중요하며, 손의 속근육(내재근)으로 있는 짧은엄지굽힘근(단무지굴근 ➡ P.228)도 동시에 움직여서 시행한다.

촉진을 할 때는 위팔을 이완시켜 팔꿉관절로 아래팔을 굽혀(굴곡) 완전히 뒤침(회외)시키도록 피시술자에게 지시하여 시작한다.

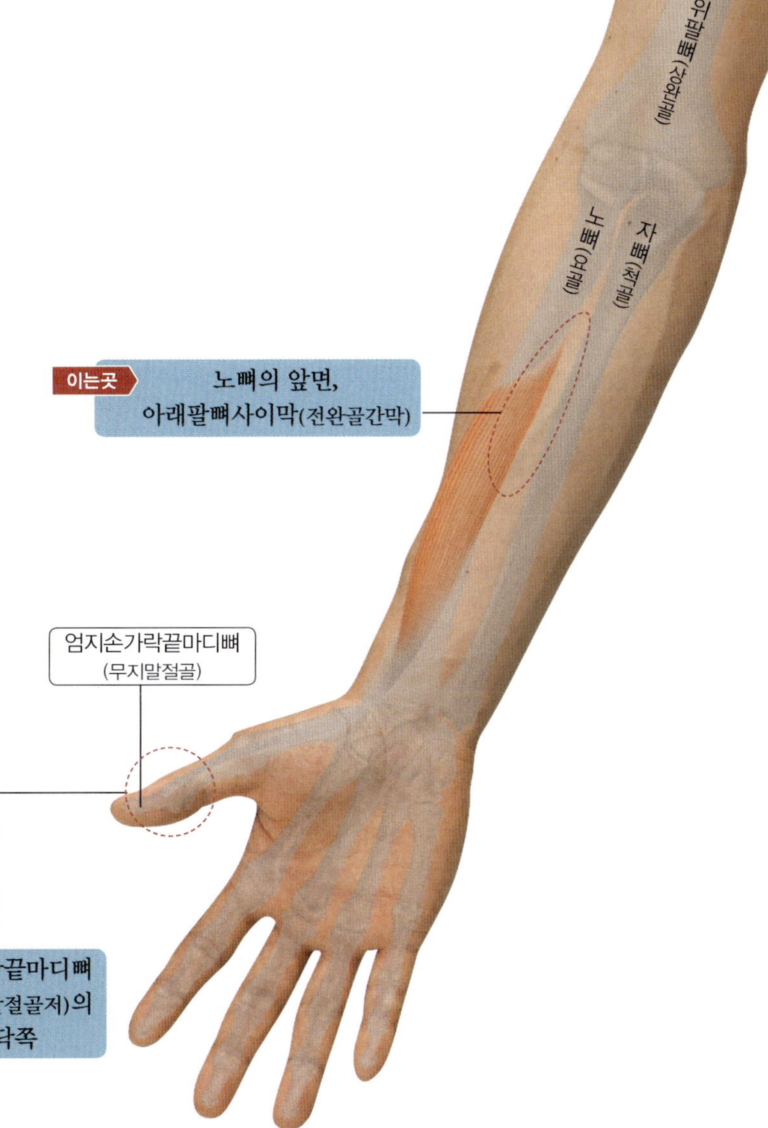

근육의 기능

- 엄지손가락의 끝마디뼈(무지말절골)를 뼈사이관절(지절간관절)로 굽힌다(굴곡).

일상동작

- 엄지손가락을 굽힌다.
- 라이터의 불을 붙인다.
- 손가락씨름을 한다.

관련통

엄지손가락끝마디뼈에 통증과 불쾌감을 일으키고, 악력을 저하한다. 악화되면 엄지손가락을 굽힐 때 관절을 굽히기 힘들다.

＋정보 긴엄지굽힘근의 손바닥부위는 노쪽손목굽힘근(➡ P.203)과 마찬가지로 손목굴(수근관) 안에 힘줄이 지나고 있다.

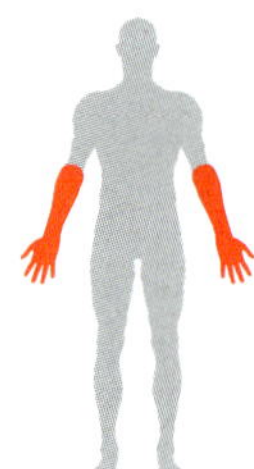

깊은손가락굽힘근

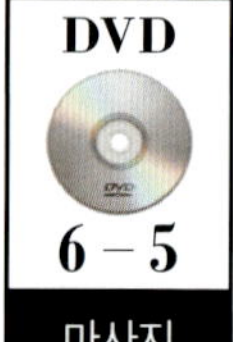

마사지
➡P220

깊은손가락굽힘근(심지굴근)《*flexor digitorum profundus*》

【근육군】 아래팔굽힘근육군(전완굴근군)〈깊은층〉 **【지배신경】** 정중신경, 자신경(척골신경)(C_7, C_8, T_1)

▶ 근육의 특징

아래팔굽힘근육군의 하나로서 아래팔 자쪽의 깊은층에 있는 근육으로 얕은손가락굽힘근(천지굴근 ➡ P.206)으로 덮여 있다. 얕은손가락굽힘근(천지굴근)과 함께 손가락을 굽힘을 하는 주력근이다. 자뼈의 위쪽 부위 앞면에서 넓게 시작하여 자뼈를 따라 힘살이 지나간다.

힘줄은 손목관절 부근에서 4개로 나뉘어져 엄지손가락을 제외하고 집게손가락~새끼손가락을 향하여 뻗어 있고, 얕은손가락굽힘근의 힘줄 간격을 통과하여 끝마디뼈에 닿는다.

집게손가락에서 새끼손가락까지 굽히는 손가락의 굽힘에 작용하고, 물건을 쥐는 동작에서 반드시 필요한 근육이다.

촉진은 손을 굽혀서 시행하지만 깊은 부위에 있기 때문에 촉진이 어렵다.

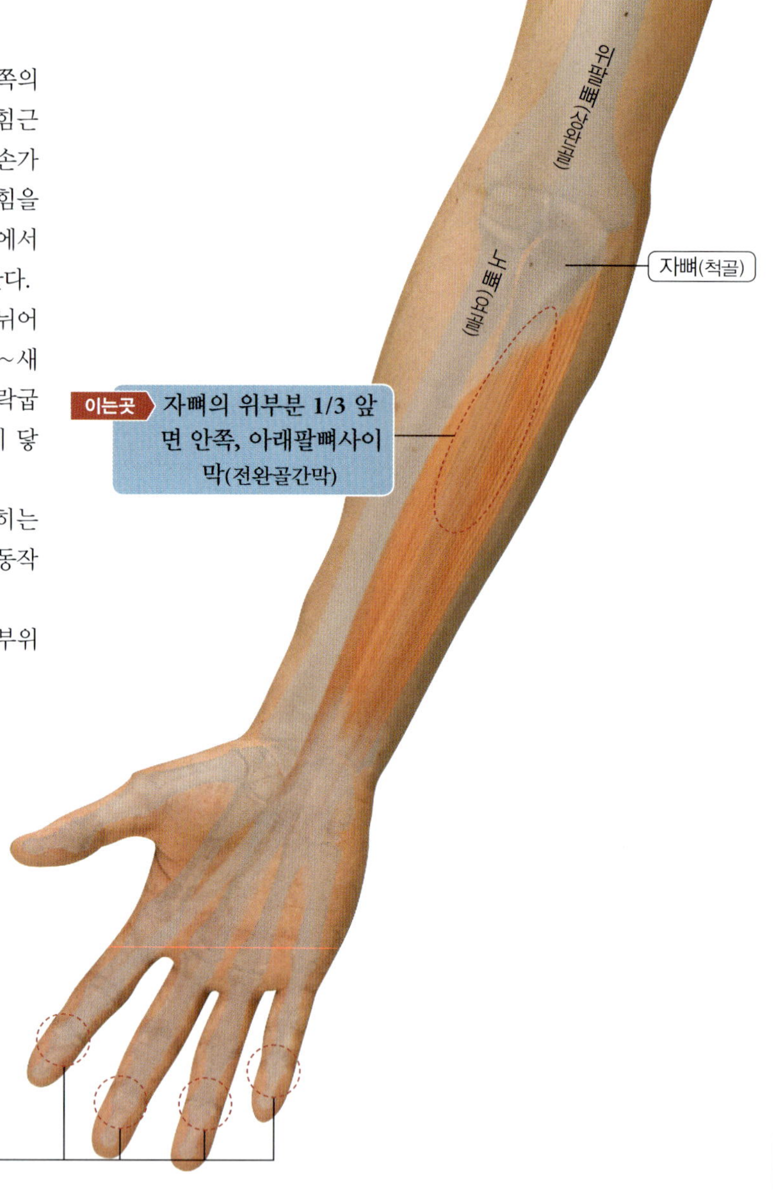

근육의 기능

- 집게손가락~새끼손가락의 먼쪽손가락뼈사이관절(DIP 원위지절간관절)의 굽힘.

일상동작

- 악수를 한다.
- 라켓을 쥔다.
- 철봉을 잡는다.
- 가방끈을 잡는다.

관련통

가운데손가락~새끼손가락의 손바닥면에 찌르는 듯한 통증을 일으키고, 흔히 관절염으로 착각한다. 손가락에 경련을 일으키는 경우도 있다.

+정보 얕은손가락굽힘근(➡ P.206)과 깊은손가락굽힘근의 힘줄은 손목굴의 안을 지나 각 손가락뼈에 부착된다.

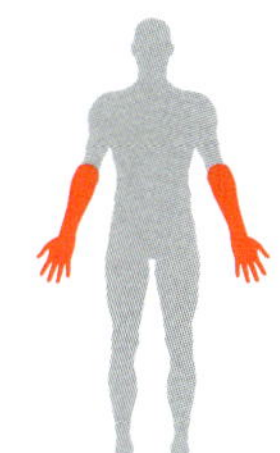

위팔노근

위팔노근(상완요골근)《*brachioradialis*》

【근육군】 아래팔폄근육군(전완신근군) **【지배신경】** 노신경(요골신경)〈C_5, C_6〉

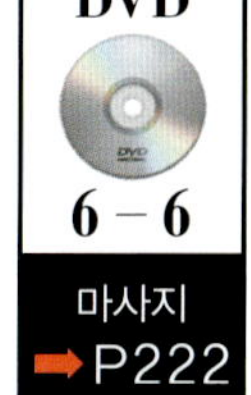

➡P222

▸ 근육의 특징

아래팔 노쪽(엄지손가락쪽)의 얕은층에 위치하는 근육으로 팔꿉관절을 굴곡시키는 근육이지만 폄근육군과 같은 구획에 있기 때문에 폄근으로 분류된다. 위팔뼈의 가쪽 아래부위에서 시작하며 근육은 아래팔 전체 길이를 주행하여 노뼈붓돌기(요골경상돌기)에 닿는다.

아래팔이 똑바른 상태(중간위)로 있을 때 팔꿈치를 굽혀 팔꿉관절의 굽힘을 시행한다. 아래팔이 안쪽으로 비트는 엎침(회내) 자세로 있을 때는 가쪽으로 비트는 뒤침(회외) 운동을 보조한다. 손목관절을 넘어가지 않기 때문에 손목의 움직임에는 관여하지 않는다.

촉진은 아래팔을 중간위로 하여 뒤침(회외) 또는 엎침(회내)시키고, 팔꿈치와 노뼈 사이에서 시행한다. 또 팔꿈치를 굽히면 아래팔의 가쪽에서 근육의 볼록함을 확인할 수 있다.

이는곳 **위팔뼈가쪽아래모서리 (상완골외측연하부), 가쪽위팔근사이막 (외측상완골중격)**

위팔뼈 (상완골)

팔꿉관절 (주관절)

자뼈(척골)

노뼈(요골)

닿는곳 **노뼈붓돌기 (요골경상돌기)**

손배뼈(주상골)

근육의 기능

- 팔꿉관절의 굽힘(특히 중간위).
- 아래팔의 뒤침(회외)의 보조[엎침(회내)에서 중간위로)].

일상동작

- 코르크 마개를 뽑는다.
- 맥주잔의 맥주를 마신다.
- 팔씨름에서 상대의 팔을 끌어당긴다.
- 무거운 물건을 손으로 들어올린다.

관련통

팔꿈치의 가쪽, 아래팔의 가쪽, 손등쪽의 엄지손가락과 집게손가락의 사이에 넓은 통증을 일으킨다.

+정보 위팔노근은 아래팔에 있는 손목관절이나 손가락의 굽힘근과 폄근의 경계선 역할을 한다.

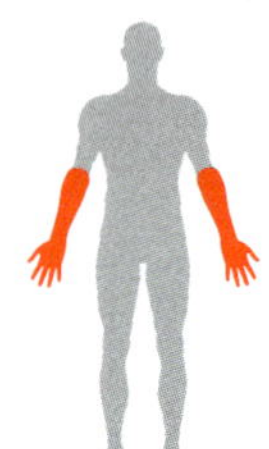

긴노쪽손목폄근

긴노쪽손목폄근(장요측수근신근)《*extensor carpi radialis longus*》

【근육군】 아래팔폄근육군(전완신근군) **【지배신경】** 노신경(요골신경)〈C_6~C_7〉

DVD 6－6

마사지 ➡P222

근육의 특징

아래팔 뒤쪽의 가장 가쪽에 있는 폄근이다. 위팔뼈의 가쪽 위관절융기(외측상과) 부근에서 시작하여 힘살이 노뼈의 전체 길이를 따라 주행하고, 힘줄은 손등을 통과하여 둘째손허리뼈바닥(제2중수골저)에서 닿는다. 주된 움직임은 손목을 늘리는 것[손목관절의 폄(등쪽굽힘)]과 손목을 엄지손가락쪽으로 기울이는 것[손목관절의 벌림(노쪽굽힘)]이다.

또한 짧은노쪽손목폄근(단요측수근신근 ➡P.211)과 함께 손을 강하게 쥘 때 손목이 안쪽으로 굽어지는(굴곡) 것을 방지하는 대항근의 역할을 한다.

근육을 혹사시키면 팔꿈치 부근의 힘줄에 염증이 생기는 '테니스팔꿉증(tennis elbow)'※의 원인이 된다.

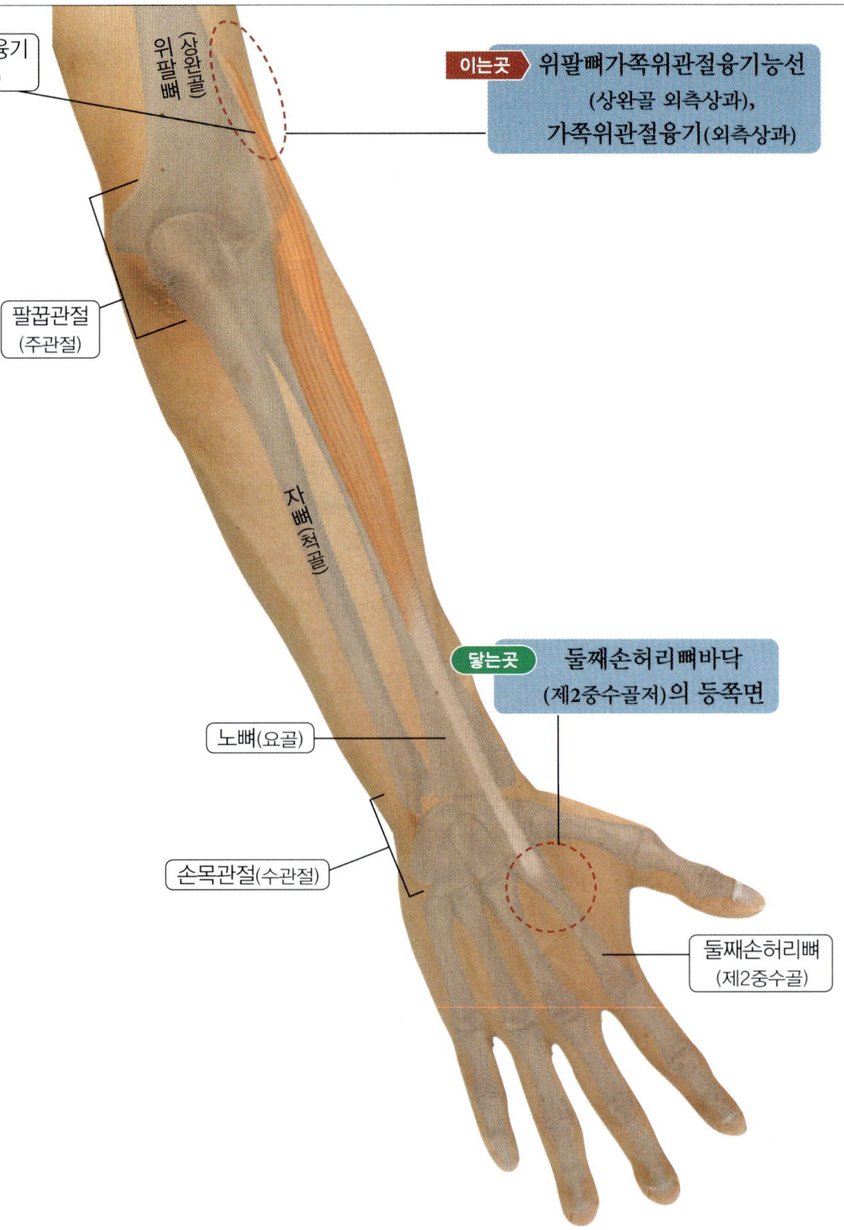

가쪽위관절융기(외측상과)

위팔뼈(상완골)

이는곳 위팔뼈가쪽위관절융기능선(상완골 외측상과), 가쪽위관절융기(외측상과)

팔꿉관절(주관절)

자뼈(척골)

닿는곳 둘째손허리뼈바닥(제2중수골저)의 등쪽면

노뼈(요골)

손목관절(수관절)

둘째손허리뼈(제2중수골)

※물건을 잡고 들어올리는 동작을 할 때, 팔꿈치의 가쪽에서 아래팔에 걸쳐서 통증이 나오는 증상.

근육의 기능

- 손목관절의 폄(신전)[등쪽굽힘(배굴)].
- 손목관절의 벌림(외전)[노쪽굽힘(요굴)].

일상동작

- 라켓을 휘두른다.
- 망치질을 한다.
- 원반을 던진다.
- 빵 반죽을 한다.

관련통

팔꿈치의 가쪽, 손과 손목의 등쪽면에 타는 듯한 통증을 일으킨다. 근육의 혹사는 테니스팔꿉증의 원인이 된다.

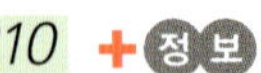

+정보 강한 악력을 얻기 위해서는 손가락을 굽히는 굽힘근과 함께 손목을 고정하는 폄근을 강하게 수축시킬 필요가 있다.

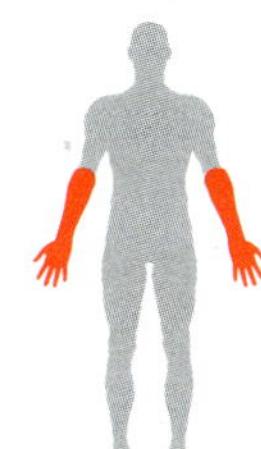

짧은노쪽손목폄근

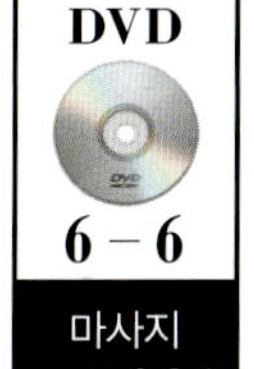

짧은노쪽손목폄근(단요측수근신근)《*extensor carpi radialis blevis*》

【근육군】 아래팔폄근육군(전완신근군) **【지배신경】** 노신경(요골신경)〈(C_5), C_6, C_7〉

▶ 근육의 특징

아래팔의 뒤쪽에 있고 긴노쪽손목폄근(장요측수근신근 ➡P.210)의 안쪽을 나란히 지나는 폄근이다. 위팔뼈의 가쪽 위관절융기에서 시작하여 노뼈를 따라 힘살이 아래쪽으로 내려와 셋째손허리뼈바닥(제3중수골저)에 닿는다. 긴노쪽손목폄근과 마찬가지로 손목관절의 폄 기능을 가지고 있다. 그리고 손목을 엄지손가락쪽에 기울여 손목관절의 노쪽 굽힘에도 관여한다.

프라이팬을 뒤집는 동작, 망치로 못을 내리치기 위한 준비 동작처럼 손목을 젖히는 여러 가지 동작에 작용한다. 근육의 혹사가 테니스팔꿉증[테니스엘보(tennis elbow), ➡P.210]의 원인이 되는 경우도 있다.

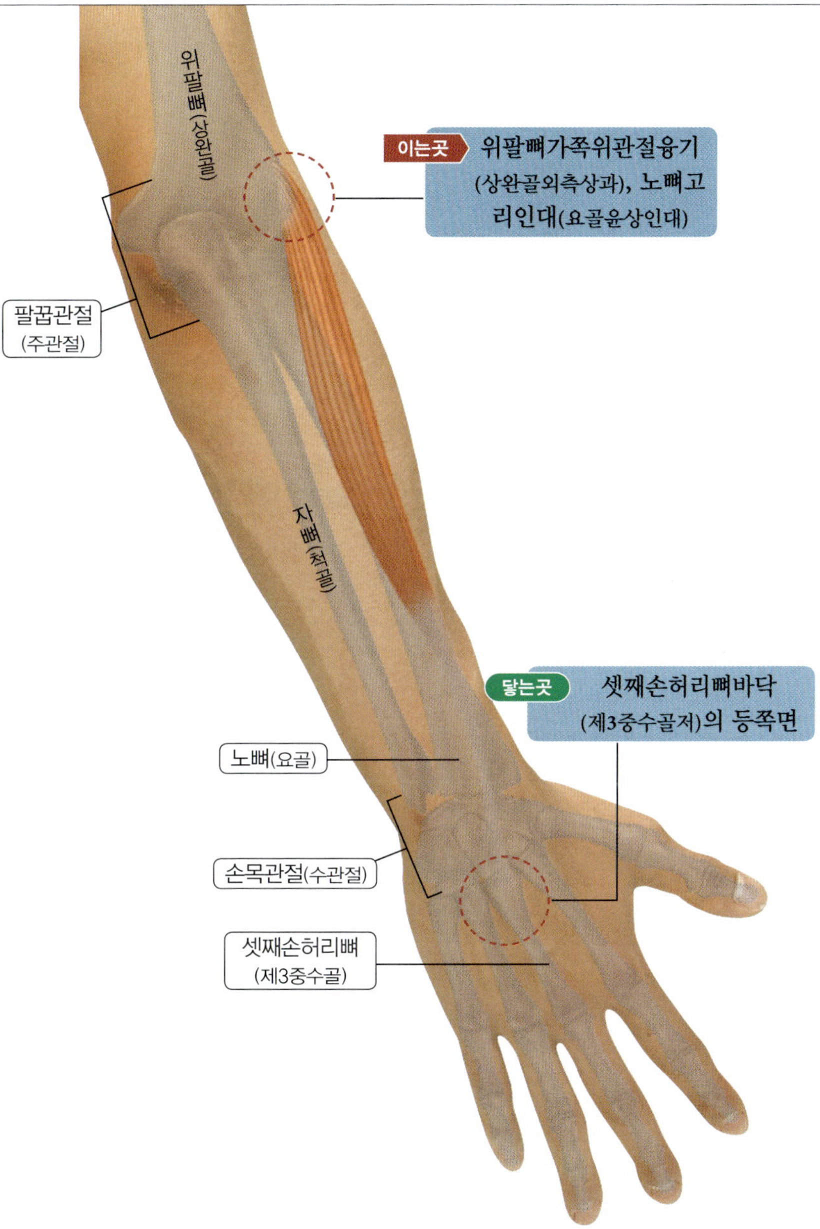

위팔뼈(상완골)

이는곳 위팔뼈가쪽위관절융기(상완골외측상과), 노뼈고리인대(요골윤상인대)

팔꿉관절(주관절)

자뼈(척골)

닿는곳 셋째손허리뼈바닥(제3중수골저)의 등쪽면

노뼈(요골)

손목관절(수관절)

셋째손허리뼈(제3중수골)

근육의 기능

- 손목관절의 폄(신전)[등쪽굽힘(배굴)].
- 손목관절의 벌림(외전)[노쪽굽힘(요굴)].

일상동작

- 라켓을 휘두른다.
- 프라이팬 뒤집기.
- 망치질을 한다.
- 원반을 던진다.
- 빵 반죽을 한다.

관련통

손등과 손목 등쪽면에 통증을 일으킨다. 긴장 상태가 계속되면 노신경을 압박하고 손에 마비를 일으키기도 한다.

+정보 짧은노쪽손목폄근은 명칭은 짧아서 붙여진 것인데, 실제로는 크고 손목의 폄 운동(신전)에 중요한 근육이다.

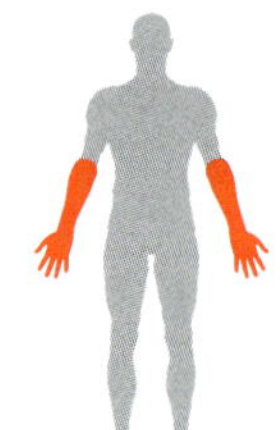

손가락폄근

DVD 6－7
마사지 ➡P224

손가락폄근[(총)지신근]《*extensor digitorum*》

【근육군】 아래팔폄근육군(전완신근군)〈얕은층〉 **【지배신경】** 노신경(요골신경)〈C_6~C_8〉

▶ 근육의 특징

아래팔 뒤쪽의 얕은층에 있는 아래팔폄근육군의 하나이다. 위팔뼈의 가쪽위관절융기 및 아래팔 근막에서 시작하여 아래팔 뒤쪽 중앙을 힘살이 지난다. 힘줄은 손목관절 부근에서 4개로 나뉘며, 막 형태로 펼쳐져 폄근널힘줄(신근건막)이 되고, 집게손가락~새끼손가락의 각 손끝[중간마디뼈바닥(중절골), 끝 마디뼈바닥(말절골)]에 닿는다. 엄지손가락을 제외한 4개의 손가락을 펴는 주력근이다.

4개의 손가락의 어느 쪽이든 1개를 뻗으려 할 때, 가까운 손가락이 따라와 뻗게 되는 것은 손가락폄근이 수축하는 것으로 모아서 힘줄을 잡아당기기 때문이다.

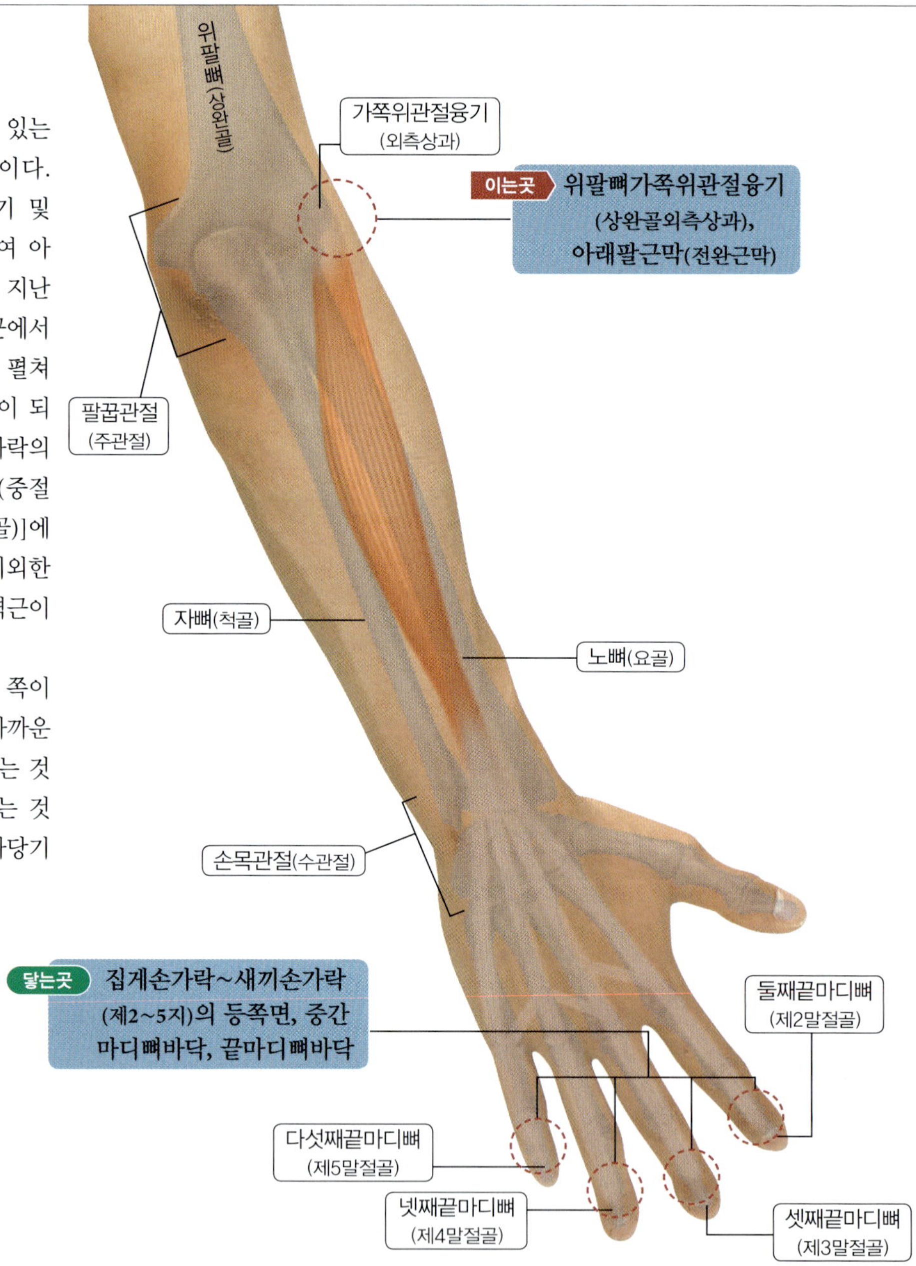

위팔뼈(상완골)
가쪽위관절융기(외측상과)
이는곳 위팔뼈가쪽위관절융기(상완골외측상과), 아래팔근막(전완근막)
팔꿉관절(주관절)
자뼈(척골)
노뼈(요골)
손목관절(수관절)
닿는곳 집게손가락~새끼손가락(제2~5지)의 등쪽면, 중간마디뼈바닥, 끝마디뼈바닥
둘째끝마디뼈(제2말절골)
다섯째끝마디뼈(제5말절골)
넷째끝마디뼈(제4말절골)
셋째끝마디뼈(제3말절골)

근육의 기능

- 집게손가락~새끼손가락의 폄(신전).
- 손목관절의 등쪽 굽힘(배굴).

일상동작

- 손가락을 편다.
- 키보드를 두드린다.
- 피아노와 트럼펫을 연주한다.

관련통

관절염과 착각하는 경우도 있는데 가운데손가락, 약손가락의 손등쪽과 관절에 통증을 일으킨다. 통증은 팔꿈치의 가쪽 부근에도 영향을 미친다.

+정보 손목을 젖히면 손등에 손가락폄근의 힘줄이 떠오른다.

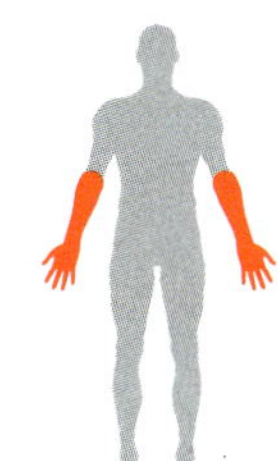

자쪽손목폄근

자쪽손목폄근(척측수근신근)《*extensor carpi ulnaris*》

【근육군】 아래팔폄근육군(전완신근군)〈얕은층〉 **【지배신경】** 노신경(요골신경)〈(C_6), C_7, C_8〉

DVD 6 – 7
마사지 ➡P224

▸ 근육의 특징

아래팔 뒤쪽이 얕은층에 위치하는 근육으로 아래팔폄근육군의 안에서 가장 안쪽(자쪽)을 지난다. 위팔뼈의 가쪽위관절융기와 자뼈의 뒤면 몸쪽의 부위의 두 갈래(이두)에서 시작하여 손목의 새끼손가락쪽 부근(다섯째손허리뼈)에서 닿는다. 손목을 젖히는 동작[손목관절의 폄(등쪽굽힘)]을 할 때 강력한 근육으로 있고, 손목을 새끼손가락쪽으로 기울이는 작용[손목관절의 모음(내전, 자쪽굽힘)]을 가지고 있다.

컴퓨터 키보드를 사용할 때 손은 손목이 자쪽으로 약간 굽혀진 상태에서 유지된다.

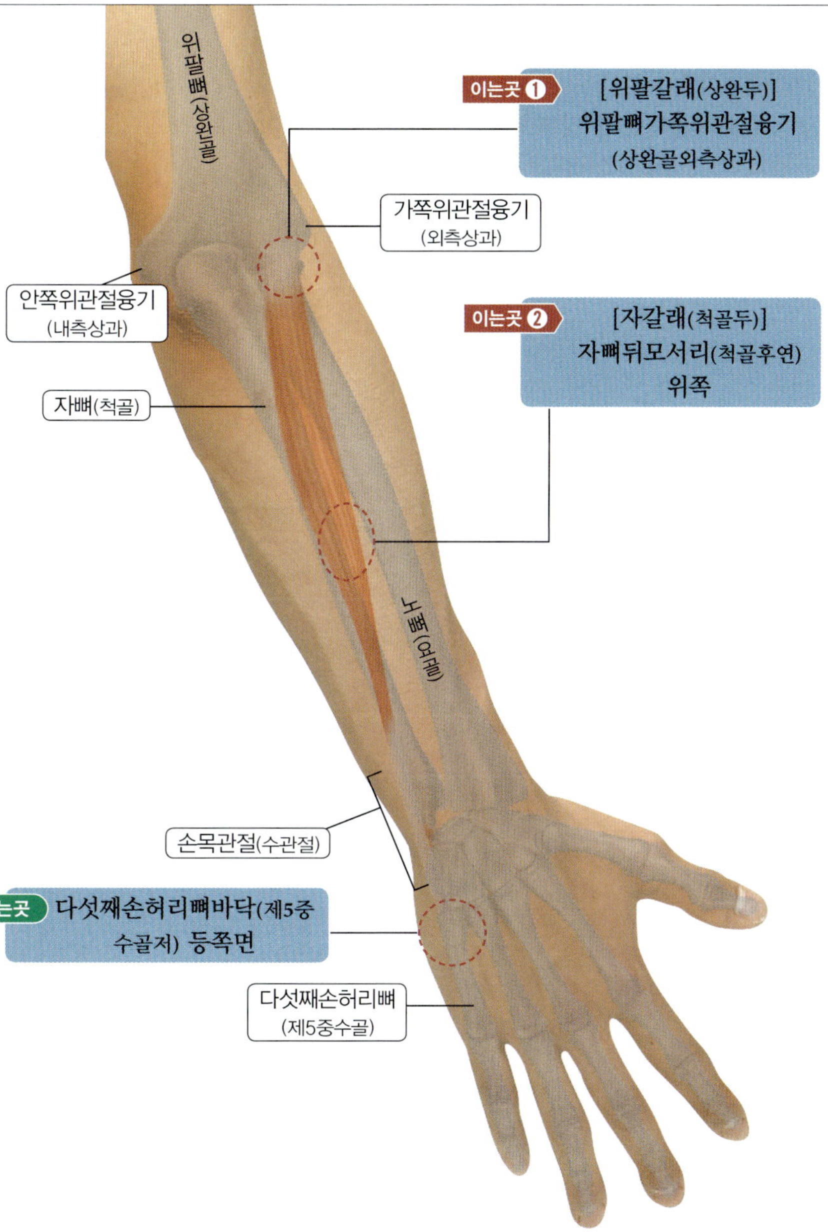

위팔뼈(상완골)

이는곳 ❶ [위팔갈래(상완두)] 위팔뼈가쪽위관절융기(상완골외측상과)

가쪽위관절융기(외측상과)

안쪽위관절융기(내측상과)

이는곳 ❷ [자갈래(척골두)] 자뼈뒤모서리(척골후연) 위쪽

자뼈(척골)

노뼈(요골)

손목관절(수관절)

닿는곳 다섯째손허리뼈바닥(제5중수골저) 등쪽면

다섯째손허리뼈(제5중수골)

근육의 기능

- 손목관절의 폄(등쪽굽힘).
- 손목관절의 모음(자쪽굽힘).

일상동작

- 문을 노크한다.
- 책장에서 책을 집는다.
- 테니스에서 백핸드 스트로크(back hand stroke)를 한다.

관련통

손목을 새끼손가락쪽(자쪽)에 통증을 만든다.

+ 정보 자쪽손목폄근 위팔갈래의 이는곳은 손가락폄근(➡P.212)과 짧은노쪽손목폄근(➡P.211), 뒤침근(➡P.218)의 공통힘줄이다.

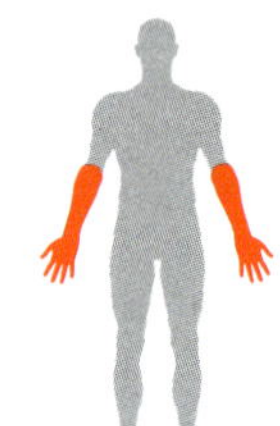

새끼폄근

새끼폄근(소지신근) 《*extensor digiti minimi*》

【근육군】 아래팔폄근육군(전완신근군)〈얕은층〉 **【지배신경】** 노신경(요골신경)〈C_6~C_8〉

DVD 6－7
마사지 ➡P224

▶ 근육의 특징

아래팔 뒤쪽의 얕은층에 있고 손가락폄근(지신근 ➡P.212)에서 나뉘어진 근육이다. 위팔뼈의 가쪽위관절융기에서 시작하여 가늘고 긴 힘살이 아래팔 뒤쪽을 종단하고, 새끼손가락의 등쪽에 힘줄이 뻗어 있다. 닿는 곳은 손가락폄근과 마찬가지로 폄근널힘줄이 되어 새끼손가락의 폄근널힘줄에 부착된다.

주된 작용은 손가락폄근이 손가락을 펼 때에 새끼손가락의 폄을 돕는다. 또한 손목의 손등을 근육이 지나기 때문에 손목을 젖히는 손목관절의 폄(신전)에도 관여한다.

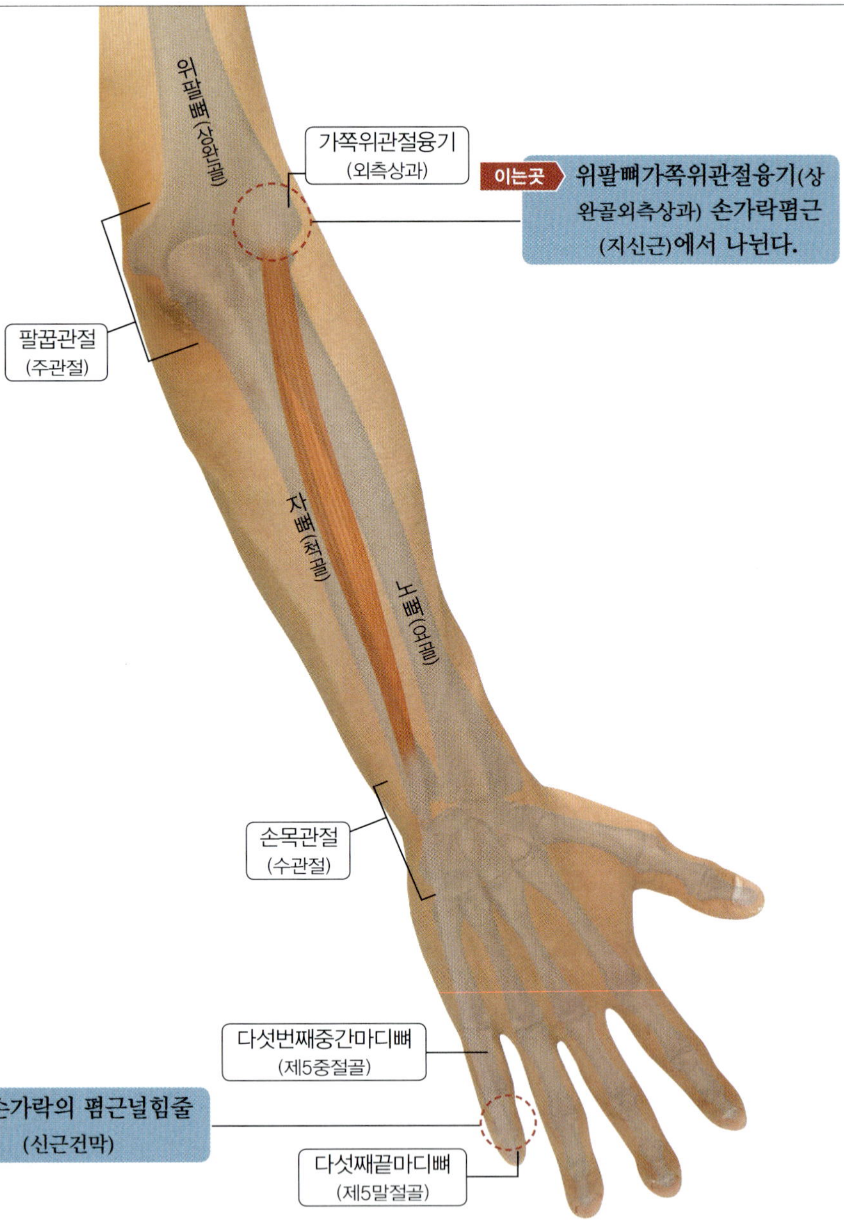

위팔뼈(상완골)

가쪽위관절융기
(외측상과)

이는곳 **위팔뼈가쪽위관절융기(상완골외측상과) 손가락폄근(지신근)에서 나뉜다.**

팔꿉관절
(주관절)

자뼈(척골)

노뼈(요골)

손목관절
(수관절)

다섯번째중간마디뼈
(제5중절골)

닿는곳 **새끼손가락의 폄근널힘줄**
(신근건막)

다섯째끝마디뼈
(제5말절골)

근육의 기능

- 새끼손가락의 폄.
- 손목관절의 폄 보조.

일상동작

- 가위바위보에서 보를 낸다.
- 손가락을 마주 걸 때의 새끼손가락.

관련통

통증의 패턴은 특정할 수 없다.

＋정보 새끼폄근의 통증유발점은 키보드 타이핑을 계속하면 생기기 쉽다.

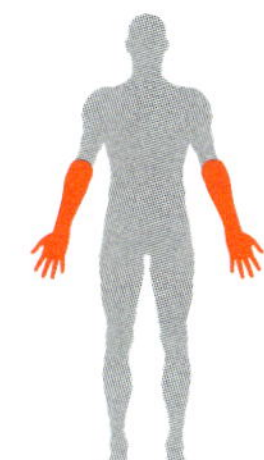

집게폄근

집게폄근(시지신근) 《*extensor indicis*》

【근육군】 아래팔폄근육군(전완신근군)〈깊은층〉 **【지배신경】** 노신경(요골신경)〈C_6~C_8〉

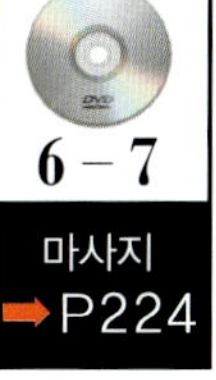

마사지 ➡ P224

근육의 특징

아래팔 뒤쪽에 위치하여 손가락 폄근(지신근 ➡ P.212)과 자쪽손목폄근(척측수근신근 ➡ P.213)의 아래에 있는 작은 근육이다. 아래팔뼈사이막(전완골간막)과 자뼈 뒤면에서 시작하여 손가락 폄근의 힘줄과 함께 연결되어 집게손가락의 폄근널힘줄이 된다.

작지만 매우 중요한 근육으로 손가락 폄근을 보조하고 집게손가락을 펴는 움직임(신전)이 있다. 이것에 의해서 다른 손가락이 굽혀진 상태에서도 집게손가락을 단독으로 펼 수 있게 된다. 또한 손목관절의 폄(배굴이라고 불리는)을 보조하는 경우도 있다.

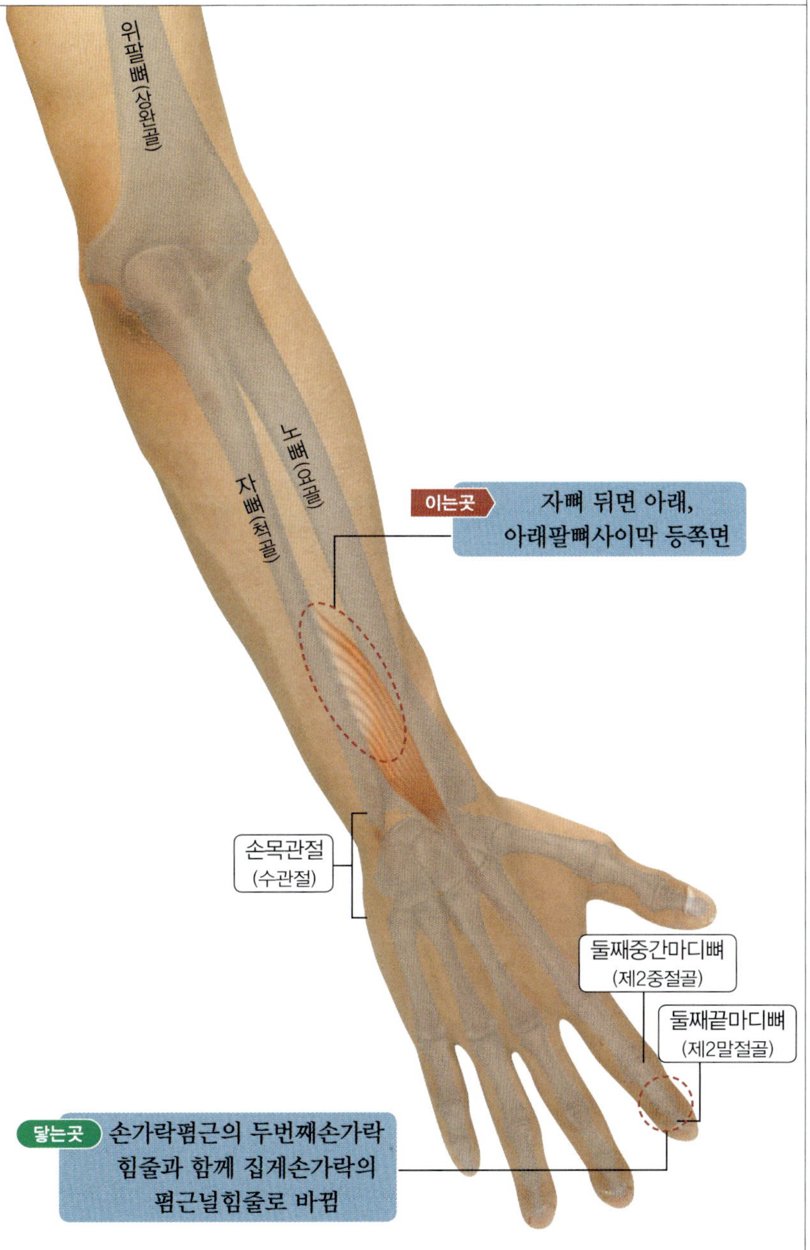

위팔뼈(상완골)

노뼈(요골)

자뼈(척골)

이는곳 자뼈 뒤면 아래, 아래팔뼈사이막 등쪽면

손목관절 (수관절)

둘째중간마디뼈 (제2중절골)

둘째끝마디뼈 (제2말절골)

닿는곳 손가락폄근의 두번째손가락 힘줄과 함께 집게손가락의 폄근널힘줄로 바뀜

근육의 기능

- 집게손가락의 모든 관절을 편다.

일상동작

- 집게손가락을 세워서 1을 표시한다.
- 집게손가락으로 키보드를 친다.
- 집게손가락으로 리듬을 나눈다.

관련통

집게손가락 등쪽에서 손목 등쪽에 퍼지는 통증을 일으킨다.

정보 집게폄근의 힘줄은 긴엄지폄근(➡ P.217)의 힘줄보다도 손등의 안쪽을 주행한다.

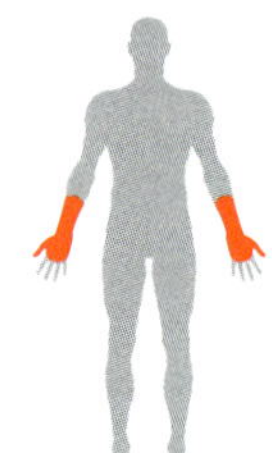

짧은엄지폄근

DVD 6-7

마사지 ➡P224

짧은엄지폄근(단무지신근) 《*extensor pollicis brevis*》

【근육군】 아래팔폄근육군(전완신근군)〈깊은층〉 **【지배신경】** 노신경(요골신경)〈C_6~C_8〉

근육의 특징

아래팔 뒤쪽 깊은층에 위치하고 아래팔의 폄근육군으로 분류되는 근육이다. 아래팔뼈사이막과 노뼈의 중앙 뒤면에서 시작하여 힘줄은 손등의 노쪽을 지나 엄지손가락의 마디뼈바닥에 닿는다. 긴엄지폄근(장무지신근 ➡P.217)을 돕고 엄지손가락을 펴는 작용을 한다.

엄지를 젖히는[엄지손가락의 폄(신전), 벌림(외전), 손목의 노쪽 치우침에도 관여] 동작과 손등의 노쪽에 '해부학적 코담배갑'라고 불리는 힘줄로 감싸여 있는 삼각형의 패임이 생긴다. 짧은엄지폄근 힘줄은 이 패임의 가쪽모서리를 형성한다.

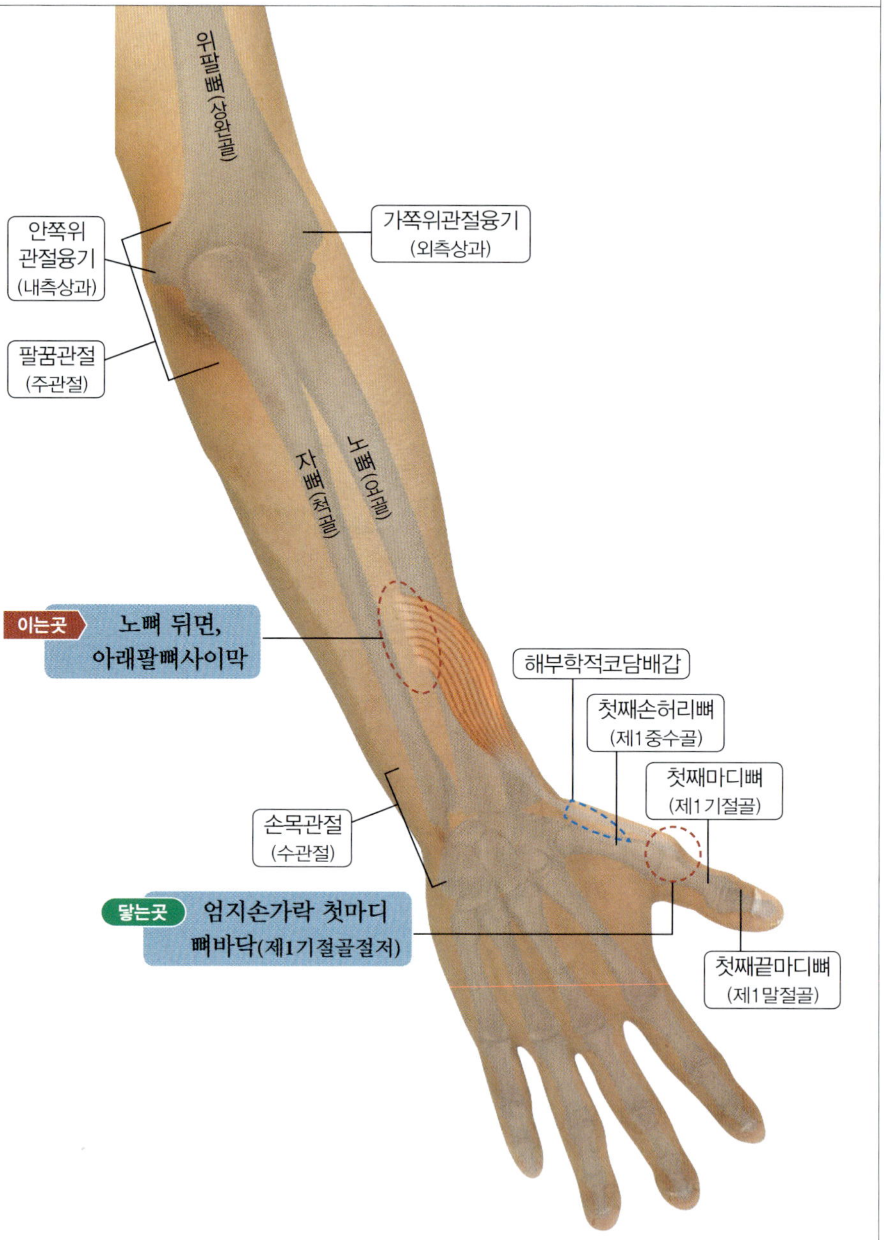

근육의 기능

● 엄지손가락의 첫마디를 폄, 벌림. 첫째 손허리뼈의 벌림에도 관여를 한다.

일상동작

● 펜을 쥔다.
● 엄지손가락을 세운다.
● 가위바위보에서 보를 낸다.
● 손가락씨름을 한다.

관련통

깊은층에 위치하고 있기 때문에 통증의 패턴은 특정할 수 없다.

+정보 '해부학적 코담배갑'이라는 것은 이 패임에 담배의 분말을 넣어 불을 붙이지 않고 코에서 흡입한 것에서 유래되었다.

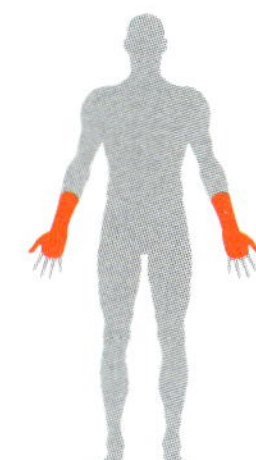

긴엄지폄근

긴엄지폄근(장무지신근)《*extensor pollicis longus*》

【근육군】 아래팔폄근육군(전완신근군)〈깊은층〉 **【지배신경】** 노신경(요골신경)〈C_6~C_8〉

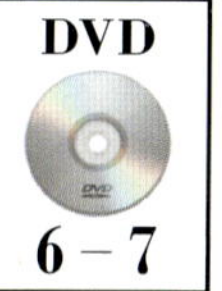

마사지 ➡P224

근육의 특징

아래팔 뒤쪽의 깊은층에 있는 근육이다. 아래팔뼈사이막과 자뼈의 중앙 뒤면에서 시작하여 힘줄은 손등의 짧은엄지폄근(단무지신근 ➡P.216)의 안쪽을 지나 첫째끝마디뼈바닥(제1말절골저)에 닿는다. 엄지손가락을 젖히면 집게손가락에서 멀어지는 움직임(엄지손가락의 폄)을 하는 주력근이다.

엄지손가락을 벌림(외전), 폄(신전)시키면 손등의 노쪽에 '해부학적 코담배갑'(➡P.216)이 생기는데, 긴엄지폄근의 힘줄은 그 안쪽 라인을 형성하고 있다. 또 손목을 젖히는 움직임(손목관절의 폄(등쪽굽힘), 손목의 노쪽 치우침에도 관여한다.

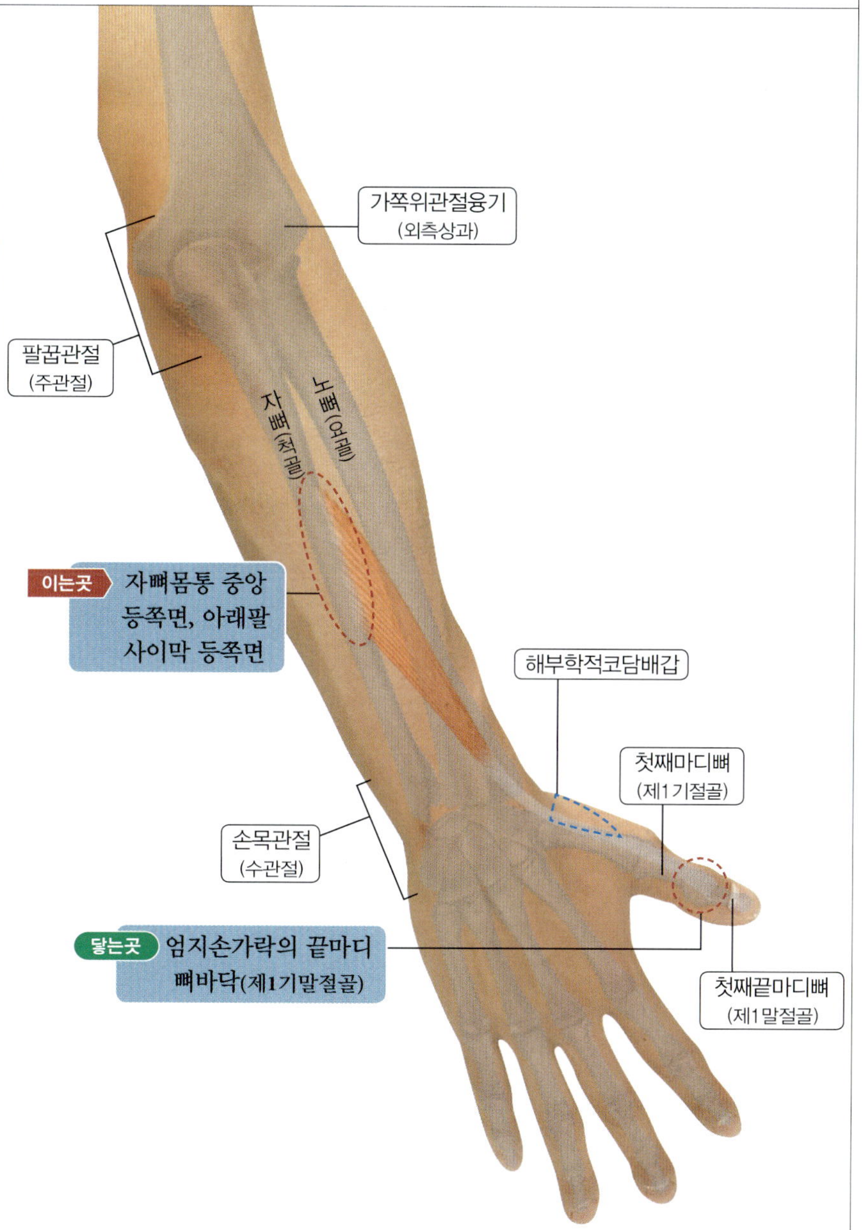

가쪽위관절융기(외측상과)

팔꿉관절(주관절)

자뼈(척골)

노뼈(요골)

이는곳 자뼈몸통 중앙 등쪽면, 아래팔사이막 등쪽면

해부학적코담배갑

첫째마디뼈(제1기절골)

손목관절(수관절)

닿는곳 엄지손가락의 끝마디뼈바닥(제1기말절골)

첫째끝마디뼈(제1말절골)

근육의 기능

- 엄지손가락의 폄, 벌림.

일상동작

- 펜을 쥔다.
- 엄지손가락을 세운다.
- 가위바위보에서 보를 낸다.
- 손가락씨름을 한다.

관련통

깊은층에 위치하기 때문에 통증의 패턴은 특정할 수 없다.

+정보 장시간의 수작업에서 긴엄지폄근과 짧은엄지폄근(➡P.216)이 혹사되면 건초염을 일으킨다.

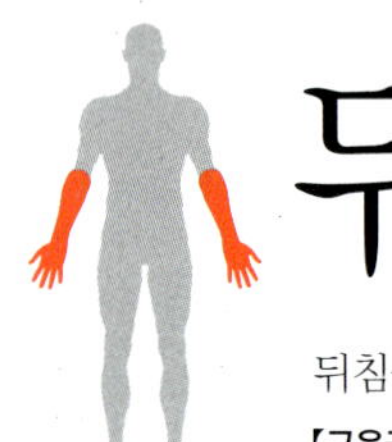

뒤침근

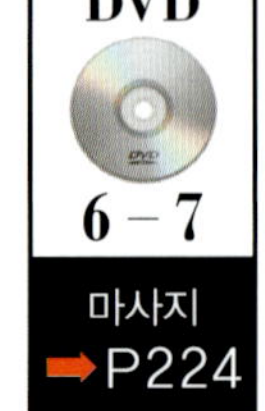

뒤침근(회외근) 《*supinator*》

【근육군】 아래팔폄근육군(전완신근군)〈깊은층〉 **【지배신경】** 노신경(요골신경)〈C_5~C_7〉

▸ 근육의 특징

팔꿈치의 가쪽에 위치하고, 긴 노쪽손목폄근(장요측수근신근 ➡P.210)과 위팔노근(상완요골근 ➡P.209)의 깊은층에 있는 근육이다. 위팔뼈의 가쪽위관절융기와 자뼈의 뒤면 부근에서 시작하여 힘살이 노갈래를 감싸고 있고 노뼈의 몸쪽 가쪽면에서 닿는다. 근육의 이름처럼 아래팔을 가쪽으로 향하여 비트는 [뒤침(회외)] 움직임이 있다.

병뚜껑과 나사, 문 손잡이를 오른손으로 쥐고 시계 방향으로 돌리는 움직임에 사용된다. 아래팔의 엎침(회내)을 하는 원엎침근(➡P.202) 등의 대항근으로서 작용한다.

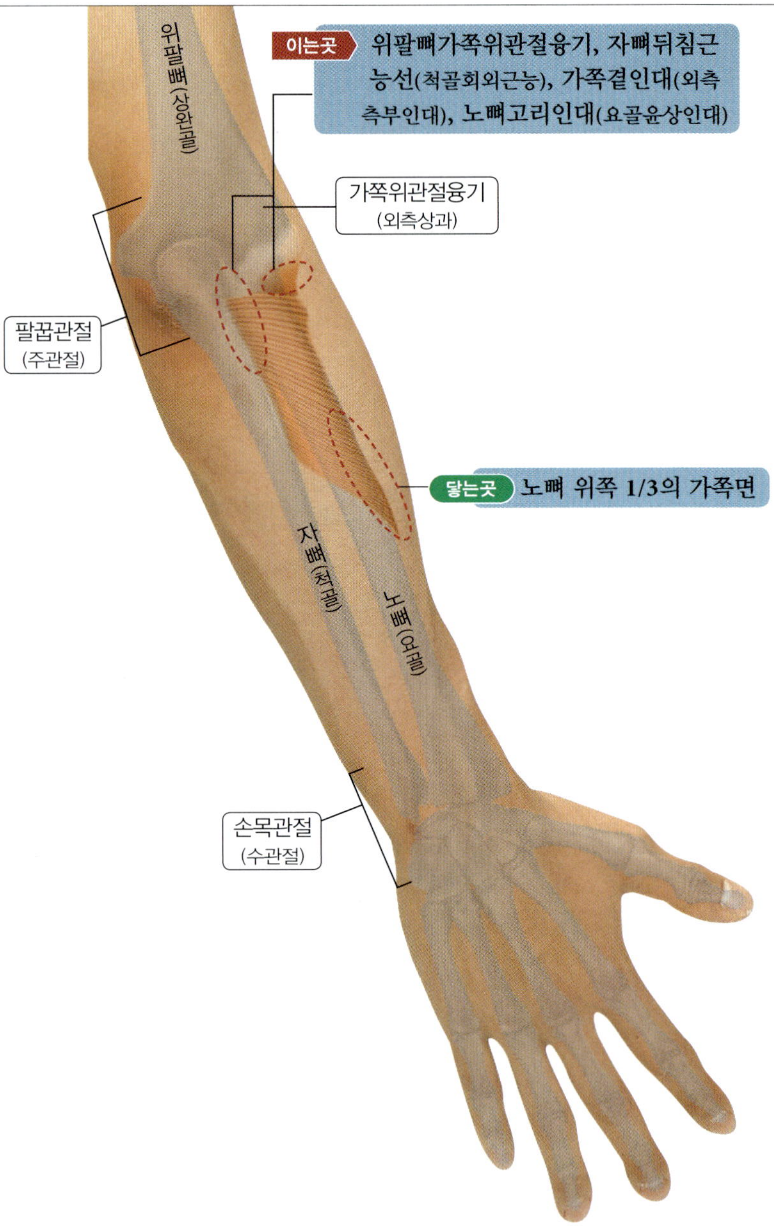

위팔뼈(상완골)

이는곳 **위팔뼈가쪽위관절융기, 자뼈뒤침근능선**(척골회외근능), **가쪽곁인대**(외측측부인대), **노뼈고리인대**(요골윤상인대)

가쪽위관절융기 (외측상과)

팔꿉관절 (주관절)

닿는곳 **노뼈 위쪽 1/3의 가쪽면**

자뼈(척골)

노뼈(요골)

손목관절 (수관절)

근육의 기능

● 아래팔의 뒤침(회외).

일상동작

● 오른손으로 드라이버를 사용하여 나사를 조인다.
● 왼손으로 병뚜껑을 반시계 방향으로 돌린다.

관련통

팔꿈치의 엄지손가락쪽(노쪽)에 통증을 일으킨다. 노신경(요골신경)이 압박되면 손등의 엄지손가락 밑에 마비가 일어난다.

+정보 팔꿉관절이 굽혀진 상태에서는 위팔두갈래근(➡P.188)이 위팔의 뒤침(회외)의 주력근으로서 작용하고, 뒤침근은 별로 작용하지 않는다.

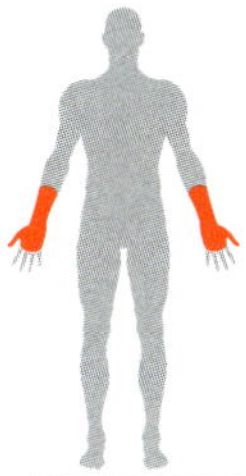

긴엄지벌림근

긴엄지벌림근(장무지외전근) 《*abductor pollicis longus*》

【근육군】 아래팔폄근육군(전완신근군)〈깊은층〉 **【지배신경】** 노신경(요골신경)〈C_6~C_8〉

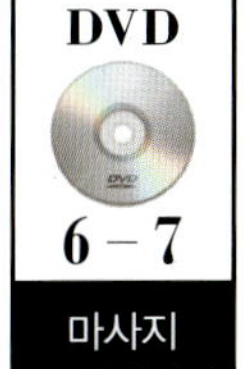

▸ 근육의 특징

아래팔 뒤쪽의 깊은층 손목폄근(수근신근 ➡P.210~211)의 아래에 위치한다. 자뼈와 노뼈의 뒤면 중간부위에서 시작하여 엄지손가락의 밑(첫째손허리뼈바닥)에 닿는다. 엄지손가락을 가쪽으로 벌리고, 다시 손목을 엄지손가락쪽으로 기울이는 손목관절의 벌림(노쪽굽힘)에도 관여한다.

또한 엄지손가락을 벌리면 긴엄지폄근(장무지신근 ➡P.217)과 짧은엄지폄근(단무지신근 ➡P.216)과 함께 힘줄을 융시작켜 손등의 노쪽에 '해부학적 코담배갑(➡P.216)'를 형성한다. 또 엄지손가락의 손바닥쪽 벌림은 짧은엄지벌림근(단무지외전근 ➡P.226)이 작용한다.

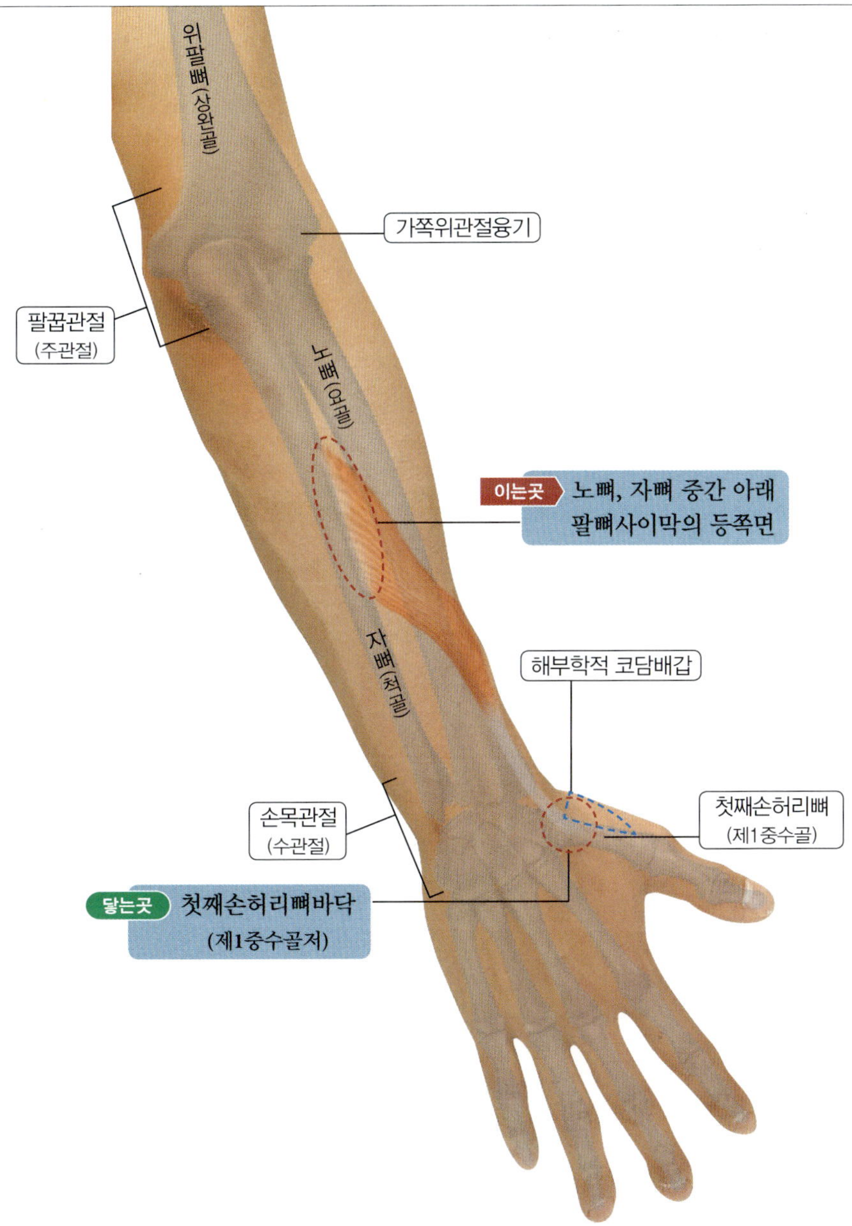

위팔뼈(상완골)
가쪽위관절융기
팔꿉관절 (주관절)
노뼈(요골)
이는곳 노뼈, 자뼈 중간 아래 팔뼈사이막의 등쪽면
자뼈(척골)
해부학적 코담배갑
손목관절 (수관절)
첫째손허리뼈 (제1중수골)
닿는곳 첫째손허리뼈바닥 (제1중수골저)

근육의 기능

- 엄지손가락의 벌림.
- 손목관절의 벌림(노쪽 치우침).

일상동작

- 엄지를 세운다.
- 가위바위보에서 보를 낸다.
- 손가락씨름을 한다.

관련통

깊은층 위치하기 때문에 통증의 패턴은 특정되지 않는다.

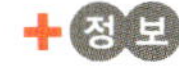

엄지를 움직이는 근육은 8개 있고 아래팔에 있는 4개의 긴근육[짧은엄지폄근(단무지신근), 긴엄지벌림근(장무지외전근), 긴엄지굽힘근(장무지굴근), 긴엄지폄근(장무지신근)]과 엄지두덩(무지구)에 있는 4개의 짧은근육[짧은엄지벌림근(단무지외전근), 엄지맞섬근(무지대립근), 짧은엄지굽힘근(단무지굴근), 엄지모음근(무지내전근)]으로 나눌 수 있다.

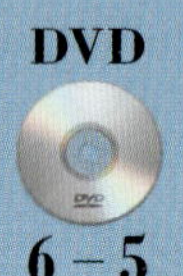

아래팔부위(앞면)의 마사지

《시술 준비》

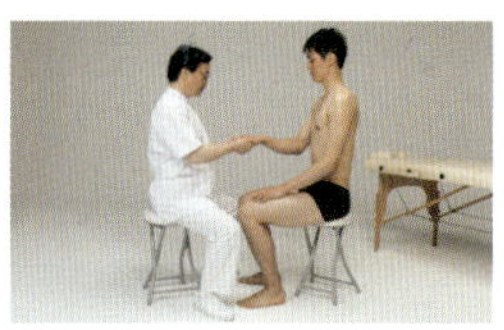

- 피시술자는 앉은 자세 또는 침대에 눕는다. 시술자의 위치는 피시술자가 앉은 자세인 경우에는 정면에서 바로 누운 자세의 경우는 시술하는 쪽의 손부위 근처에 의자에 앉는다.
- 피시술자의 아래팔 앞면을 위로 하여 시술자의 한쪽 손으로 피시술자의 손목을 지탱한다.

마사지 시간

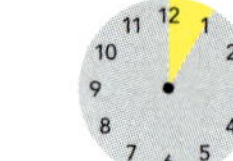

약 5 분

〈촉진〉

원엎침근 (원회내근)

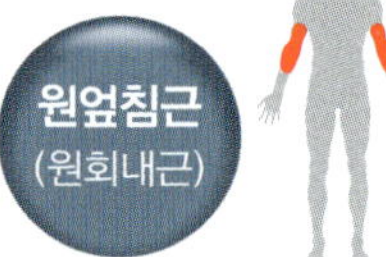

아래팔 앞면의 얕은층에는 4개의 근육과 그 힘살이 위치한다. 팔오금(주와)에 2개의 지두(집게손가락, 가운데손가락)를 놓고, 가볍게 압박한 채 안쪽(자쪽)으로 이동시킬 때 맨 처음에 촉진할 수 있는 근육이다.

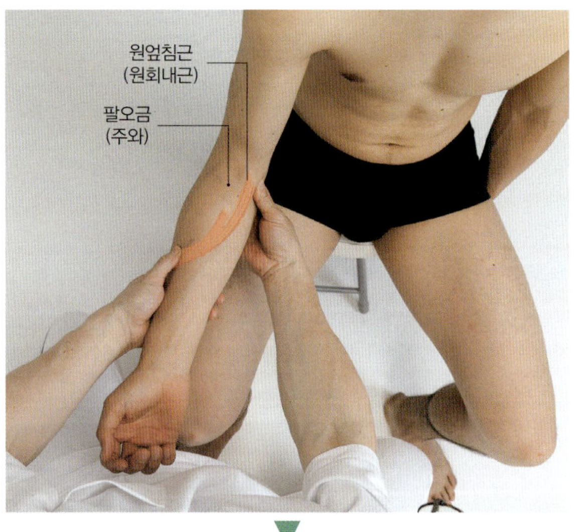

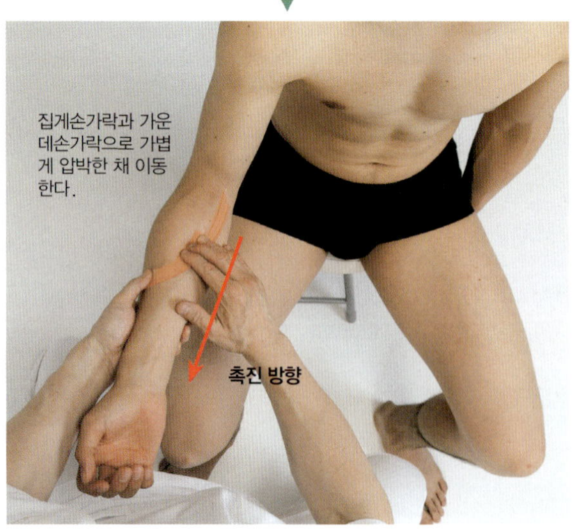

집게손가락과 가운데손가락으로 가볍게 압박한 채 이동한다.

1 수장경찰

손목관절 앞면 아래보다 손목관절 앞면(팔오금)을 넘어갈 때까지 경찰한다. 일정한 압력을 주도록 시술면에 수직으로 놓는다.

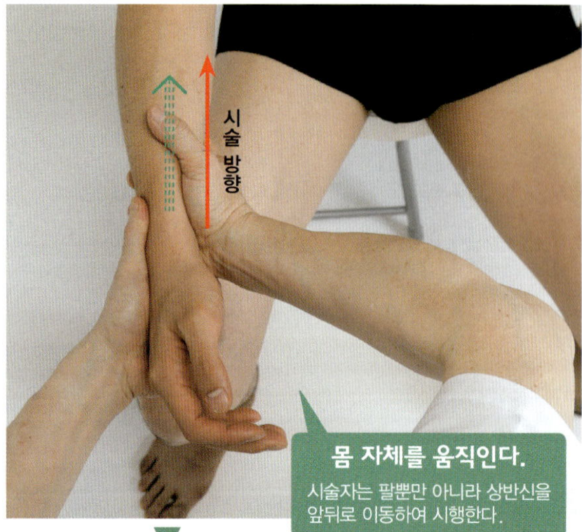

몸 자체를 움직인다.

시술자는 팔뿐만 아니라 상반신을 앞뒤로 이동하여 시행한다.

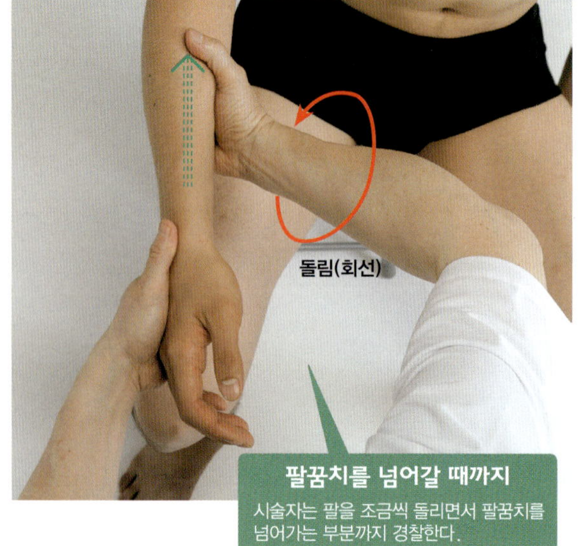

팔꿈치를 넘어갈 때까지

시술자는 팔을 조금씩 돌리면서 팔꿈치를 넘어가는 부분까지 경찰한다.

+정보 원엎침근(➡ P.202)을 스트레칭하는 것은 아래팔을 완전하게 뒤침자세(회외위)를 하고 팔꿉관절을 완전하게 펴준다.

개요

아래팔은 앞면, 가쪽면, 뒤면으로 나눠서 시행한다. 앞면은 팔꿈치, 손목, 손가락의 굽힘을 하는 굽힘근이 차지하고 있다. 시술은 **손목관절부위에서 팔꿈치를 넘어가는 부분까지 시행하는 것**이 중요하다. 아래팔 위쪽 부위의 2/3에서는 힘살이 두꺼워지므로 압박과 유날 등의 시술은 힘을 필요로 한다. 중앙뿐만 아니라 안쪽(자쪽), 가쪽면(노쪽)도 충분하게 시술할 수 있도록 배려한다.

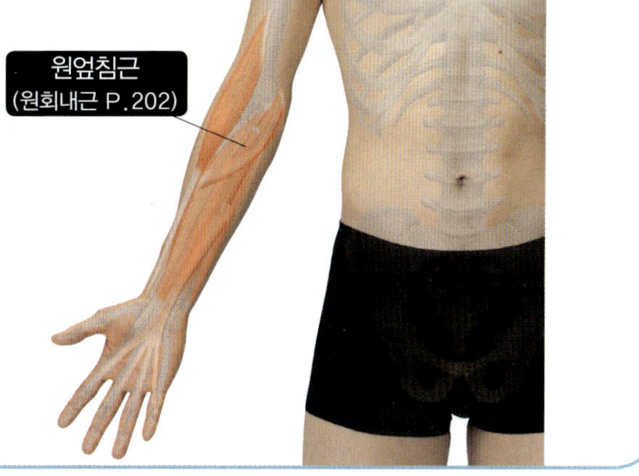

머리
목
가슴
배
등 허리
팔
다리

2 수장파악간헐압박

손바닥 전체로 시술부를 크게 감싸듯이 파악하고 안쪽에서 가쪽으로 향하게 시술면에 수직으로 압력을 더해준다. 순서 1과 같은 라인에서 시행한다.

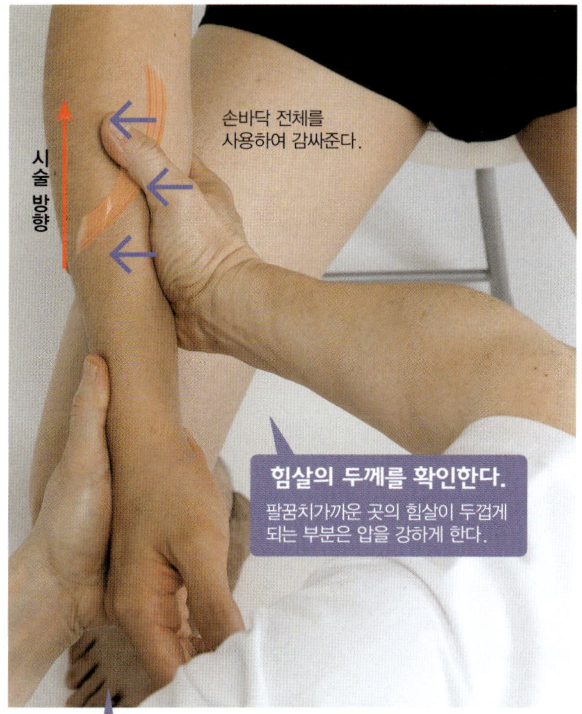

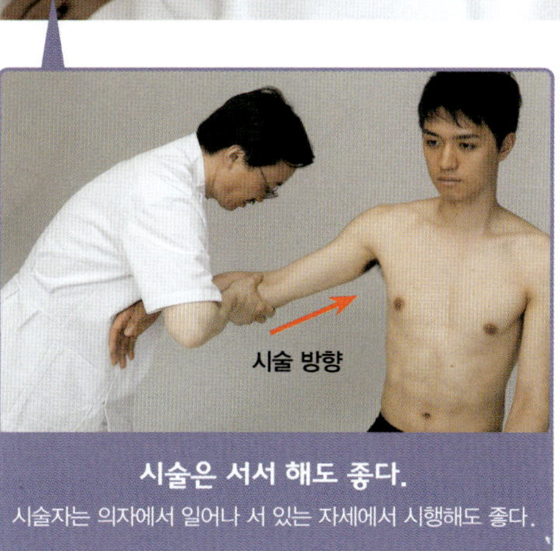

시술은 서서 해도 좋다.
시술자는 의자에서 일어나 서 있는 자세에서 시행해도 좋다.

3 수장파악윤상유날

손바닥 전체로 시술부를 크게 감싸듯이 파악한 채, 팔 전체를 사용하여 원을 그리듯이 유날한다. 순서 1과 같은 라인으로 시술한다.

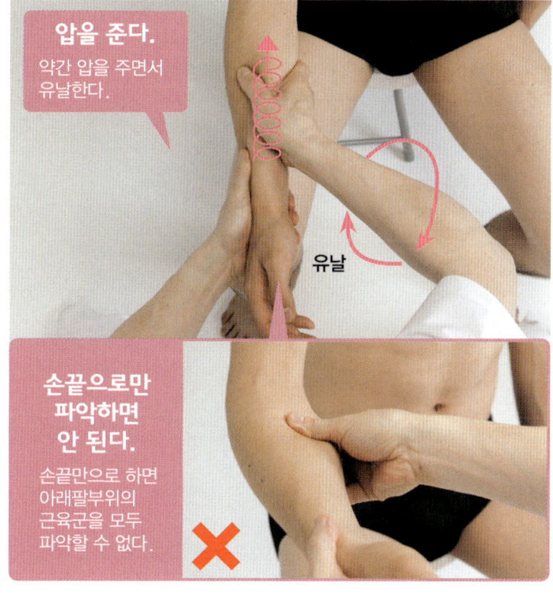

4 거치상유날

양손의 손바닥으로 파악하여 위아래 방향으로 교대로 움직이면서 유날한다.

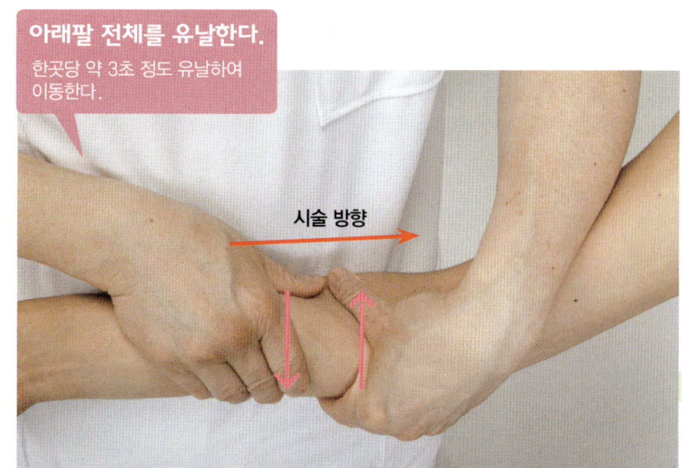

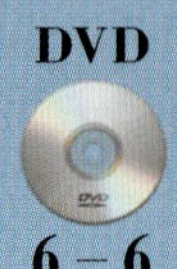

아래팔부위(가쪽면)의 마사지

《시술 준비》

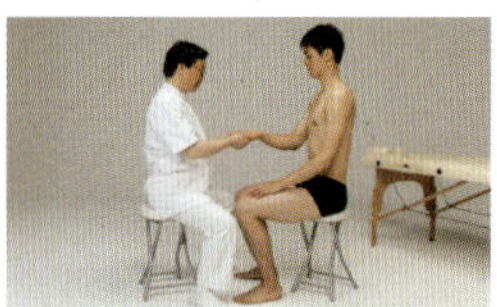

- 피시술자는 앉은 자세 또는 바로 누운 자세로 한다.
- 시술자는 피시술자가 앉은 자세의 경우는 정면에서 바로 누운 자세라면 시술하는 쪽의 손부위 근처 의자에 앉는다.
- 피시술자의 아래팔 가쪽을 위로 하여 피시술자의 손목을 지탱한다.

마사지 시간

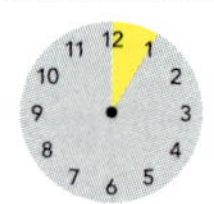

약 5 분

〈촉진〉

위팔노근 (상완요골근)

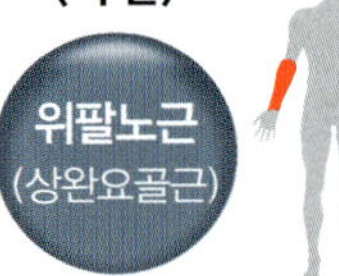

팔꿉관절을 굽혀 아래팔을 엄지손가락이 위로, 손바닥은 안쪽을 향한 자세에서 노뼈 먼쪽 끝에 저항을 주어 팔꿈치를 굽히면 노쪽에서 근육의 융기를 관찰할 수 있다. 팔 오금에서 위팔두갈래근 가쪽에 힘살이 있으므로 그 곳을 촉진한다.

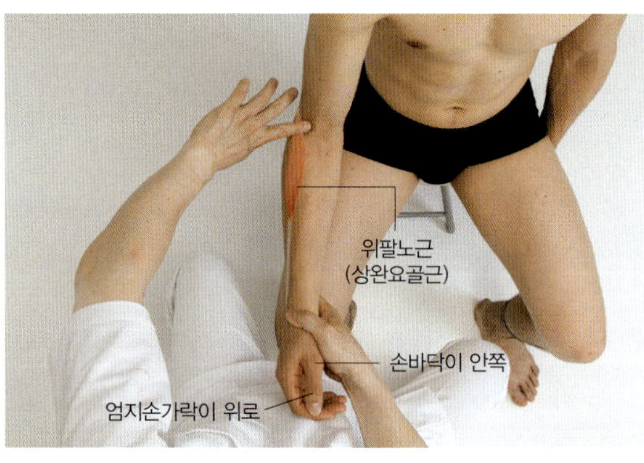

〈촉진〉

짧은노쪽손목폄근 (단요측수근신근)

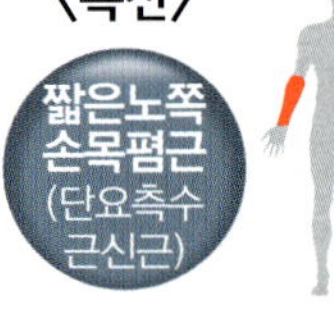

위팔노근의 촉진과 같은 자세를 잡게 하여 아래팔 뒤면 위쪽 부위에서 뒤면 중앙으로 1횡지 노쪽(엄지손가락쪽)에 있는 근육고랑을 손가락으로 찾는다. 그 근육고랑의 노쪽에 있는 근육에서 셋째 손허리뼈바닥(제3중수골저)에 닿는다.

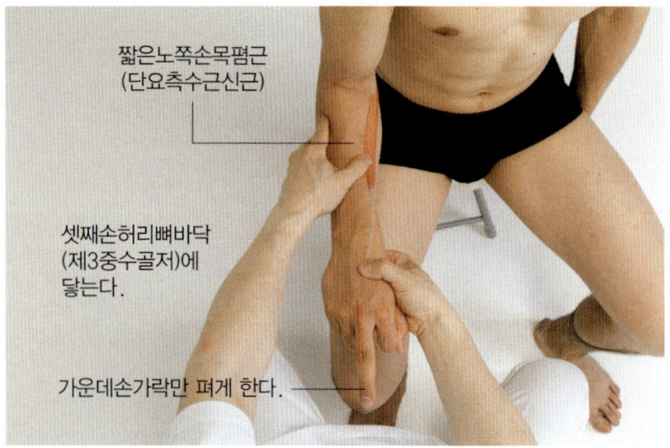

1 이지경찰

엄지손가락과 집게손가락으로 가쪽의 근육군을 크게 가볍게 쥐고, 손목에서 팔꿈치를 넘어가 위팔부위까지 경찰한다.

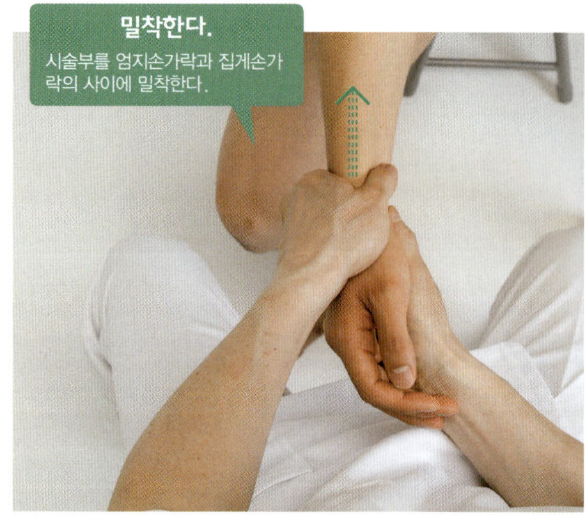

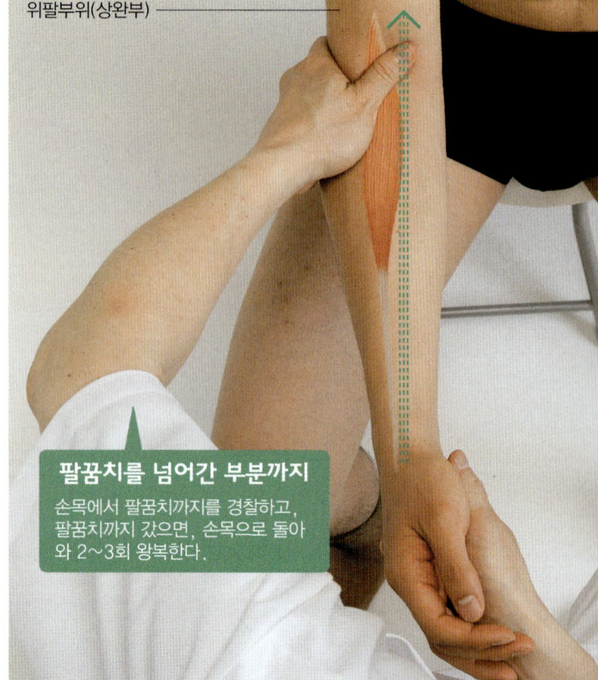

+정보 위팔노근(➡ P.209)은 굽힘근으로서 강력한 근육이다.

개요

아래팔의 가쪽에서는 위팔노근이 위팔 아래부위 가쪽에서 시작하여 노뼈붓돌기(경상돌기)에 부착된다. 짧은노쪽손목폄근은 위팔뼈 가쪽관절융기의 부착부에 염증을 만드는 근육(테니스엘보) 등이다. **시술 범위는 손목관절 말초에서 팔꿈치의 바로 위까지 시행**하는 것이 중요하다.

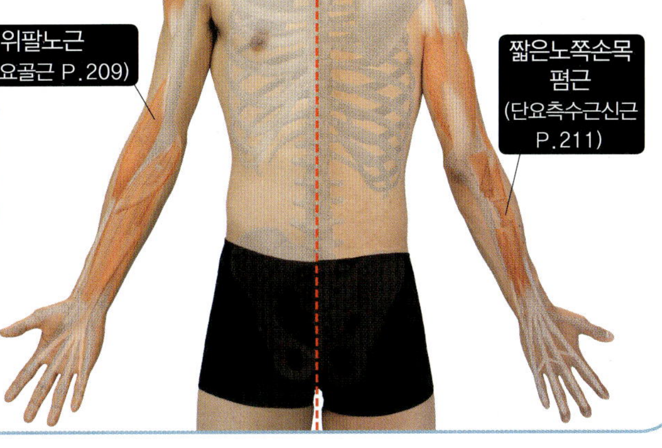

2 이지파악간헐압박

순서 1과 같은 부위를 엄지손가락과 검지손가락 사이로 잡은 범위에서 파악하여 간헐적으로 압박한다. 대여섯 곳을 시행한다.

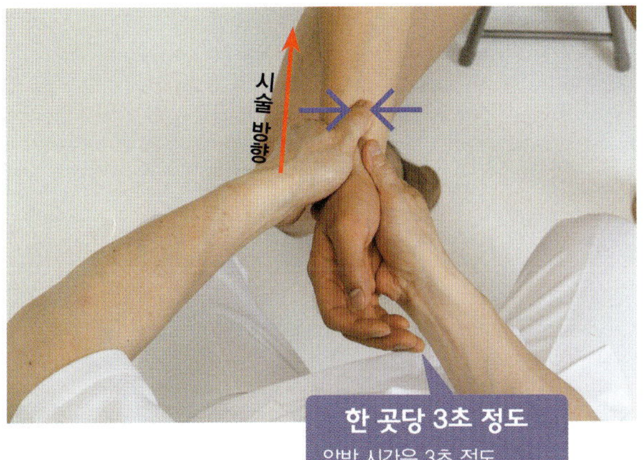

한 곳당 3초 정도

압박 시간은 3초 정도. 짧거나 너무 길어도 안 된다.

▼

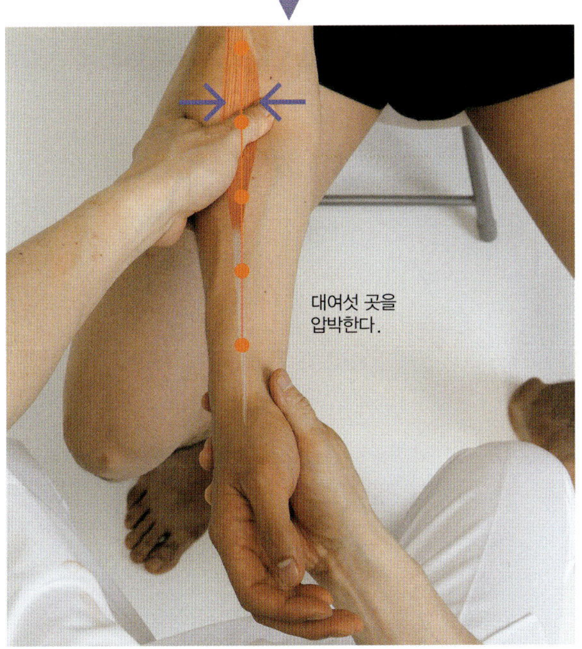

3 이지파악윤상유날

순서 1과 같은 부위를 엄지손가락과 집게손가락 사이로 크게 파악하여 손목, 위팔 전체를 사용하여 원을 그리면서 유날한다.

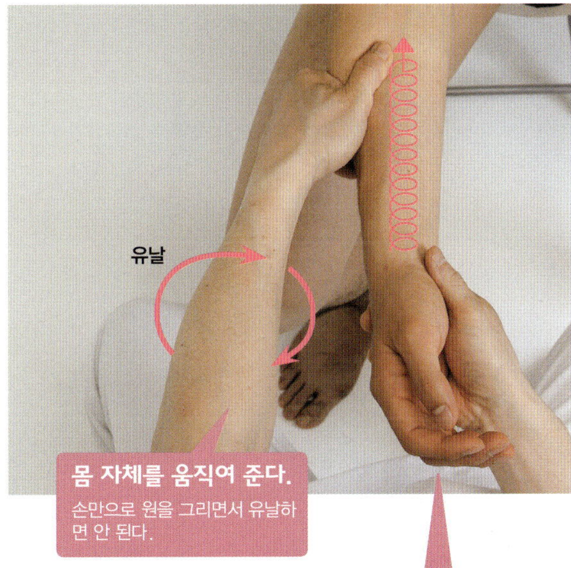

몸 자체를 움직여 준다.

손만으로 원을 그리면서 유날하면 안 된다.

근육을 크게 쥔다.

엄지손가락과 집게손가락 사이로 크게 잡지 말고, 손끝만으로 파악하는 것은 NG.

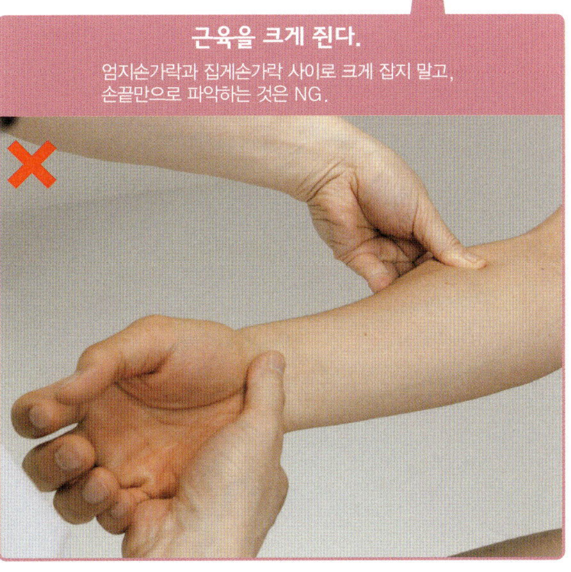

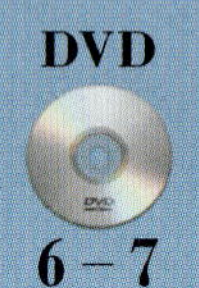

아래팔부위(뒤면)의 마사지

《시술 준비》

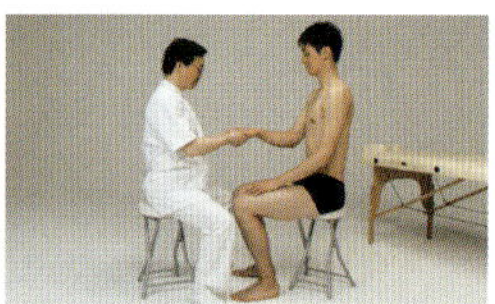

- 피시술자는 앉은 자세 또는 침대에 누운 자세로 한다.
- 시술자는 피시술자가 앉은 상태의 경우는 정면에서 바로 누운 자세로 있다면 시술하는 쪽의 손부위 근처에 의자에 앉는다.
- 누운자세의 경우는 팔꿈치의 아래에 부드러운 쿠션을 놓고 시술한다.

마사지 시간

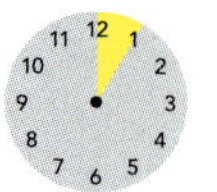

약 5 분

〈촉진〉

손가락폄근
(수지신근)

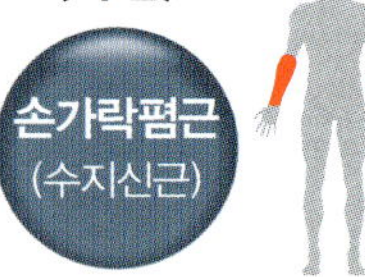

손가락폄근은 아래팔 앞면 중앙에 위치하고, 손목관절 뒤면은 그 중앙에서 힘줄이 만져진다. 팔꿈치를 굽히면 아래팔 뒤쪽 중앙에 고랑이 생기고 그 고랑의 가쪽(엄지손가락쪽)에 있는 힘살이 원래 근육이다.

아래팔 뒤쪽 중앙의 고랑

1 수장경찰

손등부위에서 팔꿈치를 넘어갈 때까지 손바닥을 아래팔 뒤쪽 면에 밀착한다. 이 때 다른 한 손은 피시술자의 새끼손가락쪽으로 지탱한다.

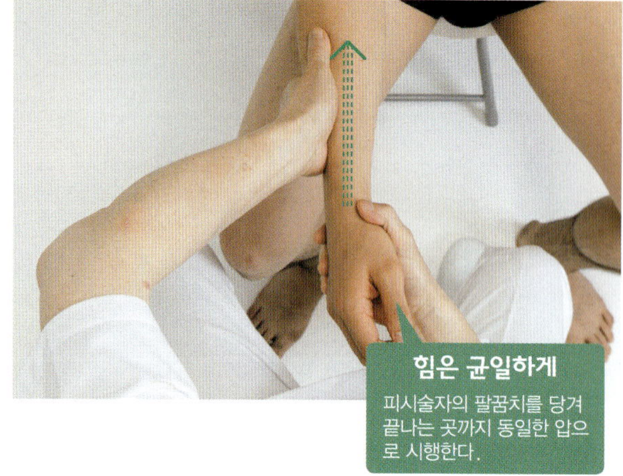

힘은 균일하게
피시술자의 팔꿈치를 당겨 끝나는 곳까지 동일한 압으로 시행한다.

〈촉진〉

긴엄지벌림근
(장무지외전근)

엄지손가락을 벌림(손앞이 천장을 향하도록)을 하면 손목관절의 가장 안쪽에 2개로 나열된 힘줄이 만져진다. 그 힘줄의 아래쪽이 원래의 힘줄이다. 위 힘줄은 짧은 엄지 폄근에서 양 힘줄을 팔꿈치쪽으로 더듬어 가면 노뼈 아래 ¼의 부위까지 촉지할 수 있다.

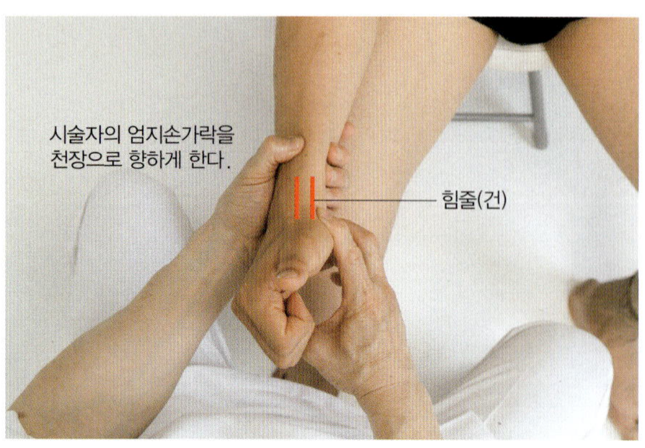

시술자의 엄지손가락을 천장으로 향하게 한다.

힘줄(건)

2 수장파악간헐압박

손바닥 전체를 시술부에 밀착시키고 엄지손가락두덩과 새끼손가락두덩으로 잡아주듯이 파악 압박한다. 손등부위에서 팔꿈치를 넘어갈 때까지 대여섯 곳을 시술한다.

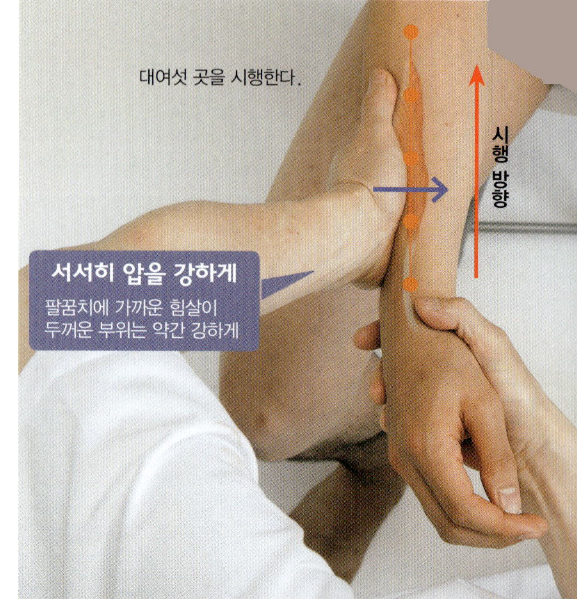

대여섯 곳을 시행한다.

서서히 압을 강하게
팔꿈치에 가까운 힘살이 두꺼운 부위는 약간 강하게

+정보 손가락폄근(➡ P.212)은 4개의 손가락 모두를 폄(신전)시키는 유일한 근육이다.

개요

아래팔 뒤면의 근육군은 손가락과 손목을 펼 때에 자주 사용한다. 사용 빈도가 많으면 가쪽위관절모서리에 염증 등이 생기는 경우가 있다. 깊은층의 근육은 **자쪽손목폄근, 손가락폄근, 새끼폄근 등이 존재한다. 시술시 손목관절 등쪽면에서 아래팔 뒤면, 팔꿈치 뒤면을 넘어가는 부분을 시술**한다. 다른 한 손으로 피시자의 자쪽 손(새끼손가락쪽)을 유지한다.

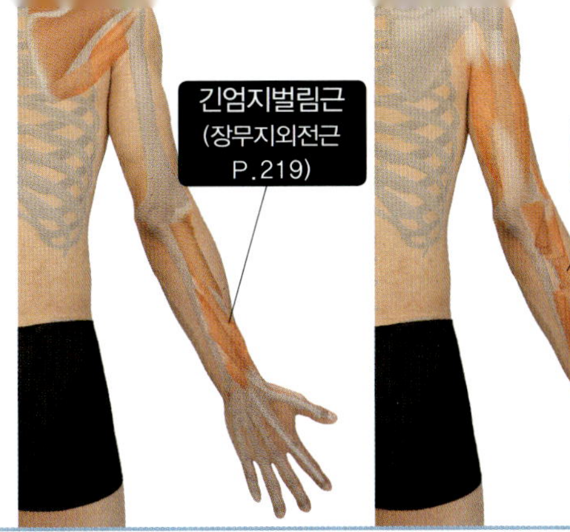

3 수장윤상유날

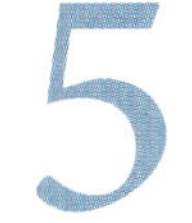

손바닥 전체를 밀착시켜 팔 전체를 사용하듯이 원을 그리면서 유날한다. 순서 2와 같은 위치에서 시행한다.

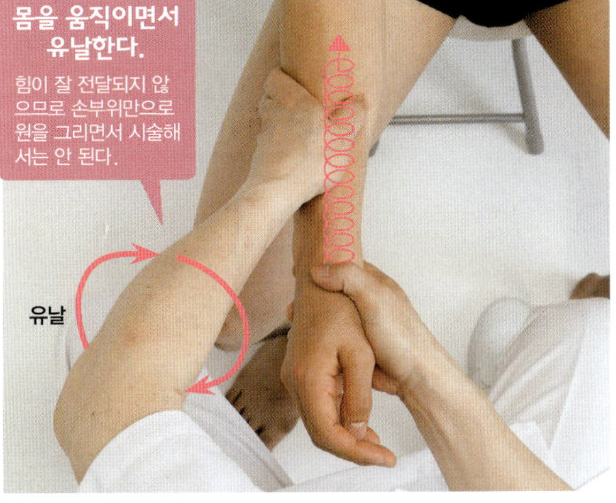

5 지과경찰

엄지손가락은 편 채 네손가락을 모아서 주먹을 쥔 형태로 손가락 밑에서 먼 쪽 손가락뼈 사이 관절까지 등쪽을 사용하여 경찰한다.

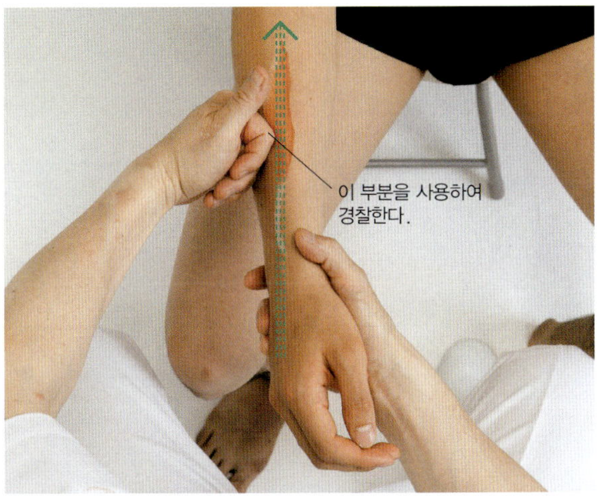

4 양무지유날

손가락폄근(수지신근)등을 좌우의 엄지손가락으로 쥐듯이 약간 압박하고 한 곳에서 앞뒤로 엄지손가락을 교대로 움직이면서 유날한다. 손목에서 팔꿈치 부근까지 대여섯 곳을 시행한다.

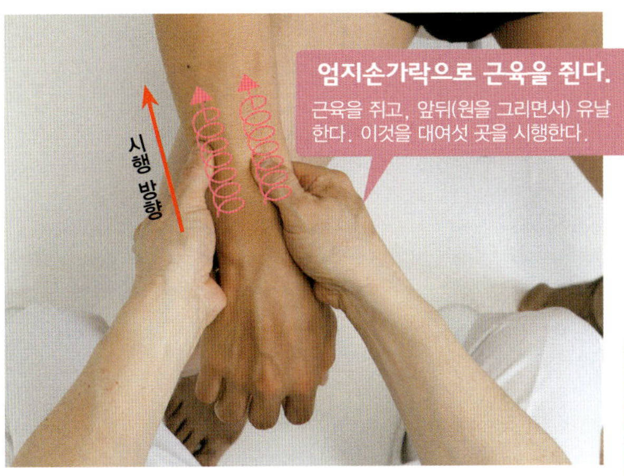

6 환상고타

좌우의 엄지손가락과 네손가락의 사이를 벌려 아래팔 전체를 잡듯이 손목에서 팔꿈치까지 고타한다. 양손을 붙이거나 벌려 재빠르고 리드미컬하게 시술한다.

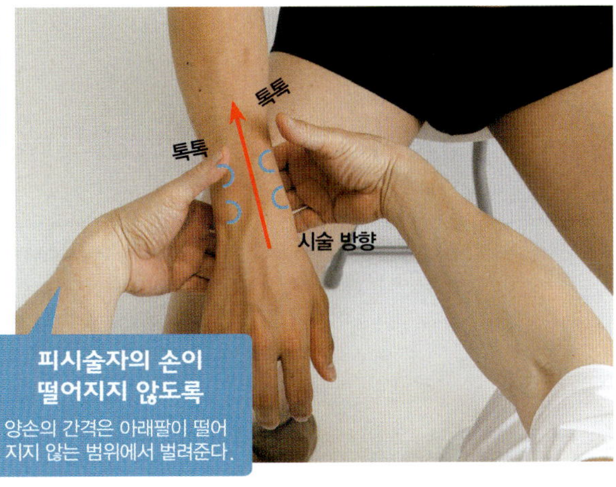

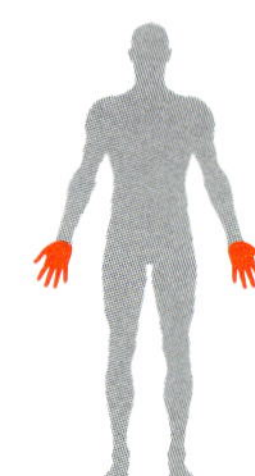

짧은엄지벌림근

짧은엄지벌림근(단무지외전근)《*abductor pollicis brevis*》

【근육군】 엄지두덩근육(무지구근) **【지배신경】** 정중신경〈C_6~C_8, Th_1〉

DVD 6－8

마사지

➡P236

근육의 특징

엄지맞섬근(무지대립근 ➡P.227), 짧은엄지굽힘근(단무지굴근 ➡P.228), 엄지모음근(무지내전근 ➡P.229)과 함께 엄지두덩의 볼록함을 형성한다. 손목부위에 있는 굽힘근지지띠(굴근지대)와 손배뼈(주상골)에서 시작하여 첫째끝마디뼈(제1말절골)에 닿는다. 엄지두덩을 형성하는 엄지두덩근육군(무지구근군)의 안에서 가장 얕은층에 위치한다. 이름에서 알 수 있듯이 짧은 근육이고 엄지손가락을 바닥 쪽으로 벌리는(장측외전)운동에 관여한다.

일상생활에서는 엄지손가락을 세운 포즈를 한다거나, 손가락을 크게 벌려 가위바위보에서 보의 형태를 하는 동작에서 사용된다. 엄지손가락의 노쪽벌림(요측외전)은 긴엄지벌림근(장무지외전근 ➡P.219)이 작용하여 시행된다.

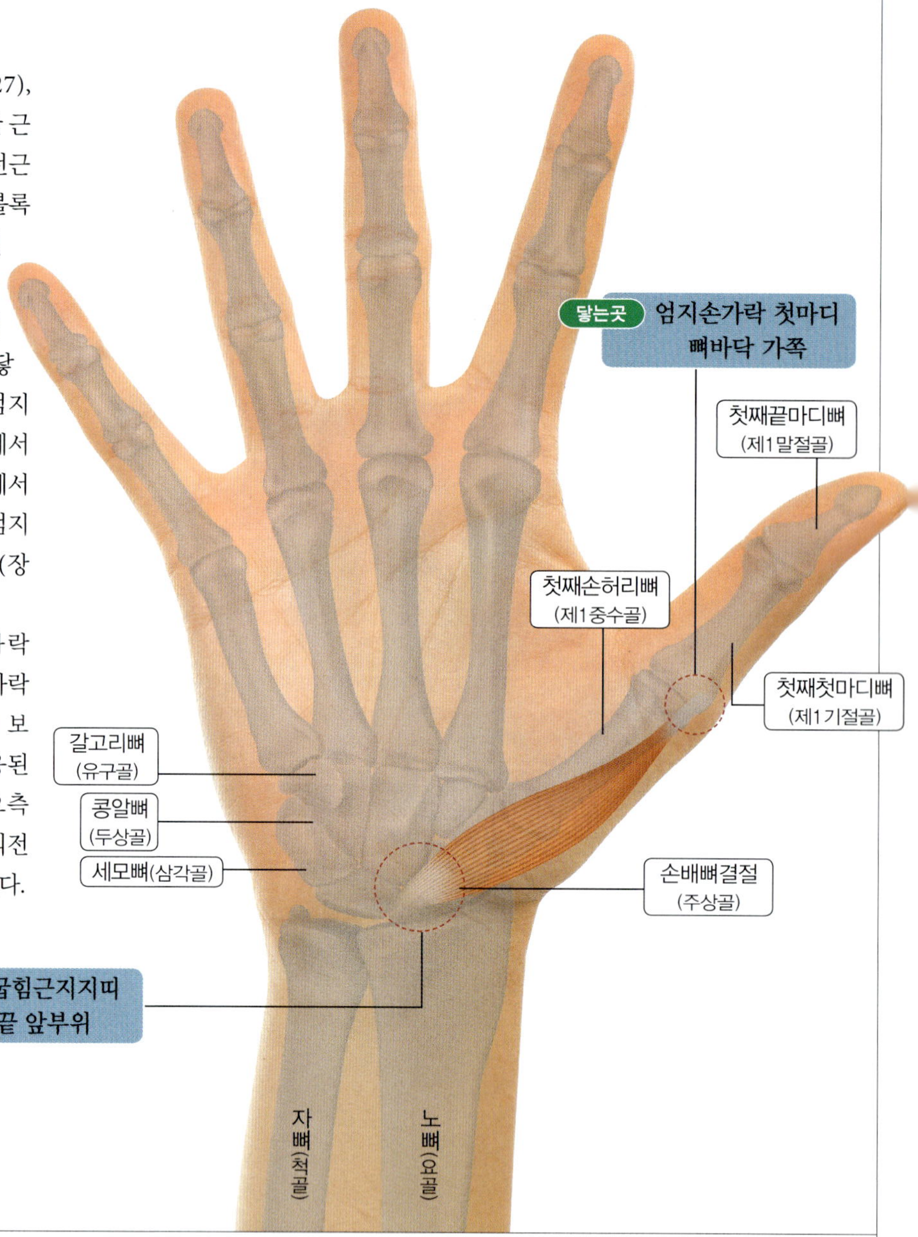

닿는곳 엄지손가락 첫마디뼈바닥 가쪽

첫째끝마디뼈 (제1말절골)

첫째손허리뼈 (제1중수골)

첫째첫마디뼈 (제1기절골)

갈고리뼈 (유구골)

콩알뼈 (두상골)

세모뼈(삼각골)

손배뼈결절 (주상골)

이는곳 손배뼈(손배뼈)결절, 굽힘근지지띠(굴근지대)의 노쪽 끝 앞부위

자뼈(척골)

노뼈(요골)

근육의 기능

- 엄지손가락의 노쪽벌림.

일상동작

- 엄지손가락을 굽힌다.
- 라이터의 불을 붙인다.
- 손가락씨름을 한다.

관련통

엄지손가락의 가쪽과 손목 앞면의 노쪽에 통증을 일으킨다. 악화되면 펜을 쥐고 글을 쓰는 것이 곤란하다. 엄지손가락의 노쪽벌림.

＋정보 짧은엄지벌림근(단무지외전근), 엄지맞섬근(무지대립근 ➡P.227), 짧은엄지굽힘근(단무지굴근 ➡P.228)은 모두 손목뼈부위(수리부)에서 시작하며 엄지손가락에 닿는다.

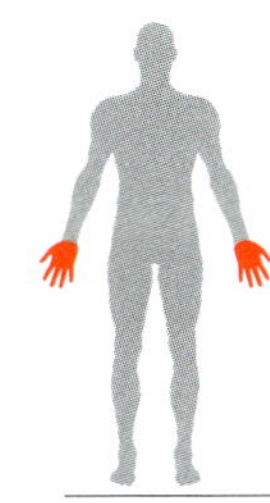

엄지맞섬근

엄지맞섬근(무지대립근) 《*opponens pollicis*》

【근육군】 엄지두덩근육(무지구근) **【지배신경】** 정중신경〈C_6~C_8, Th_1〉

DVD 6－8

마사지 ➡ P236

근육의 특징

짧은엄지벌림근(단무지외전근 ➡P.226), 짧은엄지굽힘근(단무지굴근 ➡P.228), 엄지모음근(무지내전근 ➡P.229)과 함께 엄지두덩의 볼록함을 형성한다. 짧은엄지벌림근의 깊은층에 있고 엄지손가락 외 4개의 손가락으로 향하는 동작(무지의 대립)에 작용한다.

엄지 맞섬(대립)은 인간과 침팬지, 고릴라 등 일부의 영장류만 할 수 있는 동작이다. 이것에 의해 물건을 쥐거나 손끝을 세세하게 움직이거나 하는 것이 가능하다. 가사, 식사, 바느질 등 일상생활에서 손을 사용하는 모든 동작에서 쓰인다. 이로 인해 매우 혹사당하기 쉬운 근육이다.

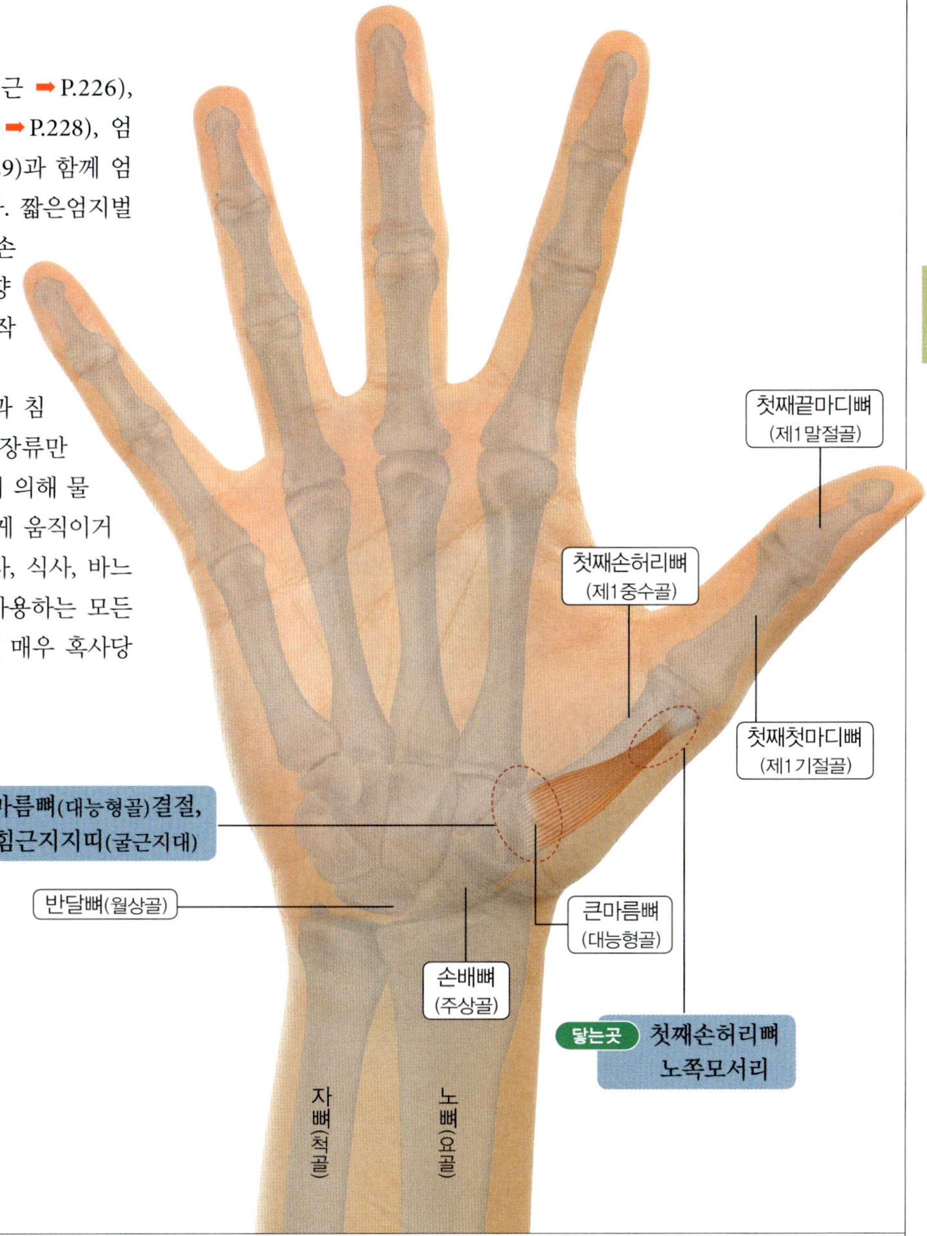

첫째끝마디뼈 (제1말절골)

첫째손허리뼈 (제1중수골)

첫째첫마디뼈 (제1기절골)

이는곳 큰마름뼈(대능형골)결절, 굽힘근지지띠(굴근지대)

반달뼈(월상골)

큰마름뼈 (대능형골)

손배뼈 (주상골)

닿는곳 첫째손허리뼈 노쪽모서리

자뼈(척골)

노뼈(요골)

근육의 기능

- 엄지손가락을 다른 손가락과 맞서도록 한다.

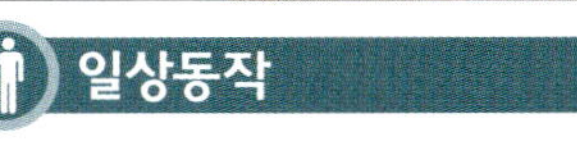

일상동작

- 손끝으로 물건을 잡는다.
- 필기구를 잡는다.
- 손가락으로 OK 사인을 한다.
- 어깨를 주무른다.

관련통

엄지손가락의 가쪽과 손목 앞면의 노쪽에 통증을 일으킨다. 악화되면 펜을 쥐고 글을 쓰는 것이 곤란하다.

＋정보 인간의 문명이 발달된 이유 중 하나로서 엄지맞섬운동에 의한 손끝의 손재주를 들 수 있다.

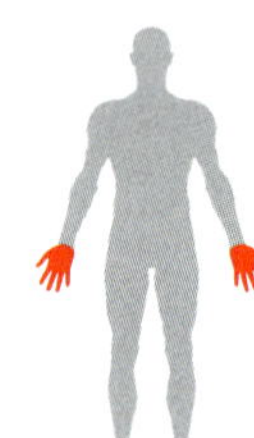

짧은엄지굽힘근

짧은엄지굽힘근(단무지굴근) 《*flexor pollicis brevis*》

【근육군】 엄지두덩근육(무지구근) 【지배신경】 정중신경, 자신경〈C_6~C_8, Th_1〉

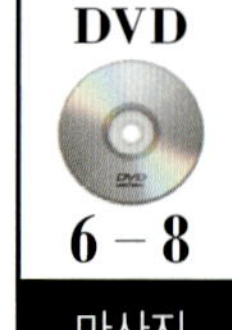

마사지
➡P236

▸ 근육의 특징

짧은엄지벌림근(단무지외전근 ➡P.226), 엄지맞섬근(무지대립근 ➡P.227), 엄지모음근(무지내전근 ➡P.229)과 함께 엄지두덩의 볼록함을 형성한다. 손바닥쪽의 약간 얕은층, 짧은엄지벌림근의 깊은층에 위치하며 손목 부근에서 엄지손가락 부착 부근을 지나는 짧은 근육이다. 이는곳은 얕은갈래(천두)와 깊은갈래(심두)가 있으며, 그 사이를 긴엄지굽힘근(장무지굴근 ➡P.207)의 힘줄이 지나고 있다. 닿는곳의 힘줄은 짧은엄지벌림근의 힘줄과 융합하여 엄지손가락의 첫마디뼈 바닥 등에 부착된다.

주된 움직임은 엄지손가락을 굽히거나(엄지손가락 첫마디뼈를 굽힘), 손가락을 굽혀서 숫자를 세거나 손가락 싸움을 하는 등의 동작에서 사용된다.

닿는곳 엄지손가락첫마디뼈바닥 (모지기절골저)

첫째끝마디뼈 (제1말절골)

첫째첫마디뼈 (제1기절골)

작은마름뼈 (소능형골)

알머리뼈 (유두골)

큰마름뼈 (대능형골)

이는곳 ❷ [깊은갈래(심두)] 큰 · 작은마름뼈, 알머리뼈(유두골), 둘째손허리뼈바닥

이는곳 ❶ [얕은갈래(천두)] 굽힘근지지띠의 노쪽

반달뼈(월상골)

손배뼈 (주상골)

자뼈(척골)

노뼈(요골)

근육의 기능

● 엄지손가락 손허리손가락관절(중수지절관절 MP)관절의 굽힘.

일상동작

● 엄지손가락을 굽힌다.
● 라이터에 불을 붙인다.
● 손가락씨름을 한다.

관련통

엄지손가락의 가쪽과 손목 앞면의 노쪽에 통증을 일으킨다. 악화되면 펜을 잡고 글씨를 쓰는 것이 곤란하게 된다.

+정보 엄지손가락의 굽힘에는 아래팔에 있는 긴엄지굽힘근(➡ P. 207)과 동시에 작용한다.

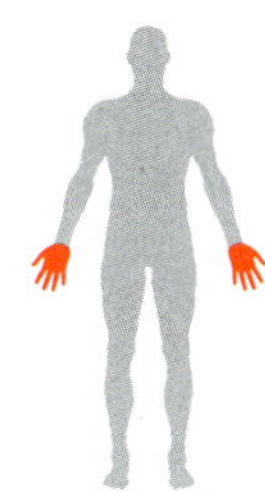

엄지모음근

엄지모음근(무지내전근) 《*abductor pollicis*》

【근육군】 엄지두덩근육(무지구근) **【지배신경】** 자신경〈C_8, Th_1〉

DVD 6－8

마사지 ➡P236

▶ 근육의 특징

엄지두덩의 볼록함을 형성하는 근육 중 하나로서 엄지손가락의 속근육(내재근)에서는 깊은층에 위치한다. 이는곳이 두 갈래머리가 시작하며, 가로갈래(횡두)는 손목 중앙에 있는 셋째손허리뼈 전체에서 빗갈래(사두)는 손목부위에 있는 알머리뼈(유두골) 등에서 각각 시작되고, 모여서 엄지손가락에 붙는다.

근육의 움직임은 이름에서 알 수 있듯이 엄지손가락의 모음으로 있고, 엄지손가락을 집게손가락에 가깝게 하는 움직임을 담당한다. 물건을 강하게 쥐거나 손가락을 모아서 펴는 차렷 자세를 할 때에 발휘되는 근육이다.

이는곳 ❷ [가로갈래(횡두)] 셋째손허리뼈 바닥면

첫째끝마디뼈 (제1말절골)

셋째손허리뼈바닥 (제3중수골)

첫째첫마디뼈 (제1기절골)

첫째손허리뼈 (제1중수골)

이는곳 ❶ [빗갈래(사두)] 알머리뼈(기두골), 큰·작은마름뼈

큰마름뼈 (대능형골)

알머리뼈 (유두골)

닿는곳 엄지손가락첫마디뼈바닥

자뼈(척골)

노뼈(요골)

근육의 기능

- 엄지손가락의 모음(내전).

일상동작

- 물건을 강하게 쥔다.
- 손가락을 모은다.

관련통

엄지손가락의 손허리손가락관절(중수지절관절 MP)에서 부착 부근에 통증을 일으킨다.

+정보 엄지모음근은 엄지손가락에 있는 짧은 근육 안에서도 가장 크고 힘이 강하다.

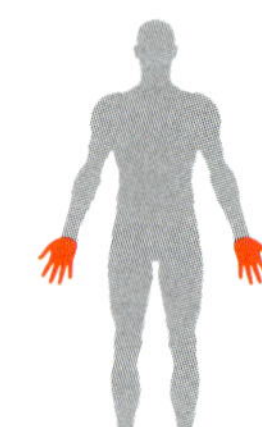

새끼벌림근

새끼벌림근(소지외전근) 《*abductor digiti minimi*》

【근육군】 새끼두덩근육(소지구근) **【지배신경】** 자신경〈C_7, C_8, Th_1〉

DVD 6－8

마사지 ➡P236

▶ 근육의 특징

짧은새끼굽힘근(단소지굴근 ➡P.231), 새끼맞섬근(소지대립근 ➡P.232) 등과 함께 새끼두덩근육의 볼록함을 만드는 근육이다. 3개의 근육 안에서는 가장 얕은층 또는 가장 가쪽(자쪽)에 있다. 손목부위의 굽힘근지지띠에서 시작하여 새끼손가락의 첫마디뼈의 자쪽에 닿는다. 새끼손가락을 가쪽으로 벌리는 작용을 가지고(소지의 외전), 가위바위보에서 보의 움직임을 한다.

또한 새끼손가락을 굽히는 새끼손가락의 굽힘에도 작게 작용한다. 근육의 일부는 짧은손바닥근(단장근, 새끼두덩을 부풀리게 하는 근육)으로 덮여 있고, 손의 자뼈쪽 모서리에서 힘살을 만질 수 있다.

또한 다지증이라고 하여 드물지만 제6지가 존재하는 경우가 있다. 그 경우 제6지의 등쪽뼈사이근(배측골간근)의 절반은 이 근육이 차지한다.

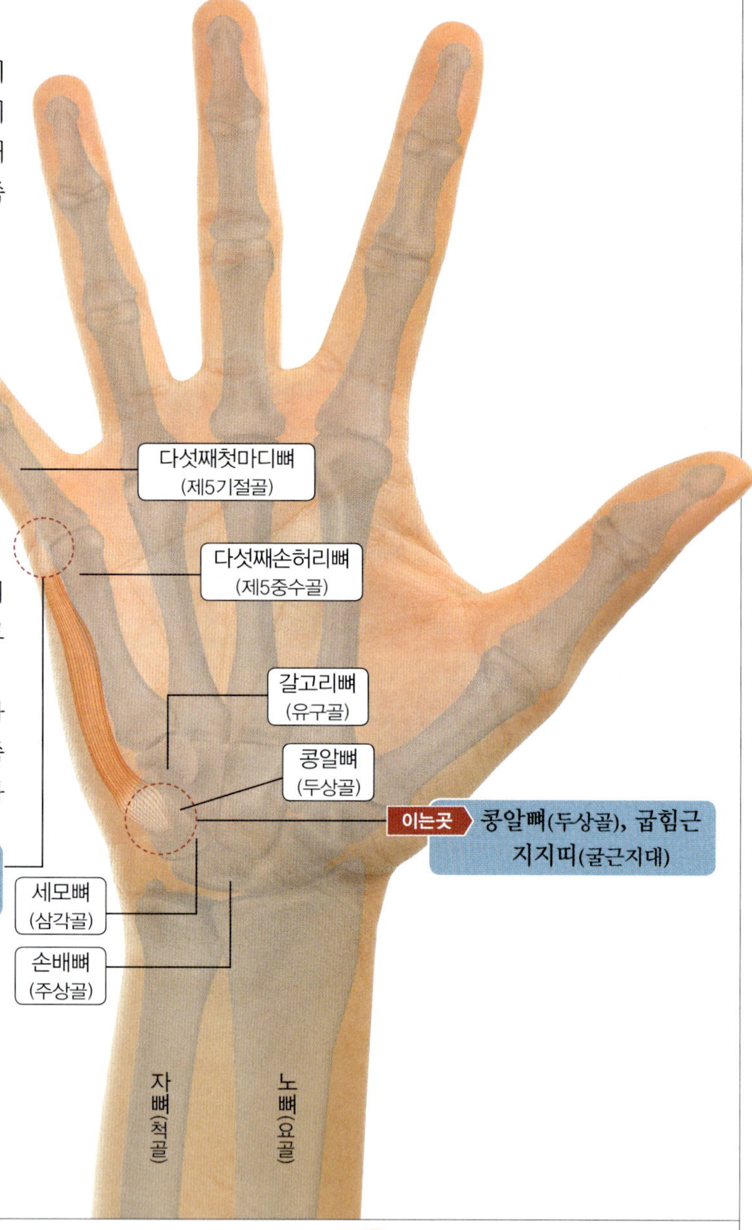

근육의 기능

- 새끼손가락의 벌림(외전).
- 새끼손가락의 굽힘의 보조.

일상동작

- 손가락을 크게 벌린다.
- 새끼손가락을 세운다.
- 가위바위보에서 보를 낸다.

관련통

새끼손가락의 가쪽과 등쪽에 통증을 발생한다.

+정보 새끼두덩과 손바닥의 자쪽에 있는 타원 형태의 볼록한 것으로 새끼벌림근, 짧은새끼굽힘근(➡P.231), 새끼맞섬근(➡P.232) 등으로 구성되어 있다.

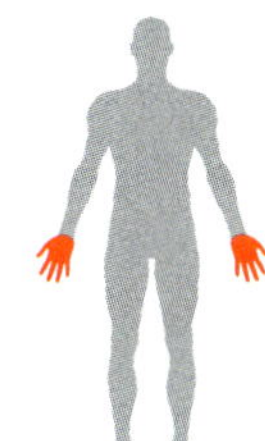

짧은새끼굽힘근

짧은새끼굽힘근(단소지굴근) 《*flexor digiti minimi brevis*》

【근육군】 새끼두덩근육(소지구근) **【지배신경】** 자신경〈(C_7), C_8, Th_1〉

DVD 6 – 8

마사지 ➡P236

근육의 특징

새끼벌림근(소지외전근 ➡P.230), 새끼맞섬근(소지대립근 ➡P.232) 등과 함께 새끼두덩의 부푼 곳을 형성하는 근육이다. 손바닥 새끼손가락쪽의 얕은층에 있고 새끼벌림근보다도 안쪽에 위치해 있다. 굽힘근지지띠에서 시작하여 새끼손가락의 첫마디뼈바닥에 닿는 작은 근육이다. 주된 움직임은 새끼손가락 밑을 굽히는 것(손허리손가락관절의 굽힘)으로 무엇인가를 쥘 때 새끼손가락으로 확실하게 고정시킬 수 있게 한다.

야구 배트와 골프클럽, 검도의 죽도를 쥐는 동작에 작용하고, 스틱을 사용하는 스포츠 전반에 빠질 수 없는 근육이다.

근육의 기능

- 손허리손가락관절(중수지절관절 MP)의 굽힘.

일상동작

- 봉을 든다.
- 골프 클럽을 쥔다.
- 죽도를 쥔다.
- 배트를 쥔다.

관련통

통증의 패턴은 특정할 수 없다.

+정보 새끼손가락의 굽힘에는 짧은새끼굽힘근과 함께 얕은손가락굽힘근(➡P.206)과 깊은 손가락굽힘근(➡P.208)도 함께 작용한다.

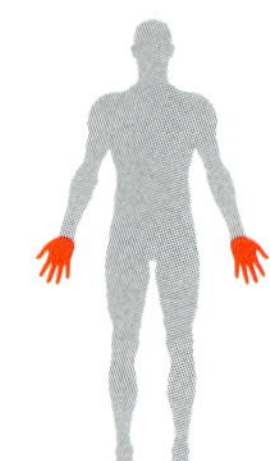

새끼맞섬근

새끼맞섬근(소지대립근)《*oppens digiti minimi*》

【근육군】 새끼두덩근육(소지구근) 【지배신경】 자신경〈(C_7), C_8, Th_1〉

DVD 6－8

마사지 ➡P236

근육의 특징

새끼벌림근(소지외전근 ➡P.230), 짧은새끼굽힘근(단소지굴근 ➡P.231) 등과 함께 새끼두덩의 볼록함을 형성하는 근육으로 있고, 3개 중에서도 가장 깊은층에 위치한다. 손목부위에 있는 굽힘근지지띠 등에서 시작하여 새끼손가락의 손허리뼈(중수골)의 자쪽모서리에 닿는다. 새끼손가락을 엄지손가락쪽으로 가깝게 하는 기능(대립)이 있고, 새끼손가락 밑을 볼록하게 하면서 손바닥쪽 패임을 만든다.

일상생활에서는 엄지맞섬근(무지대립근 ➡P.227)과 함께 작용하고 손으로 물을 뜨거나 컵을 잡거나 하는 동작을 한다.

근육의 기능

● 새끼손가락의 맞섬(새끼손가락을 엄지손가락쪽으로 당긴다).

일상동작

● 손으로 물을 뜬다.
● 컵을 잡는다.
● 손의 엄지손가락과 새끼손가락을 붙이게 한다.

관련통

통증의 패턴은 특정할 수 없다.

+정보 새끼맞섬근의 이는곳의 힘살은 새끼벌림근(➡P.230) 등과 융합되어 굽힘근지지띠에 부착된다.

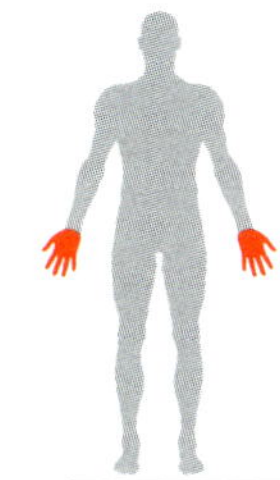

벌레근

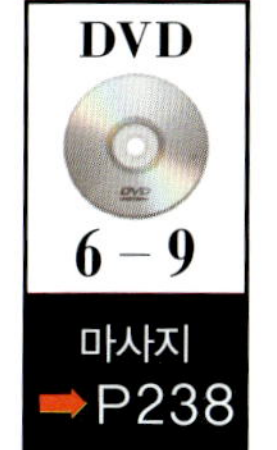

마사지 ➡P238

벌레근(충양근) 《*lumbrical*》

【근육군】 손허리근육(중수근) **【지배신경】** 첫째 · 둘째: 정중신경, 셋째: 정중신경, 넷째: 자신경〈C_8, Th_1〉

▶ 근육의 특징

손바닥의 중앙부의 깊은층에 있는 4개의 근육으로 손바닥의 중앙 부분에 위치하는 손허리근육군으로 분류된다. 깊은손가락굽힘근(심지굴근 ➡ P.208)의 4개의 힘줄에서 시작하여 손가락의 등쪽으로 돌아서 손가락폄근의 힘줄과 통합되어 약손가락에서 새끼손가락의 폄근널힘줄에 닿는다. 집게손가락쪽에서 첫째벌레근, 둘째벌레근, 셋째벌레근, 넷째벌레근이라 부르고 뼈에는 없고 힘줄에 부착되어 있는 흔치 않은 근육이다.

주된 기능은 손가락의 관절을 벌린 상태(손가락뼈 사이관절의 폄)에서 손가락부착부를 굽히는(중수지절관절의 굴곡) 것으로 서예 붓을 쥐거나, 작은 것을 손끝으로 쥐는 움직임에 사용된다.

셋째첫마디뼈
넷째첫마디뼈
둘째첫마디뼈
닿는곳 ❶
닿는곳 ❷
닿는곳 ❸
닿는곳 ❹

닿는곳 둘째손가락~다섯째손가락 첫마디뼈바닥의 노쪽 (※폄근널힘줄에 더해진다.)

다섯째첫마디뼈

이는곳 ❷ 셋째손가락 힘줄의 노쪽

이는곳 ❹ 넷째손가락 힘줄의 자쪽과 새끼손가락 힘줄의 노쪽

이는곳 ❶ 둘째손가락 힘줄의 노쪽

이는곳 ❸ 셋째손가락 힘줄의 자쪽과 넷째손가락 힘줄의 노쪽

콩알뼈 (두상골)
세모뼈 (삼각골)
손배뼈 (주상골)
큰마름뼈 (대능형골)
자뼈(척골)
노뼈(요골)

근육의 기능

- 손허리손가락관절을 굽힘.
- 손가락뼈사이관절에서 손가락을 폄.

일상동작

- 붓을 잡는다.
- 손가락의 관절을 편 채로 손가락 끝에 물건을 잡는다.

관련통

통증의 패턴은 특정할 수 없다.

✚ **정보** 닿는곳의 폄근널힘줄은 벌레근 이외에도 손가락폄근(➡ P.215), 새끼폄근(➡ P.214) 등의 힘줄도 합류되어 닿는다.

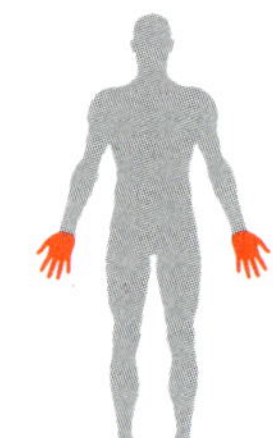

등쪽뼈사이근

DVD
6 – 9
마사지
➡P238

등쪽뼈사이근(배측골간근)《*dorsal interossei*》

【근육군】 손허리근육(중수근) **【지배신경】** 자신경〈C_8, Th_1〉

근육의 특징

손등의 깊은층에 위치하는 유일한 근육이다. 5개의 손가락의 사이를 메우듯이 존재하는 4개의 근육을 총칭한다. 모든 근육은 손허리뼈의 사이에 상대되는 면에서 시작하고 둘째, 셋째, 넷째손가락의 첫마디뼈 바닥에 붙는다.

둘째, 넷째, 다섯째손가락을 셋째손가락에서 벌리는 기능(외전)과 젖히는 움직임(신전)이 있고, 손가락을 쫙 하고 편 상태에서 손가락을 벌리는 동작을 한다. 또한 셋째손가락을 좌우로 움직이는 작용도 한다.

키보드를 두드리거나 펜을 쥘 때와 같이 손가락을 사용하는 동작에서 빠질 수 없다.

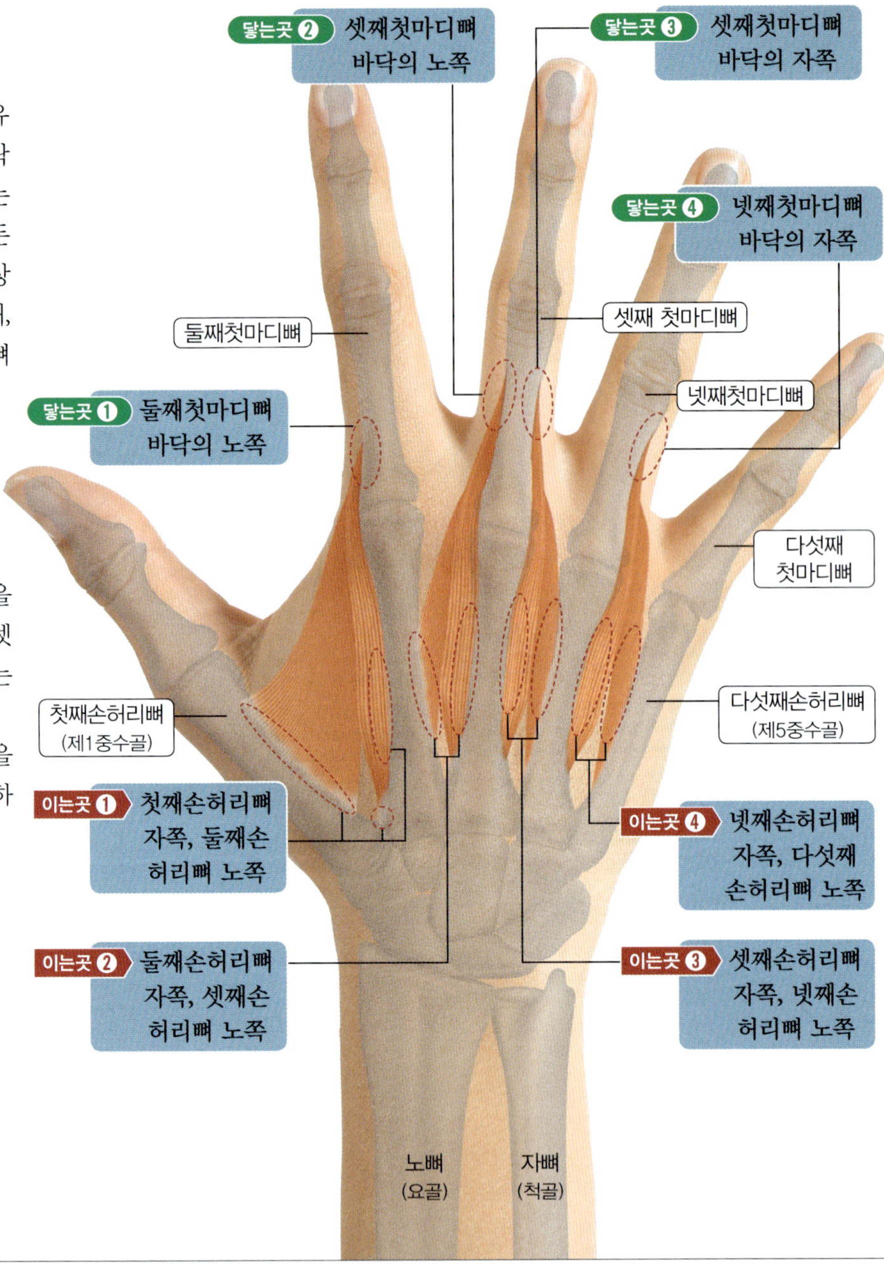

근육의 기능

- 둘째~넷째손가락을 손의 중심선에서 벌린다.
- 가운데 손가락을 좌우로 움직인다.

일상동작

- 손가락을 크게 벌린다.
- 컴퓨터의 키보드를 두드린다.
- 펜을 쥔다.
- 가위바위보에서 보를 낸다.

관련통

손가락의 등쪽면과 손등 전체에 넓게 통증을 일으킨다. 그리고 새끼손가락의 부착 부근에 심부통도 일으킨다.

+정보 엄지손가락과 집게손가락 사이에 있는 뼈사이근은 근육이 발달하면 두껍게 된다.

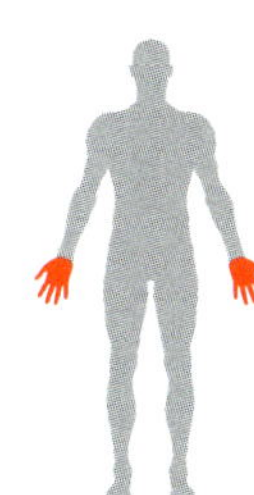

바닥쪽뼈사이근

바닥쪽뼈사이근(장측골간근) 《*palmar interossei*》

【근육군】 손허리근육(중수근) **【지배신경】** 자신경〈C_8, Th_1〉

DVD 6 – 9

마사지 ➡P238

근육의 특징

손바닥의 깊은 부위 손허리뼈 사이에 있는 3개의 근육으로, 집게손가락, 약손가락, 새끼손가락에 붙어 있다. 제2, 4, 5의 손허리뼈에 각각 붙어 있으며 같은 손가락의 첫마디뼈바닥과 폄근널힘줄에 닿는다.

집게손가락, 약손가락, 새끼손가락을 가운데손가락에 가깝게 하여 손가락을 모으는 기능(손가락의 내전)이 있고, 물건을 쥐거나 잡는 동작을 담당한다.

바닥쪽뼈사이근은 벌레근(충양근 ➡P.233)의 깊은 부위에 감춰져 있기 때문에 직접 촉진하는 것은 어렵다.

닿는곳 ③ 다섯째첫마디뼈 바닥의 노쪽

닿는곳 ② 넷째첫마디뼈 바닥의 노쪽

셋째첫마디뼈

넷째첫마디뼈

둘째첫마디뼈

닿는곳 ① 둘째첫마디뼈 바닥의 자쪽

두번째손허리뼈

다섯째첫마디뼈

다섯째손허리뼈

이는곳 ③ 다섯째손허리뼈 노쪽

이는곳 ② 넷째손허리뼈 노쪽

이는곳 ① 둘째손허리뼈 자쪽

자뼈 (척골)

노뼈 (요골)

근육의 기능

- 집게손가락~새끼손가락의 모음.

일상동작

- 집게손가락에서 새끼손가락까지 모은다.
- 물건을 쥔다.
- 마우스를 클릭한다.
- 배트를 쥔다.

관련통

깊은 부위에 위치하기 때문에 통증의 패턴은 특정할 수 없다.

+정보 장시간으로 영향을 주는 마우스 클릭 동작은 손의 뼈사이근을 혹사한다.

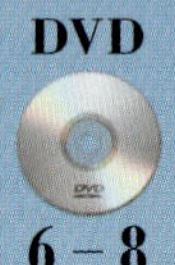

손바닥부위의 마사지

《시술 준비》

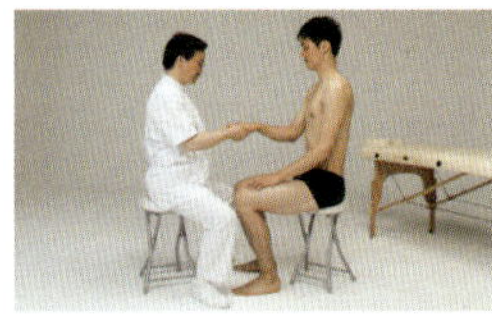

- 피시술자는 앉은자세 또는 침대에 누운 자세를 한다.
- 시술자의 위치는 피시술자가 앉은 자세의 경우 정면에서 바로 누운 자세라면 시술하는 쪽의 손부위에 의자를 놓고 앉는다.
- 누운자세의 시술은 피시술자의 손바닥을 위로 하여 시술한다.

마사지 시간

약 5분

1 지과경찰

주먹을 쥔 듯한 형태로 네손가락을 모으고, 손가락 부착부에서 먼쪽 손가락관절까지 손등쪽을 향하여 경찰한다. 중앙부위, 엄지두덩쪽, 새끼두덩쪽의 세 곳으로 나눠서 시행한다.

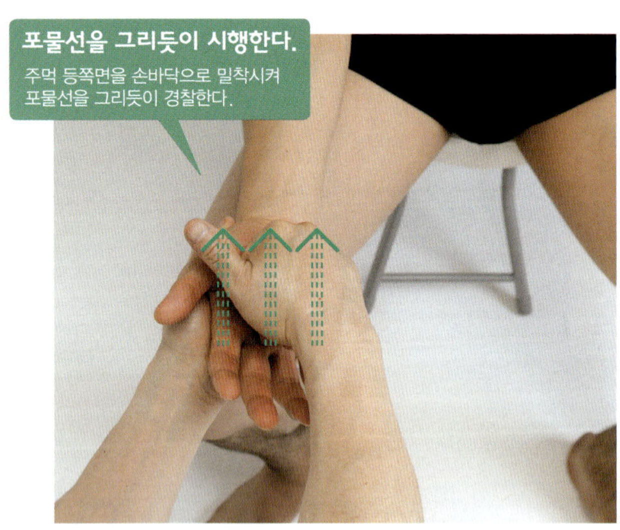

포물선을 그리듯이 시행한다.
주먹 등쪽면을 손바닥으로 밀착시켜 포물선을 그리듯이 경찰한다.

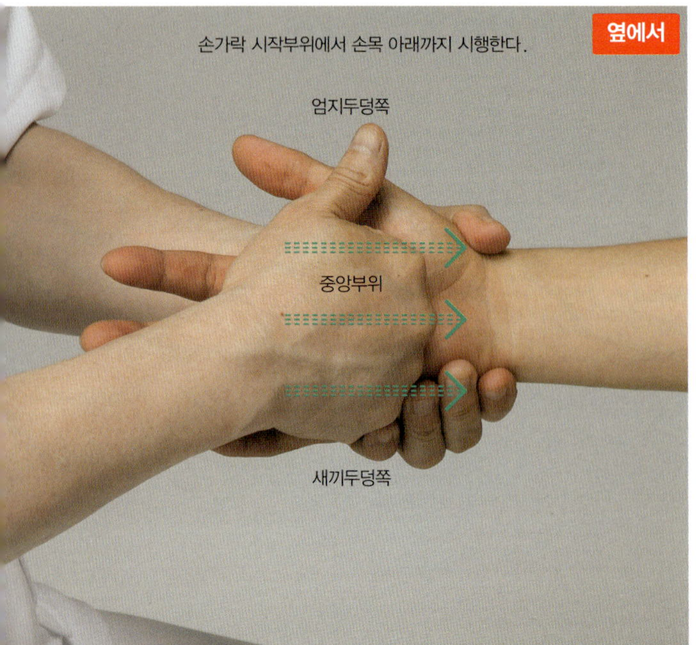

옆에서

손가락 시작부위에서 손목 아래까지 시행한다.

2 교대성 무지경찰

시술자의 좌우 손으로 피시술자의 손바닥을 위로 한 손을 좌우로 꼭 잡는다. 좌우 엄지손가락(지복)으로 손 앞에서 손목부위를 향하여 교대로 경찰한다.

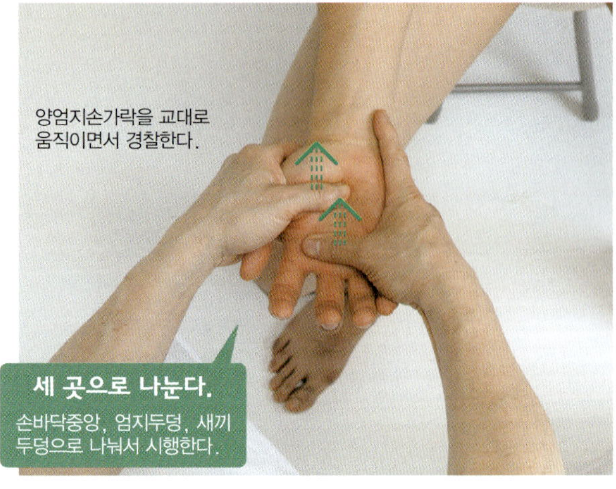

양엄지손가락을 교대로 움직이면서 경찰한다.

세 곳으로 나눈다.
손바닥중앙, 엄지두덩, 새끼두덩으로 나눠서 시행한다.

3 손허리뼈사이의 무지두가압 선상유날

각 손허리뼈사이[중수골간(네 곳)]을 엄지손가락(무지두)를 사용하여 압력을 주면서 한 곳에서 앞뒤로 3회 정도 왕복하여 유날하고, 손가락 부착부위에서 손목부위 쪽으로 진행한다.

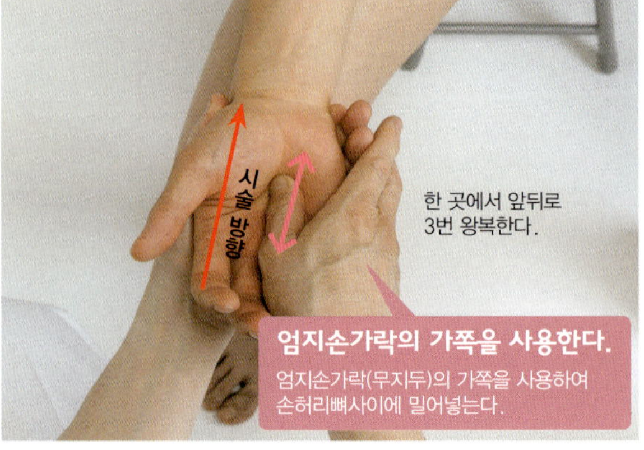

한 곳에서 앞뒤로 3번 왕복한다.

엄지손가락의 가쪽을 사용한다.
엄지손가락(무지두)의 가쪽을 사용하여 손허리뼈사이에 밀어넣는다.

개요

손바닥부위는 아래팔에서 뻗어 나와 손가락을 굽히는 근육의 많은 힘줄이 지나고 있고, **얕은손가락굽힘근, 긴엄지굽힘근, 짧은엄지굽힘근**이라는 손가락을 굽히는(쥐는 동작) 근육이 있다. 사람은 무엇인가를 들거나 쥘 때 반드시 엄지손가락을 사용한다. 근육 혹사에 의한 엄지손가락의 압통점, 통증유발점이 자주 보여지므로 중점적으로 마사지할 필요가 있다.

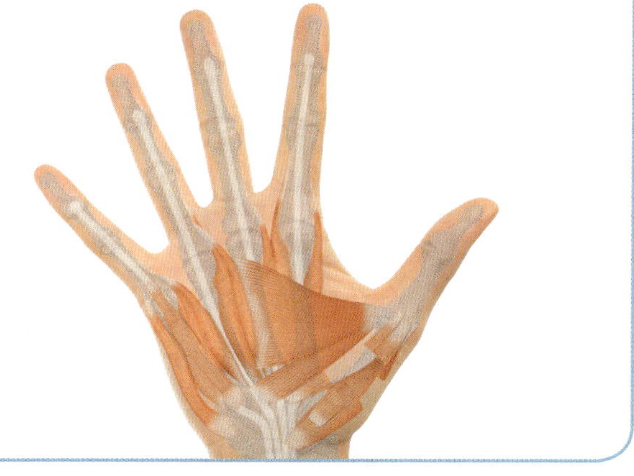

4 엄지두덩의 이지윤상유날

시술자의 엄지손가락(무지복)과 집게손가락으로 피시술자의 엄지손가락을 앞뒤로 잡고, 엄지손가락으로 엄지손가락의 밑에서 손목부위로 향하여 원을 그리듯이 유날한다.

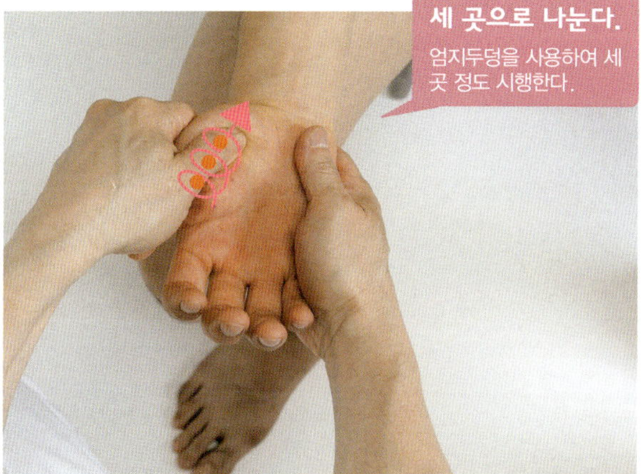

세 곳으로 나눈다.
엄지두덩을 사용하여 세 곳 정도 시행한다.

5 새끼두덩의 이지윤상유날

엄지두덩의 이지윤상유날과 마찬가지로 엄지두덩을 시술한 반대의 손으로 새끼손가락 밑에서 손목부위까지 시술한다.

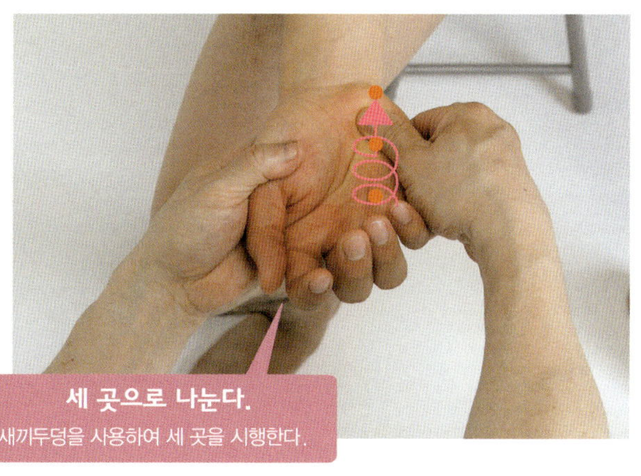

세 곳으로 나눈다.
새끼두덩을 사용하여 세 곳을 시행한다.

6 양무지압박

양손가락의 엄지손가락으로 손바닥을 동시에 압박한다. 중앙부, 엄지두덩쪽, 새끼두덩쪽의 세 곳으로 나눠서 손가락 밑에서 손등쪽로 향하게 시행한다.

양손을 사용해도 OK
엄지두덩쪽과 새끼두덩쪽은 각각 엄지두덩으로 압박하여도 좋다.

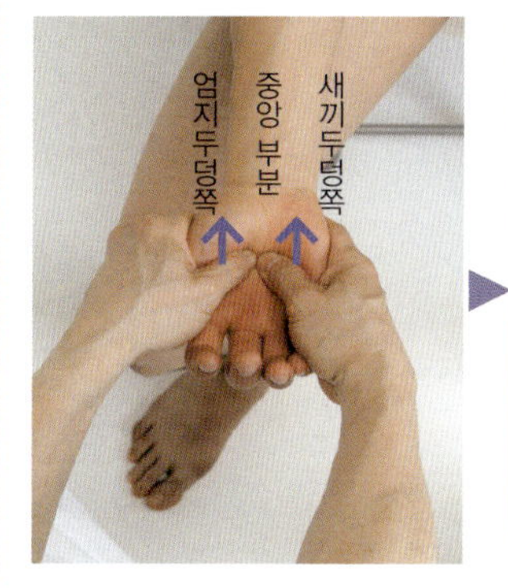

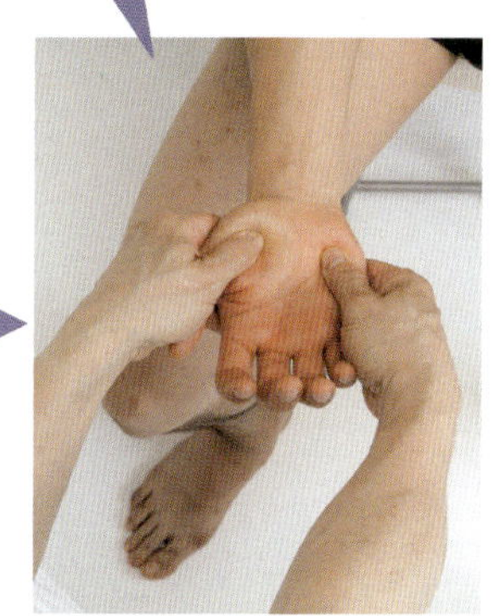

7 손목의 운동법

한쪽 손으로 아래팔 아래를 지탱하고, 다른 한쪽 손으로 피시술자의 손을 앞뒤로 쥐고, 굽힘(굴곡)과 폄(신전), 자쪽돌림(내전)과 노쪽돌림(외전)을 시행한다.

통증이 발생하지 않도록 주의
손목관절 가동역 가득히 천천히 움직여 준다.

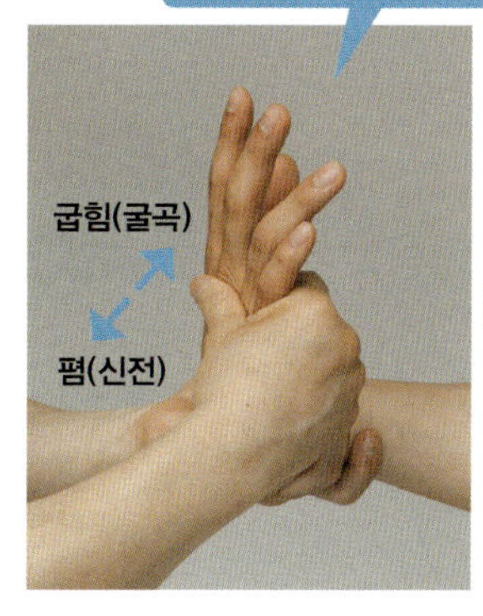

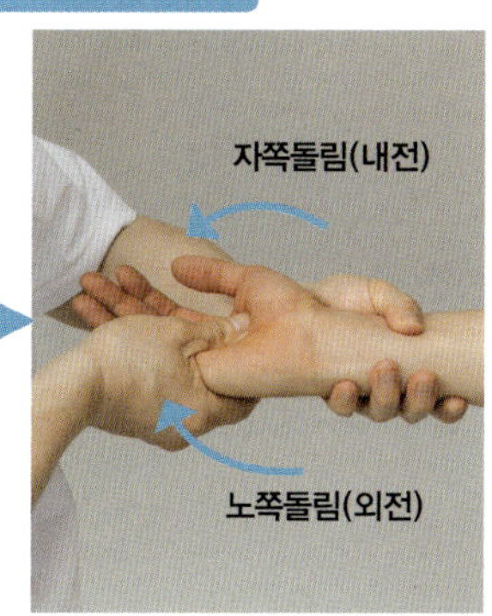

+ 정보 손가락의 뼈사이 마사지에는 엄지손가락(무지두)을 사용한다.

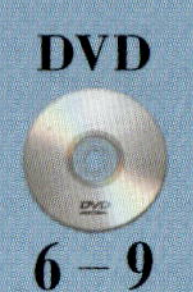

손등부위의 마사지

《시술 준비》

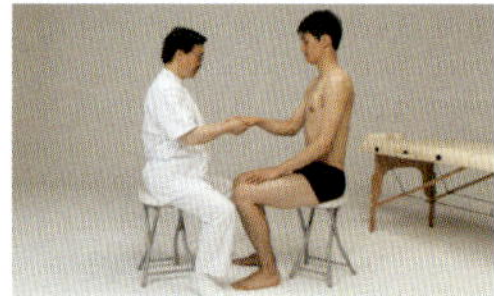

- 피시술자는 앉은 자세 또는 침대에서 누운 자세를 한다.
- 시술자의 위치는 피시술자가 앉은자세의 경우 정면에서 바로 누운 자세라면 시술하는 쪽의 손부위에 의자를 놓고 앉는다.
- 누운자세의 시술은 피시술자의 손바닥을 위로 하여 시술한다.

마사지 시간

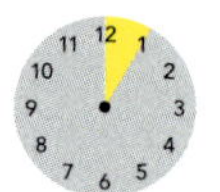

약 5 분

1 수장경찰

손등의 중앙, 엄지손가락쪽, 새끼손가락쪽, 세 곳으로 나눠서 손등 전체를 시행한다. 피시술자의 손바닥면을 한쪽 손으로 아래에서 지탱한다

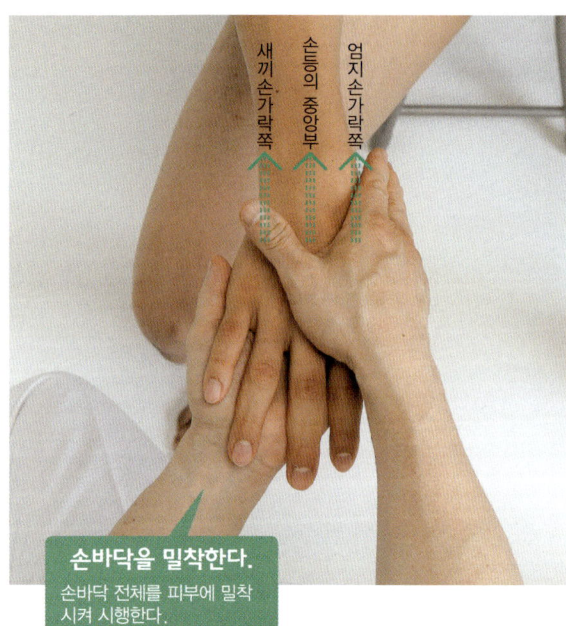

손바닥을 밀착한다.
손바닥 전체를 피부에 밀착시켜 시행한다.

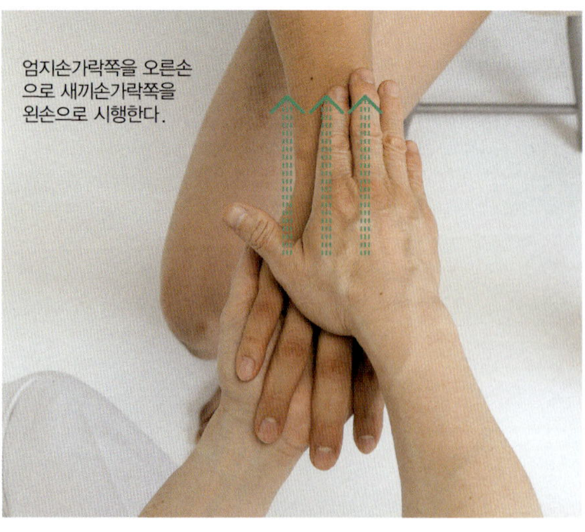

엄지손가락쪽을 오른손으로 새끼손가락쪽을 왼손으로 시행한다.

2 수장윤상유날

순서 1의 수장경찰과 같은 부위를 손바닥 전체를 밀착시켜 원을 그리듯이 유날한다.

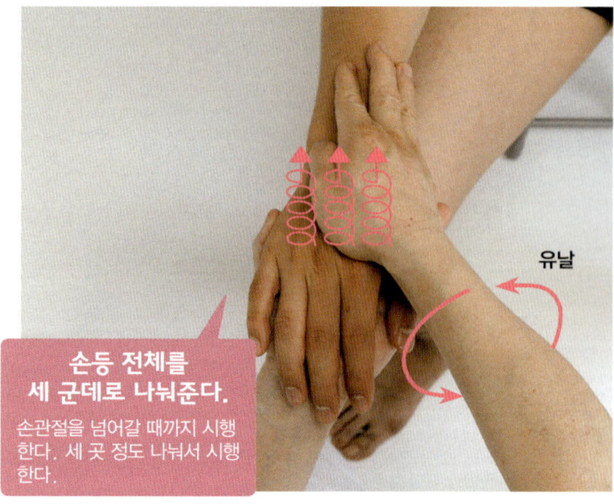

손등 전체를 세 군데로 나눠준다.
손관절을 넘어갈 때까지 시행한다. 세 곳 정도 나눠서 시행한다.

3 교대성 양무지경찰

각 손허리뼈 위를 따라서 지나는 폄근힘줄(신근건)을, 양엄지손가락(지복)을 교대로 사용하여 손 앞에서 돌려주듯이 경찰하고, 손가락 밑에서 손목부위 쪽으로 진행한다.

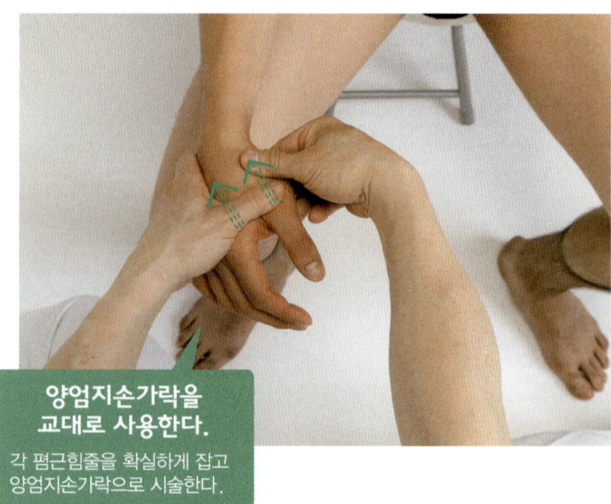

양엄지손가락을 교대로 사용한다.
각 폄근힘줄을 확실하게 잡고 양엄지손가락으로 시술한다.

+정보 손의 속근육(내재근)은 이는곳과 닿는곳이 등쪽에 있다. 손목과 손가락을 움직이기 위해서 29개의 뼈, 25개 이상의 관절, 30개 이상의 근육이 있다.

개요

손등부위는 아래팔에서 손가락을 펴는 근육의 많은 힘줄이 지나고 각 손허리뼈의 사이에는 각 손가락을 벌리거나 모으거나(외전, 내전)하는 세세한 근육이 있다. 따라서 손바닥부위와 마찬가지로 **각 손허리뼈 사이의 작은 근육과 아래팔에서 폄근힘줄(신근건)**을 손등까지 정성껏 시술하는 것이 중요하다. 손등 전체 시술에 관해서는 엄지손가락(지두) 등을 사용하여 시술할 필요가 있다.

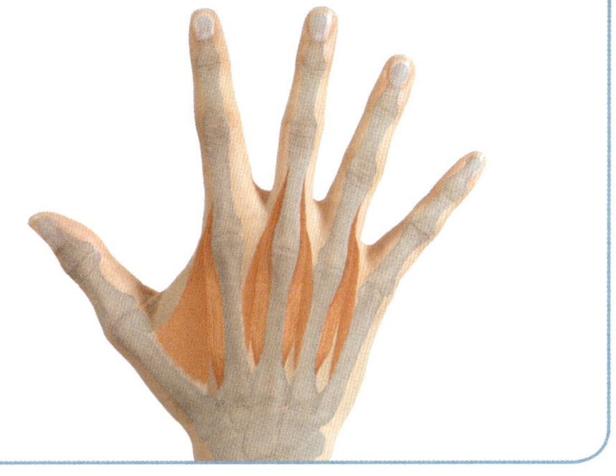

머리 목 가슴 배 등허리 **팔** 다리

4 무지윤상유날

무지경찰을 하여 각 손허리뼈 위의 힘줄을 다른 한쪽의 엄지손가락(지복)으로 손가락 밑에서 손등쪽으로 향하여 원을 그리면서 유날한다. 네다섯 곳을 시행한다.

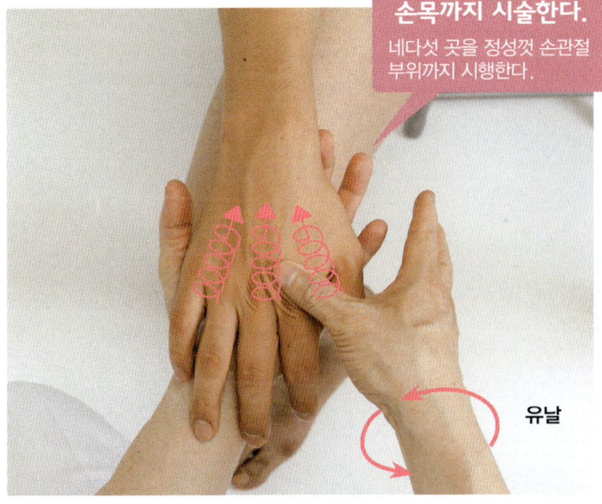

손목까지 시술한다.
네다섯 곳을 정성껏 손관절부위까지 시행한다.

6 무지두가압선상유날

각 손허리뼈사이(네 곳)을 엄지손가락(지두) 가쪽을 사용하여 압력을 주어, 손가락 밑에서 손등까지 앞뒤로 3회 정도 왕복하여 직선으로 유날한다.

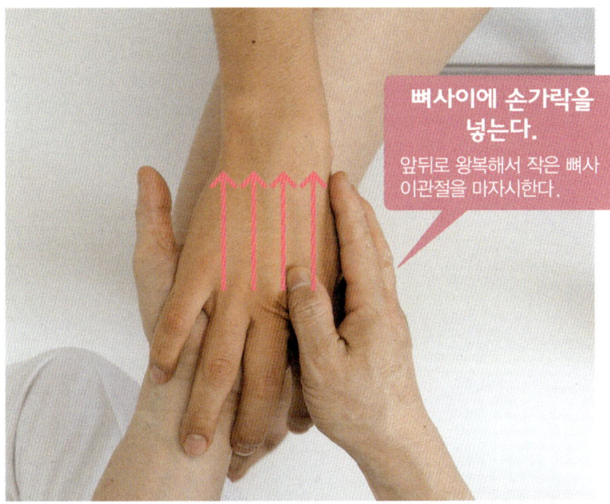

뼈사이에 손가락을 넣는다.
앞뒤로 왕복해서 작은 뼈사이관절을 마자시한다.

5 손허리뼈사이 무지경찰

각 손허리뼈사이(네 곳)를 엄지손가락(지두)의 가쪽부위를 사용하여 손가락 밑에서 손목부위까지 가볍게 눌러서 경찰한다.

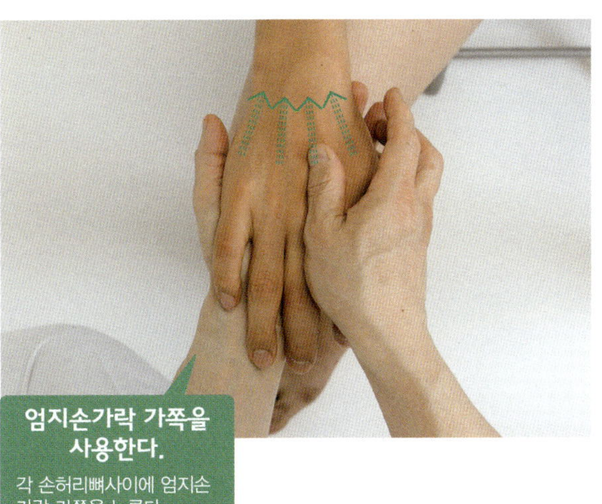

엄지손가락 가쪽을 사용한다.
각 손허리뼈사이에 엄지손가락 가쪽을 누른다.

7 뼈사이의 운동법

인접한 손허리뼈를 각각 양손의 엄지손가락과 집게손가락으로 쥐고 위아래 방향으로 교대로 움직이면서 손허리뼈사이의 가는 근육을 펴준다.

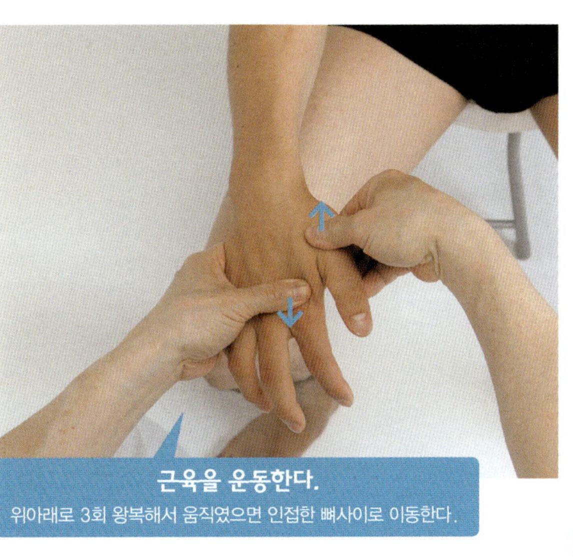

근육을 운동한다.
위아래로 3회 왕복해서 움직였으면 인접한 뼈사이로 이동한다.

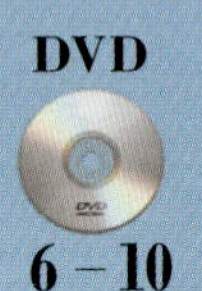

손가락부위의 마사지

《시술 준비》

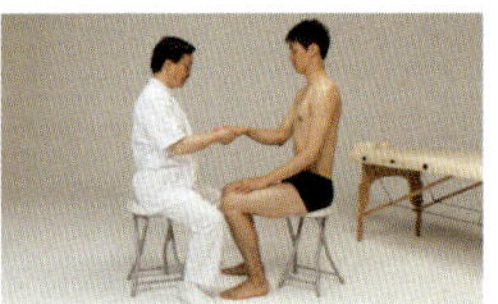

- 피시술자는 앉은자세 또는 침대에서 바로누운자세를 한다.
- 시술자의 위치는 피시술자가 앉은자세의 경우는 정면에서 누운자세는 시술 쪽의 손등 근처 의자에 앉는다.
- 바로누운자세의 시술은 피시술자의 손등을 위로 하여 5개의 손가락의 손등부위를 지탱하여 시술한다.

마사지 시간

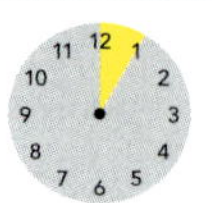

약 5 분

1 이지경찰

엄지손가락과 집게손가락 두손가락을 사용하여 손끝보다 손가락의 밑까지 손톱과 손가락의 등쪽의 앞뒤면, 안가쪽면을 각각 2회씩 시행한다.

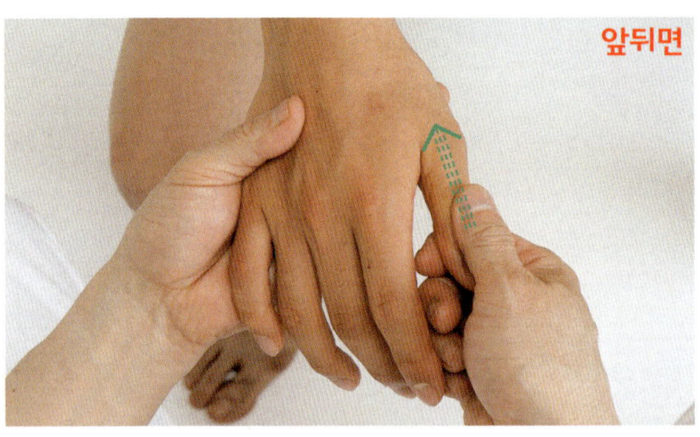

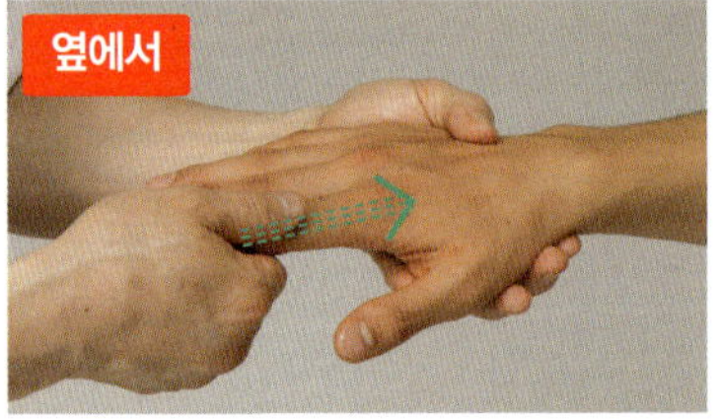

손가락을 지탱한다.
시술할때 피시술자의 손가락이 굽혀지지 않도록 한다.

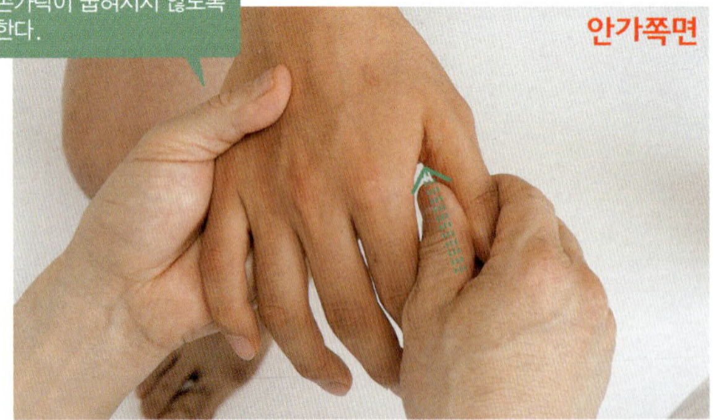

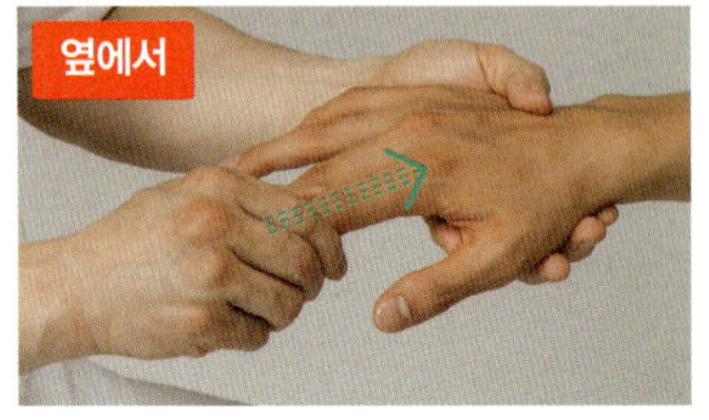

▶ 엄지손가락, 집게손가락, 가운데손가락, 약손가락, 새끼손가락의 순서로 순차적으로 시행한다.

2 이지간헐압박

순서 1과 마찬가지로 두손가락(지복)으로 손끝에서 손가락 밑까지 앞뒤면, 안가쪽면을 간헐 압박한다.

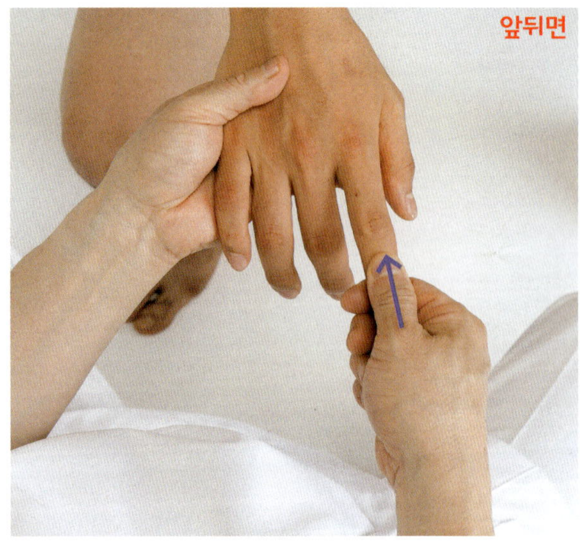

▼

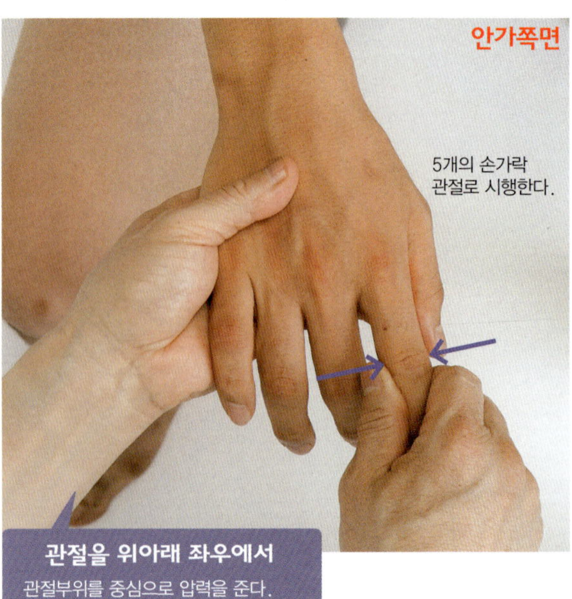

5개의 손가락 관절로 시행한다.

관절을 위아래 좌우에서
관절부위를 중심으로 압력을 준다.

+정보 사람은 엄지손가락을 중점적으로 사용하고 있으므로 엄지손가락의 혹사에 의해서 근육의 통증이 자주 발생한다.

개요

손부위의 시술은 엄지손가락에서 시작하여 **하나씩 하나씩 시술한다. 손가락의 앞 끝에서 시작하여 손등과 손바닥으로 진행**하고 손가락은 특히 손가락의 앞뒤면, 안가쪽면을 정성껏 시술한다. 손가락은 복잡한 움직임을 하는 부분으로 사용 빈도도 가장 높은 부위라고 할 수 있으므로 염두하여 시술할 필요가 있다. 시술을 하기 쉽기 때문에 피시술자의 손가락을 편 상태가 되도록 **다른 한쪽 손으로 손바닥면과 손등면을 지탱**한다.

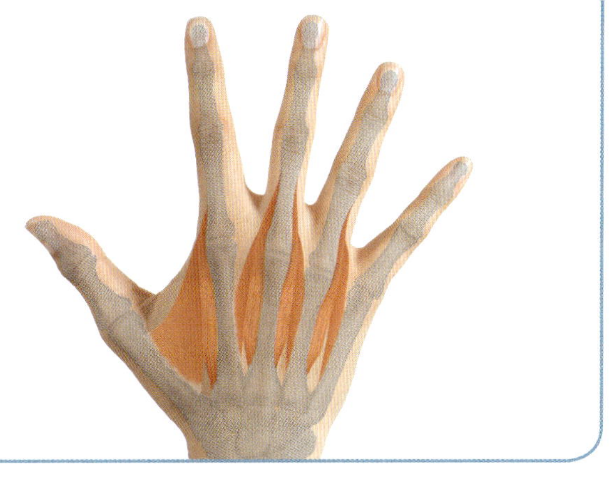

3 이지유날

순서 1과 마찬가지로 두손가락(지복)으로 손가락을 쥐듯이 유날을 하면서 손끝에서 손가락밑까지 시행한다. 다섯 손가락 모두 시행한다.

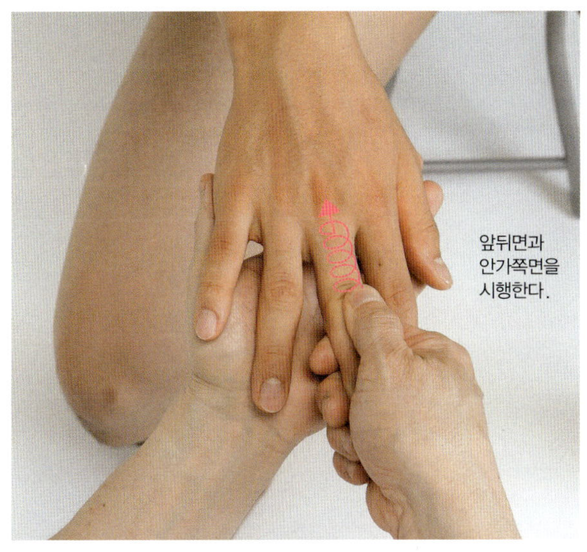

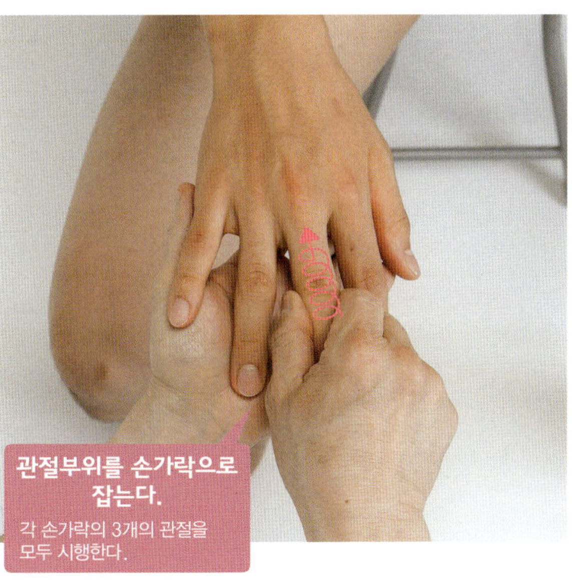

관절부위를 손가락으로 잡는다.

각 손가락의 3개의 관절을 모두 시행한다.

4 무지두경찰

한쪽의 엄지손가락(지두)로 손끝에서 손가락밑까지 각 손가락의 뒤면을 경찰한다. 각 2회씩 시행한다.

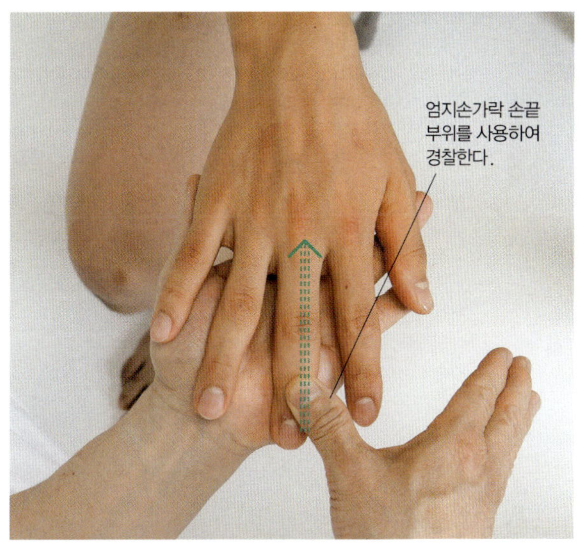

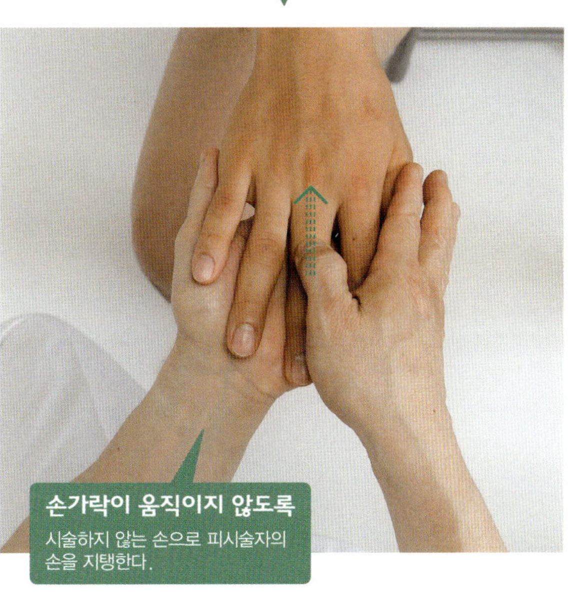

손가락이 움직이지 않도록

시술하지 않는 손으로 피시술자의 손을 지탱한다.

COLUMN

효과적인 클리니컬 마사지를 하기 위해서는?

효과적인 클리니컬 마사지를 하기 위해서 크게 두 가지 요인을 고려해야 한다. 그것은 환경과 시술자이다. 이런 요인들을 적절하게 고려해야 하며, 시술자의 역량이 충분하지 않으면 효과적인 의료마사지를 할 수 없게 된다.

환경 요인으로서는 먼저 어떤 환자라도 이완될 수 있는 환경이 조성되어야 한다. 그러기 위해서는 조용한 환경(시술실), 조명이 눈부시지 않게 조절, 적당한 실내온도와 습도가 유지되어야 한다. 그리고 이완을 유도하는 방법으로서 조용한 음악을 흐르게 하는 방법도 있다.

다른 하나의 요인은 시술자에 관해서이다. 클리니컬 마사지는 단시간에 기술을 향상시킬 수 없다. 기초의학(인체의 구조와 기능, 병리학 등), 임상의학(외과계, 정신과계 등의 많은 질환의 진단과 치료), 마사지의 전문적 이론 또는 기본적인 이론과 실천을 갖추어야 하고, 시작할 때 기초가 되어 있어야 한다. 그 다음에 환자의 병태를 파악하고, 마사지에 적응하는지 아닌지를 판단하는 능력이 필수이다. 마사지의 적응을 판단하고 앞으로의 마사지와 그 효과에 관해서 사전동의서(informed consent, 의사가 환자에게 진료의 목적, 내용을 충분하게 설명하여 납득시킨 다음 치료를 하는 것)를 시행하는 것이 환자와의 신뢰관계에 큰 영향을 미치게 된다.

또한 시술자는 근육과 그 반응을 감지할 수 있는 능력, 적절한 부위, 증상, 환자의 반응에 따라서 압력을 조절하여 적당한 압력을 주는 기술, 수기의 속도, 리듬, 방향을 확인하고 정하는 능력을 겸비해 두어야 한다. 모든 수기에 공통되는 것으로 손힘으로 시술하는 것이 아니라 시술부위에 효과적인 압력을 줄 수 있도록 해야 하며, 중심 이동이 손에 전달될 수 있도록 시술하는 것을 항상 명심할 필요가 있다. 이런 것들을 토대로 많은 시간을 들여서 연습을 하는 것이 실력 향상을 위한 지름길이다.

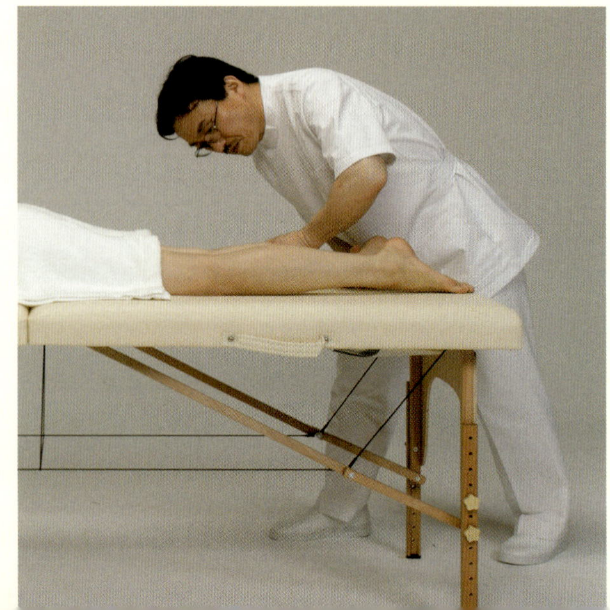

▶ 시술부위에 압력을 줄 때는 팔 힘으로만 주는 것이 아니라 중심을 이동하여 손에 압력을 더한다.

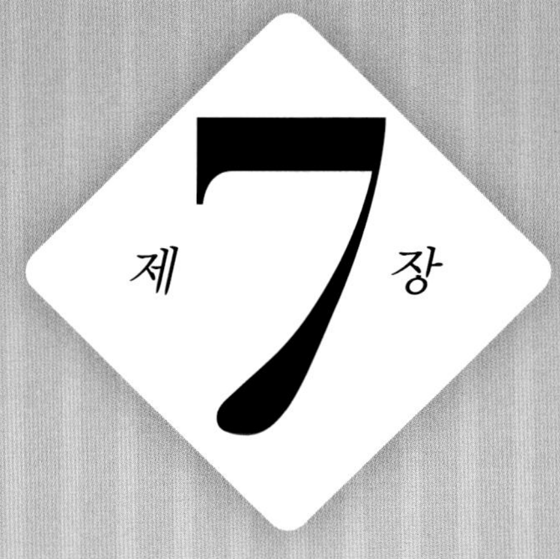

다리부위 근육과 마사지

볼기부위(둔부)와 넙다리부위(대퇴부)에는 힘이 강한 근육이 존재한다. 다른 부위들처럼 다리에서도 깊은 부위에 있는 근육은 촉진이 어렵기 때문에 힘줄이 많은 무릎관절(슬관절)과 엉덩관절(고관절)에서부터 촉진하는 경우가 많다.

제 7 장

근육의 특징과 뼈 이름

다리부위

다리근육의 특징

다리근육은 다리부위 근육(하지대근), 넙다리근육, 종아리근육, 발가락근육으로 나뉜다. 또한 다리부위 근육은 볼기뼈(관골) 안에 있는 안쪽볼기뼈근(내관골근)과 볼기뼈 밖에 있는 가쪽볼기뼈근육(외관골근)으로 나뉜다. 안쪽볼기뼈근은 발을 내딛는 움직임 등에 작용하고, 보행과 계단을 오를 때에 작용한다.

가쪽볼기뼈근육은 큰볼기근(대둔근 ➡P.246), 중간볼기근(중둔근 ➡P.247), 넙다리근막긴장근(대퇴근막장근 ➡P.249), 궁둥구멍근(이상근 ➡P.250), 속폐쇄근(내폐쇄근 ➡P.251), 위쌍둥이근(상쌍자근) · 아래쌍둥이근(하쌍자근 ➡P.252) 등이 있고, 큰볼기근이 볼기부위의 가장 표층에 있다. 큰볼기근은 인체에서도 특히 크고 힘이 강한 근육 중 하나이다. 가쪽볼기뼈근의 깊은층에 있고 넙다리의 가쪽돌림(외선) 작용을 하는 근육이다.

가쪽볼기뼈근육의 궁둥구멍근(이상근), 위쌍둥이근(상쌍자근), 아래쌍둥이근(하쌍자근), 가쪽폐쇄근(외폐쇄근), 넙다리네모근(대퇴방형근 ➡P.253)과 넙다리근육으로 있는 속폐쇄근(내폐쇄근)의 6개의 근육을 합쳐서 깊은가쪽돌림근군(deep lateral rotator group)이라 부른다.

다리부위의 뼈대와 부위명

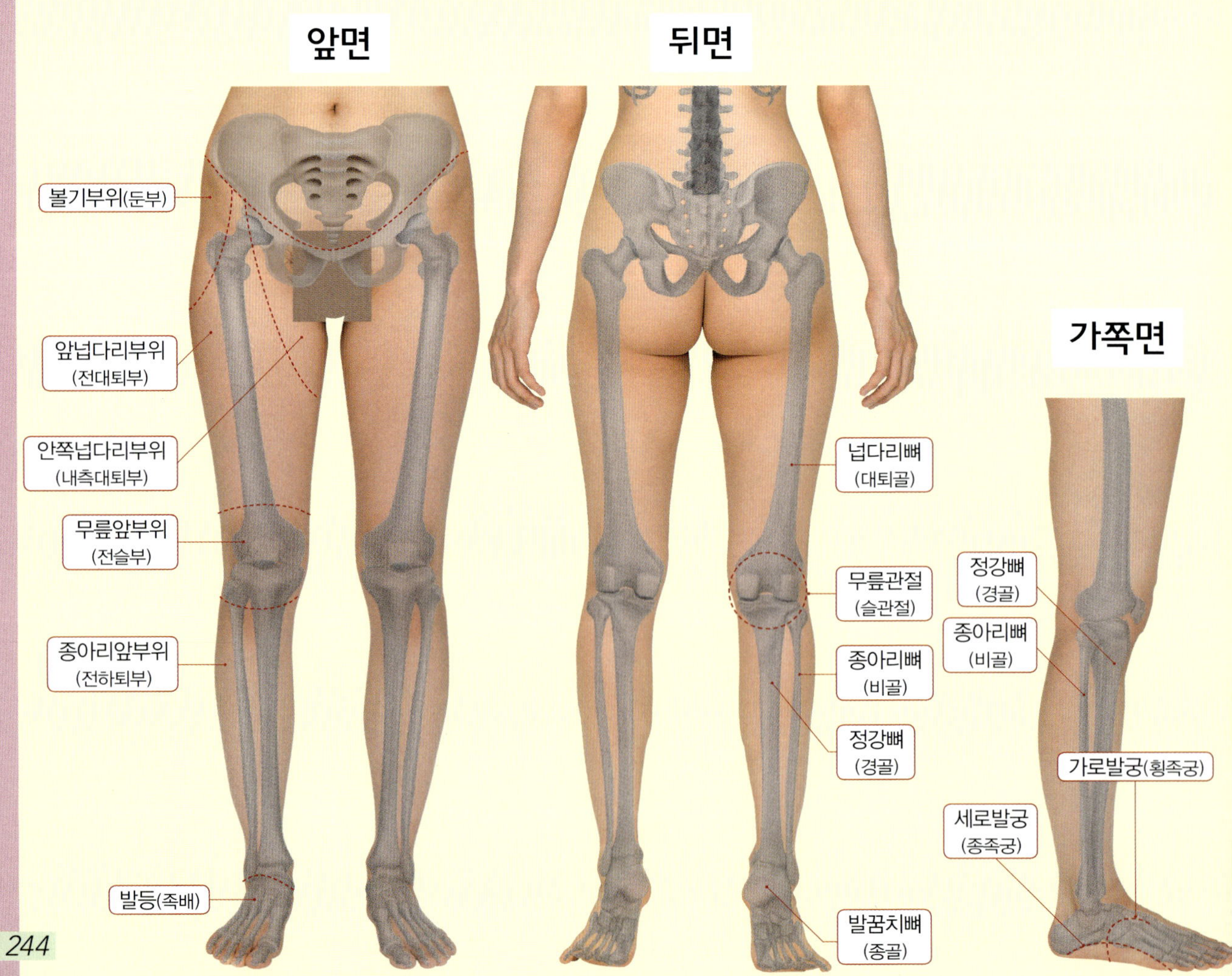

넙다리근육의 분류

넙다리근육은 넙다리 앞면에 있는 폄근군(신근군), 뒤면에 있는 굽힘근군(굴근군), 안쪽면에 있는 모음근군(내전근군)으로 나뉜다. 폄근군은 넙다리빗근(봉공근 ➡ P.254) 외에 넙다리네갈래근(대퇴사두근)이라 불리는 넙다리곧은근(대퇴직근 ➡ P.255), 가쪽넓은근(외측광근 ➡ P.258), 중간넓은근(중간광근 ➡ P.257), 안쪽넓은근(내측광근 ➡ P.256)의 넙다리네갈래근으로 구성된다. 넙다리네갈래근은 주로 종아리(하퇴)를 펴는 작용을 하고, 넙다리곧은근만 넙다리를 굽힘하는 기능이 있다.

모음근군(내전근군)은 두덩근(치골근 ➡ P.262), 두덩정강근(박근 ➡ P.263), 긴모음근(장내전근 ➡ P.261), 짧은모음근(단내전근 ➡ P.259), 큰모음근(대내전근 ➡ P.260)이 있다. 굽힘근군(굴근군)은 넙다리두갈래근(대퇴이두근 ➡ P.265), 반힘줄근(반건양근 ➡ P.266), 반막모양근(반막양근 ➡ P.267)이 있다.

종아리와 발부위의 근육의 분류

종아리의 근육은 앞면에 있는 폄근군, 가쪽면에 있는 종아리뼈근군(비골근군), 뒤면에 있는 굽힘근군으로 나뉜다.

폄근군은 앞정강근(전경골근 ➡ P.278), 긴엄지폄근(장무지신근 ➡ P.279), 긴발가락폄근(장지신근 ➡ P.280), 셋째종아리근(제삼비골근 ➡ P.281)이 있다. 굽힘근군은 얕은층과 깊은층으로 나뉘고, 얕은층에는 넙다리세갈래근(하퇴삼두근 ➡ P.284)과 장딴지빗근(족척근 ➡ P.285), 오금근(슬와근 ➡ P.286)이 있고, 깊은층에는 뒤정강근(후경골근 ➡ P.287), 긴엄지폄근(장무지신근 ➡ P.279) 등이 있다.

발근육은 발등의 근육과 발바닥의 근육으로 나뉜다. 발등의 근육은 짧은엄지폄근(단무지신근 ➡ P.298)과 짧은발가락폄근(단지신근 ➡ P.299)으로 구성되고, 그 외의 근육은 모두 발바닥에 집중되어 있다. 발바닥근육은 엄지두덩근(무지구근), 새끼두덩근(소지구근), 발허리뼈근(중족근) 등으로 분류된다.

발부위 뼈이름

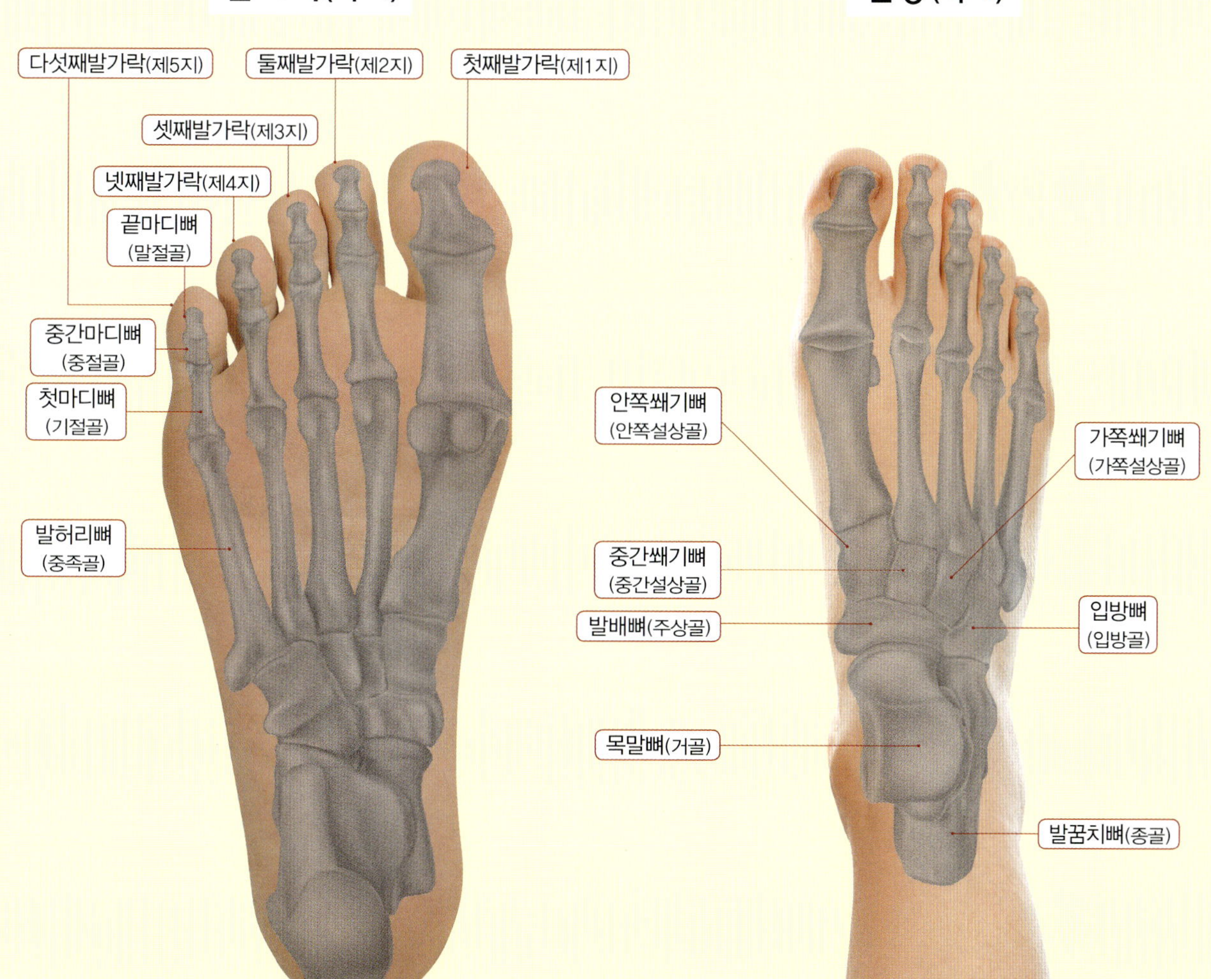

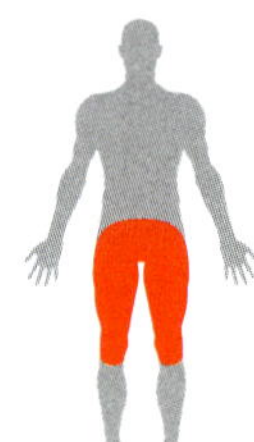

큰볼기근

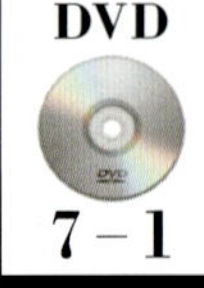

마사지
➡ P268

큰볼기근(대둔근)《*gluteus maximus*》

【근육군】 가쪽볼기뼈근육(외관골근) **【지배신경】** 아래볼기신경〈L_4~S_2〉

엉치엉덩관절
(천장관절)

꼬리뼈
(미골)

궁둥뼈(좌골)
〈볼기뼈(관골)〉

이는곳 **엉덩뼈날개(장골익) 가쪽면, 엉치뼈(천골)·꼬리뼈(미골) 가쪽모서리, 엉치돌기인대 (천돌기인대)**

엉덩정강근막띠
(장경인대)

넙다리뼈(대퇴골)

닿는곳 **넙다리뼈볼기근거친면 (둔근조면), 엉덩정강근막띠 (장경인대)**

가쪽위관절융기
(외측상과)

안쪽위관절융기
(내측상과)

▶ 근육의 특징

흔히 말하는 엉덩이를 만드는 근육으로 볼기부위에서 가장 크다. 엉덩근(장골근)의 가쪽면과 엉치뼈(천골)·꼬리뼈(미골)에서 시작해서 엉덩정강근막띠(장경인대) 등에 닿는다. 큰볼기근의 깊은 부위에는 중간볼기근(중둔근 ➡ P.247)이 있고, 안쪽에 작은볼기근(소둔근 ➡ P.248)이 있다. 허벅지를 뒤로 들어 올리는 엉덩관절(고관절)의 폄(신전)의 주력근으로서 작용한다.

달리고, 계단을 오르고, 점프를 하는 운동 등에 자주 사용된다. 의자를 중심으로 한 생활은 큰볼기근의 단축을 일으켜 통증유발점이 발생하기 쉽다.

촉진은 환자를 엎드려 누운자세로 하며, 엉치뼈 가쪽에 손을 놓은 상태에서 시작한다. 엉덩관절에서 넙다리부위를 폄·가쪽돌림을 하면 이 근육의 수축을 느낄 수 있다.

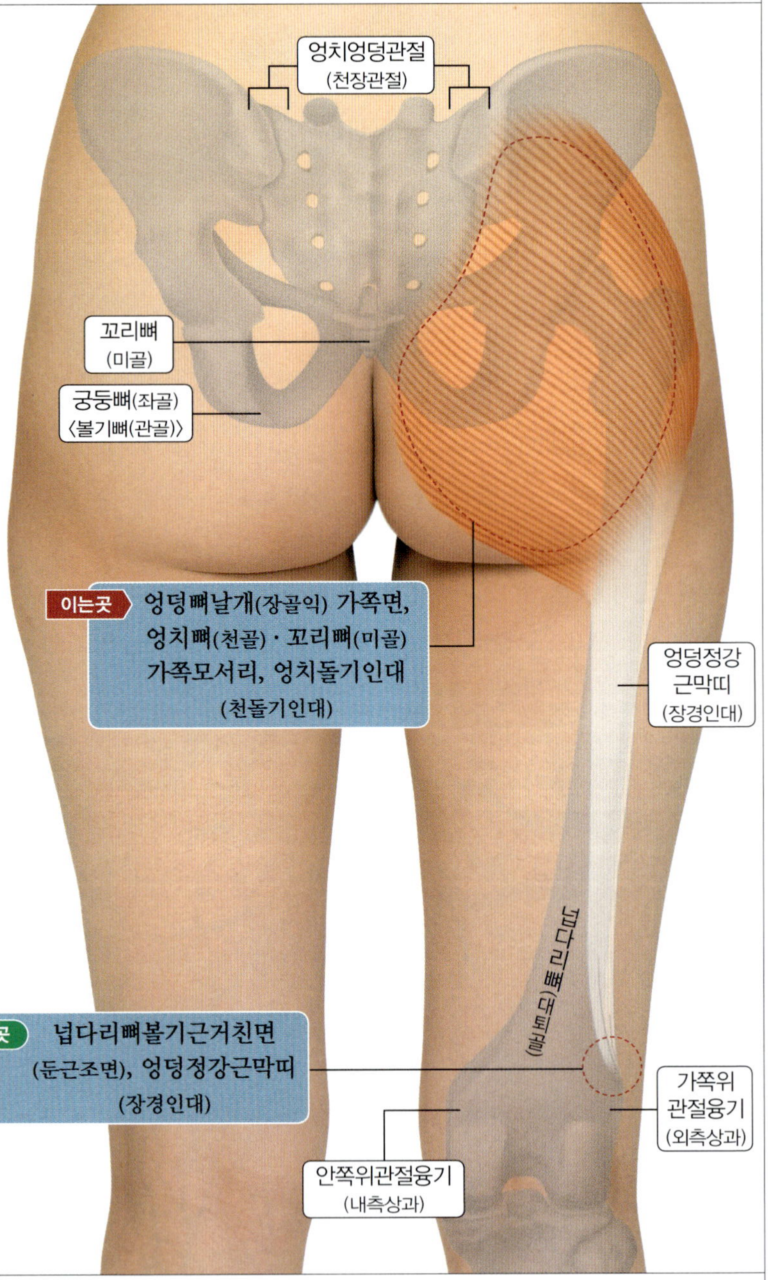

근육의 기능

- 넙다리뼈(엉덩관절)의 폄(신전).
- 엉덩관절의 가쪽돌림(외회전).
- 위섬유: 벌림(외전), 아래섬유: 모음(내전).

일상동작

- 앉은 상태에서 일어선다.
- 계단을 오른다.
- 점프를 한다.
- 달린다.
- 스쿼트를 한다.

관련통

볼기부위를 중심으로 허리부위, 꼬리뼈, 엉치엉덩관절(천장관절)에 통증을 보낸다. 악화되면 볼기부위가 경직되는 것을 느끼고 일어서는 동작이 곤란하게 되며 다리를 질질 끄는 경우도 있다.

 +정보 볼기부위에 지방이 축적되는 것은 포유류에서는 인간에게만 보여지고 그 이유는 알려져 있지 않다.

중간볼기근

중간볼기근(중둔근) 《*gluteus medius*》

【근육군】 가쪽볼기뼈근육(외관골근) **【지배신경】** 위볼기신경〈L_4~S_1〉

DVD 7-1 마사지 ➡ P268

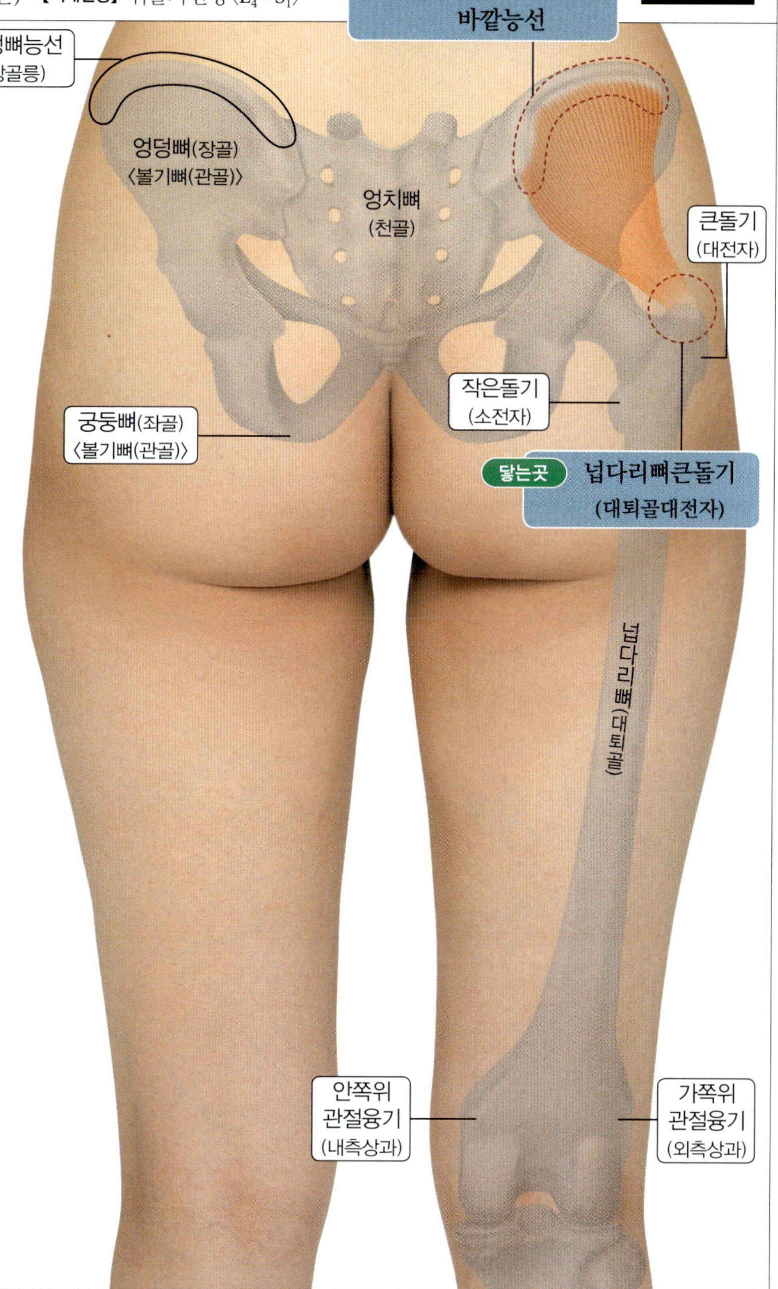

▸ 근육의 특징

볼기뼈 가쪽에 있는 근육으로 일부는 큰볼기근(대둔근 ➡ P.246)에 덮여 있는 부채 모양의 근육이다. 엉덩뼈날개(장골익)의 가쪽면에서 넓게 시작하여 넙다리뼈의 큰돌기(대전자)에 부착된다. 허벅지를 가쪽으로 들어 올리는 엉덩관절(고관절)의 벌림 작용을 한다. 보행 시 체중이 한쪽 다리에 실릴 때에 반대쪽 볼기부위가 떨어지지 않도록 골반을 들어 올린다..

중간볼기근에 마비가 생겨 근력이 저하되면 공중에 들어 올린 발의 볼기부위가 내려가게 되고, 같은 쪽의 어깨도 쳐져 몸이 옆으로 흔들리는 듯한 보행을 하는 트렌델렌버그자세(trendelenbug position)가 나타난다. 중간볼기근은 얕은층에 있는 일부를 제외하고 촉진하는 것은 어렵고, 근접한 근육과 구별 하기도 어렵다.

근육의 기능

- 엉덩관절의 벌림(외전).
- 엉덩관절의 안쪽돌림(내회전).
- 앞섬유: 굽힘(굴곡), 안쪽돌림(내회전). 뒤섬유: 폄(신전), 가쪽돌림(외회전).
- 한쪽 다리로 서는 자세에서 골반을 안정시킨다.

일상동작

- 보행할 때에 골반을 안정시킨다.
- 스케이트를 탈 때 옆 방향으로 발을 찬다.
- 반복해서 옆으로 뛴다.
- 한쪽 다리로 선다.

관련통

볼기부위 전체에서 허리부위, 엉덩관절부위에 통증을 일으킨다.

+정보 중간볼기근은 요통의 원인이 되는 대표적인 근육이다.

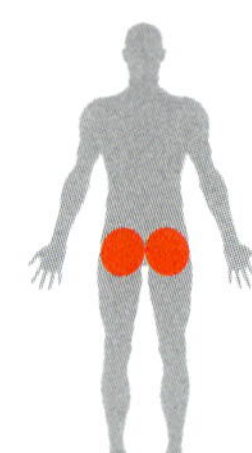

작은볼기근

작은볼기근(소둔근)《*gluteus minimus*》

【근육군】 가쪽볼기뼈근육(외관골근) **【지배신경】** 위볼기신경〈L_4~S_1〉

DVD 7-1
마사지 ➡P268

근육의 특징

중간볼기근(중둔근 ➡P.247)의 깊은 층에 있는 부채꼴 모양의 근육이다. 엉덩뼈날개의 가쪽면에서 시작하여 엉덩관절의 큰돌기에 닿는다. 중간볼기근과 거의 같고, 허벅지를 가쪽으로 들어올리는 작용(엉덩관절의 벌림)이 있고, 또한 허벅지를 안쪽으로 비트는 작용(엉덩관절의 안쪽돌림)도 약간 가지고 있다.

중간볼기근과 함께 보행 중에 골반을 지탱하는 중요한 역할을 한다. 큰볼기근(대둔근 ➡P.246)과 중간볼기근과 비교하면 작은 근육이지만 볼기부위에서 발목까지 광범위하게 걸쳐서 관련통을 일으키는 근육이다. 중간볼기근과 작용이 같으며, 깊은 부위에 있기 때문에 이 근육을 구별하는 것은 매우 어렵다.

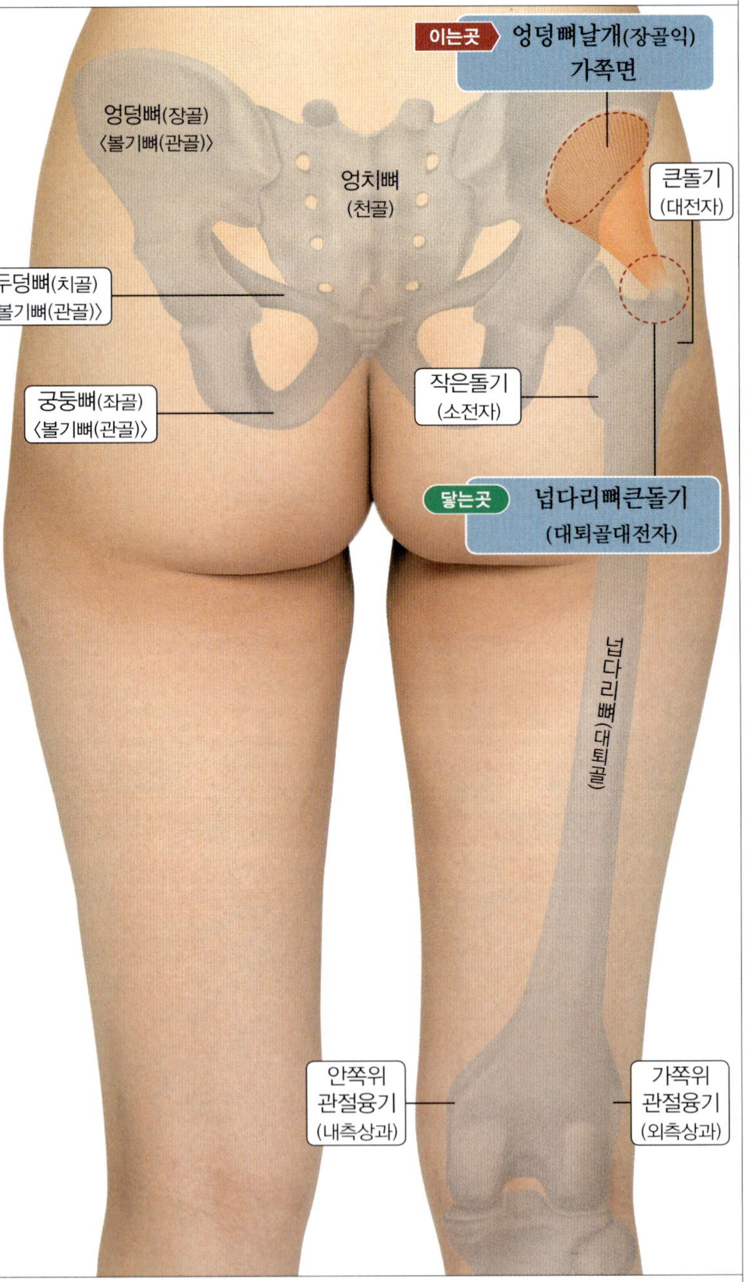

이는곳 엉덩뼈날개(장골익) 가쪽면
엉덩뼈(장골)〈볼기뼈(관골)〉
엉치뼈(천골)
큰돌기(대전자)
두덩뼈(치골)〈볼기뼈(관골)〉
궁둥뼈(좌골)〈볼기뼈(관골)〉
작은돌기(소전자)
닿는곳 넙다리뼈큰돌기(대퇴골대전자)
넙다리뼈(대퇴골)
안쪽위관절융기(내측상과)
가쪽위관절융기(외측상과)

근육의 기능

- 엉덩관절의 벌림(외전).
- 엉덩관절의 안쪽돌림(내회전).
- 한쪽 다리로 서서 골반을 안정시킨다..

일상동작

- 보행할 때에 골반을 안정시킨다.
- 한 발로 선다.
- 스케이트를 탄다.
- 반복해서 옆으로 뛴다.

관련통

볼기부위의 아래 사타구니에서 넙다리 가쪽, 종아리 가쪽, 발목의 가쪽까지 광범위하게 통증을 보낸다. 악화되면 마비가 생기며 보행과 일어서는 동작이 곤란해진다.

＋정보 바지 뒷주머니에 두꺼운 지갑을 넣은 상태로 앉으면 작은볼기근에 결림이 생기고, 좌골신경통을 초래하는 원인이 된다.

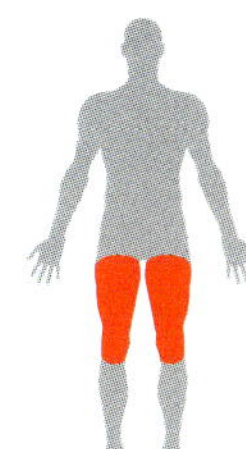

넙다리근막긴장근

넙다리근막긴장근(대퇴근막장근)《*tensor fasciae latae*》

【근육군】 가쪽볼기뼈근육(외관골근) **【지배신경】** 위볼기신경〈L_4, L_5, S_1, (S_2)〉

DVD 7 – 1
마사지 ➡ P274

근육의 특징

넙다리의 가쪽 위부위에 위치하고 볼기뼈 가쪽 근육으로 표재성 이관절근(2 joint muscle)이다. 골반의 가쪽에 있는 위앞장골가시(상전장골극)에서 시작하여 힘살은 넙다리 가쪽을 따라 아래로 내려가고 엉덩정강근막띠(장경인대)에 연결된다. 엉덩정강근막띠는 넙다리 가쪽의 표면을 덮고, 정강뼈가쪽관절융기(경골외측과)에 부착된다.

주된 작용은 넙다리빗근(봉공근 ➡ P.254)과 비슷하고 허벅지를 들어 올리는 움직임(엉덩관절의 굽힘), 허벅지를 안쪽으로 비트는 움직임(엉덩관절의 안쪽돌림), 허벅지를 가쪽으로 들어 올리는 움직임(엉덩관절의 벌림)이 있다.

또한 엉덩정강근막띠와 하나로 움직이는 것으로 엉덩관절과 무릎관절을 안정시키는 역할도 있다. 눈에 띄는 움직임은 없지만 걸을 때 발을 똑바로 차는 것을 유도하는 중요한 근육이다.

이는곳 **위앞엉덩뼈가시(상전장골극)**

엉치뼈(천골)

엉덩뼈(장골)〈볼기뼈(관골)〉

두덩뼈(치골)〈볼기뼈(관골)〉

작은돌기(소전자)

궁둥뼈(좌골)〈볼기뼈(관골)〉

넙다리뼈(대퇴골)

엉덩정강근막띠(장경인대)

무릎관절(슬관절)

가쪽위관절융기(외측상과)

안쪽위관절융기(내측상과)

닿는곳 **정강뼈가쪽융기(경골외측과)**

종아리뼈(비골)

정강뼈(경골)

마사지 정보

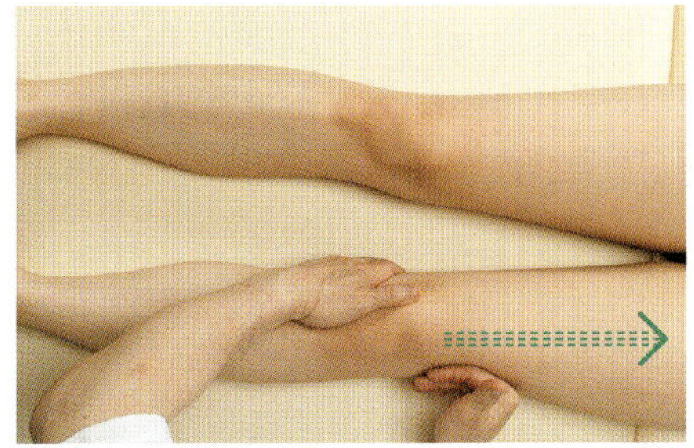

넙다리근막긴장근의 마사지는 무릎관절의 가쪽에서 큰돌기까지를 지과경찰(사진)과 압박, 유날 등의 수기로 시행한다.

근육의 기능

- 넙다리근막(대퇴근막)을 당긴다.
- 엉덩관절의 굽힘(굴곡).
- 엉덩관절의 벌림(외전).
- 엉덩관절의 안쪽돌림(내회전).
- 무릎관절의 가쪽돌림(외회전).

일상동작

- 똑바로 선다.
- 똑바로 걷는다.
- 자전거를 탄다.

관련통

넙다리의 가쪽, 큰돌기의 앞면, 엉덩관절에 통증을 일으킨다. 통증유발점이 활성화되면 근육이 단축되면서 엉덩관절의 펴자세(신전)가 곤란하게 된다.

+정보 넙다리근막긴장근이 부착된 엉덩근막띠는 가쪽넓은근(외측광근 ➡ P.258)을 덮고, 무릎아래 정강뼈거친면(경골조면)에 닿는다.

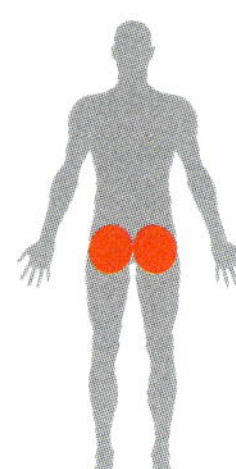

궁둥구멍근

DVD 7-1

마사지 ➡P268

궁둥구멍근(이상근) 《*piriformis*》

【근육군】 가쪽볼기뼈근육(외관골근) **【지배신경】** 엉치신경얼기(천골신경총의 가지)〈L_5, S_1, S_2〉

근육의 특징

엉덩관절에 있는 깊은층 가쪽돌림근육근의 하나로서 대둔근(➡P.246)의 깊은층에 있고, 가쪽돌림근육군 안에서 가장 크고 중요한 근육이다. 골반 내부의 엉치뼈 앞면에서 시작하여 큰궁둥구멍(대좌골공)에서 골반의 밖으로 나와 넙다리뼈의 큰돌기의 위모서리에 닿는다. 허벅지를 가쪽으로 향하는 움직임(엉덩관절의 가쪽돌림)을 담당하는 주력근의 하나로서 작용한다. 또한 발을 가쪽으로 올리는 엉덩관절의 벌림(외전)도 보조한다.

지속된 긴장에 의해 단축된 궁둥구멍근은 근육의 아래를 지나는 궁둥뼈신경(좌골신경)을 압박하고 자주 통증을 일으킨다.

궁둥구멍근의 엉덩관절을 가쪽돌림(외선)시키는 작용은 중간볼기근(➡P.247)과 위쌍둥이근(상쌍자근 ➡P.252)과 동시에 작용하고 있기 때문에 위쪽의 중간볼기근과 아래쪽의 위쌍둥이근과의 식별은 어렵다.

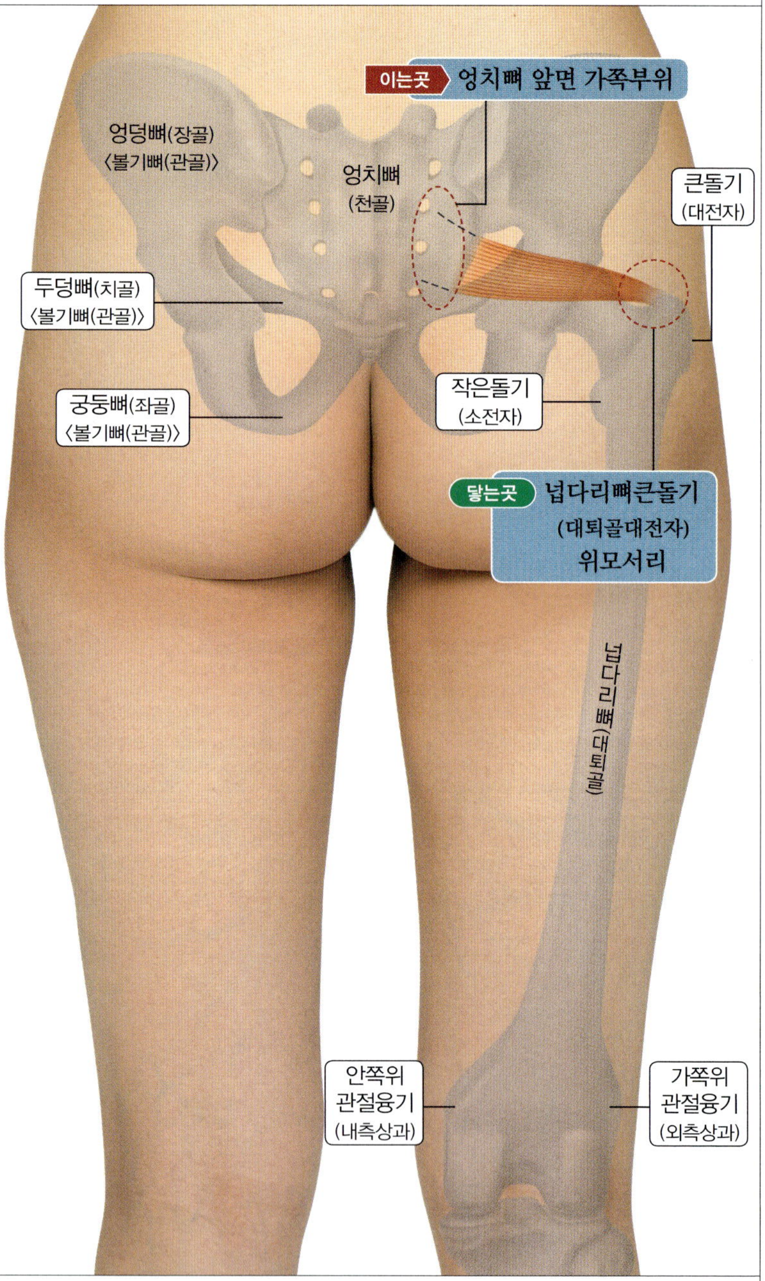

이는곳 엉치뼈 앞면 가쪽부위
엉덩뼈(장골) 〈볼기뼈(관골)〉
엉치뼈 (천골)
큰돌기 (대전자)
두덩뼈(치골) 〈볼기뼈(관골)〉
작은돌기 (소전자)
궁둥뼈(좌골) 〈볼기뼈(관골)〉
닿는곳 넙다리뼈큰돌기 (대퇴골대전자) 위모서리
넙다리뼈(대퇴골)
안쪽위 관절융기 (내측상과)
가쪽위 관절융기 (외측상과)

근육의 기능

- 엉덩관절의 가쪽돌림(외회전).
- 엉덩관절의 벌림(외전).
- 엉덩관절을 안정시킨다.

일상동작

- 발끝을 가쪽으로 향하게 한다.
- 보행 시 방향을 바꾼다.
- 배트와 라켓을 휘두를 때 허리의 움직임.

관련통

볼기부위 이외에 엉덩관절, 엉치뼈에 통증을 만들어 낸다. 증상이 악화되면 넙다리부위와 무릎 뒤까지 통증이 퍼진다.

+정보 발레 무용수는 엉덩관절의 회전운동이 많기 때문에 궁둥구멍근에 의한 장해를 자주 볼 수 있다.

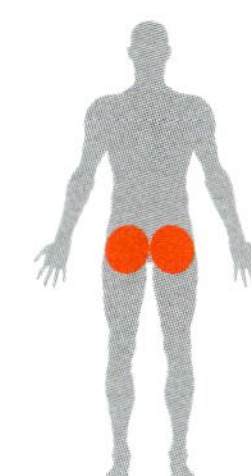

속폐쇄근

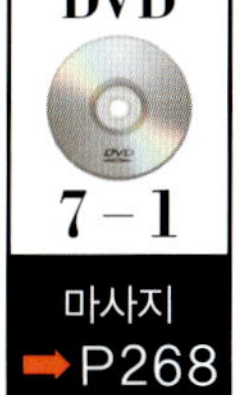

마사지
➡P268

속폐쇄근(내폐쇄근)《*obturator internus*》

【근육군】 가쪽볼기뼈근육(외관골근) **【지배신경】** 엉치신경얼기(천골신경총의 가지)〈L_5, S_1, S_2, (S_3)〉

▸ 근육의 특징

엉덩관절에 있는 가쪽돌림근육군의 하나로서 부채꼴의 근육이며, 넙다리네모근(대퇴방형근 ➡P.253)과 나란히 있는 강력한 근육이다. 볼기뼈의 폐쇄구멍(폐쇄공)에 당겨진 폐쇄막과 그 주위에서 시작하여, 근육은 골반의 뒤면을 돌아서 엉덩관절의 큰돌기 안쪽에 있는 돌기오목(전자와)에 닿는다. 힘살은 위쌍둥이근(상쌍자근)과 아래쌍둥이근(하쌍자근 ➡P.252)의 사이를 지나고 있다.

다른 가쪽돌림근육군과 함께 허벅지를 가쪽으로 향해 엉덩관절을 가쪽돌림시키는 작용이 있다. 이것에 의해서 방향을 바꾸는 동작을 할 수 있다. 또한 골반을 안정시키는 기능도 담당한다. 깊은층에 있기 때문에 만질 수 없는 근육 중의 하나이다.

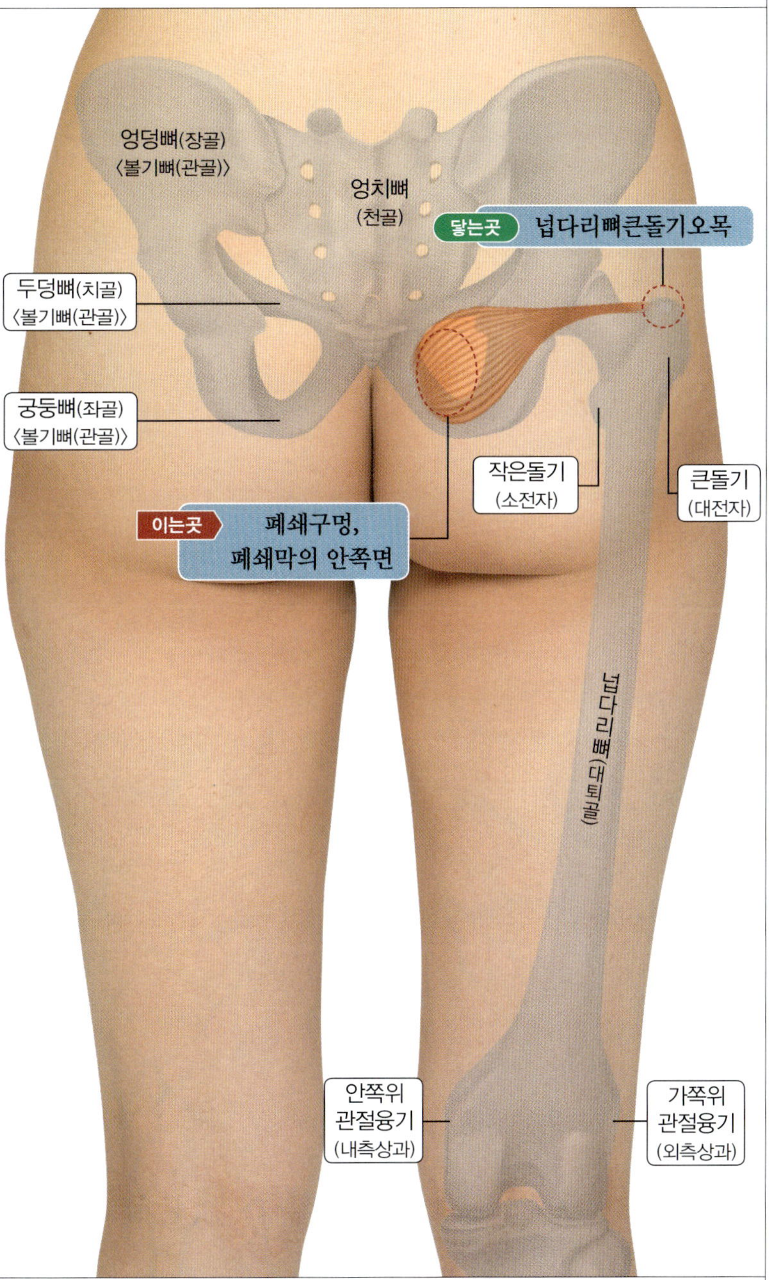

엉덩뼈(장골)〈볼기뼈(관골)〉
엉치뼈(천골)
닿는곳 넙다리뼈큰돌기오목
두덩뼈(치골)〈볼기뼈(관골)〉
궁둥뼈(좌골)〈볼기뼈(관골)〉
작은돌기(소전자)
큰돌기(대전자)
이는곳 폐쇄구멍, 폐쇄막의 안쪽면
넙다리뼈(대퇴골)
안쪽위관절융기(내측상과)
가쪽위관절융기(외측상과)

근육의 기능

- 엉덩관절의 가쪽돌림.

일상동작

- 발끝을 가쪽으로 향하게 한다.
- 보행 시 방향을 바꾼다.
- 배트와 라켓을 휘두를 때 허리의 움직임.

관련통

깊은층에 위치하기 때문에 통증의 패턴은 특정할 수 없다.

✚정보 속폐쇄근의 이는곳으로 있는 폐쇄막은 궁둥뼈의 폐쇄구멍의 대부분을 덮고 있다.

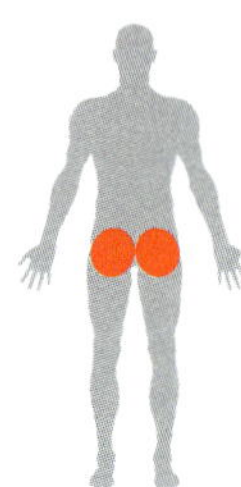

위쌍둥이근/아래쌍둥이근

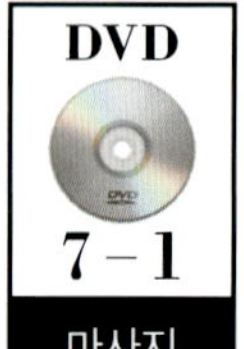

마사지 ➡P268

위쌍둥이근(상쌍자근) 《*gemellus superior*》/아래쌍둥이근(하쌍자근) 《*gemellus inferior*》

【근육군】 가쪽볼기뼈근육(외관골근) **【지배신경】** 엉치신경얼기(천골신경총의 가지)〈L_4~S_1〉

근육의 특징

쌍둥이근은 엉덩관절에 있는 가쪽돌림근육군의 하나이다. 속폐쇄근(➡P.251)을 위아래로 끼우듯이 위치하는 한 개의 근육으로, 위쪽을 위쌍둥이근, 아래를 아래쌍둥이근이라 부른다. 위쌍둥이근은 궁둥뼈(좌골) 뒤면에 있는 궁둥뼈가시(좌골극)에서 시작하여 엉덩관절의 돌기오목(전자와)에 닿는다. 한쪽의 아래쌍둥이근은 궁둥뼈아래부위에 있는 궁둥뼈돌기(좌골돌기)에서 시작하여 같은 넙다리뼈의 큰돌기오목(대전자와)에 닿는다.

다른 가쪽돌림근육군과 마찬가지로 엉덩관절을 가쪽돌림시키는 작용을 하고, 야구공을 던질 때, 배트와 라켓을 휘두를 때 작용한다. 단, 힘이 약하기 때문에 작용하는 정도는 작고 보조하는 정도로 머문다.

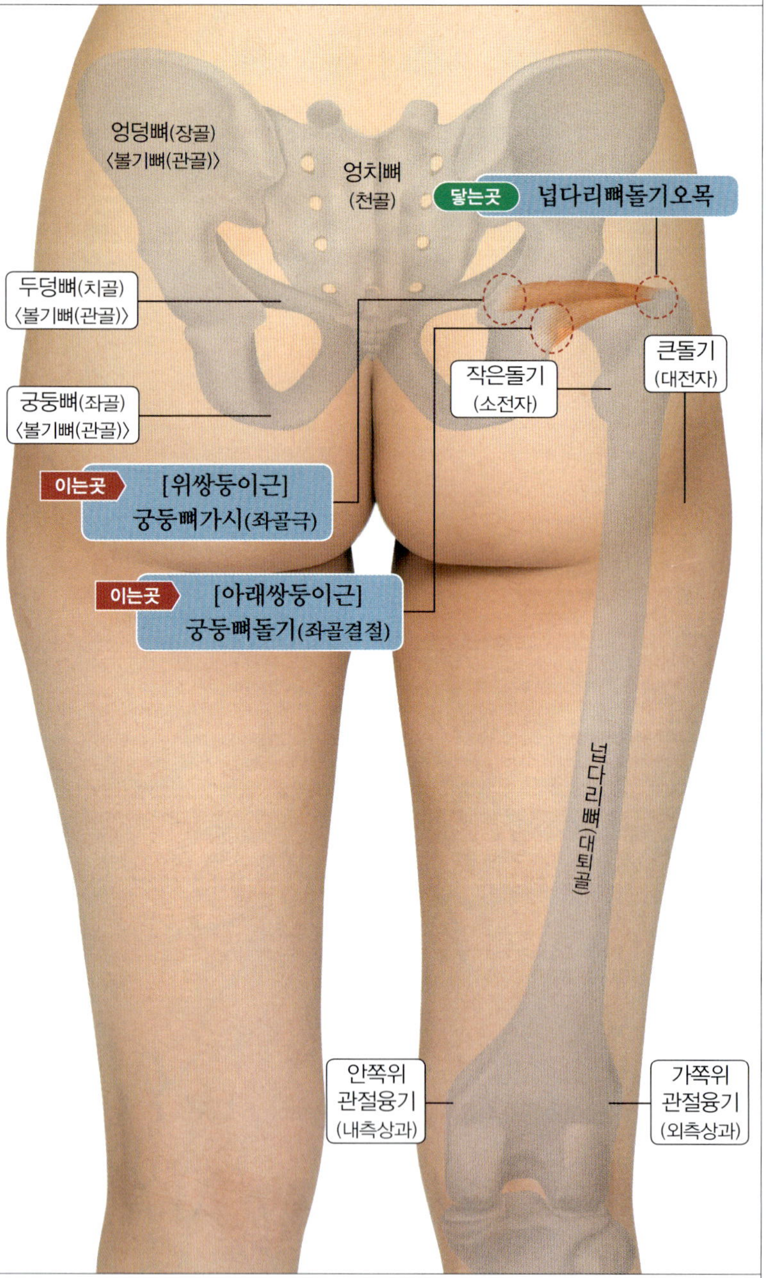

엉덩뼈(장골)
〈볼기뼈(관골)〉
엉치뼈
(천골)
닿는곳 넙다리뼈돌기오목
두덩뼈(치골)
〈볼기뼈(관골)〉
큰돌기
(대전자)
작은돌기
(소전자)
궁둥뼈(좌골)
〈볼기뼈(관골)〉
이는곳 [위쌍둥이근] 궁둥뼈가시(좌골극)
이는곳 [아래쌍둥이근] 궁둥뼈돌기(좌골결절)
넙다리뼈(대퇴골)
안쪽위 관절융기 (내측상과)
가쪽위 관절융기 (외측상과)

근육의 기능

- 엉덩관절의 가쪽돌림.

일상동작

- 발끝을 가쪽으로 향하게 한다.
- 보행 시에 방향을 바꾼다.
- 배트와 라켓을 휘두를 때 허리의 움직임.

관련통

깊은층에 위치하기 때문에 통증 패턴은 특정할 수 없다.

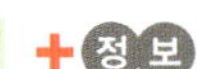
정보 궁둥구멍근(➡P.250)을 제외한 돌림근육군은 두꺼운 궁둥신경 아래에 숨어 있다.

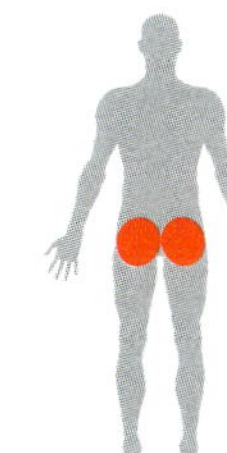

넙다리네모근

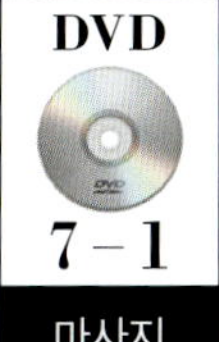

마사지 ➡P268

넙다리네모근(대퇴방형근)《*quadratus femoris*》

【근육군】 가쪽볼기뼈근육(외관골근) **【지배신경】** 엉치신경얼기(천골신경총의 가지)〈L_4~S_1〉

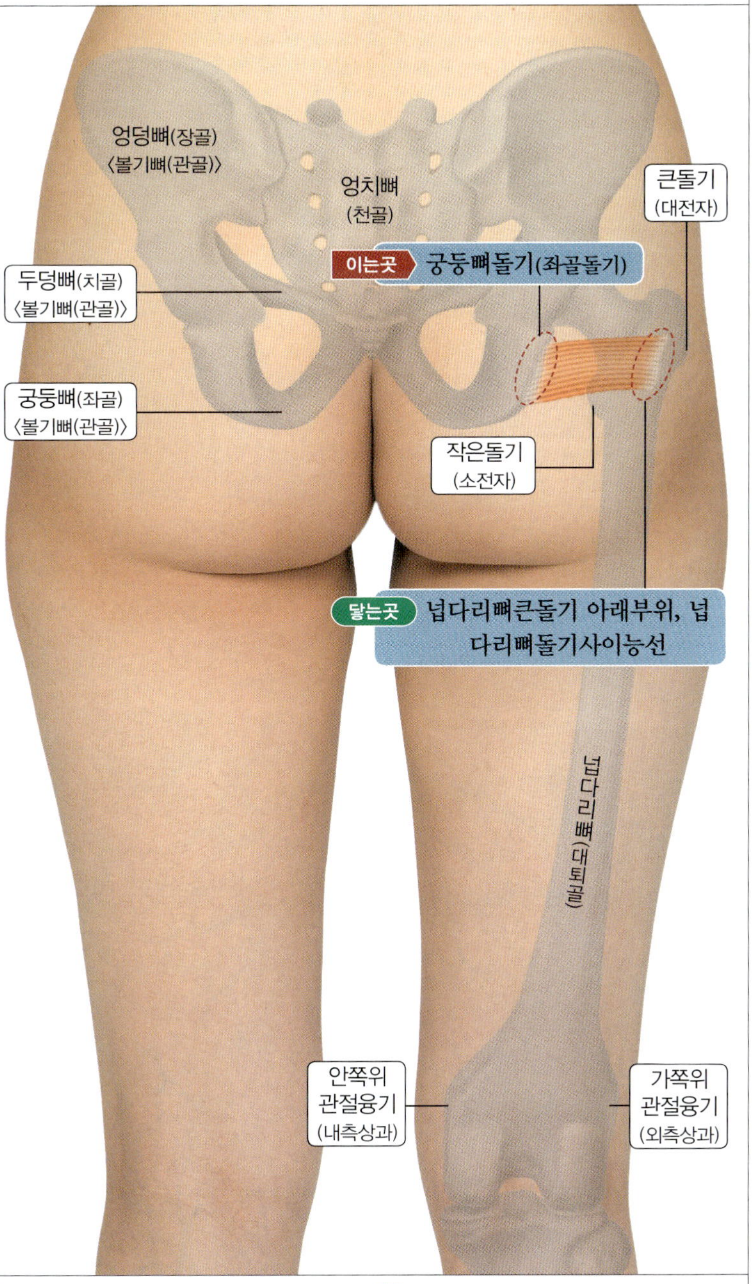

엉덩뼈(장골)〈볼기뼈(관골)〉

엉치뼈(천골)

큰돌기(대전자)

두덩뼈(치골)〈볼기뼈(관골)〉

이는곳 궁둥뼈돌기(좌골돌기)

궁둥뼈(좌골)〈볼기뼈(관골)〉

작은돌기(소전자)

닿는곳 넙다리뼈큰돌기 아래부위, 넙다리뼈돌기사이능선

넙다리뼈(대퇴골)

안쪽위관절융기(내측상과)

가쪽위관절융기(외측상과)

▸ 근육의 특징

엉덩관절에 있는 가쪽돌림근육군의 하나로서 궁둥뼈돌기의 가쪽에서 시작하여 엉덩관절의 큰돌기와 돌기사이능선에 닿는 사각형 근육이다. 아래쌍둥이근(➡P.252)의 깊은층에 위치한다. 강력한 근육으로 허벅지를 가쪽으로 강하게 향하게 하는 작용(엉덩관절의 가쪽돌림)이 있고 보행 시 방향 전환과 스포츠댄스의 턴에 축이 되는 발의 움직임에 사용된다. 엉덩관절을 안정시키는 기능도 있다.

볼기부위의 깊은층에 있는 가쪽돌림근육군은 각각 작은 근육이지만, 서로 협력하는 것으로 엉덩관절을 강하게 가쪽돌림(외회전)시키는 작용을 담당하고 있다.

넙다리네모근의 마사지는 큰볼기근(대둔근 ➡P.246)과 작은볼기근(소둔근 ➡P.248)과 동시에 시행하는 경우가 많다. 교대성 양수장경찰과 수근유날, 무지압박으로 시술한다.

근육의 기능

- 엉덩관절의 가쪽돌림(외회전).

일상동작

- 발끝을 가쪽으로 향한다.
- 보행 시 방향을 바꾼다.
- 배트와 라켓을 휘두를 때 허리의 움직임.

관련통

깊은층에 위치하기 때문에 통증 패턴은 특정할 수 없다.

+정보 돌림근육군의 닿는곳은 모두 큰돌기에 [위쌍둥이근과 아래쌍둥이근(➡P.252)은 속폐쇄근의 힘줄이 합쳐져] 부착된다.

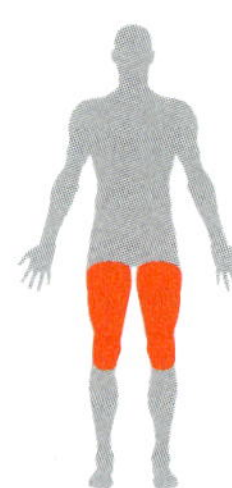

넙다리빗근

넙다리빗근(봉공근)《*sartorius*》

【근육군】 넙다리근(대퇴근)〈폄근군〉 **【지배신경】** 넙다리신경(대퇴신경)〈L_2~L_3〉

DVD 7 – 2
마사지 ➡ P270

근육의 특징

넙다리빗근은 인체에서 가장 긴 근육이다. 엉덩뼈의 가쪽에 있는 위앞엉덩뼈가시에서 시작하여 넙다리 안쪽으로 향하여 비스듬하게 힘살이 지나고, 무릎 아래에 있는 정강뼈거친면 안쪽에 닿는다. 엉덩관절과 무릎관절을 넘어가는 무릎관절굽힘근이다.

주된 기능은 허벅지를 들어 올리는 것(엉덩관절의 굽힘)과 무릎을 굽히게(무릎관절의 굽힘) 한다. 또한 무릎을 가쪽으로 향하게 하는 엉덩관절의 가쪽돌림과 발을 가쪽으로 들어 올리는 엉덩관절의 벌림의 기능도 있다.

촉진은 엉덩관절에서 넙다리부위를 안쪽돌림, 굽히게 할 때 위앞장골가시의 약간 안쪽으로 시행한다. 또 넙다리근막긴장근(대퇴근막장근 ➡P.249)도 같은 방법으로 촉진할 수 있다.

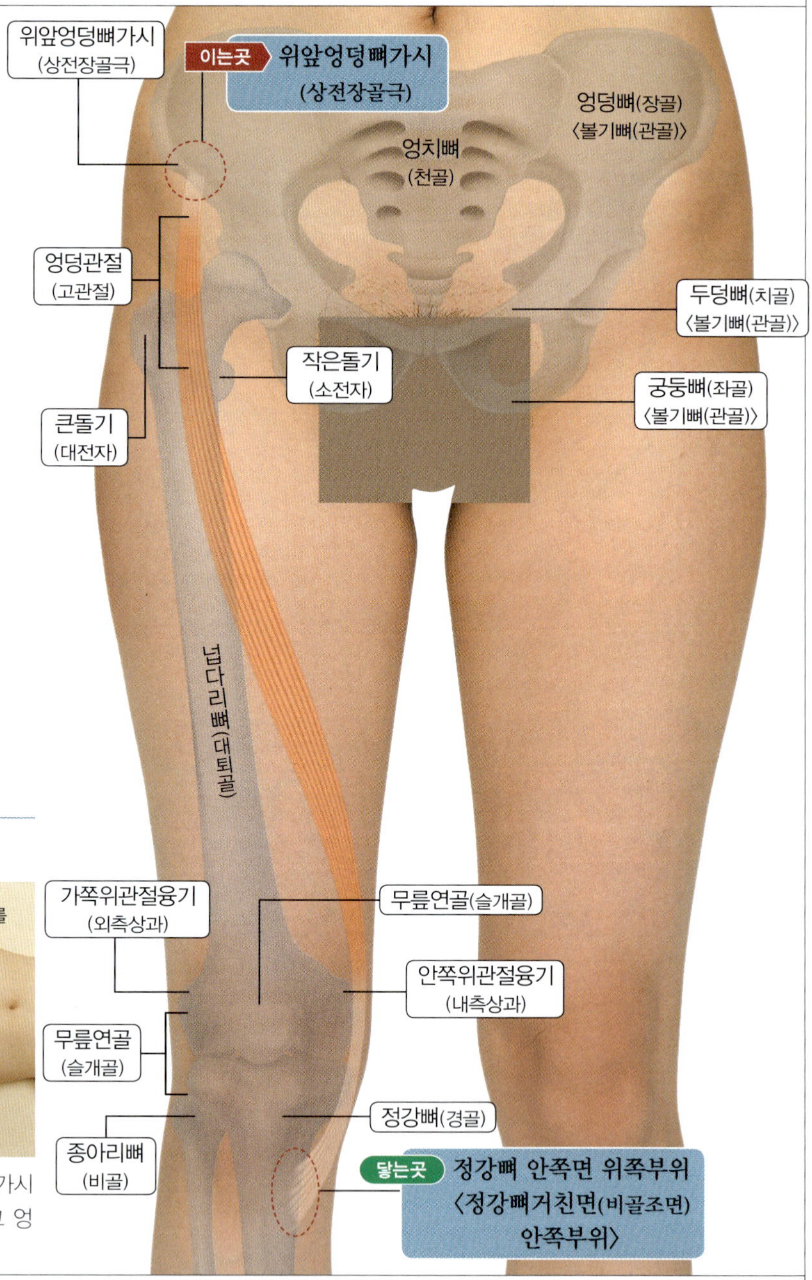

마사지 정보

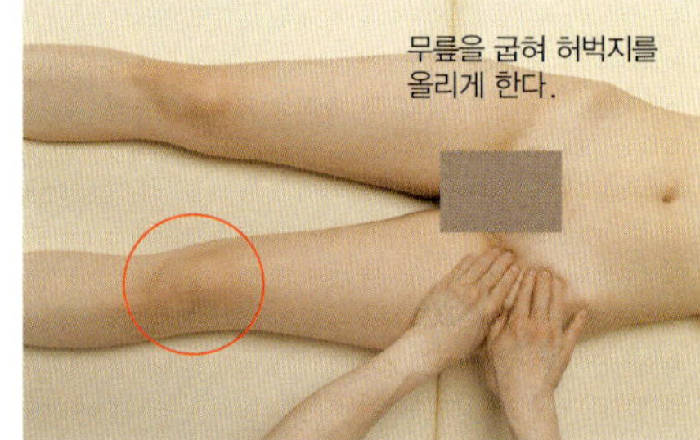

넙다리빗근의 촉진은 이는곳의 위앞엉덩뼈가시(상전장골극)의 아래쪽에 집게손가락을 놓고 엉덩관절을 굽히면 만질 수 있다.

위앞엉덩뼈가시(상전장골극)
이는곳 위앞엉덩뼈가시(상전장골극)
엉덩뼈(장골)〈볼기뼈(관골)〉
엉치뼈(천골)
엉덩관절(고관절)
두덩뼈(치골)〈볼기뼈(관골)〉
작은돌기(소전자)
궁둥뼈(좌골)〈볼기뼈(관골)〉
큰돌기(대전자)
넙다리뼈(대퇴골)
가쪽위관절융기(외측상과)
무릎연골(슬개골)
안쪽위관절융기(내측상과)
무릎연골(슬개골)
정강뼈(경골)
종아리뼈(비골)
닿는곳 정강뼈 안쪽면 위쪽부위〈정강뼈거친면(비골조면) 안쪽부위〉

근육의 기능

- 무릎관절의 굽힘(굴곡).
- 무릎관절의 폄자세 고정.
- 엉덩관절의 가쪽돌림(외회전).
- 엉덩관절의 벌림(외전).

일상동작

- 책상다리를 하다.
- 게 걸음으로 걷는다.
- 앉아서 다리를 꼰다.
- 공을 찬다.

관련통

넙다리빗근의 힘줄을 따라서 넙다리 앞면과 안쪽에 통증을 일으킨다. 작열감과 따끔따끔한 느낌의 통증이 특징이다.

+정보 넙다리빗근(봉공근)이라는 이름은 '책상다리'를 하고 양복을 꿰매는 일이 많았던 재봉사(라틴어로 'sartol')의 작업자세에서 유래되었다.

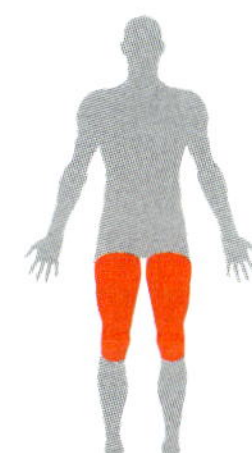

넙다리곧은근

넙다리곧은근(대퇴직근) 《rectus femoris》

【근육군】 넙다리근(대퇴근)〈폄근군〉 【지배신경】 넙다리신경(대퇴신경)〈L_2~L_4〉

DVD 7-2
마사지 ➡ P270

근육의 특징

허벅지 앞쪽에 있는 넙다리네갈래근(대퇴사두근 ➡ P.255~258)의 하나로 골반에서 시작하여 힘줄이 허벅지 중앙에서 아래로 지난다. 힘줄은 넙다리네갈래근의 공동 힘줄과 합류하여 무릎관절 아래에 있는 정강뼈거친면에 닿는다. 엉덩관절과 무릎관절에 닿기 때문에 넙다리네갈래근 안에서 유일한 이관절근이다.

무릎을 펴는 기능(무릎관절의 폄)이 있고, 허벅지를 앞으로 들어 올리는 작용(엉덩관절의 굽힘)이 있다. 무릎을 펴는 움직임은 걷고, 달리고, 뛰어 넘는 운동 모두에 관여하기 때문에 넙다리곧은근은 중요한 근육이다. 또한 골반전경에 유일하게 대항할 수 있는 근육으로 힘살의 힘이 약해지면 노화에 의한 척추앞굽이(척주전만)을 일으키는 원인이 되기도 한다.

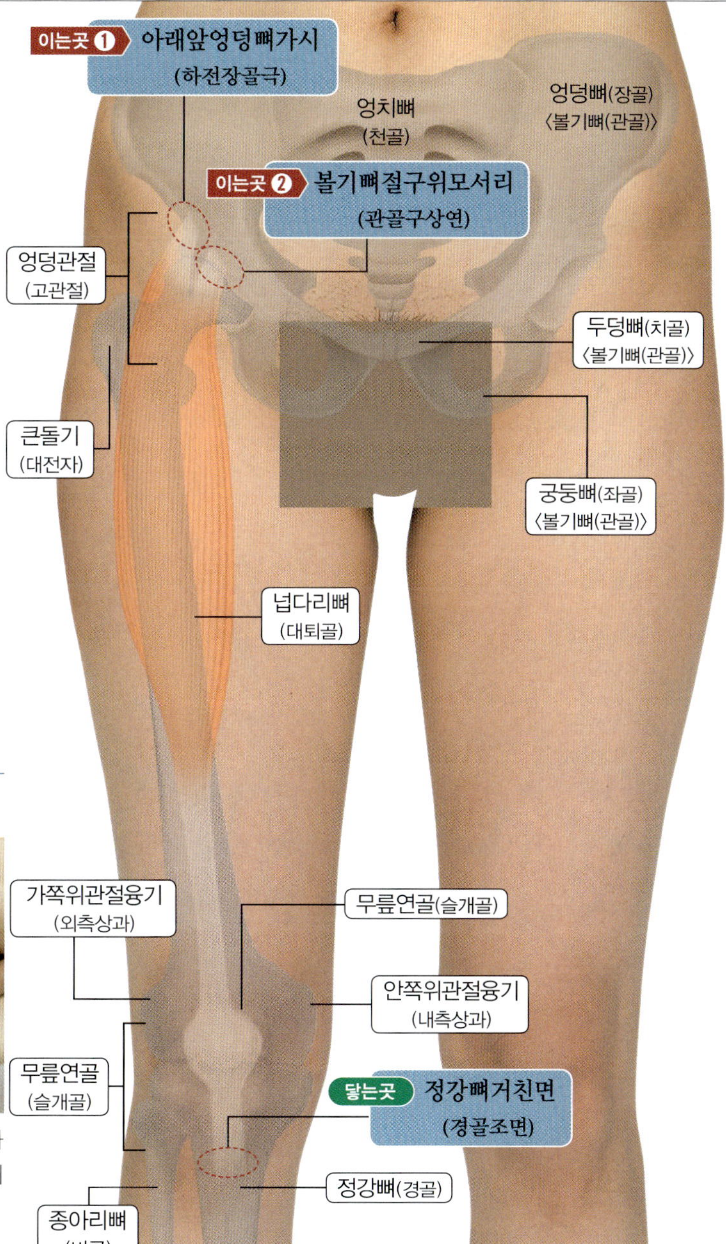

마사지 정보

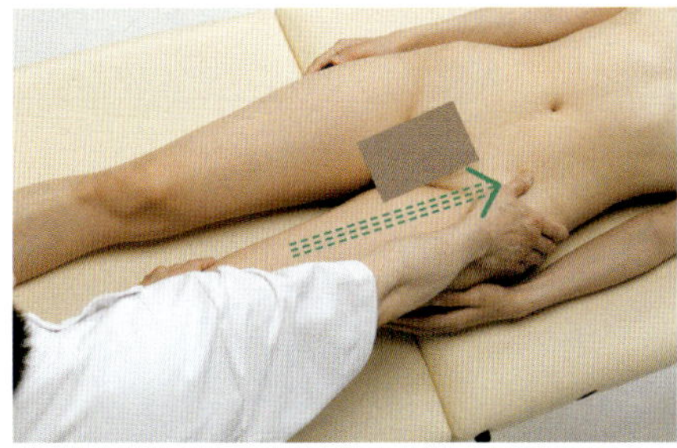

수장경찰은 무릎뼈위모서리에서 아래앞엉덩가시뼈(하전장골극)를 향하여 손바닥 전체로 넓게 피부에 밀착시켜서 경찰해 간다.

근육의 기능

- 무릎관절의 폄(신전).
- 엉덩관절의 굽힘(굴곡).

일상동작

- 다리를 앞으로 내민다.
- 공을 찬다.
- 자유형이나 평형에서 물을 찬다.
- 점프를 한다.

관련통

무릎뼈의 아래부위에서 무릎 위에 걸쳐서 심부통을 일으킨다. 그리고 넙다리곧은근의 통증유발점은 무릎을 경직시켜 근력을 약하게 한다.

+정보 넙다리네갈래근은 인체에서 가장 무겁고 가장 강한 근육이다.

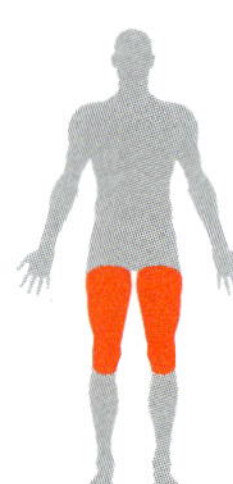

안쪽넓은근

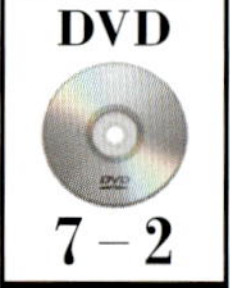

마사지
➡P270

안쪽넓은근(내측광근)《*vastus medialis*》

【근육군】 넙다리근(대퇴근)〈폄근군〉 **【지배신경】** 넙다리신경(대퇴신경, L_2~L_4)

근육의 특징

넙다리네갈래근의 하나로 넙다리앞부위의 안쪽에 위치하고 있다. 무릎의 안쪽 위쪽 부위의 볼록함은 안쪽넓은근의 힘살로 식별하기 쉽다. 넙다리뼈 뒤면의 안쪽에서 넓게 시작하여 무릎 부근에서 무릎인대와 합류하여 무릎 아래의 정강뼈거친면 등에 닿는다. 무릎관절을 펴는 작용을 한다.

가쪽넓은근(외측광근 ➡P.258)이 수축하면 무릎뼈를 약간 가쪽으로 당겨서 대항하고 안쪽넓은근은 무릎뼈를 안쪽으로 당긴다. 이것에 의해 균형이 유지되고 무릎뼈의 정상적인의 위치를 유지하게 된다.

가쪽 넙다리의 표층에 있는 근육으로 촉진하기는 쉽지만 넙다리뼈의 위쪽 부위 부근에서는 안쪽에 있기 때문에 촉진과 식별이 어렵다.

위앞엉덩뼈가시(상전장골극)
엉치뼈(천골)
엉덩뼈(장골)〈볼기뼈(관골)〉
큰돌기(대전자)
두덩뼈(치골)〈볼기뼈(관골)〉
작은돌기(소전자)
궁둥뼈(좌골)〈볼기뼈(관골)〉
넙다리뼈(대퇴골)

이는곳 넙다리거친선 안쪽선(대퇴골조선내측순)

무릎연골(슬개골)
가쪽위관절융기(외측상과)
안쪽위관절융기(내측상과)

닿는곳 정강뼈거친면(경골조면)

종아리뼈(비골)
정강뼈(경골)

근육의 기능

- 무릎관절의 폄.
- 안쪽무릎지지띠(내측슬개지대)의 긴장.

일상동작

- 다리를 앞으로 내민다.
- 계단과 산을 오른다.
- 공을 찬다.
- 점프를 한다.

관련통

무릎을 안쪽에서 넙다리 중앙부의 안쪽에 걸쳐서 통증을 일으킨다. 무릎 통증은 무릎의 관절염과 착각하기 쉽다.

+정보 안쪽넓은근의 통증유발점은 무릎의 근력 저하를 초래하고 악화되면 무릎을 확실하게 뻗을 수 없게 된다.

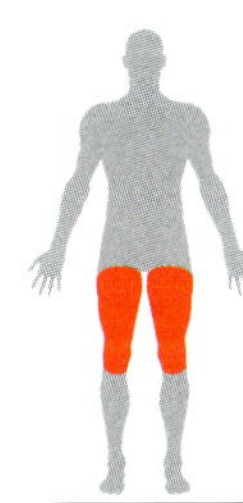

중간넓은근

중간넓은근(중간광근)《*vastus intermedius*》

【근육군】 넙다리근(대퇴근)〈폄근군〉 **【지배신경】** 넙다리신경(대퇴신경)〈L_2~L_4〉

DVD 7-2
마사지 ➡ P270

▶ 근육의 특징

넙다리네갈래근의 하나로 넙다리 앞 부위의 깊은층에 위치하고 넙다리곧은근(대퇴직근 ➡ P.255) 아래에 감춰져 있다. 넙다리뼈의 앞면과 양쪽 면에서 넓게 시작하고, 닿는곳은 넙다리네갈래근의 다른 힘줄과 합류하여 무릎인대를 형성하고 정강뼈 앞면에 있는 정강뼈거친면에 부착된다. 안쪽넓은근(내측광근 ➡ P.256) 등의 다른 넓은근과 기능은 같고 무릎을 펴는(무릎관절의 폄) 기능이 있다.

무릎관절의 폄은 다리를 앞으로 내미는 동작에 사용되고 도약과 주행 등 기본적인 운동에 필수근이다. 이 근육은 넙다리곧은근과 가쪽넓은근(외측광근 ➡ P.258)의 깊은 부위에 있어 촉진에 의한 식별이 어려운 근육이다.

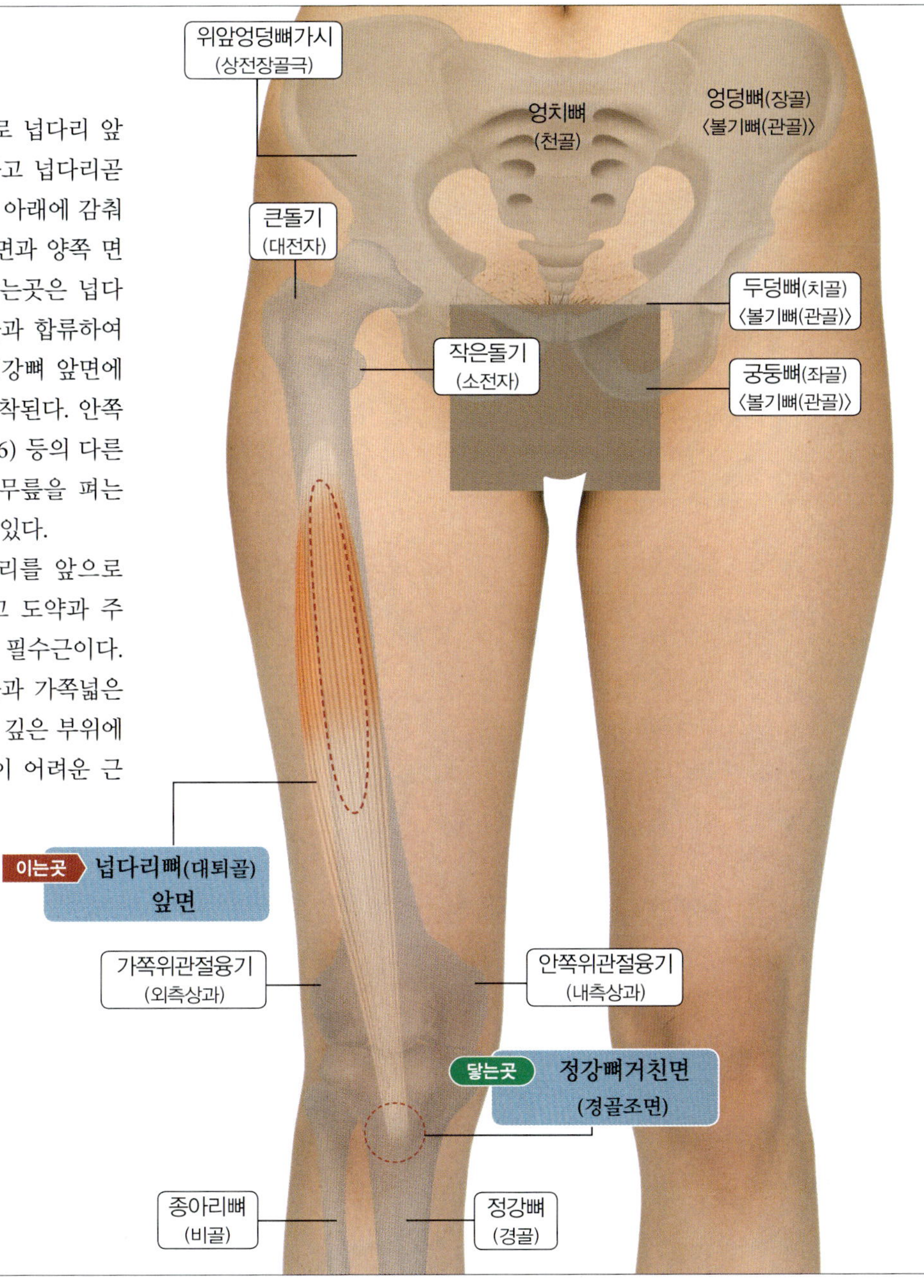

위앞엉덩뼈가시(상전장골극)
엉치뼈(천골)
엉덩뼈(장골)〈볼기뼈(관골)〉
큰돌기(대전자)
두덩뼈(치골)〈볼기뼈(관골)〉
작은돌기(소전자)
궁둥뼈(좌골)〈볼기뼈(관골)〉

이는곳 넙다리뼈(대퇴골) 앞면

가쪽위관절융기(외측상과)
안쪽위관절융기(내측상과)

닿는곳 정강뼈거친면(경골조면)

종아리뼈(비골)
정강뼈(경골)

근육의 기능

- 무릎관절의 폄.
- 안쪽무릎지지대(내측슬개지대)의 긴장.

일상동작

- 다리를 앞으로 내민다.
- 계단과 산을 오른다.
- 공을 찬다.
- 점프를 한다.

관련통

넙다리 중앙 부위에 통증을 느끼는 경우가 많다. 경우에 따라 통증은 아래쪽으로 퍼지고 무릎까지 오는 경우도 있다.

+정보 스쿼트 운동은 넙다리네갈래근(대퇴사두근)의 트레이닝에 효과가 있다.

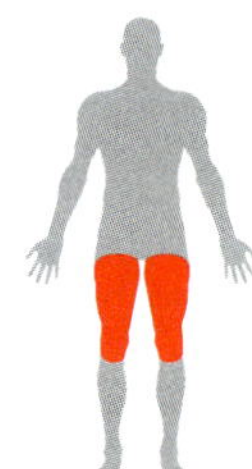

가쪽넓은근

가쪽넓은근(외측광근) 《*vastus lateralis*》

【근육군】 넙다리근(대퇴근)〈폄근군〉 **【지배신경】** 넙다리신경(대퇴신경)〈L_2~L_4〉

DVD 7-4 마사지 ➡P274

근육의 특징

넙다리네갈래근 안에서 가장 큰 근육으로 넙다리 가쪽을 덮는다. 뒤모서리는 넙다리두갈래근(대퇴이두근 ➡P.265)에 인접하고, 일부는 정강뼈인대에 덮여 있다. 넙다리뼈 뒤면의 가쪽에서 넓게 시작하며 넙다리네갈래근의 다른 힘줄과 합류하여 무릎인대를 형성하고, 무릎뼈를 감싸 정강뼈거친면에 닿는다.

다른 넓은근과 마찬가지로 무릎을 펴는 기능(무릎관절의 폄)이 있다. 달리기, 점프, 킥 등 여러 가지 스포츠에서 무릎을 펴는 운동에 사용되는 것 외에 선 자세에서 무릎을 계속 펴게 하는 것에도 작용한다. 엉덩정강근막띠(장경인대)의 깊은 부위에 있기 때문에 이 근육이 긴장하는 경우에는 엉덩정강근막띠가 원인인 경우가 많다.

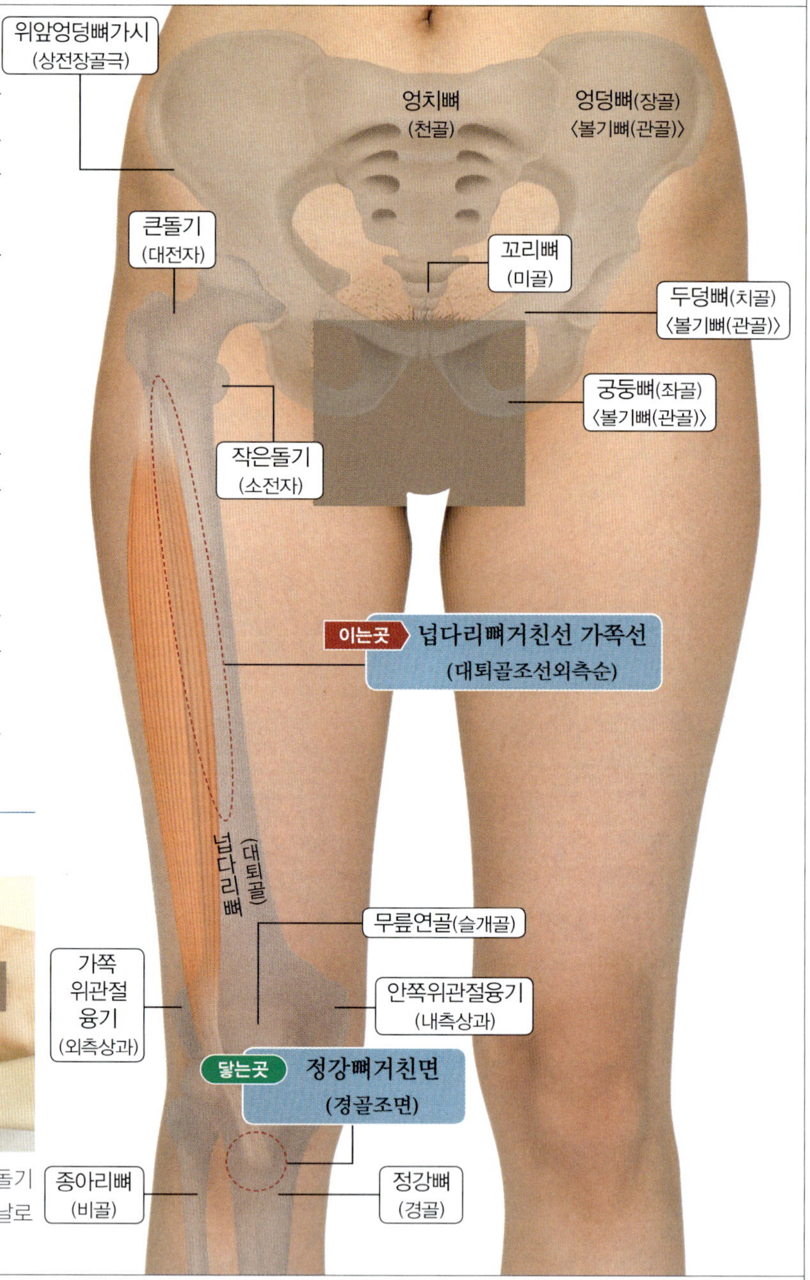

마사지 정보

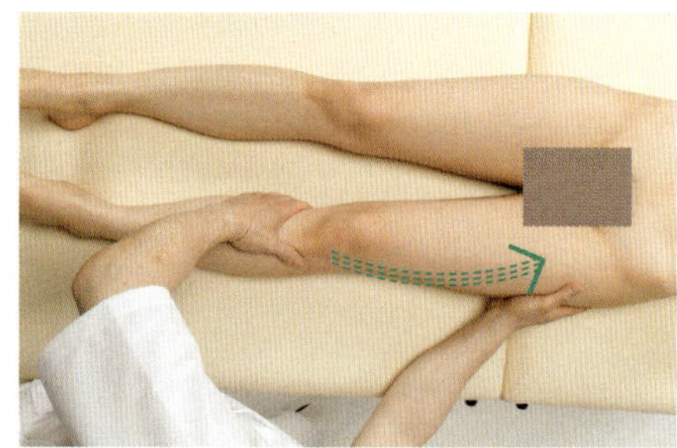

가쪽넓은근의 마사지는 무릎 부근에서 큰돌기 방향으로 손바닥을 사용한 경찰(사진)과 유날로 시술한다.

근육의 기능

- 무릎관절의 폄.
- 넙다리의 벌림.

일상동작

- 다리를 앞으로 내민다.
- 계단과 산을 오른다.
- 공을 찬다.
- 점프한다.

관련통

엉덩관절과 넙다리 가쪽에 통증을 일으키고 여러 가지 무릎 통증의 원인이 된다.

+정보 안쪽넓은근(내측광근 ➡P.256), 중간넓은근(중간광근 ➡P.257), 가쪽넓은근(외측광근)의 닿는곳은 모두 같은 위치에 있다.

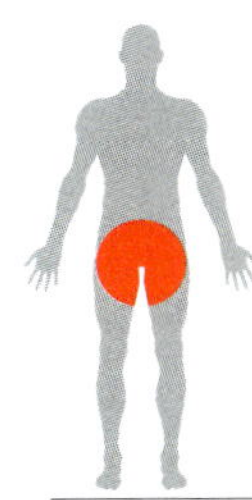

짧은모음근

짧은모음근(단내전근) 《*adductor brevis*》

【근육군】 넙다리모음근육〈내전근군〉 **【지배신경】** 폐쇄신경앞가지(폐쇄신경전지)〈L_2~L_4〉

DVD 7-3

마사지 ➡P272

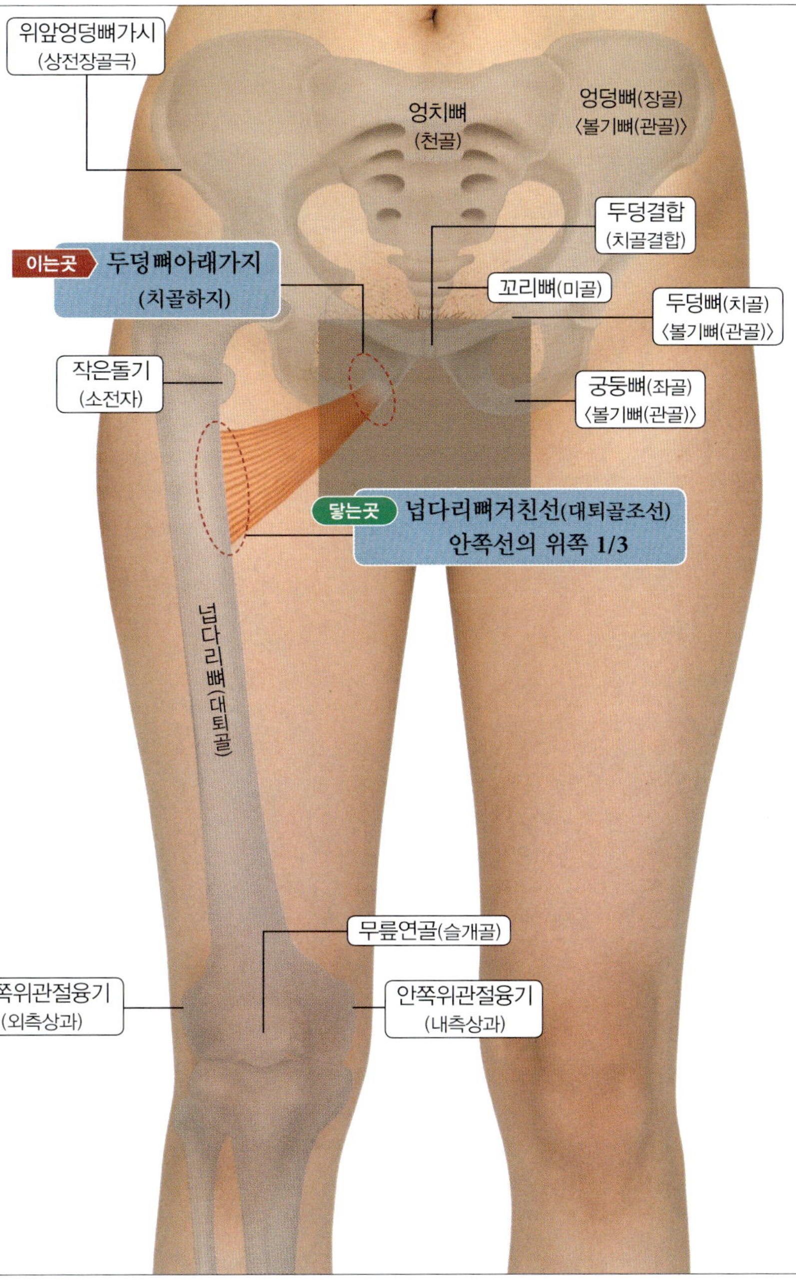

근육의 특징

넙다리모음근육근의 하나로 두덩근(치골근 ➡P.262)과 긴모음근(장내전근 ➡P.261)으로 덮여져 큰모음근(대내전근 ➡P.260)보다도 앞쪽에 위치하고 있는 근육이다. 두덩뼈아래가지부위(치골하지)에서 시작하여, 넙다리뼈 안쪽으로 향하여 비스듬히 근육이 지나고 긴모음근 보다 약간 높은 위치에 닿는다.

큰모음근과 긴모음근과 함께 허벅지를 안쪽으로 강하게 당겨 모으는 기능(엉덩관절의 모음)을 가지고 있다. 긴모음근과 분류된 근육으로 존재하지만 기능적으로는 거의 같기 때문에 관련통도 흡사하다.

근육의 기능

- 엉덩관절의 모음, 굽힘, 안쪽돌림.

일상동작

- 인사이드 킥으로 공을 찬다.
- 다리를 옆으로 벌린다.
- 무릎을 모아서 선다.
- 의자에 앉을 때 무릎을 모은다.

관련통

엉덩관절의 깊은 부위를 중심으로 넙다리 안쪽, 무릎의 안쪽, 종아리 안쪽에 통증을 일으킨다.

+정보 좌우 허벅지 사이에 무엇인가를 끼워 넣어 저항을 주는 동작은 모음근을 단련시킬 수 있다.

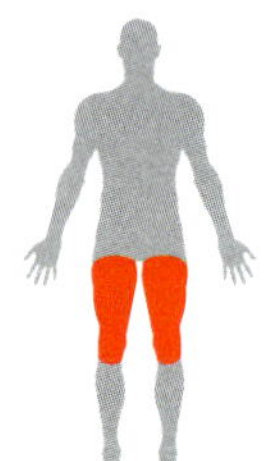

큰모음근

DVD 7-3

마사지 ➡P272

큰모음근(대내전근) 《*adductor magnus*》

【근육군】 넙다리모음근육〈내전근군〉 **【지배신경】** 폐쇄신경앞가지(폐쇄신경전지)〈L_2~L_4〉, 궁둥신경의 정강신경부위〈L_4~L_5〉

▶ 근육의 특징

넙다리모음근육군(내전근군) 안에서 최대 또는 최강의 근육으로 인체에서 3번째로 크다.

긴모음근(장내전근 ➡P.261)과 짧은모음근(단내전근 ➡P.259)의 뒤쪽, 햄스트링(넙다리 뒤면 근육의 총칭) 앞쪽에 위치한다. 두덩뼈아래가지(치골하지)에서 시작하여 닿는 곳은 두 곳으로 나뉜다. 한 쪽은 넙다리뼈 안쪽의 전체에 걸쳐서 부착되고, 다른 한쪽은 얇은 힘줄이 안쪽위관절융기(내측상과)[모음근돌기(내전근돌기)]에 부착된다.

큰모음근의 주된 기능은 양발을 모아서 바로 서는 자세이다. 또한 햄스트링과 마찬가지로 엉덩관절을 펴는 기능도 있다.

촉진은 안쪽 햄스트링과 두덩정강근(박근 ➡P.263) 사이에서 시행한다. 무릎관절을 굽힐 때에 안쪽 햄스트링과 두덩정강근은 수축을 하는데, 큰모음근은 수축을 하지 않으므로 식별이 가능하다.

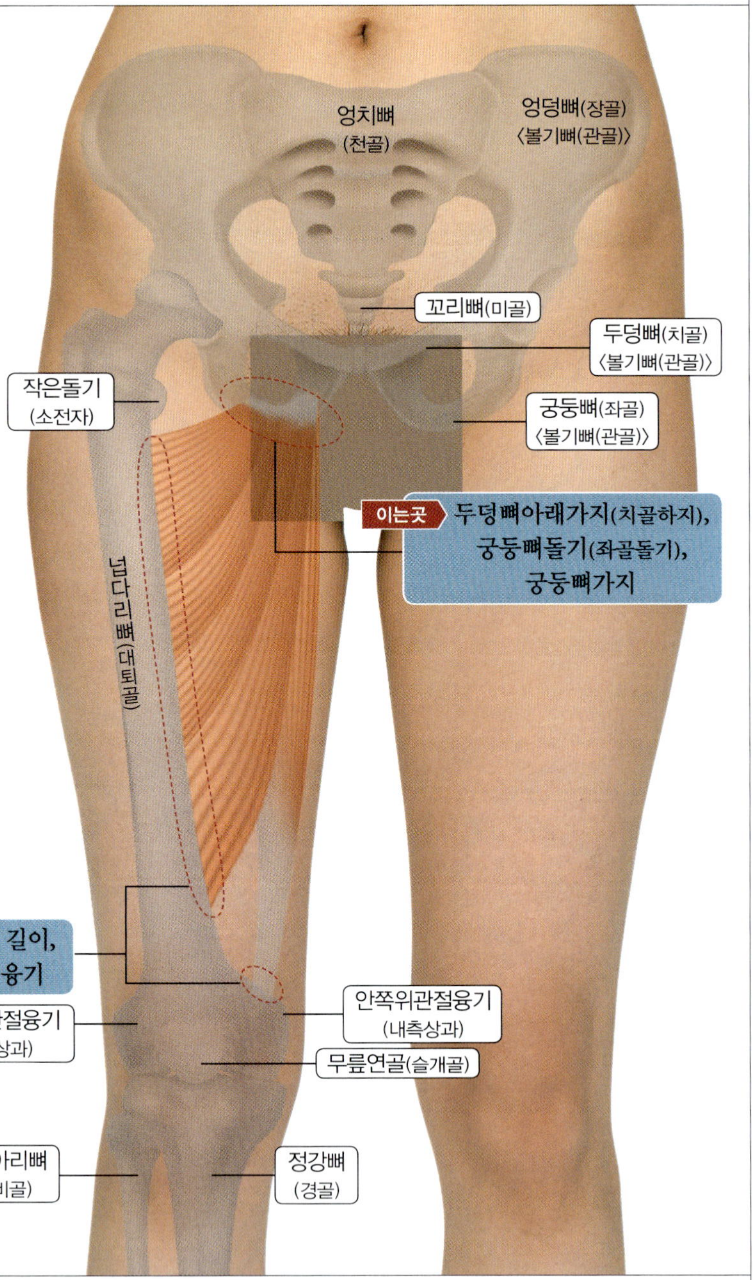

엉치뼈(천골)

엉덩뼈(장골)〈볼기뼈(관골)〉

꼬리뼈(미골)

두덩뼈(치골)〈볼기뼈(관골)〉

작은돌기(소전자)

궁둥뼈(좌골)〈볼기뼈(관골)〉

이는곳 두덩뼈아래가지(치골하지), 궁둥뼈돌기(좌골돌기), 궁둥뼈가지

넙다리뼈(대퇴골)

닿는곳 넙다리뼈 안쪽의 전체 길이, 넙다리뼈 안쪽위관절융기

가쪽위관절융기(외측상과)

안쪽위관절융기(내측상과)

무릎연골(슬개골)

종아리뼈(비골)

정강뼈(경골)

근육의 기능

- 엉덩관절의 모음, 굽힘.

일상동작

- 계단을 오른다.
- 무릎을 모으고 선다.
- 의자에 앉아 무릎을 붙인다.
- 승마를 할 때에 다리를 조인다.

관련통

위쪽 부위의 통증유발점은 골반의 깊은 부위에 통증을 일으킨다. 아래쪽 부위의 통증유발점은 넙다리 안쪽을 중심으로 샅굴부위(서혜부)와 무릎의 안쪽에 걸쳐서 통증을 만들어 낸다.

+정보 큰모음근은 그 힘살의 넓이와 뒤쪽에 위차하기 때문에 '모음근의 바닥'이라 불린다.

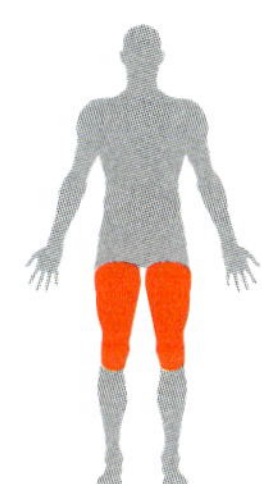

긴모음근

긴모음근(장내전근) 《*adductor longus*》

【근육군】 넙다리모음근육〈내전근군〉 **【지배신경】** 폐쇄신경앞가지(폐쇄신경전지)〈L_2, L_3〉

DVD 7-3

마사지 ➡ P272

근육의 특징

넙다리모음근육군의 안에서 얕은층에 있는 근육이다. 두덩뼈돌기에서 시작하여 넙다리뼈의 안쪽으로 향해 약간 부채꼴로 퍼지고 넙다리뼈 안쪽에 닿는다.

이 근육은 큰모음근(대내전근 ➡ P.260)과 짧은모음근(단내전근 ➡ P.259)과 함께 허벅지를 안쪽으로 모으는 동작(엉덩관절의 모음)을 하는 주력근이다. 또한 이는곳이 골반 앞쪽에 부착되어 있기 때문에 허벅지를 앞쪽으로 들어 올리는 운동(엉덩관절의 모음)도 보조한다. 이로 인해 이 근육이 혹사되면 엉덩관절 부근에 통증을 일으킨다. 긴모음근은 크게 눈에 띄므로 근육이 이완되는 경우에도 촉진하기 쉽다.

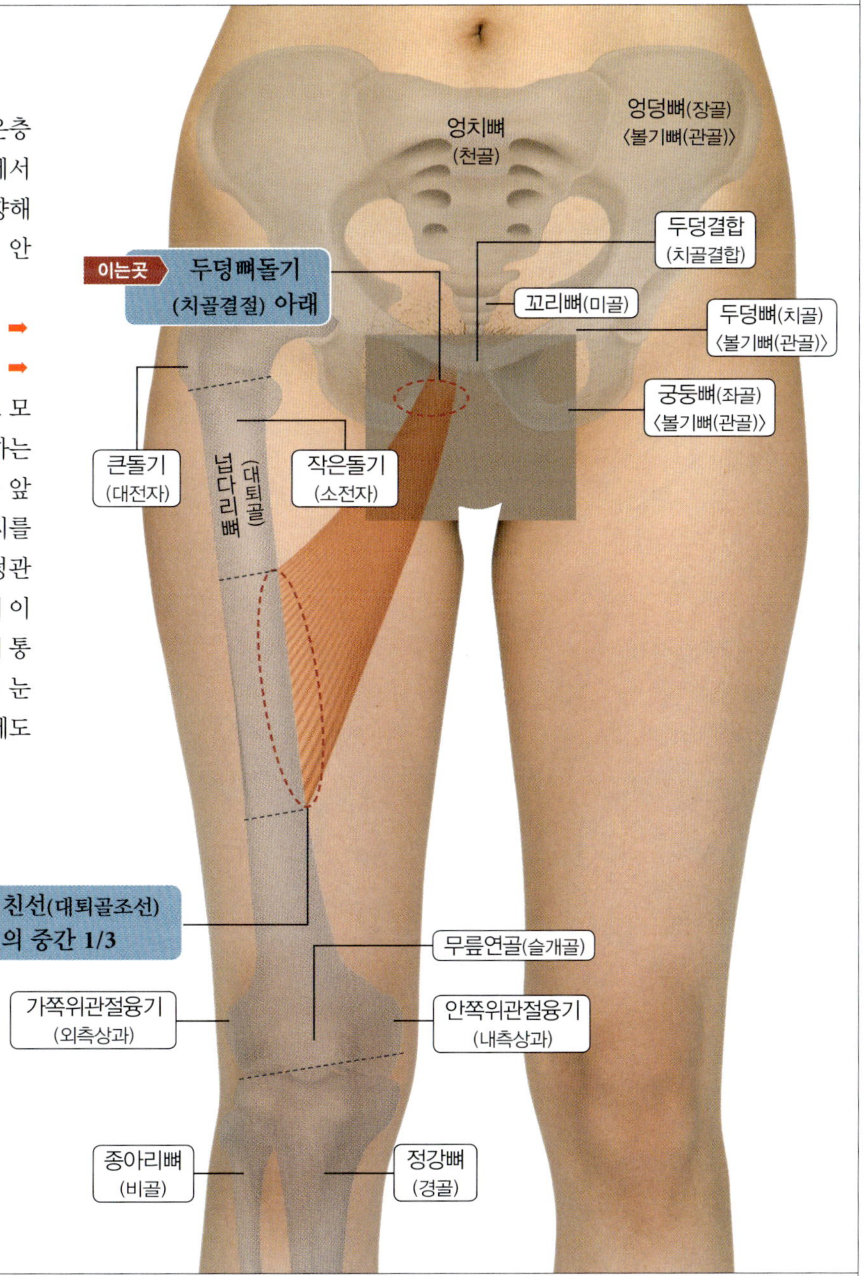

이는곳 두덩뼈돌기(치골결절) 아래

닿는곳 넙다리뼈거친선(대퇴골조선) 안쪽선의 중간 1/3

엉치뼈(천골)

엉덩뼈(장골)〈볼기뼈(관골)〉

두덩결합(치골결합)

꼬리뼈(미골)

두덩뼈(치골)〈볼기뼈(관골)〉

궁둥뼈(좌골)〈볼기뼈(관골)〉

큰돌기(대전자)

넙다리뼈(대퇴골)

작은돌기(소전자)

무릎연골(슬개골)

가쪽위관절융기(외측상과)

안쪽위관절융기(내측상과)

종아리뼈(비골)

정강뼈(경골)

근육의 기능

- 엉덩관절의 모음(내전).
- 엉덩관절의 굽힘(굴곡).

일상동작

- 다리를 옆으로 벌린다.
- 무릎을 모으고 선다.
- 의자에 앉을 때 무릎을 모은다.

관련통

엉덩관절의 깊은부위를 중심으로 넙다리안쪽, 무릎의 안쪽, 종아리 안쪽에도 통증을 일으킨다.

+정보 계단에서 발을 헛디딜 때에 모음근에 통증이 일어나기 쉽다.

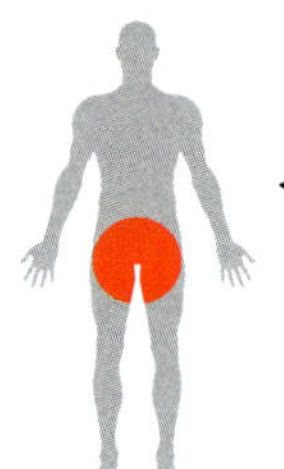

두덩근

두덩근(치골근)《*pectineus*》

【근육군】 넙다리모음근육〈내전근군〉 【지배신경】 넙다리신경(대퇴신경)〈L_2~L_3〉

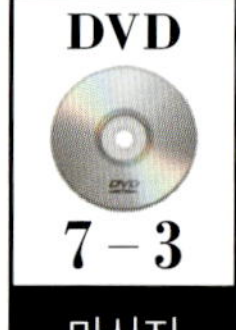

근육의 특징

넙다리모음근육군 안에서 가장 높은 위치에 있는 근육이다. 두덩뼈 앞면 위쪽 부위에서 시작하여 넙다리근과 긴모음근(장내전근 ➡ P.261)의 사이를 힘살이 지나고 넙다리뼈의 작은돌기의 아래쪽에 닿는다. 다른 넙다리모음근군처럼 허벅지를 안쪽으로 모으는 운동(엉덩관절의 모음)에 작용하는 근육이다.

이는곳이 두덩뼈 앞면에 부착되어 있기 때문에 허벅지를 앞으로 들어 올리는 동작(엉덩관절의 굽힘)에도 작용한다. 일상동작에서는 다리를 꼬거나 허벅지를 붙여 서 있을 때에 사용된다.

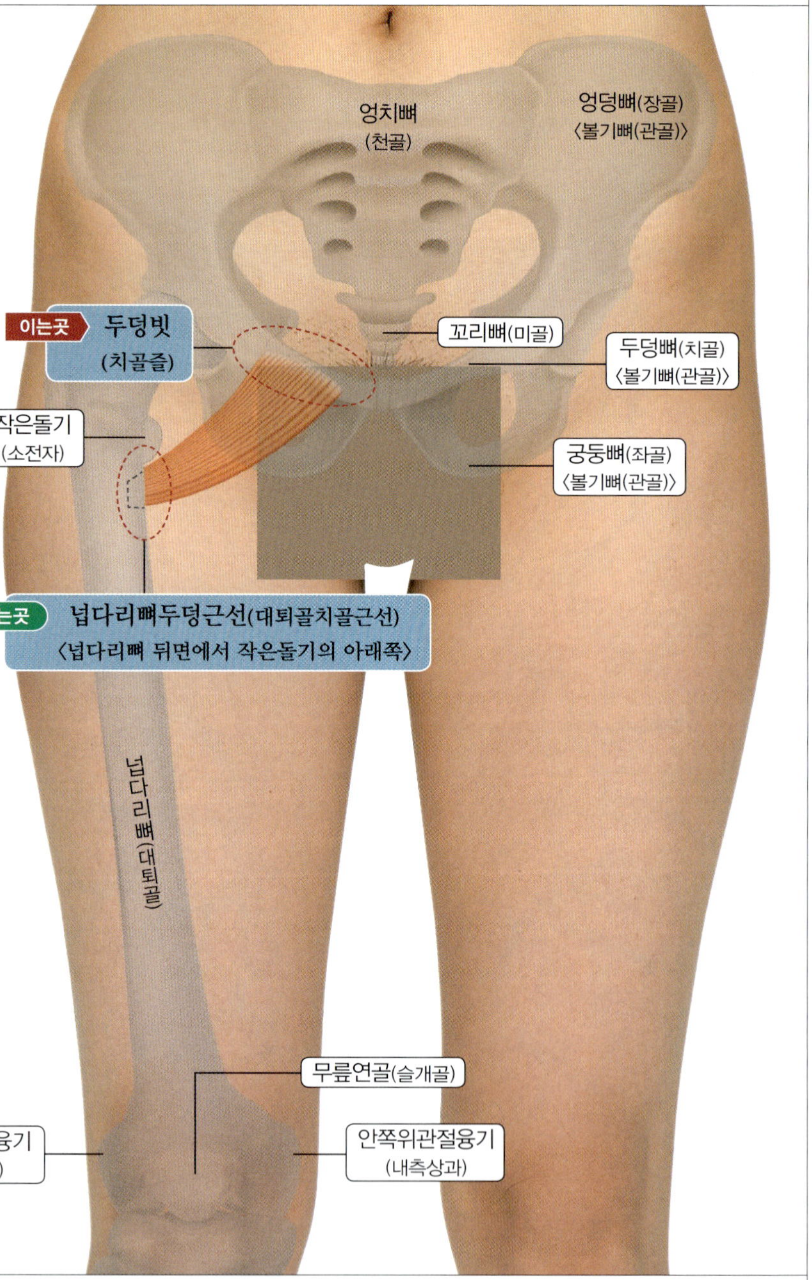

엉치뼈(천골)

엉덩뼈(장골)〈볼기뼈(관골)〉

이는곳 두덩빗(치골즐)

꼬리뼈(미골)

두덩뼈(치골)〈볼기뼈(관골)〉

작은돌기(소전자)

궁둥뼈(좌골)〈볼기뼈(관골)〉

닿는곳 넙다리뼈두덩근선(대퇴골치골근선)〈넙다리뼈 뒤면에서 작은돌기의 아래쪽〉

넙다리뼈(대퇴골)

무릎연골(슬개골)

가쪽위관절융기(외측상과)

안쪽위관절융기(내측상과)

근육의 기능

- 엉덩관절의 모음(내전).
- 엉덩관절의 굽힘(굴곡).

일상동작

- 다리를 모으고 선다.
- 다리를 꼰다.
- 허벅지를 올려 전진한다.
- 말에 올라탄다.

관련통

샅굴부위에 찌르는 통증을 일으킨다. 엉덩관절의 염증에 의한 통증과 오해하기 쉽다.

+정보 다리를 장시간 꼬는 행위는 두덩근에 악영향을 미친다.

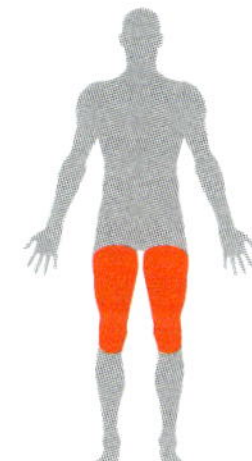

두덩정강근

두덩정강근(박근) 《*gracilis*》

【근육군】 넙다리모음근육〈내전근군〉 **【지배신경】** 폐쇄신경앞가지(폐쇄신경전지)〈L_2~L_4〉

DVD 7－3

마사지 ➡P272

▸ 근육의 특징

넙다리 안쪽의 피부 바로 아래에 있으며, 얇고 가늘고 긴 근육이다. 두덩결합의 가쪽에서 시작하여 근육은 넙다리부위를 안쪽을 향하여 아래로 지나고 있다. 두덩정강근의 힘줄은 넙다리빗근(봉공근 ➡P.254)과 반힘줄근(반건양근 ➡P.266)의 힘줄과 함께 넙다리근막(대퇴근막)과 종아리근막(하퇴근막)과 융합하여 거위다리(아족)를 형성하고 정강뼈거친면(경골조면)의 안쪽에 닿는다. 엉덩관절과 무릎관절을 걸치기 때문에 넙다리모음근육군 안에서는 유일하게 이관절근(2 joint muscle)이다.

주된 기능은 다른 모음근육군과 마찬가지로 다리를 안쪽으로 모으는 엉덩관절의 모음을 한다. 또한 무릎을 굽히는 동작(무릎관절의 굽힘)과 발목을 안쪽으로 향하는 동작(무릎관절의 모음)에도 작용한다.

이 근육과 넙다리빗근의 식별은 넙다리부위를 모음(내전) · 벌림(외전)하는 것으로 식별한다. 벌림에 작용하는 것은 넙다리빗근, 모음에 작용하는 것은 두덩정강근이다.

엉치뼈(천골)
엉덩뼈(장골)〈볼기뼈(관골)〉
두덩결합(치골결합)
꼬리뼈(미골)
두덩뼈(치골)〈볼기뼈(관골)〉
작은돌기(소전자)
궁둥뼈(좌골)〈볼기뼈(관골)〉
넙다리뼈(대퇴골)
이는곳 두덩결합의 가쪽
무릎연골(슬개골)
가쪽위관절융기(외측상과)
안쪽위관절융기(내측상과)
닿는곳 정강뼈거친면(경골조면) 안쪽 위부위
종아리뼈(비골)
정강뼈(경골)

마사지 정보

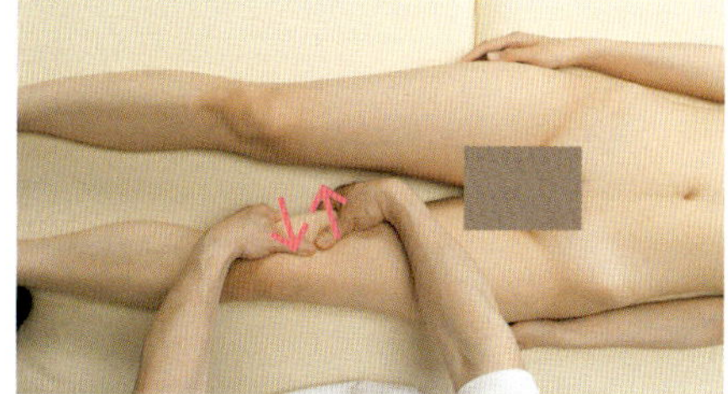

넙다리부위의 안쪽은 긴모음근(장내전근), 큰모음근(대내전근) 등이 두덩정강근(박근)과 함께 지나고 있다. 이런 근육은 수장경찰과 거절상유날(사진)로 마사지를 시행한다.

근육의 기능

- 엉덩관절의 모음(내전).
- 무릎관절의 굽힘(굴곡).
- 무릎관절을 약간 안쪽으로 돌림(내회전).

일상동작

- 다리 안쪽으로 공을 찬다.
- 평형의 킥.
- 말에 올라탄다.

관련통

넙다리부위 안쪽에 통증을 일으킨다. 타는 듯한 통증, 넙다리빗근의 통증과 비슷한 찌르는 통증을 피부의 아래에서 느끼는 경우가 많다.

＋정보 두덩정강근은 넙다리빗근(봉공근 ➡P.254) 다음으로 인체에서 두 번째로 긴 근육이다.

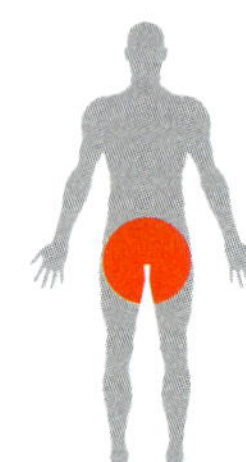

바깥폐쇄근

바깥폐쇄근(외폐쇄근)《*obturator externus*》

【근육군】 넙다리모음근육〈내전근군〉 **【지배신경】** 폐쇄신경〈L_3, L_4〉

DVD 7－3

마사지 ➡P272

▶ 근육의 특징

엉덩관절에 있는 가쪽돌림근육군(➡P.244)의 안에서 가장 깊은층에 있는 근육이다. 폐쇄구멍(폐쇄공)을 덮는 막(폐쇄막)의 앞면에서 시작하여 엉덩관절의 뒤쪽으로 돌아서 넙다리뼈돌기오목(대퇴골전자와)에 닿는다.

주된 기능은 속폐쇄근(내폐쇄근 ➡P.251) 등과 마찬가지로 허벅지를 가쪽으로 회전시켜 허벅지 안쪽을 앞쪽으로 향하는 동작(엉덩관절의 가쪽돌림)이다. 또한 엉덩관절의 모음의 기능도 약간 있다. 일상생활에는 보행 중 방향을 바꾸거나 보행 자세를 유지하는 역할을 한다.

깊은층에 있기 때문에 촉진은 어렵다.

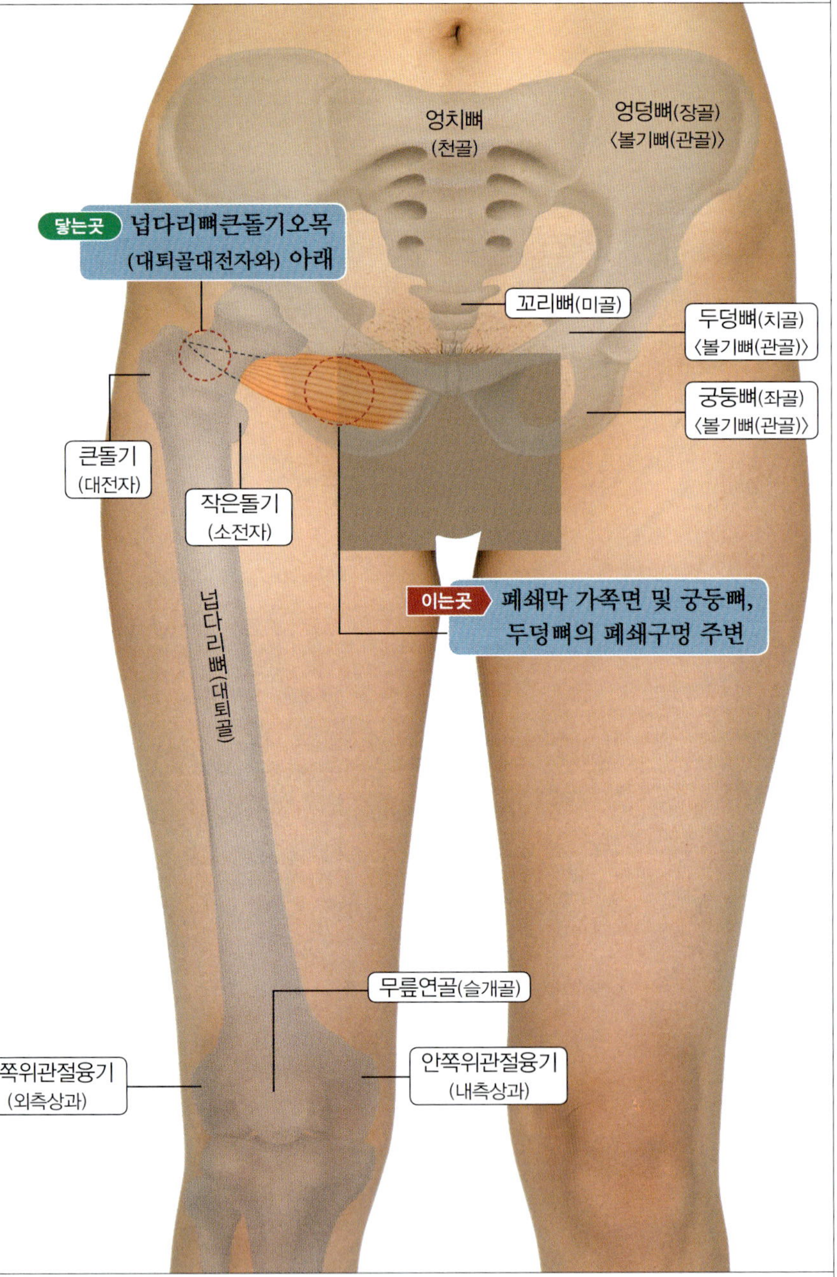

엉치뼈(천골)
엉덩뼈(장골)〈볼기뼈(관골)〉
닿는곳 넙다리뼈큰돌기오목(대퇴골대전자와) 아래
꼬리뼈(미골)
두덩뼈(치골)〈볼기뼈(관골)〉
궁둥뼈(좌골)〈볼기뼈(관골)〉
큰돌기(대전자)
작은돌기(소전자)
넙다리뼈(대퇴골)
이는곳 폐쇄막 가쪽면 및 궁둥뼈, 두덩뼈의 폐쇄구멍 주변
무릎연골(슬개골)
가쪽위관절융기(외측상과)
안쪽위관절융기(내측상과)

근육의 기능

- 엉덩관절의 가쪽돌림, 모음.

일상동작

- 보행 중 자세의 유지.
- 보행 중에 방향을 바꾼다.
- 발끝을 밖으로 향해 선다.
- 농구와 테니스 등의 피벗 턴.

관련통

깊은 부위에 위치하기 때문에 통증의 패턴은 특정할 수 없다.

＋정보 바깥폐쇄근은 아래쌍둥이근(하쌍자근 ➡P.252)과 넙다리네모근(대퇴방형근 ➡P.253)으로 덮여 있다.

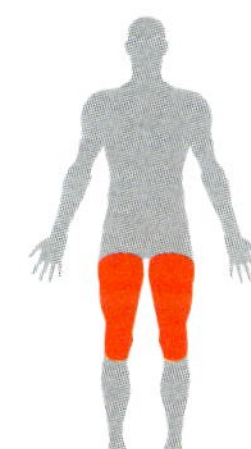

넙다리두갈래근

넙다리두갈래근(대퇴이두근) 《*biceps femoris*》

【근육군】 넙다리굽힘근육(대퇴의 굴근군) 【지배신경】 긴갈래: 궁둥신경의 정강신경가지(L_5, S_1, S_2), 짧은갈래: 궁둥신경의 온종아리신경가지(L_4, L_5, S_1)

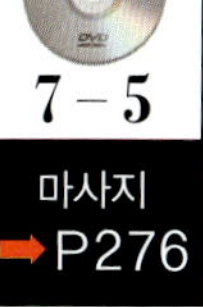

마사지 ➡P276

근육의 특징

반힘줄근(반건양근 ➡P.266)과 반막근(반막양근 ➡P.267)과 함께 햄스트링을 구성하며 넙다리두갈래근은 가쪽 햄스트링이라고 부른다. 이는곳은 두 군데이고 긴 갈래는 궁둥뼈돌기에서 짧은 갈래는 넙다리뼈의 뒤쪽에서 각각 시작된다. 힘줄은 무릎 뒤쪽을 지나 정강뼈 위쪽 부위 가쪽에 닿는다. 힘살 바로 앞부분에는 가쪽넓은근(외측광근 ➡P.258)이 있다.

주된 기능은 무릎을 굽히는 것(무릎관절의 굽힘)이다. 긴 갈래는 허벅지를 뒤쪽으로 들어 올리는 동작(엉덩관절의 폄)에도 관여한다. 보행과 주행에 필수 불가결한 근육이다 .

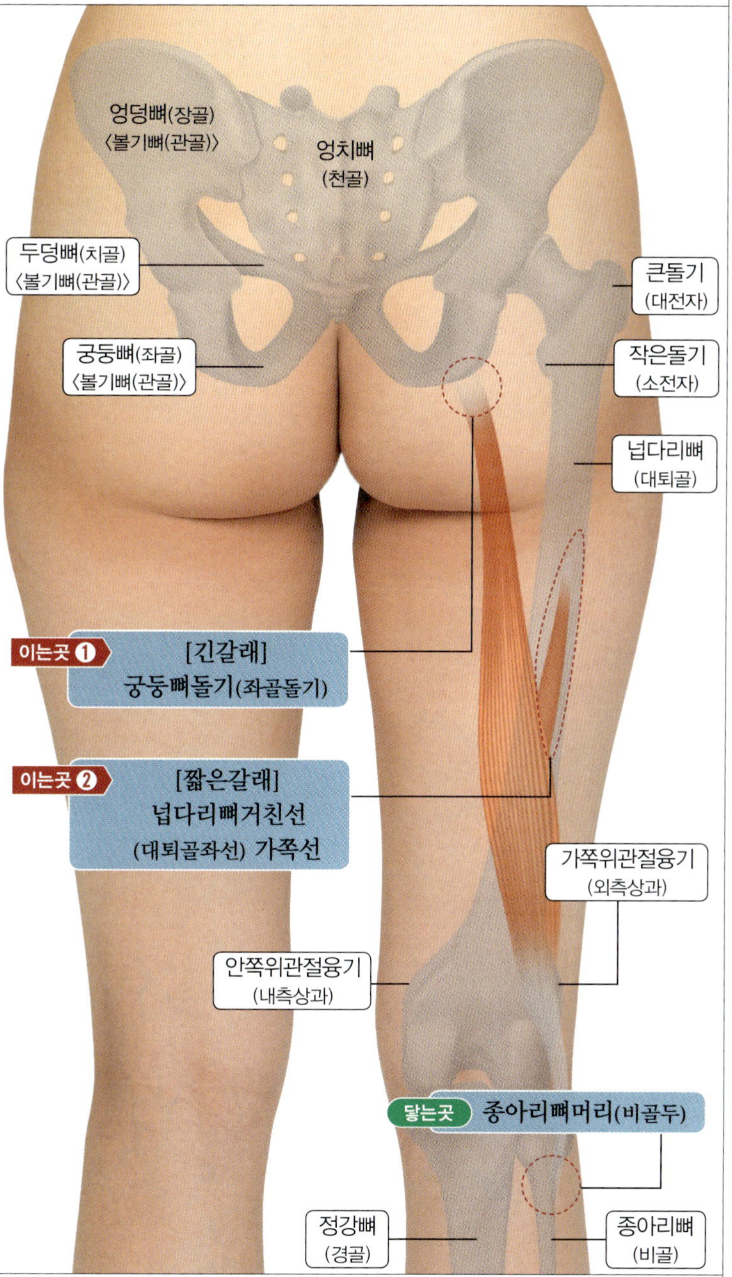

엉덩뼈(장골)
〈볼기뼈(관골)〉
엉치뼈
(천골)
두덩뼈(치골)
〈볼기뼈(관골)〉
궁둥뼈(좌골)
〈볼기뼈(관골)〉
큰돌기
(대전자)
작은돌기
(소전자)
넙다리뼈
(대퇴골)
이는곳 ❶ [긴갈래]
궁둥뼈돌기(좌골돌기)
이는곳 ❷ [짧은갈래]
넙다리뼈거친선
(대퇴골좌선) 가쪽선
가쪽위관절융기
(외측상과)
안쪽위관절융기
(내측상과)
닿는곳 종아리뼈머리(비골두)
정강뼈
(경골)
종아리뼈
(비골)

마사지 정보

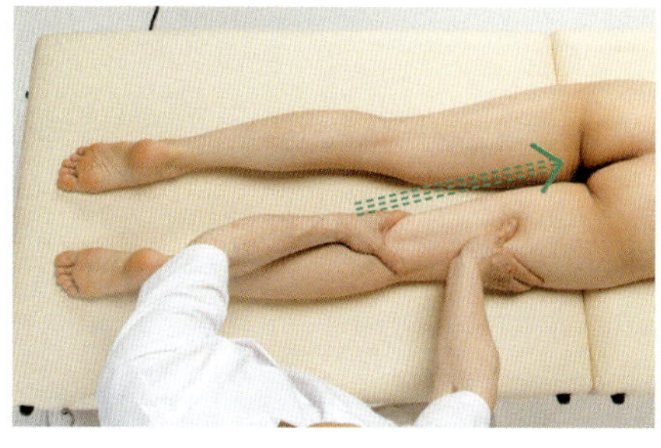

오금(슬와)뒤 가쪽에서 궁둥뼈돌기로 향하여 손바닥으로 경찰(사진)과 간헐압박, 윤상유날 등으로 시술하여 준다.

근육의 기능

- 무릎관절의 굽힘.
- 엉덩관절의 폄.

일상동작

- 걷고, 달린다.
- 계단을 오른다.
- 동작할 때와 정지할 때의 자세의 유지.
- 점프를 한다.

관련통

무릎 뒤에 둔한 통증을 일으킨다. 장딴지의 위쪽 부위와 넙다리 뒤쪽에도 퍼지는 경우도 있다.

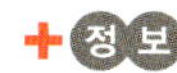

햄스트링(Hamstring)의 근육명의 유래는 허벅지근육(ham)의 뒤쪽에 있는 무릎 가까이의 줄(끈, string)처럼 보이는 것으로 유래되었다.

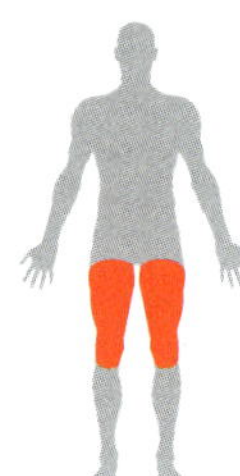

반힘줄근

반힘줄근(반건양근)《*semitendinosus*》

【근육군】 넙다리굽힘근육(대퇴의 굴근군) **【지배신경】** 궁둥신경〈정강신경(경골신경)〉〈L_4, L_5, S_1, S_2〉

DVD 7－5
마사지 ➡P276

▸ 근육의 특징

넙다리 뒤쪽에 있는 햄스트링의 하나로 반막모양근(반막양근 ➡P.267)보다도 얕은층에 있고, 넙다리두갈래근(대퇴이두근 ➡P.265)의 안쪽에 위치한다. 궁둥뼈돌기에서 시작하여 정강뼈거친면 안쪽으로 두덩정강근(박근 ➡P.263), 넙다리빗근(봉공근 ➡P.254)의 힘줄 등과 함께 거위발을 형성하여 정강뼈에 붙는다. 반막근과 합쳐서 안쪽 햄스트링이라 부른다.

이관절근(2 joint muscle)으로 허벅지를 뒤쪽으로 들어 올리는 동작(엉덩관절의 폄)과 무릎을 굽히는 동작(무릎관절의 굽힘)을 담당한다. 단 이런 2개의 동작을 동시에 하면 힘을 발휘하지 못하므로 어느 한쪽의 관절이 움직일 때에 작용한다. 단거리 달리기 선수 근육에서 이 근육의 발달을 관찰할 수 있다.

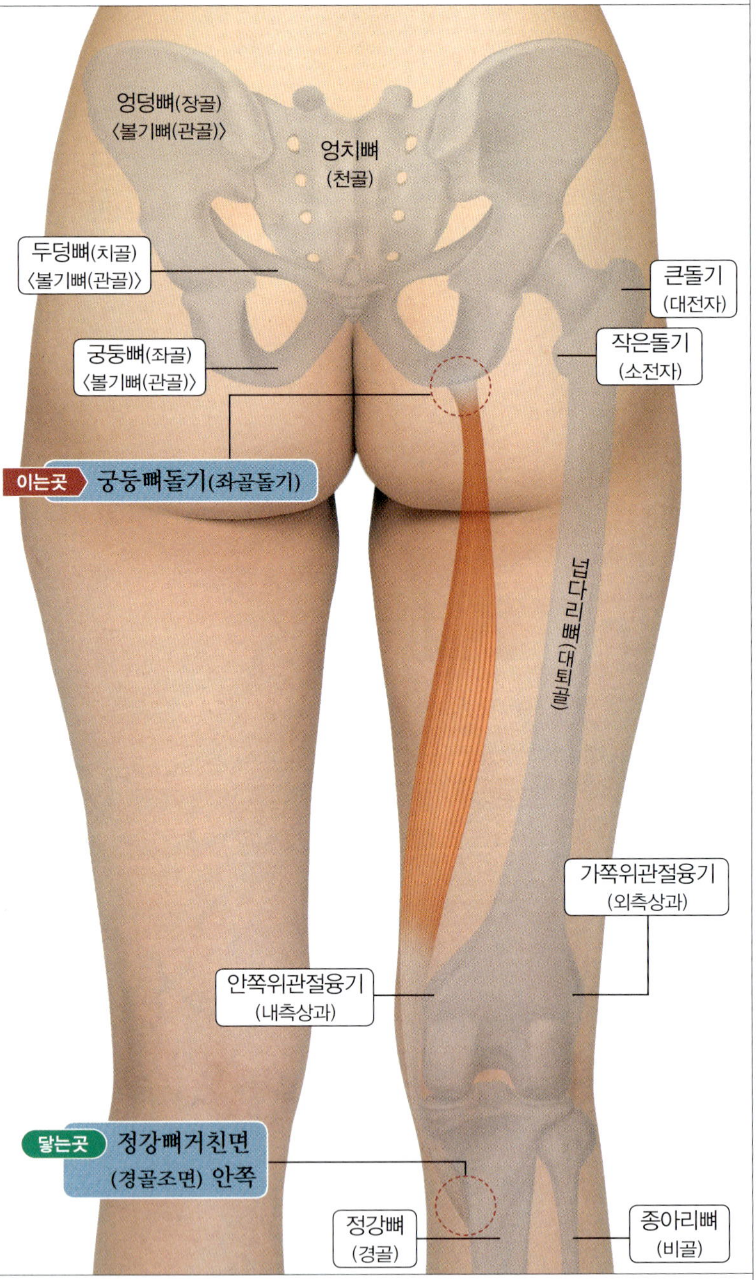

엉덩뼈(장골)
〈볼기뼈(관골)〉
엉치뼈
(천골)
두덩뼈(치골)
〈볼기뼈(관골)〉
큰돌기
(대전자)
궁둥뼈(좌골)
〈볼기뼈(관골)〉
작은돌기
(소전자)
이는곳 궁둥뼈돌기(좌골돌기)
넙다리뼈(대퇴골)
가쪽위관절융기
(외측상과)
안쪽위관절융기
(내측상과)
닿는곳 정강뼈거친면
(경골조면) 안쪽
정강뼈
(경골)
종아리뼈
(비골)

근육의 기능

- 무릎관절의 굽힘.
- 엉덩관절의 폄.

일상동작

- 걷고, 달린다.
- 돌진한다.
- 책상다리와 정좌자세에서 일어선다.

관련통

엉덩이의 시작 부위 부근(볼기부위 아래부위에서 넙다리 뒤쪽 위 부위)에 통증을 일으킨다. 다시 넙다리 안쪽과 장딴지, 무릎 안쪽까지 통증이 퍼지는 경우도 있다.

+정보 몸을 앞으로 숙여도 손끝이 바닥에 닿지 않는 것은 햄스트링의 유연성이 부족해진 것도 하나의 원인이다.

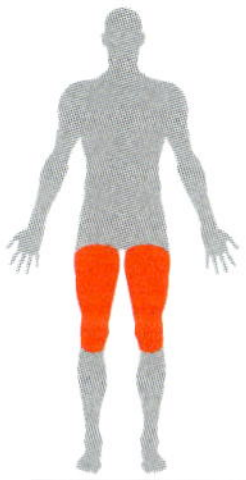

반막모양근

반막모양근(반막양근) 《*semimembranosus*》

【근육군】 넙다리굽힘근육(대퇴의 굴근군) **【지배신경】** 궁둥신경〈정강신경(경골신경)〉〈L_4, L_5, S_1, S_2〉

DVD 7-5 마사지 ➡P276

근육의 특징

넙다리뒤 안쪽의 깊은층에 있는 평편한 근육으로 안쪽 햄스트링의 하나이다. 바로 위에 있는 반힘줄근(반건양근 ➡P.266)과 함께 하나의 근육그룹으로서 작용한다. 궁둥뼈돌기에서 시작하여 정강뼈의 안쪽관절융기(내측과)의 뒤쪽에 닿는 이관절근이다. 닿는곳은 반힘줄근과 다르게 거위발과 융합하지 않는다.

주된 기능은 무릎을 굽히는(무릎관절의 굽힘)으로 있다. 허벅지를 뒤쪽으로 들어 올리는 동작(엉덩관절의 폄)에도 작용한다. 달리 때에 자주 사용되는 근육으로 알려져 있다.

안쪽 햄스트링으로 촉진할 수 있는데, 반힘줄근과 식별하는 것은 어렵다.

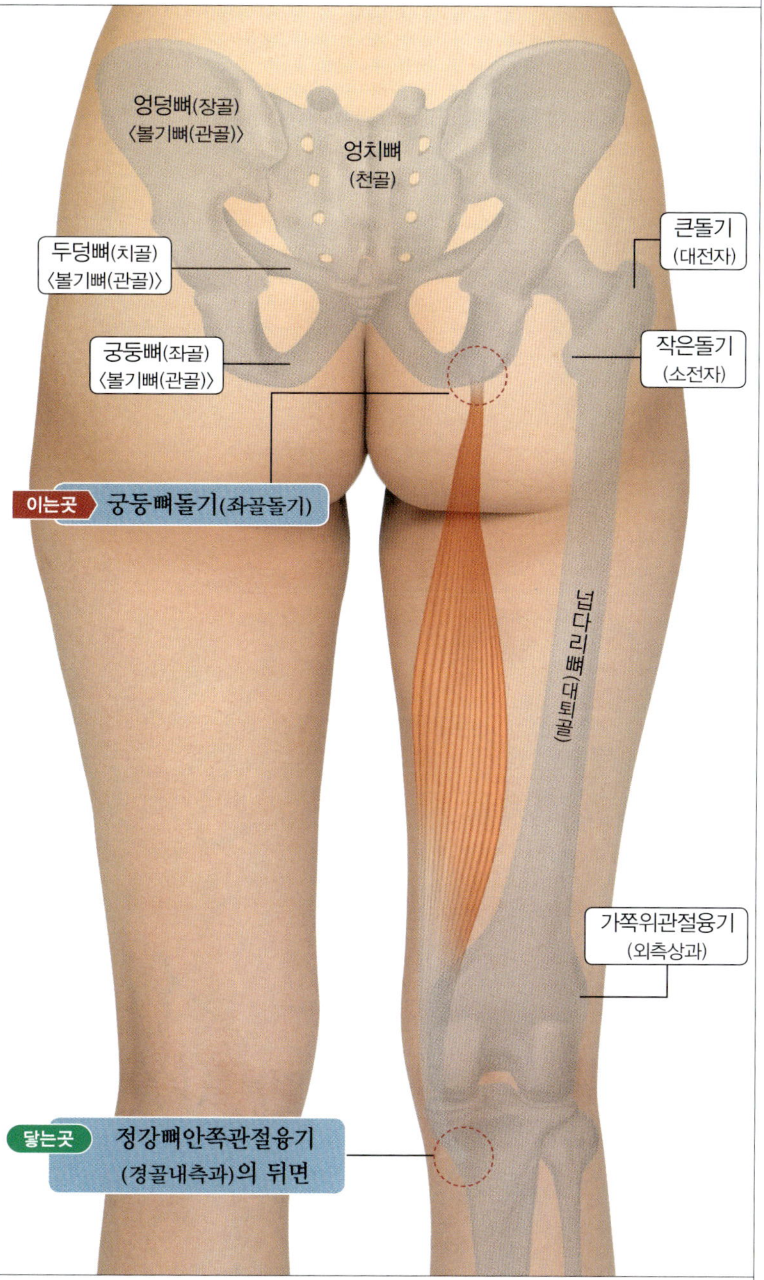

엉덩뼈(장골)〈볼기뼈(관골)〉

엉치뼈(천골)

두덩뼈(치골)〈볼기뼈(관골)〉

큰돌기(대전자)

궁둥뼈(좌골)〈볼기뼈(관골)〉

작은돌기(소전자)

이는곳 궁둥뼈돌기(좌골돌기)

넙다리뼈(대퇴골)

가쪽위관절융기(외측상과)

닿는곳 정강뼈안쪽관절융기(경골내측과)의 뒤면

마사지 정보

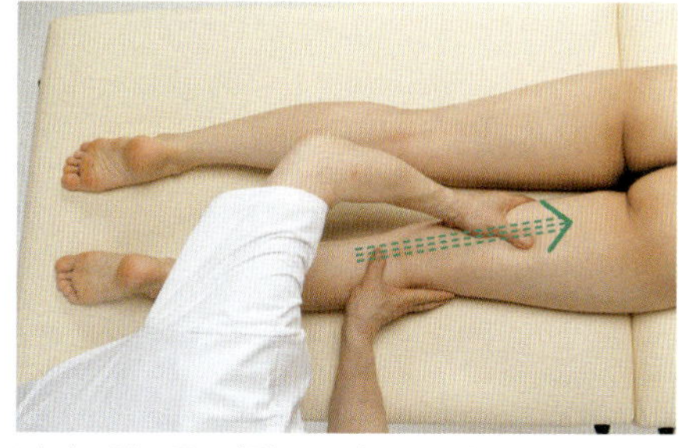

반막모양근은 반힘줄근과 동시에 시술한다. 무릎 뒤 안쪽에서 궁둥뼈돌기까지 손바닥으로 경찰(사진)과 파압유날로 마사지를 한다.

근육의 기능

- 무릎관절의 굽힘.
- 엉덩관절의 폄.

일상동작

- 걷고, 달린다.
- 계단을 오른다.
- 발을 뒤쪽으로 찰 때 몸통의 굽힘을 방지한다.

관련통

엉덩이 시작 부근에 통증을 일으킨다. 햄스트링의 근육 긴장은 만성적인 요통의 원인이 되는 경우가 많다.

+정보 안쪽 햄스트링에 있는 반힘줄근(반건양근)과 반막모양근(반막양근)은 무릎을 굽힐 때에 종아리(하퇴)를 안쪽으로 돌리는 작용도 있다.

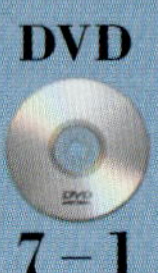

볼기부위의 마사지

《시술 준비》

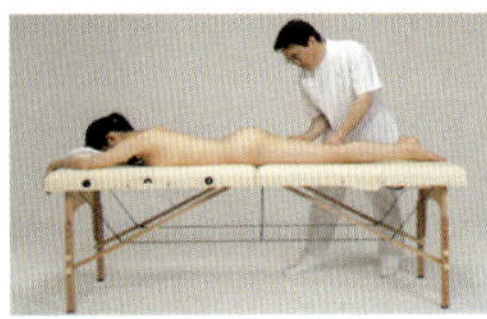

- 피시술자는 엎드려 누운 자세를 한다.
- 시술자는 시술쪽의 볼기부위의 시술하기 쉬운 위치(넙다리부위 가쪽)에 선다.
- 시술은 피시술자의 머리쪽 또는 볼기부위로 향하여 자세를 잡는다.
- 피시술자의 프라이버시를 배려한다(➡ P.59).

마사지 시간

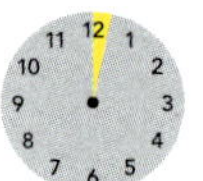

약 2 분

〈촉진〉

중간볼기근 (중둔근)

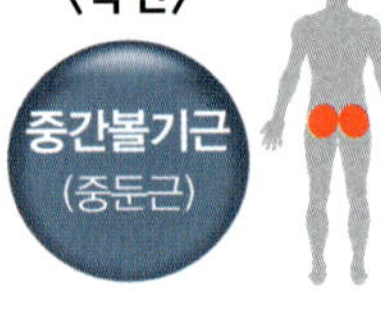

중간볼기근은 닿는곳의 큰돌기(대전자)를 중심으로 엉덩뼈능선(장골릉)으로 향하여 부채꼴로 넓다. 앞모서리(전부섬유군)는 위앞엉덩뼈가시(상전장골극)에서 큰돌기로, 뒤모서리(후부섬유군)는 위뒤엉덩뼈가시(상후장골극)에서 큰돌기 범위에 있다.

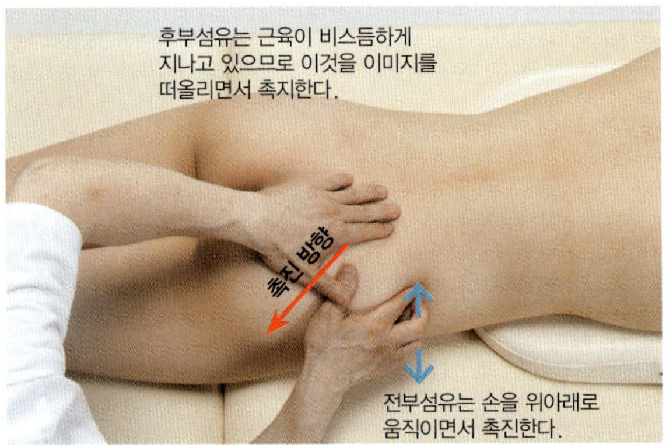

〈촉진〉

큰볼기근 (대둔근)

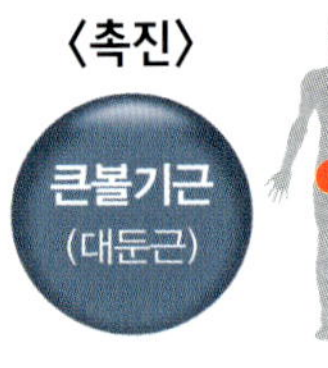

큰볼기근은 볼기부위 피부 아래를 가쪽 아래로 지나는 큰 근육이다. 엎드려 누운 상태로 무릎을 90도 굽히고(굴곡) 엉덩관절을 폄(신전)시키면 근육의 윤곽을 촉진할 수 있다. 즉 볼기부위를 가쪽 위에서 안쪽 아래로 피부아래 근육을 만질 수 있도록 가볍게 촉진한다.

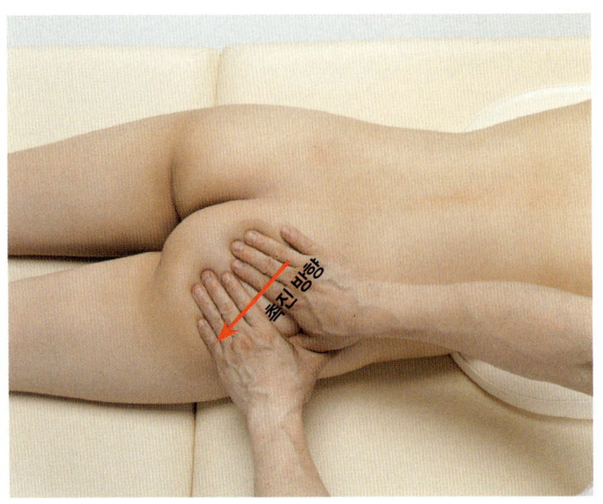

1 교대성 양수장경찰

큰돌기보다 부채살 형태로으로 볼기부위[볼기고랑(둔구)~골반의 가쪽까지] 전체를 좌우의 손바닥으로 교대로 경찰한다.

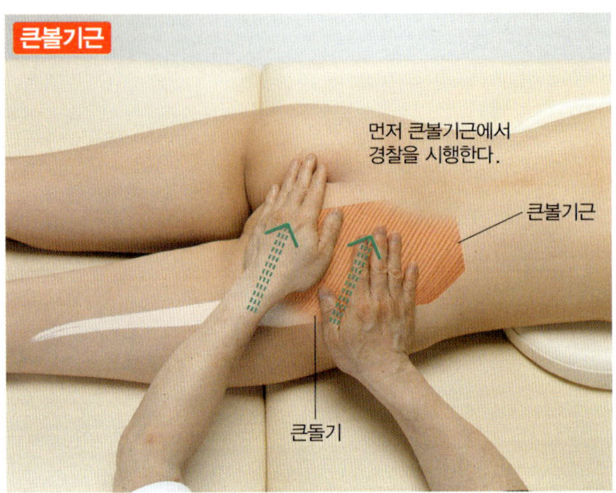

▼

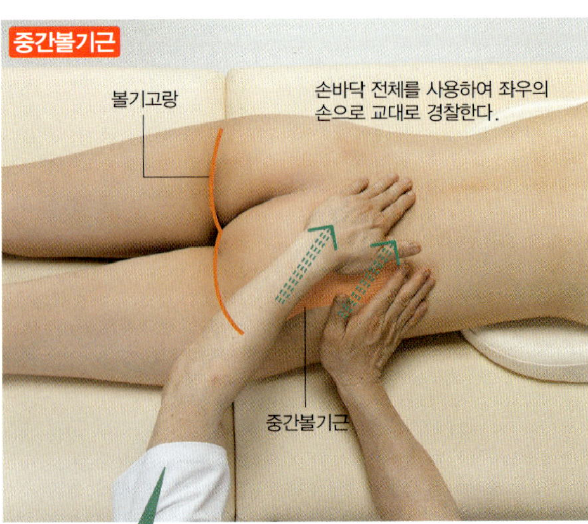

큰볼기근과 중간볼기근으로 나눠서 시행한다.

볼기고랑에서 골반가쪽까지 볼기부위 전체를 시행한다.

+정보 큰볼기근(➡ P.246)은 엉덩관절이 15도 이상 폄(신전)되었을 때에 움직이므로 일반 보행에서는 많이 사용되지 않는다.

개요

볼기부위의 근육은 넙다리부위의 폄(뒤쪽으로 펴는 자세)과 벌림(가쪽으로 발을 벌린다), 엉덩관절의 안쪽돌림(서있는 자세에서 발끝을 안쪽으로 돌린다), 가쪽돌림(서있는 자세에서 발끝을 가쪽으로 돌린다). 한 다리로 서있을 때 지지 등의 동작에 작용한다. 시술은 큰볼기근과 중간볼기근을 이미지를 떠올리면서, **큰돌기에서 부채살 형태로 시행**하는 것이 기본이다. 엉덩뼈능선(장골릉) 부근은 시술의 강도를 약하게 하여 통증이 생기지 않도록 한다.

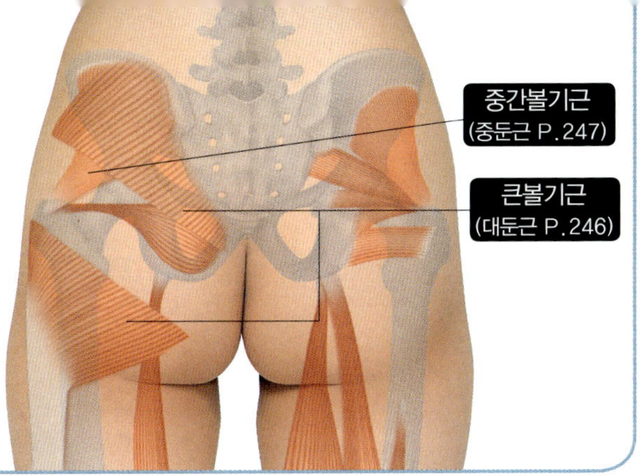

2 수근유날

큰돌기보다 부채살 형태로 볼기부위(볼기고랑에서 골반의 주위까지) 전체를 한쪽 손의 손목을 사용하여 유날한다.

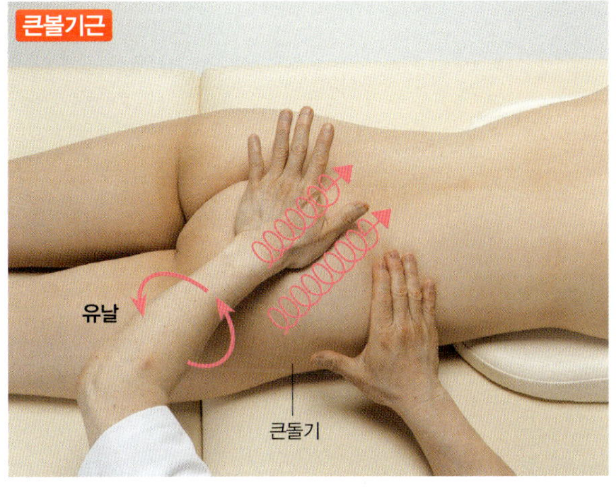

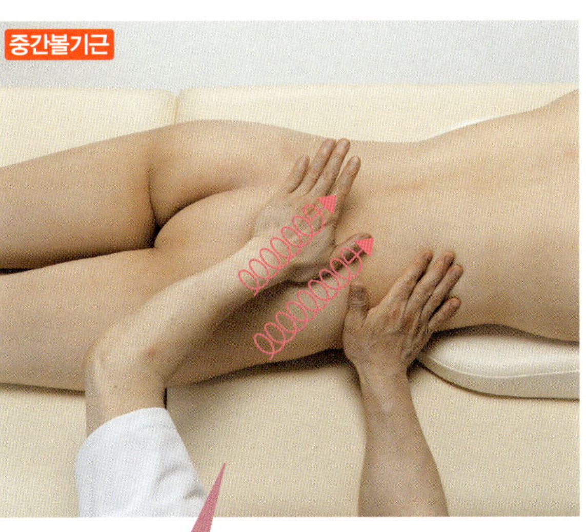

가쪽에서 안쪽으로

큰돌기에서 엉치뼈 가쪽 모서리까지 유날한다.

3 무지압박

큰돌기에서 부채살 형태로 볼기부위(볼기고랑~골반 주위까지) 전체를 한쪽의 엄지손가락으로 압박한다. 전체를 4루트로 나눠서 1루트씩 세 곳을 시행한다.

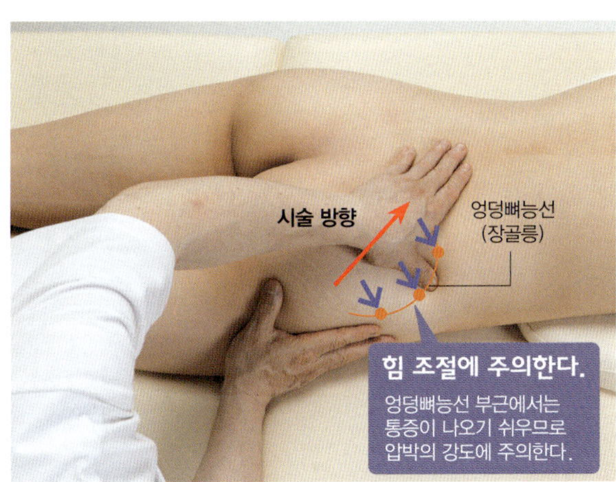

힘 조절에 주의한다.

엉덩뼈능선 부근에서는 통증이 나오기 쉬우므로 압박의 강도에 주의한다.

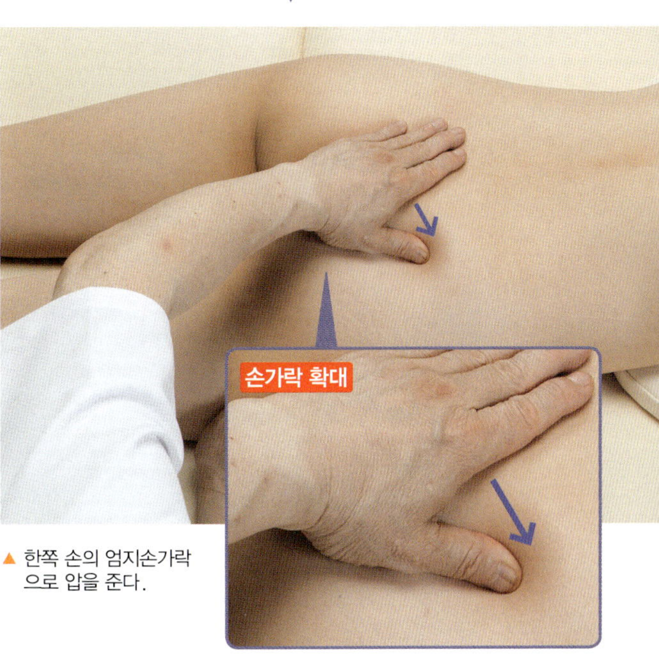

▲ 한쪽 손의 엄지손가락으로 압을 준다.

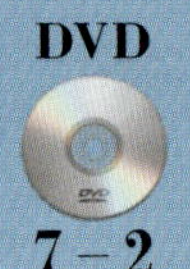

큰볼기부위(앞면)의 마사지

《시술 준비》

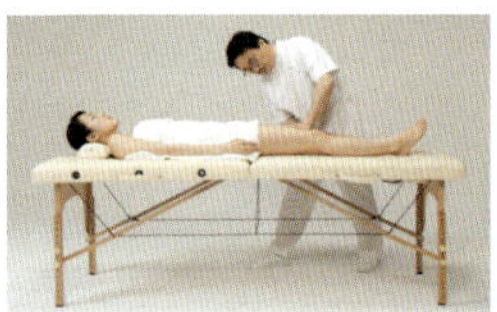

- 피시술자는 바로 누운 자세를 한다.
- 시술자는 피시술자의 무릎 가까이 가쪽에 선다.
- 시술은 피시술자의 머리 쪽 또는 넙다리부위를 향하여 자세를 잡는다.
- 피시술자의 프라이버시를 배려한다(➡P.59).

마사지 시간

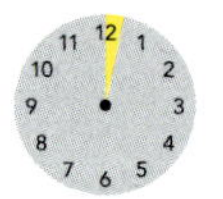

약 2 분

〈촉진〉

넙다리곧은근 (대퇴직근)

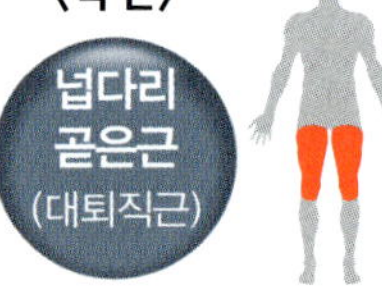

위앞엉덩뼈가시(상전장골극)의 바로 아래 네손가락 부분에서 대퇴직근(봉공근)과 넙다리근막긴장근(대퇴근막장근)의 사이 및 무릎관절을 편 채(신전) 가볍게 다리를 올리면, 넙다리 앞면 중앙에 힘살이 안가쪽넓은근(내외측광근) 사이에서 촉진할 수 있다.

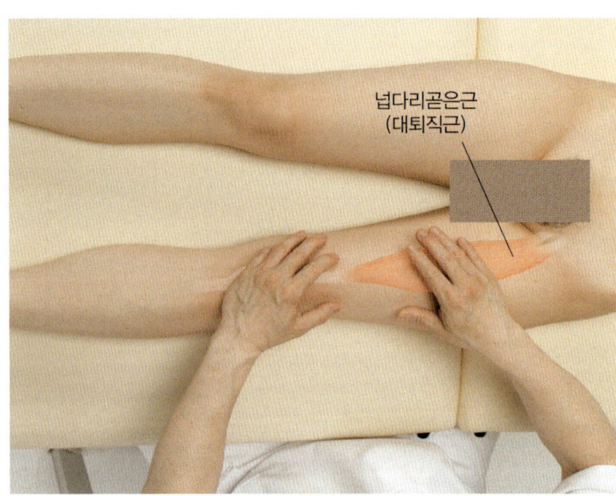
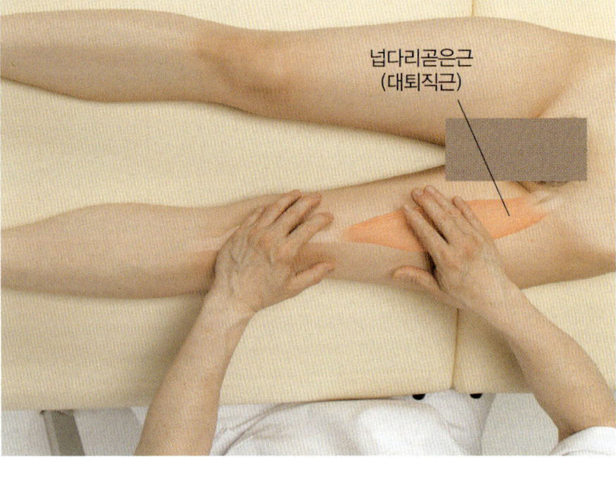

〈촉진〉

안쪽넓은근 (내측광근)

바로 누운자세에서 무릎을 강하게 폄(신전)시킬 때에 무릎뼈 안쪽 위로 융기된 단단한 힘살이 만져진다. 넙다리곧은근과의 근육고랑(근구)을 구별하면서 그 크기를 확인한다.

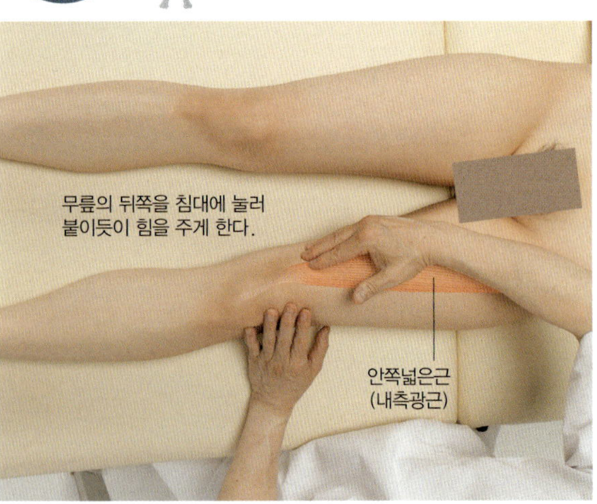

1 수장경찰

무릎뼈위모서리(슬개골상연)에서 위앞엉덩뼈가시(상전장골극)로 향하여 손바닥 전체를 넓게 피부에 밀착시켜서 경찰한다.

넙다리부위 전체를 의식

넙다리부위의 앞면 전체를 부위를 나눠서 경찰한다.

2 수장파압간헐압박

순서 1과 같은 라인을 넙다리 앞부위의 근육군을 손바닥으로 크게 파악하여, 간헐적으로 압박한다. 대여섯 곳을 시행한다.

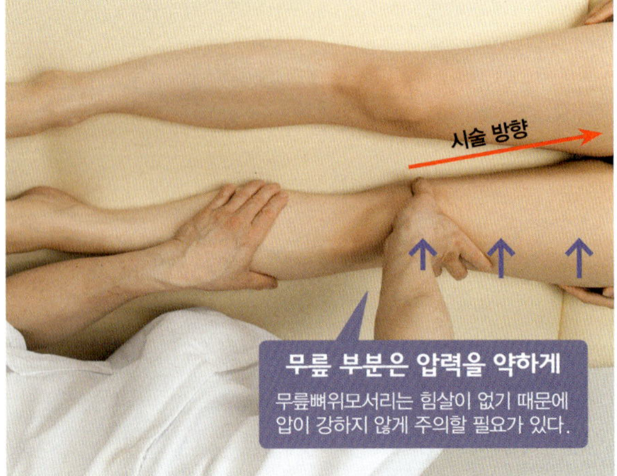

무릎 부분은 압력을 약하게

무릎뼈위모서리는 힘살이 없기 때문에 압이 강하지 않게 주의할 필요가 있다.

+정보 넙다리곧은근(대퇴직근 ➡P.255)에 의해 아래앞엉덩뼈가시(하전장골극)가 잡아당겨지면, 골반이 앞으로 기우는 자세(전경)가 된다. 힘살이 약해지면 이것에 대항할 수 없게 되고 허리뼈가 앞으로 기우는 자세가 된다.

개요

넙다리부위는 **엉덩관절과 무릎관절을 굽히고 폄시키는(굴신) 근육**이 모여 있고, 보행에서 중요한 기능을 담당하는 부위이다. 시술은 앞쪽, 안쪽, 가쪽, 뒤쪽의 네 부위로 나눠서 시행한다. 크고 긴 근육이 많기 때문에 시술자는 체중의 이동과 머리부위가 피시술자에게 가능한 한 가까워지지 않도록 주의한다. 음부에 가깝기 때문에 **타월을 덮는 등 충분한 배려**가 필요하다.

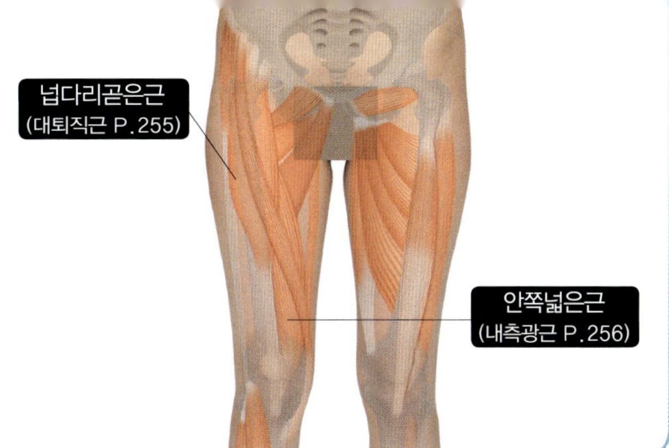

3 수장파악 윤상유날

순서 1과 같은 라인을 손바닥으로 크게 근육을 파악하면서 유날한다. 손가락 끝으로 잡지 않도록 주의한다.

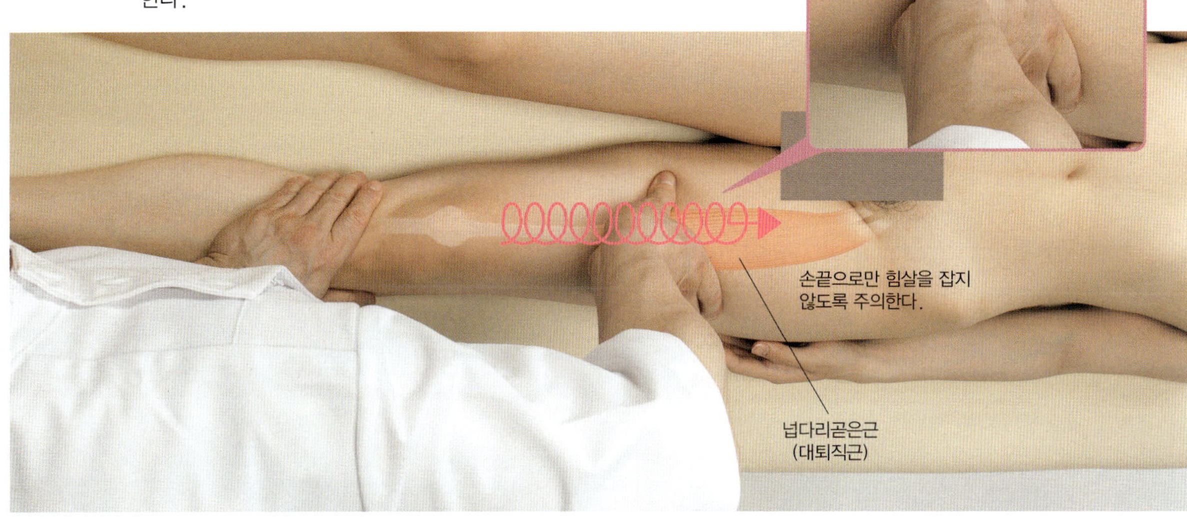

4 거절상유날

양손바닥을 넙다리 앞면에 수직으로 놓고, 양손으로 가볍게 파악하여 좌우의 손을 교대로 움직이면서 무릎을 위에서 위쪽으로 이동한다.

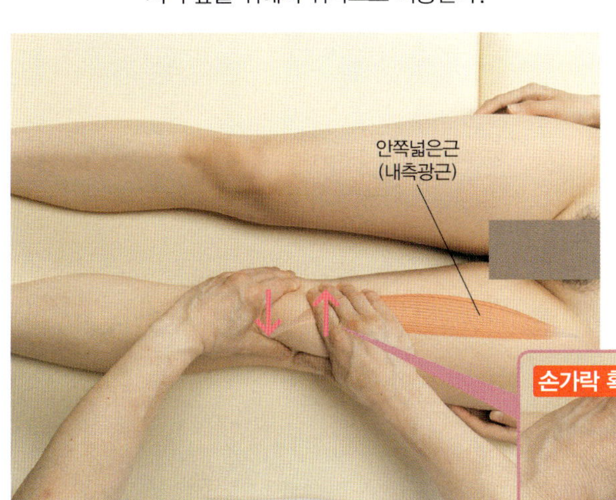

▶ 안, 가쪽으로 움직이면서 유날한다.

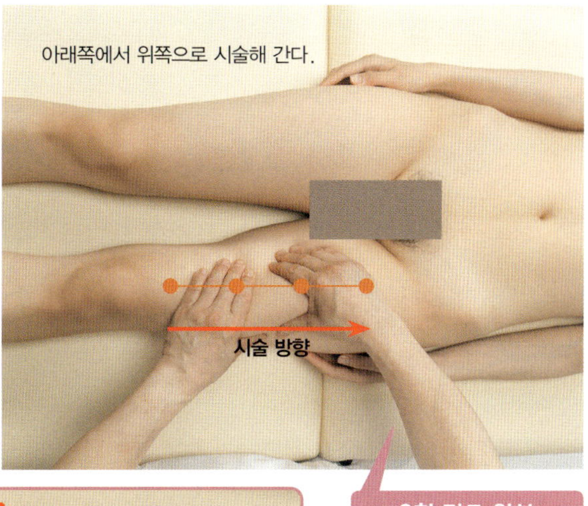

3회 정도 왕복

한 곳당 3회 정도 왕복하고, 세네곳을 시행한다.

DVD 7-3

넙다리부위(안쪽면)의 마사지

《시술 준비》

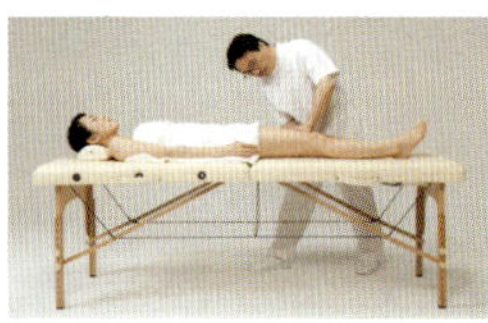

- 피시술자는 침대에 바로누운자세를 한다. 프라이버시를 배려한다(➡ P.59).
- 시술자는 시술하는 쪽 무릎 근처에서 시술하기 쉬운 위치에 선다.
- 시술은 피시술자의 머리쪽 또는 넙다리부위를 향하여 자세를 잡는다.
- 넙다리 안쪽의 시술은 무릎관절 또는 그 아래부위에서 엉덩두덩오목(장치와)으로 향하는 경로를 시행한다.

마사지 시간

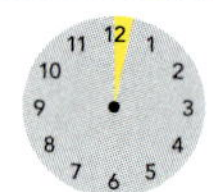

약 2 분

〈촉진〉

넙다리빗근 (봉공근)

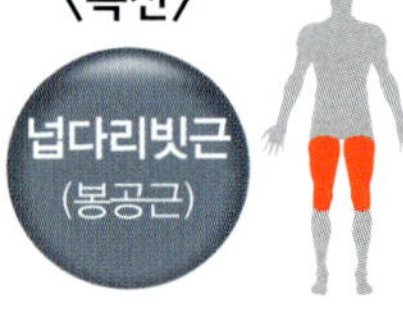

넙다리빗근은 넙다리 안쪽을 위쪽에서 아래쪽(무릎 안, 뒤쪽)으로 비스듬히 지나고 있는 근육이다. 이는곳의 위앞엉덩뼈가시의 아래쪽에서 집게손가락을 놓고 엉덩관절을 굽힐 때에 안쪽에서 만져지는 힘살로 그 근육의 폭을 확인하면서 근육의 주행을 촉지한다.

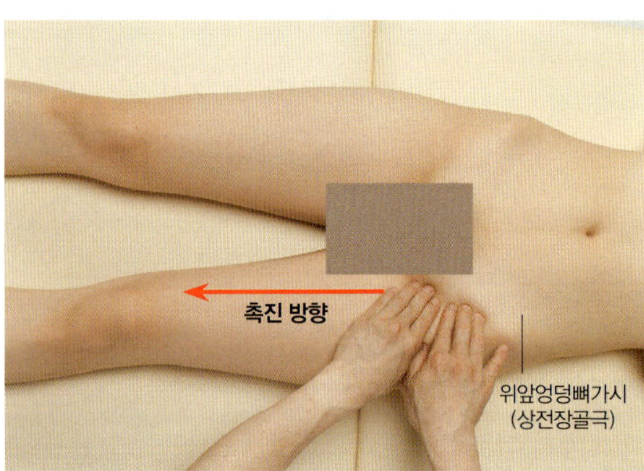

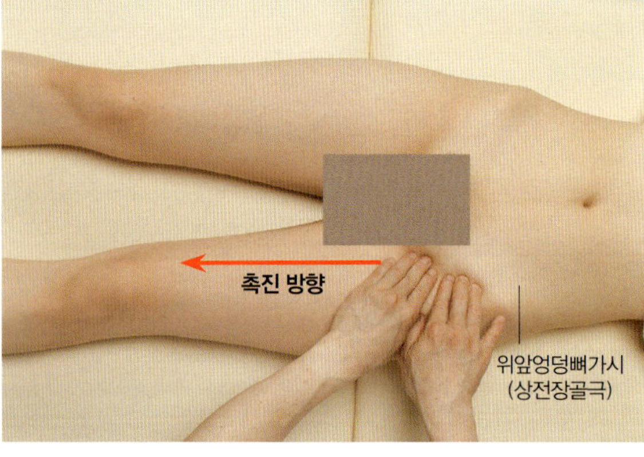

〈촉진〉

긴모음근 (장내전근)

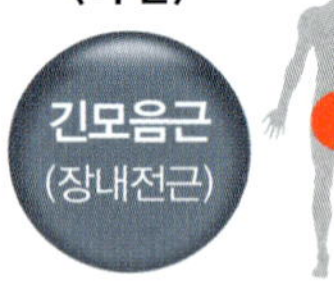

긴모음근은 넙다리부위의 안쪽중앙에 있고, 앞부위의 넙다리빗근(봉공근)과 뒤쪽의 두덩정강근(박근)의 사이에서 촉지할 수 있다. 두덩뼈돌기에서 넙다리뼈의 몸쪽 1/3(앞모서리)과 먼쪽 1/3(뒤모서리)을 연결한 선 안에 있다. 그 범위를 이미지를 떠올리며 네손가락으로 앞뒤쪽으로 움직이면서 촉지한다.

살고랑인대의 아래 부위에 네손가락을 넣는다.

1 수장경찰

무릎안쪽에서 샅굴부위 중앙으로 향해 손바닥 전체를 피부에 밀착시켜 경찰한다.

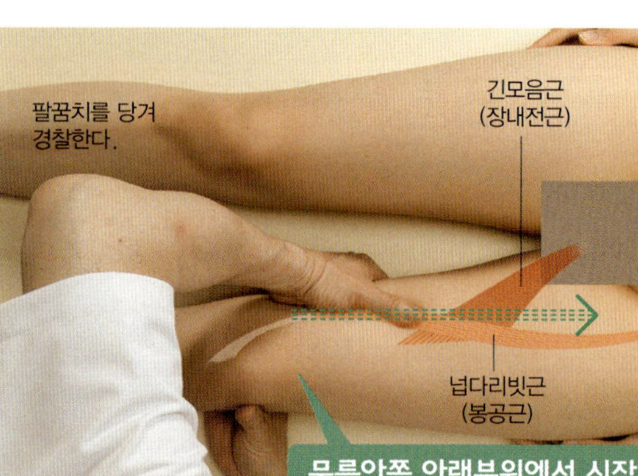

2 수장파악간헐압박

무릎의 안쪽에서 샅굴부위 중앙까지 손바닥 전체로 크게 모음근군(내전근군)을 파악하여 가쪽으로 향하여 간헐적으로 압박한다. 넙다리 위쪽은 서서히 넙다리 앞면으로 이동하여 음부를 만지지 않도록 충분히 주의한다. 네다섯 곳 정도 시행한다.

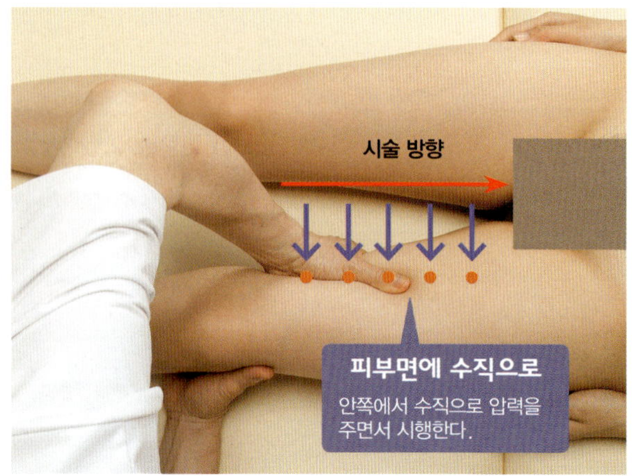

+정보 넙다리빗근(봉공근 ➡ P.254)은 인체 안에서 가장 긴 리본 형태의 근육이다.

개요

넙다리부위의 안쪽면은 **긴모음근(장내전근)**, **큰모음근(대내전근)**, **넙다리빗근(봉공근)**, **두덩정강근(박근)** 등의 안쪽근육군(내측근군)이 주행하고, 엉덩관절의 모음, 굽힘, 폄 등을 시행한다. 시술은 **슬관절 안쪽에서 엉덩두덩오목(장치와)으로 향하여 시행**하는 것이 기본이다. 엉덩두덩오목은 넙다리삼각[샅고랑인대, 넙다리빗근, 긴모음근으로 둘러싸인 얕은오목(천와)] 안에서 샅고랑인대의 바로 아래에 있는 엉덩허리근과 두덩근의 사이의 삼각부에 있다. 시술이 끝나는 부위는 **음부를 만지지 않도록** 충분히 주의한다.

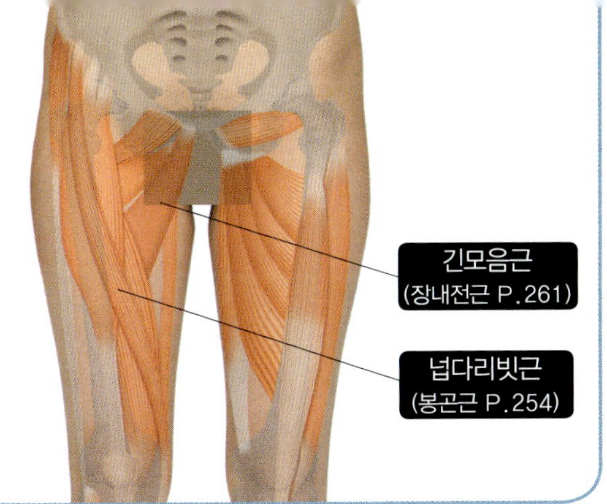

3 수장파악유날

무릎 안쪽에서 샅굴부위 중앙까지 손바닥으로 모음근군(내전근군)을 크게 파악한 채 원을 그리면서 유날한다. 네다섯 곳을 시행한다.

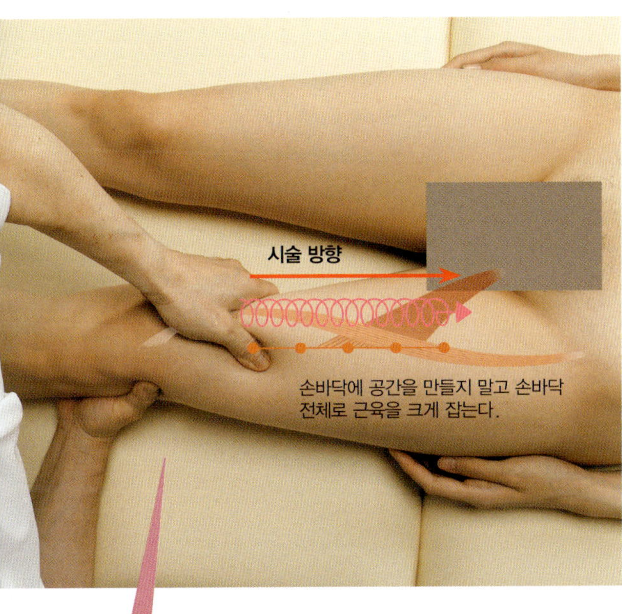

손가락이 아니라 손바닥으로

파악할 때는 손끝으로 힘을 주면 근육에 통증이 생기는 경우가 있다.

이곳에 공간이 생기면 안 된다.

4 거절상유날

무릎 안쪽에서 샅굴부위 중앙까지 양손의 네손가락과 엄지손가락의 사이에 모음근군을 파악하여, 좌우의 손을 교대로 위아래로 움직여(근육을 비튼다) 유날한다. 한 곳에서 3회 정도 왕복한다. 전체적으로 네다섯 곳을 시행한다.

통증이 생기지 않도록

위아래로 움직일 때 통증이 발생하지 않도록 주의한다.

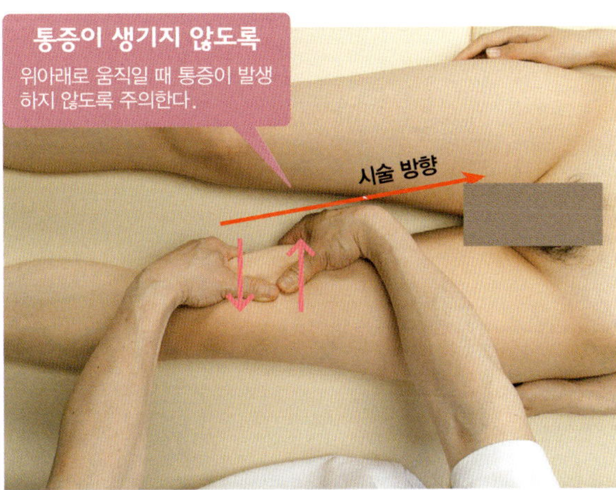

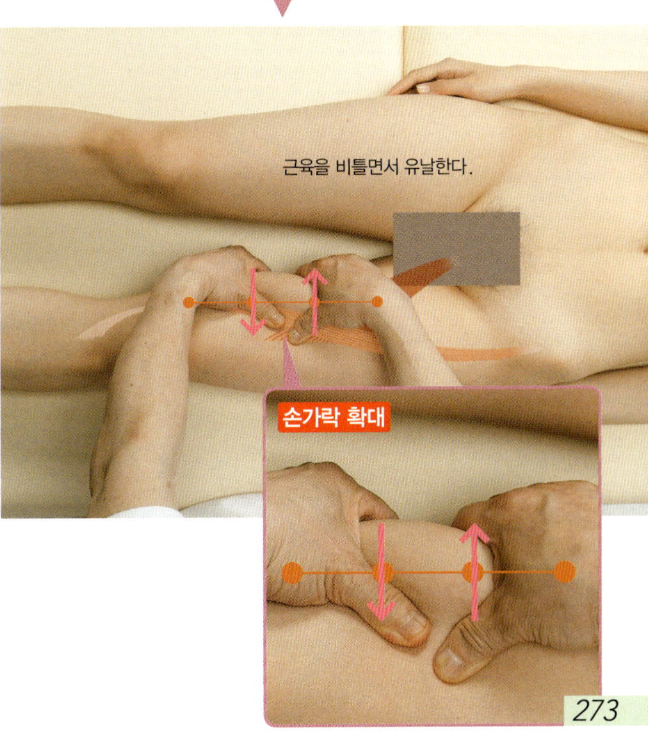

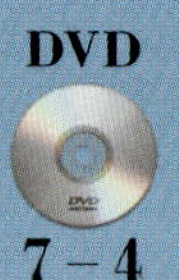

넙다리부위(가쪽면)의 마사지

《시술 준비》

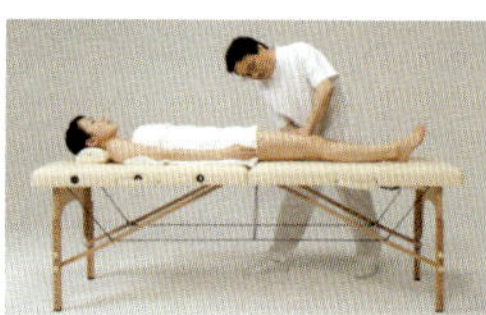

- 피시술자는 침대에 바로 눕는다.
- 시술자는 시술 쪽의 무릎 근처에 시술하기 쉬운 위치에 선다.
- 시술은 피시술자의 머리쪽 또는 넙다리로 향하게 자세를 잡는다.
- 무릎관절 가쪽 또는 그 아래 부위에서 큰돌기로 향하는 경로를 시행한다.
- 피시술자의 프라이버시를 배려한다(➡ P.59).

마사지 시간

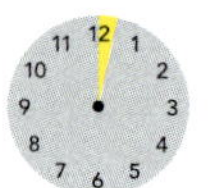

약 2 분

〈촉진〉

넙다리 근막긴장근 (대퇴근막장근)

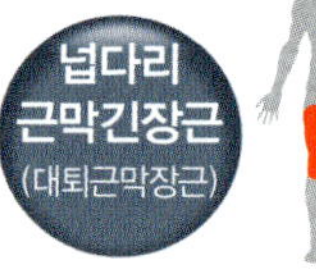

위앞엉덩뼈가시의 가쪽에서 큰돌기 앞쪽을 지난다. 위앞엉덩뼈가시 아래에서 네손가락을 볼기부위로 향하게 놓는다. 무릎 폄자세로 엉덩관절을 들어 올릴 때에 그 네손가락으로 볼기부위 방향(뒤쪽)으로 압박하고, 그대로 아래쪽으로 당기면 근육을 촉지할 수 있다.

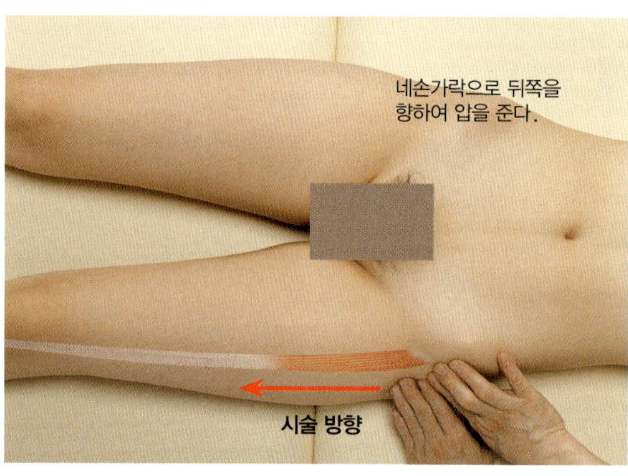
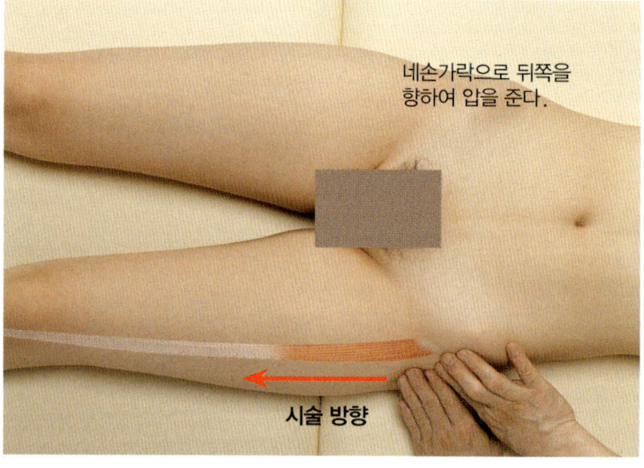

〈촉진〉

가쪽넓은근 (외측광근)

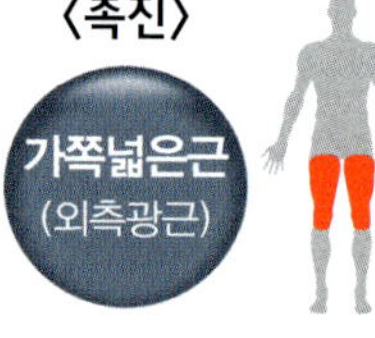

무릎관절폄자세로 엉덩관절을 굽히면(앞쪽으로 올림) 넙다리 앞가쪽면에서 무릎뼈부터 4 cm 정도 위쪽에 힘살이 보인다. 이것이 본 근육이다. 대퇴에서 직각으로 네손가락을 움직여 촉지한다.

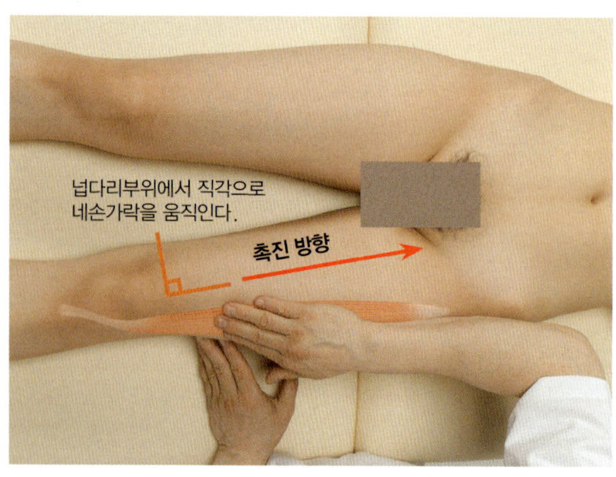

1 수장경찰

무릎관절 가쪽에서 큰돌기까지 넙다리 가쪽의 근육을, 아래팔을 대퇴에서 수직으로 수장 전체를 피부에 밀착시켜서 경찰한다.

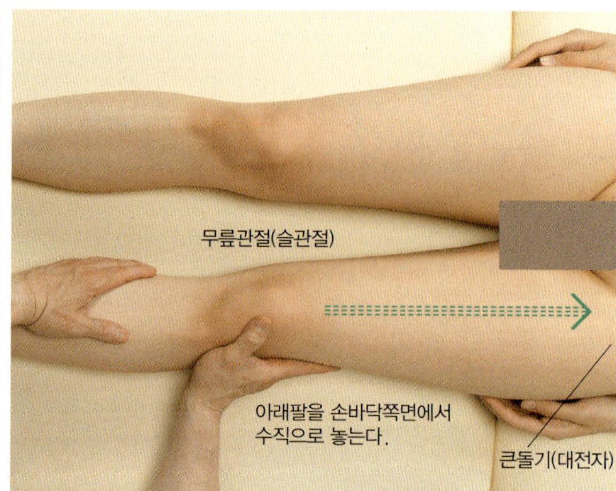

▼

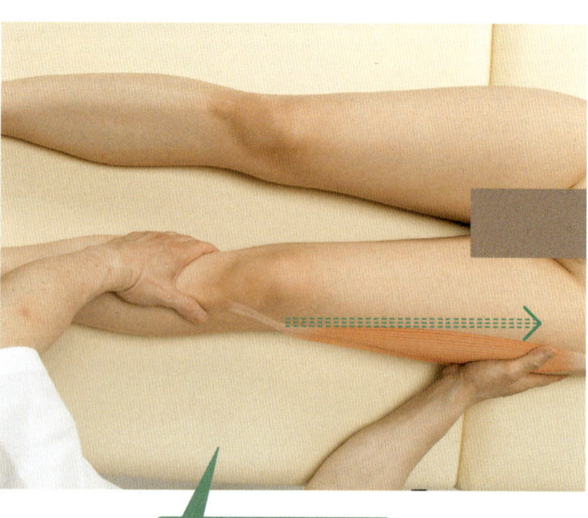

엉덩관절의 위쪽까지

무릎관절에서 시작하여 엉덩관절을 넘어가는 부분까지 경찰한다.

+정보 넙다리근막긴장근(➡ P.249)은 엉덩근막정강띠에 부착하는 근육으로 깊은 근막을 긴장시킨다.

개요

넙다리의 가쪽면에는 **넙다리근막긴장근, 가쪽넓은근**(넙다리네갈래근의 하나) 등의 근육이 있다. P.274~275의 중간볼기근과 함께 엉덩관절을 벌림, 그 외의 엉덩관절의 굽힘, 안쪽돌림, 무릎관절의 폄 등으로 시행한다. 시술 경로는 **무릎관절의 가쪽에서 큰돌기까지를 시술**한다. 엉덩근막정강띠 부근은 근육층도 얇으므로 압박할 때에 통증이 발생하기 쉬우므로 힘 조절에 주의한다.

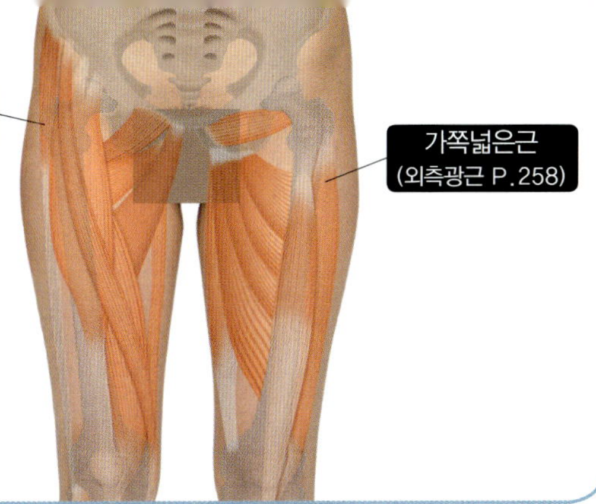

2 수장파악간헐압박

무릎관절 가쪽에서 큰돌기로 향하여 넙다리 가쪽의 근육군을 손바닥으로 크게 파악하여, 2~3회씩 간헐적으로 압박한다. 전체를 네다섯 곳으로 나눠서 시행한다.

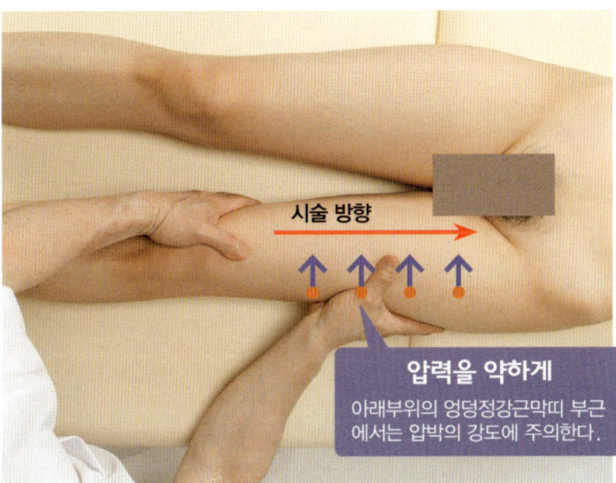

압력을 약하게
아래부위의 엉덩정강근막띠 부근에서는 압박의 강도에 주의한다.

3 수장파악윤상유날

무릎관절 가쪽에서 큰돌기까지의 범위를 손바닥을 넓게 놓고 원을 그리면서 2~3회 유날한다. 전체적으로 네다섯 곳을 시행한다.

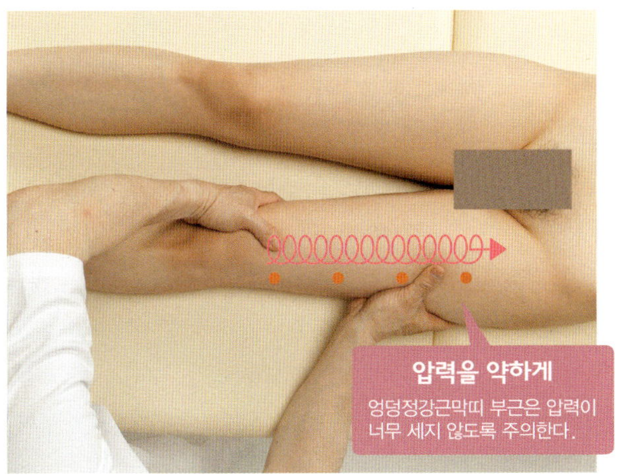

압력을 약하게
엉덩정강근막띠 부근은 압력이 너무 세지 않도록 주의한다.

4 지과경찰

무릎관절 가쪽에서 큰돌기까지 네손가락의 등쪽을 시술부위에 밀착시켜 경찰한다.

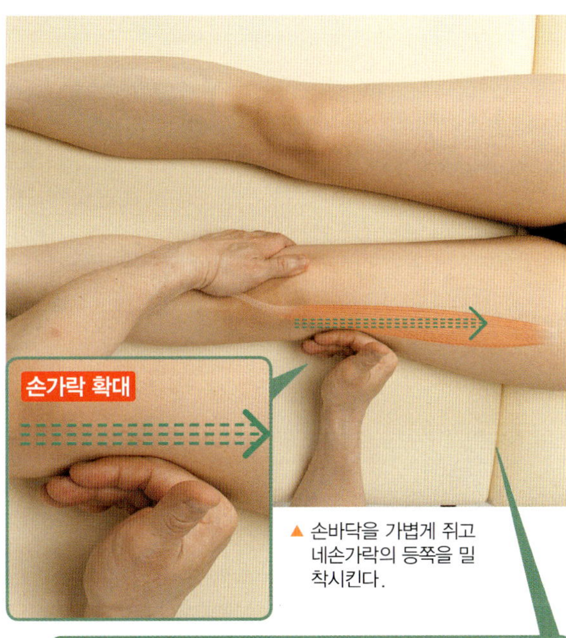

손가락 확대

▲ 손바닥을 가볍게 쥐고 네손가락의 등쪽을 밀착시킨다.

힘을 빼준다.
큰돌기부위 부근에서는 손목을 등쪽굽힘(배굴)되도록 힘을 빼준다.

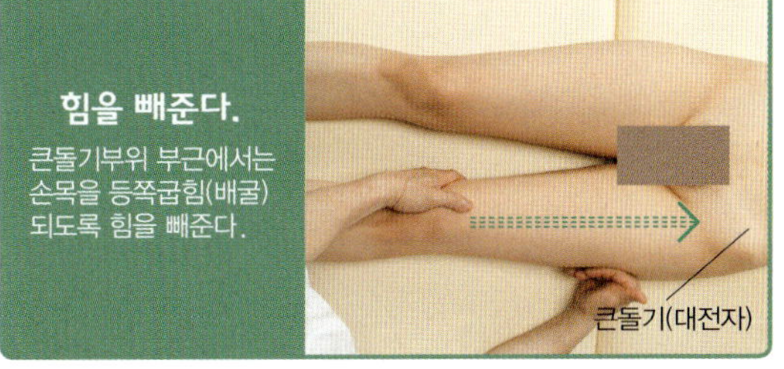

▼

머리쪽에서

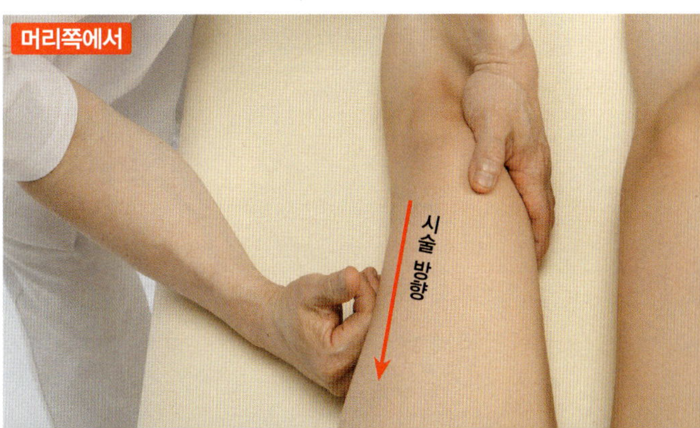

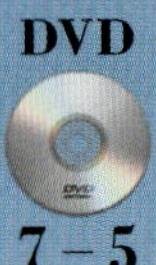

넙다리부위(뒤면)의 마사지

《시술 준비》

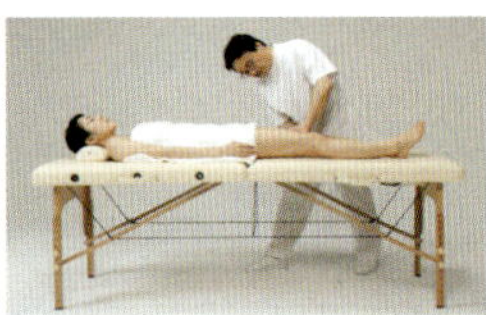

- 피시술자는 엎드린 자세를 한다.
- 피시술자는 무릎의 근처에 서서 피시술자의 머리쪽 또는 넙다리부위에 닿게 선다. 시술 방향으로 이동하기 쉬운 위치를 잡는다.
- 피시술자의 상반신에 타월을 덮는다.
- 피시술자의 프라이버시를 배려한다(➡ P.59).

마사지 시간

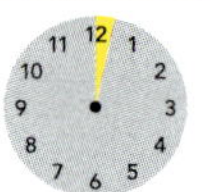

약 2 분

〈촉진〉

넙다리두갈래근(대퇴이두근)

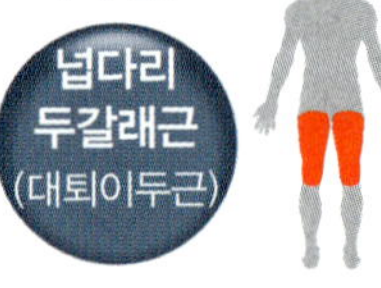

궁둥뼈돌기에서 종아리뼈머리(비골두)에 닿고 있는 이미지를 떠올리면서 종아리뼈머리에 가까운 힘줄(무릎을 굽히면 촉진하기 쉽다)을 궁둥뼈돌기로 향하여 위쪽으로 더듬어 가면, 근육 폭과 힘살을 넙다리뼈와 직각으로 네손가락으로 촉지한다.

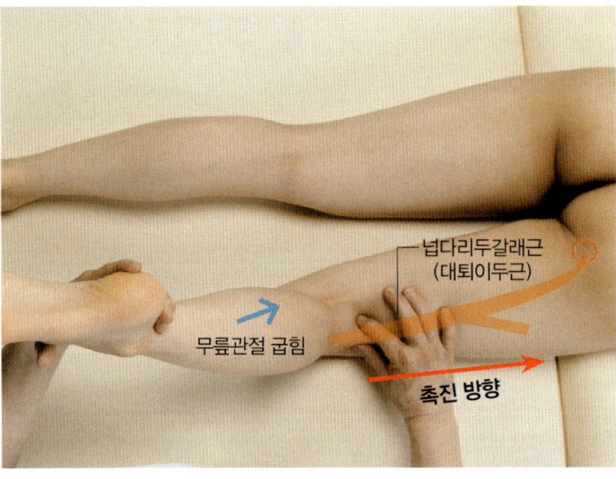
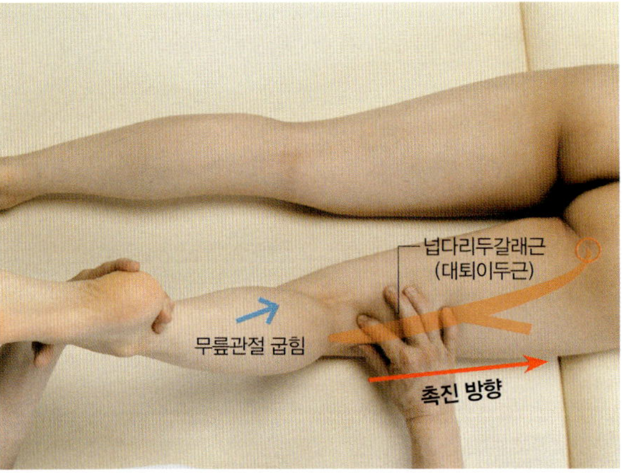

〈촉진〉

반힘줄근(반건양근) **반막모양근**(반막양근)

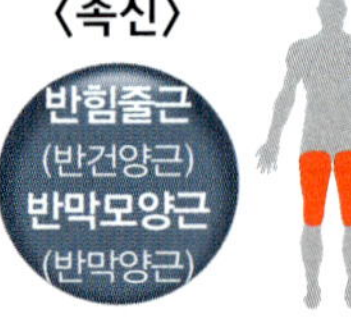

무릎을 굴곡하면 오금(슬와)의 안쪽에 이런 힘줄을 촉지할 수 있다. 이것을 궁둥뼈돌기로 향하여 위쪽으로 더듬어 가면, 근육의 근육 폭과 힘살을 넙다리뼈와 직각으로 네손가락으로 촉지한다.

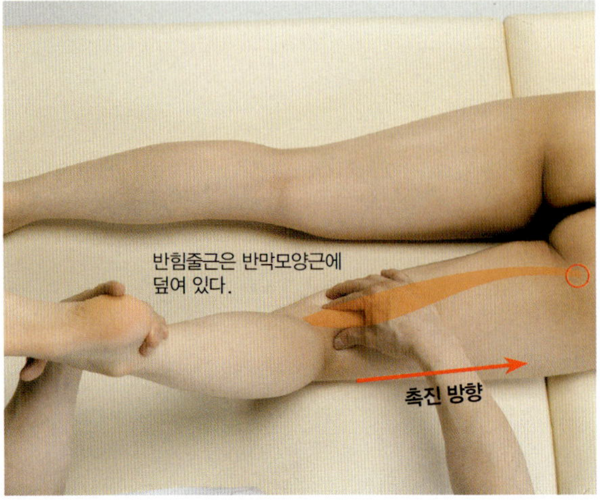

1 뒤가쪽의 수장경찰

오금 뒤가쪽에서 궁둥뼈돌기[넙다리 위부위에서 볼기고랑(둔구)의 중앙]으로 향하여 손바닥 전체를 피부에 밀착시켜 경찰한다. 2~3회 반복한다.

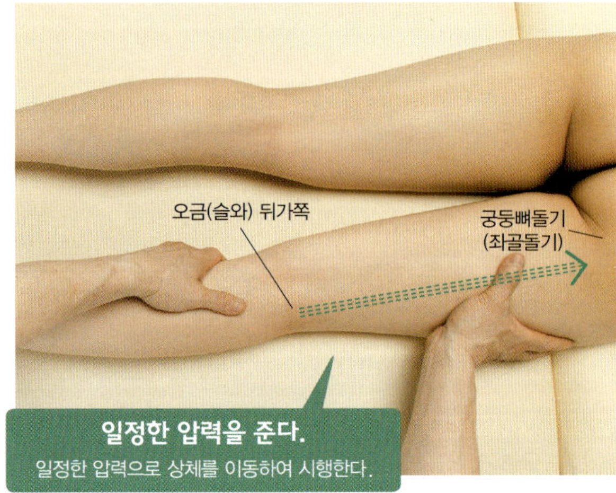

일정한 압력을 준다.

일정한 압력으로 상체를 이동하여 시행한다.

2 뒤가쪽의 수장파악간헐압박

순서 1과 같은 경로를 시술 피부면에서 수직으로 압력을 손바닥 전체로 시행한다. 한 곳당 2~3회 간헐압박을 네다섯 곳 시행한다.

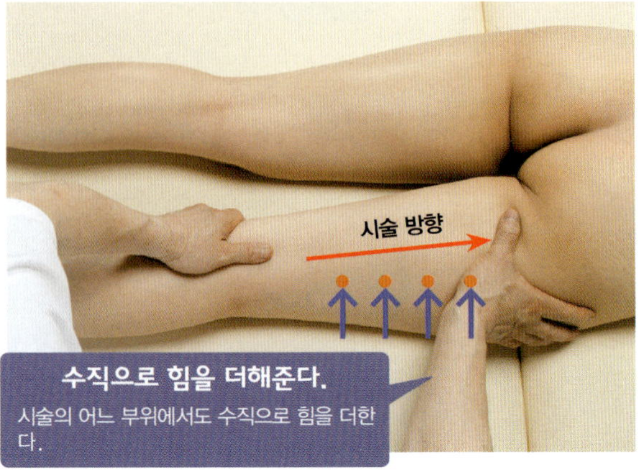

수직으로 힘을 더해준다.

시술의 어느 부위에서도 수직으로 힘을 더한다.

+정보 넙다리두갈래근(➡ P.265)은 한쪽 무릎을 굽히고 반대쪽의 다리를 앞쪽으로 똑바로 펴서 세워 주고, 굽힌 무릎의 위에 양손을 놓고 상체를 앞경사(전경)시키는 것으로 스트레칭시킬 수 있다.

개요

큰볼기부위의 뒤면에는 뒤쪽의 가쪽 절반을 차지하는 **넙다리두갈래근**과 안쪽절반을 차지하는 **반힘줄근, 반막모양근**이 있다. 양쪽 모두 엉덩관절 폄(고관절 신전)과 무릎관절굽힘(슬관절 굴곡) 작용이 있다. 시술은 **오금(슬와)에서 양쪽 근육이 기시하는 궁둥뼈돌기까지의 경로**를 시행한다. 또 근육의 주행을 따라 넙다리 뒤쪽을 뒤안쪽(반힘줄근, 반막모양근)과 뒤가쪽(넙다리두갈래근)으로 나눠서 시술해 간다.

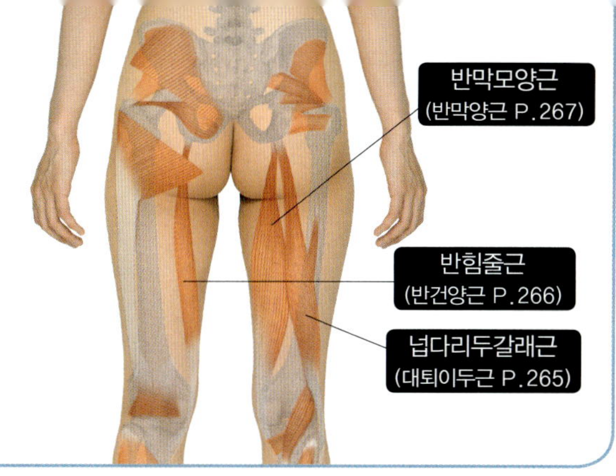

3 뒤가쪽의 수장파악윤상유날

순서 1과 같은 경로의 근육군을 손바닥 전체로 크게 파악하여 원을 그리면서 2~3회 유날한다. 네다섯 곳 시행한다.

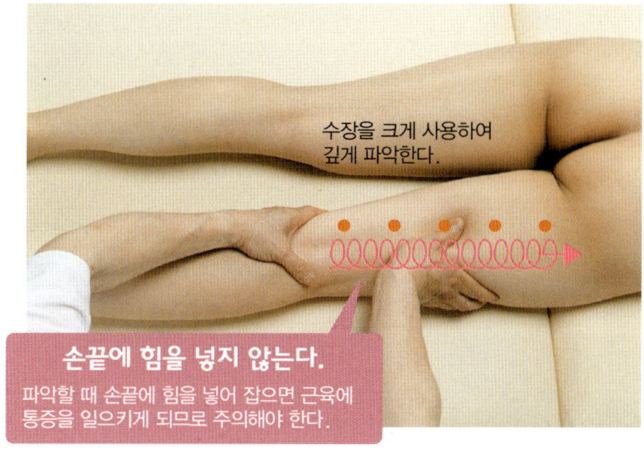

4 뒤안쪽의 수장경찰

오금뒤 안쪽에서 궁둥뼈돌기(넙다리 위쪽 부위에서는 볼기고랑 중앙)으로 향하여 손바닥 전체를 피부에 밀착시켜 경찰한다. 2~3회 반복한다.

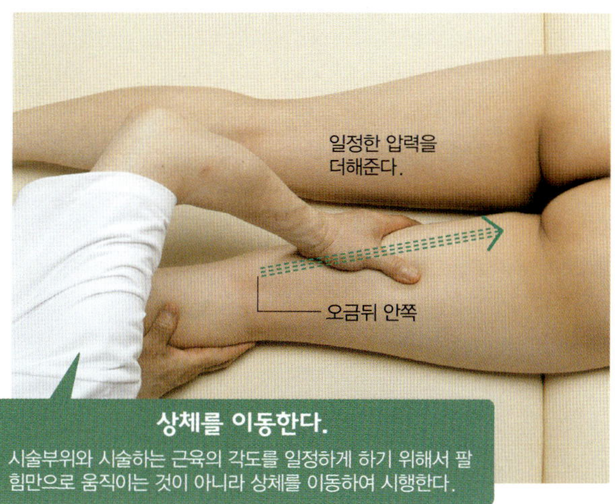

5 뒤안쪽의 수장파악간헐압박

순서 4와 같은 경로를 시술 피부면에서 수직으로 압을 손바닥 전체로 준다. 한 곳당 2~3회 간헐압박을 네다섯 곳을 시행한다.

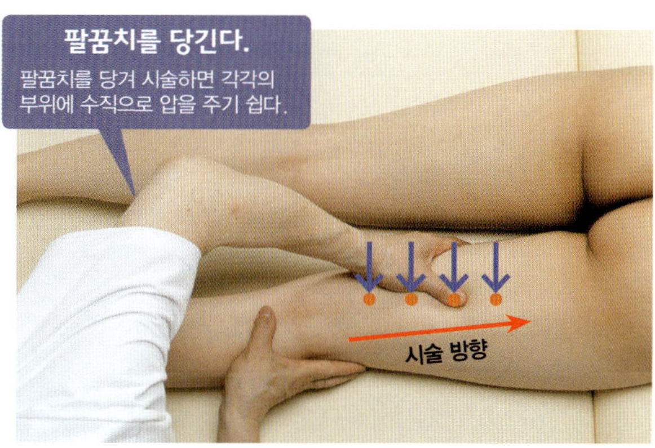

6 뒤안쪽의 수장파악윤상유날

순서 4와 같은 경로의 근육군(반힘줄근, 반막모양근)을 손바닥 전체로 크게 파악하여 원을 그리면서 2~3회 유날한다. 네다섯 곳을 시행한다.

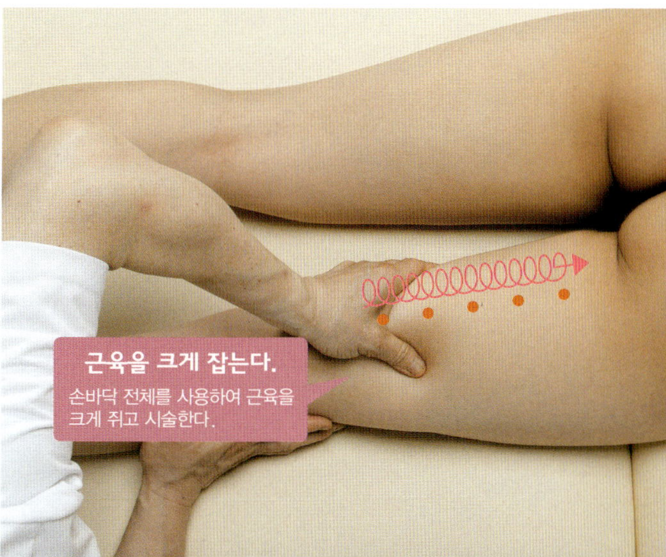

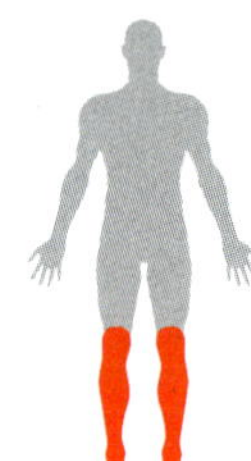

앞정강근

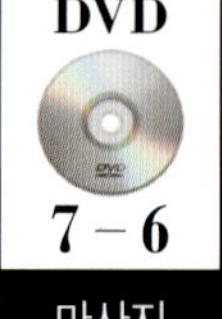

마사지
➡P290

앞정강근(전경골근) 《*tibialis anterior*》

【근육군】 종아리근육〈폄근군〉 **【지배신경】** 깊은종아리신경(심비골신경)〈L_4, L_5, S_1〉

근육의 특징

종아리 앞면에 있는 근육으로 가장 크고 정강뼈의 앞가쪽을 지나는 근육이다. 정강뼈의 가쪽면에서 시작하여 다리의 안쪽을 돌아 발바닥의 뼈[안쪽쐐기뼈(내측설상골), 첫째발허리뼈(제1중족골)]에 닿는다. 발목을 굽혀 발끝을 들어 올리는 동작(발목관절의 발등쪽굽힘)의 주력근이다. 또 다리의 뒤를 안쪽으로 향하는 동작(발목관절의 안쪽번짐)도 보조한다.

이 근육에 의해서 발을 앞으로 움직일 때에 발끝을 들어 올려서 지면에 발이 걸려 넘어지지 않도록 한다. 긴엄지폄근(장무지신근 ➡P.279) 등과 함께 보행을 원활하게 하는 데 중요한 근육이다.

힘살과 발바닥에 가까운 부위의 힘줄은 눈에 잘 띄므로 눈으로 확인할 수 있다. 확인할 수 없는 경우에도 근육을 수직으로 누르면 간단하게 촉진할 수 있다.

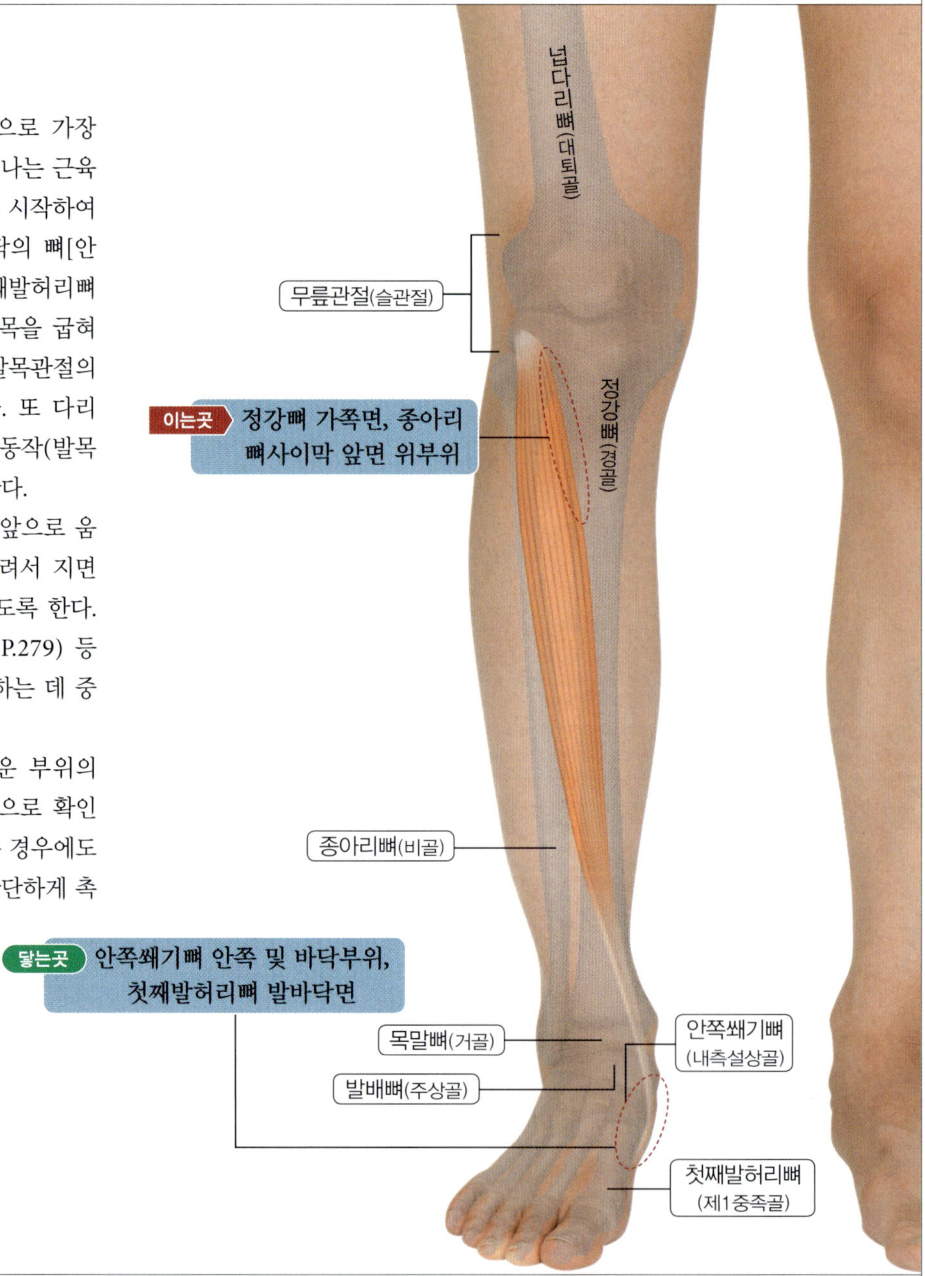

근육의 기능

- 발목관절의 발등굽힘(배굴).
- 발목관절의 안쪽번짐(내번).

일상동작

- 보행 시 앞으로 나온 발의 발끝을 올린다.
- 보행과 주행 시의 착지를 부드럽게 한다.
- 발로 리듬을 맞춘다.

관련통

엄지발가락의 등쪽면과 안쪽, 발목 앞면에 통증을 발생시킨다. 악화되면 정강뼈(경골)의 앞면까지 통증이 넓어지게 된다.

+정보 앞정강근의 근력이 저하되면 평편한 지면에서도 발끝에 걸려 넘어지는 경우가 많아진다.

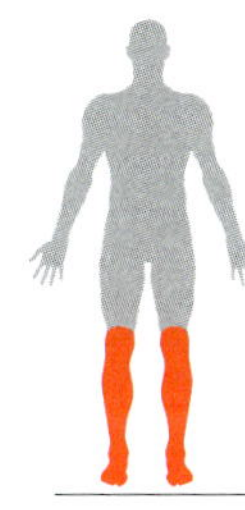

긴엄지폄근

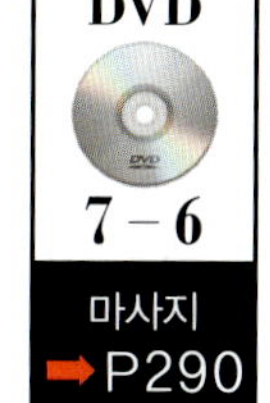

마사지
➡P290

긴엄지폄근(장무지신근)《*extensor hallucis longus*》

【근육군】 종아리근육〈폄근군〉 **【지배신경】** 깊은종아리신경(심비골신경)〈L_4, L_5, (S_1)〉

근육의 특징

앞정강근(전경골근 ➡P.278)과 긴엄지폄근(장지신근 ➡P.280)의 깊은층에 위치한다. 정강뼈의 중앙 부근에서 시작하여 발등의 안쪽을 지나 엄지발가락의 끝(엄지발가락끝마디뼈)에 닿는다. 엄지발가락을 젖히거나(엄지발가락의 폄), 발목을 굽히거나(발목관절의 발등쪽굽힘), 발바닥을 안쪽으로 향하게 하는 기능(발목관절의 안쪽번짐)이 있다.

앞정강근과 긴엄지폄근과 함께 작용하여 발끝을 들어 올리는 것으로 원활한 보행을 할 수 있다. 엄지발가락을 강하게 젖히면 발등의 안쪽에 힘줄이 떠오르는 것을 확인할 수 있다.

앞정강근과 긴 엄지폄근의 깊은 부위에 있으므로 촉진을 시행하는 것이 어렵다.

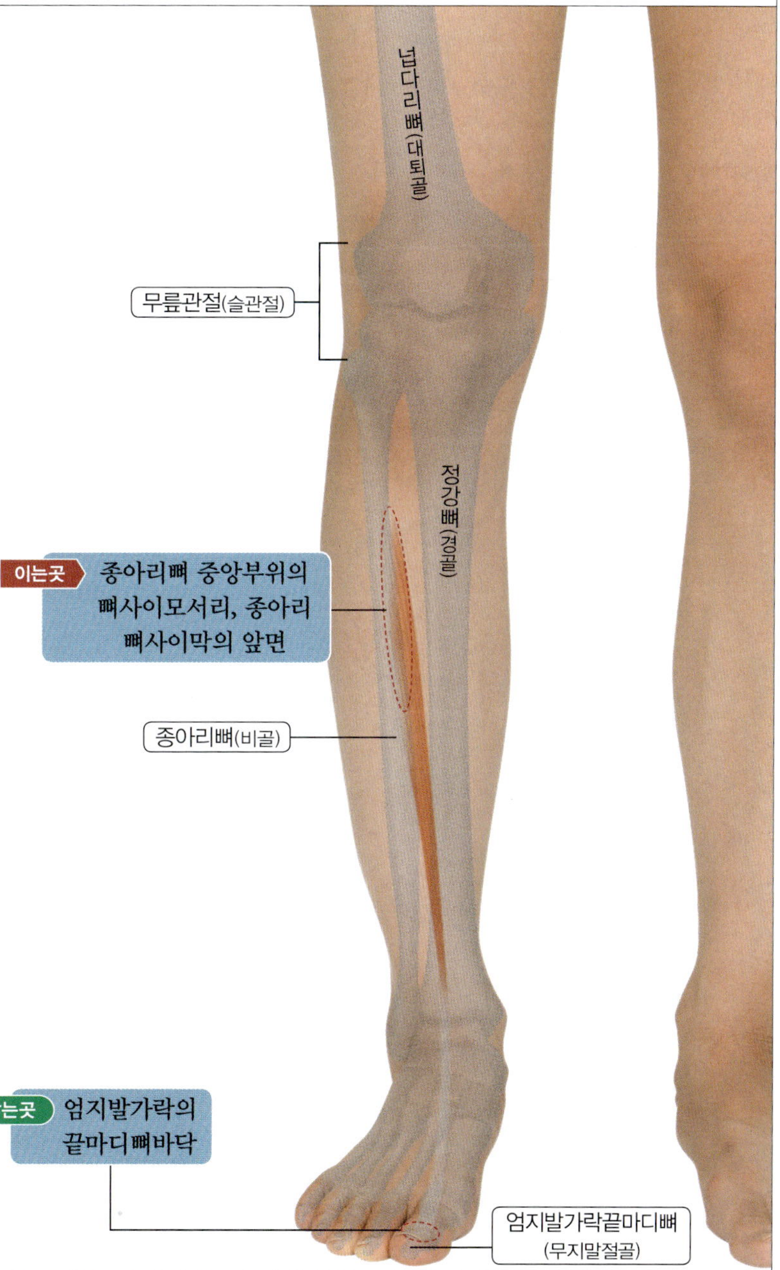

근육의 기능

- 엄지발가락의 폄(신전).
- 발목관절의 발등굽힘(배굴).
- 발목관절의 안쪽번짐(내번).

일상동작

- 엄지발가락을 둘째발가락(제2지)에서 벌린다.
- 지면에 발이 닿을 때 균형을 잡는다.

관련통

엄지발가락밑(첫째발허리뼈)을 중심으로 통증을 일으키고 발목의 앞면까지 영향을 미치는 경우가 있다.

+정보 계단을 오를 때 폄근이 강하게 수축함으로써 계단에 발이 걸려 넘어지지 않게 한다.

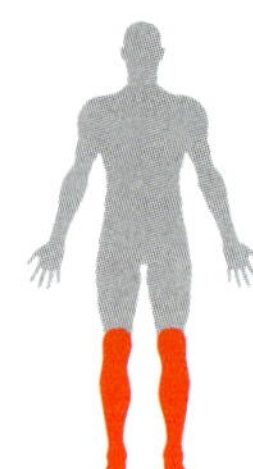

긴발가락폄근

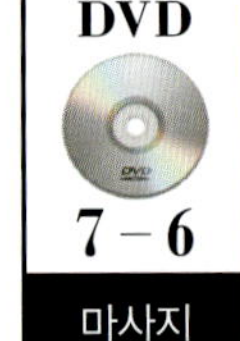

마사지
➡P290

긴발가락폄근(장지신근)《*extensor digitorum longus*》

【근육군】 종아리근육〈폄근군〉 **【지배신경】** 깊은종아리신경(심비골신경)〈L_4, L_5, S_1〉

▶ 근육의 특징

앞정강근(전경골근 ➡P.278)과 종아리근(비골근 ➡P.282~283)에 끼워져 있는 듯한 위치에 있는 근육이다. 정강뼈의 가쪽면 등에서 시작하여 종아리뼈를 덮듯이 주행하며 힘줄은 발목의 앞쪽에서 4개로 나뉘어 엄지발가락 이외의 둘째~다섯째발가락의 중간마디뼈(제2~5지의 말절골)로 향하여 뻗어 있다.

주된 기능은 발목을 굽혀 발끝을 들어 올리는 것(발목관절의 발등쪽굽힘)이다. 또 엄지발가락 이외의 발가락을 젖히거나(둘째~다섯째발가락의 폄), 발바닥을 가쪽으로 향하게 하는 기능(발목관절의 가쪽번짐)도 있다. 발끝이 지면을 질질 끌지 않도록 조절하는 역할을 한다.

앞정강근과의 식별은 발을 안쪽번짐(내번), 가쪽번짐(외번)시켜 시행하는 것으로 가능하다. 안쪽번짐할 때에 작용하는 것이 앞전강근, 가쪽번짐할 때에 작용하는 것이 긴발가락폄근이다.

넙다리뼈(대퇴골)

무릎관절
(슬관절)

이는곳 종아리뼈위가쪽면,
종아리뼈앞모서리,
종아리뼈사이막 앞면

정강뼈(경골)

종아리뼈(비골)

닿는곳 둘째~다섯째발가락발등널힘줄
에서 각 중간마디뼈 · 끝마디뼈

발꿈치뼈
(종골)

입방뼈
(입방골)

근육의 기능

- 둘째~다섯째발가락마디뼈의 폄(신전).
- 발목관절의 발등굽힘(배굴).
- 발목관절의 가쪽번짐(외번).

일상동작

- 발가락을 젖힌다.
- 발가락으로 리듬을 탄다.
- 보행과 주행 시의 착지를 부드럽게 한다.

관련통

주로 발등에 통증을 일으키는데 엄지발가락 이외의 발가락의 등쪽면과 발목의 앞면까지 통증이 퍼지는 경우도 있다.

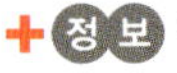

긴발가락폄근에 통증유발점이 생기면 근력이 저하되어 발목의 발등굽힘이 곤란하게 된다.

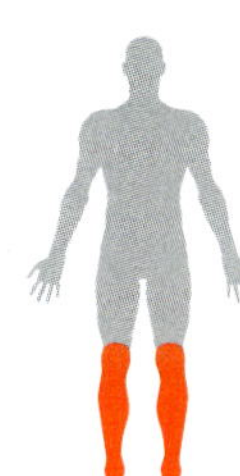

셋째종아리근

셋째종아리근(제삼비골근) 《*peroneus tertius*》

【근육군】 종아리근육〈폄근군〉 **【지배신경】** 깊은종아리신경(심비골신경)〈L_4, L_5, S_1〉

DVD 7-6

마사지 ➡P290

근육의 특징

이 근육은 긴발가락폄근(➡P.280)의 아래 일부가 갈라져 다섯째발허리뼈에 붙는 작은 근육을 말한다. 사람에 따라서 이 근육이 없는 경우도 있다. 종아리뼈아래부위에서 시작하여 힘줄은 가쪽복사(외과)의 앞쪽을 지나 발의 가쪽에 닿는다.

셋째종아리근은 긴종아리근(장비골근 ➡P.282)과 짧은종아리근(단비골근 ➡P.283)의 작용으로 있는 발바닥을 가쪽으로 향하는 동작(발목관절의 가쪽번짐)과 발목을 위쪽으로 향하는(발목관절의 발등쪽굽힘) 동작을 보조하는 기능도 있다. 관련통은 근육이 주행하는 복사뼈 앞쪽에 생긴다.

촉진은 다리의 앞가쪽에 있는 긴엄지폄근힘줄(장무지신근건)의 가쪽에서 시행하는 것이 가능하고 깊은층에 있기 때문에 만지는 것이 어려운 근육이다.

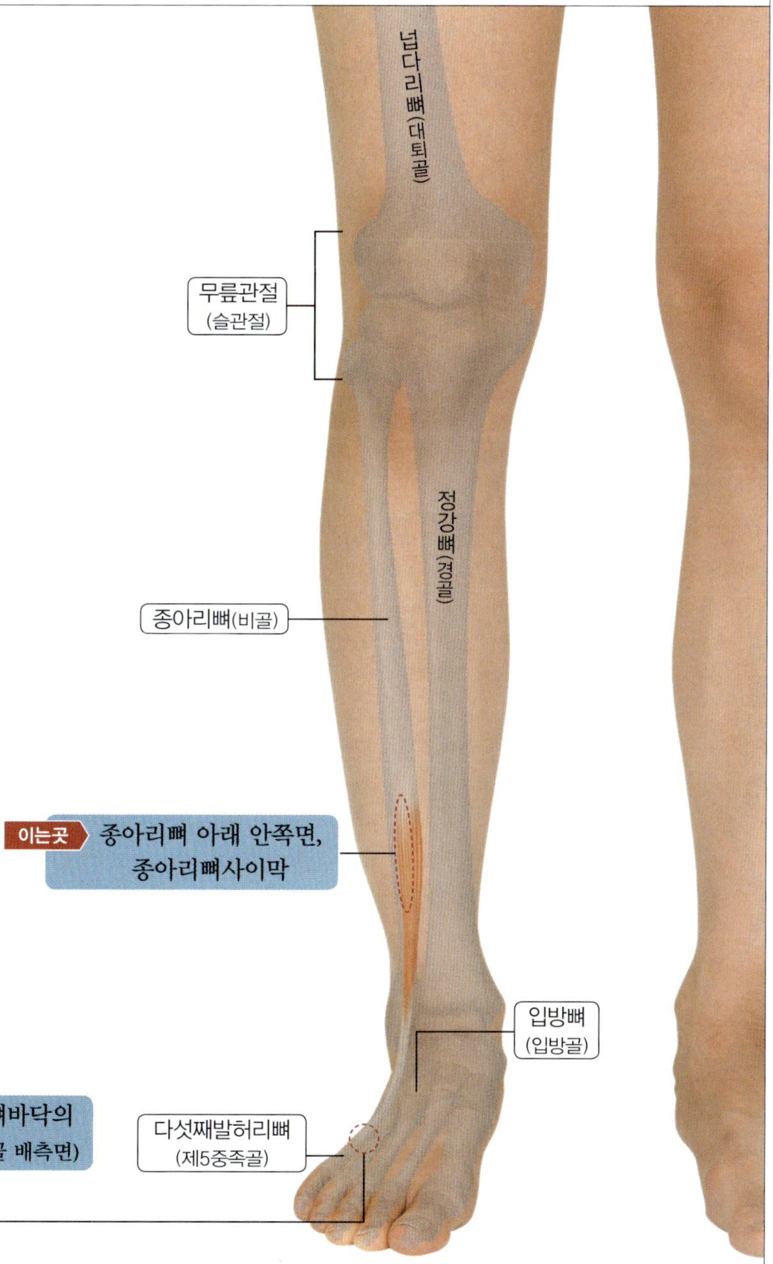

근육의 기능

- 발목관절의 발등굽힘(보조).
- 발목관절의 가쪽번짐(보조).

일상동작

- 걸을 때에 다리를 차낸 다리의 발끝을 올린다.
- 서 있기 힘든 길을 걸을 때와 좌우로 비스듬히 서 있을 때 균형을 잡는다.

관련통

다리를 내딛을 때 발뒤꿈치의 가쪽과 안쪽복사의 앞쪽에 통증이 생긴다.

+정보 셋째종아리근은 사람에 따라서 크기가 각각 다르고 긴발가락폄근 정도의 크기로 성장하는 경우도 있다.

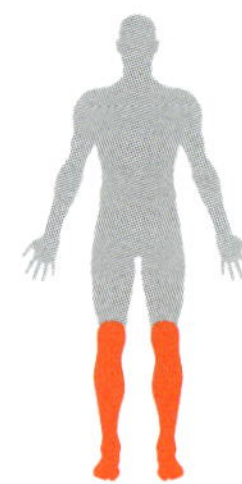

긴종아리근

DVD 7-7 마사지 ➡ P292

긴종아리근(장비골근) 《*peroneus longus*》

【근육군】 종아리뼈근육군〈비골근군〉 **【지배신경】** 얕은종아리신경(천비골신경)〈L_4~S_1〉

근육의 특징

종아리의 가쪽을 지나는 얇고 가는 근육이다. 힘줄은 가쪽 복사(외과)의 뒤쪽을 통과하여 다시 발바닥을 가로로 주행하고, 안쪽 첫째발허리뼈까지 뻗어 있다.

주된 기능은 발바닥을 가쪽으로 향하게 하는 것(발목관절의 가쪽번짐)이다. 또 발목을 뻗어 발바닥굽힘(저굴)을 보조하는 역할도 있다. 발바닥부위의 근육과 함께 작용하는 것으로 가쪽세로활(외측종아치)을 유지하는 것에도 관여한다. 종아리근육은 걷고, 달리고, 오를 때, 다리의 기본적인 동작에 사용되기 때문에 피로가 쌓이기 쉽다.

또한 이 근육과 짧은종아리근(단비골근 ➡ P.283)의 관련통의 패턴은 엄밀하게는 구별하기 어렵다.

마사지 정보

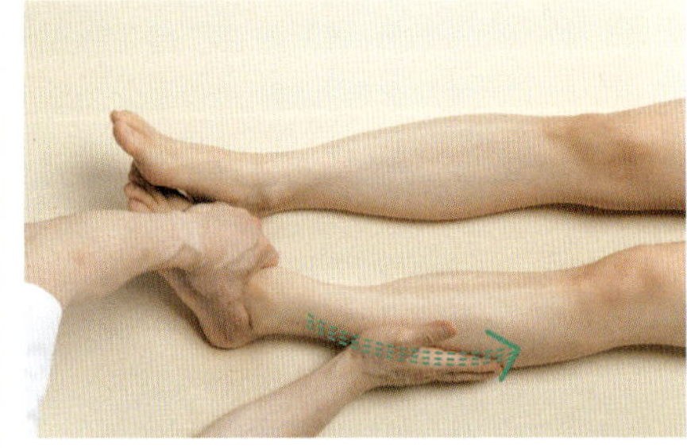

긴종아리근육은 종아리 가쪽에 위치하고 있으므로 마사지를 할 때에는 가쪽 복사에서 무릎관절의 가쪽까지 시술한다.

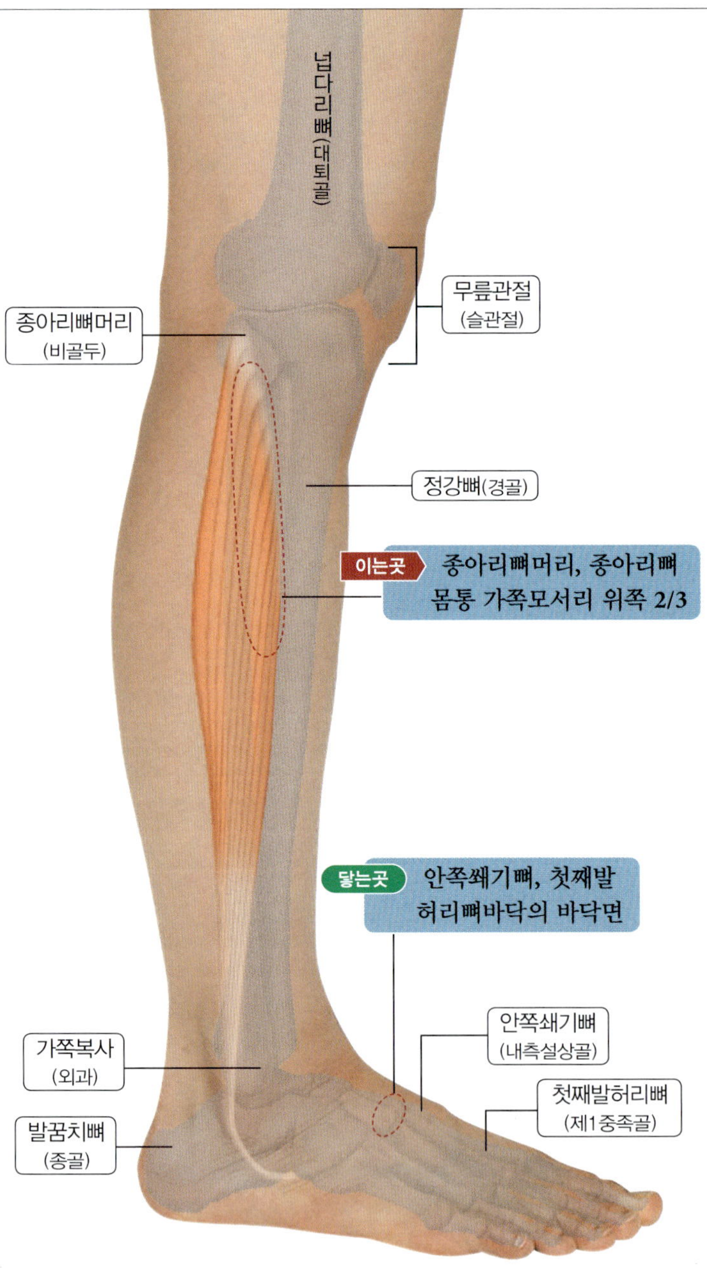

근육의 기능

- 발목관절의 가쪽번짐(외번).
- 발목관절의 발바닥굽힘(저굴).

일상동작

- 걷고, 달린다.
- 구두 뒤를 본다.
- 언덕을 오른다.
- 아이스 스케이트를 탄다.

관련통

발목의 가쪽 주위에 통증을 발생시키고 특히 발목의 위아래에 집중된다. 또 근육의 단축에 의해 신경이 장해를 입고 종아리 가쪽을 따라 마비를 일으키는 경우도 있다.

+정보 긴종아리근이 덜 발달되면 가쪽 세로활이 무너져 다리는 안쪽젖힘(내반) 상태가 된다.

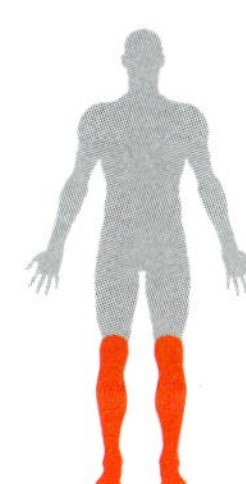

짧은종아리근

짧은종아리근(단비골근) 《*peroneus brevis*》
【근육군】 종아리뼈근육군〈비골근군〉 【지배신경】 얕은종아리신경(천비골신경)〈L_4~S_1〉

DVD 7-7
마사지 ➡P292

근육의 특징

종아리 가쪽 아래쪽에 위치하고 긴종아리근(장비골근 ➡P.282)의 깊은층에 있는 근육이다. 종아리뼈 아래쪽의 가쪽면에서 시작하여, 힘살은 긴종아리근보다 짧다. 힘줄은 가쪽복사의 뒤를 돌아 발바닥을 횡단하지 않고 다섯번째허리뼈바닥(제5중족골저)에 닿는다.

발바닥을 가쪽으로 향하게 하는 작용(발목관절의 가쪽번짐)을 가진 주력근이다. 이 가쪽번짐(외반)의 움직임은 지면과 평행으로 착지할 수 있도록 안쪽번짐(내반)을 보조하여 발바닥의 방향을 조절하는 역할이 있다. 긴종아리근과 마찬가지로 발목관절의 발바닥굽힘(저굴)을 보조하는 기능도 있다.

발목발허리관절(족근중족관절)로 다리를 가쪽번짐시키는 긴발바닥폄근(장지신근 ➡P.280)과 식별할 수 없으므로 주의가 필요하다. 식별은 발목관절의 발바닥으로 시행하고 발등굽힘(배굴)에서 작용하는 것이 긴종아리근, 발바닥굽힘(저굴)에서 작용하는 것이 짧은 종아리근이다.

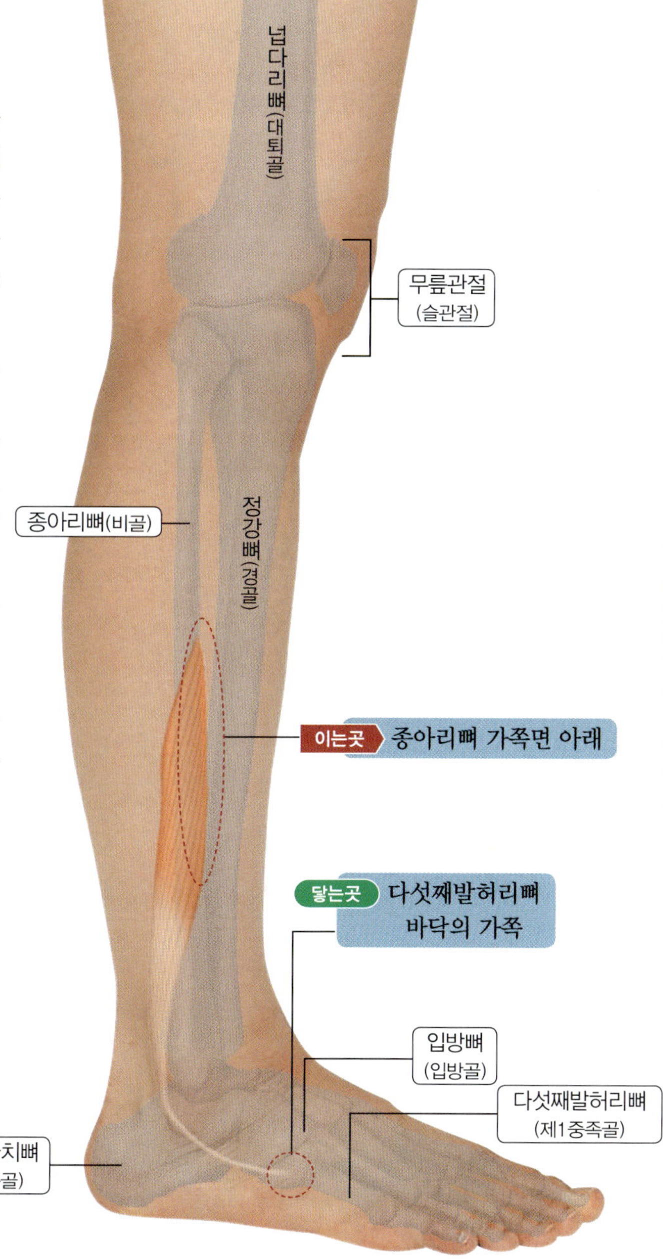

마사지 정보

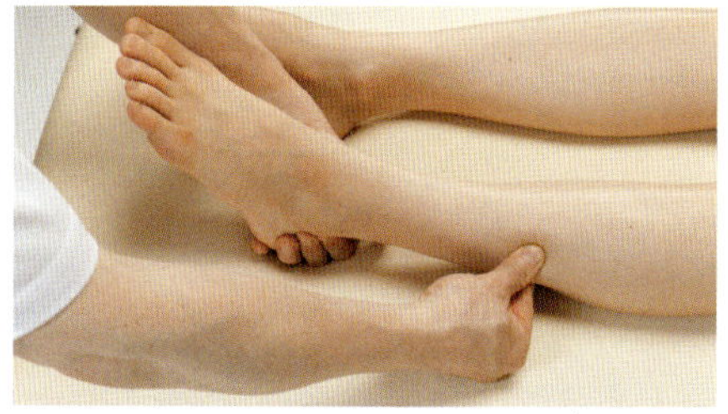

긴종아리근의 이지파악유날을 할 때는 손끝으로 잡는 것이 아니라 확실하게 엄지손가락과 집게손가락으로 파악하도록 한다.

근육의 기능

- 발목관절의 가쪽번짐(외번).
- 발목관절의 발바닥굽힘(저굴).

일상동작

- 걷고, 달린다.
- 구두 뒤를 본다.
- 언덕을 오른다.
- 아이스 스케이트를 탄다.

관련통

발목 가쪽주위와 발등 가쪽에 통증을 일으킨다. 긴종아리근과 범위는 비슷하지만 짧은종아리근쪽보다 가쪽으로 퍼지는 경향이 있다.

+정보 발목의 염좌(인대손상)처럼 통증으로 인한 부종이 없는 경우는 종아리근의 관련통이 의심된다.

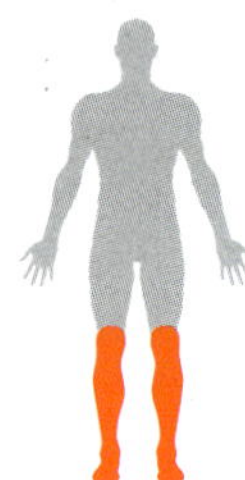

종아리세갈래근

〈장딴지근/가지미근〉

종아리세갈래근(하퇴삼두근)《tricept surae》

【근육군】 종아리근육〈굽힘근군〉 【지배신경】 정강신경(경골신경)〈L_4~S_2〉

DVD 7－8

마사지 ➡P294

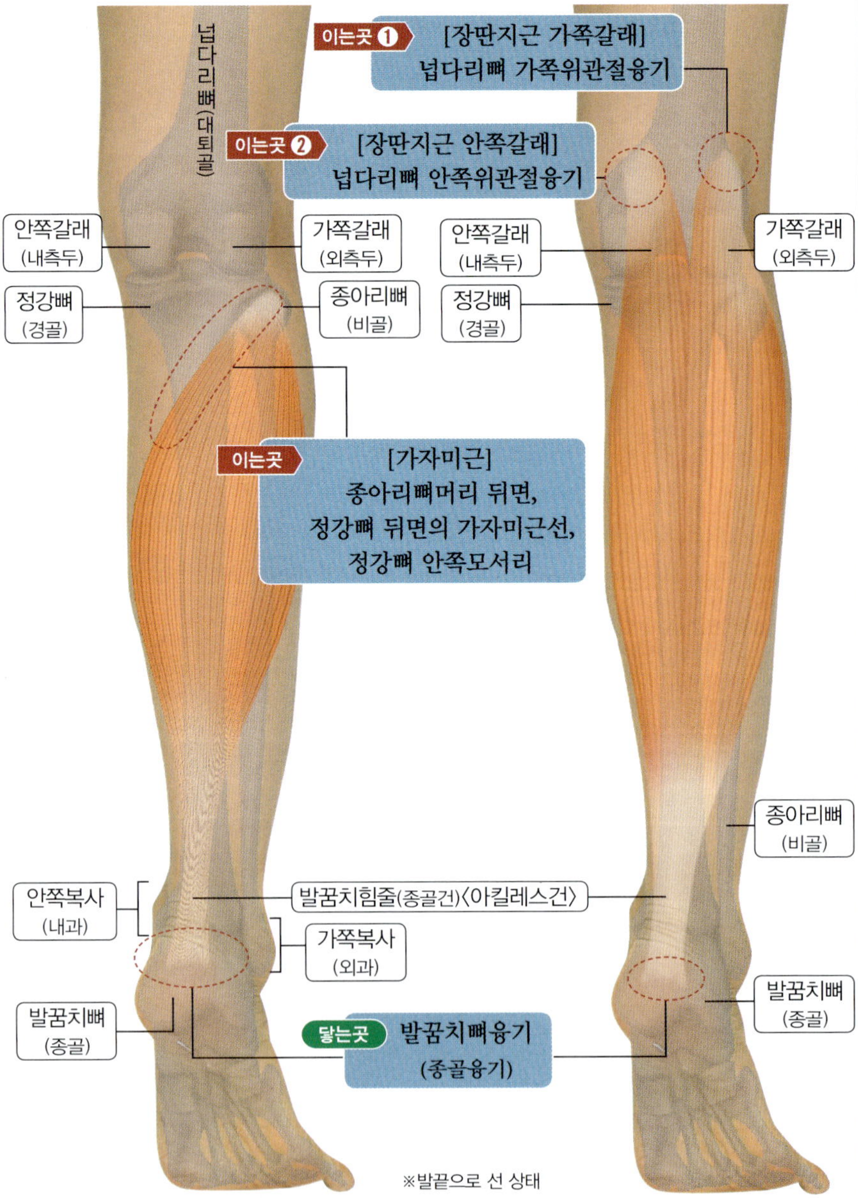

근육의 특징

종아리 뒤면의 볼록함을 형성하는 여러갈래근(다두근 ➡ P.39)으로 표층의 두 갈래를 장딴지근(비복근), 깊은층의 한 쪽을 가자미근이라 부른다. 발목을 펴는(발목관절의 바닥쪽굽힘) 주력근이다. 힘줄은 두껍고 강한 발꿈치힘줄(종골건, 아킬레스건)이 되어 발꿈치뼈(종골)에 닿는다.

장딴지근은 이관절근(2 joint muscle)으로 발목이 굽혀질 때는 무릎을 굽히는 기능(무릎관절의 굽힘)이 있고, 무릎이 펴질 때는 발목을 펴는 기능(발목관절의 바닥쪽굽힘)이 있다. 빠른연축근섬유(속근섬유, 백색근)가 많기 때문에 돌진이나 점프 등의 순발력이 있는 운동에 사용된다.

가자미근은 종아리 뒤쪽 전체를 차지하는 평편한 근육으로 발바닥굽힘을 할 때에 항상 작용한다. 느린연축근섬유(지근섬유, 적색근)가 많기 때문에 서 있는 자세를 유지하는 등의 지구력이 필요한 운동에 사용된다.

근육의 기능

- 발목관절의 발바닥굽힘(저굴).
- '장딴지근만' 무릎관절의 굽힘(굴곡).

일상동작

- 발끝으로 선다(가자미근).
- 자전거의 페달을 밟는다(장딴지근).
- 돌진과 점프를 한다.

관련통

장딴지근은 발바닥 안쪽에 있는 세로활부위, 장딴지 위쪽 부위, 발뒤꿈치의 바닥면에 통증을 일으킨다. 가자미근은 발뒤꿈치 장딴지의 중앙부, 발목의 뒤쪽에 통증을 일으킨다.

+정보 종아리세갈래근(하퇴삼두근)은 그 강력한 수축에 의해 혈액과 심장으로 돌려보내는 역할을 하며 제2의 심장이라 부른다.

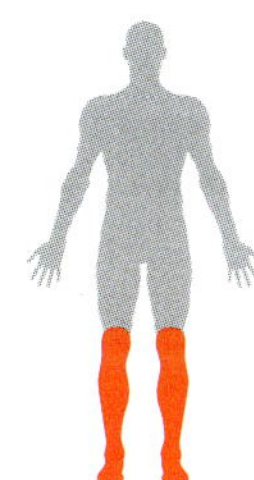

장딴지빗근

장딴지빗근(족척근) 《*plantaris*》

【근육군】 종아리근육〈굽힘근군〉 **【지배신경】** 정강신경(경골신경)〈L_4~S_1〉

DVD 7－8

마사지 ➡P294

▶ 근육의 특징

무릎 뒤에 있는 작은 근육으로서 힘살은 짧지만 종아리 뒤쪽을 종단하는 긴 힘줄을 가지고 있다. 무릎관절과 발목관절에 닿는 이관절근(2 joint muscle)이다. 넙다리뼈의 가쪽위관절융기(외측상과) 등에서 시작하여 장딴지의 깊은층을 힘줄이 아래로 내려와 발꿈치힘줄과 융합하여 발뒤꿈치뼈에 닿는다.

종아리세갈래근(➡P.284)을 보조하고 발목을 펴는(발목관절의 발바닥굽힘) 기능을 가지고 있지만 힘살이 작기 때문에 영향력은 약하다. 이 근육을 가지지 않는 사람도 있고 진화과정에서 퇴화된 근육이라 생각할 수 있다.

촉진은 먼저 무릎아래의 중앙에서 시행한다. 발목관절에서 발바닥굽힘 시 수축하는 근육을 느낄 수 있는 곳까지 가쪽으로 서서히 손을 이동시킴으로써 장딴지빗근을 만질 수 있다.

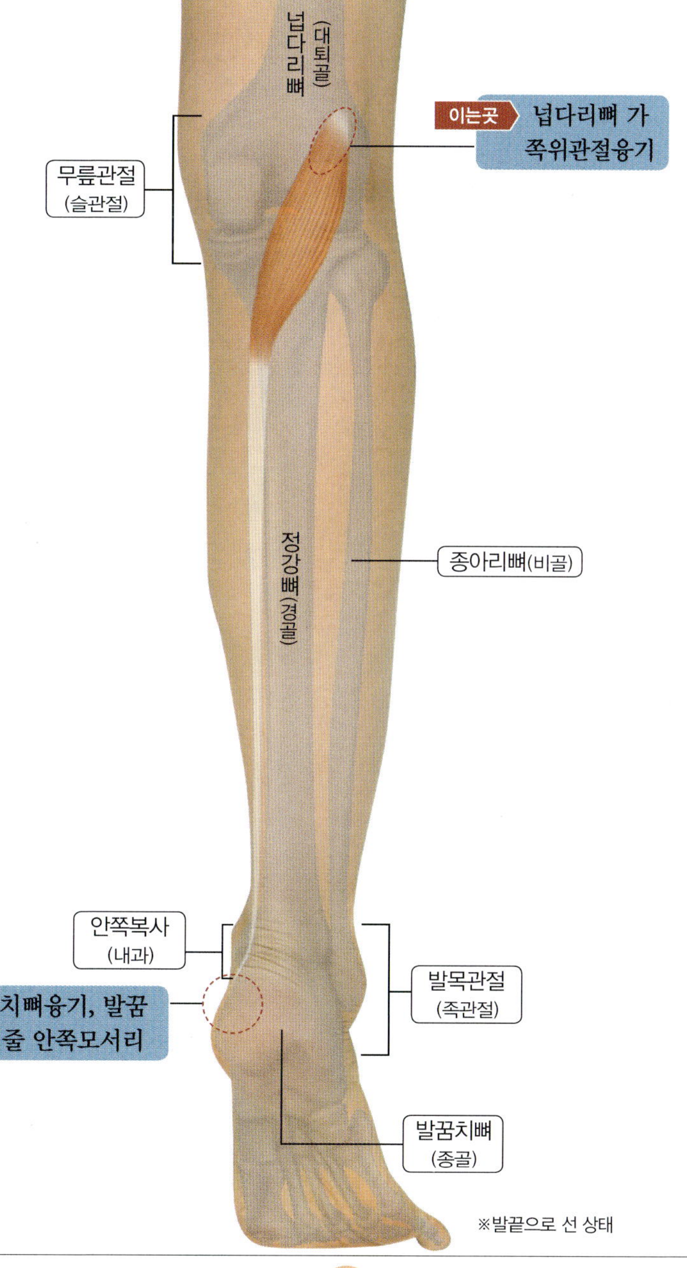

근육의 기능

- 발목관절의 발바닥굽힘(저굴).

일상동작

- 지면을 차면서 앞으로 나아간다.
- 발끝으로 선다.
- 발돋움을 한다.

관련통

무릎 뒤의 우묵한 곳(오금부위) 중심 부근에 통증을 일으키고 드물게 장딴지의 위쪽 부위까지 영향을 미치는 경우가 많다.

＋정보 장딴지빗근의 힘줄은 인체에서 가장 길다.

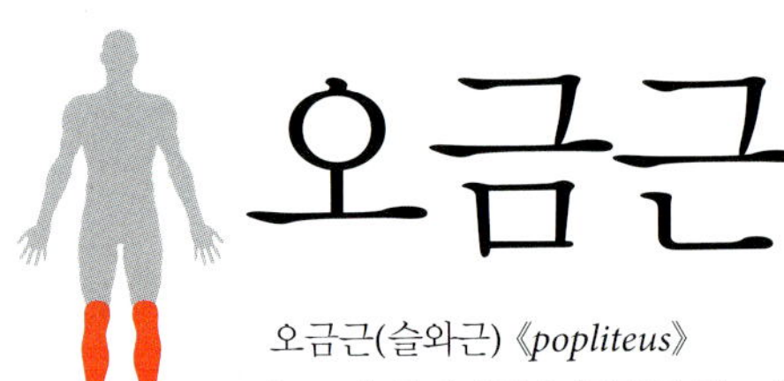

오금근

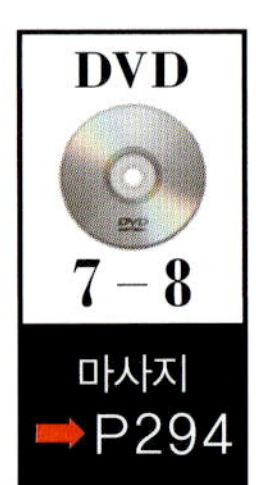

오금근(슬와근)《*popliteus*》

【근육군】 종아리근육〈굽힘근군〉 **【지배신경】** 정강신경(경골신경)〈L_4, L_5, S_1〉

근육의 특징

이름 그대로 오금부위(슬와부, 무릎의 홈)에 있는 작은 근육이다. 장딴지빗근(족척근 ➡P.285)으로 덮여 있고, 무릎의 뒤쪽의 가장 깊은층에 있다. 넙다리뼈 앞부분의 가쪽에서 시작하여 무릎 뒤를 돌아 정강뼈의 뒤쪽에 닿는다. 힘살의 대부분은 장딴지근의 깊은 부위에 위치해 있다.

이 근육의 주된 기능은 무릎관절의 굽힘으로 있고, 특히 무릎이 완전히 펴질 때 고정된 상태에서 무릎을 굽히는 맨 처음 움직임에 깊게 관여하고 있다. 또한 안쪽 햄스트링에 있는 반힘줄근(➡P.266)과 반막모양근(➡P.267)의 기능을 보조하고 무릎관절의 안쪽돌림(내선)도 시행한다.

장딴지근 위에서 촉진을 시행하는 경우는 무릎관절에서 종아리부위를 안쪽돌림시키는 것으로 약간의 오금근의 수축을 느낄 수 있다.

넙다리뼈(대퇴골)

무릎관절(슬관절)

이는곳 먼쪽 넙다리뼈의 뒤가쪽

닿는곳 정강뼈 몸쪽 뒤안쪽

정강뼈(경골)

종아리뼈(비골)

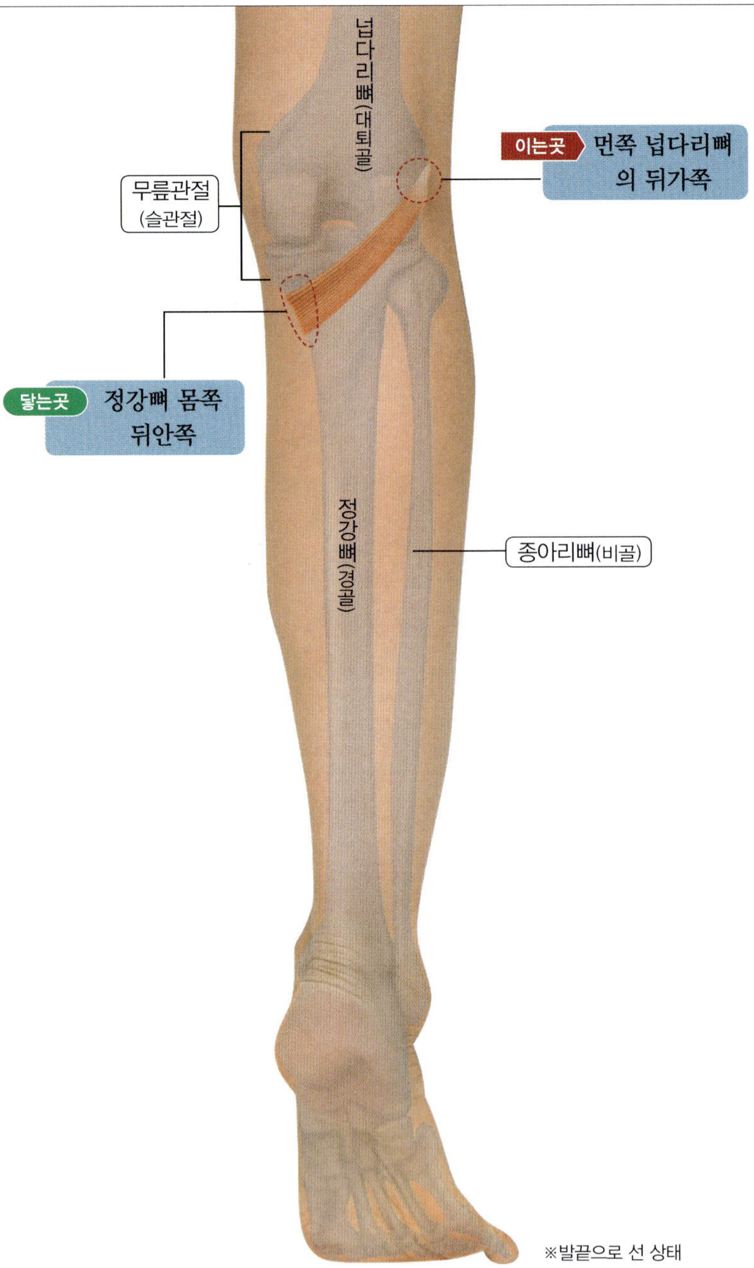

※발끝으로 선 상태

근육의 기능

- 무릎관절의 굽힘(굴곡).
- 종아리의 안쪽돌림(내회전).

일상동작

- 서 있는 상태에서 걷기 시작한다.
- 무릎의 굽히고 펴는(굴신)운동
- 런닝과 돌진으로 달리기 시작.

관련통

무릎을 펼할 때에 오금부위(무릎의 뒤쪽)에 통증을 일으킨다. 구부리거나 언덕과 계단을 내려가는 운동에서 한층 더 악화된다.

+정보 무릎관절의 굽힘은 오금근 이외는 전부 이관절근(이는곳과 닿는곳이 2개의 관절에 닿는 근육)이다.

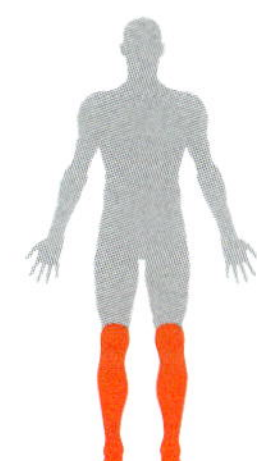

뒤정강근

뒤정강근(후경골근)《*tibialis posterior*》

【근육군】 종아리근육〈굽힘근군〉 **【지배신경】** 정강신경(경골신경)〈L_5, S_1, S_2〉

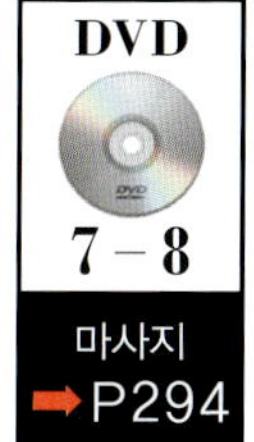

▸ 근육의 특징

종아리세갈래근(하퇴삼두근 ➡ P.284) 같은 넙다리 뒤쪽 근육 중에서 가장 깊은층에 위치한다. 종아리뼈와 정강뼈를 연결하는 뼈사이막(골간막)에서 시작하여, 근막은 정강뼈과 종아리뼈의 사이를 세로로 지난다. 힘줄은 발목의 복사뼈 안쪽 복사(내과)의 뒤를 지나고 발바닥 중앙부분의 뼈에 부착된다.

발목을 발바닥굽힘(발목관절의 바닥쪽굽힘), 발바닥을 안쪽번짐(발목관절의 안쪽번짐)을 한다. 발바닥 안쪽의 세로활(종아치)를 유지하고 발에 걸리는 체중을 발 가쪽으로 놓아주는 역할도 있다. 뒤정강근이 원인인 통증은 주로 발바닥힘줄에 나타난다.

종아리 안에서도 깊은층에 있는 근육으로 촉진은 어렵다.

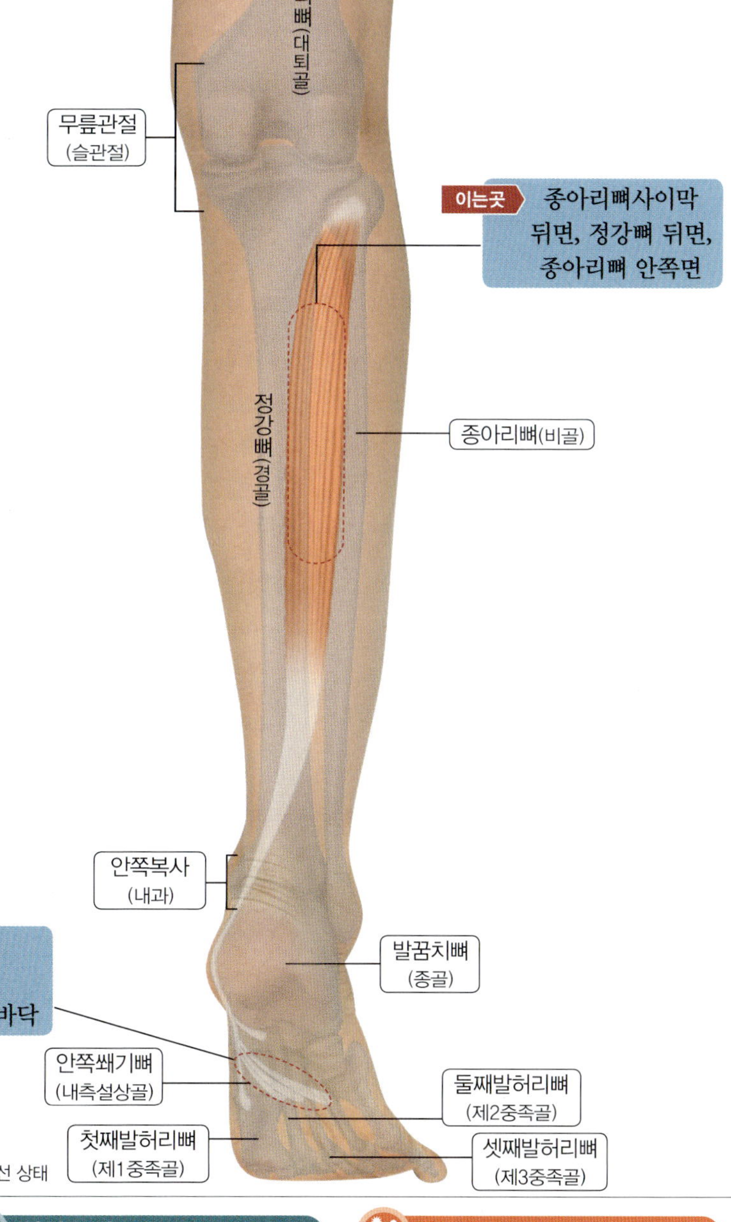

※발끝으로 선 상태

근육의 기능

- 발목관절의 발바닥굽힘(저굴).
- 발목관절의 안쪽번짐(내번).

일상동작

- 걸을 때에 지면을 찬다.
- 발돋음을 한다.
- 발끝으로 선다.
- 자전거의 페달을 밟는다.

관련통

보행 시와 주행 시 발꿈치힘줄(아킬레스건)에 통증을 일으킨다. 심하면 장딴지, 발뒤꿈치, 발바닥까지 통증이 퍼지는 경우도 있다.

+정보 뒤정강근(후경골근), 긴발가락굽힘근(장지굴근 ➡ P.288), 긴엄지굽힘근(장무지굴근 ➡ P.289)은 안쪽복사고랑(내과구)의 가쪽에 있는 얕은 고랑을 지난다.

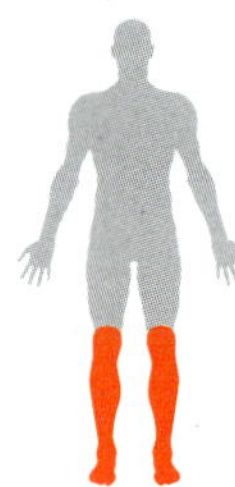

긴발가락굽힘근

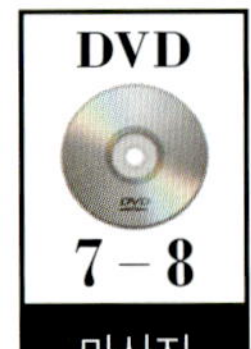

마사지
➡P294

긴발가락굽힘근(장지굴근)《*flexor digitorum longus*》

【근육군】 종아리근육〈굴곡근군〉 **【지배신경】** 정강신경(경골신경)〈L_5~S_2〉

▶ 근육의 특징

넙다리 뒤쪽에 있는 굽힘근의 하나로 가자미근(➡ P.284)의 깊은층에 위치한다. 정강뼈 뒤면에서 시작하여 힘줄이 발목의 안쪽복사(내과)의 뒤를 돌아서 다시 발바닥에서 힘줄이 4개로 나뉘어지고, 둘째~다섯째발가락을 굽히거나 발목을 펴거나(발목관절의 발바닥굽힘)을 한다. 불안정한 지면에서 균형을 잡거나 발끝으로 서서 걷는 동작에 사용된다.

촉진을 시행할 때는 만지기 전에 눈으로 보고 힘줄을 찾는 것이 중요하다. 이것은 촉진을 시행하는 손에 의해 시각에 따른 정보를 방해하기 때문이다.

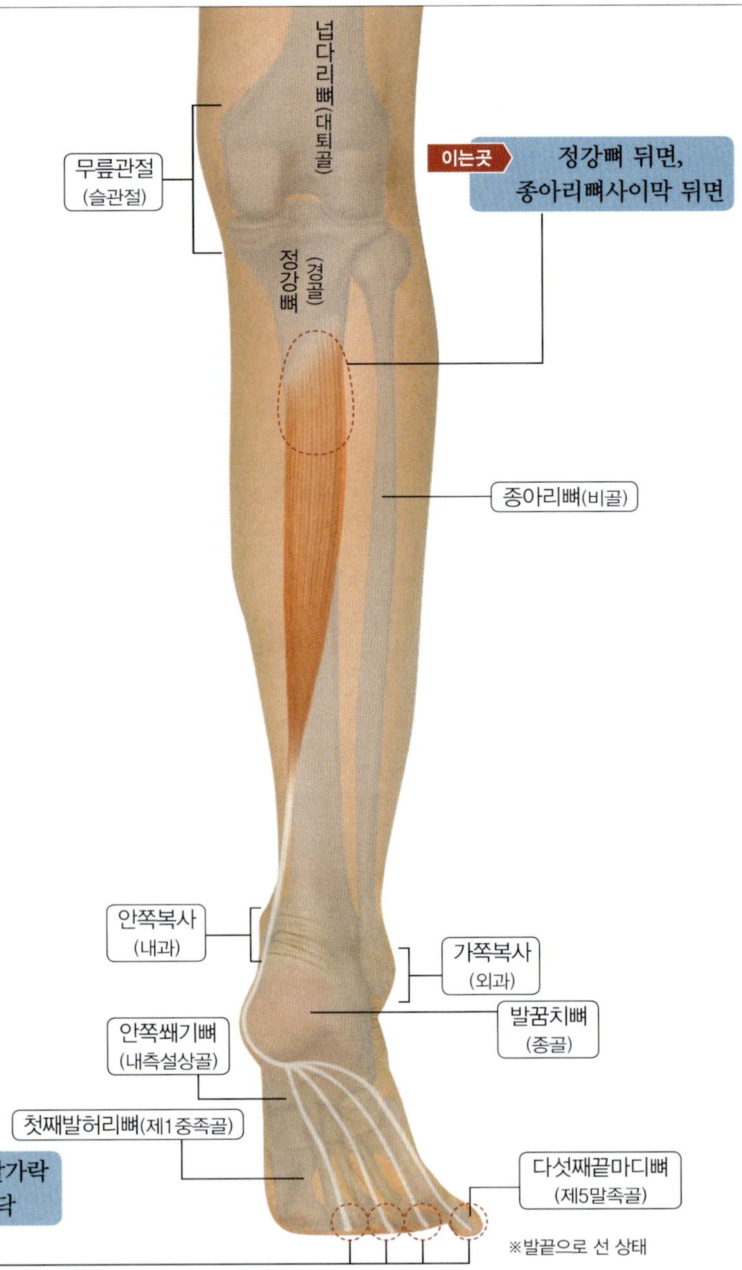

넙다리뼈(대퇴골)
무릎관절 (슬관절)
이는곳 정강뼈 뒤면, 종아리뼈사이막 뒤면
정강뼈(경골)
종아리뼈(비골)
안쪽복사 (내과)
가쪽복사 (외과)
발꿈치뼈 (종골)
안쪽쐐기뼈 (내측설상골)
첫째발허리뼈(제1중족골)
닿는곳 둘째~다섯째발가락 끝마디뼈바닥
다섯째끝마디뼈 (제5말족골)
※발끝으로 선 상태

근육의 기능

- 2~5번째발가락을 굽힘(굴곡).
- 발목관절의 발바닥굽힘(저굴).
- 발목관절의 안쪽번짐(내번).

일상동작

- 걸을 때에 지면을 찬다.
- 발끝으로 걷는다.
- 발가락으로 지면을 잡는다.

관련통

발바닥의 앞쪽 부근. 발허리뼈로 있는 활(아치) 부분에 통증과 저림을 야기한다.

+정보 발가락의 굽힘은 발바닥의 짧은발가락굽힘근(➡ P.305)과 연동해서 시행한다.

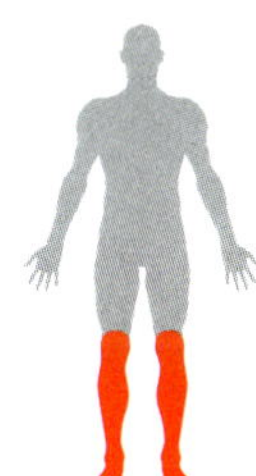

긴엄지굽힘근

긴엄지굽힘근(장무지굴근)《*flexor hallucis longus*》

【근육군】 종아리근육〈굴곡근군〉 **【지배신경】** 정강신경(경골신경)〈L_5~S_2〉

DVD 7-8
마사지 ➡P294

근육의 특징

가자미근(➡P.284)의 깊은층에 위치하는 종아리 뒤쪽의 굽힘근이다. 긴발가락굽힘근(장지굴근 ➡P.288)의 가쪽에 위치하고 있다. 종아리뼈의 뒤면에서 시작하여 정강뼈 뒤쪽을 비스듬히 힘살이 지나고 있다. 힘줄은 복사뼈의 안쪽 부근(내과)을 지나 엄지발가락의 발바닥쪽(끝마디뼈)까지 뻗어서 닿는다.

엄지발가락을 굽히는 기능(무지의 굴곡)과 발목관절의 발바닥굽힘과 안쪽번짐의 기능을 가지고 있다.

긴발가락굽힘근과 같은 불안정한 지면에서 균형을 잡을 때에 활약한다. 긴엄지굽힘근과 긴발가락굽힘근의 힘줄은 안쪽복사 부근에서 서로 교차하여 발가락에 닿는다.

촉진을 할 때는 발바닥굽힘, 안쪽번짐이 되지 않도록 주의해야 한다. 발바닥굽힘과 안쪽번짐을 하는 근육과 긴발가락굽힘근이 수축하여 식별이 어렵다.

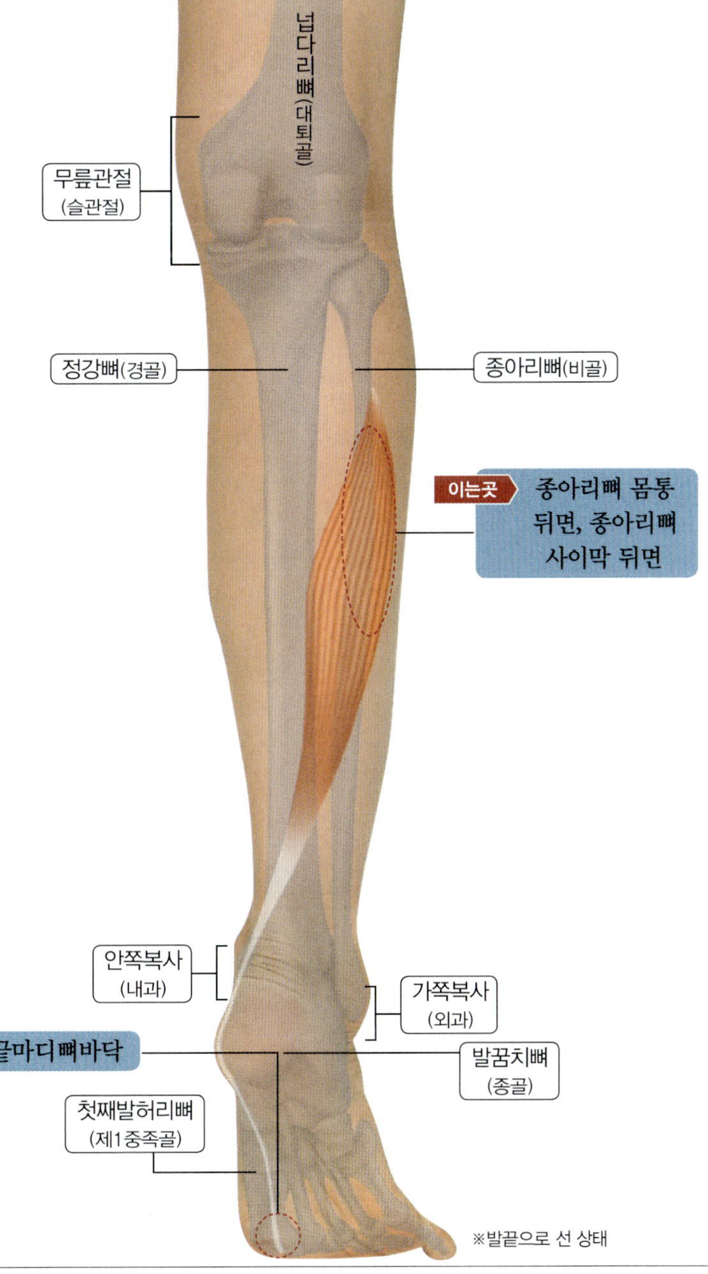

근육의 기능

- 엄지발가락의 굽힘(굴곡).
- 발목관절의 발바닥굽힘(저굴).
- 발목관절의 안쪽번짐(내번).

일상동작

- 지면에서 발로 버티다.
- 발끝으로 걷는다.
- 서핑과 스노보드의 보드 위에서 균형을 잡는다.

관련통

엄지발가락의 뒤쪽(바닥쪽)과 엄지발가락의 밑(제1중족골두)에 통증과 마비를 일으킨다.

+정보 인간이 지면에서 버틸 수 있는 것은 긴엄지굽힘근의 힘줄과 긴발가락굽힘근(➡P.288)의 힘줄이 교차하여 발뒤꿈치의 안쪽을 덮고 있기 때문이다.

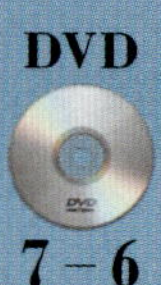

DVD 7-6

종아리부위(앞면)의 마사지

《시술 준비》

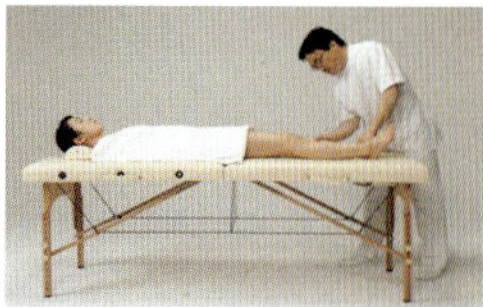

- 피시술자는 바로 눕는다.
- 시술자는 피시술자의 종아리 부근의 가쪽에 선다.
- 시술자는 피시술자의 머리쪽으로 향하여 시술한다.

마사지 시간

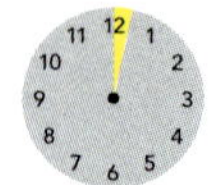

약 2 분

〈촉진〉

앞정강근 (전경골근)

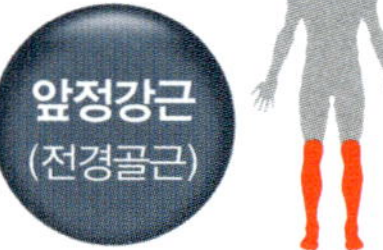

발목관절을 발등굽힘(배굴)시키면 가장 안쪽에서 떠오르는 힘줄이 앞정강근의 힘줄이다. 이 힘줄을 따라 집게손가락과 가운데손가락(지복)을 좌우로 움직이면서 무릎 쪽으로 더듬어 가면서 촉진한다.

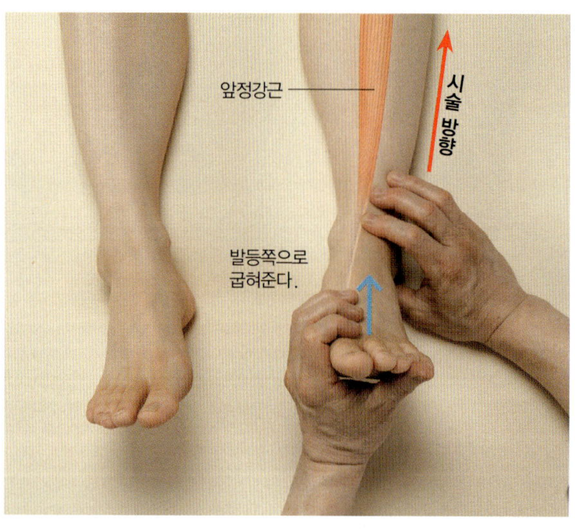

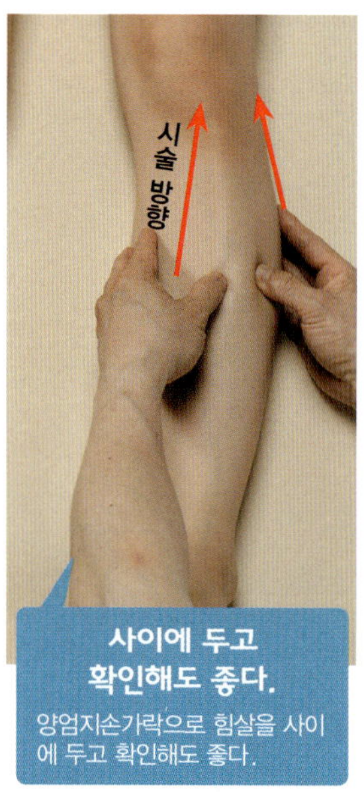

사이에 두고 확인해도 좋다.
양엄지손가락으로 힘살을 사이에 두고 확인해도 좋다.

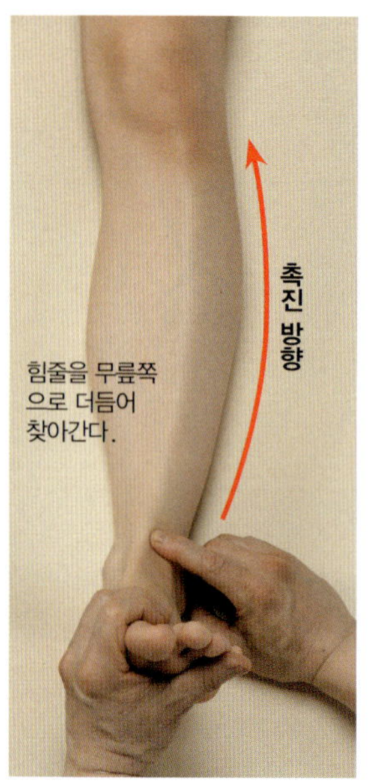

1 수장경찰

발목관절 안쪽면에서 무릎관절 앞면에 걸쳐서 손바닥 전체를 밀착시켜 경찰한다. 발목관절의 손앞에서 무릎관절을 넘어가는 곳까지 시행한다.

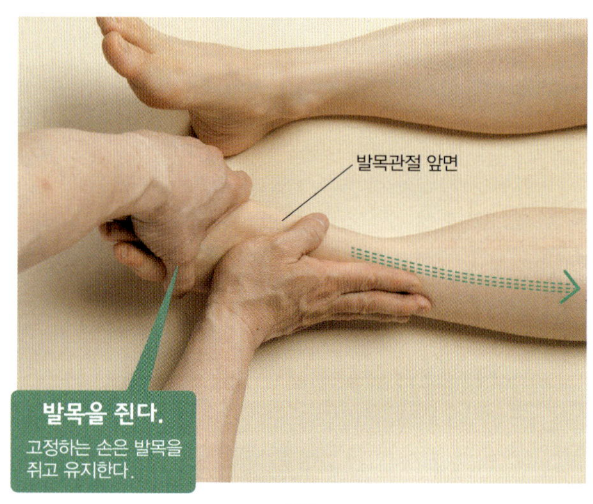

발목을 쥔다.
고정하는 손은 발목을 쥐고 유지한다.

▼

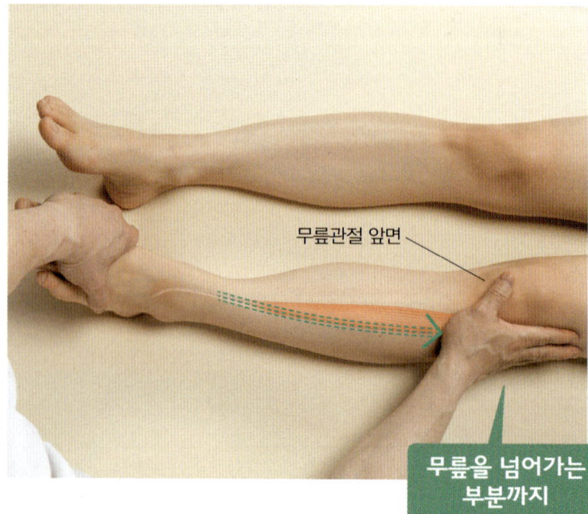

무릎을 넘어가는 부분까지
발목관절의 바로 앞에서 무릎관절을 넘어가는 곳까지 시행한다.

+정보 신발을 벗거나 맨발로 다리 가쪽에 체중을 실어서 걸으면 앞정강근(전경골근 ➡ P.278)이 강화된다.

개요

종아리부위는 앞가쪽면, 가쪽면, 뒤가쪽면의 세 곳으로 나눠서 시술한다. 앞가쪽면은 **발목관절 앞면에서 무릎관절 앞면으로 향하는 경로**, 가쪽면은 **가쪽복사(외과)에서 무릎관절 가쪽으로 향하는 경로**, 뒤가쪽면은 **발뒤꿈치에서 무릎관절 뒤면(오금)으로 향하는 경로**이다. 양쪽 다 발목관절의 바로 앞에서 무릎관절을 넘을 때까지 시술하는 것이 기본이다.

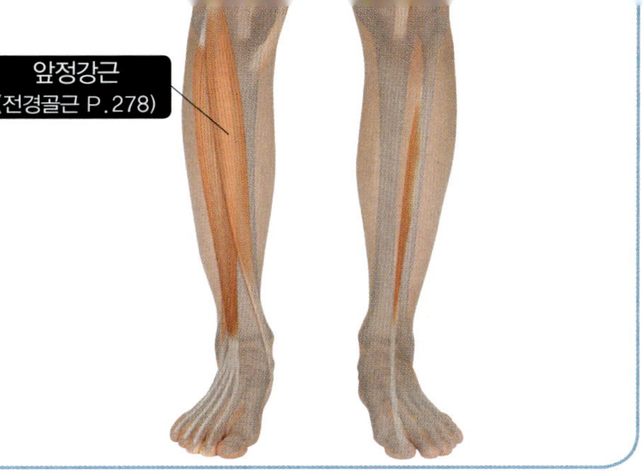

2 수장파악간헐압박

발목관절 앞면에서 무릎관절의 아래부위(정강뼈거친면의 높이)에 걸쳐서 손바닥 전체에서 근육군을 파악한 채 2~3회씩 압박한다. 네다섯 곳을 시행한다.

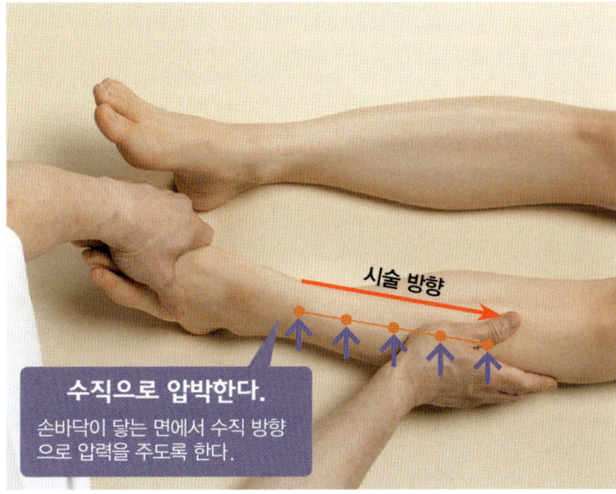

3 수장윤상유날

발목관절 앞면에서 무릎관절 앞면 아래부위(정강뼈거친면의 높이)에 걸쳐서 손바닥 전체로 원을 그리면서 유날한다. 전체를 네다섯 곳 시행한다.

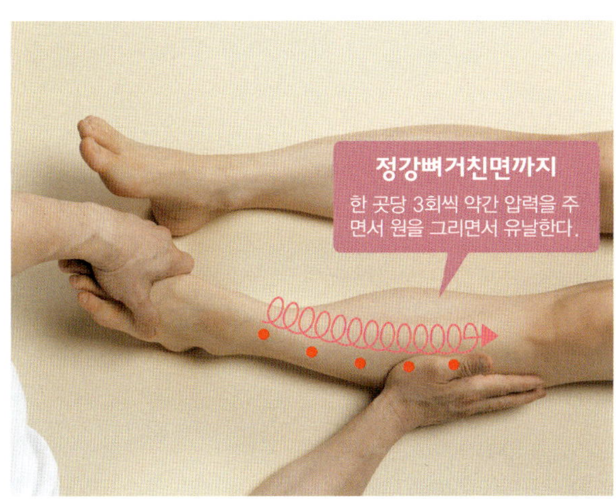

4 양무지유날

순서 3과 같은 라인을 양엄지손가락의 안쪽으로 앞정강근의 힘줄 및 근육을 가볍게 잡고, 직선(위아래방향)으로 유날한다. 네다섯 곳을 시행한다.

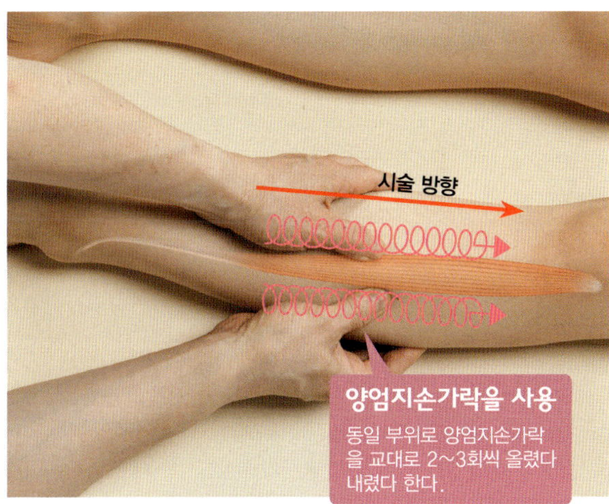

5 지과경찰

순서 3과 같은 라인을 네손가락의 등쪽면을 사용하여 경찰한다. 무릎의 아래부위에서는 손목을 젖혀 네손가락의 끝이 가장 마지막에 남도록 한다. 2~3회 시행한다.

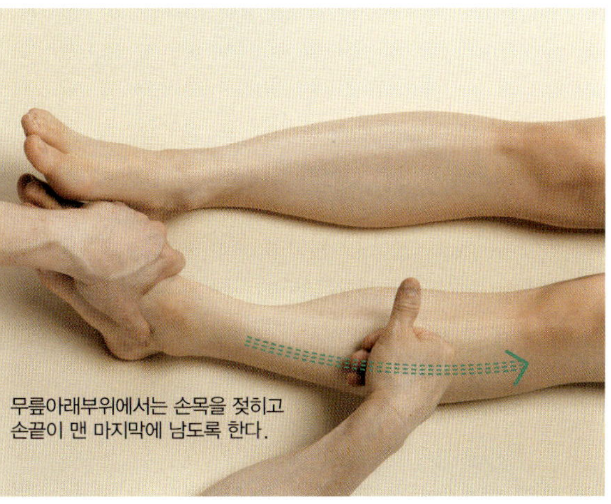

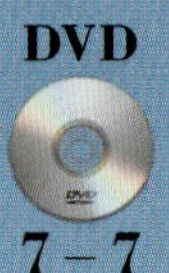

DVD 7-7

종아리부위(가쪽면)의 마사지

《시술 준비》

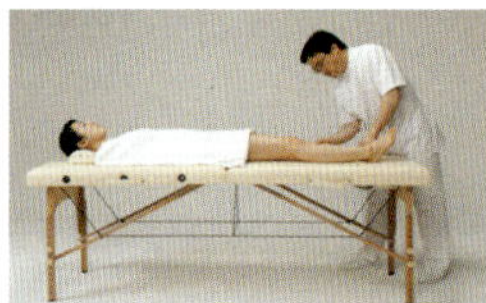

- 피시술자는 바로 눕는다.
- 시술자는 피시술자의 종아리 부근의 가쪽에서 종아리 전체를 시술하기 쉬운 위치에 선다.
- 시술자는 피시술자의 머리쪽으로 향하여 시술한다.
- 시술자의 상반신에 타월을 덮는다.
- 시술자의 프라이버시를 배려한다(➡P.59)

마사지 시간

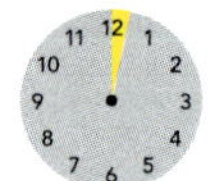

약 2 분

〈촉진〉

긴종아리근
(장비골근)

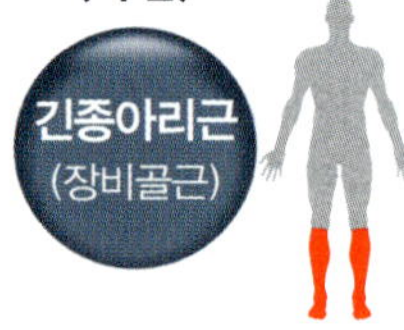

종아리가쪽 중앙에 위치하며 발목관절을 가쪽번짐, 발바닥굽힘을 하는 근육이다. 종아리뼈머리(비골두) 아래에 있는 힘살을 네손가락(지복)으로 앞뒤로 움직이면서 아래쪽으로 내려가 발목의 가쪽복사(외과)의 뒤까지 촉진한다.

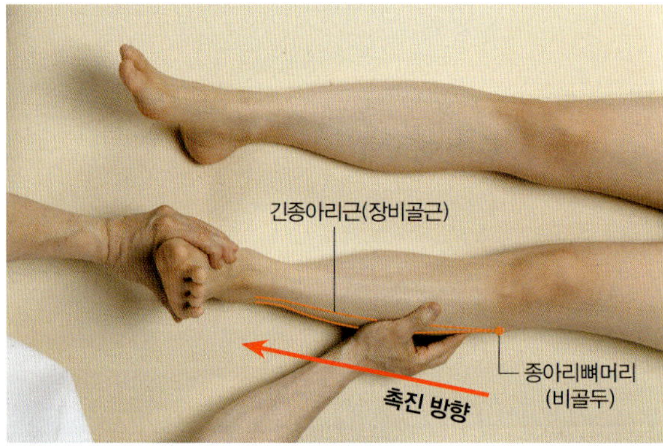
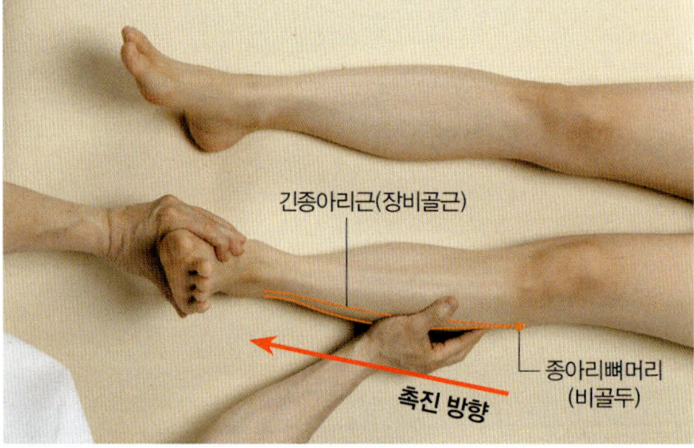

〈촉진〉

짧은 종아리근
(단비골근)

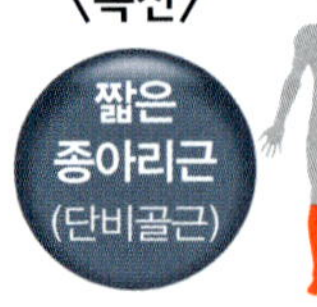

긴종아리근의 깊은층에 있는 근육이다. 가쪽복사(외과)의 위쪽 부위, 긴종아리의 힘줄의 뒤쪽에 있는 힘살을 네손가락(지복)으로 앞뒤로 움직이면서 촉진한다. 힘줄은 가쪽복사의 뒤모서리에서 다섯째발허리뼈바닥(제5중족골저)까지 뻗어 있다.

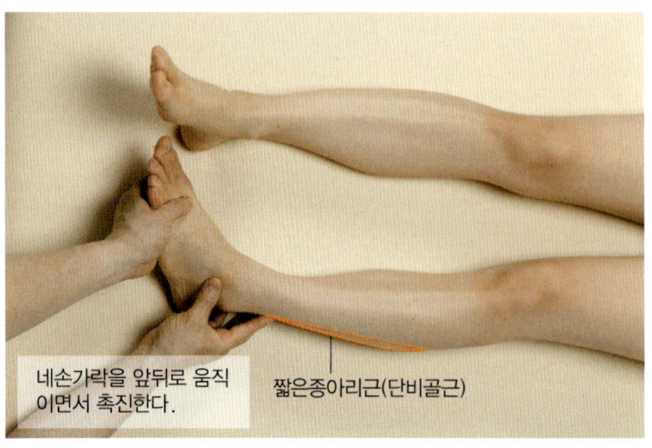

네손가락을 앞뒤로 움직이면서 촉진한다.

1 수장경찰

가쪽복사에서 무릎관절의 가쪽까지 손바닥 전체를 피부에 밀착시켜 경찰한다.

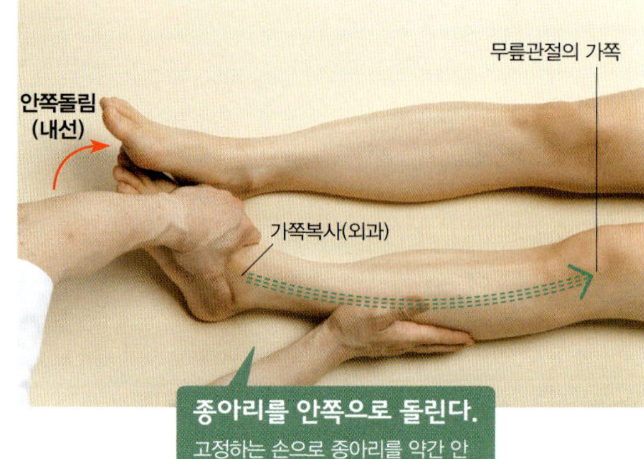

종아리를 안쪽으로 돌린다.
고정하는 손으로 종아리를 약간 안쪽으로 돌리면 시술하기 편하다.

▼

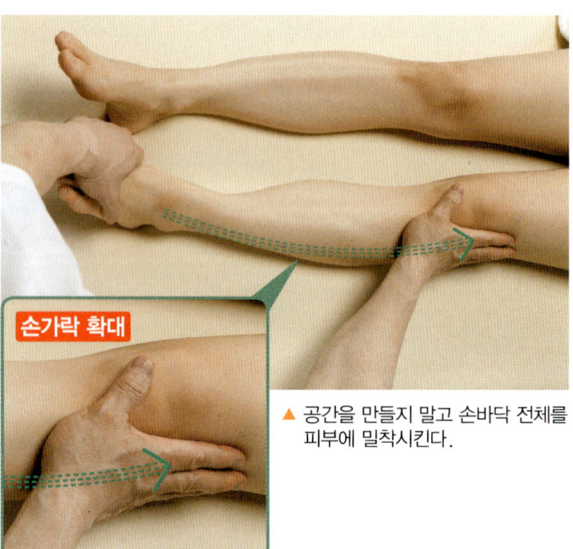

▲ 공간을 만들지 말고 손바닥 전체를 피부에 밀착시킨다.

+정보 긴종아리근(장비골근➡P.282)이 확실하게 발달하지 않으면 다리가 약간 안쪽번짐(내반) 상태가 된다.

개요

종아리부위 가쪽면 시술은 **긴종아리근과 짧은종아리근**이 주된 대상이 된다. 이런 근육은 발 가쪽을 가쪽으로 들어 올리는 안쪽번짐(내반)의 기능을 가진다. **가쪽복사(외과)에서 무릎관절 가쪽으로 향하는 경로를 따라 시술**한다. 종아리 가쪽 아래 부위는 종아리뼈가 피부 아래에서 촉진하기 쉽고 위쪽 부위는 종아리뼈머리(비골두)의 바로 아래에 온종아리신경(총비골신경)이 지나고 있으므로, 신경이 다치지 않도록 이 부분에서는 힘 조절에 주의하도록 한다.

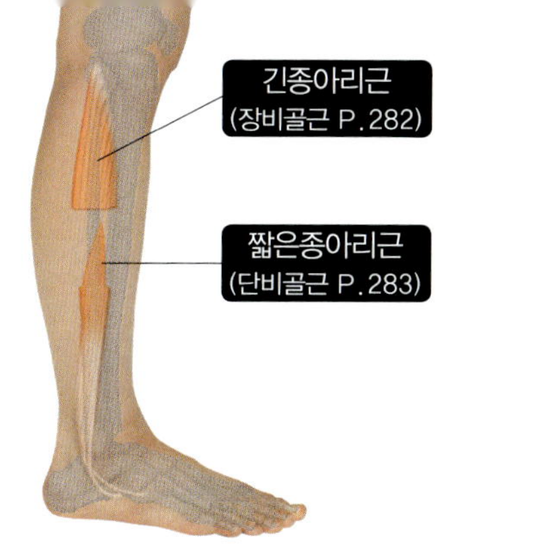

2 이지파악간헐압박

엄지손가락과 집게손가락으로 가쪽 근육군을 파악하고, 동일부위에서 2~3회 압박하고 다음 부위로 이동한다. 가쪽복사에서 종아리뼈머리까지 네다섯 곳을 시행한다.

3 이지파악유날

순서 2와 같은 경로의 가쪽복사에서 종아리뼈머리까지 엄지손가락과 집게손가락으로 근육군을 파악하고 원을 그리면서 2~3회 유날한다. 전체를 네다섯 곳으로 나눠서 시행한다.

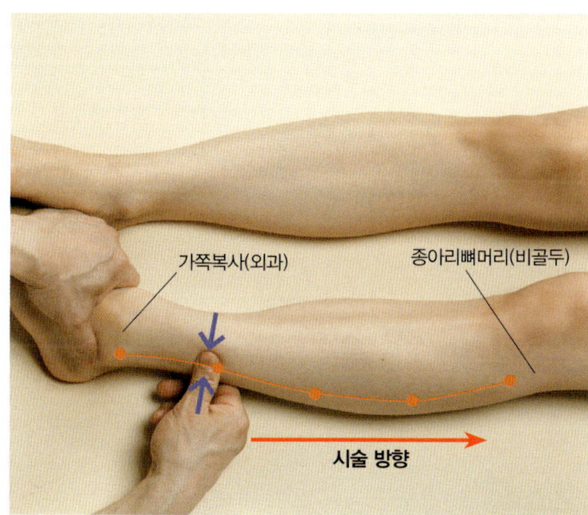

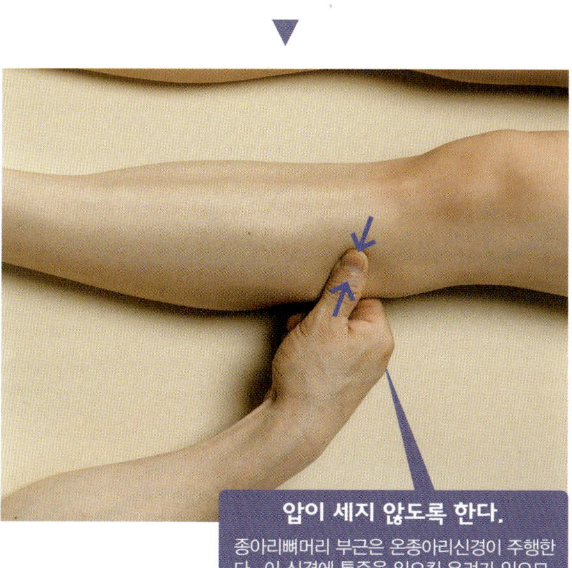

압이 세지 않도록 한다.

종아리뼈머리 부근은 온종아리신경이 주행한다. 이 신경에 통증을 일으킬 우려가 있으므로 압이 너무 세지 않도록 주의한다.

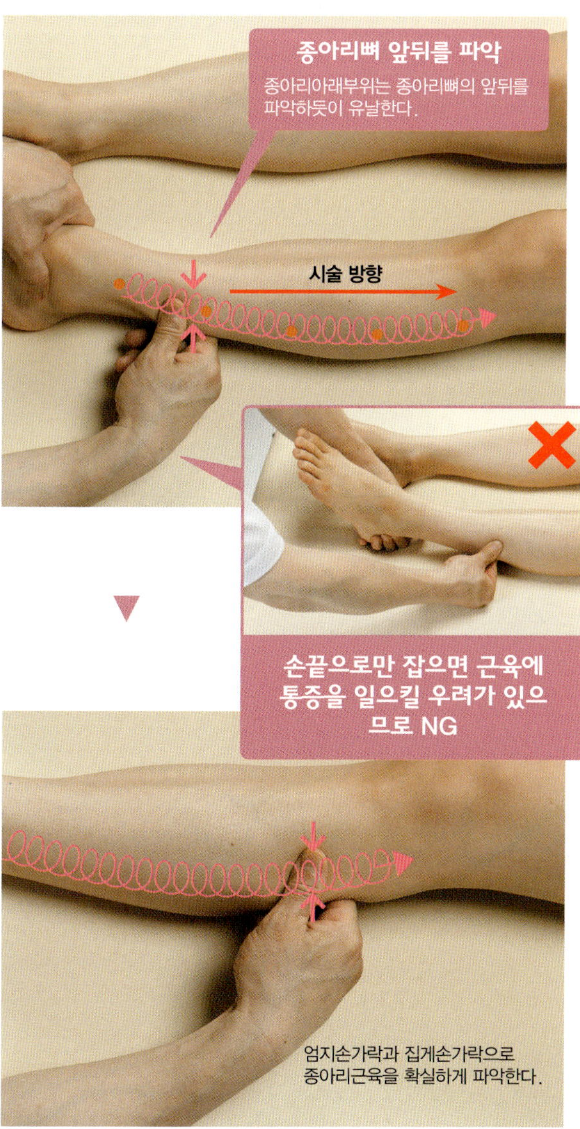

종아리뼈 앞뒤를 파악

종아리아래부위는 종아리뼈의 앞뒤를 파악하듯이 유날한다.

손끝으로만 잡으면 근육에 통증을 일으킬 우려가 있으므로 NG

엄지손가락과 집게손가락으로 종아리근육을 확실하게 파악한다.

DVD 7-8

종아리부위(뒤면)의 마사지

《시술 준비》

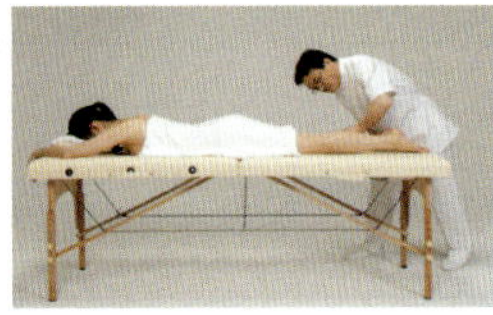

- 피시술자는 엎드려누운자세를 하고 볼부위에 베개를 놓는다.
- 침대와 발목의 사이에 목욕 타월 등을 넣어도 좋다.
- 시술자는 피시술자의 종아리부위 가쪽에 선다.
- 시술자의 머리 쪽을 향하여 시술한다.

마사지 시간

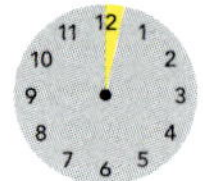

약 2 분

〈촉진〉

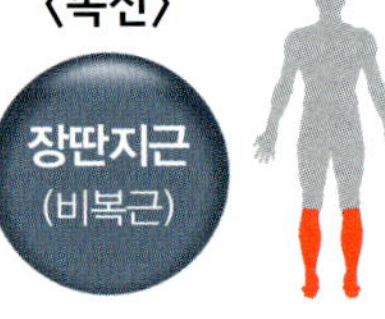

장딴지근 (비복근)

장딴지근은 종아리 뒤면의 볼록함을 만드는 근육으로 아래부위는 가자미근과 함께 발꿈치 힘줄(아킬레스건)이 된다. 안쪽갈래(내측두)와 가쪽갈래(외측두)로 되어 있고, 종아리 뒤면 중앙부에서 그 가쪽갈래와 안쪽갈래를 종아리의 세로축을 따라 손가락으로 가볍게 문지른다.

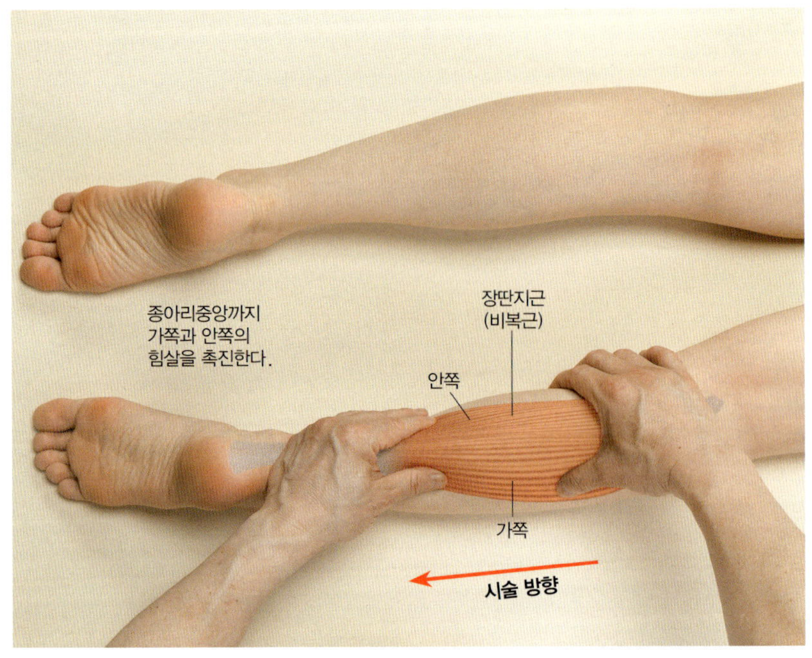

〈촉진〉

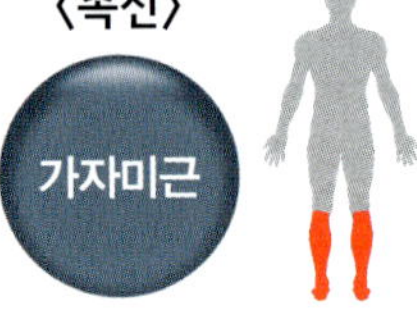

가자미근

종아리부위 중앙 부근에서 종아리뼈 뒤모서리에 엄지손가락을 정강뼈 안쪽에 네손가락을 놓고 종아리의 앞뒤 방향으로 주의 깊게 손가락을 움직이면, 장딴지근의 깊은 부위에서 가자미근의 안쪽모서리와 가쪽모서리를 만질 수 있다.

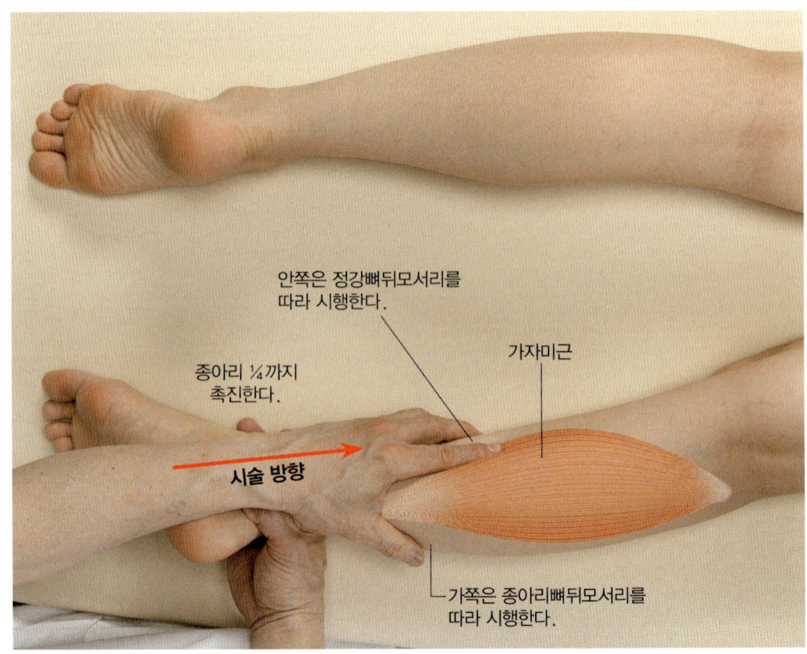

+ 정보 장딴지근과 가자미근(➡ P.284)은 런닝과 점프 같은 몸을 위쪽과 앞쪽으로 나가는 움직임에 크게 관여한다.

개요

종아리의 뒤쪽면에서 **종아리세갈래근(장딴지근과 가자미근)**이 있고 아래부위에는 발꿈치힘줄이 되어 뒤정강근(후경골근) 등의 근육이 존재한다. **종아리 뒤가쪽부위의 시술은 발목관절의 뒤쪽에서에서 무릎 뒤쪽까지 범위**로 시행한다. 아래부위의 발꿈치힘줄은 두 손가락(엄지손가락, 집게손가락)으로 윗부분의 장딴지부근은 손바닥으로 시술한다. 시술자의 몸이 큰 경우는 안쪽과 가쪽으로 나눠서 시술하여도 좋다.

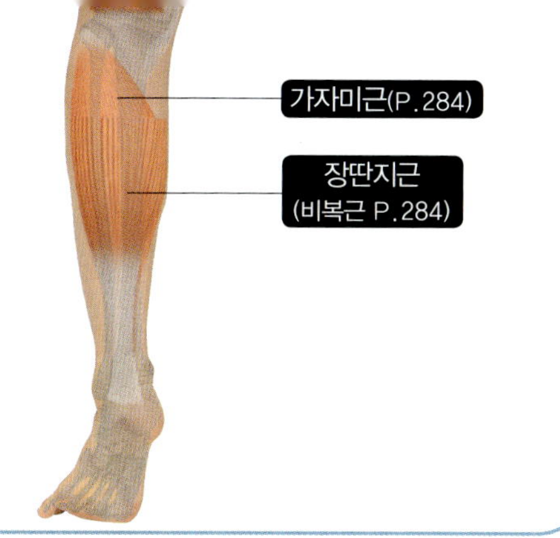

1 수장경찰

발목관절에서 무릎 뒤쪽 위까지 손바닥 전체를 밀착시켜 2~3회 반복한다. 안쪽과 가쪽에서 손을 바꿔서 시행한다. 오른쪽 발의 시술은 뒤 안쪽을 왼손, 뒤 가쪽을 오른손으로 시행한다.

2 수장파악간헐압박

발목관절의 뒤쪽에서 무릎의 뒤쪽까지 손바닥으로 크게 근육군을 파악하여 압박한다. 동일 부위에서 2~3회씩, 전체를 네다섯 곳으로 나눠서 시행한다.

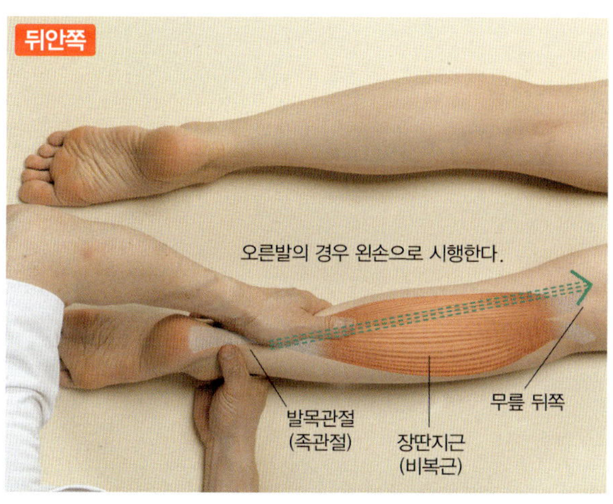

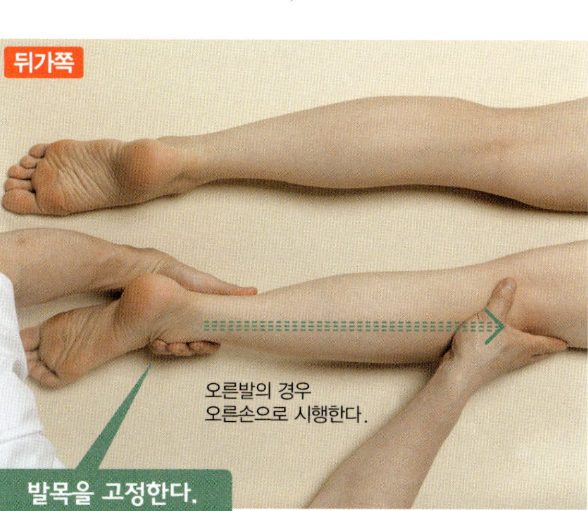

발목을 고정한다.

고정하는 손은 발목 부근을 쥐고 유지한다.

이지로 파악한다.

발꿈치힘줄(아킬레스건)의 부분은 얇으므로 두 손가락으로 파악한다.

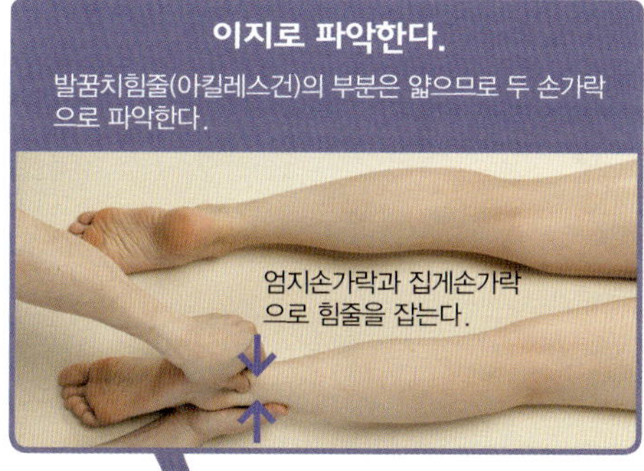

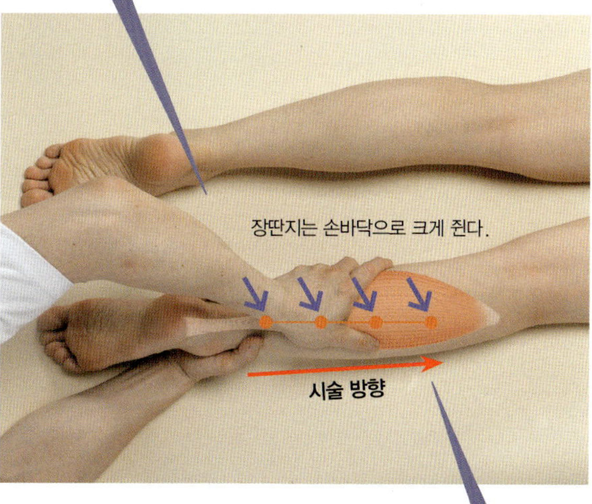

수직으로 압을 준다.

종아리 뒤쪽 중앙은 손바닥으로 수직으로 압박해 간다.

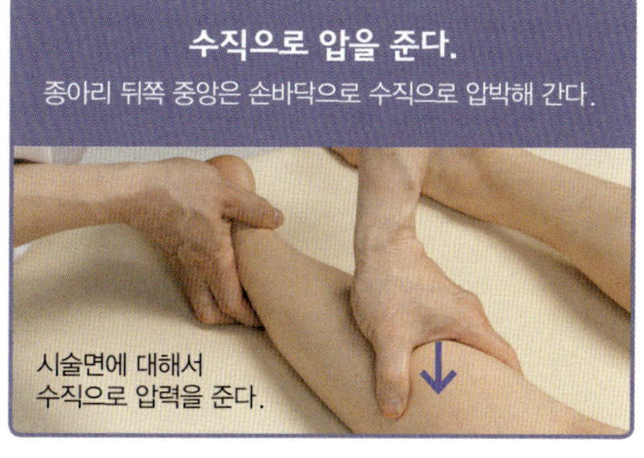

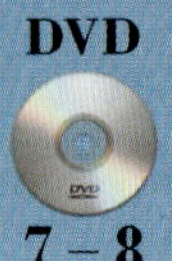

DVD 7-8

종아리부위(뒤면)의 마사지

마사지 시간

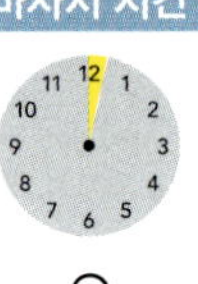

약 2 분

3 수장파악 윤상유날

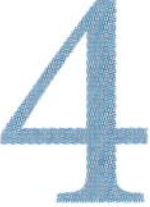

발목관절 뒤쪽에서 무릎 뒤쪽까지 손바닥으로 근육군을 크게 파악하면서 같은 부위에서 2~3회 원을그리면서 유날한다. 네다섯 곳으로 시행한다.

4 거절상유날

양손으로 힘살을 파악하여 좌우 교대로 움직이면서 동일부위를 앞뒤로 2~3회 유날한다. 발목관절의 뒤쪽에서 무릎 뒤쪽까지 네다섯 곳 시행한다.

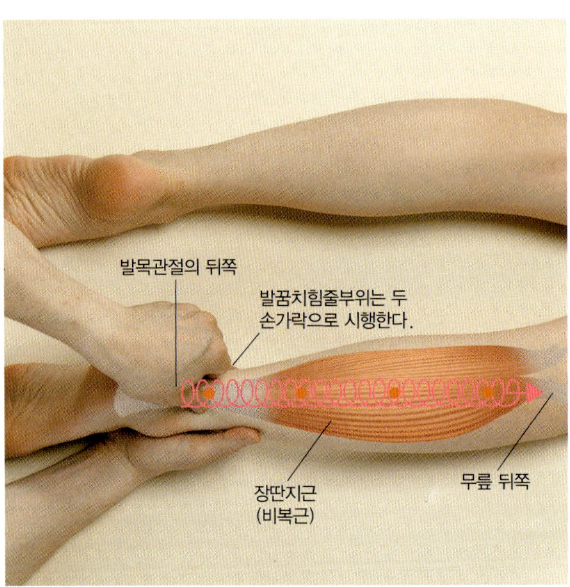

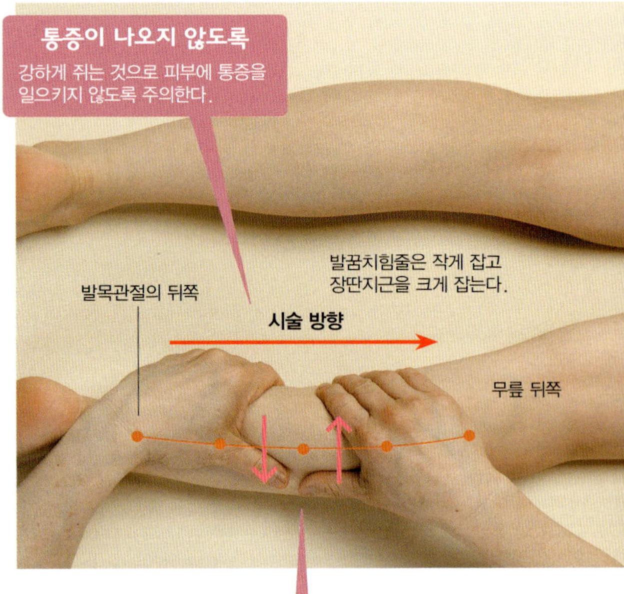

통증이 나오지 않도록
강하게 쥐는 것으로 피부에 통증을 일으키지 않도록 주의한다.

위부위는 손바닥 전체로 파악
근육이 큰 곳은 손바닥 전체를 사용한다.

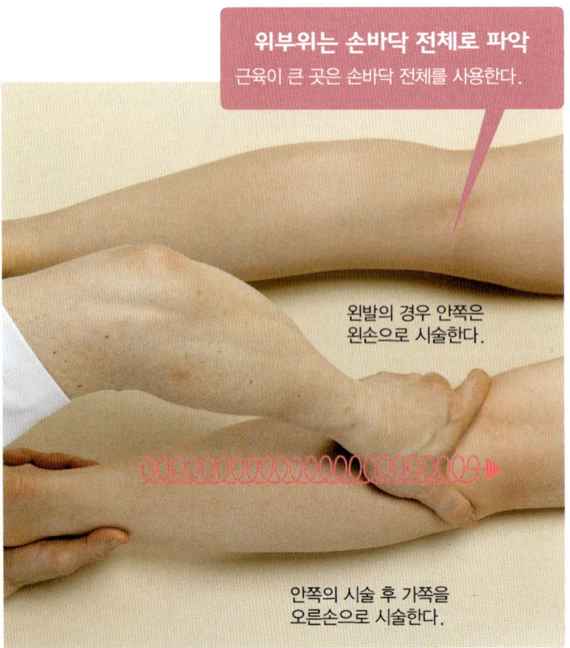

교대로 유날
타월을 쥐어짜듯이 교대로 움직이면서 유날한다.

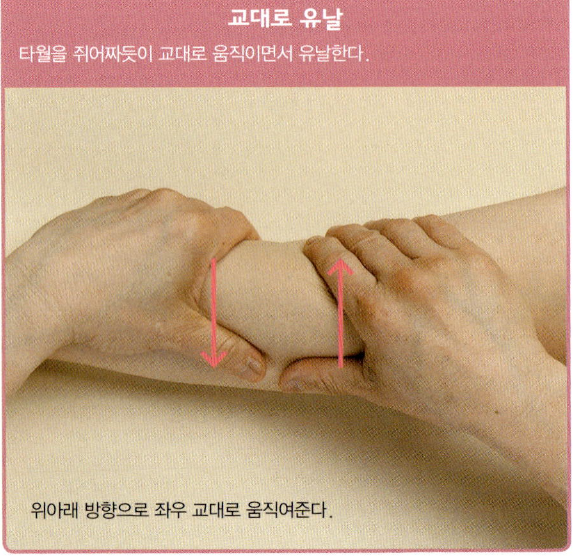

+정보 장딴지근과 가자미근(➡ P.284)의 힘줄로 있는 발꿈치힘줄(아킬레스건)은 스포츠에서 손상되는 경우가 비교적 많다.

5 박타 

손가락을 모아서 손바닥을 밥공기처럼 만들어 좌우의 손으로 교대로 두드린다. 퐁퐁 소리를 내면서 스탭을 이용한다. 발목관절의 뒤쪽에서 무릎 뒤쪽까지 시행한다.

6 절타

손가락을 가위바위보의 보 모양으로 하여 좌우 새끼손가락쪽으로 리드미컬하게 두드린다. 발목관절의 뒤쪽에서 무릎 뒤쪽까지 시행한다.

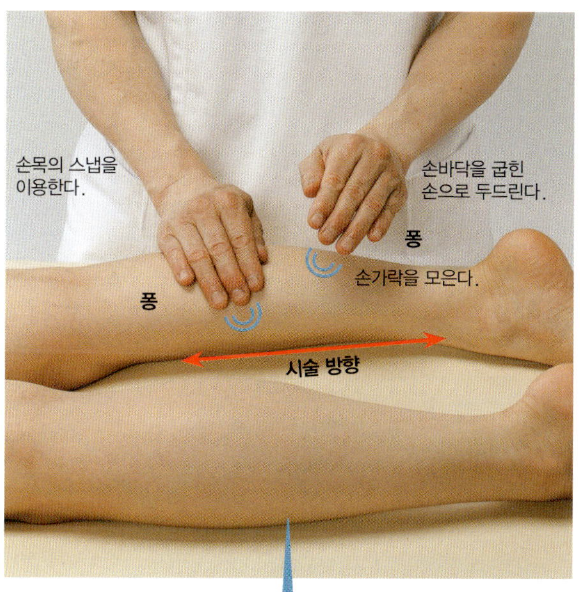

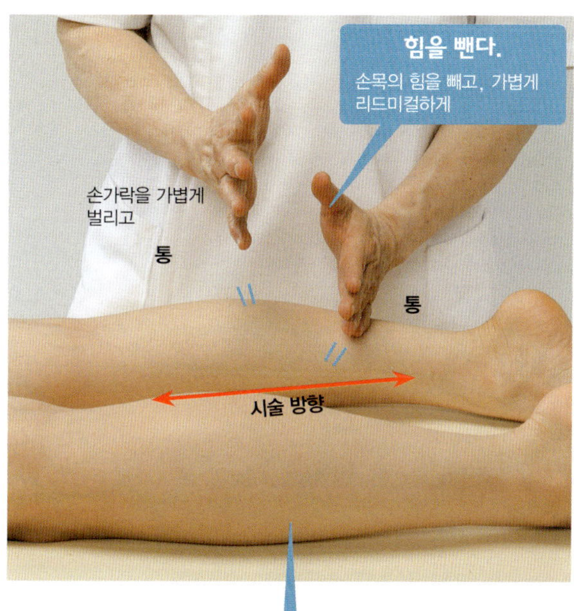

주먹으로 두드리면 안된다.

통증이 나오므로 손바닥을 모은 주먹으로 두드리는 것은 금기이다.

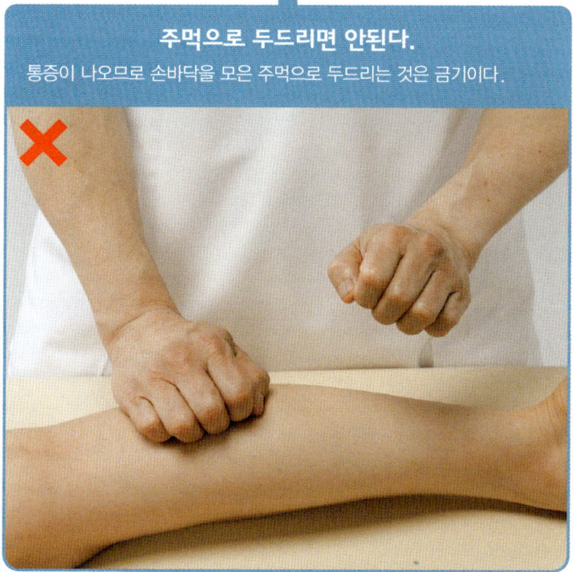

새끼손가락쪽으로 시행한다.

손가락을 가볍게 벌리고 좌우의 새끼손가락으로 교대로 두드린다.

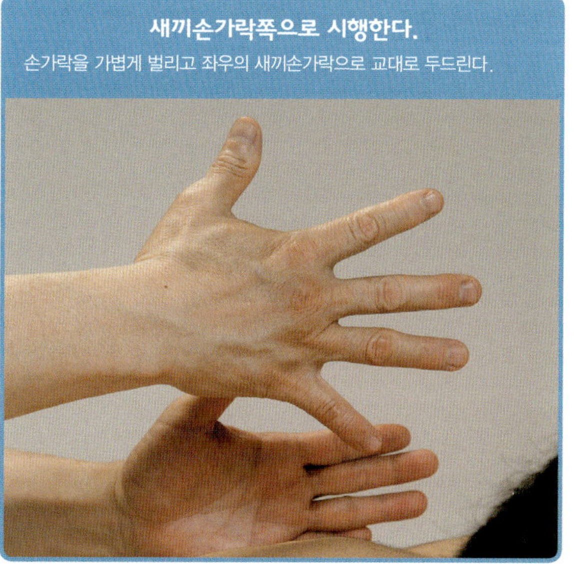

머리 목 가슴 배 등 허리 팔 다리

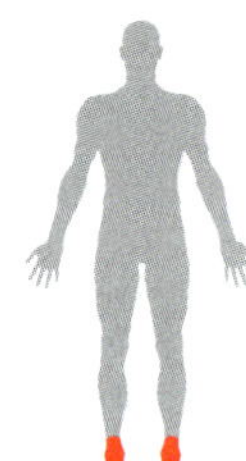

짧은엄지폄근

짧은엄지폄근(단무지신근)《*extensor hallucis brevis*》

【근육군】 발등근육(족배근) **【지배신경】** 깊은종아리신경(심비골신경)〈L_4, L_5, S_1〉

DVD 7-9

마사지 ➡ P310

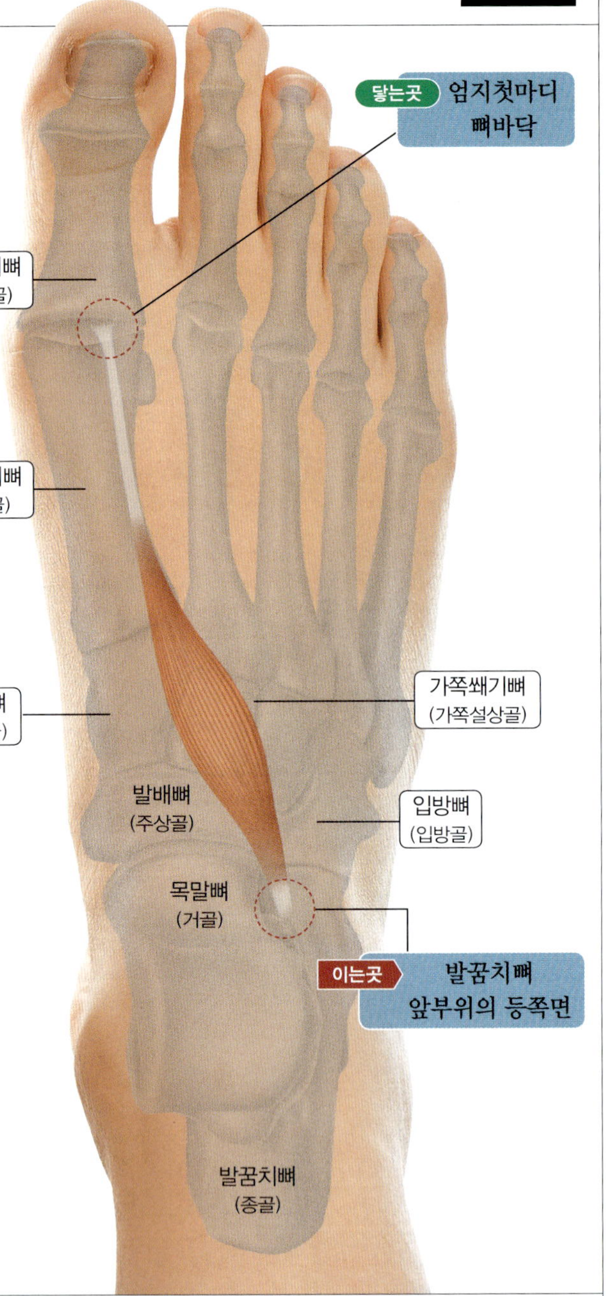

근육의 특징

이는곳과 닿는곳이 함께 발부위에 있는 근육 안에서 발등 쪽에 위치하는 것은 짧은엄지폄근과 짧은발가락의 2개의 근육(➡ P.299)뿐이다. 짧은엄지폄근은 발꿈치뼈의 앞부위의 등쪽면에서 시작하여 발등을 지나 엄지발가락의 근원(엄지첫마디뼈)에 닿는다.

엄지발가락을 젖히는(폄)작용을 가지고 긴엄지폄근(장무지신근 ➡ P.279)의 폄 동작을 보조하는 역할도 있다. 보통은 짧은발가락폄근과 동시에 작용하는 경우가 많다. 장시간의 보행과 런닝, 등산은 이 근육을 혹사시켜 발등에 통증을 만들어 낸다.

스트레칭은 환자를 바로누운자세나 엎드린 상태로 시작한다. 한쪽 손으로 환자의 발을 눌러가면서 다른 한 손을 발가락의 바닥에 놓고 천천히 압박하면서 폄시키는 것으로 스트레칭을 시행할 수 있다.

근육의 기능

- 엄지발가락의 폄(신전).

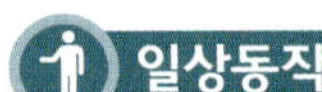

일상동작

- 발끝을 올린다.
- 엄지발가락을 벌린다.

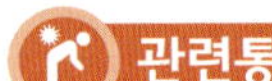

관련통

발의 가쪽의 발등 주변에 통증을 일으킨다.

+정보 엄지발가락을 폄(신전)시키는 근육은 짧은엄지폄근 밖에 존재하지 않는다.

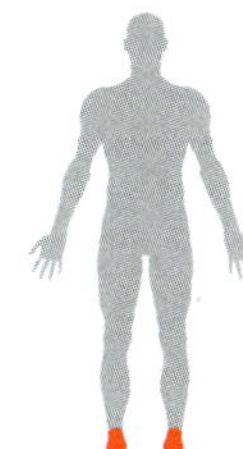

짧은발가락폄근

짧은발가락폄근(단지신근)《*extensor digitorum brevis*》

【근육군】 발등근육(족배근) **【지배신경】** 깊은종아리신경(심비골신경)〈L_4, L_5, S_1〉

DVD 7 – 9 마사지 ➡P310

▶ 근육의 특징

짧은엄지폄근(단무지신근 ➡P.298)과 함께 발등에 이는곳과 닿는곳을 가진 근육이다. 발꿈치뼈의 앞부위의 등쪽 부분에서 시작하여 둘째~넷째 발가락 등쪽널힘줄(배측건막)에 닿는다. 긴발가락폄근(장지신근 ➡ P.280)과 함께 둘째~넷째 발가락을 젖히는 작용(폄)이 있다.

이 발끝을 들어 올리는 것으로 지면에서 발을 떨어지게 하고, 발뒤꿈치에서 지면에 착지하는 등의 동작을 가능하게 한다. 보행에 있어서 중요한 근육이다. 보통은 짧은엄지폄근도 동시에 작용하는 경우가 많다. 발끝을 올리면 발등 부근에 근육의 수축을 확인할 수 있다.

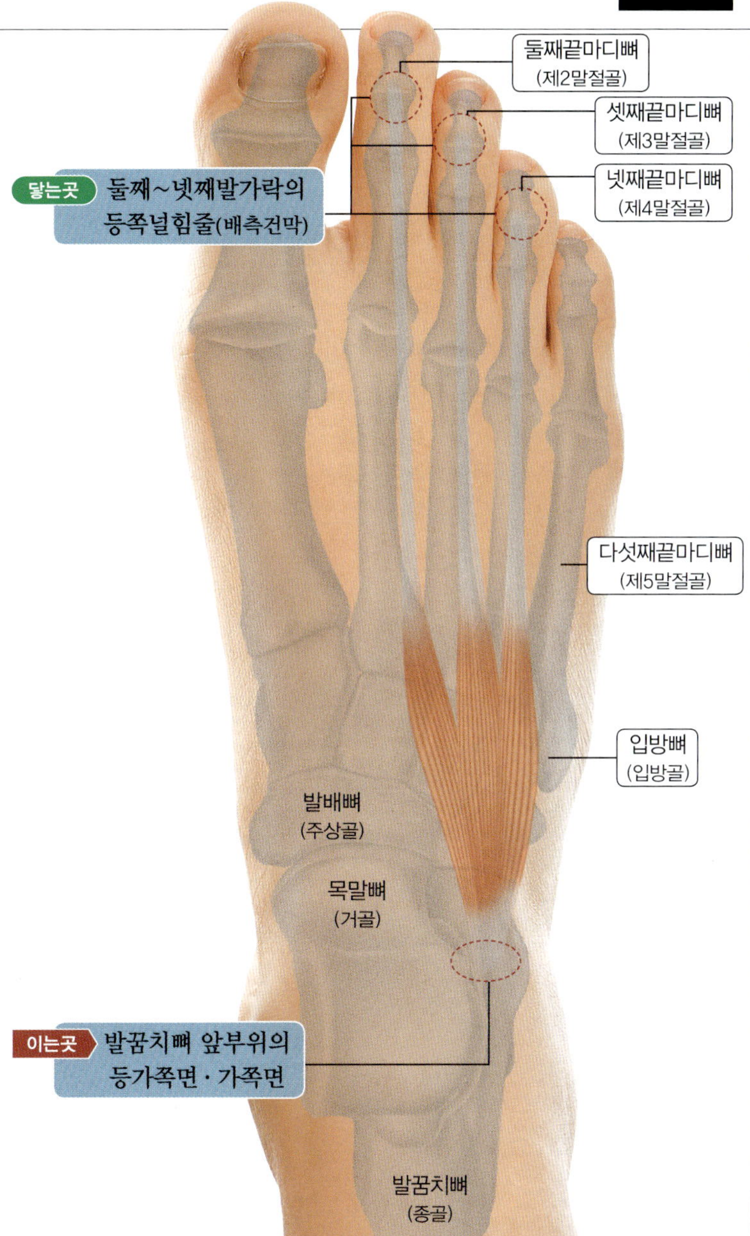

마사지 정보

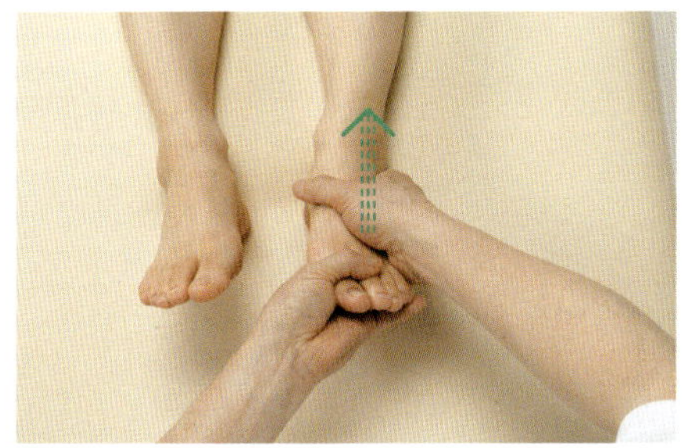

발등부위의 근육은 하나하나 근육이 작으므로 몇 개의 근육을 동시에 시술한다. 사진은 수장 경찰이다.

근육의 기능

- 둘째~넷째발가락의 폄(신전).

일상동작

- 발끝을 올린다.
- 뜨거운 모래사장에서 발끝을 젖히고 걷는다.

관련통

발 가쪽의 발등 주변에 통증을 일으킨다(짧은엄지폄근과 같은 영역).

+정보 짧은발가락폄근의 얕은층에는 긴엄지폄근(➡ P.280)의 힘줄이 주행하고 있다.

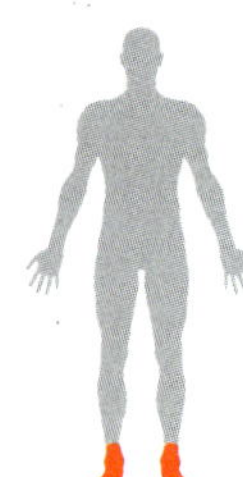

짧은엄지굽힘근

짧은엄지굽힘근(단무지굴근) 《*flexor hallucis brevis*》

【근육군】 엄지두덩근(무지구근)

【지배신경】 안쪽발바닥신경(내측족저신경)〈L_5, S_1〉, 가쪽발바닥신경(외측족저신경)〈S_1, S_2〉

DVD 7-10

마사지 ➡P312

근육의 특징

엄지벌림근(무지외전근 ➡P.302)의 깊은층에 있는 발바닥의 근육이다. 쐐기뼈(설상골)에서 시작하여 힘살은 2개로 나뉘고 엄지발가락의 양쪽에 닿는다. 닿는곳의 안쪽은 엄지벌림근 의 힘줄로 가쪽은 엄지모음근(무지내전근 ➡P.301)의 힘줄에 각각 합류된다.

엄지발가락을 굽히면(무지의 굴곡/저굴)움직임이 있고 걸을 때에 엄지발가락으로 지면을 힘 있게 차는 움직임을 담당한다. 또 발바닥(발바닥활)의 세로활(종아치)을 유지하는 역할도 있다. 이 근육이 혹사되어 수축 상태가 만성화되면 엄지두덩 주위에 통증과 마비를 일으킨다.

이 근육의 촉진은 발바닥에서 발가락을 첫째발허리뼈(제1중족골) 위에서 움직이는 것으로 시행할 수 있다. 표층에 있으므로 쉽게 만질 수 있다.

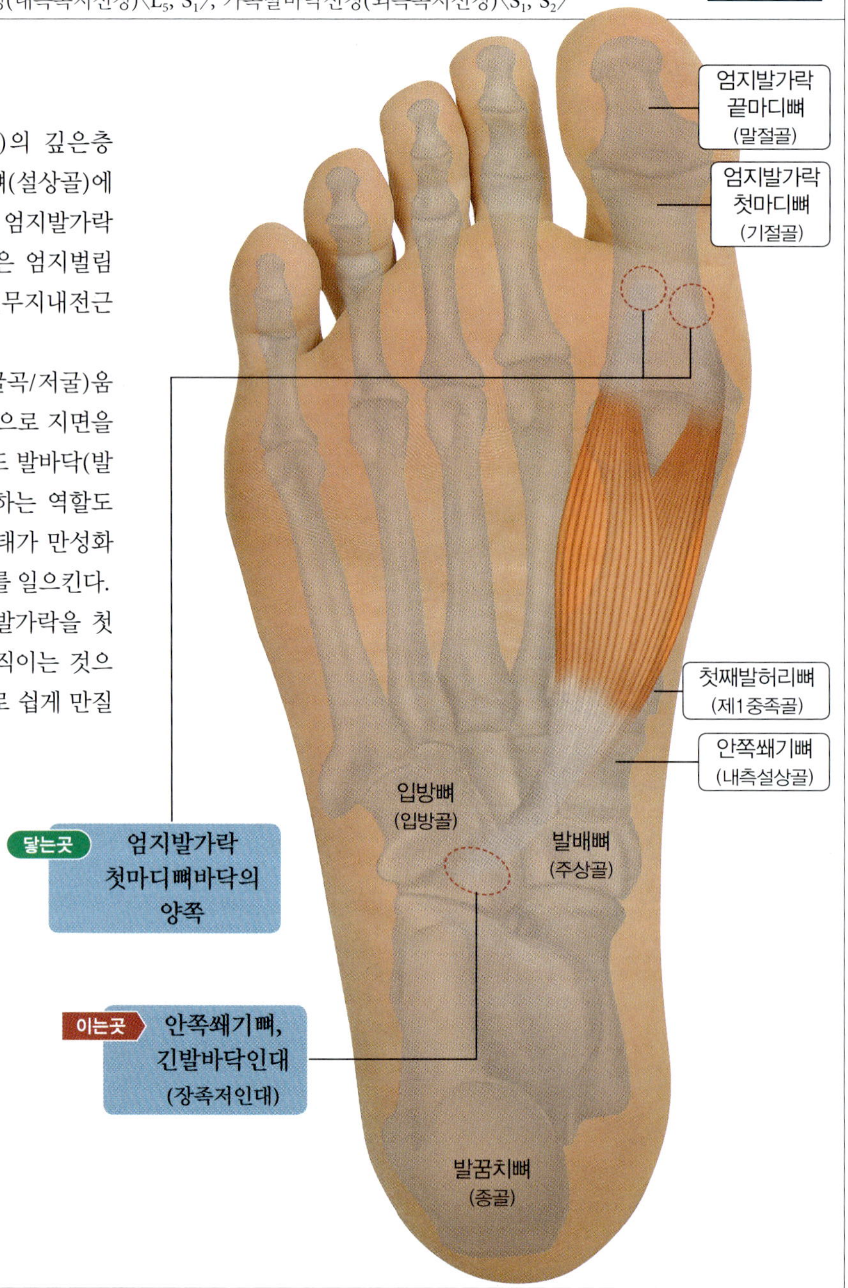

엄지발가락 끝마디뼈 (말절골)

엄지발가락 첫마디뼈 (기절골)

첫째발허리뼈 (제1중족골)

안쪽쐐기뼈 (내측설상골)

입방뼈 (입방골)

발배뼈 (주상골)

발꿈치뼈 (종골)

닿는곳 엄지발가락 첫마디뼈바닥의 양쪽

이는곳 안쪽쐐기뼈, 긴발바닥인대 (장족저인대)

근육의 기능

● 엄지발가락의 굽힘(굴곡).

일상동작

● 걸을 때에 강하게 엄지발가락으로 지면을 찬다.

관련통

첫째발허리관절부위(엄지두덩)을 감싸듯이 넓은 통증을 일으킨다.

+정보 짧은엄지굽힘근은 엄지발가락을 단독으로 굽힐 수 없으면 촉진은 어렵다.

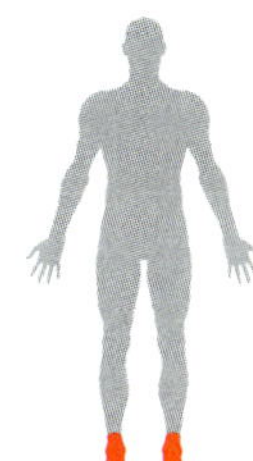

엄지모음근

엄지모음근(무지내전근)《*adductor hallucis*》

【근육군】 엄지두덩근(무지구근) **【지배신경】** 가쪽발바닥신경(외측족저신경)〈S_1, S_2〉

DVD 7-10
마사지 ➡P312

▶ 근육의 특징

발바닥의 가장 깊은층에 있는 근육이다. 두 갈래근(이두근)으로 있고 빗갈래(사두)와 가로갈래(횡두)로 나뉜다. 빗갈래는 둘째~넷째발허리뼈 등, 가로갈래는 둘째~다섯째발허리발가락관절의 관절주머니(관절포) 등에서 엄지발가락 첫마디뼈 부근에서 부착된다. 엄지발가락을 새끼발가락쪽으로 굽히는 움직임(모음)과 엄지발가락을 굽히는 움직임(굴곡)을 돕는 기능이 있다.

발바닥(발바닥활)의 안쪽 세로활에 더해져서 앞발부위의 가로활 유지에도 도움이 된다(➡ P.244). 짧은엄지굽힘근(단무지굴근 ➡ P.300)과 동시에 수축하는 것으로 엄지발가락의 발바닥굽힘(저굴)을 시행한다. 보행 중에 느껴지는 발바닥 앞쪽의 통증의 원인이 되는 근육이기도 하다.

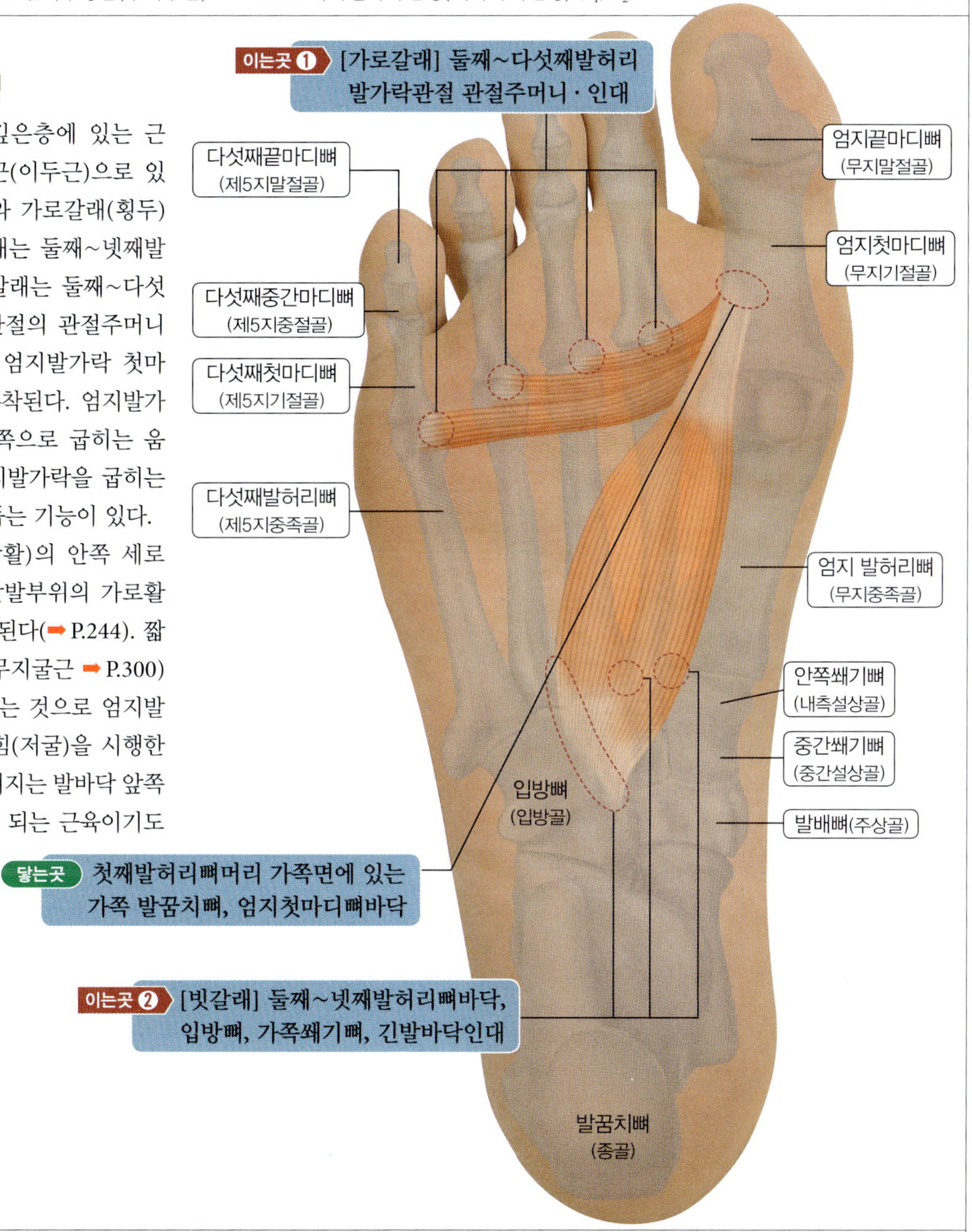

이는곳 ❶ [가로갈래] 둘째~다섯째발허리발가락관절 관절주머니·인대

다섯째끝마디뼈 (제5지말절골)

다섯째중간마디뼈 (제5지중절골)

다섯째첫마디뼈 (제5지기절골)

다섯째발허리뼈 (제5지중족골)

엄지끝마디뼈 (무지말절골)

엄지첫마디뼈 (무지기절골)

엄지 발허리뼈 (무지중족골)

안쪽쐐기뼈 (내측설상골)

중간쐐기뼈 (중간설상골)

발배뼈(주상골)

입방뼈 (입방골)

닿는곳 첫째발허리뼈머리 가쪽면에 있는 가쪽 발꿈치뼈, 엄지첫마디뼈바닥

이는곳 ❷ [빗갈래] 둘째~넷째발허리뼈바닥, 입방뼈, 가쪽쐐기뼈, 긴발바닥인대

발꿈치뼈 (종골)

근육의 기능

- 엄지발가락의 모음(내전).
- 엄지발가락의 굽힘(굴곡).

일상동작

- 샌달을 신고 걷는다(플립플랍의 끈을 발가락에 끼운다).

관련통

발바닥 앞쪽 부근(발허리뼈 아래쪽에서 둘째~넷째발가락의 바로 뒤쪽 부분)에 통증과 저림을 일으킨다.

+정보 엄지모음근에 있는 통증이 만성화되면 발가락 뒤에 저림과 통증을 일으킨다.

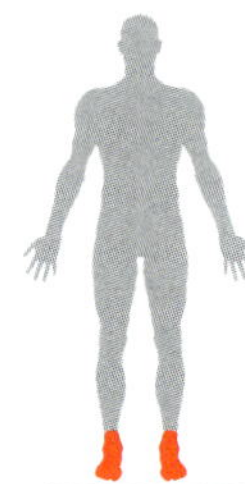

엄지벌림근

엄지벌림근(무지외전근) 《*abductor hallucis*》

【근육군】 엄지두덩근(무지구근) **【지배신경】** 안쪽발바닥신경(내측족저신경)〈L_5, S_1〉

DVD 7-10 마사지 ➡P312

▶ 근육의 특징

발꿈치뼈에서 엄지발가락으로향하여 발바닥 안쪽을 지나는 깊은층의 근육이다. 힘줄은 짧은엄지굽힘근(단무지굴근 ➡ P.300)의 안쪽의 힘줄과 합류되어 엄지발가락의 첫마디뼈에 붙어 있다.

주된 기능은 엄지발가락을 새끼발가락과 반대쪽으로 굽히는 것(벌림)과 짧은엄지굽힘근을 보조하여 엄지발가락을 굽히는 것(발바닥굽힘)이다. 이 움직임은 지면을 찰 때 몸을 앞으로 밀거나, 발목의 휘청거림을 방지하는 것에 도움이 된다.

촉진은 환자를 엎드리게 한 상태에서 장딴지빗근(족척근)의 안쪽에 손가락을 놓은 상태에서 시작한다. 발허리발가락관절(중족지절관절)에서 엄지발가락을 벌리면 수축을 느낄 수 있다. 표층에 있는 근육으로 촉진하는 것은 비교적 쉽다.

닿는곳 안쪽종자뼈에서 엄지발가락 첫마디뼈바닥 안쪽

이는곳 발꿈치뼈융기의 안쪽돌기, 발배뼈거친면, 굽힘근지지띠, 발바닥널힘줄

근육의 기능

- 엄지발가락의 굽힘(굴곡).
- 엄지발가락의 벌림(외전).

일상동작

- 엄지발가락을 크게 벌린다.
- 몸을 앞으로 밀어내는 움직임을 돕는다.

관련통

발뒤꿈치의 안쪽과 발목의 윗부분 안쪽에 통증을 일으킨다.

+정보 엄지벌림근은 발바닥의 안쪽세로활을 형성하는 근육이다.

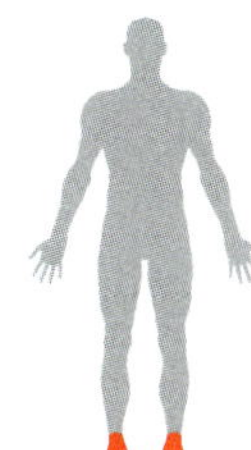

새끼벌림근

새끼벌림근(소지외전근)《*abductor digiti minimi*》

【근육군】 새끼두덩근(소지구근) **【지배신경】** 가쪽발바닥신경(외측족저신경)〈S_1, S_2〉

DVD 7-10

마사지 ➡P312

▸ 근육의 특징

발바닥의 새끼발가락의 표층에 있고 발꿈치뼈에서 시작하여 새끼발가락 밑으로 향하여 뻗는 비교적 큰 근육이다. 주된 기능은 새끼발가락의 벌림으로 새끼발가락을 엄지발가락과 반대쪽으로 굽히고 다른 발가락부터 떼어 놓는다.

새끼발가락을 벌리는 동작은 몸이 움직일 때에 발이 좌우로 흔들리는 것을 조절하는 역할도 있다. 또 울퉁불퉁한 거친 지면을 장시간 걷게 되면 이 근육이 혹사되기 때문에 통증을 일으키는 경우도 있다.

엄지벌림근(무지외전근 ➡P.302)과 마찬가지로 표층에서 만지기 쉬운 위치에 있고 모든 근육을 만질 수 있다.

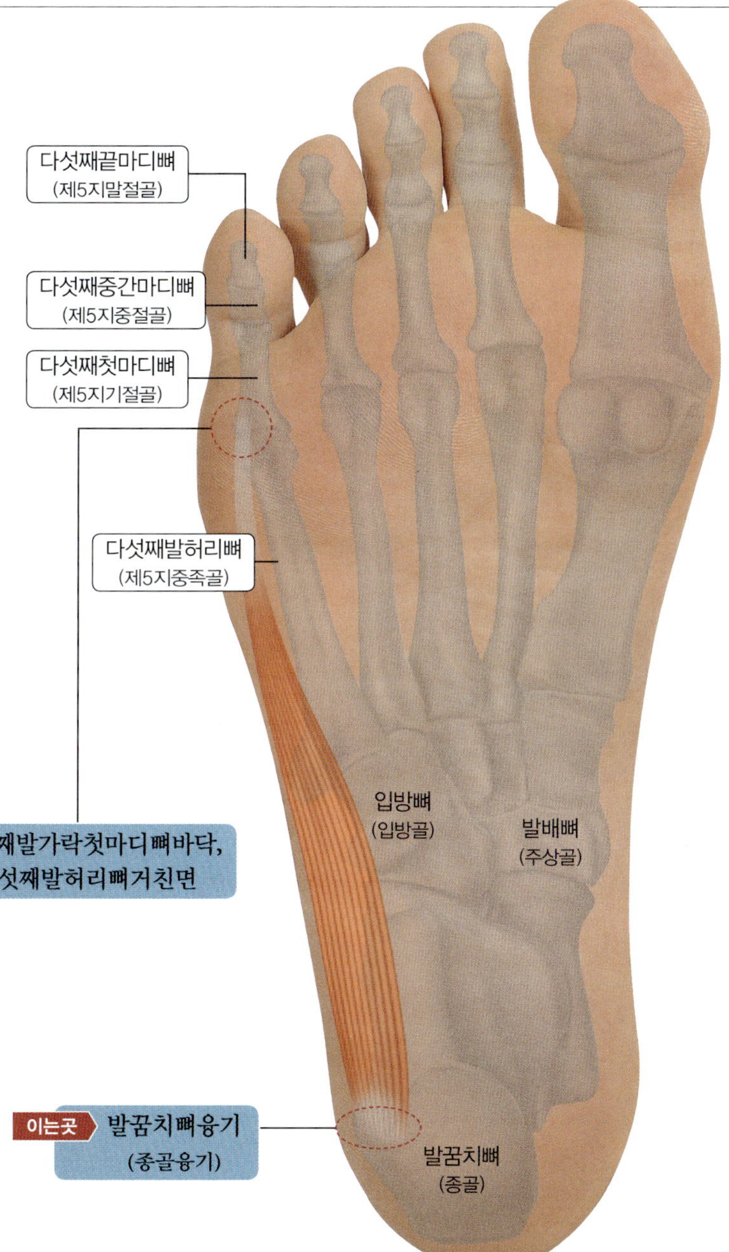

닿는곳 다섯째발가락첫마디뼈바닥, 다섯째발허리뼈거친면

이는곳 발꿈치뼈융기 (종골융기)

근육의 기능

- 새끼발가락의 굽힘(굴곡).
- 새끼발가락의 벌림(외전).

일상동작

- 새끼발가락을 크게 벌린다.
- 동작 중의 다리의 균형을 잡는다.

관련통

발뒤꿈치의 가쪽에서 다섯째발허리뼈머리에 퍼진 통증을 일으킨다.

+ 정보 새끼벌림근은 짧은새끼굽힘근(➡P.304)과 함께 발바닥의 세로활을 유지한다.

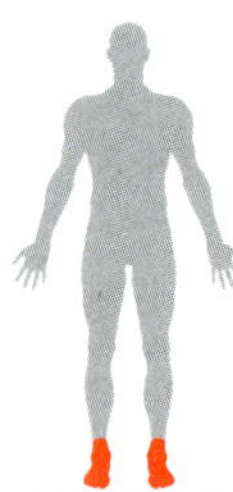

짧은새끼굽힘근

DVD 7-10

마사지 ➡P312

짧은새끼굽힘근(단소지굴근) 《*flexor digiti minimi brevis*》

【근육군】 새끼두덩근(소지구근) 【지배신경】 가쪽발바닥신경(외측족저신경)〈S_1, S_2〉

근육의 특징

발바닥의 새끼발가락 깊은층에 있는 근육이다. 새끼발허리뼈바닥에서 시작하여 새끼발가락의 첫마디뼈바닥에 닿는다. 긴발가락굽힘근(장지굴근 ➡P.288) 및 짧은발가락굽힘근(단지굴근 ➡P.305)과 다르고 이 근육은 새끼발가락만을 굽히는 유일한 근육으로 있지만 단독으로 움직이는 경우는 적다.

새끼발가락을 굽히면 다섯째발허리뼈 아래쪽을 따라 근육의 수축을 확인 할 수 있지만 짧은발가락굽힘근과 긴발가락굽힘근의 힘줄이 이 근육의 표층에 있고, 또는 동시에 작용하기 때문에 촉진에 의한 식별은 어렵다.

걷고, 뛰는 등 체중을 이동할 때에 발목이 안쪽번짐(내반)되는 것을 피하고 몸의 균형을 유지하는 역할이 있다.

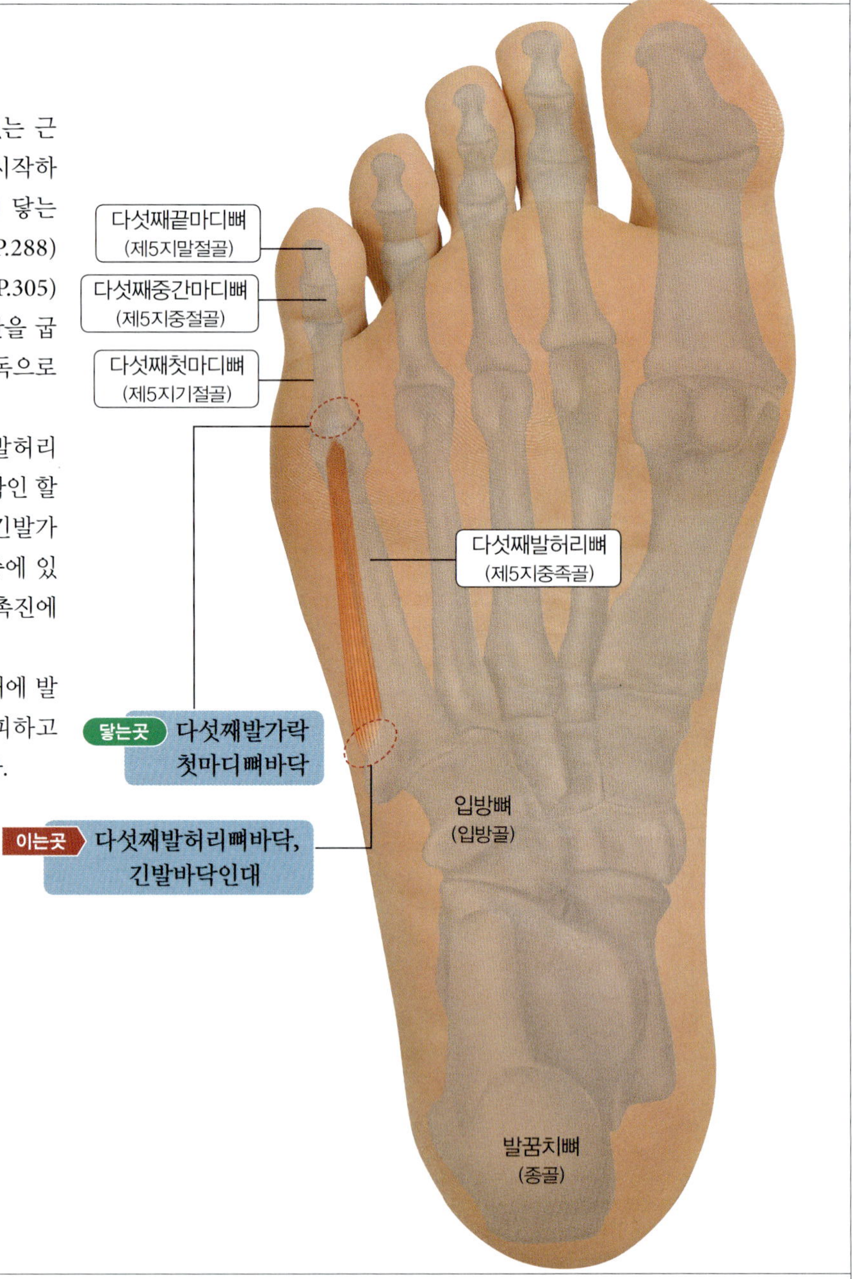

다섯째끝마디뼈
(제5지말절골)

다섯째중간마디뼈
(제5지중절골)

다섯째첫마디뼈
(제5지기절골)

다섯째발허리뼈
(제5지중족골)

닿는곳 다섯째발가락 첫마디뼈바닥

이는곳 다섯째발허리뼈바닥, 긴발바닥인대

입방뼈
(입방골)

발꿈치뼈
(종골)

근육의 기능

- 새끼발가락의 굽힘(굴곡).

일상동작

- 걷거나 체중을 이동할 때의 균형을 유지한다.
- 발목의 안쪽번짐을 방지한다.

관련통

발바닥의 가쪽, 새끼발가락의 뒤 부근에 통증을 일으킨다.

+정보 짧은새끼굽힘근은 사람에 따라서는 새끼맞섬근(소지대립근)이라는 근육과 융합되는 경우가 있다.

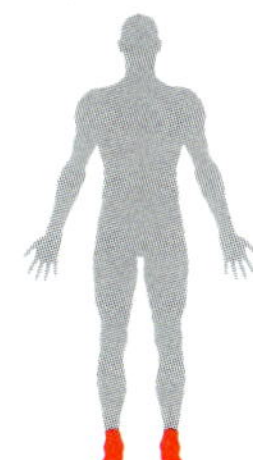

짧은발가락굽힘근

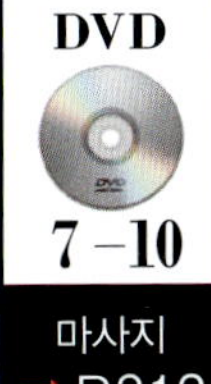

마사지
➡ P312

짧은발가락굽힘근(단지굴근) 《*flexor digitorum brevis*》

【근육군】 발허리근육(중족근) 【지배신경】 안쪽발바닥신경(내측족저신경)〈L_5, S_1〉

근육의 특징

발바닥 중앙 부위의 표층에 있는 근육으로 바로 위는 발바닥널힘줄(족척근막)이라는 발바닥에 막처럼 당겨져 있는 근육조직으로 덮여 있다. 발꿈치뼈에서 시작하여 발바닥의 중앙부를 긴 방향으로 힘살이 지나고 둘째~다섯째발허리뼈에 닿는다(닿는곳은 힘줄이 두 갈래가 되어 부착된다).

주된 기능은 짧은발가락굽힘근(단소지굴근 ➡ P.304) 등과 함께 둘째~다섯째발가락을 굽히는 것으로 발바닥(발바닥활) 가쪽의 세로활을 유지하는 역할도 있다. 훈련은 필요하지만 발가락을 사용하여 물건을 잡는 동작과 서핑과 스노보드 등 보드 위에서 균형을 잡는 동작에 사용된다. 발바닥널힘줄 깊은 부위에 있는 근육으로 있는데 힘살의 수축은 촉진에서 비교적 간단하게 느낄 수 있다.

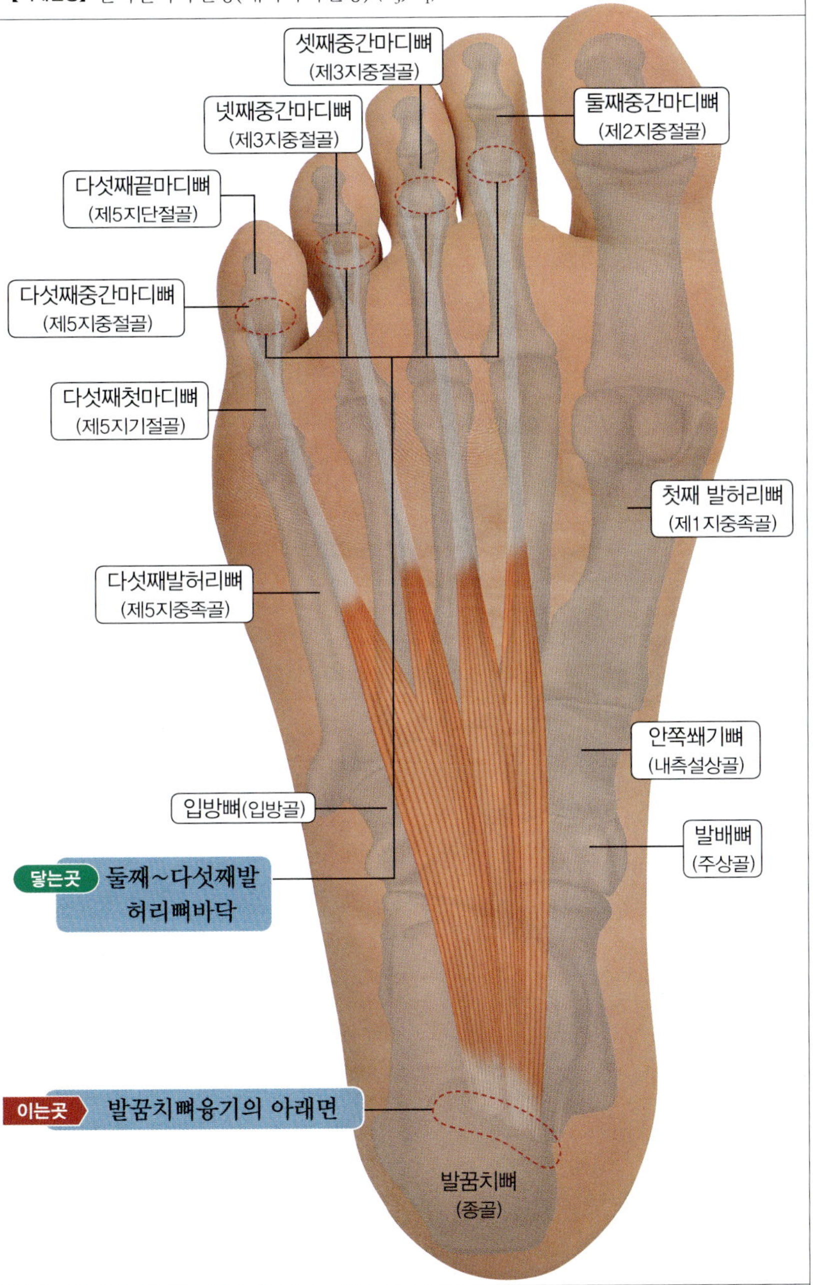

셋째중간마디뼈
(제3지중절골)

넷째중간마디뼈
(제3지중절골)

둘째중간마디뼈
(제2지중절골)

다섯째끝마디뼈
(제5지단절골)

다섯째중간마디뼈
(제5지중절골)

다섯째첫마디뼈
(제5지기절골)

첫째 발허리뼈
(제1지중족골)

다섯째발허리뼈
(제5지중족골)

안쪽쐐기뼈
(내측설상골)

입방뼈(입방골)

발배뼈
(주상골)

닿는곳 둘째~다섯째발 허리뼈바닥

이는곳 발꿈치뼈융기의 아래면

발꿈치뼈
(종골)

근육의 기능

- 둘째~다섯째발가락의 굽힘(굴곡).

일상동작

- 발가락을 굽힌다.
- 스노보드 위에서 균형을 잡는다.

관련통

발바닥의 앞쪽 부근(둘째~넷째발가락의 발허리뼈머리 바로 아래)에 예리한 통증을 일으킨다.

+정보 둘째~다섯째발가락의 굽힘에는 짧은발가락굽힘근뿐만 아니라 긴발가락굽힘근(➡ P.288)도 동시에 작용한다.

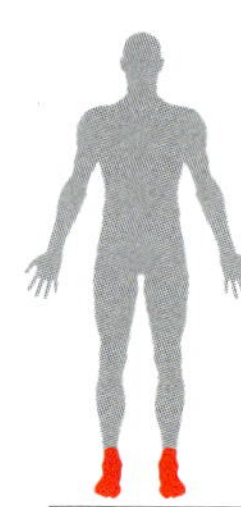

발바닥네모근

DVD 7-10
마사지 ➡P312

발바닥네모근(족척방형근) 《*quadratus plantae*》
【근육군】 발허리근육(중족근) **【지배신경】** 가쪽발바닥신경(외측족저신경)〈S_1, S_2〉

▶ 근육의 특징

발뒤꿈치의 바로 앞에 있고 짧은발가락굽힘근(단무지굴근 ➡P.305)의 깊은층에도 있다. 발꿈치뼈의 안쪽면과 가쪽의 두갈래(이두)에서 시작하여 긴발가락굽힘근(장지굴근 ➡P.288)의 힘줄의 가쪽(새끼발가락쪽)에 닿는 네모 형태의 근육이다. 둘째~다섯째발가락의 네 발가락을 굽히면 긴발가락굽힘근의 움직임을 보조하는 기능이 있다.

발바닥네모근은 긴발가락굽힘근의 일부로 포함시키는 경우도 있다. 근육의 수축 상태가 계속되면 피로하게 되고 발뒤꿈치 통증을 일으키게 된다.

촉진은 둘째~다섯째발가락을 굽힐 때에 발바닥의 정중선에서 시행할 수 있다. 그러나 짧은발가락굽힘근도 동시에 굽혀지기 때문에 식별하는 것은 매우 어렵다.

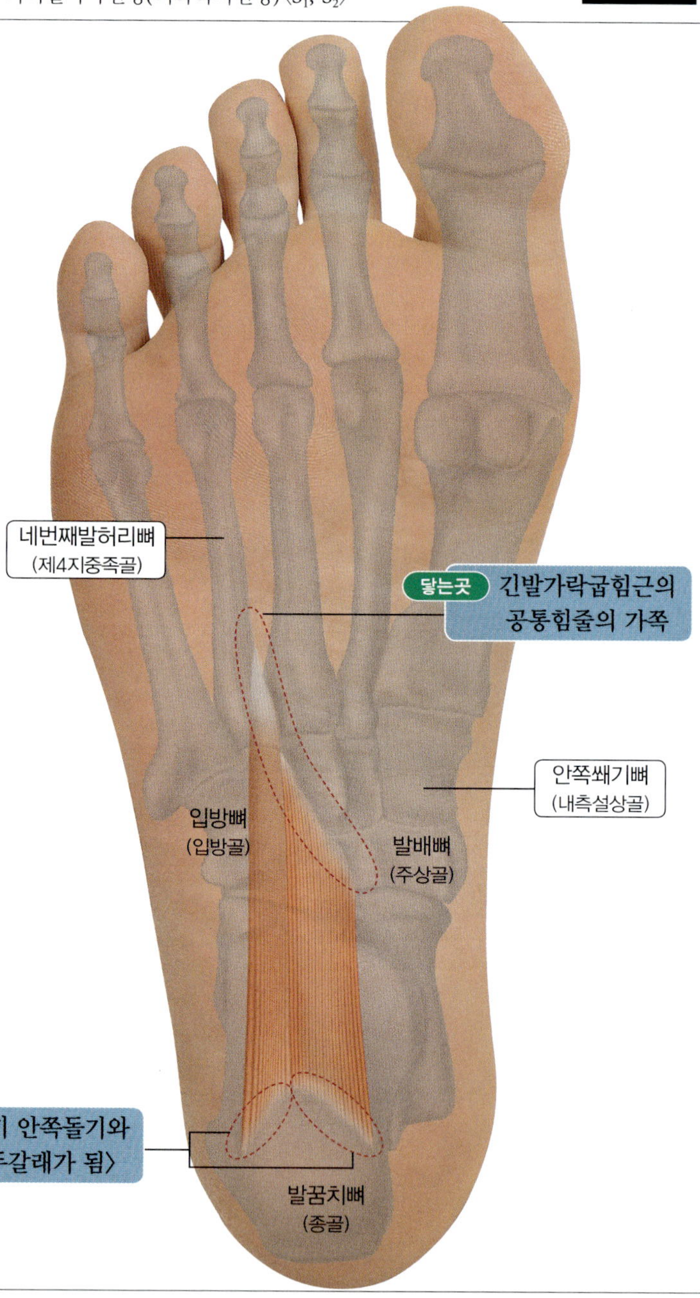

네번째발허리뼈 (제4지중족골)

닿는곳 긴발가락굽힘근의 공통힘줄의 가쪽

안쪽쐐기뼈 (내측설상골)

입방뼈 (입방골)

발배뼈 (주상골)

이는곳 발꿈치뼈융기 안쪽돌기와 가쪽돌기〈두갈래가 됨〉

발꿈치뼈 (종골)

근육의 기능

- 긴발가락굽힘근의 작용(둘째~다섯째 발가락굽힘)을 돕는다.

일상동작

- 지면에서 버틴다.
- 발가락으로 지면을 잡는다.

관련통

발뒤꿈치의 바닥면에 예리한 통증을 일으킨다.

+정보 손부위처럼 발바닥네모근과 같은 기능을 가진 근육은 존재하지 않는다.

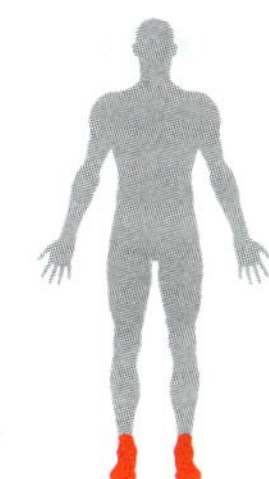

벌레근

벌레근(충양근)《*lumbrical*》

【근육군】 발허리근육(중족근) **【지배신경】** 첫째 · 둘째벌레근: 안쪽발바닥신경(내측족저신경)〈L_5, S_1〉, 셋째 · 넷째벌레근: 가쪽발바닥신경(외측족저신경)〈S_1~S_2〉

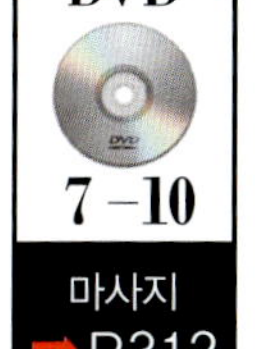

마사지 ➡P312

▶ 근육의 특징

발의 벌레근은 발바닥 중앙부위에 있는 근육이다. 긴발가락굽힘근(장지굴근 ➡P.288)이 4개의 건에서 시작하여 둘째~다섯째첫마디뼈(발가락의 부착 부분)에 뻗어서 부착되어 있다. 벌레근은 4개로 나뉘어져 있고, 각각의 벌레근에는 안쪽에서 가쪽으로 향하여 각각 첫째~네번째까지 번호가 붙는다.

주된 움직임은 둘째~다섯째 발가락을 엄지발가락쪽으로 향하여 다리를 모으고(발가락의 모음), 발가락을 굽히는(첫 마디뼈를 발허리발가락관절에서 굽힘) 것이다.

이 근육은 발바닥의 근육 두 번째 층에 있고 촉진은 어렵지만 근육의 수축에 의한 움직임은 확인할 수 있다.

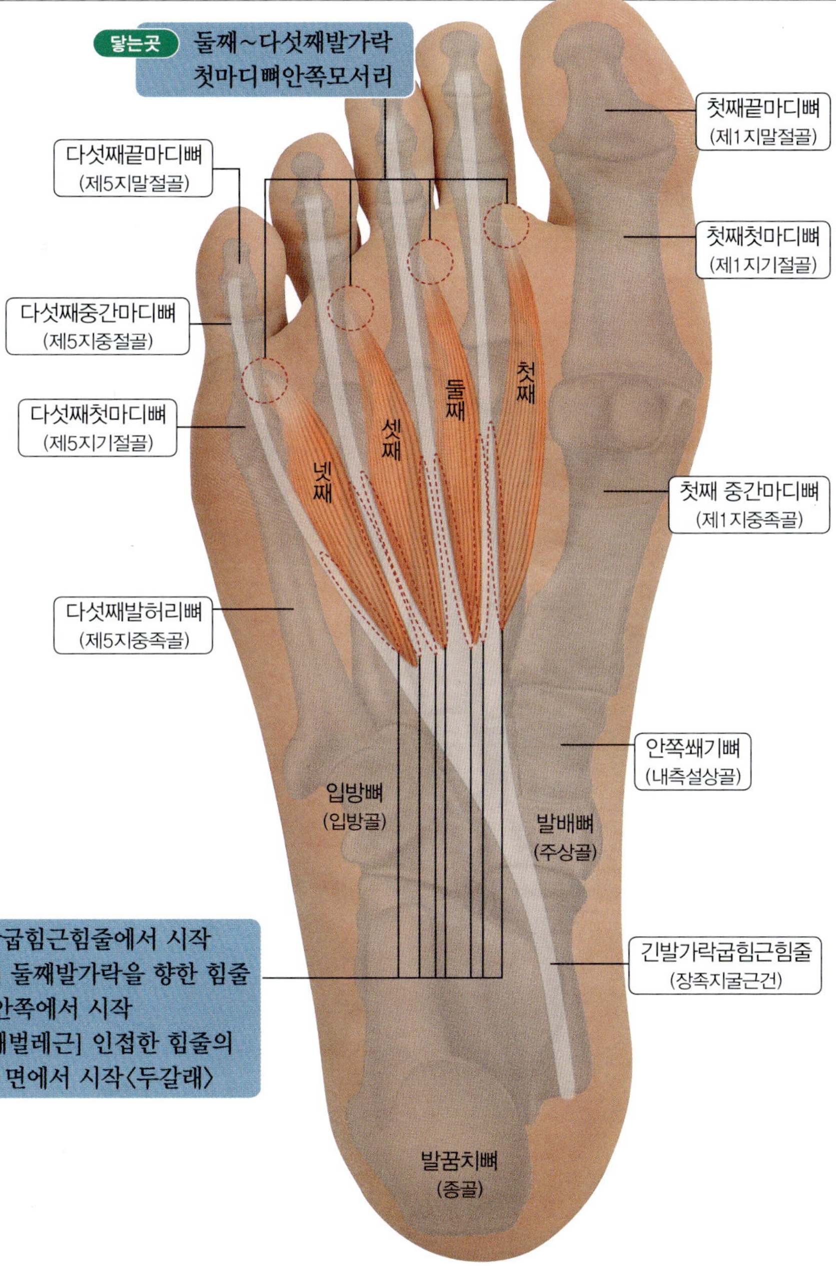

닿는곳 둘째~다섯째발가락 첫마디뼈안쪽모서리

다섯째끝마디뼈 (제5지말절골)
다섯째중간마디뼈 (제5지중절골)
다섯째첫마디뼈 (제5지기절골)
다섯째발허리뼈 (제5지중족골)
첫째끝마디뼈 (제1지말절골)
첫째첫마디뼈 (제1지기절골)
첫째 중간마디뼈 (제1지중족골)
안쪽쐐기뼈 (내측설상골)
긴발가락굽힘근힘줄 (장족지굴근건)
첫째
둘째
셋째
넷째
입방뼈 (입방골)
발배뼈 (주상골)
발꿈치뼈 (종골)

이는곳 긴발가락굽힘근힘줄에서 시작
[첫째벌레근] 둘째발가락을 향한 힘줄 안쪽에서 시작
[둘째~넷째벌레근] 인접한 힘줄의 상대되는 면에서 시작〈두갈래〉

근육의 기능

- 둘째~다섯째발가락을 엄지 쪽으로 모음(내전).
- 둘째~다섯째발가락을 굽힘(굴곡).

일상동작

- 발가락을 모은다.
- 발끝으로 선다.

관련통

통증 패턴은 특정할 수 없다.

+정보 벌레근은 손과 발에 각각 존재한다.

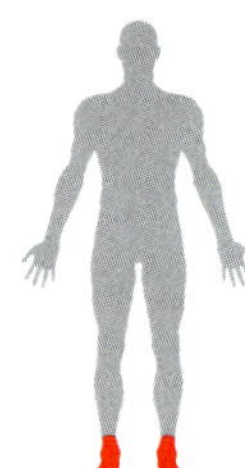

바닥쪽뼈사이근

바닥쪽뼈사이근(척측골간근)《*plantar interossei*》

【근육군】 발허리근육(중족근) **【지배신경】** 가쪽발바닥신경(외측족저신경)〈S_1, S_2〉

DVD 7-10
마사지 ➡P312

근육의 특징

발의 뼈사이근(골간근)은 발의 내재근 안에서 가장 깊은층에 존재하고, 등쪽뼈사이근(배측골간근 ➡P.309)과 바닥쪽뼈사이근의 2개의 뼈사이근이 있다. 세 번째~다섯번째발허리뼈에서 엄지발가락 쪽으로 지나고 첫마디뼈 안쪽에 부착하는 3개의 작은 근육을 총칭하여 바닥쪽뼈사이근이라 부른다. 3개의 바닥쪽 뼈사이근은 엄지발가락 쪽에서 새끼손가락으로 향하여 각각 제1에서 제3까지 번호가 붙어 있다.

셋째~다섯째발가락을 엄지발가락 쪽으로 모으고, 발가락을 모아 똑바로 가지런히 하거나 굽힘을 보조함으로써 발가락을 굽히는 동작을 담당한다. 이 근육을 단독으로 모을 수 있는 사람은 적다.

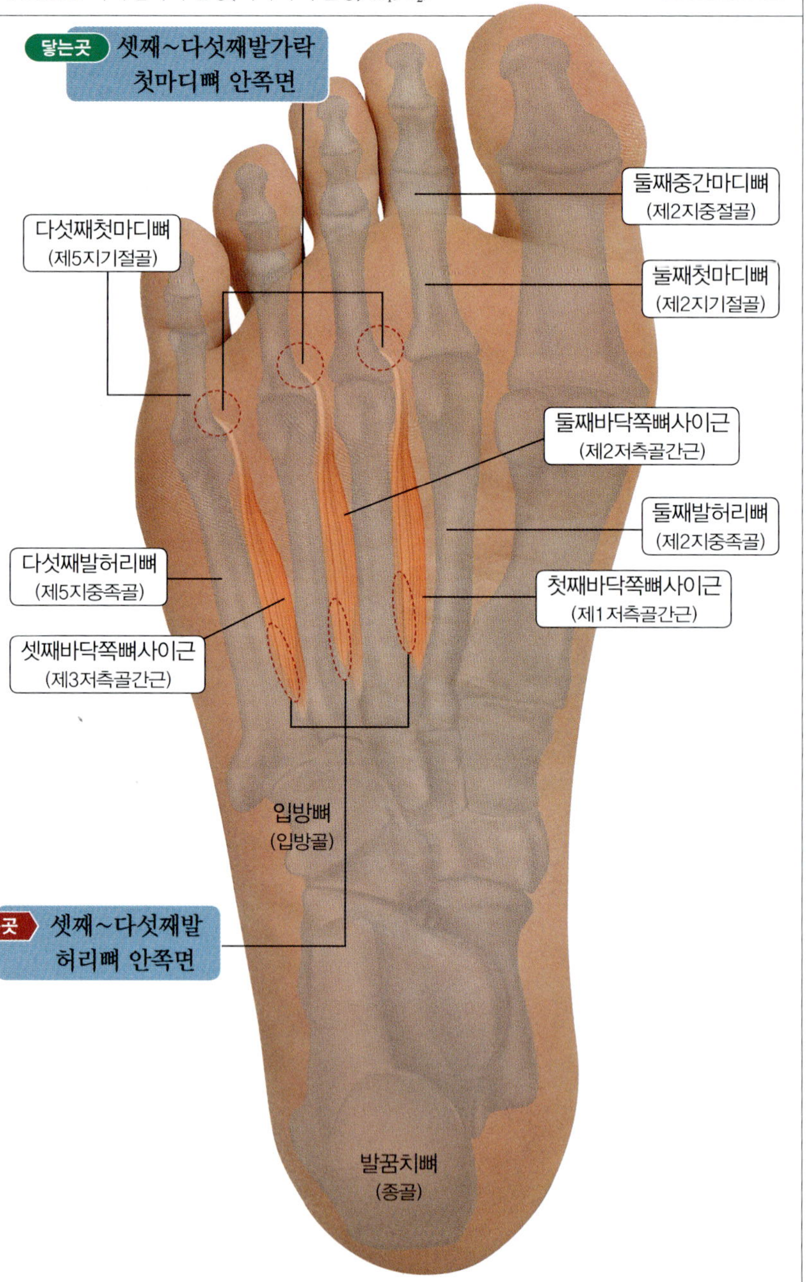

근육의 기능

● 세번째~다섯번째발가락을 안쪽으로 당겨 첫마디뼈를 굽힌다.

일상동작

● 발가락을 모아 가지런히 한다.

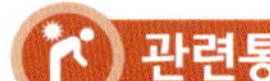

관련통

발바닥쪽의 두 번째 발가락 부착부위에서 발바닥의 중앙부위에 걸쳐서 통증을 만든다. 발 앞쪽의 경련과 부종을 일으키는 경우도 있다.

+정보 바닥쪽뼈사이근은 셋째~다섯째발가락을 벌림(외전)하는 것으로 스트레칭할 수 있다.

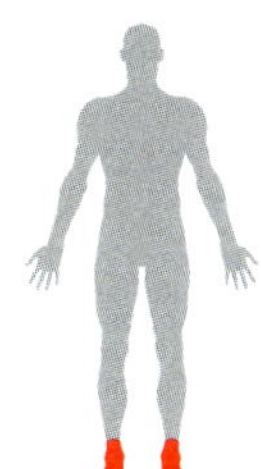

등쪽뼈사이막

등쪽뼈사이막(배측골간근) 《*dorsal interossei*》

【근육군】 발허리근육(중족근) 【지배신경】 가쪽발바닥신경(외측족저신경)〈S_1, S_2〉

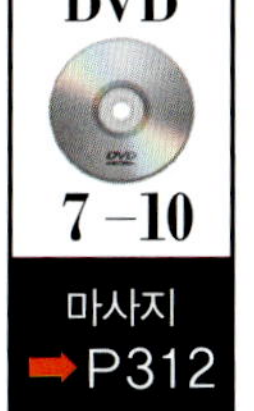

마사지
➡P312

▸ 근육의 특징

첫째~다섯째발허리뼈의 사이를 메꾸듯이 존재하는 뭇깃근육(다우상근 ➡P.39)이다. 엄지발가락쪽에서 순서대로 첫째~둘째등쪽골간근이라고 부른다. 인접한 발허리뼈를 상대하는 면에서 두갈래로 시작하여(이두근) 둘째~넷째발가락첫마디뼈에 붙는다.

주된 기능은 엄지발가락과 새끼발가락을 제외한 세발가락을 새끼발가락쪽으로 굽히는 것으로 이것에 의해 발가락을 벌릴 수 있다. 발가락의 뼈사이근은 발가락을 좌우로 움직여 굽힘과 모음을 하는 것 외에 다른 근육의 움직임을 억제하는 것으로 지면의 상황에 따라 발의 균형을 잡는 중요한 역할도 있다.

이 근육의 표층에 발가락의 폄근군(신근군)이 있기 때문에 촉진을 할 때는 폄근이 수축하지 않도록 발가락을 펴지 않는 것이 중요하다.

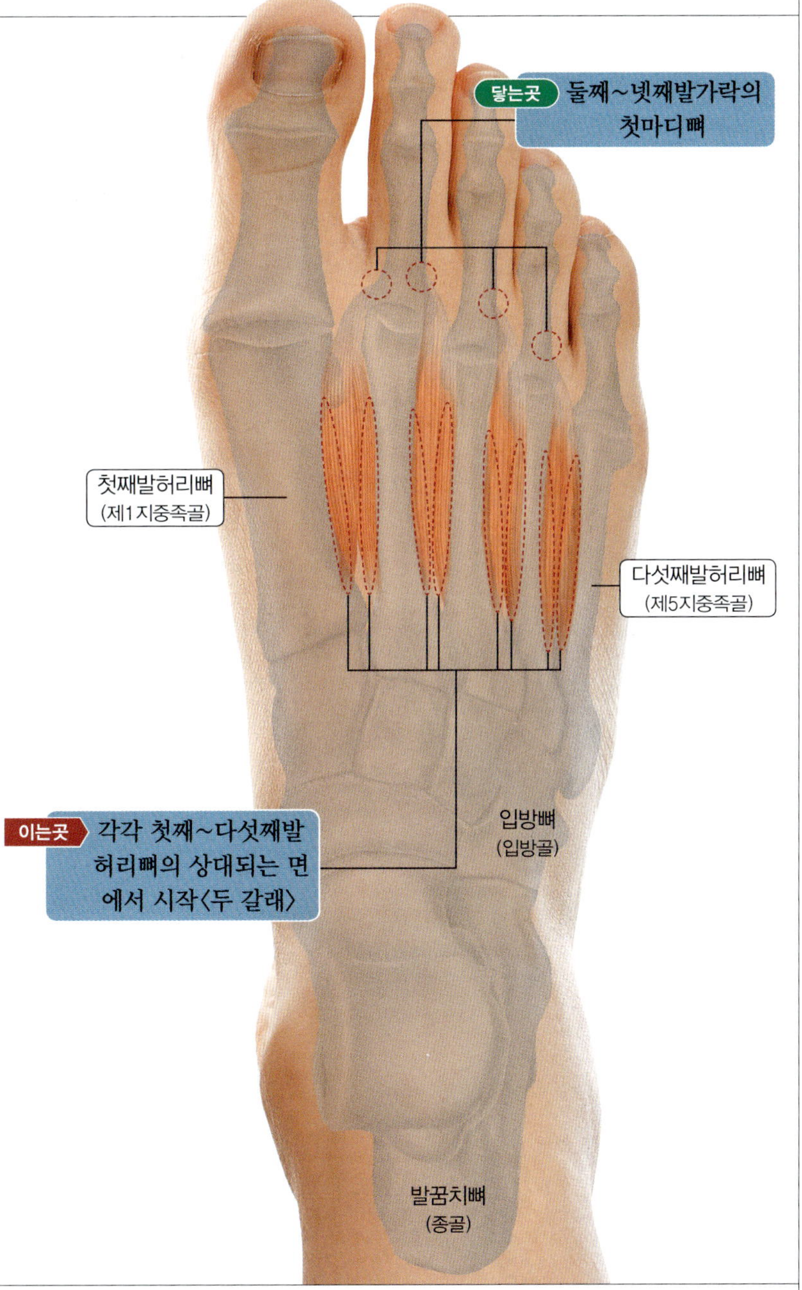

닿는곳 둘째~넷째발가락의 첫마디뼈

첫째발허리뼈 (제1지중족골)

다섯째발허리뼈 (제5지중족골)

이는곳 각각 첫째~다섯째발허리뼈의 상대되는 면에서 시작〈두 갈래〉

입방뼈 (입방골)

발꿈치뼈 (종골)

근육의 기능

[첫째등쪽뼈사이근]
- 두번째발가락을 안쪽으로 당긴다.

[둘째~넷째등쪽뼈사이근]
- 둘째~넷째발가락을 가쪽으로 당긴다.

일상동작

- 발가락을 크게 벌린다.

관련통

발등쪽 둘째 발가락 끝에서 발가락 밑에 걸쳐서 통증을 일으킨다. 발 앞쪽의 경련과 부종을 일으키는 경우도 있다.

+정보 발 사이즈에 맞지 않는 구두를 신으면 등쪽뼈사이근에 통증이 생기는 경우도 있다.

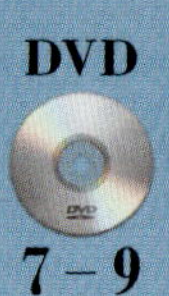

발등부위의 마사지

《시술 준비》

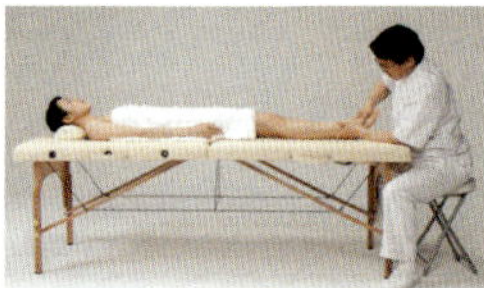

- 피시술자는 바로 눕는다.
- 시술자는 피시술자의 발바닥을 마주보도록 피시술자의 머리쪽을 향해 의자에 앉는다.
- 피시술자의 상반신에 타월을 덮는다.
- 피시술자의 프라이버시를 배려한다(➡ P.59).

마사지 시간

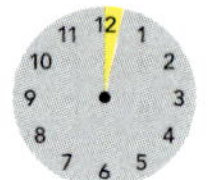

약 2분

1 수장경찰

한 손으로 발부위 안쪽과 중앙(제1~3지)을 다른 손으로 발부위 가쪽(제4, 5지)를 손바닥 전체로 경찰한다.

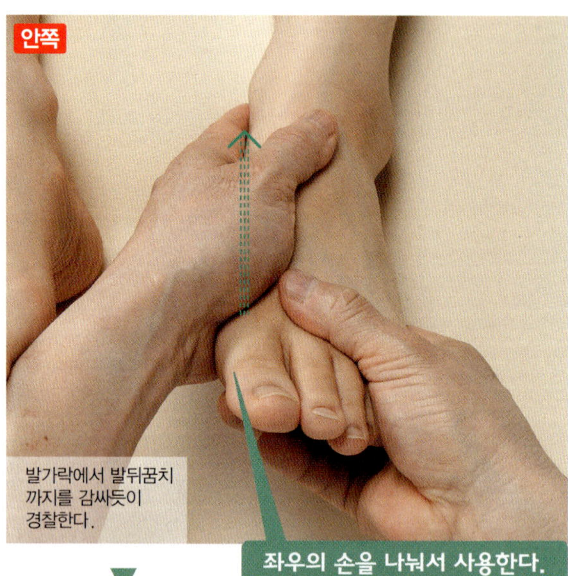

발가락에서 발뒤꿈치까지를 감싸듯이 경찰한다.

좌우의 손을 나눠서 사용한다.
안쪽과 가쪽에서 손을 바꿔준다.

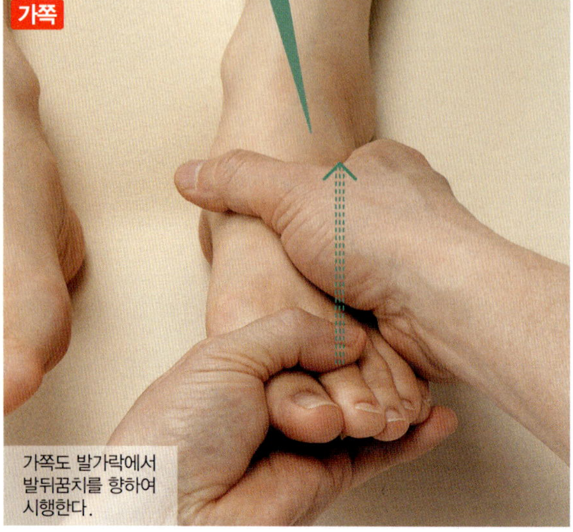

가쪽도 발가락에서 발뒤꿈치를 향하여 시행한다.

2 수장윤상유날

한 손으로 발부위 안쪽과 중앙(제1~3지)을, 다른 손으로 가쪽(제4~5지)를 손바닥 전체를 사용하여 2~3회씩 원을 그리면서 유날한다. 두세 곳을 시행한다.

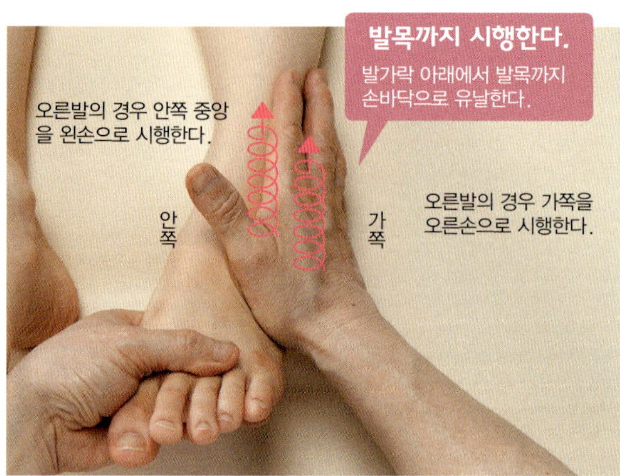

발목까지 시행한다.
발가락 아래에서 발목까지 손바닥으로 유날한다.

3 교대성 양무지복경찰

각 발가락의 중앙을 지나는 폄근힘줄을 발가락의 밑에서 발목관절까지 양엄지손가락(지복)으로 교대로 경찰한다. 다섯발가락 힘줄 라인을 따라 시행한다. 각 2회씩 반복한다.

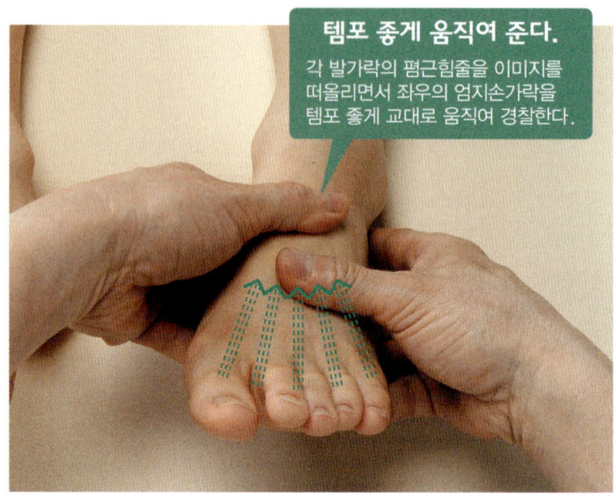

템포 좋게 움직여 준다.
각 발가락의 폄근힘줄을 이미지를 떠올리면서 좌우의 엄지손가락을 템포 좋게 교대로 움직여 경찰한다.

+정보 발바닥 활(➡ P.245)을 지지하는 내재근을 가장 효율적으로 발달시키는 것은 걷기이다.

개요

발등부위는 종아리에서 뻗어져 나온 다수의 힘줄(**앞정강근, 긴 엄지폄근, 긴발가락폄근 등**)이 발가락 끝을 향하여 지난다. 발부위의 중앙에서는 각 발허리뼈사이에 등쪽뼈사이근 등의 세세한 근육이 다수 존재한다. **발가락이 움직이는 쪽과 좁은 뼈 사이에 손가락을 어느 정도 넣을 것인가**가 시술의 포인트가 된다. 수기로 발등부위의 안쪽, 중앙, 가쪽으로 나눠서 시행하는 경우가 있다.

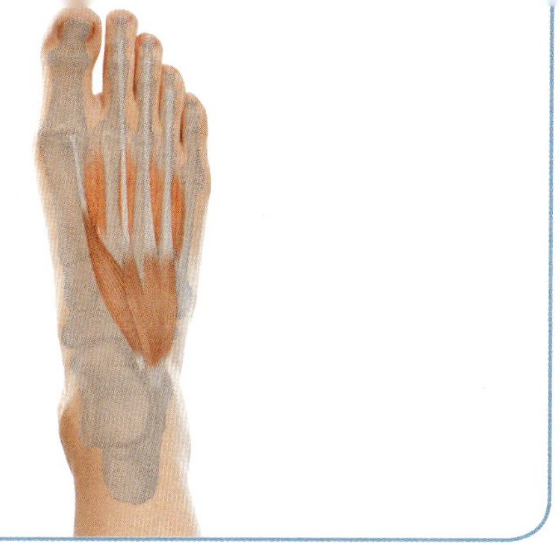

4 무지복윤상유날

순서 3과 같은 라인을 엄지손가락(지복)으로 2~3회 원을 그리면서 유날하면서 발목관절로 향하여 5라인(한쪽 손으로 제1~3지, 다른 손으로 제4,5지)를 시행한다. 1라인 세네곳 정도 시행한다.

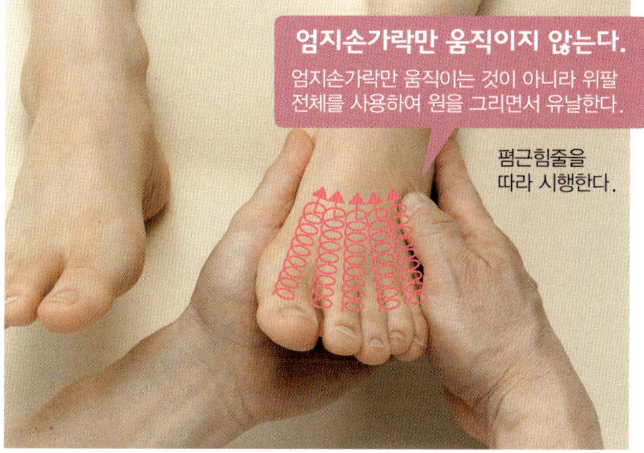

5 뼈사이의 무지두경찰

엄지손가락의 가쪽 부위를 사용하여 각 발허리뼈사이에(총 네 곳) 가볍게 압을 주어 경찰을 바로 앞에서 발목관절로 향해 같은 뼈사이를 2~3회 시행한다.

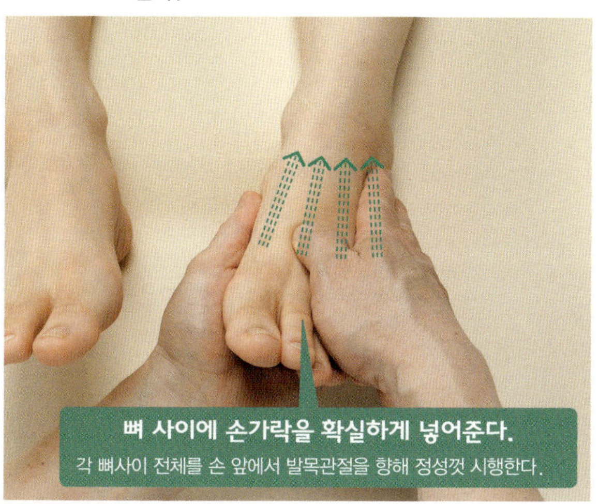

6 뼈사이의 무지두선상유날

엄지손가락의 가쪽부위를 사용하여 각 발허리뼈사이(총 네 곳)에 가벼운 압을 주면서 경찰한다. 4개의 뼈사이에 있는 근육에 대하여 엄지손가락을 앞뒤 방향으로 움직이면서 유날해간다.

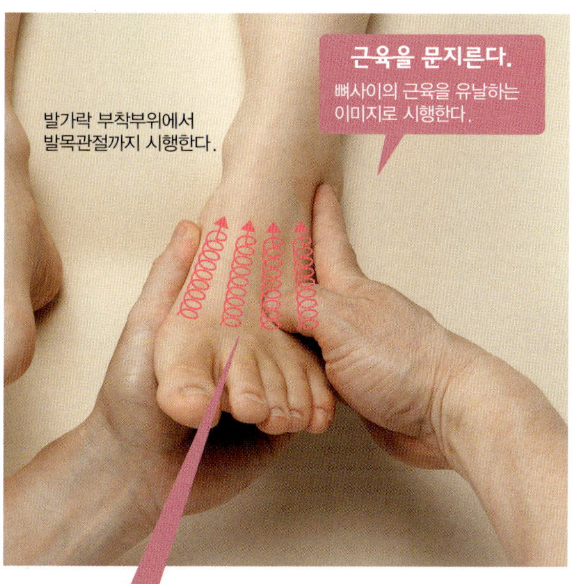

뼈사이에 근육이 있으므로 엄지손가락의 가쪽부분을 뼈사이에 놓는다.

엄지손가락을 앞뒤로 작게 움직인다.

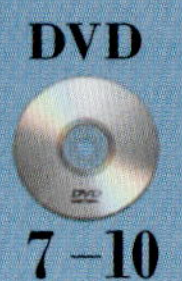

DVD 7-10

발바닥부위의 마사지

《시술 준비》

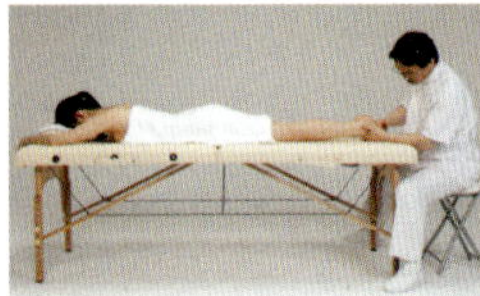

- 피시술자는 엎드린 자세를 잡고 볼부위에 베개를 놓는다.
- 시술자는 피시술자의 발바닥과 마주보듯이 의자에 앉는다.
- 더러워지기 쉬운 부분이므로 시술 전에 발가락도 포함하여 소독한다.
- 피시술자의 상반신에 타월을 덮는다.
- 피시술자의 프라이버시를 배려한다(➡ P.59).

마사지 시간

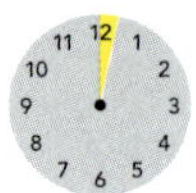

약 2분

1 지과경찰

발가락밑에서 발뒤꿈치까지를 발바닥활을 따라 네 손가락의 등쪽면을 사용하여 경찰한다. 안쪽과 가쪽에서 좌우의 손을 바꿔준다.

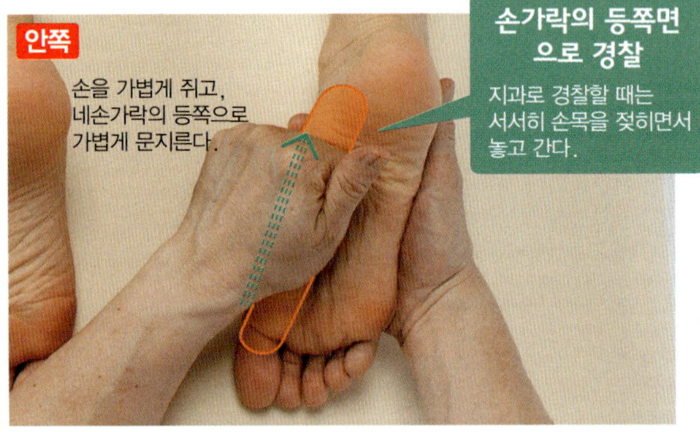

손가락의 등쪽면으로 경찰

지과로 경찰할 때는 서서히 손목을 젖히면서 놓고 간다.

▼

중앙

▼

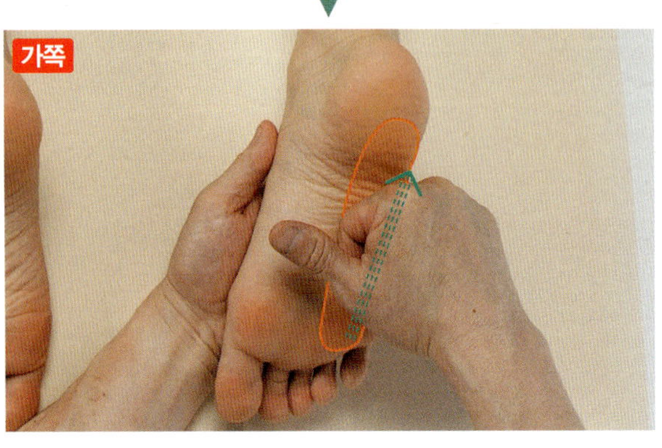

2 양무지두윤상유날

양엄지손가락을 마주보게 한 상태에서 발바닥의 중앙부를 2~3회씩 원을 그리면서 유날한다. 발가락의 밑에서 발뒤꿈치로 향하여 세네 곳을 시행한다.

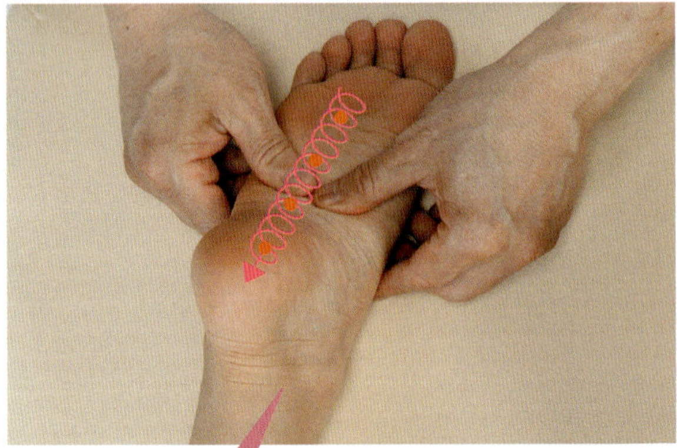

압력에 주의

발바닥부위는 시술 후에 통증이 나오기 쉬우므로 시술자에게 말을 걸어 기분 좋은 압으로 할 수 있도록 명심한다.

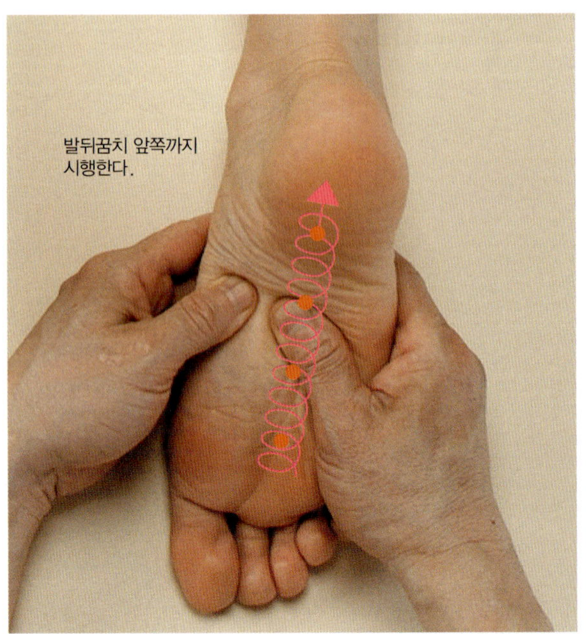

+정보 발의 내재근은 짧은발가락굽힘근(단지신근 ➡ P.229)를 빼고 모두 발바닥부위에 있다.

개요

발바닥은 **발바닥근(족척근), 긴엄지굽힘근힘줄(장무지굴근건)** 등이 밀집되어 있다. 서 있는 자세에서는 중력이 가장 걸리는 부분이므로 피로와 장해를 입기 쉽다. 근력이 저하되어 세로활(발바닥)과 가로활(mp관절)이 무너지면 평발이 되고 발바닥뿐만 아니라 종아리부위와 다리 전체에도 장해를 미친다. 엄지손가락을 사용하여 시행하는 수기가 많고 뼈사이근육은 엄지손가락(무지두) 등을 이용하여 시술한다.

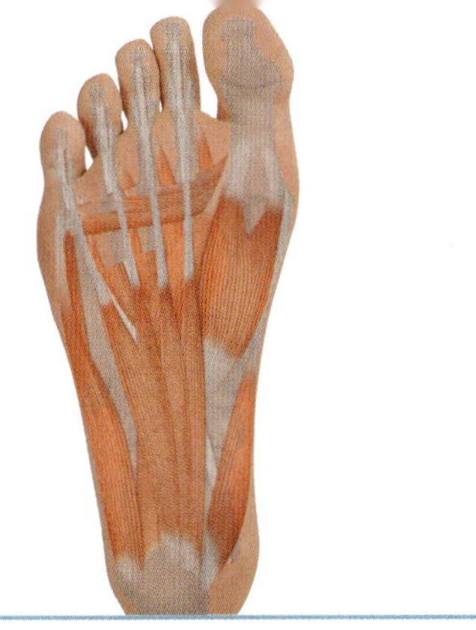

3 무지두윤상유날

발바닥의 안쪽모서리(엄지발가락을 따라가는 선)을 한쪽 엄지손가락으로 가쪽모서리(새끼손가락을 따라가는 선)를 다른 쪽 엄지손가락으로 발가락밑에서 발뒤꿈치로 향하여 원을 그리면서 유날한다.

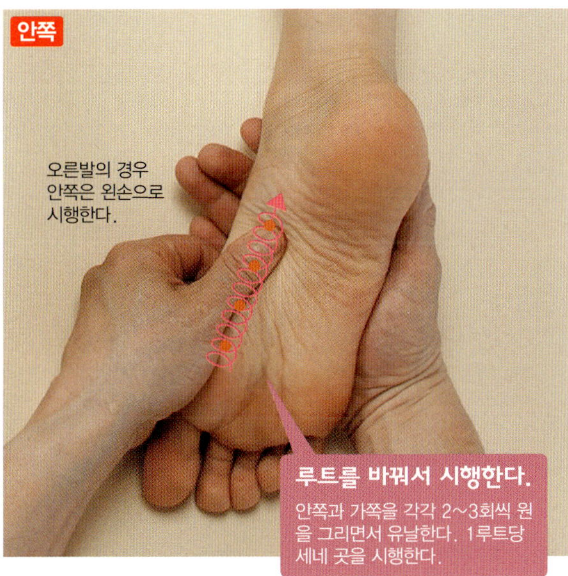
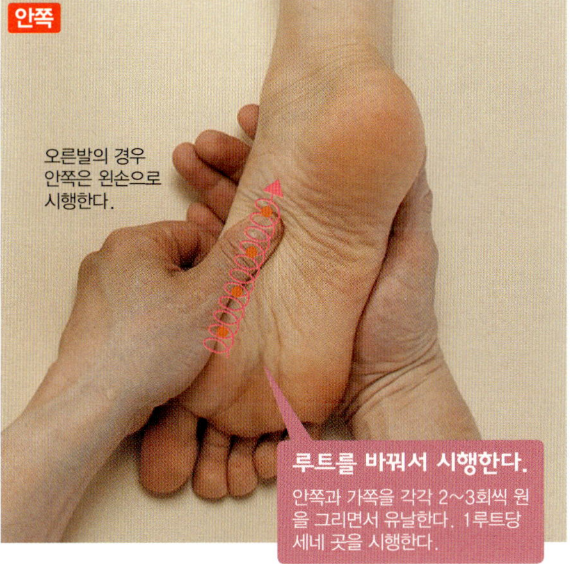

안쪽
오른발의 경우
가쪽은 오른손으로
시행한다.

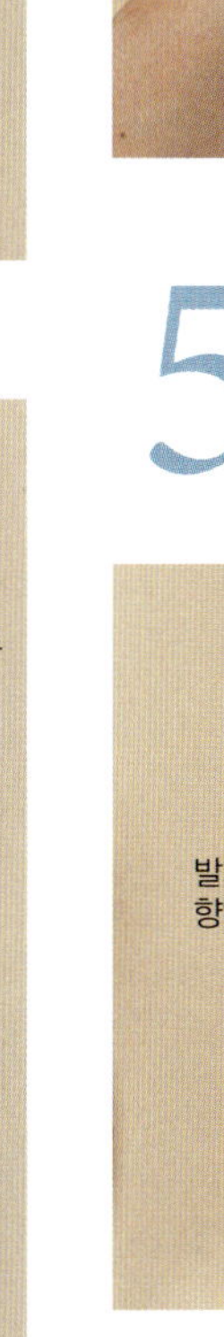

4 양무지압박

엄지발가락밑에서 발꿈치까지의 발바닥부위를 나란히 양엄지손가락으로 압박한다. 안쪽, 중앙, 가쪽의 세 곳으로 나눠서 각각 세네 곳을 시행한다.

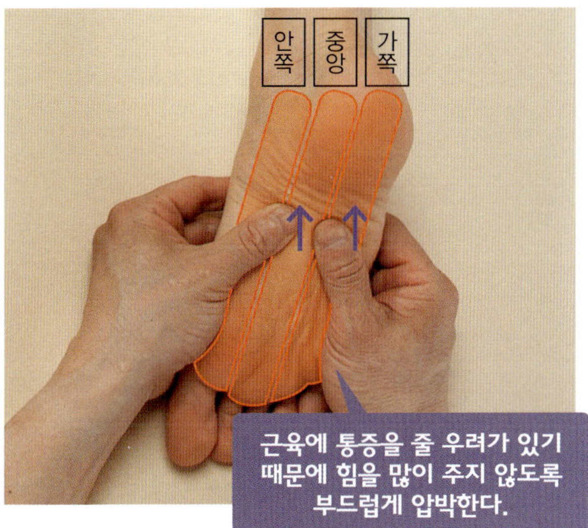

5 뼈사이의 운동법

발부위를 양손으로 쥐고 인접한 발바닥뼈의 끝쪽을 엄지손가락과 네손가락으로 쥐듯이 잡고 위아래 방향으로 교대로 움직인다.

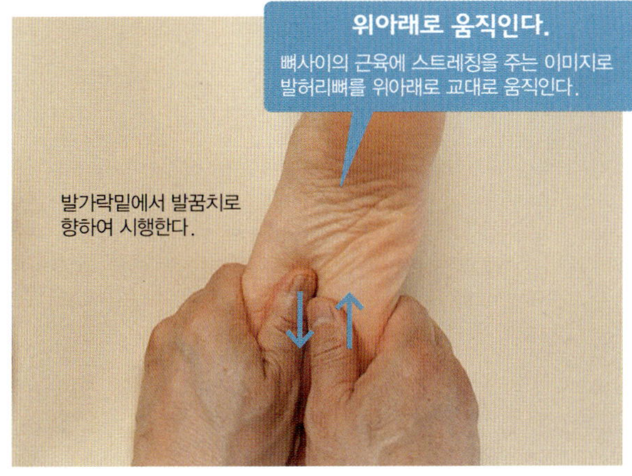

근육명 차트

근육 부위	근육명	페이지	근육군	지배신경	이는곳	닿는곳
머리근육	이마근] 전두근	72	표정근〈머리덮개근〉	얼굴신경	[이마근] 머리덮개널힘줄	[이마근] 이마부위의 피부
	관자근	73	씹기근	아래턱신경	관자우묵, 관자뼈비늘의 바깥면	아래턱뼈의 근육돌기
	눈둘레근	78	표정근〈눈꺼풀틈새 주위의 근육〉	얼굴신경	[눈확부위] 눈확 안쪽모서리 [눈꺼풀부위] 눈꺼풀인대 [눈물주머니부위] 눈물뼈	[눈확부위] 눈꺼풀인대 [눈꺼풀부위] 눈주위의 피부와 눈꺼풀 [눈물주머니부위] 눈꺼풀 안쪽
	눈썹주름근	79	표정근〈눈꺼풀틈새주위의 근육〉	얼굴신경	눈확 위쪽모서리 안쪽	눈썹 안쪽 절반의 피부
	눈썹내림근	80	표정근〈눈꺼풀틈새주위의 근육〉	얼굴신경	눈둘레근 안쪽눈구석	눈썹 안쪽의 피부
	코중격내림근	81	표정근〈코주위의 근육〉	얼굴신경	위턱뼈앞니오목	코중격과 콧방울 뒤부분
	입둘레근	82	표정근〈입술틈새주위 근육〉	얼굴신경	[위쪽] 위턱뼈정중시상면 [아래쪽] 아래턱뼈정중시상면	입술
	볼근	83	표정근〈입술틈새주위 근육〉	얼굴신경	위턱뼈와 아래턱뼈의 이틀돌기 날개아래턱돌기	입꼬리〈입둘레근으로 바뀜〉
	큰광대근	84	표정근〈입술틈새주위 근육〉	얼굴신경	광대활의 광대부위	입꼬리부위의 입꼬리내림근, 송곳니근, 입둘레근
	작은광대근	85	표정근〈입술틈새주위 근육〉	얼굴신경	큰광대근의 안쪽	위입술의 피부
	입꼬리당김근	86	표정근〈입술틈새주위 근육〉	얼굴신경	볼근 근막	입꼬리의 피부
	위입술올림근/위입술콧방울올림근	87	표정근〈입술틈새주위 근육〉	얼굴신경	[위입술올림근] 눈확아래모서리 [위입술콧방울올림근] 위턱뼈의 이마돌기	[위입술올림근] 위입술 [위입술콧방울올림근] 위입술 및 콧방울연골
	입꼬리올림근	88	표정근〈입술틈새주위 근육〉	얼굴신경	위턱뼈의 송곳니오목	입꼬리
	아래입술내림근	90	표정근〈입술틈새주위 근육〉	얼굴신경	턱뼈몸통 중앙과 턱끝구멍 가쪽면	아래입술의 피부
	깨물근	91	씹기근	아래턱신경	[얕은부위] 광대활 앞부위 옆면 [깊은부위] 광대활 뒤부위	아래턱뼈, 턱뼈각의 바깥면
목근육	넓은목근	102	얕은목근육	얼굴신경	아래턱아래모서리	빗장뼈를 넘어가 제2(3)갈비뼈 높이에서 피부에 붙는다
	목빗근	103	가쪽목근육	더부신경	[복장머리뼈] 복장뼈자루위모서리 [빗장머리뼈] 빗장뼈 안쪽 1/ 3	관자뼈의 꼭지돌기
	두힘살근	104	앞목근육〈목뿔위근육군〉	[앞힘살] 아래턱신경 [뒤힘살] 얼굴신경	[앞힘살] 아래턱의 두힘살근오목 [뒤힘살] 관자뼈의 꼭지패임	목뿔뼈
	붓목뿔근	105	앞목근육〈목뿔위근육군〉	얼굴신경	관자뼈의 붓돌기	목뿔뼈
	턱목뿔근	106	앞목근육〈목뿔위근육군〉	아래턱신경	아래턱뼈몸통 안쪽면	목뿔뼈
	턱끝목뿔근	107	앞목근육〈목뿔아래근육군〉	혀밑신경	아래턱뼈 아래턱끝가시	목뿔뼈
	복장목뿔근	108	앞목근육〈목뿔아래근육군〉	목신경고리〈C_1, C_2〉	복장뼈자루의 뒷면	목뿔뼈
	어깨목뿔근	109	앞목근육〈목뿔아래근육군〉	목신경고리〈C_1~C_3〉	어깨뼈위모서리	목뿔뼈
	복장방패근	110	앞목근육〈목뿔아래근육군〉	목신경고리〈C_1, C_2〉	복장뼈우리의 뒷면	방패연골
	방패목뿔근	111	앞목근육〈목뿔아래근육군〉	목신경고리〈C_1〉	방패연골	목뿔뼈
	앞목갈비근	112	뒤목근육	목신경얼기앞가지〈C_4~C_6〉	제3~6목뼈의 가로돌기앞결절	제1갈비뼈
	중간목갈비근/뒤목갈비근	113	뒤목근육	[중간목갈비근] 목신경얼기앞가지〈C_3~C_8〉 [뒤목갈비근] 목신경얼기앞가지〈C_6~C_8〉	[중간목갈비근] 제2~7목뼈의 가로돌기앞결절 [뒤목갈비근] 제(4)5~6목뼈의 가로돌기뒤결절	[중간목갈비근] 제1갈비뼈 [뒤목갈비근] 제2갈비뼈
가슴근육	큰가슴근	124	얕은가슴근육	안쪽 · 가쪽가슴신경〈C_5~C_8, Th_1〉	[빗장뼈부위] 빗장뼈 안쪽 [복장갈비부위] 복장뼈 · 갈비연골 앞면 [배부위] 배곧은집 앞엽	위팔뼈큰결절능선
	작은가슴근	125	얕은가슴근육	안쪽 · 가쪽가슴신경〈C_7~C_8, Th_1〉	제2 또는 3~5갈비뼈	어깨뼈부리돌기
	빗장밑근	126	얕은가슴근육	빗장밑근신경〈C_5〉	제1갈비뼈끝	빗장뼈 아래면
	앞톱니근	127	얕은가슴근육	긴가슴신경〈C_5~C_7〉	제1~9갈비뼈	어깨뼈안쪽모서리의 갈비면
	바깥갈비사이근	128	깊은가슴근육	갈비사이신경〈T_1~T_{11}〉	위갈비뼈아래모서리	아래갈비뼈위모서리
	속갈비사이근	129	깊은가슴근육	갈비사이신경〈T_1~T_{11}〉	아래갈비뼈 안쪽면 위모서리	위갈비뼈 안쪽면 아래모서리
	맨속갈비사이근	130	깊은가슴근육	갈비사이신경	갈비뼈아래모서리	바로아래의 갈비뼈위모서리
	갈비밑근	131	깊은가슴근육	갈비사이신경	아래부위 갈비뼈의 갈비뼈각 안쪽 위모서리	이는곳 갈비뼈 위의 갈비뼈 안쪽면
	가로가슴근	132	깊은가슴근육	갈비사이신경〈Th_2~Th_6〉	복장뼈몸통 아래 및 칼돌기 뒤면	제2(3)~6갈비연골 안쪽면
	갈비올림근	133	깊은가슴근육	척수신경뒤가지	제7목뼈와 제1~11등뼈의 가로돌기	이는곳의 목뼈보다 아래의 갈비뼈결절과 갈비뼈각의 사이
배근육	배곧은근	142	앞배근육	갈비사이신경〈Th_5~Th_{12}〉, 엉덩아랫배신경	두덩결합과 두덩결절의 사이	제5~7갈비연골 및 칼돌기 앞면

	근육명	페이지	근육군	지배신경	이는곳	닿는곳
배근육	**배바깥빗근**	143	옆배근육	갈비사이신경〈Th_7~Th_{12}〉, 엉덩아랫배신경	제5~12갈비뼈 바깥면	엉덩뼈능선, 샅고랑인대, 배곧은집 앞엽
	배속빗근	144	옆배근육	갈비사이신경〈Th_7~Th_{12}〉, 엉덩아랫배신경, 엉덩샅굴신경	엉덩뼈능선, 샅고랑인대	배곧은집〈앞엽, 뒤엽〉, 제10~12갈비뼈의 아래모서리
	배가로근	145	옆배근육	갈비사이신경〈Th_7~Th_{12}〉, 엉덩아랫배신경, 엉덩샅굴신경	제6~12갈비연골 안쪽면, 엉덩뼈능선, 샅고랑인대	배곧은집 뒤층(복직근초 후엽)
등·엉덩이근육	**등세모근**	154	얕은등근육〈제1층〉	척추더부신경, 목신경앞가지〈C_2~C_4〉	바깥뒤통수뼈융기, 목덜미인대, 모든 등뼈의 가시돌기	어깨뼈가시, 어깨뼈봉우리, 빗장뼈 가쪽 1/3
	넓은등근	155	얕은등근육〈제1층〉	가슴등신경〈C_6~C_8〉	제6(7)~12등뼈, 허리뼈, 엉치뼈의 가시돌기, 엉덩뼈능선, 제9~12갈비뼈, 어깨뼈의 아래각	위팔뼈작은결절능선
	작은마름근	156	얕은등근육〈제2층〉	등쪽어깨신경〈C_4~C_6〉	제6~7목뼈의 가시돌기, 목덜미인대	어깨뼈안쪽모서리
	큰마름근	157	얕은등근육〈제2층〉	등쪽어깨신경〈C_4~C_6〉	제1~4등뼈의 가시돌기	어깨뼈안쪽모서리〈어깨뼈가시~아래각〉
	어깨올림근	158	얕은등근육〈제2층〉	등쪽어깨신경〈C_4~C_5〉	제1~4목뼈의 가로돌기뒤결절	어깨뼈의 위각, 안쪽모서리 위부위
	위뒤톱니근	159	깊은등근육〈제1층: 가시갈비근〉	갈비사이신경〈T_2~T_4〉	제6목뼈~제2등뼈의 가시돌기	제2~5갈비뼈의 갈비뼈각
	아래뒤톱니근	160	깊은등근육〈제1층: 가시갈비근〉	제9~11갈비사이신경〈T_9~T_{11}〉, 갈비아래신경〈T_{12}〉	제11등뼈~제2허리뼈의 가시돌기	제9~12갈비뼈의 가쪽 아래모서리
	머리널판근	161	깊은등근육〈제2층: 고유등근육〉	척수신경뒤가지〈C_2~C_5〉	목덜미인대, 제7목뼈와 상위 3~4개 등뼈 가시돌기	관자뼈의 꼭지돌기, 위목덜미선의 가쪽
	목널판근	162	깊은등근육〈제2층: 고유등근육〉	척수신경뒤가지〈C_2~C_5〉	제3(4)~6등뼈가시돌기	제1~3목뼈의 가로돌기뒤결절
	엉덩갈비근	163	깊은등근육〈제2층: 고유등근육〉	척수신경뒤가지〈C_8~L_1〉	[목엉덩갈비근] 제3~6갈비뼈각 [등엉덩갈비근] 하위 6개의 갈비뼈각 [허리엉덩갈비근] 엉덩뼈능선, 엉치뼈 뒤면	[목엉덩갈비근] 제4~6목뼈가로돌기 [등엉덩갈비근] 상위 6개의 갈비뼈각 [허리엉덩갈비근] 하위 6, 7개의 갈비뼈각
	가장긴근	164	깊은등근육〈제2층: 고유등근육〉	척수신경뒤가지	[머리가장긴근] 상위 4, 5개의 등뼈가로돌기, 하위 3~5개의 목뼈관절돌기 [목가장긴근] 상위 4, 5개의 등뼈가로돌기 [가슴가장긴근] 엉치뼈, 허리뼈가시돌기, 하위허리뼈가로돌기, 허리근막	[머리가장긴근] 꼭지돌기뒤모서리 [목가장긴근] 제2~6목뼈가로돌기 [가슴가장긴근] 등뼈가로돌기, 하위 9, 10개의 갈비뼈
	가시근	165	깊은등근육〈제2층: 고유등근육〉	척수신경뒤가지	[머리가시근] 상위 6~7개의 등뼈가시돌기, 제4~6목뼈관절돌기 [목가시근] 제1, 2등뼈와 제7목뼈의 가시돌기 목덜미인대 아래부위 [등가시근] 제1, 2허리뼈와 제11, 12등뼈의 가시돌기	[머리가시근] 위아래목덜미선 사이의 뒤통수뼈 [목가시근] 제2(3, 4)목뼈가시돌기 [등가시근] 상위 4~8개의 등뼈가시돌기
	반가시근	166	깊은등근육〈제2층: 고유등근육〉	척수신경뒤가지	[머리반가시근] 상위 6개의 등뼈와 제7목뼈 가로돌기, 제4~6목뼈관절돌기 [목반가시극근] 상위 6개의 목뼈가로돌기, 하위 4개의 목뼈관절돌기 [가슴반가시근] 하위 6개의 등뼈가로돌기	[머리반가시근] 뒤통수뼈의 위목덜미선과 아래목덜미선 사이의 목덜미면 [목반가시근] 제2~5목뼈가시돌기 [등반가시근] 제1~4뼈등뼈와 제6~7목뼈 가시돌기
	뭇갈래근	167	깊은등근육〈제2층: 고유등근육〉	척수신경뒤가지〈C_3~S_3〉	엉치뼈 뒤면, 뒤엉치엉덩인대, 허리뼈의 꼭지돌기, 하위 4개의 목뼈관절돌기	척추보다 1개 위 척추가시돌기
	돌림근	168	깊은등근육〈제2층: 고유등근육〉	척수신경뒤가지〈C_3~S_3〉	등뼈가로돌기	이는곳의 척추뼈 바로 위 척추뼈의 척추고리판
	허리네모근	169	뒤배벽근육〈제2층: 고유등근육〉	허리신경얼기〈Th_{12}~L_3〉	엉덩뼈능선	제12갈비뼈, 허리뼈 갈비뼈돌기
팔근육	**어깨세모근**	182	팔이음뼈근육	겨드랑신경〈(C_4), C_5, C_6〉	[앞부위] 빗장뼈 가쪽 1/3 [중간부위] 어깨뼈봉우리 [뒤부위] 어깨뼈가시	위팔뼈 어깨세모근거친면
	가시위근	183	팔이음뼈근육	어깨위신경〈C_5~C_6〉	어깨뼈가시위오목	위팔뼈큰결절
	가시아래근	184	팔이음뼈근육	어깨위신경〈C_5~C_6〉	어깨뼈가시아래오목	위팔뼈큰결절
	작은원근	185	팔이음뼈근육	겨드랑신경〈C_5〉	어깨뼈가쪽모서리	위팔뼈큰결절
	큰원근	186	팔이음뼈근육	어깨밑신경〈C_5, C_6, (C_7)〉	어깨뼈아래각	위팔뼈작은결절능선
	어깨밑근	187	팔이음뼈근육	어깨밑신경〈C_5~C_6〉	어깨뼈밑오목〈어깨뼈갈비뼈면〉	위팔뼈작은결절
	위팔두갈래근	188	위팔굽힘근육	근육피부신경〈C_5~C_6〉	[긴갈래] 어깨뼈관절위결절 [짧은갈래] 어깨뼈부리돌기	노뼈거친면 아래팔근막
	부리위팔근	189	위팔굽힙근육	근육피부신경〈C_5~C_7〉	어깨관절부리돌기	위팔뼈의 안쪽 앞면 가운데부위
	위팔근	190	위팔굽힘근육	근육피부신경〈C_5~C_7〉	위팔뼈 안쪽 및 가쪽 앞면 먼쪽	자뼈거친면
	위팔세갈래근/팔꿈치근	191	위팔굽힘근육	노신경〈C_6~C_8〉	위팔세갈래근/ [긴갈래] 어깨뼈관절아래결절 [안쪽갈래] 위팔뼈 뒤면, 안쪽 위팔근육사이막 [가쪽갈래] 큰결절 아래 위팔뼈 가쪽 및 뒤쪽 면 팔꿈치근/ 어깨뼈가쪽위관절융기의 뒤면	위팔세갈래근/ 자뼈의 팔꿈치머리 팔꿈치근/ 자뼈뒤모서리 위쪽 부위

	근육명	페이지	근육군	지배신경	이는곳	닿는곳
팔근육	원엎침근	202	아래팔굽힘근육〈얕은층〉	정중신경〈C_6, C_7〉	[팔갈래] 위팔뼈안쪽위관절융기, 근육사이막 [자갈래] 자뼈갈고리돌기, 자뼈거친면 안쪽면	노뼈 가운데부위의 가쪽면, 뒤면
	노쪽손목굽힘근	203	아래팔굽힘근육〈얕은층〉	정중신경〈C_6, C_7, (C_8)〉	위팔뼈안쪽위관절융기, 아래팔근막	제2, 3둘째손허리뼈바닥의 손바닥면
	자쪽손목굽힘근	204	아래팔굽힘근육〈얕은층〉	자신경〈(C_7), C_8, Th_1〉	[위팔갈래] 위팔뼈 안쪽 위관절융기 [자갈래] 팔꿈치머리, 자뼈뒤모서리	콩알뼈, 갈고리뼈, 다섯째손허리뼈
	긴손바닥근	205	아래팔굽힘근육〈얕은층〉	정중신경〈(C_7), C_8, (Th_1)〉	위팔뼈 안쪽 위관절융기와 아래팔근막의 안쪽면	손바닥널힘줄
	얕은손가락굽힘근	206	아래팔굽힘근육〈얕은층〉	정중신경〈C_7, C_8, T_1〉	[위팔자갈래] 위팔뼈 안쪽 위관절융기, 자뼈거친면 안쪽 [노갈래] 노뼈 앞면 위쪽 부위	집게손가락~새끼손가락 중간마디뼈바닥의 손바닥면
	긴엄지굽힘근	207	아래팔굽힘근육〈얕은층〉	정중신경〈C_6~C_8〉	노뼈의 앞면, 아래팔뼈사이막	엄지손가락끝마디뼈바닥의 손바닥쪽
	깊은손가락굽힘근	208	아래팔굽힘근육〈깊은층〉	정중신경, 자신경〈C_7, C_8, T_1〉	자뼈의 위부분 1/3 앞면 안쪽, 아래팔뼈사이막	집게손가락~새끼손가락의 끝마디뼈의 손바닥면
	위팔노근	209	아래팔폄근육	노신경〈C_5, C_6〉	위팔뼈가쪽아래모서리, 가쪽위팔근육사이막	노뼈붓돌기
	긴노쪽손목폄근	210	아래팔폄근육	노신경〈C_6~C_7〉	위팔뼈가쪽위관절융기능선, 가쪽위관절융기	둘째손허리뼈바닥의 등쪽면
	짧은노쪽손목폄근	211	아래팔폄근육	노신경〈(C_5), C_6, C_7〉	위팔뼈가쪽위관절융기, 노뼈고리인대	셋째손허리뼈바닥의 등쪽면
	손가락폄근	212	아래팔폄근육〈얕은층〉	노신경〈C_6~C_8〉	위팔뼈가족위관절융기, 아래팔근막	집게손가락~새끼손가락의 등쪽면, 중간마디뼈바닥, 끝마디뼈바닥
	자쪽손목폄근	213	아래팔폄근육〈얕은층〉	노신경〈(C_6), C_7, C_8〉	[위팔갈래] 위팔뼈가쪽위관절융기 [자갈래] 자뼈뒤모서리 위쪽	다섯째손허리뼈바닥 등쪽면
	새끼손가락폄근	214	아래팔폄근육〈얕은층〉	노신경〈C_6~C_8〉	위팔뼈가쪽위관절융기, 손가락폄근에서 나뉜다.	새끼손가락의 폄근널힘줄
	집게폄근	215	아래팔폄근육〈깊은층〉	노신경〈C_6~C_8〉	자뼈뒤면 아래, 아래팔뼈사이막 등쪽면	손가락폄근의 두번째손가락힘줄과 함께 집게손가락의 폄근널힘줄로 바뀜
	짧은엄지폄근	216	아래팔폄근육〈깊은층〉	노신경〈C_6~C_8〉	노뼈뒤면, 아래팔뼈사이막	엄지손가락첫마디뼈바닥
	긴엄지폄근	217	아래팔폄근육〈깊은층〉	노신경〈C_6~C_8〉	자뼈몸통 중앙의 등쪽면, 아래팔뼈사이막 등쪽면	엄지손가락끝마디뼈바닥
	뒤침근	218	아래팔폄근육〈깊은층〉	노신경〈C_5~C_7〉	위팔뼈가쪽위관절융기, 자뼈뒤침근능선, 가쪽곁인대, 노뼈고리인대	노뼈 위쪽 1/3의 가쪽면
	긴엄지벌림근	219	아래팔폄근육〈깊은층〉	노신경〈C_6~C_8〉	노뼈, 자뼈 중간 아래팔뼈사이막의 등쪽면	첫째손허리뼈바닥
	짧은엄지벌림근	226	엄지두덩근육	정중신경〈C_6~C_8, Th_1〉	손배뼈결절, 굽힘근지지띠의 노쪽 끝 앞부위	엄지손가락첫마디뼈바닥 가쪽면
	엄지맞섬근	227	엄지두덩근육	정중신경〈C_6~C_8, Th_1〉	큰마름뼈결절, 굽힘근지지띠	첫째손허리뼈 노쪽모서리
	짧은엄지굽힘근	228	엄지두덩근육	정중신경, 자신경〈C_6~C_8, Th_1〉	[얕은갈래] 굽힘근지지띠의 노쪽부위 [깊은갈래] 큰 · 작은마름뼈, 알머리뼈, 둘째손허리뼈바닥	엄지손가락첫마디뼈바닥
	엄지모음근	229	엄지두덩근육	자신경〈C_8, Th_1〉	[빗갈래] 알머리뼈, 큰 · 작은마름뼈 [가로갈래] 셋째손허리뼈바닥면	엄지손가락첫마디뼈바닥
	새끼벌림근	230	새끼두덩근육	자신경〈C_7, C_8, Th_1〉	콩알뼈, 굽힘근지지띠	새끼손가락끝마디뼈바닥 자쪽면
	짧은새끼굽힘근	231	새끼두덩근육	자신경〈(C_7), C_8, Th_1〉	갈고리뼈, 굽힘근지지띠	다섯째손가락첫마디뼈바닥 바닥면, 자쪽
	새끼맞섬근	232	새끼두덩근육	자신경〈(C_7), C_8, Th_1〉	갈고리뼈 갈고리, 굽힘근지지띠	5번째손허리뼈 자쪽모서리
	벌레근	233	손허리근육	첫째 · 둘째: 정중신경, 셋째: 정중신경, 넷째: 자신경〈C_8, Th_1〉	① 둘째손가락힘줄의 노쪽 ② 셋째손가락힘줄의 노쪽 ③ 셋째손가락힘줄의 자쪽과 넷째손가락의 힘줄의 노쪽 ④ 넷째손가락힘줄의 자쪽과 다섯째손가락의 힘줄의 노쪽	둘째손가락~다섯째손가락첫마디뼈바닥의 노쪽(폄근널힘줄에 더해진다)
	등쪽뼈사이	234	손허리근육군	자신경〈C_8, Th_1〉	① 첫째손허리뼈의 자쪽, 둘째손허리뼈의 노쪽 ② 둘째손허리뼈의 자쪽, 셋째손허리뼈의 노쪽 ③ 셋째손허리뼈의 자쪽, 넷째손허리뼈의 노쪽 ④ 넷째손허리뼈의 자쪽, 다섯째손허리뼈의 노쪽	① 둘째첫마디뼈바닥의 노쪽 ② 셋째첫마디뼈바닥의 노쪽 ③ 셋째첫마디뼈바닥의 자쪽 ④ 넷째첫마디뼈바닥의 자쪽
	바닥쪽뼈사이근	235	손허리근육군	자신경〈C_8, Th_1〉	① 둘째손허리뼈의 자쪽 ② 넷째손허리뼈의 노쪽 ③ 다섯째손허리뼈의 노족	① 넷째첫마디뼈의 자쪽 ② 넷째첫마디뼈바닥의 노쪽 ③ 다섯째첫마디뼈바닥의 노족
다리근육	큰볼기근	246	가쪽볼기뼈근육	아래볼기신경〈L_4~S_2〉	엉덩뼈날개면의 가쪽면, 엉치뼈 · 꼬리뼈의 가쪽모서리, 엉치결절인대	넙다리뼈볼기근거친면, 엉덩정강근막띠
	중간볼기근	247	가쪽볼기뼈근육	위볼기신경〈L_4~S_1〉	엉덩뼈날개의 가쪽면, 엉덩뼈능선바깥능선	넙다리뼈큰돌기
	작은볼기근	248	가쪽볼기뼈근육	위볼기신경〈L_4, L_5, S_1〉	엉덩뼈날개의 가쪽면	넙다리뼈큰돌기
	넙다리근막긴장근	249	가쪽볼기뼈근육	위볼기신경〈L_4, L_5, S_1, (S_2)〉	위앞엉덩뼈가시	정강뼈가쪽융기

	근육명	페이지	근육군	지배신경	이는곳	닿는곳
다리근육	궁둥구멍근	250	가쪽볼기뼈근육	엉치신경얼기〈L_5, S_1, S_2〉	엉치뼈 앞면 가쪽부위	넙다리뼈큰돌기 위모서리
	속폐쇄근	251	가쪽볼기뼈근육	엉치신경얼기〈L_5, S_1, S_2, (S_3)〉	폐쇄구멍, 폐쇄막의 안쪽면	넙다리큰뼈돌기오목
	위쌍둥이근/아래쌍둥이근	252	가쪽볼기뼈근육	엉치신경얼기〈L_4~S_1〉	[위쌍둥이근] 궁둥뼈가시 [아래쌍둥이근] 궁둥뼈결절	넙다리뼈돌기오목
	넙다리네모근	253	가쪽볼기뼈근육	엉치신경얼기〈L_4~S_1〉	궁둥뼈결절	넙다리뼈큰돌기 아래부위, 넙다리뼈돌기사이능선
	넙다리빗근	254	넙다리근〈폄근군〉	넙다리신경〈L_2, L_3〉	위앞엉덩뼈가시	정강뼈 안쪽면 위쪽부위, 정강뼈거친면 안쪽부위
	넙다리곧은근	255	넙다리근〈폄근군〉	넙다리신경〈L_2~L_4〉	① 아래앞엉덩뼈가시 ② 볼기뼈절구위모서리	정강뼈거친면
	안쪽넓은근	256	넙다리근〈폄근군〉	넙다리신경〈L_2~L_4〉	넙다리거친선 안쪽선	정강뼈거친면
	중간넓은근	257	넙다리근〈폄근군〉	넙다리신경〈L_2~L_4〉	넙다리뼈 앞면	정강뼈거친면
	가쪽넓은근	258	넙다리근〈폄근군〉	넙다리신경〈L_2~L_4〉	넙다리뼈거친선 가쪽선	정강뼈거친면
	짧은모음근	259	넙다리모음근육	폐쇄신경〈L_2~L_4〉	두덩뼈아래가지	넙다리뼈거친선 안쪽선의 위쪽 1/3
	큰모음근	260	넙다리모음근육	폐쇄신경〈L_2~L_4〉, 궁둥신경의 정강신경부위〈L_2~L_5〉	두덩뼈아래가지, 궁둥뼈결절, 궁둥뼈가지	넙다리뼈 안쪽의 전체 길이, 넙다리뼈 안쪽위관절융기
	긴모음근	261	넙다리모음근육	폐쇄신경〈L_2~L_3〉	두덩뼈결절아래	넙다리뼈거친선 안쪽선 중간 11/3
	두덩근	262	넙다리모음근육	넙다리신경〈L_2~L_3〉	두덩빗	넙다리뼈두덩근선(넙다리뼈 뒤면에서 작은돌기의 아래쪽)
	두덩정강근	263	넙다리모음근육	폐쇄신경앞가지〈L_2~L_4〉	두덩결합의 가쪽	정강뼈거친면 안쪽 위부위
	바깥폐쇄근	264	넙다리모음근육	폐쇄신경〈L_3~L_4〉	폐쇄막 가쪽면 및 궁둥뼈, 두덩뼈의 폐쇄구멍 주변	넙다리뼈큰돌기오목 아래
	넙다리두갈래근	265	넙다리굽힘근육	[긴갈래] 궁둥신경의 정강신경가지〈L_5, S_1, S_2〉 [짧은갈래] 궁둥신경의 온종아리신경가지〈L_4, L_5, S_1〉	[긴갈래] 궁둥뼈결절 [짧은갈래] 넙다리뼈거친선 가쪽선	종아리뼈머리
	반힘줄근	266	넙다리굽힘근육	궁둥신경(정강신경)〈L_4, L_5, S_1〉	궁둥뼈결절	정강뼈거친면 안쪽 위부위
	반막모양근	267	넙다리굽힘근육	궁둥신경(정강신경)〈L_4, L_5, S_1, S_2〉	궁둥뼈결절	정강뼈 안쪽 관절융기의 뒤면
	앞정강근	278	종아리근육〈폄근군〉	깊은종아리신경〈L_4, L_5, S_1〉	정강뼈의 가쪽면, 종아리뼈사이막 앞면 위부위	안쪽쐐기뼈 안쪽 및 바닥부위, 첫째발허리뼈의 발바닥면
	긴엄지폄근	279	종아리근육〈폄근군〉	깊은종아리신경〈L_4, L_5, (S_1)〉	종아리뼈 중앙부위의 뼈사이모서리, 종아리뼈사이막의 앞면	엄지발가락끝마디뼈바닥
	긴발가락폄근	280	종아리근육〈폄근군〉	깊은종아리신경〈L_4, L_5, S_1〉	종아리뼈 위가쪽면, 종아리뼈앞모서리, 종아리뼈사이막 앞면	둘째~다섯째발등널힘줄에서 각 중간마디뼈 · 끝마디뼈
	셋째종아리근	281	종아리근육〈폄근군〉	깊은종아리신경〈L_4, L_5, S_1〉	종아리뼈아래 안쪽면, 종아리뼈사이막	다섯째발허리뼈바닥의 등쪽면
	긴종아리근	282	종아리뼈근육	얕은종아리신경〈L_4~S_1〉	종아리뼈머리, 종아리뼈몸통 가쪽모서리의 위쪽 2/3	안쪽쐐기뼈, 첫째발허리뼈바닥의 바닥면
	짧은종아리근	283	종아리뼈근육	얕은종아리신경〈L_4~S_1〉	종아리뼈 가쪽면 아래	다섯째발허리뼈바닥의 가쪽
	종아리세갈래근〈장딴지근/가자미근〉	284	종아리근육〈굽힘근〉	정강신경〈L_4~S_2〉	종아리뼈머리 뒤면, 정강뼈 뒤면의 가자미근선, 정강뼈 안쪽모서리 ① [장딴지근 가쪽갈래] 넙다리뼈 가쪽위관절 융기 ② [장딴지근 안쪽갈래] 넙다리뼈 안쪽위관절 융기	발꿈치뼈융기
	장딴지빗근	285	종아리근육〈굽힘근〉	정강신경〈L_4~S_1〉	넙다리뼈 가쪽위관절융기	발꿈치뼈융기, 발꿈치힘줄 안쪽모서리
	오금근	286	종아리근육〈굽힘근〉	정강신경〈L_4, L_5, S_1〉	넙다리뼈 가쪽위관절융기	정강뼈 뒤면의 위부위
	뒤정강근	287	종아리근육〈굽힘근〉	정강신경〈L_5, S_1, S_2〉	종아리뼈사이막 뒤면, 정강뼈 뒤면, 종아리뼈 안쪽면	발배뼈거친면, 안쪽쐐기뼈, 둘째 · 셋째 발허리뼈바닥
	긴발가락굽힘근	288	종아리근육〈굽힘근〉	정강신경〈L_5~S_2〉	정강뼈 뒤면, 종아리뼈사이막 뒤면	둘째~다섯째발가락끝마디뼈바닥
	긴엄지굽힘근	289	종아리근육〈굽힘근〉	정강신경〈L_5~S_2〉	종아리뼈몸통 뒤면, 종아리뼈사이막 뒤면	엄지발가락끝마디뼈바닥
	짧은엄지폄근	298	발등근육군	깊은종아리신경〈L_4, L_5, S_1〉	발꿈치뼈 앞부위의 등쪽면	엄지첫마디뼈바닥
	짧은발가락폄근	299	발등근육군	깊은종아리신경〈L_4, L_5, S_1〉	발꿈치뼈 앞부위의 등가쪽면 · 가쪽면	둘째~넷째발가락의 등쪽널힘줄
	짧은엄지굽힘근	300	엄지두덩근	안쪽발바닥신경〈L_5, S_1〉 가쪽발바닥신경〈S_1, S_2〉	안쪽쐐기뼈, 긴발바닥인대	엄지발가락첫마디뼈바닥 양쪽
	엄지모음근	301	엄지두덩근	가쪽발바닥신경〈S_1, S_2〉	[가로갈래] 둘째~다섯째발허리 발가락관절 관절주머니 · 인대 [빗갈래] 둘째~넷째발허리뼈바닥, 입방뼈, 가쪽쐐기뼈, 긴발바닥인대	첫째발허리뼈머리 가쪽면에 있는 가쪽 발꿈치뼈, 엄지첫마디뼈바닥
	엄지벌림근	302	엄지두덩근	안쪽발바닥신경〈L_5, S_1〉	발꿈치뼈융기의 안쪽돌기, 발배뼈거친면, 굽힘근지지띠, 발바닥널힘줄	안쪽 종자뼈에서 엄지발가락첫마디뼈바닥 안쪽
	새끼벌림근	303	새끼두덩근	가쪽발바닥신경〈S_1, S_2〉	발꿈치뼈 융기	다섯째발가락첫마디뼈바닥, 다섯째발허리뼈거친면

	근육명	페이지	근육군	지배신경	이는곳	닿는곳
다리근육	짧은새끼굽힘근	304	새끼두덩근	가쪽발바닥신경〈S_1, S_2〉	다섯째발허리뼈바닥, 긴발바닥인대	다섯째발가락첫마디뼈바닥
	짧은발가락굽힘근	305	발허리근육	안쪽발바닥신경〈L_5, S_1〉	발꿈치뼈융기의 아래면	둘째~다섯째발허리뼈바닥
	발바닥네모근	306	발허리근육	가쪽발바닥신경〈S_1, S_2〉	발꿈치뼈융기 안쪽돌기와 가쪽돌기(두갈래가 됨)	긴발가락굽힘근의 공통힘줄의 가쪽
	벌레근	307	발허리근육	[첫째 · 둘째벌레근] 안쪽발바닥신경〈L_5, S_2〉 [셋째 · 넷째벌레근] 가쪽발바닥신경〈S_1, S_2〉	긴발가락굽힘근힘줄에서 시작 [첫째벌레근] 둘째발가락을 향한 힘줄 안쪽에서 시작 [둘째~넷째벌레근] 인접한 힘줄의 상대되는 면에서 시작(두갈래)	둘째~다섯째발가락첫마디뼈 안쪽모서리
	바닥쪽뼈사이근	308	발허리근육	가쪽발바닥신경〈S_1, S_2〉	셋째~다섯째발허리뼈 안쪽면	셋째~다섯째발가락첫마디뼈 안쪽면
	등쪽뼈사이막	309	발허리근육	가쪽발바닥신경〈S_1, S_2〉	각각 첫째~다섯째 발허리뼈의 상대되는 면에서 시작(두갈래)	둘째~넷째발가락의 첫마디뼈

감수자 소개

오가타 아키히로(마사지 감수, 집필협력)

쓰쿠바 기술대학 보건과학부 교수 및 쓰쿠바 기술대학 대학원 기술과학연구과 보건과학 전공 교수. 1980년 쓰쿠바 대학의 이료과 교원 양성시설을 졸업하였다. 1981년 쓰쿠바 대학의 이료과 교원 양성시설 임상 전공을 수료 후 1999년 방송대학 교양학부(자연이해 전공)를 졸업하였다. 2005년 아이치 의과대학에서 의학박사 학위를 취득하였다. 전문 분야는 침구 · 치료학, 수기요법학이며, 주로 통증클리닉 및 정형외과 질환의 침구 치료, 수기 요법을 전문으로 하고 있다. 저서로는 '배우면서 기억하는 안마 · 마사지 · 지압사, 침구사, 뜸치료사 국가시험대책집' 등이 있다.

나루세 히데오(근육해부학 감수)

의학박사. 벨기에 앤트워프 대학교 객원 연구원. 도쿄 아리아케 의료대학 보건의료학부 유도재생학과 학과장 교수이며, 대학원 보건의료학 연구과 박사과정 교수. 토호대학 대학원 의학 연구과 수료 후 일본 유도재생 전문학교 부교장을 거쳐서 현직에 있다. 주된 연구 주제는 유도 정복의 역사, 유도 정복사의 통증 관리, 기도상피 면역조직의 화학적 연구이다. 저서로는 '코메디컬을 위한 전문 기초 분야 텍스트 <해부학>' 등이 있다.

Japanese Staff

- 시술지도: 오가타 아키히로
- 시술보좌: 나카무라 유키
- 모델: 야나기타니 아키오(FOLIO management), 아리사(f-studio)
- 헤어메이크업: 타카하시 미호
- 일러스트: COLBO Co., Ltd. (미야우치 토시로우)
- 디자인: 사사키 요우코(KARANOKI DESIGN ROOM)
- 교정: KEIJYUSHA Corporation
- 사진 촬영: 요네야마 토오루
- 동영상 촬영: 카키자키 타카시, 코마츠 타카유키
- DVD 제작: KYODO TELEVISION Co., Ltd.
- 편집협력: CADEC Inc.

옮긴이 소개

- 원광디지털대학교 김효철(역자 대표)
- 경남정보대학교 이건철
- 경북전문대학교 남형천
- 광주보건대학교 이형수
- 대구보건대학교 서현규
- 대전보건대학교 김인섭
- 안산대학교 정형국
- 여주대학교 엄기매
- 울산과학대학교 김철용
- 청암대학교 양회송
- 한국전인치유협회 김나용

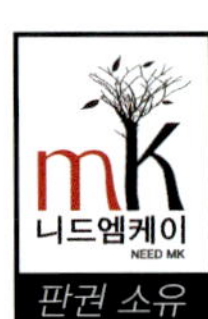

DVD로 쉽게 배우는
클리니컬 마사지
Clinical massage

2017년 11월 20일 1판 1쇄 발행
감수·집필협력 Akihiro Ogata/ 감수 Hideo Naruse
옮 긴 이 김효철 외
발 행 인 임은정
발 행 처 니드엠케이
주 소 (우) 04003 서울특별시 마포구 잔다리로 101
전 화 02-322-6170
등 록 등록 2012.12.9 제 2012-000391호

도서 안내 및 공급처
공 급 처 사이플러스 Science plus
전 화 02-332-6170~6171 / 팩스 02-332-6185
홈페이지 www.sciplus.co.kr

ISBN 978-89-98609-44-3 98510 값 50,000원